U0276971

妇科方剂辞典

主　编　周艳艳　韩春艳　宋艳丽
副主编　王晓田　王保奇　王占利　刘俊红　艾进伟
　　　　王治英　赵莉娜　李　晖　张秀梅　张宝霞
　　　　杜彩霞　邓德英　高宏敏　范晓燕　腾迎春
　　　　夏衣热·依不拉音
编　委（按姓氏笔画排序）
　　　　王占利　王治英　王保奇　王晓田　邓德英
　　　　艾进伟　刘俊红　杜彩霞　李　晖　宋艳丽
　　　　张秀梅　张宝霞　范晓燕　周艳艳　赵莉娜
　　　　夏衣热·依不拉音　　高宏敏　韩春艳
　　　　腾迎春

中国协和医科大学出版社

图书在版编目（CIP）数据

妇科方剂辞典 / 周艳艳,韩春艳,宋艳丽主编.—北京:中国协和医科大学出版社,2018.10

ISBN 978-7-5679-1153-6

Ⅰ.①妇… Ⅱ.①周… ②韩… ③宋… Ⅲ.①中医妇科学-方剂-汇编 Ⅳ.①R289.5

中国版本图书馆 CIP 数据核字(2018)第 150660 号

妇科方剂辞典

主　　编:周艳艳　韩春艳　宋艳丽

策划编辑:刘　华

责任编辑:张　宇

出版发行:**中国协和医科大学出版社**
　　　　　(北京东单三条九号　邮编 100730　电话 65260431)

网　　址:www.pumcp.com

经　　销:新华书店总店北京发行所

印　　刷:北京新华印刷有限公司

开　　本:889×1194　1/32 开

印　　张:16.625

字　　数:460 千字

版　　次:2018 年 10 月第 1 版

印　　次:2018 年 10 月第 1 次印刷

定　　价:56.00 元

ISBN 978-7-5679-1153-6

编 写 说 明

单位换算率

1.本书所载常用中药，除处方规定用"生"的、"鲜"的以外，均以采用加工炮炙品为宜，特别是毒性较大的药物，如乌头、附子、天南星、半夏等，必须进行加工炮炙，以减少毒性，保证安全。

2.本书选方中需要临时加工的，说明如下。

（1）焙：将药物置锅内、瓦罐内或瓦片上，用文火加热缓缓烘干，焙时火力宜小，避免将药烘焦。

（2）烧存性（煅存性）：将植物或动物药加热至焦化呈黑褐色，中心部分尚存留一点深黄色叫做"存性"，千万不能将药烧成白灰，以致失去药效。

（3）煅：如将石膏、硼砂、明矾等药置于锅内或瓦罐中加热，使药物所含结晶水挥发净尽，呈乳白色，取出研细。

（4）醋淬：如花蕊石置炭火上烧至通红，立即投入醋中，花蕊石即很快裂成小块，醋淬之后，比较容易研成粉末。

3.由于历代度量衡制度的改变和地区的不同，所以古今用量差别很大，计量单位的名称亦不一致。古秤（汉制）以铢、分、两、斤计算，即六铢为一分，四分为一两，十六两为一斤。及至宋代，遂为两、钱、分、厘之目，即十厘为一分，十分为一钱，十钱为一两，十六两为一斤。元、明以及清代，沿用宋制，很少变易。故宋、明、清之方，凡言分者，均是厘之分，不同于古之二钱半为一分之分。李时珍的《本草纲目》中说："今古异制，古之一两，今用一钱可也"。现在从其说，汉之一两，可用3g。

古方容量，有斛、斗、升、合、勺之名，均以十进制，即十勺为一合，十合为一升，十升为一斗，十斗为一斛。如何折算重量，宋·《重修政和经史证类备用本草》记载："凡方云半夏一升者，洗毕称五两为正；蜀椒一升者，三两为正；吴茱萸一升者，五两为正。"依据药物质地的轻重，一升为三至九两。至于量散剂尚有方寸匕、刀圭、一字等名称，所谓方寸匕者，即作匕正方一寸，抄散取不落为度。刀圭，即方寸匕的十分之一。钱匕者，取以汉五铢钱抄取药末，亦以不落为度。一字，即以开元通宝钱币（币上有开元通宝4字分列四周）抄取药末填去一字之量。其中一方寸匕药散合五至八分（今用2～3g）；一钱匕药散合三至五分（今用1～2g）。另外，丸剂的大小、数量，有弹丸大、梧桐子大，以至麻子大等，如1鸡蛋黄＝1弹丸＝40梧桐子＝80粒大豆＝160粒小豆＝480粒大麻子＝1440粒小麻子（古称细麻，即胡麻）。

古今医家对古代方剂用量，虽曾作了很多考证，但至今仍未作出结论。但汉、晋时期的衡量肯定比现在小，且用法亦不相同。仲景之方每剂只作一煎，多数分3次服用，今则每剂作两煎，分2～3次服，所以其用量差别较大。本书对古方仍录其原来的用量，主要是作为理解古方配伍意义、组方特点以及临证用药配伍比例的参考。在临床应用时，需参考《中药学》和近代各家医案所用剂量，并随地区、气候、年龄、体质及病情需要来决定。

根据国务院的指示，从1979年1月1日起，全国中医处方用药计量的单位一律采用以"克（g）"为单位的公制。兹附十六进制与公制计量单位换算率如下。

一斤（16两）＝0.5kg＝500g；

一两＝31.25g；

一钱＝3.125g；

一分＝0.3125g；

一厘＝0.03125g。

注:换算时尾数可以舍去。

4.根据国家药品管理条例规定,禁用犀角、虎骨等保护动物的材料,现临床应用中多以水牛角代犀角、牛胫骨代虎骨,量宜大。本书大多选录自古代经典医籍,故仍保留犀角、虎骨等中药。

5.本书所载常用中药,均仅以首字的汉字笔画排序。

古汉语注释

1. 铫子　一种有柄的小铁锅。

2. 爁　古时的一种炮制方法,包含炙与烧的意思。

3. 熬　即炒。

4. 脬　指猪尿胞。

5. 苦酒　即醋。

6. 鏊　铁制的平圆、中心稍凸、下有三足的一种铬饼器。

7. 炮　《广韵》释“炮”字:“裹物烧也”,是指将药物裹物埋在灰火中炮熟。现代是指高温将药物炮起炮脆,如炮姜、炮甲珠等。

8. 煨　通常是指将药物埋在余烬的炭灰中慢慢煨热,如煨天麻、煨姜。古方还用面裹煨、黄泥裹煨。

9. 铛　古时一种平底铁锅。

10. 泡　通常是指将药物置热汤,泡去烈性或毒性,如吴茱萸等。

11. 炙　通常是指将药置于微火中烤至变色或香熟。后来发展有涂抹辅料再炙的,如蜜炙、酥炙、姜汁炙等。

12. 泔　即淘米水。

13. 杨柳上大乌壳硬虫　系指蜣螂与独角仙,两者均可入药。

14. 钱匕　古代量药器具。匕,即匙,一钱匕约合五分六厘。

15. 熂　为使火烧物、烤干的意思,包括火烧石熂干、新瓦上熂得通赤等。

16. 一字　称一字者,即以开元通宝钱币(币上有“开元通宝”4字)抄取药末,填去一字之量。

17. 一伏时　泛指一昼夜。

18. 百合病　指张仲景用百合知母汤等四个方剂治百合病。

19. 浆水　《炮炙大法》释之曰:“浆酢也,炊粟米熟投冷水中浸五六日,味酢生白花色类浆,故名。”

20. 腊水　指腊月雪水。《本草衍义》曰:“用腊水制药,协理热毒,并可久藏,不败不蛀。”

21. 鎚饼　即蒸饼。鎚(音堆),蒸饼的别称;饼(音甲),饼也。

22. 镒　一镒等于二十两(十六两为一斤)。

23. 栨　《纲目》指作“枝”。

24. 六一泥　即蚯蚓粪。

25. 砂铫　即砂锅。

26. 分　古制一分为二钱半。

27. 升　古代量药器具。凡方云半夏一升者,洗净称五两为正。

28. 半天河水　一名上池水。系指竹篱头水及空树穴中水。

29. 井华水　《儒门事亲》释之曰:“将旦首汲日井华。”即清晨最先汲取的井泉水。

30. 东流水　《本草衍义》曰:“东流水取其性顺、疾速通膈下关也。”

31. 㕮咀　系指中药饮片无铁器时代,用口将药物咬成豆粒许大,称“㕮咀”。

32. 合　古时容器。十合为一升。

33. 酢浆泊　系指用酢浆科植物酢浆草同置于容器中浸。此草清热利湿,凉血散瘀,消肿解毒。

34. 馈水　指蒸饭之水。

35. 脒香　《药性解》作:“脐香,乃捕得杀取者”。

36. 酢酒　即米醋。

37. 箅　蒸饭甑底的席垫子,蒸饭甑底有孔,用箅垫之,则米不漏。

书中方剂摘录书名为简化名:

《圣惠方》——《太平圣惠方》

《和剂局方》——《太平惠民和剂局方》

《直指方》——《仁斋直指方》

《三因方》——《三因极一病症方论》

《得效方》——《世医得效方》

《拔萃方》——《济生拔萃方》

《袖珍方》——《袖珍方大全》

《瑞竹堂方》——《瑞竹堂经验方》

目　录

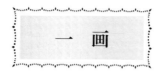

【一】

一字神散　　《妇人大全良方》

【主治】　子死胎不下,胞破不生。

【功效】　破血通瘀。

【处方】　鬼臼(不拘多少,黄色者,去毛,碾为末)

【用法】　上一味,以手指捻之如粉,极细为度,每服二钱,用无灰酒一盏,同煎至八分,通口服,立生如神。此药不用罗,只碾令极细。

一奇散　　《妇人大全良方》二

【主治】　产后头痛。

【功效】　活血化气,祛风止痛。

【处方】　当归　川芎(为细末)

【用法】　上二味,每服二钱,水一盏,煎七分,温服。

一母丸　　《管见大全良方》

【主治】　妊娠因服药,致胎气不安,虚烦不得卧者,谓之子烦。

【功效】　养阴清热。

【处方】　知母(洗,焙)一两

【用法】　上一味,为细末,以枣肉丸如弹子大,每服一丸,细嚼,人参煎汤送下。

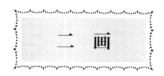

【一】

二母散　　《妇人大全良方》二

【主治】　产后恶露上攻,流入于肺经,咳嗽。

【功效】　活血降逆,止咳平喘。

【处方】　知母　贝母　白茯苓　人参各半两　桃仁　杏仁(并生,去皮尖)各一分

【用法】　上六味,为细末,每服三钱,水一盏半,煎至八分,温服,不拘时。

二圣散　　《圣济总录》二

【主治】　产后虚汗不止,烦倦少力。

【功效】　益气固表止汗。

【处方】　麻黄根二两　故败扇(烧取灰,秤半两)

【用法】　上二味,捣罗为散,每服二钱匕,煎人参汤调下,不拘时。

二圣散　　《施圆端效方》

【主治】　难产血昏,呕逆不省人事,恶血不行,小便秘涩。

【功效】　散寒止痛,行气活血。

【处方】　铛墨一两　吴白芷二两
【用法】　上二味,为细末,每服二钱,童子小便、温酒各半盏调下。

二圣散　《妇人大全良方》

【主治】　妇人胎不安,产后恶血不尽,胎衣不下。
【功效】　活血止血,散寒行气。
【处方】　川芎　羌活二味等分
【用法】　上二味为细末,每服二大钱,水七分盏,酒少许,煎七沸,温服。

二退散　《是斋医方》

【主治】　难产,三四日不生。
【功效】　助产。
【处方】　蛇退一条(全者)　蚕退纸(方圆一尺)
【用法】　上二味,各烧存性为末,酒调服。

二珍散　《简易方》

【主治】　胎不稳,坐卧不安。
【功效】　止血安胎。
【处方】　木贼(去节)　川芎等分
【用法】　上二味为末,每三钱,用水一盏,入金银各少许,同煎七分,去滓,空心服。

二香散　《妇人大全良方》一

【主治】　妊娠胎气不安,气不升降,饮食不美,呕吐酸水,起坐觉重。
【功效】　理气止呕。
【处方】　香附子一两　藿香叶　甘草各二钱
【用法】　上三味为细末,每服二钱,入盐少许,百沸汤点下。

二黄散　《袖珍方》

【主治】　妇人有孕,胎漏。
【功效】　养血滋阴,止血安胎。
【处方】　生地黄　熟地黄(胎产方各等分)
【用法】　上二味为末,煎白术、枳壳汤调下二钱,食前服。

二黄汤　《医林方》

【主治】　妇人怀胎,漏下。
【功效】　养血滋阴,止血安胎。
【处方】　生地黄　熟地黄各半两　白术　枳壳各半两
【用法】　上四味为末,为二服,水煎,去滓,温服。

二仙膏　《朱氏集验方》

【主治】　妇人难产,横生倒产,一切危险不能产及死胎不下。
【功效】　滋润助阳,益气益血。
【处方】　真麻油　好白蜜
【用法】　上二味,各半盏,煎沸,急取起,候温,作一服,即时下。

二神丸　《妇人大全良方》

【主治】　妇人血气不和,作痛不止,及下血无时,月水不调。
【功效】　活血调气,温中止痛。
【处方】　真蒲黄(炒)　荜茇(盐炒)
【用法】　上二味等分为细末,炼蜜丸如梧桐子大,每服三十丸,空心,温酒吞下;如不能饮,米饮下,两服即止。

二气丹　《宣明论》

【主治】　月水不调,断绝不产,面黄肌瘦,憔悴不思饮食,有燥热。
【功效】　清热祛瘀,养血敛阴。
【处方】　大黄四两(别为末,醋一升,慢火熬成膏子)　当归二两　白芍药二两
【用法】　上三味,为末,以膏子和丸,如梧桐子大,每服二十丸,淡醋汤下,食前日进三服。

二味参苏饮　《管见大全良方》

【主治】　妇人产后,血入于肺,面黑,发喘欲死。
【功效】　益气化瘀。
【处方】　人参(去芦,一两为细末)

【用法】　用苏木二两,细剉,以水二碗,煮取八分碗,去滓,调入参末二钱服,不拘时。

七宝散　《永类钤方》

【主治】　初产后,惊悸。

【功效】　调和气血,补虚安神。

【处方】　朱砂(研)　桂心　当归　川芎　人参　茯苓　羚羊角(烧存性)各二钱　干姜一钱

【用法】　上八味为末,每服一钱,用羌活豆淋酒调;心烦热闷,加麦门冬去桂心,更加童便调;心胸烦热,即减姜桂,冷即加之;腹痛加当归;心闷加羚羊角;心虚气怯,加桂心;不下食,或恶心,加人参;虚颤加茯苓。

七宝散　《拔萃方》

【主治】　男子妇人,一切疟疾,或先寒后热,或先热后寒,不问鬼疟、食疟,不伏水土,山岚瘴气似疟者。

【功效】　行气化痰,温中截疟。

【处方】　常山　厚朴(姜制)　青皮陈皮(并不去白)　甘草　槟榔　草果仁各等分

【用法】　上七味,㕮咀,每服半两,于未发,隔夜用水一碗,酒一盏,煎至一大盏,滤出,露一宿,却将滓再用酒水更依前煎,一次去滓,别以碗盛,亦露一宿,来日当发之,早荡温,面东先服头药,少歇,再服药滓。

七宝散　《妇人大全良方》一

【主治】　初产后惊悸。

【功效】　调和气血,补虚安神。

【处方】　朱砂(研)　桂心　当归　川芎　人参　白茯苓　羚羊角(烧存性)各二钱　干姜一钱(产科各等分)

【用法】　上九味为末,每服一钱,用羌活豆淋酒调下。

七宝散　《妇人大全良方》二

【主治】　男子妇人,一切疟疾,或先寒后热,或先热后寒,或寒多热少,或热多寒少,或一日一发,或一日二三发,或连日,或间日发,或三四日一发,不问鬼疟、食疟,不伏水土,山岚瘴气似疟者。

【功效】　行气化湿。

【处方】　常山　厚朴(姜制)　青皮　陈皮(并不去白　永类钤方净)　甘草(钤方炙)　槟榔　草果(去皮)

【用法】　上七味等分,㕮咀,每服半两,于未发,隔夜用水一碗,酒一盏,煎至一大盏,滤出,露一宿,却将滓再用酒水更依前煎一次,去滓,别以碗盛贮,亦露一宿,来日当发之早,荡温面东先服头药,少歇再服药滓。

七宝汤　《圣济总录》二

【主治】　妊娠心痛,胸脘不利,呕吐冷痰。

【功效】　理气宽胸,化痰止呕。

【处方】　半夏半两(生姜汁浸透,切,炒)　大腹皮(剉)　甘草(炙)　草豆蔻(去皮)　诃黎勒(炮,去核)　白术各一两　郁李仁(去皮)一分　木香半两　干蝎(去土,炒)半两　人参　白茯苓(去黑皮)　芎藭各一两

【用法】　上一十二味,粗捣筛,每服二钱匕,水一盏,生姜三片,枣一枚,擘,同煎至七分,去滓,温服。

七胜饮　《圣济总录》二

【主治】　产后寒热疟,烦渴引饮,头痛体痛。

【功效】　退热截疟。

【处方】　干姜半两(炮)　黄连(去须)　桃仁(去皮尖双仁,炒)　当归(切,焙)　常山(剉)　柴胡(去苗)　猪苓(去黑皮)各一两

【用法】　上七味,粗捣筛,每服三钱匕,水一盏,煎至七分,去滓,当未发前,空心温服,欲发时再服。

七物饮　《圣济总录》二

【主治】　妊娠呕吐,恶食。

【功效】　降胃气,止呕吐。

【处方】　淡竹茹一两　人参二两　桔

梗(炒)　前胡(去芦头)　半夏(汤洗七遍,
姜汁浸炒,焙干)　白茯苓(去黑皮)各一两
　茅根三分

【用法】　上七味,剉如麻豆大,拌匀,
每服五钱匕,水一盏半,生姜三片,枣二枚,
擘破,煎至八分,去滓,温服。

七生丸　《妇人大全良方》

【主治】　妇人,八般头风,及一切头
痛,痰厥,肾厥,饮厥,伤寒,伤风头痛不可
忍者。

【功效】　散寒止痛,燥湿化痰。

【处方】　川乌　草乌　天南星(一味
并生,去皮)　半夏(冷水洗去滑)　川芎
　石膏　白芷(并生用)等分

【用法】　上七味为细末,研韭菜自然
汁,丸如梧桐子大,每服七丸,加至十丸,嚼
生葱茶送下。

七熬丸　《千金方》

【主治】　月经不利,手足烦热,腹满,
默默不欲痛,心烦。

【功效】　活血调经,清热除烦。

【处方】　大黄一两半(千金翼方半两,
熬)　前胡(一作柴胡)　芒硝(熬)各五两
(翼方各五分)　葶苈　蜀椒(并熬)各六铢
(翼方目及闭口,汗,各二分)　生姜(翼方
干姜三分)　芎藭各十八铢　茯苓十五铢
(翼方二分半)　杏仁九铢(熬　翼方,去皮
尖双仁,一分半)　桃仁二十枚(熬　翼方,
去皮尖双仁)　虻虫(熬　翼方去翅足)
水蛭各半合(熬)

【用法】　上一十二味,为末,蜜丸梧子
大,空腹饮服七丸,日三,不知,加一倍。

十柔丸　《是斋医方》

【主治】　妇人血气不足。

【功效】　养血填肾。

【处方】　熟干地黄四两　当归二两
　肉苁蓉(酒浸,无,以鹿茸代之)　紫菀　补
骨脂　鹿角胶(炒)　柏子仁　熟艾(别碾,
酒浸熬膏)　白茯苓各二两

【用法】　上九味为细末,艾膏为丸,如
梧桐子大,每服七八十丸,温酒或米饮汤下。

十灰丸　《严氏济生方》

【主治】　崩中,下血不止。

【功效】　凉血止血。

【处方】　绵灰(医方集成、南北经验
方、袖珍方、永类钤方、易简方绵灰)　马尾
灰　艾叶灰　藕节灰　莲蓬灰　油发灰
　赤松皮灰　棕榈灰　蒲黄灰

【用法】　上九味,等分,为细末,用醋
煮糯米,糊为丸,如梧桐子大,每服七十丸,
加至一百丸,空心米饮送下。

十味丸　《圣济总录》二

【主治】　产后肺感寒,咳嗽上气,咽嗌
不利,声重鼻塞。

【功效】　温肺散寒,兼以补虚。

【处方】　当归(切,焙)　细辛(去苗
叶)各一两　桂(去粗皮)三分　蜀椒(去目
并闭口,炒汗出)一分　甘草(炙)　陈橘皮
(去白,焙)各一两　吴茱萸(汤洗去涎,焙
炒)半两　人参三分　桑根白皮(剉)二两
　干姜(炮)半两

【用法】　上一十味,捣罗为末,炼蜜为
丸,梧桐子大,每服二十丸,温酒下,生姜酒
亦得,不拘时。

十味养荣汤　《朱氏集验方》

【主治】　妇人气血不足,脐腹疠痛,月
水不调。

【功效】　益气养血调经。

【处方】　熟地黄(酒洗)　黄芪(蜜炙)
各二两半　牡丹皮(炒)　五味子　肉桂
(去皮)　白芍药(炒)　白茯苓各一两　当
归(酒浸)　川芎各一两半　甘草七钱(炙)

【用法】　上一十味㕮咀,煎服。

丁香丸　《圣济总录》二

【主治】　产后胃气虚冷,呕逆。

【功效】　温胃降逆,消食化滞。

【处方】　丁香(炒)半两　槟榔(剉)三

分　桂(去粗皮)　当归(切,焙)　厚朴(去粗皮,生姜汁炙)　人参　半夏(汤洗七遍,去滑)各一两

【用法】　上七味,捣罗为末,生姜汁煮面糊为丸,梧桐子大,每服二十丸,生姜、橘皮汤下,不拘时。

丁香丸　《圣济总录》二

【主治】　产后呕逆,不下饮食。

【功效】　散寒降气止呕。

【处方】　丁香　吴茱萸(醋炒)各半两　白豆蔻(去皮)　桂(去粗皮)各三分　陈橘皮(去白,焙)　诃黎勒(煨,去核)各一两　木香一分

【用法】　上七味,捣罗为末,研匀,炼蜜和丸,如梧桐子大,每服二十丸,桃仁醋汤下,不拘时。

丁香散　《圣济总录》二

【主治】　产后呕逆,膈脘痞闷,不思饮食。

【功效】　理气健脾止呕。

【处方】　丁香　枳壳(去瓤,麸炒)芎𫓷各半两　草豆蔻(去皮)一两　厚朴(去粗皮,生姜汁炙,剉)　白术各三分

【用法】　上六味,捣罗为散,研匀,每服三钱匕,煎吴茱萸、醋汤调下,不拘时。

丁香散　《圣济总录》二

【主治】　妊娠、腹满胀急,可进饮食,利心胸,止干呕。

【功效】　理气化痰。

【处方】　丁香一分　白术　苍术各一两　前胡(去芦头)　胡椒　高良姜　干姜(炮)　葛根　厚朴(去粗皮,生姜汁炙)各半两　藿香　诃黎勒(去核)　旋覆花各一分　甘草(炙)二两

【用法】　上一十三味,捣罗为散,每服二钱匕,沸汤点服,不拘时。

丁香散　《圣济总录》二

【主治】　妊娠腹中冷痛。

【功效】　温中止痛。

【处方】　丁香三分　当归(切,焙)蓬莪术(煨)　益智(去皮)　甘草(炙)　芎𫓷　木香各一分　青橘皮(汤浸,去白,焙)半两

【用法】　上八味,捣罗为细末,每服二钱匕,沸汤调下,食前服。

丁香散　《圣惠方》一

【主治】　产后脾胃气寒,心胸满闷,吐逆,四肢少力,不纳饮食。

【功效】　温脾和胃,降逆止呕。

【处方】　丁香　人参(去芦头)　槟榔　白术　桂心　当归(剉,微炒)　厚朴(去粗皮,涂生姜汁,炙令香熟)　前胡(去芦头)各三分　甘草半两(炙微赤,剉)　高良姜一两(剉)

【用法】　上一十味,捣粗罗为散,每服四钱,以水一中盏,入生姜半分,煎至六分,去滓,温服,不拘时。

丁香散　《圣惠方》一

【主治】　产后胃气虚弱,因饮食不节,致成霍乱。

【功效】　降气和胃。

【处方】　丁香　肉豆蔻(去壳)　当归(剉,微炒)　白术　缩砂(去皮)　人参(去芦头)　厚朴(去粗皮,涂生姜汁,炙令香熟)　陈橘皮(汤浸,去白瓤,焙)各三分　甘草半两(炙微赤,剉)

【用法】　上九味,捣粗罗为散,每服三钱,以水一中盏,入生姜半分,枣三枚,煎至六分,去滓,温服,不拘时。

丁香散　《圣惠方》一

【主治】　产后心烦,咳噫不止。

【功效】　清热降气。

【处方】　丁香半两　伏龙肝一两(细研)　白豆蔻半两(去皮)

【用法】　上三味,捣细罗为散,每服煎桃仁吴茱萸汤,调下一钱,如人行三五里,再服。

丁香散　《圣惠方》二

【主治】　妊娠霍乱吐泻,烦闷。

【功效】　降气止呕。

【处方】　丁香半两　人参半两(去芦头)　陈橘皮三分(汤浸,去白瓤,焙)

【用法】　上四味,捣粗罗为散,以水二大盏,入生姜半分,枣五枚,煎至一盏二分,去滓,分温三服。

丁香散　《三因方》二

【主治】　产后咳逆。

【功效】　清热降逆。

【处方】　石莲肉十个(去心,炒)　丁香七枚

【用法】　上二味为末,水半盏,煎数沸服。

丁香柿蒂汤　《妇人大全良方》

【主治】　妇人咳逆。

【功效】　温中益气,降逆止呃。

【处方】　丁香十粒　柿蒂十五个

【用法】　上二味㕮咀,用水一盏半,煎至八分,去滓热服。

丁香半夏汤　《圣济总录》二

【主治】　妊娠咳嗽不止。

【功效】　理气化痰,和胃降气。

【处方】　丁香(炒)　木香(炮)　半夏(生姜汁拌炒)各半两　人参　白术(剉)　桔梗(炒)　白豆蔻(去皮)　陈橘皮(汤浸,去白,焙)　甘草(炙)　槟榔(剉)　前胡(去苗,剉,炒)　赤茯苓(去黑皮)各二两

【用法】　上一十二味,粗捣筛,每服三钱匕,水一盏,生姜三片,煎至六分,去滓,温服,不拘时。

【人】

人参饮　《产宝》

【主治】　妊娠阻病,心中烦闷,呕哕吐逆,恶闻食气,头眩重,四肢百节痛酸,嗜卧汗出,疲极黄瘦。

【功效】　益气养阴,和胃降逆。

【处方】　人参　麦门冬(去心)　白茯苓(去黑皮)　生姜各三两　陈橘皮(汤浸,去白,焙)　甘草(炙)各半两　大枣五枚

【用法】　上七味,剉如麻豆大,分为二剂,每剂以水五盏,煎取二盏,去滓,食前分为三服,如人行三五里,再服。

人参饮　《圣济总录》一

【主治】　产后恶露下多,短气乏力。

【功效】　益气养阴止血。

【处方】　人参半两　当归(切,焙)一两半　生干地黄(焙)二两　地榆一两

【用法】　上四味,粗捣筛,每服三钱匕,生姜三片,水一盏,同煎至七分,去滓,温服。

人参饮　《圣济总录》一

【主治】　妊娠阻病,心中愦闷,头目眩,四肢沉重懈怠,恶闻食气,好吃酸咸果实,多卧少起,三月四月,皆多呕逆,百节不能自举者。

【功效】　健脾理气,降逆止呕。

【处方】　人参二两　白茯苓(去黑皮)　厚朴(去粗皮,涂生姜汁,炙七遍)　白术各一两半　陈橘皮(汤浸,去白,焙)　葛根(剉)各一两

【用法】　上六味,粗捣筛,每服三钱匕,以水一盏,入生姜五片,同煎至六分,去滓,温服,日再。

人参饮　《圣济总录》一

【主治】　妊娠胎动不安,腰腹痛,血下不止。

【功效】　养血益气,止血安胎。

【处方】　人参　芎藭　当归(切,焙)　阿胶(炙燥)　杜仲(去粗皮,炙)各二两　艾叶一握　熟干地黄(焙)　甘草(炙,剉)各一两

【用法】　上八味,粗捣筛,每服五钱

匕,水一盏半,枣一枚,擘,煎至一盏,去滓,
温服,不拘时。

人参饮　《圣济总录》二

【主治】　妊娠心痛,腹胁胀满,不思饮
食,呕逆不止。

【功效】　健脾养血,理气降逆。

【处方】　人参　桑寄生　阿胶(炒燥)
陈橘皮(去白,焙)　白茯苓(去黑皮)一
两　白术　甘草(炙,剉)　厚朴(去粗皮,
生姜汁,炙,剉)各三分

【用法】　上八味,粗捣筛,每服四钱
匕,水一盏半,煎至七分,去滓,温服,不
拘时。

人参饮　《圣济总录》二

【主治】　产后寒热疟,往来不已,烦渴
体痛。

【功效】　益气养阴,退热截疟。

【处方】　人参　甘草(炙)　厚朴(去
粗皮,生姜汁炙)各三分　知母半两　常山
半两　麦门冬(去心,焙)　柴胡(去苗)
猪苓(去黑皮)　白茯苓(去黑皮)各一两

【用法】　上九味,粗捣筛,每服五钱
匕,水一盏半,生姜三片,同煎至八分,去滓,
当未发每时服。

人参饮子　《圣惠方》二

【主治】　妊娠痰逆,不思饮食。

【功效】　理气化痰。

【处方】　人参半两(去芦头)　生姜半
两(切)　陈橘皮一两(汤浸,去白瓤,焙)

【用法】　上四味,以水一大盏,煎取八
分,去滓,不拘时,分暖三服。

人参饮子　《圣惠方》二

【主治】　妊娠热病,壮热头痛,呕吐不
下食,心烦闷。

【功效】　养阴清热。

【处方】　人参一两(去芦头)　竹茹一
两　葛根一两(剉)　芦根二两(剉)　麦门
冬一两半(去心)　知母三分

【用法】　上六味,细剉,拌令匀,每服
一分,以水一中盏,入葱白三茎,煎至六分,
去滓,温服,不拘时。

人参汤　《圣济总录》一

【主治】　妇人血风劳气,肌瘦寒热,咳
嗽盗汗,减食。

【功效】　益气解毒,养心健脾。

【处方】　人参　荆芥穗　茈胡(去苗)
白术　鳖甲(去裙襕,醋炙)　酸枣仁(微
炒)　紫菀(去土)　黄芪(剉)　厚朴(去粗
皮,生姜汁炙)各二两　木香　肉桂(去粗
皮)　白茯苓(去黑皮)　桔梗(炒)　五味
子(炒)　陈橘皮(去白,焙)　枳壳(去瓤,
麸炒)　细辛(去苗叶)　大腹皮各一两
沉香(剉)半两

【用法】　上一十九味,粗捣筛,每服三
钱匕,水一盏,生姜三片,乌梅半枚,同煎至
七分,去滓,温服,日三服。

人参汤　《圣济总录》一

【主治】　妊娠因惊,胎内转动。

【功效】　理气固冲安胎。

【处方】　人参　柴胡(去苗)　桑上寄
生　青橘皮(汤浸,去白,焙)　甘竹茹　续
断　芎䓖各一两　艾叶(焙干)半两

【用法】　上八味,粗捣筛,每服三钱
匕,以水一盏,入枣三枚,擘破,同煎至七分,
去滓,空腹温服。

人参汤　《圣济总录》一

【主治】　妊娠卒下血,致胎不安,少腹
疼痛。

【功效】　益气养血,暖宫止血。

【处方】　人参　当归(切,微炒)　阿
胶(炙令燥)各二两　甘草(炙令赤)　芎䓖
黄芩(去黑心)　艾叶各一两　吴茱萸
(汤洗,焙)　生干地黄(微炒)各二两

【用法】　上九味,粗捣筛,每服三钱
匕,水一盏,入生姜一枣大,切,同煎至七分,
去滓,空腹温服,日三服。

人参汤 《圣济总录》一

【主治】 妊娠一二月,恶食,手足烦闷。

【功效】 益气养阴,清热降逆。

【处方】 人参 知母(焙) 枳壳(去瓤,麸炒令黄) 黄芩(去黑皮)各一两 大腹一枚(并皮子用,剉碎)

【用法】 上五味,粗捣筛,每服三钱匕,以水一盏,入生姜半分,切,煎至七分,去滓,温服,食后,日二服。

人参汤 《圣济总录》一

【主治】 妊娠卒下血,胎不安,少腹痛连腰。

【功效】 益气养血,止血安胎。

【处方】 人参 阿胶(炙令燥) 芎䓖各一两 当归(微炙,切) 杜仲(去粗皮,剉,炒)各二两

【用法】 上五味,粗捣筛,每服三钱匕,以水酒共一盏,煎至七分,去滓,食前温服。

人参汤 《圣济总录》二

【主治】 妊娠腹满,两肋妨闷,不思饮食。

【功效】 理气宽中。

【处方】 人参 厚朴(去粗皮,生姜汁炙) 诃黎勒(煨,取皮) 阿胶(捣碎,炒令燥) 赤茯苓(去黑皮)各一两 陈橘皮(汤浸,去白,焙) 白术各三分 甘草(炙)一分

【用法】 上八味,粗捣筛,每服三钱匕,以水一盏,入生姜半分,切,枣二枚,擘,同煎取七分,去滓,温服,不拘时。

人参汤 《圣济总录》二

【主治】 妊娠腹内疗痛如刀所刺。

【功效】 益气养血,理气止痛。

【处方】 人参四两 大腹三枚 槟榔三枚 枳壳(去瓤,麸炒) 芎药各四两 柴胡(去苗)三分 附子(炮裂,去皮脐)

三分

【用法】 上七味,剉如麻豆,每服三钱匕,水一盏半,生姜三片,煎至八分,去滓,空心食前温服。

人参汤 《圣济总录》二

【主治】 妊娠心腹俱痛,引胁肋妨闷,不思食。

【功效】 益气养血,行气宽中。

【处方】 人参 厚朴(去粗皮,生姜汁炙) 诃黎勒(煨,去核) 阿胶(炙令燥) 赤茯苓(去黑皮)各一两 白术 陈橘皮(汤浸,去白,焙)各三分 甘草(炙)一分

【用法】 上八味,粗捣筛,每服三钱匕,水一盏,入生姜五片,枣二枚,擘破,煎至七分,去滓,温服,不拘时。

人参汤 《圣济总录》二

【主治】 妊娠呕逆不下食。

【功效】 和胃降逆止呕。

【处方】 人参 山芋 白茯苓(去黑皮) 陈粳米各一两 半夏半两(汤洗七遍,姜汁炒)

【用法】 上五味,粗捣筛,每服三钱匕,水一盏,入生姜五片,枣三枚,擘破,同煎至六分,去滓,温服,不拘时。

人参汤 《圣济总录》二

【主治】 半产后,血下过多,心惊体颤,头目眩晕,或寒或热,脐腹虚胀疼痛。

【功效】 益气养血。

【处方】 人参 麦门冬(去心,焙) 生干地黄(焙) 当归(切,焙) 芎药 黄芪(剉) 白茯苓(去黑皮) 甘草(炙)各一两

【用法】 上八味,粗捣筛,每服三钱匕,水一盏,煎至七分,去滓,食前温服。

人参汤 《圣济总录》二

【主治】 妇人风虚劳冷,筋脉拘急,肢体烦疼,气滞血涩,肠胃不快。

【功效】 益气活血,通络止痛。

【处方】 人参 牛膝(酒浸,切,焙)

羌活(去芦头)　独活(去芦头)　白芷　黄芪(剉)　芍药　当归(酒浸,切,焙)　天雄(炮裂,去皮脐)各一两

【用法】　上九味,剉如麻豆,每服三钱匕,水一盏,生姜三片,枣一枚,擘破,煎至七分,去滓,空心、日午及临卧温服。

人参汤　《圣济总录》二

【主治】　产后虚冷,气血不和,腰痛。

【功效】　调和气血,温阳止痛。

【处方】　人参　当归(切)　附子(炮裂,去皮脐)　厚朴(去粗皮,生姜汁炙)　槟榔(生剉)　桂(去粗皮)　甘草(炙)　鬼箭羽各一两　干姜(炮)　木香各半两

【用法】　上十味,剉如麻豆大,每服三钱匕,水一盏,煎至七分,去滓,温服,不拘时。

人参汤　《圣济总录》二

【主治】　产后呕逆不进食。

【功效】　理气健脾,降逆止呕。

【处方】　人参　桂(去粗皮)　陈橘皮(去白,焙)　厚朴(去粗皮,生姜汁炙)　半夏(生姜汁制)　当归(切,焙)　白术　藿香叶各一两　丁香半两(炒)

【用法】　上九味,粗捣筛,每服三钱匕,水一盏,生姜三片,煎至七分,去滓,温服,不拘时。

人参汤　《圣济总录》二

【主治】　产后短气,上膈壅闷。

【功效】　补气健脾,理气止咳。

【处方】　人参　诃黎勒(炮,去核)　木香　五味子　陈橘皮(汤浸,去白皮)　白茯苓(去黑皮)　白术　杏仁(汤浸,去皮尖双仁,炒)各一两

【用法】　上八味,粗捣筛,每服三钱匕,水一盏,煎至七分,去滓,温服,不拘时。

人参汤　《圣济总录》二

【主治】　产后上气喘急,烦闷。

【功效】　益气解表,宣肺降逆。

【处方】　人参　陈橘皮(汤去白,焙)　厚朴(去粗皮,生姜汁炙)　麻黄(去根节)　白前　防己　桑根白皮(剉)　杏仁(汤,去皮尖双仁,研如膏)　诃黎勒(炮,去核)　当归(切,焙)各一两

【用法】　上一十味,粗捣筛,每服二钱匕,水一盏,煎至七分,去滓,温服,不拘时。

人参汤　《圣济总录》二

【主治】　产后虚惊,心神恍惚。

【功效】　补气养阴,安神定志。

【处方】　人参(剉)一两　麦门冬(去心)半两　木通(剉)　芍药各二两　甘草(炙)一两　羚羊角(镑屑)一分

【用法】　上六味,粗捣筛,每用水三盏,先煮羊肉三两,取汁一盏,去肉,入药末三钱匕,再煎至七分,去滓,温服,不拘时。

人参汤　《圣济总录》二

【主治】　产后惊悸不安。

【功效】　补气养阴,养心安神。

【处方】　人参一两　远志(去心)半两　白茯苓(去黑皮)二两　麦门冬(去心,焙)　芍药(剉)心半两　甘草(炙,剉碎)　当归(切,焙)　桂(去粗皮)各一两

【用法】　上八味,粗捣筛,每服二钱匕,生姜二片,枣一枚,擘破,水一盏,煎至七分,去滓,通口服,不拘时。

人参汤　《圣济总录》二

【主治】　产后虚赢困乏,肌肉不生,血脉不荣。

【功效】　补气益血。

【处方】　人参　芍药　黄芪(剉)　甘草(炙令黄)　生干地黄(焙)各二两　桂(去粗皮)一两　干姜(炮裂)半两

【用法】　上七味,粗捣筛,每服三钱匕,用煮羊肉汁一盏,煎七分,去滓,温服,不拘时。

人参汤　《圣济总录》二

【主治】　产后中风,里急气短,头目昏

痛,体热。

【功效】 活血化气,祛风止痛。

【处方】 人参 当归(切,焙)各二两 芍药 干桑耳 防风(去叉) 独活(去芦头) 葛根(剉) 甘草(炙)各半两

【用法】 上八味,粗捣筛,每服三钱匕,水一盏,煎七分,去滓,温服,不拘时。

人参汤 《圣济总录》二

【主治】 产后中风,口面㖞斜。

【功效】 补气固表,祛风止痉。

【处方】 人参 防己 麻黄(去根节,煎,掠去沫,焙) 芍药 芎藭 甘草 黄芩(去黑心) 白术(剉,炒)各半两 桂(去粗皮) 防风(去叉)各一两 附子一枚(炮裂,去皮脐)

【用法】 上一十一味,剉如麻豆,每服五钱匕,水一盏半,入生姜一枣大,切,煎至七分,去滓,温服,不拘时。

人参汤 《圣济总录》二

【主治】 产后伤寒,头痛项强,壮热恶寒,身体烦疼,寒壅咳嗽,鼻塞声重。

【功效】 解表,散寒,益气补中。

【处方】 人参 赤茯苓(去黑皮) 当归(切,炒) 前胡(去芦头) 芎藭(剉) 羌活(去芦头) 白术 柴胡(去苗) 枳壳(去瓤,麸炒) 桔梗 甘草(炙) 独活(去芦头)各一两

【用法】 上一十二味,粗捣筛,每服三钱,水一盏,生姜三片,薄荷五叶,煎至七分,去滓,温服,不拘时。

人参汤 《圣济总录》二

【主治】 产后霍乱吐利。

【功效】 理气健脾。

【处方】 人参 陈橘皮(去白,切,焙) 干姜(炮) 甘草(炙)各一两

【用法】 上四味,粗捣筛,每服三钱匕,水一盏,煎七分,去滓,温服,日三服。

人参汤 《妇人大全良方》一

【主治】 产后诸虚不足,发热盗汗。

【功效】 益气固表。

【处方】 人参 当归等分

【用法】 上二味,为末,以猪腰子一只,去脂膜,切小片子,以水三升,糯米半合,葱白二条,煮米熟,取清汁一盏,入药二钱,煎至八分,温服,不拘时。

人参雌鸡汤 《圣惠方》二

【主治】 妊娠六月,胎卒动不安,寒热往来,腹满惊怖,忽有所下,腹痛如似欲产,手足烦闷。

【功效】 益气养阴,清热安胎。

【处方】 人参一两(去芦头) 甘草一两(炙微赤) 黄芩一两 熟干地黄二两 阿胶二两(捣碎,炒令黄燥) 生姜一两 麦门冬一两(去心) 大枣十五枚

【用法】 上八味,细剉,先取肥乌雌鸡一只,理如食法,以水一斗,煮取汁五升,去鸡纳药,又煮取三升,入酒二升,又煎取四升,每于食前服,温服一小盏,中间食粥。

人参橘皮汤 《妇人大全良方》一

【主治】 阻病呕吐痰水。

【功效】 行气化痰,降逆止呕。

【处方】 人参(去芦) 陈橘红 白术 麦门冬(去心)各一两 甘草三钱 厚朴(制) 白茯苓(去皮)各半两

【用法】 上七味,为粗末,每服四钱,水一盏半,淡竹茹一块,如弹子大,生姜三片,煎至七分,去滓,澄清温服,空心食前。

人参当归汤 《千金方》

【主治】 产后烦闷不安。

【功效】 益气养阴,清心除烦。

【处方】 人参 当归 麦门冬 干地黄 桂心各一两 大枣二十枚 粳米一升 芍药四两 淡竹叶三升

【用法】 上九味,㕮咀,以水一斗二升,先煮竹叶及米,取八升,去滓,内药煮取三

升,去滓,分三服。若烦闷不安者,当取豉一升,以水三斗,煮取一升,尽服之甚良。

人参补气汤 《兰室秘藏》

【主治】 妇人四肢懒倦,自汗无力。

【功效】 益气温中,补虚敛汗。

【处方】 丁香末二分　生甘草梢　炙甘草各三分　生地黄　白芍药各五分　熟地黄六分　人参　防风　羌活　黄柏　知母　当归身　升麻各七分　柴胡一钱　黄芪一钱五分　全蝎一个　五味子二十个

【用法】 上一十七味剉如麻豆大,都作一服,水二盏,煎至一盏,去粗,空心稍热服。

人参散 《得效方》

【主治】 妇人血风劳嗽,乍寒乍热,伤寒咳嗽,起坐不能。

【功效】 养阴润肺,理气止咳。

【处方】 人参　知母　秦艽　款冬花　麻黄　杏仁　苦桔梗　马兜铃　寒水石　天南星　地骨皮　粉甘草　半夏各等分

【用法】 上一十三味剉散,每服三钱,水一盏半,麦门冬二十粒,去心煎,温服。喘嗽加乌梅,气急加桑白皮。

人参散 《圣惠方》

【主治】 妇人肺脏虚冷,时有咳嗽,不思饮食。

【功效】 散寒解表,理气止咳。

【处方】 人参一两(去芦头)　细辛半两　白术三分　陈橘皮一两(汤浸,去白瓤,焙)　肉桂三分(去皱皮)　厚朴一两(去粗皮,涂生姜汁,炙令香熟)　紫菀三分(洗去苗土)　五味子半两　白茯苓三分　干姜三分(炮裂,剉)　桔梗半两(去芦头)　甘草半两(炙微赤,剉)

【用法】 上一十二味,捣筛为散,每服三钱,以水一中盏,入生姜半分,枣三枚,煎至六分,去滓,温服,不拘时。

人参散 《圣惠方》

【主治】 妇人骨蒸,身体壮热,手臂疼痛,月水不通,日渐瘦瘁,两胁气刺,四肢羸弱,腹内块生,时有咳嗽,不欲饮食。

【功效】 补虚除蒸。

【处方】 人参三两(去芦头)　鳖甲三两(涂醋炙令黄,去裙襕)　羚羊角屑二两　赤茯苓二两　知母一两半　柴胡三两(去苗)　地骨皮二两　枳壳二两(麸炒微炒,去瓤)　牛膝二两(去苗)　赤芍药一两　生干地黄一两半　牡丹皮二两半　川大黄一两(剉碎,微炒)　百部二两　知母三两(煨令微黄)　黄芩三分　瓜蒌根一两　当归三分　桃仁一两(汤浸,去皮尖双仁,麸炒微黄)　草豆蔻一两(去皮)　安息香半两　川朴硝三分　甘草三分(炙微赤,剉)　紫菀一两(洗去苗土)　麦门冬一两半(去心)　天门冬一两半(去心)　天灵盖一两半(涂酥炙令黄)

【用法】 上二十七味,捣粗罗为散,每服四钱,以水一中盏,入生姜半分,枣三枚,煎至六分,去滓,食前温服。

人参散 《圣惠方》

【主治】 妇人血风气,心烦惊悸,恐畏恍惚,神思不定,少欲饮食,四肢疼痛。

【功效】 补气养血,温经通脉。

【处方】 人参一两(去芦头)　远志半两(去心)　当归三分(剉微炒)　附子半两(炮裂,去皮脐)　细辛半两　肉桂半两　干姜半两(炮裂,剉)　防风半两(去芦头)　龙齿一两　石菖蒲半两　茯神一两　黄芪半两(剉)　白术三分　熟干地黄一两　甘草一分(炙微赤,剉)

【用法】 上一十五味,捣筛为散,每服四钱,以水一中盏,入生姜半分,枣三枚,煎至六分,去滓,温服,不拘时。

人参散 《圣惠方》一

【主治】 产后伤寒,心膈痰壅,呕逆,四肢烦热。

【功效】　益气解表,理气化痰。

【处方】　人参一两(去芦头)　丁香半两　前胡一两(去芦头)　半夏半两(汤洗七遍,去滑)　桂心半两　甘草半两(炙微赤,剉)　诃黎勒皮三分　厚朴一两(去粗皮,涂生姜汁,炙令香熟)

【用法】　上八味,捣粗罗为散,每服四钱,以水一中盏,入生姜半分,枣三枚,煎至六分,去滓,温服,不拘时。

人参散　《圣惠方》一

【主治】　产后虚乏短气,咳嗽,不思饮食。

【功效】　益气健脾。

【处方】　人参(去芦头)　续断　白茯苓　黄芪(剉)　熟干地黄　白术各三分　白薇　五味子　当归(剉,微炒)　芎藭各半两　麦门冬一两(去心,焙)　甘草一分(炙微赤,剉)

【用法】　上一十二味,捣粗罗为散,每服四钱,以水一中盏,入生姜半分,枣三枚,煎至六分,去滓,温服,不拘时。

人参散　《圣惠方》一

【主治】　产后伤冷,肺寒咳嗽,鼻多清涕,不欲饮食,四肢少力。

【功效】　益气解表,散寒止咳。

【处方】　人参(去芦头)　白术　陈橘皮(汤浸,去白瓤,焙)　厚朴(去粗皮,涂生姜汁,炙令香熟)　干姜(炮裂,剉)　白茯苓各三分　紫菀(洗去苗土)　桂心　细辛　甘草(炙微赤,剉)各半两

【用法】　上一十味,捣粗罗为散,每服三钱,以水一中盏,入枣三枚,煎至六分,去滓,温服,不拘时。

人参散　《圣惠方》一

【主治】　产后虚羸,呕逆,饮食不下。

【功效】　益气化痰,降逆止呕。

【处方】　人参一两(去芦头)　麦门冬三分(去心,焙)　黄芪一两(剉)　半夏半两(汤洗七遍,去滑)　厚朴三分(去粗皮,涂生姜汁,炙令香熟)　桂心半两　白茯苓三分　陈橘皮半两(汤浸,去白瓤,焙)　当归半两(剉,微炒)

【用法】　上九味,捣粗罗为散,每服四钱,以水一中盏,入生姜半分,枣三枚,煎至六分,去滓,温服,不拘时。

人参散　《圣惠方》一

【主治】　产后血气未和,心烦呕逆,不下饮食。

【功效】　调和气血。

【处方】　人参三分(去芦头)　葱麻一两　红蓝花一两　生干地黄三分　葛根三分(剉)　甘草半两(炙微赤,剉)

【用法】　上六味,捣粗罗为散,每服四钱,以水一中盏,入生姜半分,煎至六分,去滓,温服,不拘时。

人参散　《圣惠方》一

【主治】　产后霍乱吐利,胃虚烦躁。

【功效】　益气化湿,降气和胃。

【处方】　人参(去芦头)　白术　当归(剉,微炒)　麦门冬(去心,焙)　厚朴(去粗皮,涂生姜汁,炙令香熟)　草豆蔻(去壳)　诃黎勒皮　白茯苓　芎藭　沉香各二分　甘草半两(炙微赤,剉)

【用法】　上一十一味,捣粗罗为散,每服三钱,以水一中盏,入生姜半分,枣三枚,煎至六分,去滓,温服,不拘时。

人参散　《圣惠方》一

【主治】　产后因伤风冷,头痛壮热,胸膈满闷,不得睡卧。

【功效】　表里双解,养心除烦。

【处方】　人参三分(去芦头)　前胡一两(去芦头)　白术半两　枳壳半两(麸炒微黄,去瓤)　葛根三分(剉)　酸枣仁三分(微炒)　芎藭三分　石膏二两　桂心半两　甘草半两(炙微赤,剉)

【用法】　上一十味,捣粗罗为散,每服四钱,以水一中盏,入生姜半分,煎至六分,去滓,温服,不拘时。

人参散　《圣惠方》一

【主治】　产后烦渴,体热头痛,食少。

【功效】　益气养阴,化痰除烦。

【处方】　人参一两(去芦头)　麦门冬一两(去心)　石膏二两　当归一两(剉,微炒)　甘草半两(炙微赤,剉)　瓜蒌根三分　生干地黄三分　柴胡三分(去苗)　赤茯苓三分

【用法】　上九味,捣筛为散,每服三钱,以水一中盏,入生姜半分,枣三枚,煎至六分,去滓,温服,不拘时。

人参散　《圣惠方》一

【主治】　妊娠三四月,伤寒壮热,呕逆头疼,不思饮食,胎气不安。

【功效】　清热养阴。

【处方】　人参一两(去芦头)　石膏一两　前胡三分(去芦头)　子芩三分　麦门冬半两(去心)　葛根半两(剉)

【用法】　上六味,捣筛为散,每服四钱,以水一中盏,入生姜半分,枣三枚,淡竹茹一分,煎至六分,去滓,温服,不拘时。

人参散　《圣惠方》二

【主治】　妊娠疟疾,头痛,憎寒壮热,面黄,不思饮食。

【功效】　养阴生津。

【处方】　人参(去芦头)　知母　麦门冬(去心)　柴胡(去苗)　桑寄生　白茯苓　厚朴(去粗皮,涂生姜汁,炙令香熟)各一两　甘草半两(炙微赤,剉)

【用法】　上八味,捣筛为散,每服四钱,以水一中盏,煎至六分,去滓,温服,不拘时。

人参散　《圣惠方》二

【主治】　妊娠烦躁壅热,口干多渴。

【功效】　养阴生津,清心除烦。

【处方】　人参(去芦头)　麦门冬(去心)　赤茯苓　地骨皮　葛根(剉《良方》家干葛)　黄芩　犀角屑各三分　甘草半

两(炙微赤,剉)

【用法】　上八味,捣筛为散,每服四钱,以水一中盏,煎至六分,去滓,温服,不拘时。

人参散　《圣惠方》二

【主治】　妊娠一二月,恶闻食气,手足烦闷。

【功效】　养阴清热,行气止呕。

【处方】　人参三分(去芦头)　陈橘皮一两(汤浸,去白瓤,焙)　知母三分　枳壳三分(麸炒微黄,去瓤)　甘草半两(炙微赤,剉)　麦门冬半两(去心)　黄芩半两　大腹皮半两(剉)

【用法】　上八味,捣筛为散,每服三钱,以水一中盏,入生姜半分,煎至六分,去滓,温服,不拘时。

人参散　《圣惠方》二

【主治】　妊娠呕逆,不下饮食,四肢少力,头痛憎寒。

【功效】　益气和胃,降逆止呕。

【处方】　人参三分(去芦头)　前胡一两(去芦头)　白术三分　甘草半两(炙微赤,剉)　麦门冬一两(去心)　陈橘皮一两(汤浸,去白瓤,焙)　白茯苓一两　葛根半两(剉)　半夏三分(汤洗七遍,去滑)

【用法】　上九味,捣筛为散,每服三钱,以水一中盏,入生姜半分,枣三枚,煎至六分,去滓,温服,不拘时。

人参散　《圣惠方》二

【主治】　妊娠呕逆,头痛,不纳饮食,寒热,心膈壅闷。

【功效】　调和气血,降逆止呕。

【处方】　人参一两(去芦头)　前胡一两(去芦头)　细辛一两　赤茯苓一两　厚朴一两(去粗皮,涂生姜汁,炙令香熟)　芎藭一两　甘草半两(炙微赤,剉)　半夏三分(汤洗七遍,去滑)

【用法】　上八味,捣筛为散,每服三钱,以水一中盏,入生姜半分,煎至六分,去

滓,温服,不拘时。

人参散 《圣惠方》二

【主治】 妊娠胎不安,漏下腹痛。

【功效】 益气和血,止血安胎。

【处方】 人参一两(去芦头) 当归一两(锉,微炒) 阿胶一两(捣碎,炒令黄燥) 芎䓖一两 艾叶半两(微炒)

【用法】 上五味,捣筛为散,每服四钱,以水一中盏,入枣三枚,煎至六分,去滓,每于食前温服。

人参散 《圣惠方》二

【主治】 妊娠心腹胀满,两胁妨闷,不思饮食。

【功效】 益气宽中,行气开胃。

【处方】 人参一两(去芦头) 厚朴一两(去粗皮,涂生姜汁,炙令香熟) 诃黎勒一两(煨,用皮) 阿胶一两(捣碎,炒令黄燥) 陈橘皮三分(汤浸,去白瓤,焙) 赤茯苓一两 白术三分 甘草半两(炙微赤,锉)

【用法】 上八味,捣筛为散,每服四钱,以水一中盏,入生姜半分,枣三枚,煎至六分,去滓,温服,不拘时。

人参散 《圣惠方》二

【主治】 妊娠四五月,胎不安,或有所下。

【功效】 固冲安胎。

【处方】 人参一两(去芦头) 当归一两(锉,微炒) 阿胶二两(捣碎,炒令黄燥) 甘草半两(炙微赤) 芎䓖一两 黄芩一两 艾叶一两(微炒) 吴茱萸半两(汤浸七遍,焙干微炒) 桑寄生一两 熟干地黄二两

【用法】 上一十味,捣筛为散,每服三钱,以水一中盏,煎至五分,去滓,食前温服。

人参散 《圣惠方》三

【主治】 产后虚羸,四肢无力,全不思食,心腹气胀。

【功效】 益气健脾,行气和胃。

【处方】 人参一两(去芦头) 黄芪一两(锉) 白术半两 当归半两(锉,微炒) 厚朴一两(去粗皮,涂生姜汁炙令香熟) 白茯苓半两 木香半两 芎䓖半两 草豆蔻一两(去皮) 白芍药半两 诃黎勒皮三分 桂心半两 附子一两(炮裂,去皮脐) 陈橘皮三分(汤浸,去白瓤,焙) 甘草半两(炙微赤,锉) 高良姜三分(锉)

【用法】 上一十六味,捣粗罗为散,每服四钱,以水一中盏,入生姜半分,枣三枚,煎至六分,去滓,温服,不拘时。

人参散 《圣惠方》三

【主治】 产后虚羸,脏腑气乏,食饮不进。

【功效】 益气养阴,调和脾胃。

【处方】 人参一两(去芦头) 当归半两(锉,微炒) 五味子三分 黄芪三分(锉) 芎䓖三分 桂心三分 续断三分 白茯苓三分 熟干地黄一两 白术半两 麦门冬半两(去心) 甘草一分(炙微赤,锉)

【用法】 上一十二味,捣筛为散,每服四钱,以水一中盏,入生姜半分,枣三枚,煎至六分,去滓,温服,日三服。

人参散 《圣惠方》三

【主治】 产后风虚劳损,羸瘦,四肢无力,不思饮食。

【功效】 益气养阴,祛风清热。

【处方】 人参一两(去芦头) 桂心半两 黄芪一两(锉) 熟干地黄一两 当归半两(锉,微炒) 芎䓖半两 防风半两(去芦头) 羚羊角屑三分 五味子半两 白茯苓半两 白术半两 甘草一分(炙微赤,锉)

【用法】 上一十二味,捣筛为散,每服用猭猪肾一对,切去脂膜,生姜半分,枣三枚,先以水二大盏,煎至一盏,去滓,入药末五钱,煎至四分,去滓,食前温服。

人参散 《圣济总录》二

【主治】 妊娠呕逆不下食饮。

【功效】 降逆止呕。

【处方】　人参三分(去芦头)　前胡一两(去芦头)　白术三分　甘草半两(炙微赤,剉)　麦门冬一两(去心)　陈橘皮一两(汤浸,去白瓤,焙)　白茯苓一两　葛根半两(剉)　半夏三分(汤浸七遍,去滑)

【用法】　上九味,捣筛为散,每服三钱匕,水一中盏,入生姜五片,枣三枚,煎至六分,去滓,温服。

人参散　《圣济总录》二

【主治】　妊娠咳嗽。

【功效】　理气化痰。

【处方】　人参　陈橘皮(汤浸,去白,焙)　甘草(炙)各三两　生姜五两(洗,切作片子,焙)

【用法】　上四味,捣罗为散,每服二钱匕,沸汤调下。

人参散　《圣济总录》二

【主治】　妊娠子淋。

【功效】　养阴清热,通淋止痛。

【处方】　人参　木通(剉)　青盐(细研,以汤一盏化,浸前二味一宿,焙干)　海金沙(别研)一分　莎草根(去毛)二两

【用法】　上五味,将人参、木通、莎草根,捣罗为细散,同海金沙、青盐,一处再研匀,每服二钱匕,空心,酒或米饮调下。

人参散　《圣济总录》二

【主治】　产后虚烦气短,心下不利。

【功效】　益气养阴,理气止痛。

【处方】　人参　乌药各一两　槟榔(剉)半两　黄芪(剉)三分　熟干地黄(焙)一两　麦门冬(去心,炒)　甘草(炙,剉)各三分　木香一分

【用法】　上八味,捣罗为散,每服二钱匕,沸汤调下,不拘时。

人参散　《圣济总录》二

【主治】　产后虚汗不止,烦热体痛,渴躁引饮。

【功效】　益气养阴,清热除烦。

【处方】　人参　芍药(剉)　甘草(炙)　龙胆各一两

【用法】　上四味,捣罗为散,每服二钱匕,麝香、温酒调服,日三服。

人参散　《圣济总录》二

【主治】　妇人风邪惊悸,恍惚不安。

【功效】　益气健脾,镇惊安神。

【处方】　人参　远志(去心)　赤小豆(炒)　白茯苓(去黑皮)　细辛(去苗叶)　肉桂(去粗皮)　干姜(炮)　防风(去叉)各一两　熟干地黄(焙)　黄芪(炙,剉)各一两半　龙齿(研)半两　石菖蒲(洗,剉,焙)　白术各三分

【用法】　上一十三味,捣罗为散,每服二钱匕,温酒调下,日三服。

人参散　《妇人大全良方》二

【主治】　妊妇霍乱吐泻,心烦腹痛。

【功效】　温中行气止痛。

【处方】　人参(去芦)　厚朴(姜制)　橘红各一两　当归(炒)　干姜(炮,徐氏胎产方一两)　甘草(炙)各半两(胎产方呕逆不止,加益智,煨草豆蔻)

【用法】　上六味,每服四钱,水一盏,枣三个,煎至六分,温服,不拘时。

人参散　《妇人大全良方》二

【主治】　产后虚羸,脾胃乏弱,四肢无力,全不思饮食,心腹胀满。

【功效】　益气健脾,行气和胃。

【处方】　黄芪　人参　草果仁　厚朴　附子各一两　白术　当归　白茯苓　木香　川芎　桂心　甘草各半两　陈皮　良姜　诃黎勒皮各三分(得效方各半两)

【用法】　上一十五味,㕮咀,每服四钱,水一盏,姜三片,枣一枚,煎至六分,去滓,温服,不拘时。

人参散　《袖珍方》

【主治】　妊娠热气乘于心脾,津液枯少,烦躁壅热,口舌干渴。

【功效】　益气养阴。

【处方】　人参　麦门冬　赤茯苓　地骨皮　家葛根　黄芩　犀角屑各三钱　甘草五钱

【用法】　上八味，㕮咀，每服八钱，水一盏半，煎至八分，去滓，温服。

人参散　《永类钤方》

【主治】　漏胎败血凑心，日渐胎干，子母危困。

【功效】　益气养血，固冲安胎。

【处方】　人参　黄芪(炙)　阿胶(炒)　竹茹　木香　甘草(炙)　附子(炮)各半钱　川芎一分　陈皮(净)一分　苎根一钱　生姜三钱(炮黑)

【用法】　上一十一味，㕮咀，每四钱，糯米三七粒，水煎热服。忌生冷鸡鸭鱼面。

人参煮散　《圣惠方》一

【主治】　产后风虚，头痛眩晕，干呕不能饮食。

【功效】　益气解表，养心除烦。

【处方】　人参　前胡(去芦头，洗，切)　白术　枳壳(去瓤，麸炒)　葛根(剉)　芎藭　石膏(火煅)　甘草(炙剉)　桂(去粗皮)　酸枣仁(炒)各一两

【用法】　上一十味，捣罗为粗散，每服三钱匕，水一盏，煎至七分，去滓，温服，不拘时。

人参当归散　《和剂局方》

【主治】　产后去血过多，心胸烦满，呼吸短气，头痛闷乱，骨节疼痛，晡时辄甚。

【功效】　补肾滋阴。

【处方】　麦门冬(去心，焙)　肉桂(去粗皮)　人参(去芦)　当归(去芦　得效方去尾)　干地黄各一两　芍药(白者)二两(医方集成一两，微义炒)

【用法】　上六味，为粗散，每服四大钱，水二盏，先将粳米一合，淡竹叶十片，煎至一盏，去米叶入药，并枣三个，煎七分，去滓，食前服。地黄宜用生干者，虚甚则用熟者。

人参当归散　《永类钤方》

【主治】　产后阴虚，心胸烦闷，头痛短气，骨节疼痛，晡时辄甚。

【功效】　益气养阴。

【处方】　人参　当归　生干地黄　桂心　麦门冬(去心)各一两　白芍药二两

【用法】　上六味，㕮咀，每半两，水三盏，先以粳米一合，淡竹叶十片，煎一盏，入药去米、叶，加枣二个，煎温服，虚甚者用熟地黄。

人参枳壳散　《圣济总录》二

【主治】　产后恶心不下食。

【功效】　健脾和胃。

【处方】　人参半两　枳壳(去瓤，麸炒)一分

【用法】　上二味，再以陈米二合，纸上炒熟，捣罗为细散，每服二钱匕，温水调下。

人参鳖甲散　《妇人大全良方》二

【主治】　妇人产后蓐劳，失于将理，或劳动伤作，致成蓐劳。其状虚羸，乍起乍卧，饮食不消，时有咳嗽，头目昏疼，发歇无常，夜有盗汗，寒热如疟，背膊拘急，沉困在床。

【功效】　益气养阴，补冲活血。

【处方】　人参　桂心　当归(得效方去尾)　桑寄生　白茯苓　白芍药　桃仁(得效方去皮尖)　熟地黄(得效方洗蒸)　甘草　麦门冬各半两(得效方去心)　续断一分　牛膝三分　鳖甲(炙)　黄芪各一两

【用法】　上一十四味，每服先以猪肾一对，去筋膜，以水二大盏，生姜半分，枣三个，煎至一盏，去猪肾姜枣，然后入药末二钱，入葱三寸，乌梅一个，荆芥五穗，煎至七分，去滓，空心晚食前温服。

人参白术散　《宣明论》

【主治】　妇人遍身燥湿相搏，玄府致密，烦心惊悸，发渴，饮食减少，妇人肌肤不荣。

【功效】　补脾燥湿。

【处方】　人参(南北经验方、袖珍方三钱)　白术七钱　薄荷(经验方、袖珍方半两)　缩砂仁三钱　生地黄　茯苓(去皮)　甘草各半两　黄芩二钱　滑石三两　藿香三钱半　石膏一两

【用法】　上一十一味为末,每服三钱,水一盏,煎至六分,去滓,温服,食前服,日进二三服。

人参豆蔻散　《妇人大全良方》

【主治】　妇人久泻不止。

【功效】　温中止泻。

【处方】　人参　肉豆蔻　干姜　厚朴　甘草　陈橘皮各一两(永类钤方净)　川芎　桂心　诃子　北茴香各半两

【用法】　上一十味为细末,每服三钱,水一小盏,姜三片,枣一枚,煎至六分服。

人参丁香散　《管见大全良方》

【主治】　妊娠恶阻,胃寒呕逆,反胃吐食,心腹刺痛。

【功效】　行气和胃,降逆止呕。

【处方】　人参(去芦)一两　丁香　藿香叶各半两(良方、永类钤方各一分)

【用法】　上三味为末,每服三钱,水一盏,煎至七分,温服,不拘时。

人参黄芪散　《妇人大全良方》二

【主治】　妊娠身热,烦躁口干,食少。

【功效】　益气养阴。

【处方】　人参　黄芪　家葛根　秦艽　麦门冬各一两　知母三分　甘草半两　赤茯苓一两

【用法】　上八味,叹咀,每服四钱,水一盏,姜三片,淡竹叶二七片,煎至六分,去滓温服。

人参荆芥散　《和剂局方》一

【主治】　妇人血风劳气,身体疼痛,头昏目涩,心忪烦倦,寒热盗汗,颊赤口干,痰嗽胸满,精神不爽,或月水不调,脐腹疗痛,痃癖块硬,疼痛发歇,或时呕逆,饮食不进。或因产将理失节,淹延瘦瘁,乍起乍卧,甚即著床。

【功效】　养心安神,养阴补虚。

【处方】　酸枣仁(微炒　管见大全良方去皮)　肉桂(去粗皮良方不见火,得效方桂心)　人参(去芦)　柴胡(去苗)　羚羊角(镑　良方镑屑,别为末)　鳖甲(醋浸去裙,炙黄　院方涂酥炙黄)　枳壳(去瓤,麸炒)　生地黄(干者)　荆芥穗　白术各七两半(院方各一两半,得效方各七钱半)　防风(去苗及叉)　牡丹皮　赤芍药(妇人大全良方、得效方、永类钤方无牡丹皮、赤芍药)　甘草(燋,剉)　当归(去芦)　芎藭各五两(院方各一两,得效方各半两)

【用法】　上一十六味为粗末,每服三钱,水一盏半,姜三片,煎七分,热服不拘时,日二服。常服除一切风虚劳冷宿病。有孕不宜服。

人参荆芥煮散　《御药院方》

【主治】　妇人血风劳气,攻刺疼痛,四肢无力,不思饮食,多困黄瘦,胸膈痞满,经水不利,心多怔忡。

【功效】　补虚开郁。

【处方】　荆芥穗四两　柴胡　秦艽(去芦头,洗至泥)　肉豆蔻　白芷　黄芪　鳖甲(醋炙黄,洗净)　桔梗　官桂(去皮)各二两　当归　川芎　蓬莪术　麦门冬(去心)　芍药　人参　茯苓　海桐皮　甘草(炙)　枳壳(麸炒,去瓤)　熟干地黄　酸枣仁　木香各一两　沉香　槟榔各半两

【用法】　上二十四味罗为末,每服三钱,水一盏,生姜三片,乌梅二个,煎至七分,温服,一日四五服。如觉脏腑热,即空心食前服;小便多,即食后卧时服。

人参丸　《千金方》

【主治】　产后大虚,心悸,志意不安,不自觉忱惚恐畏,夜不能寐,虚烦少气。

【功效】　益气养阴,宁神定志。

【处方】　人参　甘草　茯苓各三两

麦门冬　石菖蒲　泽泻　山药　干姜各二两　桂心一两　大枣五十枚

【用法】　上一十味,为末,以蜜枣膏和丸如梧子,未食酒服一十丸,日三夜一,不知稍增。若有远志纳二两为善;若风气纳当归、独活三两。亦治男子虚损心悸。

人参丸　《圣惠方》二

【主治】　妊娠胎不长。

【功效】　益气养血安胎。

【处方】　人参一两(去芦头)　白茯苓一两　当归一两　柴胡一两(去苗)　厚朴一两(去粗皮,涂生姜汁,炙令香熟)　枳壳三分(麸炒微黄,去瓤)　桑寄生一两　刺蓟一两　阿胶一两(捣碎,炒令黄燥)　甘草半两(炙微赤,剉)

【用法】　上一十味,捣罗为末,炼蜜和捣三二百杵,丸如梧桐子大,每于食前服,以温水下二十丸。

人参丸　《圣济总录》二

【主治】　妊娠痰盛,不思饮食。

【功效】　行气化痰开胃。

【处方】　人参　高良姜　白茯苓(去黑皮)　陈橘皮(汤浸,去白,焙)　厚朴(去粗皮,生姜汁炙令香熟)各一两　半夏二两(汤洗七遍,去滑,炒令干)　干姜(炮)　甘草(炙)各半两

【用法】　上八味,捣罗为末,用生姜汁浸蒸饼心,和剂为丸,如梧桐子大,每服三十丸,食后临卧,生姜汤下。

人参丸　《圣济总录》二

【主治】　妇人风邪惊悸,神思不安。

【功效】　益气安神,散寒祛风。

【处方】　人参二两　肉桂(去粗皮)　防己　牛膝(酒浸,切,焙)　桔梗(炒)　远志(去心)　干姜(炮)　白茯苓(去黑皮)　白蔹　防风(去叉)各一两　大黄(蒸熟)半两　金银箔各十片(研入)

【用法】　上一十三味,捣罗十一味为末,将金银箔细研和入,炼蜜为丸,梧桐子大,每服二十丸,生姜薄荷汤下。

人参丸　《圣济总录》二

【主治】　产后气血滞,腰腹疼痛,烦闷少力。

【功效】　益气健脾,活血行滞。

【处方】　人参一两半　延胡索　桂(去粗皮)　芎䓖　木香　当归(切,焙)　白茯苓(去黑皮)　厚朴(去粗皮,生姜汁炙)　蒲黄　白芷各一两　熟干地黄(焙)二两

【用法】　上一十一味,捣罗为末,炼蜜和丸,如梧桐子大,每服三十丸,温酒下,日三服。

人参丸　《圣济总录》二

【主治】　产后泄泻不止。

【功效】　益气化湿,温脾止泻。

【处方】　人参　草豆蔻仁(炮)　诃黎勒(炮,去核)　甘草(炙)各一两　白矾(熬令汁尽)半两

【用法】　上五味,捣罗为末,面糊和丸梧桐子大,每服三十丸,米饮下,食前服。

人参丸　《妇人大全良方》一

【主治】　妊娠胎不长。

【功效】　益气养血安胎。

【处方】　人参　白茯苓　当归　柴胡　刺蓟　厚朴　桑寄生各一两　枳壳三分　甘草半两

【用法】　上九味为细末,炼蜜为丸,如梧桐子大,每服二十丸,食前温水吞下。

人参养血丸　《得效方》

【主治】　女人禀受怯弱,血气虚损,妇人怀身,腹中绞痛,口干不食,崩伤眩晕,及产出月赢瘦不复常。

【功效】　补气养血,活血止痛。

【处方】　人参　赤芍药　川芎　石菖蒲(炒)各一两　当归　熟地黄五两　乌梅肉三两

【用法】　上七味,蜜搜,杵数千下,丸

如梧子大,每服五十丸至一百丸,温酒或米汤下,食前服。

人参养血丸 《和剂局方》二

【主治】 女人禀受怯弱,血气虚损,妇人怀身,腹中绞痛,口干不食,崩伤眩晕,及产出月,羸瘦不复常者。

【功效】 补益气血,活血止痛。

【处方】 赤芍药 石菖蒲(微炒 大成蒲黄) 人参(去芦) 川芎各一两 乌梅肉三两 当归(去苗)二两 地黄(熟干者)五两

【用法】 上七味为细末,蜜搜,杵数千下,丸如梧桐子大,每服五十至百丸,温酒、米汤下,食前服。

人参鳖甲丸 《和剂局方》二

【主治】 妇人一切虚损,肌肉痠疼,盗汗心悸,咳嗽上气,经脉不调,或作寒热,不思饮食。

【功效】 补气养阴。

【处方】 赤芍药 杏仁(汤浸,去皮尖,炒) 人参(去芦) 柴胡(去苗) 桔梗(去芦) 当归(洗,焙) 甘草(炙)各一两 麝香(别研)半钱 肉桂(去粗皮) 木香各半两 地骨皮 宣黄连(去须) 胡黄连各一分 鳖甲一枚(可重二两者,醋炙黄)

【用法】 上一十四味为细末,用青蒿一斤,研烂绞取汁,童子小便五升,酒五升,同熬至二升以来,次入真酥三两,白沙蜜三两,再熬成膏,冷方下众药末,搜和令匀,丸如梧桐子大,每服五十丸,温酒送下,不拘时。

人参紫金丸 《妇人大全良方》

【主治】 妇人荣卫不和,心腹刺痛,胸膈胀满,不思饮食。

【功效】 益气固表,行气活血。

【处方】 紫金皮 苍术 石菖蒲各一两 香附子二两 人参半两 木香三钱

【用法】 上六味为末,米糊和丸,如梧桐子大,每服三十丸,食后姜汤下。

八珍散 《医方大成》

【主治】 产后血迷心窍,言语不正,状如癫狂。

【功效】 益气养阴,安神定志。

【处方】 人参 石菖蒲 生地黄 川芎各一两 朱砂(别研) 防风(去芦)各半两 细辛(净洗)一钱(永类钤方一两) 甘草(炙)半两

【用法】 上九味为末,每服一钱,薄荷汤下,不拘时,地黄多恋膈,脾胃不快者,以当归代之。

八煎散 《医林方》

【主治】 妇人骨蒸劳热。

【功效】 退虚热,降骨蒸。

【处方】 胡黄连 前胡 乌梅 柴胡等分

【用法】 上四味为细末,每服三钱,童子小便一盏,猪胆一个,猪髓一条,韭白同煎,去滓,温服。

八仙散 《妇人大全良方》

【主治】 妇人血气,心腹疗痛。

【功效】 行气活血止痛。

【处方】 当归 厚朴 芍药 枳壳(制) 人参各四分 甘草 茯苓各五分 肉豆蔻二分

【用法】 上八味为末,水二升,煎取八合,空心,分三服。

八仙散 《妇人大全良方》

【主治】 妇人血气,心腹疗痛。

【功效】 祛瘀活血止痛。

【处方】 棕榈二两 当归一两(并剉碎,一处烧成炭,细研) 麝香一钱(细研)

【用法】 上三味同研令停,每服一钱,温酒调下。

八正散 《得效方》

【主治】 妊娠心气壅,胎气八个月散坠,手足浮肿,急痛不安,难产。

【功效】　清热利湿。

【处方】　瞿麦（剉）　木通（剉，去皮节）　滑石　大黄（剉，面裹煨，切，焙）　萹蓄（一名地扁竹）　车前子　山栀仁　甘草（炙）各等分

【用法】　上八味，剉散，每服三钱，水一盏，茴香一撮，同煎热服。

八物白术散　《妇人大全良方》

【主治】　妇人伤寒阴痉，三日不瘥，手足厥冷，筋脉拘急，无汗，阴气内伤。

【功效】　发汗解表，养阴舒筋。

【处方】　白术　麻黄（去根节）　茯苓　五味子　羌活各半两　附子（炮）　桂心各三分　良姜一分

【用法】　上八味为粗末，每服四钱，水一盏，姜四片，煎七分，去滓，温服。凡用麻黄，宜斟酌用之，不可过多。

八珍汤　《袖珍方》

【主治】　妇人荣卫不和，阴阳不调，气血虚热，饮食不下。

【功效】　补益气血。

【处方】　四物　四君子各等分

【用法】　上二味等分，姜三片，枣子一枚，水二盏，煎至一盏，去渣温服，食前服。

八珍汤　《御药院方》

【主治】　妇人荣卫不和，阴阳不调，气血虚热，饮食不下。

【功效】　补气养血。

【处方】　当归　川芎　赤芍药　熟地黄　人参　茯苓　甘草（炙）　缩沙仁各等分

【用法】　上八味为粗末，每服三钱，水一大盏，入生姜七片，枣三枚，去核，同煎三五沸，去滓，放温，空心服，日煎二服。

八味丸　《妇人大全良方》二

【主治】　妇人病，饮食如故，烦热不得卧而反倚息。

【功效】　补肾益气。

【处方】　熟地黄八两　山药　山茱萸（去核）各四两　附子（炮）　桂心各二两　牡丹皮（去心）　茯苓（去皮）　泽泻各三两

【用法】　上八味为末，蜜丸如梧子大，每服三十丸，空腹温酒下。

九痛丸　《得效方》

【主治】　妇人九种心痛，一虫、二疰、三风、四悸、五食、六饮、七冷、八热、九者去来，又治连年积冷，流注心胸疼痛，冷气冲上，落马坠车瘀血等。

【功效】　温阳止痛。

【处方】　狼毒半两　干姜　人参各一两　附子（炮，去用皮）三两　茱萸一两（炒）　巴豆（去皮心膜，炒干，取一两）

【用法】　上六味为末，炼蜜和丸，梧桐子大，每服一丸，空心温酒下。卒中恶，心腹胀痛，口不能言者，服二丸立安。

九宝汤　《妇人大全良方》

【主治】　妇人感风伏热，一切咳嗽喘急。

【功效】　解表祛风，宣肺平喘。

【处方】　薄荷叶　紫苏　大腹皮（洗）　麻黄（去根节）各四钱　桑白皮　桂心　杏仁（去皮尖）　陈橘皮　甘草各二两

【用法】　上九味吹咀，每服半两，水一盏半，姜十片，乌梅一个，煎至六分，去滓，温服，食后。

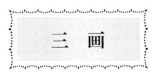

【一】

三圣散　《宣明论》

【主治】　产后赤血痢不止。

【功效】　收敛止血。

【处方】　乌鱼骨(炒)　烧绵灰　血余灰汁脂者各等分

【用法】　上三味,为细末,每服一钱,煎石榴皮汤调下,热服。

三圣散　《是斋医方》

【主治】　产后儿枕痛不可忍。

【功效】　活血止痛。

【处方】　当归(洗)　肉桂(去皮　胎产方桂心)　延胡索(炒)等分

【用法】　上三味,为细末,每服二钱,热酒或童子小便调下。

三退散　《胎产救急方》

【主治】　产妇欲产,不肯行动伸舒,而多是曲身仄卧忍痛,其子在腹不转动,致有横逆难产,甚则子死腹中。

【功效】　助产行滞。

【处方】　蛇退一条　蝉退二七个　人退(男子头发,团鸡子大)

【用法】　上三味,烧为末,分三服,酒调下。

三分散　《拔萃方》

【主治】　产后日久虚劳,针灸小药俱不效。

【功效】　补气养血。

【处方】　川芎　熟地黄　当归　芍药　白术　茯苓　黄芪各一两　柴胡　人参各一两六钱　黄芩　半夏(名方洗,切)　甘草各六钱

【用法】　上一十二味,为粗末,水煎服。

三生散　《妇人大全良方》

【主治】　妇人卒中,昏不知人,口眼㖞斜,半身不遂,咽喉作声,痰气上壅,治痰厥饮厥,及气虚眩晕。

【功效】　祛风化痰。

【处方】　生天南星一两　生乌头(去皮尖)　生附子各半两(去皮)　木香一分

【用法】　上四味叹咀,每服半两,水二大盏,生姜十片,煎至六分,去滓,温服。

三脘散　《妇人大全良方》

【主治】　妇人中焦虚痞,两胁气痛,面目手足浮肿,大便秘涩,脚气。

【功效】　行气消痞,健脾化湿。

【处方】　大腹皮　紫苏　沉香　干木瓜　独活各一两　白术　川芎　木香　甘草　陈皮　槟榔各三分(袖珍方以上六味各二两)

【用法】　上一十一味叹咀,每服三钱,水一盏,煎至七分,去滓,空心热服,日中服。

三黄汤　《圣济总录》二

【主治】　妇人中风,手足拘挛,百节疼痛,烦热闷乱,不欲饮食。

【功效】　温经通脉,清热除烦。

【处方】　麻黄(去节煎,掠去沫,焙)一两一分　独活(去芦头)一两　细辛(去苗叶)一分　黄芪(剉)半两　黄芩(去黑心)三分

【用法】 上五味,粗捣筛,每服五钱七,水一盏半,煎取一盏,去滓,温服。心躁加大黄半两,剉,炒;腹满加枳实一枚,去瓤,麸炒;气虚加人参三分;惊悸加牡蛎粉三分,熬;渴加瓜蒌根三分,剉;先有寒,加附子一枚,炮裂,去皮脐。

三黄熟艾汤 《妇人大全良方》

【主治】 妇人伤寒四五日,大下热痢时作。

【功效】 清热泻火,燥湿止痢。

【处方】 黄芩 黄连 黄蘗各二分 熟艾半个鸡子大

【用法】 上四味㕮咀,每服三钱重,水一盏,煎至七分,去滓,温服,不拘时。

三石汤 《千金方》

【主治】 产后虚冷七伤,时寒热,体痛乏力。

【功效】 调和气血,补虚固冲。

【处方】 紫石英 生姜 当归 人参 甘草各二两 白石英 钟乳各二两半 茯苓 干地黄 桂心各三两 半夏五两 大枣十五枚

【用法】 上一十二味,三石为末,㕮咀诸药,以水一斗二升,煮取三升,去滓,分四服。若中风,加葛根四两。

三石泽兰丸 《千金方》

【主治】 妇人风虚不足。

【功效】 益气养血祛风。

【处方】 钟乳 白石英各四两 紫石英 防风 藁本 茯神各一两六铢 泽兰二两六铢 黄芪 石斛 石膏各二两 甘草 当归 芎䓖各一两十八铢 白术 桂心 人参 干姜 独活 干地黄各一两半 白芷 桔梗 细辛 柏子仁 五味子 蜀椒 黄芩 肉苁蓉 芍药 秦艽 防葵各一两 厚朴 芜荑各十八铢

【用法】 上三十二味为末,蜜和丸如梧子大,酒服二十丸,加至三十丸,日二三服。

三痹汤 《妇人大全良方》

【主治】 妇人血气凝滞,手足拘挛,风痹气痹等疾。

【功效】 益气活血,强筋壮骨,疏风通络。

【处方】 川续断(得效方去芦) 杜仲(去皮,切,姜汁炒) 防风 肉桂 华阴细辛(得效方去叶) 人参 白茯苓 当归 白芍药 甘草各一两 秦艽 生地黄 川芎 川独活各半两 黄芪 川牛膝各一两

【用法】 上一十六味㕮咀为末,每服五钱,水二盏,姜三片,枣一枚,煎至一盏,去滓,热服,不拘时,但腹稍空服。

三之一汤 《拔萃方》

【主治】 产后虚劳,脉盛浮疾。

【功效】 和解少阳,益气养阴。

【处方】 柴胡八钱 黄芩 人参 半夏(洗) 甘草(炒) 川芎 芍药 熟地黄 当归各三钱

【用法】 上九味,为粗末,依小柴胡汤煎服。

三物黄芩汤 《金匮方》

【主治】 妇人在草蓐自发露得风,四肢苦烦热,头不痛但烦。

【功效】 养阴清热除烦。

【处方】 黄芩一两(千金方二两) 苦参二两 干地黄四两

【用法】 上三味以水八升,煮取二升,温服一升,多吐下虫。

三棱丸 《圣惠方》一

【主治】 产后癥块。

【功效】 行气消癥。

【处方】 京三棱一两(微煨,剉) 木香半两 硇砂三分(细研) 芫花半两(醋拌炒干) 巴豆一分(去心皮,纸裹压去油)

【用法】 上五味,捣细罗为末,研入前硇砂、巴豆令匀,以米醋二升,熬令减半,下诸药,慢火熬令稀稠,可丸即丸,如绿豆大,每

服空心,以醋汤下二丸。

三神丸 《严氏济生方》

【主治】 室女血气相搏,腹中刺痛,痛引心端,经行涩少,或经事不调,以致疼痛。

【功效】 行气活血通经。

【处方】 橘红二两 延胡索(去皮,醋煮)一两 当归(去芦,酒浸,剉,略炒)一两

【用法】 上三味为细末,酒煮米糊为丸,如梧桐子大,每服七十丸,加至一百丸,空心艾汤送下,米饮亦得。

三肉臛 《寿亲养老书》

【主治】 产后乳汁不下。

【功效】 补虚下乳。

【处方】 龟肉二两(洗,切) 羊肉三两(洗,切) 獐肉三两(洗,切)

【用法】 上用水,不拘多少,入五味,煮为腥食之。

三棱煎 《三因方》

【主治】 妇人血瘕,食积痰滞。

【功效】 理气活血,消癥散结。

【处方】 三棱(得效方煨) 蓬术各四两(妇人大全良方、得效方,永类钤方各二两) 青皮(钤方净) 半夏(汤洗七次) 麦蘖各三两(得效方、钤方炒。各一两)

【用法】 上五味,用好醋六升,煮干,焙为末,醋糊丸,梧子大,醋汤下三四十丸。痰积,姜汤下。

干搽丸 《圣惠方》一

【主治】 妇人脏腑宿冷,恶血凝结,月水不通,致令无子。

【功效】 温经破瘀通利。

【处方】 干漆一两(捣碎,炒令烟出) 牡丹皮一两 射干一两 桃仁二两(汤浸,去皮尖双仁,麸炒微黄) 黄芩一两 桂心一两 吴茱萸一两(汤浸七遍,焙干,微炒) 川大黄一两(剉,微炒) 水蛭半两(炒微炒) 柴胡一两(去苗) 虻虫半两(炒微黄,去翅足) 庵𬂩子一两 乱发灰半

两 䗪虫半两(微炒) 鳖甲二两(涂醋炙令黄,去裙襕) 大麻仁一两(别研如膏) 蛴螬二十枚(微炒)

【用法】 上一十七味,捣罗为末,以酒煎干漆为膏,和捣三二百杵,丸如梧桐子大,每服以后浸药酒下二十丸,日二服。

干漆丸 《圣惠方》

【主治】 妇人积聚,及恶血不散,攻心腹疼痛,面无颜色,四肢不和。

【功效】 行气破瘀,补虚散结。

【处方】 干漆一两(捣碎,炒令烟出) 穿山甲一两(炙令焦黄) 槟榔三分 京三棱半两(微炮,剉) 乳香半两 桂心三分 川乌头半两(炮裂,去皮脐) 硇砂一两(不夹石者,细研) 阿魏半两(面裹煨,面熟为度) 朱砂三分(细研,水飞过) 鳖甲一两(涂醋炙令黄,去裙襕) 木香半两 巴豆二十枚(去皮心,研,纸裹压去油)

【用法】 上一十三味,捣罗为末,炼蜜和丸,如麻子大,每服不拘时,以热生姜酒下五丸,当归酒下亦得。

干漆丸 《圣惠方》

【主治】 妇人积年血癥硬块,或攻心腹疼痛,四肢不和,面少血色,饮食全微。

【功效】 破瘀消癥。

【处方】 干漆一两(捣碎,炒令烟出) 川大黄一两(剉碎,微炒) 琥珀三分 红蓝花半两 延胡索半两 芒硝三分(妇人大全良方研) 蓬莪术三分 腻粉一分 硇砂(三良方研) 桂心半两 巴豆三七枚(去皮,研,纸裹压去油,用浆水二盏,煎如饧)

【用法】 上一十一味,捣罗为末,入巴豆拌匀,用熟枣瓤和丸,如梧桐子大,每于日未出时,煎苏木汤下十丸。更量患人轻重,加减服之妙。

干漆丸 《圣惠方》

【主治】 妇人食癥,夹恶血气攻,腹胁疼痛不止。

【功效】 破瘀消癥,止痛散结。

【处方】 干漆一分(捣碎,炒令烟出) 芫花一分(醋拌炒令干) 当归一分(剉,微炒) 五灵脂一分 硇砂半两(细研) 香墨一分 麝香半分(细研) 巴豆十枚(去皮心,研,纸裹压去油)

【用法】 上八味,捣罗为末,同研令匀,用醋煮面糊和丸,如绿豆大,每服空心,以温酒下五丸。

干漆丸 《圣惠方》一

【主治】 妇人夙有滞血,至月水来时,脐腹疼痛。

【功效】 化瘀行气止痛。

【处方】 干漆一两(捣碎,炒令烟出) 桃仁三分(汤浸,去皮尖双仁,麸炒微黄) 木香半两 槟榔半两 芫花三分(醋拌,炒令干) 赤芍药三分 硇砂半两 当归三分(剉,微炒) 桂心三分

【用法】 上九味,捣罗为末,以醋煮面糊和丸,如梧桐子大,每服不拘时,以生姜酒下七丸。

干漆丸 《圣惠方》一

【主治】 产后恶血不散,结成癥块,经脉不利。

【功效】 破血消癥。

【处方】 干漆一两(捣碎,炒令烟出) 牡丹三分 赤芍药一两 琥珀一两 桃仁一两(汤浸,去皮尖双仁,麸炒微黄) 牛膝一两(去苗) 桂心三分 吴茱萸三分(汤浸七遍,炒) 川大黄一两(剉,微炒) 水蛭三十枚(炒令黄) 虻虫三十五枚(去翅足,微炒) 庵䕡子一两 乱发灰一钱 䗪虫三十五枚(微炒) 大麻仁半两 鳖甲一两(涂醋炙令黄,去裙襕) 蛴螬十五枚(微炒)

【用法】 上一十七味,捣罗为末,炼蜜和丸,如梧桐子大,每服二十丸,空心,以温酒下。

干漆丸 《圣惠方》一

【主治】 产后脐下结硬,大如升,月经

不通,成积聚癥块,羸瘦。

【功效】 养阴化瘀通经。

【处方】 干漆半斤(捣碎,炒令漆烟出,捣为末) 生地黄十斤(捣绞取汁)

【用法】 上二味相和,煎令可丸即丸,如梧桐子大,每日空心,以温酒下二十丸,渐加至三十丸。

干漆丸 《圣惠方》一

【主治】 产后血瘕坚聚,按之跃手,面色萎黄,不耐劳动,呕逆上气,月水不通。

【功效】 化瘀通经,消癥散结。

【处方】 干漆二两(捣碎,炒令烟出) 川大黄二两(剉碎,微炒) 柏子仁一两 牛膝一两(去苗) 人参一两(去芦头) 牡丹一两 生干地黄一两 䗪虫四十枚(微炒) 赤芍药一两 桂心一两 蛴螬四十枚(微炒) 当归一两半(剉,微炒) 干姜一两(炮裂,剉) 虻虫四十枚(去翅足,微炒) 麝香一分(研入)

【用法】 上一十五味,捣罗为末,炼蜜和捣三二百杵,丸如梧桐子大,每日空心服,以热酒下十丸。

干漆丸 《千金方》

【主治】 月经不通,百疗不瘥。

【功效】 破瘀通经。

【处方】 干漆 土瓜根 射干 芍药各一两半 牡丹皮 牛膝 黄芩 桂心 吴茱萸 大黄 柴胡各一两六铢 桃仁 鳖甲各二两 䗪虫 蛴螬各四十枚 水蛭 虻虫各七十枚 大麻仁四合 乱发(鸡子大)二枚 庵䕡子二合

【用法】 上二十味,为末,以蜜和为丸,每日酒下十五丸,梧桐子大,渐加至三十丸,日三服,仍用后浸酒服前丸药。

干漆煎丸 《圣惠方》一

【主治】 妇人月水不通,脐下积聚,结硬如杯,发热往来,食少羸瘦。

【功效】 逐瘀养阴通经。

【处方】 干漆半斤(杵末) 生地黄十

斤(捣绞取汁生)　牛膝五斤(捣绞取淋)

【用法】　上三味,入于银锅中,以慢火熬,不住手搅成煎,又用桂心、芎藭末各二两和丸,如梧桐子大,每于食前服,以热酒下二十丸。

干漆散　《圣惠方》

【主治】　妇人疝瘕久不消,黄瘦羸弱,两胁妨闷,心腹疼痛。

【功效】　活血破瘀,止痛化癥。

【处方】　干漆一两(捣碎,炒令烟出良方、钤方半两)　木香半两　芫花半两(醋拌炒令干)　赤芍药半两　桂心半两　川大黄二两(剉碎,微炒)　当归半两(剉,微炒)　芎藭半两　琥珀半两　牛膝三分(去苗)　桃仁一两(汤浸,去皮尖双仁,麸炒微黄)　麝香一分(研入)

【用法】　上一十二味,捣细罗为散,每服不拘时,以热酒调下一钱。

干漆散　《圣惠方》

【主治】　妇人血气攻小腹,疼痛不可忍。

【功效】　行气活血止痛。

【处方】　干漆一两(捣碎,炒令烟出)　芫花半两(醋拌炒令干)　木香半两　槟榔半两　肉豆蔻半两(去壳)　当归三分(剉,微炒)　桂心三分　青橘皮三分(汤浸,去白瓤,焙)

【用法】　上八味,捣细罗为散,不拘时,以热酒调下一钱。

干漆散　《圣惠方》二

【主治】　产后恶露下不尽,腹内痛。

【功效】　化瘀止痛。

【处方】　干漆一两(捣碎,炒令烟出)　没药一两

【用法】　上二味,捣细罗为散,每服食前服,以热酒调下一钱。

干漆汤　《千金方》

【主治】　月水不通,小腹坚痛不得近。

【功效】　破瘀通经止痛。

【处方】　干漆(千金翼方熬)　葳蕤　芍药　细辛　甘草(翼方炙)　附子番一两(翼方一枚,炮,去皮)　当归　桂心　芒硝　黄芩各二两　大黄三两(翼方上五味各一两)　吴茱萸一升

【用法】　上一十二味,㕮咀,以清酒一斗,浸一宿,煮取三升,去滓,内硝烊尽,分为三服,相去如一炊顷。

干姜散　《圣惠方》二

【主治】　产后脓血痢,腹中疗痛,四肢逆冷。

【功效】　温中健脾,化湿止泻。

【处方】　干姜半两(炮裂,剉)　当归半两(剉,微炒)　川椒半两(去目及闭口者,微炒去汗)　白术一两　艾叶一两(微炒)　熟干地黄一两　缩砂半两(去皮)　甘草半两(炙微赤,剉)　赤石脂一两

【用法】　上九味,捣细罗为散,每服以粥饮调下二钱,日三四服。

干姜散　《圣惠方》二

【主治】　产后下痢不止。

【功效】　温中止泻。

【处方】　干姜一两(炮裂,剉)　人参半两(去芦头)　枳壳半两(麸炒微黄,去瓤)　赤石脂一两　白术三分　神曲一两(炒微黄)

【用法】　上六味,捣细罗为散,每服以粥饮调下二钱,日三四服。

干姜散　《圣济总录》二

【主治】　妊娠下痢。

【功效】　温肾止泻。

【处方】　干姜(炮)　细辛(去苗叶)　桂(去粗皮)　附子(炮裂,去皮脐)各二两　椒目　猪苓各半两　小麦曲(炒)二两

【用法】　上七味,捣罗为散,每服方寸匕,温酒调下。

干姜丸 《千金方》

【主治】 妇人寒热羸瘦,酸消急惰,胸中支满,肩背脊重痛,腹里坚满积聚,或痛不可忍,引腰小腹痛,四肢烦疼,手足厥逆,寒至肘膝,或烦满,手足虚热,意欲投水中,百节尽痛,心下常苦悬痛,时寒时热,恶心,涎唾喜出,每爱咸酸甜苦之物,身体或如鸡皮,月经不通,大小便苦难,食不生肌。

【功效】 补虚消癥。

【处方】 干姜 芎藭 茯苓 硝石 杏仁 水蛭 䗪虫 桃仁 蛴螬 虻虫各一两 柴胡 芍药 人参 大黄 蜀椒 当归各二两

【用法】 上一十六味,为末,蜜和丸,如梧桐子,空心饮下三丸,不知,加至十丸。

干姜丸 《圣惠方》

【主治】 妇人寒热羸瘦,胸中支满,肩背腰脊重痛,腹里急坚,积聚,急惰不可忍,引腰小腹痛,四肢烦疼,手足厥逆,寒或时烦热,涎唾喜出,时欲食酸甜,身体时如锥刀所刺,月水不通,大小便难,苦下重,不著肌肤。

【功效】 补虚消癥。

【处方】 干姜二两(炮裂,剉) 柴胡二两(去苗) 赤芍药二两 人参二两(去芦头) 川椒一两(去目及闭口者,微炒去汗) 硝石一两 川大黄一两(剉,微炒) 当归一两(剉,微炒) 杏仁二两(汤浸,去皮尖双仁,麸炒微黄) 芎藭一两 水蛭半两(炒微黄) 虻虫半两(炒微黄,去翅足) 桃仁一两(汤浸,去皮尖双仁,麸炒微黄) 赤茯苓一两 蛴螬半两(炒微黄) 䗪虫半两(微炒)

【用法】 上一十六味,捣罗为末,炼蜜和捣三五百杵,丸如梧桐子大,每于食前服,以温酒下十丸,不通,稍加之。

干姜丸 《圣惠方》二

【主治】 产后冷痢久不瘥。

【功效】 温中止泻。

【处方】 干姜一两(炮裂,剉) 黄连二两(去须,微炒) 当归一两(剉,微炒) 乌梅肉二两(微炒) 熟干地黄二两 木香一两

【用法】 上六味,捣罗为末,炼蜜和捣三二百杵,丸如梧桐子大,每服以粥饮下三十丸,日三四服。

干姜丸 《圣济总录》二

【主治】 妊娠痰饮,浸渍膈脘,目晕头旋。

【功效】 和胃化痰。

【处方】 干姜(炮裂) 白矾(熬令汁尽) 芎藭 半夏(生姜汁同炒黄)各一两 白术二两

【用法】 上五味,捣罗为末,煮枣肉和丸,如小豆大,每服十五丸,温淡生姜汤下,不拘时。

干姜汤 《圣济总录》二

【主治】 产后霍乱吐利,四肢逆冷,虚烦。

【功效】 温经止泻。

【处方】 干姜(炮) 黄连(去须) 赤石脂 当归(剉,炒)各三两 半夏(先碾为末,生姜汁制作饼子用)五两 赤茯苓(去黑皮)一两 甘草(炙) 桂(去粗皮) 龙骨(火烧红) 枳壳(去瓤,麸炒) 人参 附子(炮裂,去皮脐)各二两

【用法】 上一十二味,剉如麻豆,每服五钱匕,水一盏半,生姜五片,煎取八分,去滓,食前温服。

干姜柴胡汤 《南阳活人书》

【主治】 妇人伤寒,经脉方来初断,寒热如疟,狂言见鬼。

【功效】 养阴清热。

【处方】 柴胡四两 瓜蒌根一两(妇人大全良方、永类钤方二两) 桂枝一两半(良方桂) 牡蛎一两 干姜 甘草(炙)各一两

【用法】 上六味剉如麻豆大,每服五钱,水一盏半,煎至七分,去滓,温服,初服微

烦,再服汗出而愈。

干姜柴胡汤　《无求子活人书》

【主治】　妇人伤寒,经脉方来初断,寒热如疟,狂言见鬼。

【功效】　解表散寒,除烦行气。

【处方】　柴胡四两(去芦)　桂枝一两半　瓜蒌根二两　牡蛎一两(熬)　干姜一两(炮)　甘草(炙)一两

【用法】　上六味,剉如麻豆大,每服五钱,水一盏半,煎至七分,去滓,温服。初服微烦,再服汗出而愈。

干姜地黄汤　《无求子活人书》

【主治】　妇人伤寒瘥后,犹有余热不去。

【功效】　养阴清热。

【处方】　大黄　黄连　黄芩　柴胡(去芦)　甘草　白芍药各一两半(炙)　干地黄一两

【用法】　上七味捣为粗末,每服抄五钱匕,以水一盏半,煎至七分,去滓,温服,取溏利汗出解。

干姜人参半夏丸　《金匮方》

【主治】　妊娠呕吐不止。

【功效】　和胃止呕。

【处方】　干姜　人参各一两　半夏二两

【用法】　上三味,末之,以生姜汁糊为丸如梧子大,饮服十丸,日三服。

干地黄汤　《千金方》

【主治】　产后两胁满痛。

【功效】　温行活血止痛。

【处方】　干地黄　芍药各三两　当归　蒲黄各二两　生姜五两　桂心六两　甘草一两　大枣二十枚

【用法】　上八味,㕮咀,以水一斗,煮取二升半,去滓,分三服,日三服。

干地黄汤　《千金方》

【主治】　产后恶露不尽。

【功效】　温经养血活血。

【处方】　干地黄三两　芎䓖　桂心　黄芪　当归各二两　人参　防风　茯苓　细辛　芍药　甘草各一两

【用法】　上十一味,㕮咀,以水一斗,煮取三升,去滓,分三服,日再夜一。

干地黄汤　《千金方》

【主治】　产后下痢。

【功效】　养阴清热止痢。

【处方】　干地黄二两　白头翁　黄连各一两　蜜蜡一方寸　阿胶(如手掌大)一枚

【用法】　上五味,㕮咀,以水五升,煮取二升半,去滓,内胶蜡令烊,分三服,日三服。

干地黄汤　《圣济总录》一

【主治】　产后血气不利,或感风冷,心腹疠痛,肢体虚冷,胸膈不快。

【功效】　温经和血。

【处方】　生干地黄(焙)二两　生姜(去皮,切碎,炒干)　甘草(炙)　当归(切,炒)　桂(去粗皮)各一两

【用法】　上五味,粗捣筛,每服三钱匕,水一盏,煎取七分,去滓,温服,不拘时。

干地黄汤　《圣济总录》二

【主治】　妊娠气血不足,胎瘦不长。

【功效】　益气养血安胎。

【处方】　熟干地黄(焙)　阿胶(米炒沸)　芎䓖　当归(切,米炒)各二两　赤芍药　甘草(炙,剉)　人参各半两

【用法】　上七味,粗捣筛,每服三钱匕,水一盏,入粳米少许,同煎至七分,去滓,温服,日三服。

干地黄汤　《圣济总录》二

【主治】　产后下血过多,虚烦热渴。

【功效】　益气养阴,除烦止渴。

【处方】 生干地黄(焙)三分 芍药
芎劳各一两 桔梗(炒)三分 丹参一两
当归(切,微炒)三分 干姜(炮裂)半两
白茯苓(去黑皮)一两半 知母(焙)半两
人参一两 葛根(剉碎)三分 甘草(炙)
半两

【用法】 上一十二味,粗捣筛,每服三
钱匕,水一盏,煎至七分,去滓,温服,不
拘时。

干地黄丸 《圣惠方》二

【主治】 妊娠气血虚弱,令胎不长。

【功效】 益气养血安胎。

【处方】 熟干地黄一两 芎劳三分
白茯苓三分 人参三分(去芦头) 当归三
分 柴胡半两(去苗) 刺蓟半两 厚朴一
两(去粗皮,涂生姜汁,炙令香熟) 桑寄生
半两 龙骨三分 阿胶三分(捣碎,炒令黄
燥) 白石脂三分 黄芪半两(剉) 甘草
一分(炙微赤,剉)

【用法】 上件药,捣罗为末,炼蜜和捣
三二百杵,丸如梧桐子大,每服不拘时,以清
粥饮下三十丸。

干地黄丸 《圣济总录》二

【主治】 产后蓐劳寒热,体虚羸瘦,不
思饮食。

【功效】 补虚和中,调和阴阳。

【处方】 熟干地黄(焙) 人参 鳖甲
(醋炙,去裙襕) 肉苁蓉(酒浸,切,焙)各一两
白术(炒) 续断 桂(去粗皮) 附子(炮
裂,去皮脐) 五味子 当归(切,焙) 牛膝
(酒浸,切,焙)各三分 羌活(去芦头) 白茯
苓(去黑皮)各半两 黄芪(剉)一两半

【用法】 上一十四味,捣罗为末,研
匀,炼蜜和丸,如梧桐子大,每服十五丸,温
酒下,不拘时。

干地黄当归丸 《千金方》

【主治】 月水不通,或一月再来,或隔
月不至,或多或少,或淋漓不断,或来而腰腹
刺痛不可忍,四体虚弱,不欲食,心腹坚痛,

有青黄黑色水下,或如清水,不欲行动,与体
沉重,惟思眠卧,欲食酸物,虚乏黄瘦。

【功效】 养阴活血通经。

【处方】 干地黄三两 当归 甘草各
一两半 牛膝 芍药 干姜 泽兰 人参
牡丹各一两六铢 丹参 蜀椒 白芷
黄芩 桑耳 桂心各一两 䗪虫四十枚
芎劳一两十八铢 桃仁二两 水蛭 虻虫
各七十枚 蒲黄二合

【用法】 上二十一味,为末,蜜和丸,
如梧桐子大,每月空心酒下十五丸,渐加至
三十丸,以知为度。一本无。

干地黄散 《圣惠方》二

【主治】 妊娠胎动,心神烦闷,腹痛
不止。

【功效】 益气养阴。

【处方】 熟干地黄一两半 干姜半两
(炮裂,剉) 当归一两(剉,微炒) 人参三
分(去芦头) 阿胶三分(捣碎,炒令黄燥)
甘草一分(炙微赤,剉)

【用法】 上六味,捣筛为散,每服三
钱,以水一中盏,入枣三枚,煎至六分,去滓,
稍热服,不拘时。

干地黄散 《圣惠方》二

【主治】 妊娠从高坠下,腹痛下血,
烦闷。

【功效】 益气和血,止血安胎。

【处方】 生干地黄一两 益母草一两
当归半两(剉,微炒) 黄芪半两(剉)
芎劳半两

【用法】 上五味,捣筛为散,每服四
钱,以水一中盏,入生姜半分,煎至六分,去
滓,温服,不拘时。

干地黄散 《圣惠方》二

【主治】 曾伤五月胎。

【功效】 固冲安胎。

【处方】 熟干地黄一两 甘草一两
(炙令微赤) 麦冬一两(去心) 五味子一
两 黄芩一两 桑寄生一两

【用法】 上六味,捣筛为散,每服四钱,以水一大盏,入生姜半分,枣三枚,煎至五分,去滓,每于食前温服。

干地黄散 《圣济总录》一

【主治】 产后余血不尽,结块上冲,心烦腹痛。

【功效】 活血化瘀,生津除烦。

【处方】 生干地(黄焙) 芎劳

【用法】 上二味各等分,捣罗为粗散,每服三钱匕,以酒水各半盏,煎至八分,去滓,温服,食前服,日三服。

干脓散 《妇人大全良方》

【主治】 妇人疮久不敛口。

【功效】 敛疮口。

【处方】 乌贼骨 黄丹 天竺黄各二钱(永类钤方二两) 轻粉二匕 麝香一字 老降真骨三钱

【用法】 上六味研为细末,撒于疮口,不数日干。

大黄丸 《圣惠方》

【主治】 妇人积聚,气久不散。

【功效】 利水化瘀,消癥散结。

【处方】 川大黄三两(刿碎,微炒) 鳖甲二两(涂醋炙令黄,去裙襕) 防葵一两半 琥珀一两 干漆一两(捣碎,炒令烟出)

【用法】 上五味,捣细罗为末,以米醋二升,熬令稠,入米面,煮作糊,和溲为丸,如梧桐子大,每服食前服,以温酒下十五丸。

大黄丸 《圣惠方》

【主治】 妇人痃癖气,多疼痛。

【功效】 行气活血,散寒止痛。

【处方】 川大黄二两(刿碎,微炒) 麝香一分(细研) 硇砂三分(细研) 京三棱一两(刿,拌,炒) 干巴豆一分(去皮心,研,纸裹压去油) 川乌头三分(炮裂,去皮脐) 桂心三分 当归三分(刿,微炒) 木香三分 槟榔三分 干姜三分(炮裂,刿)

【用法】 上一十一味,捣罗为末,炼蜜和捣三二百杵,丸如小豆大,空心及晚食前服,以粥饮下五丸,以利为度。

大黄丸 《圣惠方》

【主治】 妇人疝瘕,及胞中积瘀诸病。

【功效】 活血化瘀。

【处方】 川大黄四两(蒸饭熟为度,曝干) 土瓜根二两 桃仁二两(汤浸,去皮尖双仁,麸炒微黄) 牛膝二两(去苗)

【用法】 上四味,捣罗为末,炼蜜和捣三二百杵,丸如梧桐子大,每于服食前服,以粥饮下三十丸。

大黄丸 《圣惠方》

【主治】 妇人癥痞,及恶血气筑心,闷乱疼痛,四肢不和,身体羸瘦,不欲饮食。

【功效】 理气活血,止痛化癥。

【处方】 川大黄一两(刿碎,微炒) 鳖甲一两(涂醋炙令黄,去裙襕) 干漆三分(捣碎,炒令烟出) 京三棱一两(微炮,刿) 吴茱萸半两(汤浸七遍,焙干,微炒) 琥珀三分(细研) 桂心半两 槟榔三分 防葵半两 川乌头三分(炮裂,去皮脐)

【用法】 上一十味,捣罗为末,以酽醋一升半,熬令稠,煮面糊和丸,如梧桐子大,每服不拘时,以生姜醋汤下二十九。

大黄丸 《圣惠方》

【主治】 妇人乳痈,疮肿疼痛。

【功效】 清热利湿,扶正消痈。

【处方】 川大黄一两(刿,微炒) 桂心半两 薏苡仁半两 鸡骨香半两 黄连半两(去须) 人参半两(去芦头) 附子半两(炮裂,去皮脐) 黄芪半两(刿) 木通半两(刿) 当归半两(刿,微炒) 枳实半两(麸炒微黄) 败酱一分 赤芍药半两 白蒺藜一两(微炒,去刺)

【用法】 上一十四味,捣罗为末,炼蜜和捣三二百杵,丸如梧桐子大,每服不拘时,以温水下三十丸。

大黄丸 《圣惠方》一

【主治】 妇人月水不通,积聚成块,或发歇寒热,时腹刺痛。

【功效】 活血利水,通经。

【处方】 川大黄三两(剉,微,别研为末) 鳖甲一两(涂醋炙令黄,去裙襕) 柴胡一两(去苗) 吴茱萸半两(汤浸七遍,焙干微炒) 当归半两(剉,微炒) 京三棱半两(微煨,剉) 赤芍药半两 牛膝半两(去苗) 槟榔半两 桂心半两 干漆三分(捣碎,炒令烟出)

【用法】 上一十一味,捣罗为末,先以醋一升,入大黄末熬成膏,入药末和捣二三百杵,丸如梧桐子大,每于食前服,以生姜橘皮汤下三十丸。

大黄丸 《圣惠方》二

【主治】 产后恶血凝滞,月水不通。

【功效】 温经化瘀通经。

【处方】 川大黄一两(剉,微炒) 桃仁一两(汤浸,去皮尖双仁,麸炒微黄) 干漆一两(捣碎,炒令烟出) 赤茯苓三分 甜葶苈三分(隔纸令紫色) 牛膝一两(去苗) 牡丹三分 水蛭半两(炒令黄) 芎䓖半两 桂心半两 柴胡三分(去苗) 牡蒙三分 人参半两(去芦头) 当归半两(剉,微炒) 虻虫半两(微炒令黄,去翅足) 川椒半两(去目及闭口者,微炒去汗) 吴茱萸一分(汤浸七遍,焙干微炒) 干姜一分(炮裂,剉) 䗪虫半两(炒令微黄) 生干地黄一两

【用法】 上二十味,捣罗为末,炼蜜和捣三二百杵,丸如梧桐子大,每于食前服,以温酒下二十丸。

大黄丸 《圣济总录》

【主治】 妊娠数日不产。

【功效】 温中行气,化瘀行滞。

【处方】 大黄(剉,炒)二两 枳实(去瓤,麸炒) 芍药各一两 芎䓖三分 干姜(炮) 厚朴(去粗皮,生姜汁炙透剉)各半

两 杏仁(汤浸,去皮尖双仁,麸炒) 白术各三分 吴茱萸(汤洗去涎,焙干,炒)半两

【用法】 上九味,捣罗为末,炼蜜和捣匀,丸如梧桐子大,每服二丸,温酒下,不拘时。

大黄散 《圣惠方》

【主治】 妇人乳痈,焮肿疼痛。

【功效】 凉血解毒,消肿止痛。

【处方】 川大黄一两(剉碎,微炒) 川楝子一两 赤芍药一两 马蹄一两(烧灰) 玄参一两 蒲公草一两

【用法】 上六味,捣细罗为散,每服一钱,以温酒调下,日三服,汗出瘥。

大黄散 《圣惠方》

【主治】 妇人乳痈,经年肿硬,如石不消。

【功效】 泻热化瘀,消肿止痛。

【处方】 川大黄一两(剉) 当归一两(剉,微炒) 赤芍药一两 黄芪一两(剉) 芎䓖一两 防风一两(去芦头) 黄连一两(去须) 莽草一两 栀子仁一两 腻粉一分 乳香半两

【用法】 上一十一味,捣细罗为散,入腻粉和匀,以鸡子白并蜜调令匀,涂帛上贴,干即易之。

大黄散 《圣惠方》

【主治】 妇人心胸气壅,两胁满闷,不能饮食。

【功效】 行气消积。

【处方】 川大黄一两(剉碎,微炒) 桂心半两 枳壳三分(麸炒微黄,去瓤) 诃黎勒一两(煨,用皮) 前胡一两(去芦头) 桔梗一两(去芦头)

【用法】 上六味,捣粗罗为散,每服四钱,以水一中盏,入生姜半分,煎至六分,去滓,温服,不拘时。

大黄散 《圣惠方》

【主治】 妇人卒伤热,尿血。

【功效】　清热利湿,活血通淋。

【处方】　川大黄半两(剉,微炒)　川芒硝半两　蒲黄三分

【用法】　上三味,捣细罗为散,食前服,以冷水调下二钱。

大黄散　《圣惠方》一

【主治】　妇人月水不通,腹内有癥块,或时寒热,渐加羸瘦。

【功效】　养血活血通经。

【处方】　川大黄二两(剉,微炒)　鳖甲一两(涂醋炙令黄,去裙襕)　牛膝一两(去苗)　桃仁一两(浸汤,去皮尖双仁,麸炒微黄)　桂心三分　当归三分(剉,微炒)　白术三分　芎藭三分　防葵三分

【用法】　上八味,捣粗罗为散,每服三钱,以水一中盏,入生姜半分,煎至五分,去滓,每于食前稍热服。

大黄散　《圣惠方》一

【主治】　妇人月水不通,心腹妨闷,四肢烦痛。

【功效】　活血逐瘀,通经止痛。

【处方】　川大黄一两(剉,微炒)　川朴硝半两　牛膝三分(去苗)　当归三分(剉,微炒)　桃仁三分(汤浸,去皮尖双仁,麸炒微黄)　虻虫一分(炒令黄,去翅足)　赤芍药三分　水蛭一分(炒微黄)　土瓜根三分　干漆半两(捣碎,炒令烟出)　桂心半两

【用法】　上一十味,捣细罗为散,每于食前服,以温酒调下一钱。

大黄散　《圣惠方》一

【主治】　妇人月水不调,或月前月后,或如豆汁,腰痛如折,两脚疼痛,胞中风冷。

【功效】　破瘀通经止痛。

【处方】　川大黄二两(剉,微炒)　牡丹皮一两　川朴硝二两　甘草半两(炙微赤,剉)　牛膝一两(去苗)　当归一两(剉,微炒)　赤茯苓一两　桃仁一两(汤浸,去皮尖双仁,麸炒微黄)　水蛭半两(炒微黄)　虻虫半两(炒令黄,去翅足)

【用法】　上件药,捣粗罗为散,每服五钱,以水一大盏,煎至五分,去滓,空心服。如人行十里已来,当下恶物,如未,即次日再服。

大黄散　《圣惠方》二

【主治】　妊娠小便淋涩,脐腹妨闷。

【功效】　清热养阴,理气通淋。

【处方】　川大黄(剉碎,微炒)　地肤草　知母　黄芩　猪苓(去黑皮)　赤芍药　木通(剉)　川升麻　枳实(麸炒微黄)各一两　甘草半两(炙微赤,剉)

【用法】　上一十味,捣筛为散,每服四钱,以水一中盏,煎至六分,去滓,温服,不拘时。

大黄散　《圣惠方》二

【主治】　妇人血风,气冲心烦闷,腹内疼痛。

【功效】　清热除烦,化瘀止痛。

【处方】　川大黄半两(剉碎,微炒)　赤芍药半两　牡丹半两　姜黄半两　当归半两(剉,微炒)　蒲黄一两　荷叶三斤　羚羊角屑半两

【用法】　上八味,捣粗罗为散,每服三钱,以水一中盏,煎至六分,去滓,温服,不拘时。

大黄散　《圣惠方》二

【主治】　产后恶血攻,腹内疗痛不可忍。

【功效】　温经活血,行滞止痛。

【处方】　川大黄一两(剉,微炒)　干漆一两(捣碎,炒令烟出)　桂心一两　生干地黄一两　干姜半两(炮裂,剉)　当归三分(剉,微炒)

【用法】　上六味,捣粗罗为散,每服三钱,以酒一中盏,煎至六分,去滓,不拘时,稍热服。

大黄散　《施圆端效方》

【主治】　妇人天行疰病,因产之后,心下痞满,气逆潮热,小便涩秘不通。

【功效】　泻热理气,下气除瘕。

【处方】　大黄　陈皮　黑牵各一两(炒)

【用法】　上三味为细末,每服一二钱,清茶调下。若加木香半两,名大通散。

大黄汤　《千金方》

【主治】　产后恶露不尽。

【功效】　养阴活血行瘀。

【处方】　大黄　当归　甘草　生姜　牡丹　芍药各三两　吴茱萸一升

【用法】　上七味,㕮咀,以水一斗,煮取四升,去滓,分四服,一日令尽。加人参二两,名人参大黄汤。

大黄汤　《圣济总录》二

【主治】　产后中风,角弓反张,不得俯仰,筋脉急痛。

【功效】　养阴活血,息风止痉。

【处方】　大黄(剉碎,醋少许炒)　当归(切,焙)　熟干地黄(焙)　桂(去粗皮)　芍药各半两　吴茱萸(浸洗,焙干炒)　雄黄(研)各一分

【用法】　上七味,粗捣筛,每服三钱匕,水一盏,入羊脂一枣大,同煎七分,去滓,温服,不拘时。

大黄汤　《圣济总录》二

【主治】　妊娠子淋,小便不通。

【功效】　清热养阴,理气通淋。

【处方】　大黄(剉,炒)　地肤草　猪苓(去黑皮)　知母(微炒)　芍药　枳实(去瓤,麸炒)　升麻　木通(剉)　甘草(炙)各一两　黄芩(去黑心)半两

【用法】　上十味,粗捣筛,每服三钱匕,以水一盏,煎至七分,去滓,温服,日再。

大黄干漆汤　《千金方》

【主治】　新产后有血,腹中切痛。

【功效】　温中行滞,活血化瘀。

【处方】　大黄　干漆　干地黄　桂心　干姜各二两

【用法】　上五味,㕮咀,以水三升,清

酒五升,煮取三升,去滓,温服一升,血当下。若不瘥,明旦服一升,满三服,病无不瘥。

大黄朴硝汤　《千金方》

【主治】　经年月水不利,胞中有风冷所致。

【功效】　温经化瘀通经。

【处方】　大黄　牛膝各五两　朴硝　牡丹皮　甘草(千金翼方炙)　紫菀各三两(翼方作紫葳)　代赭石一两　桃仁(翼方三升,去皮尖双仁者)　虻虫(翼方去翅足,熬)　水蛭(翼方熬)　干姜(翼方一两)　细辛(翼方一两)　芒硝各二两　麻仁五合

【用法】　上一十四味,㕮咀,以水一斗五升,煮取五升,去滓,内消令烊,分五服,五更为首,相去一炊顷,自下后将息。忌见风。

大黄饮子　《袖珍方》

【主治】　妊娠热病六七日,热入腹中,大小便秘涩,烦热。

【功效】　清热通淋。

【处方】　大黄(微炒)　石膏各一两　知母　前胡　赤茯苓各三分　栀子仁　甘草　黄芩各五钱

【用法】　上八味,㕮咀,每服八钱,水一盏,生地黄一分,煎至七分,去滓,温服,食前。

大黄饮子　《妇人大全良方》二

【主治】　妊娠热病六七日,热入腹中,大小便秘涩,烦热。

【功效】　清热通淋。

【处方】　川大黄(微炒)　石膏各一两　知母　前胡　赤茯苓各三分　栀子仁　甘草　黄芩各半两

【用法】　上八味,㕮咀,每服半两,水一大盏,生地黄一分,煎至六分,去滓,温服,不拘时。

大黄煎　《圣惠方》

【主治】　妇人积年血气癥块结痛。

【功效】　养阴活血,破瘀消癥。

【处方】　川大黄三两(剉碎,微炒)　鳖甲二两(涂醋炙令黄,去裙襕)　牛膝一两(去苗)　干漆一两(捣碎,炒令烟出)

【用法】　上四味,捣罗为末,用米醋一升,煎为膏,每于食前服,用热酒调下一钱。

大黄煎　《圣惠方》一

【主治】　产后积聚,血块攻心腹,发即令人闷绝,兼破鬼胎。

【功效】　活血消癥,理气行滞。

【处方】　川大黄一两(剉碎,微炒)　荒花一两(醋拌炒令干)　蓬莪术一两　咸消一两　桃仁一两(汤浸,去尖皮双仁,麸炒微黄)　朱粉半两

【用法】　上六味,捣罗为末,以浓醋二升,于铁器中,慢火熬令稀稠得所,即下朱粉搅匀,每日空心服,以温酒调下一茶匙。

大腹汤　《圣济总录》一

【主治】　胎动不安,腰腹疼痛。

【功效】　宽中和胃,止痛安胎。

【处方】　连皮(大腹剉,微炒)二两　草豆蔻(去皮,煨)　陈橘皮(浸,去白,炙)各一两

【用法】　上三味,粗捣筛,每服三钱匕,水一盏,煎至七分,去滓,温服,不拘时。

大腹汤　《圣济总录》二

【主治】　妊娠心痛胀满,胎不安。

【功效】　宽中行气,利水安胎。

【处方】　大腹皮(剉)　芎䓖　赤茯苓(去黑皮)　陈橘皮(汤浸,去白,焙)　人参各三分　当归(切,焙)　苎麻根(剉)　紫苏茎叶各一两

【用法】　上八味,粗捣筛,每服五钱匕,水一盏半,煎取一盏,去滓,温服,不拘时。

大腹汤　《圣济总录》二

【主治】　产后上气喘急,满闷。

【功效】　降气宣肺。

【处方】　大腹皮(剉,炒)　前胡(去芦头)　槟榔(煨,剉)　百部根(剉)　陈橘皮(汤去白,焙)　枳实(去瓤,微炒)　桑根白皮(剉,炒)　杏仁(汤浸,去皮尖双仁,炒,研如膏)　当归(切,焙)　人参各一两

【用法】　上一十味,粗捣筛,每服二钱匕,水一盏,煎至七分,去滓,温服,不拘时。

大腹皮饮　《三因方》

【主治】　妇人血瘿,单单腹肿。

【功效】　行气活血,利水消肿。

【处方】　大腹皮　防己　木通　厚朴(姜制)　瓜蒌　黄芪　枳壳(麸炒)　桑白皮(炙)　大黄(蒸)　陈皮　青皮　五味子各等分

【用法】　上一十二味为散,每服秤一两,水一碗,煎至六分盏,去滓,入酒一分,温服,不拘时。

大腹皮饮　《圣济总录》二

【主治】　妇人妊娠,心腹疼痛,及两胁肋内妨闷呕逆,恶心不止,饮食不下,体倦,四肢少力,或时发气胀,喘息粗大,胎不安稳。

【功效】　行气和中,降逆止呕。

【处方】　大腹皮(剉)三分　人参　赤茯苓(去黑皮)各一两　当归(切,焙)　枳壳(去瓤,麸炒)　柴胡(去苗)　白术各一两半

【用法】　上七味,粗捣筛,每服三钱匕,水一盏,生姜三斤,枣一枚,擘,煎至七分,去滓,温服,日三服。

大腹皮散　《圣惠方》

【主治】　妇人两胁胀满,上冲心胸满闷,不下饮食。

【功效】　行气消积除满。

【处方】　大腹皮一两(剉)　前胡三分(去芦头)　桔梗半两(去芦头)　赤茯苓三分　青橘皮半两(汤浸,去白瓤,焙)　桂心半两

【用法】　上六味,捣粗罗为散,每服三

钱,水一中盏,入生姜半分,煎至六分,去滓,
不拘时,温服。

大腹皮散 《圣惠方》一

【主治】 妊娠四月伤寒,胃中有冷,心
中欲呕,胸膈烦闷,不思饮食,时有虚热,或
小便如淋,脐下急满,或颈项强痛,有时胎上
迫心,心中烦闷。

【功效】 温胃散寒。

【处方】 大腹皮三分(剉) 前胡三分
(去芦头) 厚朴一两(去粗皮,涂生姜汁,
炙令香熟) 鸡苏茎叶三分 木香半两
枳实三分(麸炒微黄) 白术三分 桑根白
皮三分(剉) 赤芍药半两 续断半两 茯
神三分 甘草半两(炙微赤,剉)

【用法】 上一十二味,捣筛为散,每服
三钱,以水一中盏,入生姜半分,煎至六分,
去滓,不拘时,稍热服。

大腹皮散 《圣惠方》二

【主治】 妊娠气壅攻腰,疼痛不可忍。

【功效】 行气利水。

【处方】 大腹皮一两(剉) 郁李仁一
两(汤浸,去皮尖,微炒) 泽泻一两

【用法】 上三味,捣筛为散,每服四
钱,以水一中盏,入生姜半分,煎至六分,去
滓,温服,不拘时。

大腹皮散 《圣惠方》二

【主治】 产后风虚气滞,头面四肢浮
肿,喘息促,不思饮食。

【功效】 下气宽中,行水消肿。

【处方】 大腹皮一两(剉) 天蓼木半
两(剉) 白薇半两 猪苓一两(去黑皮)
杏仁半两(汤浸,去皮尖双仁,麸炒微黄)
槟榔半两 枳壳三分(麸炒微黄,去瓤)
桑根白皮一两(剉) 紫苏叶半两 麻黄一
两(去根节) 细辛半两 甘草半两(炙微
赤,剉)

【用法】 上一十二味,捣筛为散,每服
三钱,以水一中盏,入生姜半分,煎至六分,
去滓,温服,不拘时。

大腹皮散 《永类钤方》

【主治】 妊娠大小便赤涩。

【功效】 行气利水。

【处方】 枳壳麸(炒) 大腹皮(姜制)
甘草(炙)各一钱 赤茯苓三钱

【用法】 上四味并为末,每二钱,浓煎
葱白汤调下,不拘时。

大腹皮散 《严氏济生方》

【主治】 妊娠大小便赤涩。

【功效】 行气利水。

【处方】 枳壳(去瓤,麸炒) 大腹皮
甘草(炙)各一钱 赤茯苓(去皮)三钱

【用法】 上四味,为细末,每服二钱,
浓煎葱白汤调下,不拘时。

大效内补丸 《妇人大全良方》

【主治】 妇人受气虚弱,及五劳七伤,
脏腑积冷,瘕癖癥块,虚胀,或经脉不调,疝
冷,赤白带下,口苦舌干,面色萎黄,黑黚,心
烦惊悸,头目眩晕,不美饮食,痰涕黏涎,手
足百节热疼无力,肌肉消瘦,子息断绪。

【功效】 除湿通经。

【处方】 萆薢四两 牛膝 五加皮
白术各二两 川乌(炮) 枳实 丹参各
一两

【用法】 上七味为细末,炼蜜丸如梧
子大,温酒下二十丸,空心,日午,晚食前服,
各进一服。

大效虎骨散 《妇人大全良方》

【主治】 妇人血风走痓疼痛,及打仆
伤损疼痛甚者。

【功效】 强筋壮骨,化瘀止痛。

【处方】 虎骨(酥炙) 败龟(醋炙)
当归(圣济总录切,焙) 桂心(御药院方、
总录去粗皮) 地龙(去土 院方、总录去
土砂) 牛膝(院方、总录去苗,酒浸,切,
焙) 漏芦 威灵仙(院方、总录去土) 延
胡索 自然铜(制 院方、总录煅,醋七遍
淬)各等分

【用法】　上一十味各等分为末,每服二钱,热酒调下,每日一服。

大效油煎散　《妇人大全良方》

【主治】　妇人血风劳气攻痹,四肢腰背疼痛,呕逆醋心,不思饮食,日渐羸瘦,面色萎黄,手足麻痹。

【功效】　祛风活血,温中止呕。

【处方】　五加皮　川乌(炮)　芍药　海桐皮　牡丹皮各一两　桂心　干姜　川芎各半两

【用法】　上八味为细末,每服二钱,水一盏,油浸钱一文,同煎至六分温服,常服以油浸二钱,煎药时不可搅,吃药时不可吹。

大效琥珀散　《妇人大全良方》

【主治】　妇人心膈迷闷,腹脏掐撮痛疼,气急气闷,月信不调等。

【功效】　温中行气,活血止痛。

【处方】　乌药　莪术各二两(袖珍方一两)　当归一两

【用法】　上三味并生为细末,温酒调二钱服,服后以食压之。忌生冷油腻等物。如是产后诸疾,炒生姜酒调下。

大安散　《永类钤方》

【主治】　妊妇伤寒,浑身壮热,眼晕头旋。

【功效】　解表散寒。

【处方】　麻黄(去节)　干姜(炮)　山茵陈　甘草(炙)各一钱　石膏(炒)二钱　干葛　川芎　白术各半钱　人参二分半

【用法】　上九味,㕮咀,作三服,葱白三寸,水煎服。

大安散　《圣济总录》一

【主治】　妊娠胎动腹痛。

【功效】　养血固冲,理气安胎。

【处方】　茴香子三两(炒)　白茯苓(去黑皮)一两　阿胶(炒令燥)半两　芎䓖　当归(切,焙)　桑上寄生(剉)　甘草(炙)　陈橘皮(汤去白,焙)各三分

【用法】　上八味,捣罗为散,每服二钱匕,温酒调下,食前服。

大通真丸　《圣惠方》一

【主治】　妇人血风劳气,经络不调,腹内时痛,面色萎黄,四肢羸弱,心神昏闷,不欲饮食,及产后余疾。

【功效】　活血祛风,温中养血。

【处方】　蚕纸一十张(烧灰)　防风一两(去芦头)　白芍药三分　桔梗一两(去芦头)　石膏一两(细研,水飞过)　白芷三分　当归一两(剉碎,微炒)　干姜半两(炮裂,剉)　附子一两(炮裂,去皮脐)　芎䓖半两　藁本半两　泽兰一两　白芜黄半两　川椒一两(去目及闭口者,微炒去汗)　食茱萸三分　柏子仁一两(微炒)　白薇半两　白术半两　苍术半两(剉碎,微炒)　蝉壳半两(微炒)　人参一两(去芦头)　甘草半两(炙微赤,剉)　厚朴三分(去粗皮,涂生姜汁,炙令香熟)

【用法】　上二十三味,捣罗为末,炼蜜和捣五七百杵,丸如梧桐子大,每于食前服,以温酒研下一丸。

大通真丸　《和剂局方》二

【主治】　妇人气血劳伤,荣卫不足,寒客经络,侵伤腑脏,月水不调,脐腹疼痛,容颜萎瘁,肌体瘦弱,胁肋虚胀,头目眩重,心悸短气,食减嗜卧,及因劳伤,虚羸不复,风冷邪气乘虚客搏,腹胁时痛,肢体疼倦,乍起乍卧,渐成劳损。

【功效】　补益气血,温经通经。

【处方】　食茱萸(简易方醋拌炒)　厚朴(去粗皮,姜汁炙)　白芍药　白芷各三分(简易方二两)　柏子仁(微炒,别研)　附子(炮,去皮脐)　泽兰叶　桔梗(去苗)　人参(去苗)　防风(去苗并叉)　石膏(研飞)　当归(去芦,酒浸,微炒)　川椒(去目及闭口者,微炒出汗)各一两(简易方各二两)　藁本(微炒,简易方去芦)　芜黄(白者,微炒)　干姜(炮)　甘草(炙微赤)　芎䓖　白薇　白术　蝉退(去觜脚,微

炒）　苍术（米泔浸一宿,切,焙,微炒）各半两　蚕纸（烧灰）二两半

【用法】　上二十三味为末,炼蜜为丸,每一两二钱分十丸,每服一丸,食前服,当归酒研下。

大豆汤　《千金方》

【主治】　产后卒中风发病,倒闷不知人,及妊娠夹风,兼蓐诸疾。

【功效】　祛风散寒,解表利水。

【处方】　大豆五升（炒令微焦）　葛根　独活各八两　防己六两

【用法】　上四味,㕮咀,以酒一斗二升,煮豆取八升,去滓,内药煮取四升,去滓,分六服,日四夜二。

大豆酒　《妇人大全良方》一

【主治】　产后中风,腰背强痛,中风烦热,苦渴,头身皆重。

【功效】　祛风解表。

【处方】　大豆五升（炒令烟出）

【用法】　以酒一升投之,密盖令温,去豆,服一升,日夜数服,卧取微汗,避风。亦有加羌活者亦佳。

大豆卷散　《圣济总录》

【主治】　妊娠数日不产。

【功效】　除湿除气助产。

【处方】　大豆黄卷（拣,微炒）　麻子仁　吴茱萸（汤洗去涎,焙干,炒）各半两　甘草（炙）　干姜（炮）　黄芩（去黑心）　大麦蘖（炒黄）　肉桂（去粗皮）各一两

【用法】　上八味,捣罗为散,每服二钱匕,温酒调下,不拘时。

大豆紫汤　《千金方》

【主治】　产后百病,及中风痱痉,或背强口噤,或但烦热苦渴,或头身皆重,或身痒,剧者呕逆直视。

【功效】　祛风除湿散血。

【处方】　大豆五升　清酒一斗

【用法】　上二味,以铁铛猛火熬豆令极热,焦烟出,以酒沃之,去滓,服一升,日夜数服,服尽合度,小汗则愈。

大泽兰丸　《千金方》

【主治】　妇人虚损,及中风余病,疝瘕,阴中冷痛,或头风,寒痹。挛缓急,血闭无子,面上游风去来,目泪出,多涕唾,忽忽如醉,或胃中冷逆胸中,呕不止,及泄痢淋漓,或五脏六腑寒热不调,心下痞急,邪气咳逆,或漏中赤白,阴中肿痛,胸胁支满,或身体皮肤涩如麻豆,苦痒,痰癖结气,或四肢拘挛,风行周身,骨节疼痛,目眩无所见,或上气恶寒,洒淅如疟,或喉痹鼻舱,风痛癫疾,或月水不通,魂魄不定,饮食无味。

【功效】　养血活血,健脾行气,温中暖宫。

【处方】　泽兰二两六铢（圣惠方一两）　藁本（圣惠方一两半）　当归（圣惠方一两半,剉碎,微炒）　甘草各一两十八铢（圣惠方一两,炙微赤,剉）　紫石英三两（圣惠方细研,水飞过）　芎䓖　干地黄　柏子仁　五味子各一两半　桂心（圣惠方一两）　石斛（圣惠方一两,去根,剉）　白术一两六铢（圣惠方一两）　白芷　肉苁蓉（圣惠方酒浸一宿,刮去皱皮,炙干）　厚朴（圣惠方去皱皮,涂生姜汁,炙令黄）　防风（圣惠方,去芦头）　薯蓣　茯苓（圣惠方白茯苓）　干姜（圣惠方炮裂,剉）　禹余粮（圣惠方二两,烧,醋淬七遍,细研）　细辛　卷柏各一两　蜀椒（圣惠方三分,去目及闭口者,微炒去汗）　人参（圣惠方三分,去芦头）　杜仲（圣惠方三分,去皱皮,炙微黄,剉）　牛膝（圣惠方一两半,去苗）　蛇床子（圣惠方三分）　续断（圣惠方三分）　艾叶（圣惠方三分,微炒）　芜荑各十八铢（圣惠方二两）　赤石脂　石膏各二两（圣惠方细研,水飞过）　一有枳实十八铢,门冬一两半

【用法】　上三十四味为末,蜜和为丸,如梧子大,酒服二十九至四十丸。久赤白痢,去干地黄、石膏、麦门冬、柏子仁,加大麦蘖、陈曲、龙骨、阿胶、黄连,各一两半。有钟乳加三两良。

大泽兰丸　《圣济总录》一

【主治】　妇人血风劳气,血海虚冷,经候不调,肌肤羸瘦,八风十二痹,带下三十六疾,妊娠胎动不安,或子死腹中,产后诸疾。

【功效】　益气健脾,养血祛瘀。

【处方】　泽兰(去梗)　当归(切,焙)各二两　细辛(去苗叶)　白术(炒)　人参　桔梗(剉炒)　防风(去叉)　蜀椒(去目并合口者,炒出汗)　厚朴(去粗皮,生姜汁炙)　白芷　藁本(去苗土)　石膏(碎)各一两半　肉桂(去粗皮)　干姜(炮)　乌头(炮裂,去皮脐)　芍药　芎䓖　白薇　芫䓖(炒)　甘草(炙,剉)　柏子仁(研)　吴茱萸(汤浸,焙干炒)各一两

【用法】　上二十二味,捣罗为末,炼蜜和丸,如弹子大,每服半丸,早晚食前服,温酒嚼下。死胎不出,儿衣未下,并服一丸至二丸,用瞿麦煎汤下;腹中疠痛,冷血气刺,经脉不利,用当归煎酒下;产后中风伤寒汗不出,用麻黄一分去节,煎汤并三服,厚衣盖覆,取微汗即愈;血藏久冷无子,及数堕胎,胎漏下血,以熟干地黄煎酒下。

大圣散　《直指方》

【主治】　小产下崩不止,忽大渴,饮水则吐,药食不进,命在须臾。

【功效】　补虚止血。

【处方】　荆芥末半钱(合大圣散)

【用法】　上一味,用白汤点服。

大圣茯苓散　《得效方》

【主治】　妊娠气闷,或为喧呼,心忪悸乱,睡里多惊,两胁膨胀,腹满连脐急痛、坐卧不安,气急逼迫,胎惊者,屡效。

【功效】　调和气血。

【处方】　白茯苓(去皮)　川芎各一两　麦门冬(去心)一两　黄芪(去芦,蜜炙)一两　当归(去芦,酒浸)一两　木香(不见火)　条参　甘草各半两

【用法】　上八味,剉散,每服四钱,水一盏半,生姜五片煎,温服,不拘时,常服,至分娩亦无恙,安养胎气甚佳。

大圣泽兰散　《永类钤方》

【主治】　产后因惊,败血冲心,昏闷发狂,如有神祟。

【功效】　活血祛瘀,益气安神。

【处方】　泽兰叶　石膏(研)各二两　白茯苓　卷柏　柏子(微炒,别研)　防风　制厚朴　细辛(净)　桔梗　吴茱萸(泡,炒)各一两　人参　藁本　干姜(炮)　五味子　白芷　川椒(闭口者,炒出汗)　白术　黄芪　川乌(炮)　丹参各三分　当归(制)　芫䓖(微炒赤)　甘草(炙)　川芎　芍药各一两三分　生干地黄一两半　肉桂一两一分　白薇半两　阿胶(炒)半两

【用法】　上二十九味,为细末,每服二钱,空心临卧,热酒调下,加朱砂末一字,煎酸枣仁汤调一服安。

大补中当归汤　《千金方》

【主治】　产后虚损不足,腹中拘急,或溺血,少腹苦痛,或从高坠下犯内,及金疮血多内伤。

【功效】　补血益气,缓急止痛。

【处方】　当归　续断　桂心　川芎　干姜　麦门冬各三两　芍药四两　吴茱萸一升　干地黄六两　甘草　白芷各二两　大枣四十枚

【用法】　上一十二味,㕮咀,以酒一斗,渍药一宿,明旦以水一斗,合煮,取五升,去滓,分五服,日三夜二,有黄芪入二两,益佳。

大补益当归丸　《千金方》

【主治】　产后虚羸不足,胸中少气,腹中拘急疼痛,或引腰背痛,或所下过多,血不止,虚竭乏气,昼夜不得眠,及崩中,面目脱色,唇干口燥。

【功效】　益气养血,缓急止痛。

【处方】　当归　芎䓖　续断　干姜　阿胶　甘草各四两　白术　吴茱萸　附子　白芷各三两　桂心　芍药各二两　干地黄十两

【用法】　上一十三味为末,蜜和丸如梧子大,酒服二十丸,日三夜一,不知,加至五十九。若有真蒲黄,加一升绝妙。

大五柔丸　《妇人大全良方》

【主治】　妇人脏气不调,大便难。

【功效】　清热降气,润肠通便。

【处方】　大黄(斗米入蒸,切,焙)　枳壳(去瓤,麸炒)　白芍药　葶苈(炒香,别研)　牛脂(去筋膜,熬成油,与葶苈、杏仁杵)　肉苁蓉(酒浸软,温水洗,切,焙)各一两　桃仁百枚　杏仁四十枚(并,去皮尖,麸炒黄,别杵)

【用法】　上八味除有油药,并为末,炼蜜丸,入牛脂、桃、杏仁、葶苈,杵数千下,丸如梧桐子大,米饮下三丸,日三服,腹稍空时服,未知稍增,以知为度。

大五石泽兰丸　《千金方》

【主治】　妇人风虚寒中,腹内雷鸣,缓急风头痛寒热,月经不调,绕脐侧侧痛,或心腹瘀坚,逆害饮食,手足常冷,多梦纷纭,身体痹痛,荣卫不和,虚弱不能动摇,及产后虚损。

【功效】　温阳活血,益气祛风。

【处方】　钟乳　禹余粮　紫石英　甘草　黄芪各二两半　石膏　白石英　蜀椒　干姜各二两　泽兰二两六铢　当归　桂心　芎劳　厚朴　柏子仁　干地黄　细辛　茯苓　五味子　龙骨各一两半　石斛　远志　人参　续断　白术　防风　乌头各三十铢　山茱萸　紫菀各一两　白芷　藁本　芜荑各十八铢

【用法】　上三十二味为末,蜜和丸如梧桐子大,酒服二十丸,加至三十丸。

大乌金丸　《朱氏集验方》

【主治】　妇人心腹刺痛,身体疼痛,产前产后恶露不下,疼痛不已。

【功效】　温中行气,活血止痛。

【处方】　当归　熟地黄　白芍药　川芎　附子　肉桂　沉香各一两　延胡索　粉甘草　香附子　乳香　缩砂仁　败姜

白芷　蒲黄　姜黄槟榔各半两　白茯苓　丁香　白术各二两　没药　人参各二钱

【用法】　上二十一味细末,酒糊为丸,如弹子大,百草霜为衣,每服一粒,当归酒下,或嚼姜嚼下,或作梧桐子大,则加丸数,真有奇效。

大乌金散　《施圆端效方》

【主治】　妇人产血,昏迷不省人事,血块疼痛,恶血不通。

【功效】　活血祛瘀止痛。

【处方】　乌金石(炭铁是)三两　自然铜(金色者,碎为末,醋熬)各二两　大黄(童子小便浸一宿,腊月阴干)　川当归(焙)各一两

【用法】　上四味,为细末,每服二钱,煎红花酒半盏,童子小便半盏,同调下,食前日进二服,惺静血行,止服。

大紫豆汤　《澹寮方》

【主治】　妇人中风头眩,恶风自汗,吐冷痰,及产后中风,痱痉背强,口噤直视,烦热。

【功效】　祛风除湿。

【处方】　羌活一两半　大豆半升　酒三升

【用法】　先以酒浸羌活,煎一二沸,别炒大豆极焦烟出,急投酒中密封,候冷去豆,每服一二合许,得少汗则愈。

大紫豆汤　《肘后方》

【主治】　中风头眩,恶风自汗,吐冷痰,及产后中风,痱痉,背强口噤,直视烦热。

【功效】　祛风散寒祛瘀。

【处方】　羌活一两半　大豆半升　酒三升

【用法】　上先以酒浸羌活,煎一二沸,别炒大豆极焦烟出,急投酒中,密封,候冷去豆,每服一二合许,得少汗则愈。

大调经散　《医方大成》

【主治】　妇人荣卫不调,阴阳相乘,憎

寒发热,自汗肿满。

【功效】　健脾温中,安神。

【处方】　大豆(炒,去皮)一两半　茯神一两　真琥珀一钱

【用法】　上三味为末,每用一钱,浓煎乌豆,紫苏汤调下。

大调经散　《三因方》一

【主治】　产后血虚,恶露未消,憎寒发热,或自汗,或肿满。

【功效】　健脾宽中,活血消水。

【处方】　大豆(炒,去皮)一两半　茯神一两(经验良方去木)　真琥珀一钱

【用法】　上三味,为末,浓煎乌豆紫苏汤调下。

大麻仁丸　《圣惠方》

【主治】　妇人肠胃风结,大便常秘。

【功效】　润肠通便,行气消积。

【处方】　大麻仁二两(别捣如膏　妇人大全良方、袖珍方、永类钤方去壳)　川大黄二两(剉碎,微炒)　槟榔一两　木香一两　枳壳一两(麸炒微黄,去瓤)

【用法】　上五味,捣罗为末,入大麻仁同研令匀,以炼蜜和丸,如梧桐子大,每日空心服,以温水下二十丸。

大麻仁散　《圣惠方》二

【主治】　产后小便淋涩疼痛。

【功效】　清热养阴,利水通淋。

【处方】　大麻仁一两　榆白皮一两(剉)　葵子一两　瞿麦半两　甘草一分(炙微赤,剉)

【用法】　上五味,捣筛为散,每服三钱,以水一中盏,煎至六分,去滓,温服,日三四服。

大虻虫丸　《千金方》

【主治】　月经不通六七年,或肿满气逆,腹胀瘕痛。

【功效】　化瘀消癥,理气通经。

【处方】　虻虫四百枚(千金翼方去翅足,熬)　蛴螬一升(翼方熬)　干地黄　牡丹皮　干漆(翼方熬)　芍药　牛膝　土瓜根　桂心各四两　吴茱萸(翼方二两)　桃仁(翼方,去皮尖双仁)　黄芩　牡蒙各三两　茯苓　海藻各五两　水蛭三百枚(翼方熬)　芒硝一两　人参一两半　葶苈子五合(翼方熬令紫色)

【用法】　上一十九味,为末,蜜和丸如梧子大,每日空心,酒下七丸,不知加之,日三服。

大红花丸　《宣明论》

【主治】　妇人血积聚癥瘕,经络注滞。

【功效】　活血化瘀消癥。

【处方】　川大黄　红花各二两　虻虫十个(去翅足)

【用法】　取大黄七钱,醋熬成膏和药,丸如桐子大小,每服五七丸,温酒下,食后服,日三服。

大保生丸　《御药院方》

【主治】　妇人诸疾。

【功效】　调和气血阴阳。

【处方】　生干地黄　人参　藁本　白茯苓　当归　赤石脂　白芷　延胡索　肉桂(去皮)　白薇　白芍药　川芎　白术　甘草(炙)　牡丹皮　没药各半两

【用法】　上一十六味为细末,炼蜜和丸,如弹子大,每服一丸,温酒化下,空心食前服。

大远志丸　《千金方》

【主治】　产后心虚不足,心下惊悸,志意不安,恍恍惚惚,腹中拘急痛,夜卧不安,胸中吸吸少气及虚损。

【功效】　益气补虚,安神定志。

【处方】　远志　甘草　干地黄　桂心　茯苓　麦门冬　人参　当归　白术　泽泻　独活　石菖蒲各三两　山药　阿胶各二两　干姜四两

【用法】　上一十五味为末,蜜和如大豆,未食,温酒服二十丸,日三服,不知稍增至五十丸。若大虚,身体冷,少津液,加钟乳

三两为善。

大地黄丸　《妇人大全良方》一

【主治】　产前后腰腹痛,一切血痛。信效方治血气虚,四肢不举,骨髓热痛。

【功效】　养阴生津和血。

【处方】　熟地黄二两　乌梅肉　当归各一两

【用法】　上三味为细末,炼蜜丸如弹子大,每服一丸,白汤嚼下,空腹服。

大平胃泽兰丸　《千金方》

【主治】　妇人五劳七伤诸不足,手足虚冷赢瘦,及月水往来不调,体不能动等病。

【功效】　益气养血,温中行气。

【处方】　泽兰　细辛　黄芪　钟乳各三两　柏子仁　干地黄各二两半　大黄　前胡　远志　紫石英各二两　芎劳　白术　蜀椒各一两半　白芷　丹参　栀子(一本用枳实)　芍药　桔梗　秦艽　沙参　桂心　厚朴　石斛　苦参　人参　麦门冬　干姜各一两　附子六两　吴茱萸　麦蘖各五合　陈曲一升　枣五十枚(作膏)

【用法】　上三十二味为末,蜜和丸如梧子大,酒服二十丸,加至三十丸,令人肥健。一本无干姜,有当归三两。

大枣汤　《妇人大全良方》二

【主治】　妇人脏躁,悲伤欲哭,象若神灵,数欠者,皆主之。

【功效】　养心安神,补脾益气。

【处方】　甘草三两　小麦一升　大枣十枚

【用法】　上三味,吹咀,以水六升,煮取三升,去滓,分温三服。

大蒜汤　《圣济总录》二

【主治】　产后中风,角弓反张,口不能言。

【功效】　熄风止痉。

【处方】　大蒜

【用法】　上一味,每取两瓣,拍碎,水一盏半,煎至七分,去滓灌之。

大半夏汤　《妇人大全良方》

【主治】　妇人痰饮及脾胃不和。

【功效】　健脾和胃,化痰止咳。

【处方】　半夏(永类钤方制)　白茯苓　生姜各一两

【用法】　上三味吹咀,作一服,每遇膈间有寒痰,以水二盏,煎至一盏,去滓,临卧温呷。如有热痰,加炙甘草一分;如脾胃不和,去甘草,加陈橘皮一分,同煎,此则二陈汤,加减得理。

大八风汤　《妇人大全良方》

【主治】　妇人中风偏枯失喑,半身不遂,时复恍惚。

【功效】　益气温阳,化瘀通络。

【处方】　当归　杏仁(去皮尖,麸炒黄)　甘草　桂心　干姜各二两(炮)　五味子　升麻各二两半　川乌(炮,去皮尖)　黄芩　芍药　独活　防风　川芎　麻黄(去节)　秦艽　石斛(去根,切,酒蒸炒)　人参　茯神　石膏　黄芪　紫菀各一两　大豆三两(去皮,炒)

【用法】　上二十二味为粗末,每服五钱,水二盏,酒一合,永类钤方二合。煎至一盏,去滓,温服。恍惚者,不用酒煎。

大当归汤　《仙传济阴方》

【主治】　临产腹虽趁痛,生理未顺,破水已行,血道凝滞,经一二日未产。

【功效】　活血行滞。

【处方】　川当归半两　地黄　川芎　白茯苓　赤芍药　甘草　熟枳壳各半两　桂心一钱半

【用法】　上八味,捣为散,每服三钱,水一盏,煎七分,入滴乳香末一字,煎一沸,温服,不拘时。

大岩蜜汤　《千金方》

【主治】　产后心痛。

【功效】　温阳止痛。

【处方】　干地黄一两　当归一两　独活一两　甘草(炙)一两　桂心一两　芍药一两　小草一两　细辛一两　吴茱萸一升　干姜三两

【用法】　上十味,咀,以水九升,煮取三升,内蜜五合,重煮,分三服,日三服。

大续命汤　《圣济总录》二

【主治】　妇人产后中风,卒然喑哑及偏枯贼风。

【功效】　祛风散寒,养血和血。

【处方】　麻黄(去根节,煎,掠去沫,焙)八两　石膏四两　桂(去粗皮)　干姜(炮)　芎劳各二两　当归(切,焙)　黄芩(去黑心)各一两　杏仁三十枚(去皮尖双仁,炒)

【用法】　上八味,咀如麻豆大,每服五钱匕,以水一盏半,煎取七分,去滓,入荆沥半合,再煎数沸,温服能言,未差服后小续命汤。

大蜜严汤　《产宝》一

【主治】　产后心痛。

【功效】　养血温经止痛。

【处方】　干地黄　当归　独活　吴茱萸　芍药　干姜　甘草各三两　细辛一两

【用法】　上八味,以水三升,煎取一升,空腹,分为三服,忌生冷。

大加减建中汤　《施圆端效方》

【主治】　妇人胎前产后,一切虚损,月水不调,脐腹疠痛,往来寒热,自汗口干,烦渴。

【功效】　补血温中,调经止痛。

【处方】　芍药二两　当归　川芎　黄芪　桂各一两　甘草(炙)　白术各三分

【用法】　上七味为细末,每服二钱半,水一盏半,生姜枣同煎至六分,去滓,温服,食前。

大戟散　《圣惠方》一

【主治】　妇人血分,心腹胀满,手足浮肿,肩背烦疼。

【功效】　活血利水。

【处方】　大戟三分　当归三分(剉,微炒)　芫花半两(醋拌,炒令干)　青橘皮三分(汤浸,去白瓤,焙)　川大黄半两(剉碎,微炒)　猪苓三分(去黑皮)　赤芍药三分　桃仁三分(汤浸,去皮尖双仁,麸炒微黄)

【用法】　上八味,捣细罗为散,每服一钱,食前,以温酒调下。

大宁散　《卫生宝鉴》

【主治】　妊娠下痢赤白及泄泻,疼痛垂死者。

【功效】　止泻安胎。

【处方】　黑豆二十粒(拔萃方、徐氏胎产方三十粒)　甘草二寸(半生半炒　拔萃方、胎产方二寸半)　粟壳二个(去顶蒂,半生半炒　胎产方二十一生炒一)

【用法】　上三味,为粗末,作一服,水一盏半,生姜三片,煎至七分,去粗温服,食前服。

大香甲丸散　《妇人大全良方》

【主治】　妇人血脏风虚冷气,肌肉黄瘦,饮食进退,经候不调,心腹多胀,渐变如劳。

【功效】　散结行气,活血通经。

【处方】　鳖甲(醋炙)一两　沉香　柴胡　人参　川芎　羌活　当归　附子(炮,去皮)　木香　安息香　桔梗　茯苓　藿香叶　陈橘皮　牡丹皮　三棱　厚朴(姜汁炙)　桂心　桃仁(去皮尖,炒)　牛膝(去苗)各半两　槟榔　和皮大腹子各一两

【用法】　上二十二味为细末,每服二钱,水一盏,生姜、乌梅各少许,煎至八分,温服,余一半,更加干漆一分炒,阿魏半分,赤芍药一两,同为末,炼蜜丸,如梧桐子大,空心,煎乌梅地黄汤下二三十丸,与散子相间服。

大三五七散　《圣济总录》二

【主治】　产后风,头痛风眩,口㖞

耳聋。

【功效】　祛风散寒,补肾温阳。

【处方】　天雄(炮裂,去皮脐)　细辛(去苗叶)各二两　山茱萸　干姜(炮)各五两　山芋　防风(去叉)各七两

【用法】　上六味,捣罗为散,每服二钱匕,清酒调下,日再服,未知稍加。

大进黑神散　《施圆端效方》

【主治】　产后诸疾,一胎死,二难产,三衣不下,四血昏迷,五烦渴,六寒热往来,七虚肿,八恍惚狂言,九神昏不语,十腹痛泄痢,十一遍身疼,十二小便血,十三血崩,十四咳嗽,十五腹胀呕逆,十六鼻衄血,十七喉噎气,十八中风口噤,身强直。

【功效】　养血祛瘀,温经止痛。

【处方】　川当归(焙)　芍药　甘草(炒)　干姜(炮)　生地黄(无,用熟)　蒲黄(炒)　官桂　雄黑豆(炒,去皮)各二两

【用法】　上八味,每服二钱,热酒调下,食前服,日进二服。

大延胡索散　《宣明论》

【主治】　妇人经病,并产后腹痛,或腹满喘闷,或癥瘕癖块,及一切心腹暴痛。

【功效】　活血散瘀,理气止痛。

【处方】　延胡索　当归(得效方去尾)　赤芍药　京三棱(袖珍方煨)　川楝子(袖珍方去核)　蓬莪术(得效方、袖珍方煨)　官桂(得效方、袖珍方去粗皮)　厚朴(袖珍方制)　木香　川芎各一分(得效方、经验良方无)　桔梗　黄芩　大黄半两　甘草一两　槟榔二钱(得效方二钱半)

【用法】　上一十五味为末,每服三钱,水一中盏,煎至六分,去滓,热服,食前服,日三服。

大牛角中人散　《千金方》

【主治】　积冷崩中,去血不止,腰背痛,四肢沉重,虚极。

【功效】　温经固冲,收敛止血。

【处方】　牛角人一枚(烧)　续断　干

地黄　桑耳　白术　赤石脂　矾石(千金翼方烧)　干姜　附子(翼方炮,去皮)　龙骨　当归各三两　人参一两　蒲黄(翼方三两)　防风　禹余粮各二两(翼方三两)

【用法】　上一十五味,治下筛,以温酒未食服方寸匕,日三,不知稍加。

下气汤　《妇人大全良方》一

【主治】　妊娠心腹胀满,两胁妨闷,不下饮食,四肢无力。

【功效】　理气健脾。

【处方】　羌活　赤芍药　甘草　槟榔　青皮　大腹皮　陈皮　赤茯苓　半夏　桑白皮　桂心各半两　紫苏茎二两

【用法】　上一十二味,㕮咀,每服三钱重,水一盏,姜五片,枣一个,煎至七分,去滓,温服,不拘时。

下病散　《千金翼方》

【主治】　瘕,月水瘀血不通。

【功效】　活血通经。

【处方】　大黄　细辛　朴硝各一两　硝石　附子(炮,去皮)　虻虫(去翅足,熬)各三分　黄芩　干姜各一两　芍药　土瓜根　代赭石　丹砂各二两(研)　牛膝一斤　桃仁二升(去皮尖双仁)　蛴螬二枚(炙)

【用法】　上一十五味,㕮咀,水酒各五升,渍药一宿,明旦乃煮取四升,去滓,内朴硝、硝石烊令尽,分四服,服别相去如一炊顷。去病后,宜食黄鸭羹。

万病丸　《三因方》

【主治】　室女月经不通,脐下坚结,大如杯升,寒热往来,下痢羸瘦。

【功效】　养阴破瘀通经。

【处方】　干漆(杵细,炒令火烟出,烟头青白一时久)　牛膝(酒浸一宿)各一两六钱　生地黄四两八钱(取汁)

【用法】　上三味,以地黄汁入,下二味,为末,慢火熬,俟可丸即丸,如梧子大,空心服,米饮或温酒下二丸,日再勿妄加,病去止药。

万病丸 《御药院方》

【主治】 妇人久虚,血气衰少,怠惰嗜卧,饮食不进,精神不足。

【功效】 养血填精。

【处方】 熟干地黄 当归各四两

【用法】 上二味为细末,蜜面糊和丸,如梧桐子大,每服五十丸,温粥饮送下,空心食前。

万生丸子 《川玉集》

【主治】 头面两眼并肿,脚胫细瘦,胸背痛闷,肚肿脐下疙痛,且晨惺惺,午后四肢无力,昏沉如醉,食饮微细,大便不通,小便赤涩,身体枯悴。

【功效】 理气行滞。

【处方】 沉香 藿香 丁香 青橘 牵牛子(炒)各二分 白檀 海蛤 瞿麦 豆蔻各一分 大戟三分(炙)

【用法】 上件十味,捣罗为末,每一两药末,用巴豆五个,于生铁铫子内麸炒令黄,研如泥,更入腻粉一钱相和,蜜丸如麻子大,每服粥饮下五丸至七丸,大肠取下,患未瘥,隔日更再服之,依前下大小肠恶物,后服补虚散治之瘥。忌生冷面盐毒物五十日。其脉三部顺,阴阳小弱有力者生,反洪大并绝者死。

寸金散 《琐碎录》

【主治】 产难。

【功效】 理气活血催产。

【处方】 败兔毫笔(烧为灰)

【用法】 细研为末,生藕汁一盏调服,立产。

寸金散 《医林方》

【主治】 妇人子肠下不收。

【功效】 温肾升阳固脱。

【处方】 蛇床子 潮脑 胡椒 紫霜花

【用法】 上四味各等分为细末,每服五七钱,水半碗,煎淋洗之,三二遍为效。

【丨】

山蕲散 《肘后方》

【主治】 产后诸疾,及血气作痛。

【功效】 活血祛瘀止痛。

【处方】 当归(洗过,微炒) 没药(别研) 男子乱发(入小藏瓶内,烧灰) 凌霄花各半两 红花子 伏龙肝 干柏木 松烟墨(烧)各一两 鲤鱼鳞一两(烧灰)

【用法】 上九味为末,每服二钱,热酒调下。

山芋面 《寿亲养老书》

【主治】 妊娠恶阻呕逆及头痛,食物不下。

【功效】 降逆止呕。

【处方】 生山芋一尺(于沙盆内研令尽,以葛布绞滤过) 苎麻根一握(去皮,烂,捣碎)

【用法】 上二味,研匀,入大麦面三两,和搜细切,如棋子大,于葱薤羹汁内煮熟,旋食之。

【丿】

千金散 《袖珍方》

【主治】 产后风虚气壅,头面浮肿。

【功效】 泻下利水。

【处方】 大黄四两 麦蘖一两二分 小茴香 槟榔(头末) 瞿麦 蒿蓄各五钱 槐鹅 血竭各三钱

【用法】 上八味为末,每服八钱,热酒调下,一服三次调服,如干血气,先服前药一丸,至三更热酒调下六分。

千金散 《施圆端效方》

【主治】 妇人血崩不止。

【功效】 活血化瘀,养阴止血。

【处方】 熟地黄一两 生地黄 干刺

蓟　蒲黄各半两　赤芍药　当归　川芎各一两

【用法】　上七味，为粗末，每服四钱，酒一盏半，煎至七分，去滓，温服，食前，日进三服。

千缗汤　《拔萃方》

【主治】　妇人痰喘劳热。

【功效】　化痰平喘。

【处方】　半夏七枚(炮裂，四斤破之)　皂角(去皮，炙)一寸　甘草(炙)一寸　生姜(如指大)

【用法】　上四味，以水一碗，煮去半，顿服。

千金丸　《千金方》

【主治】　产难颠倒胞不出，伤毁不下，产余病汗不出，烦满不止，气逆满。

【功效】　温中行气催产。

【处方】　甘草　贝母　秦椒　大豆黄卷　干姜　桂心　黄芩　粳米(一作糯米)　石斛　石膏各六铢　当归十二铢　麻子三合

【用法】　上一十二味，为末，蜜和丸，如弹子大，每服一丸，日三服，用枣汤下。一方用蒲黄一两。

川芎散　《简易方》

【主治】　妊妇从高坠下，胎不能转，膝重腹痛，及举动伤胎，而死于腹中。

【功效】　活血行滞。

【处方】　川芎(总录二两)

【用法】　上一味为末，每二钱，酒调下。

川芎散　《胎产救急方》

【主治】　胎孕不稳，坐卧不安。

【功效】　清热止血。

【处方】　川芎　木贼(去节)等分

【用法】　上二味，剉，每三钱，入金银三钱，水煎服。

川芎散　《施圆端效方》

【主治】　妇人崩漏带下，诸方不效者。

【功效】　和血养阴止血。

【处方】　川芎　当归　生地黄　伏龙肝　龙骨　芍药　蒲黄各一两　御米壳(去蒂，蜜浴炒焦)四两

【用法】　上八味，为细末，每服二钱，温酒或米饮调下，食前。

川芎散　《妇人大全良方》

【主治】　妇人风眩头晕。

【功效】　滋阴潜阳，镇肝熄风。

【处方】　小川芎　山药　白茯神　甘菊花(野菊不用)　人参各半两　山茱萸肉一两

【用法】　上六味为细末，不拘时，酒调二钱，日三服。

川芎散　《妇人大全良方》二

【主治】　产后头痛。

【功效】　行气活血止痛。

【处方】　真天台乌药皮　大川芎等分

【用法】　上二味为细末，每服三钱，秤锤淬酒，调服。

川芎黄芪汤　《胎产救急方》

【主治】　伤胎腹痛，下黄汁。

【功效】　益气活血，止痛安胎。

【处方】　川芎　黄芪等分

【用法】　上二味，剉，每五钱，秫米炒一合，水煎服。

川乌头丸　《妇人大全良方》

【主治】　妇人血风虚冷，月候不调，或即脚手心烦热，或即头面浮肿顽麻。

【功效】　温经通脉散瘀。

【处方】　川乌头一斤(用好清油、盐各四两，一处于铫内，炭火炒，不住手搅，候裂者，仍须如桑根色为度，逐旋取出了，于新瓦上，或不裂者不用，裂者则，去皮尖脐)　五灵脂(去土石，拣净，生)四两

【用法】　上二味为细末，更入白中或乳钵内，研令停后，将蒸饼，水浸后，却沥去水，渐渐入白中和杵，直待丸得即丸，如梧桐子大，空心，温酒或盐汤下二十丸。忌动风物。

川乌头散　《圣惠方》

【主治】　妇人风痹疼痛，四肢不遂。

【功效】　温经通络，行痹止痛。

【处方】　川乌头半两(炮裂，去皮脐)　甘草半两(炙微赤，剉)　细辛半两　川椒半两(去目及闭口者，微炒去汗)　干姜一两(炮裂，剉)　赤茯苓一两　防风一两(去芦头)　当归一两(剉，微炒)　秦艽一两半(去苗)　附子一两半(炮裂，去皮脐)　桂心一两半　赤芍药一两半　独活二两　牛膝一两半(去苗)

【用法】　上一十四味，捣筛为散，每服三钱，以水一中盏，入枣三枚，煎至六分，去滓，温服，不拘时。

川椒丸　《圣惠方》二

【主治】　妇人久赤白带下，脐腹冷痛。

【功效】　温中散寒，养血止痛。

【处方】　川椒二两(去目及闭口者，微炒去汗)　艾叶一两(微炒)　干姜一两(炮裂，剉)　白石脂二两　芎藭三分　阿胶一两(捣碎，炒令黄燥)　熟干地黄二两　伏龙肝一两(细研入)

【用法】　上八味，捣罗为末，炼蜜和捣三五百杵，丸如梧桐子大，每于食前服，以热酒下三十丸。

川大黄散　《圣惠方》二

【主治】　妇人久赤白带下，胞中有积滞。

【功效】　化瘀止血。

【处方】　川大黄一两(剉碎，微炒)　川朴硝一两　当归一两(剉，微炒)　虻虫一分(微炒，去翅足)　桃仁一两(汤浸，去皮尖双仁，麸炒微黄)　桂心半两

【用法】　上六味，捣细罗为散，每于空腹服，以温酒调下二钱。

乞力伽散　《妇人大全良方》

【主治】　妇人血虚肌热。

【功效】　健脾养血。

【处方】　白术　白茯苓　白芍药各一两　甘草半两

【用法】　上四味为细末，姜枣煎二钱服。

【一】

马通汤　《千金方》

【主治】　妊娠卒惊奔走，或从高坠下，暴出血数升。

【功效】　养阴止血。

【处方】　马通汁一升　干地黄　阿胶各四两　当归艾叶各三两

【用法】　上五味，㕮咀，以水五升，煮取二升半，去滓，内马通汁及胶，令烊，分三服，不瘥重作。

马通汤　《千金方》

【主治】　漏下血积月不止。

【功效】　温经养血止血。

【处方】　赤马通汁一升(取新马屎，绞取汁，于者水浸绞取汁　千金翼方无赤马，凡马亦得)　生艾叶(翼方一把)　阿胶各三两(翼方炙，一两)　当归　干姜各二两(翼方各一两)　好墨半元(翼方半弹丸大)

【用法】　上六味，㕮咀，以水八升，酒二升，煮取三升，去滓，内马通汁及胶，微火煎取二升，分再服，相去如人行十里久。

马通汁　《千金翼方》

【主治】　妇人白崩中。

【功效】　养血止血。

【处方】　白马通汁二升　干地黄四两　芎藭　阿胶　小蓟根　白石脂　桂心各二两　伏龙肝(如鸡子大)七枚

【用法】　上八味，㕮咀，以酒七升，合马

通汁煮取三升,去滓,内胶令烊尽,分三服。

马蹄丸 《千金方》

【主治】　白漏不绝。

【功效】　收涩止血。

【处方】　白马蹄(千金翼方炙令黄)禹余粮各四两(翼方三两)　龙骨三两　乌贼骨　白僵蚕　赤石脂各二两

【用法】　上六味,为末,蜜丸梧子大,酒服十九,不知,加至三十九。

马蹄屑汤 《千金方》

【主治】　白漏不绝。

【功效】　温中止血。

【处方】　白马蹄(千金翼方炙令焦屑)赤石脂各五两　禹余粮　乌贼骨　龙骨牡蛎各四两(翼方熬)　附子(翼方炮,去皮)　干地黄(翼方四两)　当归各三两(翼方四两)　甘草二两(翼方炙)　白僵蚕一两(翼方熬)

【用法】　上一十一味,㕮咀,以水二斗,煮取九升,分六服,日三。

马齿粥 《食医心鉴》

【主治】　产后血气不调,积聚结痛,兼血晕悸愤,及赤白痢。

【功效】　清热凉血,和血止痢。

【处方】　马齿苋一斤　红米二合

【用法】　上二味相和,煮作粥食之,盐酱任情著食。

马毛散 《圣惠方》一

【主治】　妇人漏下赤白不止,或黑。

【功效】　养阴固经止血。

【处方】　马毛一两(烧为粉)　赤茯苓二两　牡蛎一两(烧为粉)　鳖甲一两半(涂酥炙令黄,去裙襕)

【用法】　上四味,捣细罗为散,每于食前服,以温酒调下五钱。

马鞭草散 《妇人大全良方》

【主治】　妇人血风攻透,肢体疼痛,或觉瘙痒,或觉痹麻,作寒作热,饮食减味。

【功效】　祛风通络,温中散寒。

【处方】　马鞭草(去粗梗)　荆芥穗北柴胡　乌梅肉各三两　枳壳　白芷(永类钤方白术)　羌活　白芍药各一两　秦艽天台乌药　麻黄各半两　木香半两　当归川乌(炮)　甘草各一两

【用法】　上一十五味为细末,每服二钱,水一盏,生姜二片,枣一枚,葱白二寸,煎至七分,日午临卧温服,常服无忌,莫有孕服。

马兜铃散 《圣惠方》二

【主治】　妊娠胎气壅滞,咳嗽喘急。

【功效】　清气化痰。

【处方】　马兜铃半两　紫苏叶一两桔梗半两(去芦头)　人参半两(去芦头)桑根白皮一两(剉)　甘草半两(炙微赤,剉)　大腹皮一两(剉　拔萃方大腹子)贝母半两(煨微黄)　陈橘皮一两(汤浸,去白瓤,焙)　五味子三分(妇人大全良方、袖珍方七文重,拔萃方半两减半)

【用法】　上一十味,捣筛为散,每服四钱,以水一中盏,入生姜半分,煎至六分,去滓,温服,不拘时。

小续命汤 《圣济总录》二

【主治】　产后中风,口面㖞斜,手足不随,语涩昏昧。

【功效】　祛风止痉。

【处方】　麻黄(去根节,煎,掠去沫,焙)三两　甘草(炙)　肉桂(去粗皮)各一两　川芎　当归(剉,炒)　干姜(炮)　黄芩(去黑心)　石膏各半两　杏仁(去皮尖双仁,炒)四十枚

【用法】　上九味,粗捣筛,每服三钱匕,水一盏半,煎七分,去滓,温服,不拘时。

小续命汤 《圣济总录》二

【主治】　妇人卒中风,身体缓纵,口眼㖞斜,舌强不得语,奄奄忽忽,神情闷乱。

【功效】　祛风除湿,活血通络。

【处方】　麻黄（去节,煎,掠去沫,焙）人参　黄芩（去黑心）　芍药　芎劳　甘草（炙）　杏仁（去皮尖双仁,炒）　肉桂（去粗皮）各一两　防风（去叉）一两半　附子一枚（大者,炮裂,去皮脐）

【用法】　上一十味,剉如麻豆大,每服五钱匕,以水一盏半,入生姜半分,切,同煎取七分,去滓,温服,日二夜一。

小续命汤　《妇人大全良方》一

【主治】　中风及刚柔二痓,及脚气痹弱,不能转侧。

【功效】　祛风散寒止痛。

【处方】　麻黄（制,可去加葛　总录去根节煎,掠去沫）　桂心（总录桂,去粗皮）甘草各半两（总录炙,各二两）　防风三钱三字（总录去叉,一两半）　芍药　白术人参　川芎　附子（总录炮裂,去皮脐）防己　黄芩各一分（总录去黑心,各一两）

【用法】　上一十一味,㕮咀,每服五钱,水一盏半,煎至一盏,去滓,取八分清汁,入生姜汁,再煎一二沸,温服,日三服,夜二服。若柔痓自汗者,去麻黄;夏间为病有热者,去附子,减桂一半;冬及初春,去黄芩。

小柴胡汤　《千金方》

【主治】　妇人在蓐得风,四肢苦烦热,头痛。

【功效】　和解少阳,清热除烦。

【处方】　柴胡半斤　黄芩　人参　甘草各三两　生姜二两　大枣十二枚　半夏半斤

【用法】　上七味,㕮咀,以水一斗二升,煮取六升,去滓,每服一升,日三服。

小柴胡汤　《圣济总录》二

【主治】　产后伤寒时气,发热恶风,颈项强急,胸满胁痛,呕烦渴,寒热往来,大小便不利,或骨内烦热,伤寒过经不解,或瘥劳复,百节疼痛。

【功效】　和解少阳。

【处方】　柴胡（去苗）四两　黄芩（去黑心）　人参　甘草（炙）　半夏（汤洗去滑）各一两半

【用法】　上五味,粗捣筛,每服三钱匕,水一盏半,生姜五片,枣二枚,擘破,同煎八分,去滓,温服,不拘时。

小柴胡汤　《圣济总录》二

【主治】　产后寒热疟。

【功效】　和解少阳。

【处方】　柴胡（去苗）八两　黄芩（去黑心）　人参　甘草（炙）各三两　半夏（汤洗去滑）二两半

【用法】　上五味,粗捣筛,每服三钱匕,水一盏,生姜三片,枣二枚,擘,同煎七分,去滓,温服,不拘时。

小柴胡加地黄汤　《拔萃方》

【主治】　妇人室女,伤寒发热,经水适来,或断,昼则明了,夜则谵语,如见鬼神。产后恶露方来,忽时断绝。

【功效】　和解少阳,兼以养阴。

【处方】　柴胡一两二钱半　人参　黄芩　炙甘草　半夏（汤洗七次）　生地黄各七钱

【用法】　上六味为粗末,生姜三片,枣二枚,同煎。

小柴胡加地黄汤　《卫生宝鉴》

【主治】　妇人产后恶露方来,忽然断绝。

【功效】　和解少阴,兼以养阴。

【处方】　柴胡一两一分　人参　半夏　黄芩　甘草（炙）　生地黄各七钱

【用法】　上六味㕮咀,每服五钱,水二盏,生姜五片,枣子一个,煎至一盏,去粗温服,不拘时。

小柴胡加生地黄汤　《拔萃方》

【主治】　产后往来寒热,脉弦。

【功效】　和解少阳,养阴清热。

【处方】　柴胡二两　黄芩七钱半（徐氏胎产方七钱）　人参五钱　半夏一两五

（制）　甘草七钱半　大枣三枚　生地黄　栀子　枳壳（麸炒）各五钱

【用法】　上九味，为细末，温水调下三钱。

小柴胡加葛根汤　《拔萃方》

【主治】　妇人伤寒，太阳经传，表证仍在而自利，阳明也。

【功效】　解肌散寒，兼清里热。

【处方】　柴胡一两　甘草六钱　大枣三个　人参三钱　黄芩三钱　生姜三分　葛根三分

【用法】　上七味剉细，每服一两，水三盏，煎服。

小柴胡加牡丹皮汤　《拔萃方》

【主治】　妇人伤寒，身热脉长而弦，往来寒热，夜躁昼宁，如见鬼状，经水适断，热入血室，不实满。

【功效】　和解少阳，兼以活血。

【处方】　柴胡二两　黄芩七钱半　人参二两　半夏六钱　大枣三枚　甘草七钱半　生姜七钱半　牡丹皮二两

【用法】　上八味剉细，每服一两，生姜同煎。

小柴胡加芒硝大黄汤　《拔萃方》

【主治】　妇人伤寒，头痛脉浮，医反下之，邪气乘虚，而传于里，经水闭而不行，心下结硬，口燥舌干，寒热往来，狂言如见鬼状，脉沉而数。

【功效】　和解少阳，清热通便。

【处方】　柴胡二两　黄芩七两半　半夏（制）一两五钱　甘草七钱半　大黄七钱　芒硝七钱　大枣三枚　生姜七钱半

【用法】　上八味剉细，每服一两，生姜同煎，去滓下硝，再沸温服，若脉不沉，即不可下。

小豆汤　《肘后方》

【主治】　秽污不尽，腹满。

【功效】　清热活血。

【处方】　小豆五升

【用法】　以水一斗，煮熟，饮汁数升即差。

小豆饮　《寿亲养老书》

【主治】　妊娠漏胎，血尽子死。

【功效】　行滞下胎。

【处方】　赤小豆半升　蜀椒（去目并闭口，炒出汗）十四枚　乌雌鸡一只（理如食法）

【用法】　上三味，以水二升，同煮令熟，取汁，时时饮之，未瘥，更作服。

小黑神丸　《得效方》

【主治】　妇人血风走疰攻刺，半身不遂，麻痹瘙痒，急风口眼㖞斜，言语謇涩，手足拘挛。

【功效】　温阳化水。

【处方】　乌头一个　芫花　干姜各五钱

【用法】　上三味为末，醋煮令干，更杵为末，再入桂心、天麻、海桐皮、黑豆为末，入前竹药和匀，别用黑豆煮极烂，研如泥，以豆汁调和前末，研合为丸，每服七丸，以至十九回，黑豆淋酒下。忌一切毒物。

小黑神散　《朱氏集验方》

【主治】　产前产后诸病，横逆。

【功效】　祛风消积。

【处方】　香白芷（烧）半两　百草霜（细研）二钱半

【用法】　上二味，和匀，每服二钱，醋汤热服。如横逆，用童子小便、好醋各一茶脚，百沸汤四五分服。一方等分，白芷生用。

小独活汤　《千金方》

【主治】　产后百种中风痓口噤不开，血气痛，津伤。

【功效】　祛风除湿止痓。

【处方】　独活八两　葛根　生姜各六两　甘草二两

【用法】　上四味，㕮咀，以水九升，煮取

三升,去滓,分四服,微汗佳。

小艾叶汤 《圣济总录》一

【主治】　妊娠胎动不安,腰腹疗痛。

【功效】　养血暖宫。

【处方】　艾叶(炒)一两　当归(切,焙)　阿胶(炒燥)各一两半　芎劳　甘草(炙,剉)各三分

【用法】　上五味,粗捣筛,每服五钱匕,水一盏半,煎至八分,去滓,温服,空心食前。

小温经汤 《简易方》

【主治】　经血不调,血脏冷痛。

【功效】　温经活血。

【处方】　当归(得效方去尾)　附子(等分,炮,得效方去皮脐)

【用法】　上二味,㕮咀,每三钱,盏半水,煎至八分,去滓服。

小铜镜鼻汤 《千金方》

【主治】　产后余疾,恶露不除,积聚作痛,血气结搏,心腹疼痛。

【功效】　活血祛瘀。

【处方】　铜镜鼻十铢(烧末)　大黄　甘草　黄芩　芒硝　干地黄各二两　桃仁五十枚

【用法】　上七味,㕮咀,以酒六升,煮取三升,去滓,内镜鼻末,分三服。亦治遁尸心腹痛,及三十六尸疾。

小泽兰丸 《千金方》

【主治】　产后虚赢劳冷,身体尪瘦。

【功效】　养血益气补肾。

【处方】　泽兰二两六铢　当归　甘草各一两十八铢　芎劳　柏子仁　防风　茯苓各一两　白芷　蜀椒　藁本　细辛　白术　桂心　芜荑　人参　食茱萸　厚朴各十八铢　石膏二两

【用法】　上十八味为末,蜜和丸如梧子大,酒服二十丸,日三服,稍加至四十丸。无疾者,依此方春秋二时常服一剂,甚

良;有病虚赢黄瘦者,服如前。一方无茯苓、石膏,有芍药、干姜。

小五石泽兰丸 《千金方》

【主治】　妇人劳冷虚损,饮食减少,面无光色,腹中冷痛,经候不调,吸吸少气无力。

【功效】　温中散寒,益气养血。

【处方】　钟乳　紫石英　矾石各一两半　白石英　赤石脂　当归　甘草各四十二铢　石膏　阳起石　干姜各二两　泽兰二两六铢　苁蓉　龙骨　桂心各二两半　白术　芍药　厚朴　人参　蜀椒　山茱萸各三十铢　柏子仁　藁本各一两　芜荑十八铢

【用法】　上二十三味为末,蜜和丸如梧子大,酒服二十丸,加至三十丸,日三服。

小地黄丸 《和剂局方》

【主治】　妊娠,酸心吐清水,腹痛不能饮食。

【功效】　和胃降逆。

【处方】　人参(去芦)　干姜(炮)各等分

【用法】　上二味为末,用生地黄汁丸,如梧桐子大,每服五十丸,米汤下,食前服。

小乌鸡煎丸 《得效方》

【主治】　妇人疝癖癥瘕,血气硬块,发歇刺痛,甚则欲死,或块如小盘。

【功效】　温经活血,散寒消癥。

【处方】　吴茱萸　良姜　白姜　当归(去头)　赤芍药　延胡索　破故纸　川椒　生干地黄　刘寄奴　蓬莪术　橘红　青皮　川芎各一两　荷叶灰四两　熟艾二两

【用法】　上一十六味为末,醋煮面糊丸,梧桐子大,每服三五十丸,热酒下。

小阴丹 《直指方》

【主治】　妇人赤白带下,月候不调,诸虚不足。

【功效】　补虚调经。

【处方】 当归　白芍药各四两　白术　茯苓　藁本　白芷　延胡索各一两　熟地黄(酒蒸)　牡蛎(草鞋包煅)各半两　人参　没药各二两　甘草(炙)　南木香各一两　赤石脂(煅)七钱　大附子一两(炮,去皮脐)　蚕蜕(纸烧,以多为贵)

【用法】 上一十七味,为细末,炼蜜为丸,如弹子大,每服一丸,空心酒服。

小嘉禾散 《得效方》

【主治】 妇人荣卫不调,血气虚弱,面色痿黄,四肢无力,手足倦怠,盗汗并出,皮肉枯瘁,骨肉羸瘦,饮食不进,日渐卧床,病后不能调理,变成崩漏。

【功效】 调和营卫。

【处方】 木香　丁香　丁皮各三钱　巴戟(去心)　紫苏叶　白茯苓　苍术(浸,炒)　肉豆蔻(煨)　附子(炮)各五钱　沉香三钱　苦桔梗(去芦)　粉甘草　茴香(炒)　山药　白豆蔻仁　扁豆各五钱

【用法】 上一十六味剉散,每服三钱,水一盏半,生姜三片,红枣煎温服。止泻加黑豆炒;止痢加粟壳炒蜜。

小牛角䚡散 《千金方》

【主治】 带下五贵。一曰热病下血,二曰寒热下血,三曰经脉未断,为房事则血漏,四曰经来举重,伤任脉下血,五曰产后脏开经利,五贵之病,外实内虚。

【功效】 温中固冲,收敛止血。

【处方】 牛角䚡一枚(烧令赤　千金翼方五枚)　鹿茸　禹余粮　当归　干姜　续断各二两(翼方三两)　阿胶三两(翼方炙)　乌贼骨　龙骨各一两　赤小豆二升(翼方无鹿茸、乌贼骨、赤小豆。)

【用法】 上一十味,治下筛,空腹,以酒服方寸匕,日三。

卫生汤 《医方集成》

【主治】 妇人女子虚弱,月事不来。

【功效】 益气养血调经。

【处方】 白芍药　当归各二两　黄芪三两　甘草一两　人参一两

【用法】 上五味为粗末,每服五钱,水煎空心服。

子芩散 《妇人大全良方》

【主治】 妇人骨蒸劳热。

【功效】 退虚热,降骨蒸。

【处方】 黄芪一两　白芍药　子芩　人参　白茯苓　麦门冬　苦桔梗　生干地黄各半两

【用法】 上八味为粗末,先用竹叶一握,小麦七十粒,水三盏,姜三片,煎至水一盏半,入药末三钱重,煎至七分,去滓,温服。

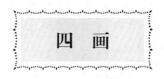

四 画

【一】

五石汤 《千金方》

【主治】 产后虚冷七伤,时寒热,体痛乏力。

【功效】 温肾暖宫,养血活血。

【处方】 紫石英　钟乳　白石英　赤石脂　石膏　茯苓　白术　桂心　芎藭　甘草各二两　薤白六两　人参　当归各三两　生姜八两　大枣二十个

【用法】 上十五味,五石并为末,诸药各㕮咀,以水一斗二升,煮取三升六合,去

泽，分六服。若中风，加葛根、独活各二两；下利，加龙骨一两。

五石汤 《千金方》

【主治】 产后卒中风，发疾口噤，吐沫，瘈疭眩冒不知人，及湿痹缓弱，身体痛，妊娠百病。

【功效】 养血祛风止痉。

【处方】 紫石英三两　钟乳　赤石脂　石膏　白石英　牡蛎　人参　黄芩　白术　甘草　瓜蒌根　芎䓖　桂心　防己　当归　干姜各二两　独活三两　葛根四两

【用法】 上一十八味，末五石，㕮咀诸药，以水一斗四升，煮取三升半，分五服，日三夜二。一方有滑石、寒水石各二两，枣二十枚。

五石丸 《圣惠方》三

【主治】 产后虚羸寒热，四肢瘦弱，不思饮食，心神虚烦，夜卧不安。

【功效】 温肾健脾，养血安神。

【处方】 紫石英一两半（细研，水飞过）　钟乳粉一两半　白石英一两半（细研，水飞过）　赤石脂一两（细研）　石膏一两（细研，水飞过）　五味子一两　熟干地黄一两半　麦门冬一两半（去心，焙）　黄芪一两（剉）　白茯苓一两　白术一两　当归一两（剉，微炒）　人参一两（去芦头）　甘草半两（炙微赤，剉）　桂心一两　芎䓖一两

【用法】 上一十六味，捣罗为末，入研，研令匀，炼蜜和捣三二百杵，丸如梧桐子大，每服以薤白汤下三十丸，日三服。

五味子散 《圣惠方》

【主治】 妇人心胸痰壅，时有喘促，咳嗽，不欲饮食。

【功效】 宽胸祛痰，止嗽平喘。

【处方】 五味子三分　半夏半两（汤洗七遍，去滑）　紫菀半两（洗去苗土）　枇杷叶半两（拭去毛，炙微黄）　前胡三分（去芦头）　陈橘皮三分（汤浸去白瓤，焙）　桔梗半两（去芦头）　杏仁半两（汤浸，去皮尖双仁，麸炒微黄）　诃黎勒皮三分　赤茯苓三分　枳壳半两（麸炒微黄，去瓤）　甘草半两（炙微赤，剉）

【用法】 上一十二味，捣筛为散，每服三钱，以水一中盏，入生姜半分，煎至六分，去滓，温服，不拘时。

五味子散 《圣惠方》一

【主治】 产后虚喘，气少不足，四肢羸困，不欲饮食。

【功效】 益气健脾养血。

【处方】 五味子　人参（去芦头）　当归（剉，微炒）　黄芪（剉）　芎䓖　白茯苓各一两

【用法】 上六味，捣粗罗为散，每服三钱，以水一中盏，入生姜半分，煎至六分，去滓，温服，不拘时。

五味子散 《圣惠方》一

【主治】 产后血气虚，上攻于肺，时或喘促，不欲饮食，四肢乏力。

【功效】 益气养血。

【处方】 五味子三分　诃子皮一两　人参一两（去芦头）　熟干地黄一两　桂心半两　石菖蒲半两　白茯苓一两　黄芪三分（剉）　钟乳粉一两

【用法】 上九味，捣筛为散，每服四钱，以水一中盏。入生姜半分，枣三枚，煎至六分，去滓，温服，不拘时。

五灵脂丸 《圣惠方》

【主治】 妇人积年瘕块，及恶血气久不除。

【功效】 散寒温经，止痛消癥。

【处方】 五灵脂一两　川乌头一两（炮裂，去皮脐）　麝香半两（细研）　干漆一两（捣碎，炒令烟出）　巴豆三十枚（去皮，用醋煮令赤）　硫黄半两（细研）　硇砂半两（细研）

【用法】 上七味，捣罗为末，入研，药令匀，以醋煮面糊和丸，如绿豆大，每服空

心,以温酒下五丸。

五灵脂丸 《圣惠方》

【主治】 妇人食癥,体瘦成劳,心腹胀痛,不能饮食,常吐酸水。

【功效】 化瘀止痛,消癥化积。

【处方】 五灵脂半两 硫黄半两(细研) 硇砂半两(不夹石者,细研) 芫花半两(醋拌炒令干) 巴豆四十九枚(去皮心,纸裹压去油) 木香半两

【用法】 上六味,捣细罗为末,入研,药令匀,以醋煮面糊和丸,如绿豆大,每服空心,以生姜橘皮汤下二丸。

五加酒 《千金方》

【主治】 产后癖瘦,玉门冷。

【功效】 补肾温阳养血。

【处方】 五加皮 枸杞子二升 蛇床子一升 杜仲一斤 乳床半斤 干地黄 丹参各二两 干姜三两 天门冬四两

【用法】 上九味,㕮咀,以绢袋子盛,酒三斗渍三宿,一服五合,日再,稍加至十合佳。

五加皮汤 《圣济总录》一

【主治】 妇人血风劳气,攻注四肢,腰背疼痛,呕逆吞酸,不思饮食,日渐羸瘦,面色萎黄,手脚麻痹。

【功效】 祛风除湿,温经止痛。

【处方】 五加皮(剉) 乌头(炮裂,去皮脐) 芍药 牡丹皮 海桐皮(剉) 肉桂(去粗皮) 干姜(炮) 芎䓖各一两

【用法】 上八味,到如麻豆,每服三钱匕,水一盏,入油浸钱一文,同煎六分,去滓,温服,日二服。

五京丸 《千金方》

【主治】 妇人腹中积聚,九痛七害,及腰中冷引小腹,害食,得冷便下。

【功效】 温经散寒止痛。

【处方】 干姜 蜀椒各三两 附子一两 吴茱萸一升 当归 狼毒 黄芩 牡

蛎各二两

【用法】 上八味为末,蜜和丸如梧子,初服三丸,日二,加至十丸。此出京氏五君,故名五京。久患冷困当服之。

五圣丸 《御药院方》

【主治】 妇人冲任气虚损,月水不调,脐腹疗痛,崩中漏下,血瘕块硬,发歇疼痛,妊娠宿冷,将理失宜,胎动不安,血下不止,及产后乘虚,风寒内搏,恶露不下,结生瘕聚,小腹坚痛,时作寒热。

【功效】 养血活血。

【处方】 当归 熟干地黄 川芎 白芍药各一两 生干地黄二两

【用法】 上五味为细末,酒煮面糊为丸,如梧桐子大,每服六七十丸,袖珍方五十丸。食前服,温酒送下。

五物汤 《直指方》

【主治】 妇人痈疽、发背、乳痈。

【功效】 化痰散结,化瘀止痛。

【处方】 瓜蒌(研)一枚 皂荚刺(半烧带生) 没药各半两 乳香 甘草各二钱半

【用法】 上五味为粗末,醇酒三升,煎取二升,时时饮之,痛不可忍立止。

五香散 《妇人大全良方》

【主治】 妇人食鱼伤,泄泻不止,气刺奔冲,及妇人产前产后腹痛,血气等疾,用温酒下;产后败血冲心,用败蒲煎汤下;安胎,以糯米饮调下;孕妇脾泄泻痢,煎陈米饮调下,食前。

【功效】 顺气止痛,温胃攻寒。

【处方】 乌药 白芷(炒) 枳壳(永类钤方制) 白术(炒) 良姜(炒) 甘草 莪术(有孕减半)

【用法】 上七味等分,为细末,每服二钱,温酒调下。

五灵散 《圣济总录》二

【主治】 妇人血风,走注疼痛。

【功效】　活血化瘀,祛风止痛。

【处方】　五灵脂一两半　当归(切,焙)一两　蜀椒(去目并闭口,炒出汗)一分　姜黄一两

【用法】　上四味,捣罗为散,每服二钱匕,水半盏,酒半盏,同煎六分,食前温服。

五皮散　《妇人大全良方》二

【主治】　胎水。

【功效】　利水安胎。

【处方】　大腹皮　桑白皮　生姜皮　茯苓皮　橘皮各等分

【用法】　上五味,㕮咀,每服半入,水二盏,浓磨木香水一呷,同煎至八分,去滓,空心温服。

五倍散　《直指方》

【主治】　血崩奇绝。

【功效】　收敛止血。

【处方】　五倍子(烟霞圣效方一两,捶碎,去土。)

【用法】　上一味,半生半熟,等分为末,冷水调二钱,空心服。

五邪菖蒲散　《圣惠方》二

【主治】　妇人风邪,恍惚悲啼,或狂走不定,如有鬼神所著,口噤,水浆不下,面目变色,甚者不识人。

【功效】　祛风,开窍。

【处方】　石菖蒲一两(九节者)　秦艽半两　桂心半两　当归半两(剉,微炒)　禹余粮半两(捣碎)　人参半两(去芦头)　附子半两(炮裂,去皮脐)　黄芩半两　远志半两(去心)　防风半两(去芦头)　龙骨一两　赤石脂一两　赤茯苓一两　赤芍药一两　芎䓖一两　汉防己一两　甘草三分(炙微赤,剉)

【用法】　上一十七味,捣筛为散,每服三钱,以东流水一中盏,煎至六分,去滓,食前温服。

天麻丸　《圣惠方》一

【主治】　产后中风,身体如角弓反张,言语謇涩。

【功效】　祛风化痰止痉。

【处方】　天麻　白附子(炮裂,剉)　天南星(炮裂)　羌活　白僵蚕(微炒)　赤茯苓　防风(去芦头)　桂心　朱砂(细研,水飞过)　干蝎(微炒)　蝉壳(微炒)　羚羊角屑各一两　乌蛇三两(酒浸,去皮骨,炙令黄)　铅霜半两(细研)　麝香一分(细研)

【用法】　上一十五味,捣罗为末,入研,药令匀,煮槐胶和丸,如梧桐子大,不拘时,以温酒研破十丸服之。

天麻丸　《圣惠方》一

【主治】　产后中风,恍惚语涩,四肢不利。

【功效】　祛风化痰,活血通络。

【处方】　天麻一两　白僵蚕三分(微炒)　干蝎半两(微炒)　附子半两(炮裂)　五灵脂半两　朱砂一两(细研,水飞过)　羌活一两　防风一两(去芦头)　雄雀粪一分(微炒)　牛黄一分(细研)

【用法】　上一十味,捣罗为末,入研,药令匀,以糯米饭和丸,如梧桐子大,不拘时,以薄荷汁和酒,研十五丸服之。

天麻丸　《圣济总录》二

【主治】　产后中风,角弓反张,筋脉强急。

【功效】　祛风止痉,化痰通络。

【处方】　天麻(酒炙)　白附子(炮)　天南星(炮)　桂(去粗皮)　乌蛇(酒浸,去皮骨,炙)　麻黄(去根节,沸汤掠去沫,焙)　独活(去芦头)　白僵蚕(炒)　干蝎(去土,炒)　吴茱萸(炒)各二两　丹砂(别研)半两　麝香(别研)一分

【用法】　上一十二味,除丹麝外,捣罗为末,共和匀,炼蜜为丸,如梧桐子大,每服二十丸,温酒下,不拘时。

天麻丸 《妇人大全良方》一

【主治】 产后中风,恍惚语涩,四肢不利。

【功效】 祛风活血,化痰通络。

【处方】 天麻 朱砂 防风 羌活各一两 僵蚕三分(炒) 干蝎(炒) 白附子(炮裂) 五灵脂各半两 雄雀粪(炒) 牛黄各一分

【用法】 上一十味为末,糯米软饭为丸,如梧桐子大,以薄荷酒研十五丸服之。

天麻散 《圣惠方》

【主治】 妇人中风偏枯,一边手足不遂,皮肤瘹瘹,不觉痛痒,言语謇涩,筋脉拘急。

【功效】 祛风活血,养血通络。

【处方】 天麻一两 羌活一两 天南星一两(炮裂) 桂心一两 乌蛇肉一两(酒拌炒令黄) 当归一两(剉,微炒) 麻黄一两(去根节) 防风一两(去芦头) 牛膝一两(去苗) 乌犀角屑一两 侧子一两(炮裂,去皮脐) 柏子仁一两 白僵蚕一两(微炒) 干蝎半两(微炒) 朱砂一两(细研,水飞过) 牛黄一分(研入) 麝香一分(研入)

【用法】 上一十七味,捣细罗为散,入研,药令匀,每服食前服,以豆淋酒调下一钱。

天麻散 《圣惠方》一

【主治】 妊娠中风,牙关紧急,身体强直,言语不得,痰涎壅滞,心胸烦闷。

【功效】 熄风止痉。

【处方】 天麻一两 独活一两 白僵蚕三分(微炒) 白附子三分(炮裂) 麻黄一两(去根节) 羚羊角屑三分 防风三分(去芦头) 半夏半两(汤洗七遍,去滑,以生姜半两,去皮同捣,炒令干) 犀角屑半两 阿胶三分(捣碎,炒令黄燥) 甘草半两(炙微赤,剉) 铅霜一分(研入) 龙脑半分(研入)

【用法】 上一十三味,捣细罗为散,入研,药令匀,每服不拘时,以竹沥调下一钱。

天麻散 《圣惠方》一

【主治】 妊娠中风痉,身体强直,或时反张,口噤失音。

【功效】 养血熄风止痉。

【处方】 天麻一两 天南星半两(炮裂) 犀角屑三分 独活半两 防风半两(去芦头) 阿胶三分(捣碎,炒令黄燥) 芎䓖半两 酸枣仁半两(微炒) 麻黄三分(去根节) 白附子半两(炮裂) 羚羊角屑半两 龙脑一分(研入)

【用法】 上一十二味,捣细罗为散,入研,药令匀,每服不拘时,以竹沥调下一钱。

天麻散 《圣惠方》一

【主治】 产后中风口噤。

【功效】 祛风通络止痉。

【处方】 天麻三分 白附子(炮裂) 天南星(炮裂) 干蝎(微炒) 半夏(汤浸七遍,去滑,以生姜半两,去皮,同捣令烂,炒干)各半两

【用法】 上五味,捣细罗为散,每服不拘时,以生姜薄荷酒调半钱,拗开口灌之。

天麻散 《圣济总录》二

【主治】 妇人血风毒气,内外走注,身体皮肤骨节寒热疼痛,燥涩麻木。

【功效】 祛风通络,散寒除湿。

【处方】 天麻 羌活(去芦头) 芎䓖 防风(去叉) 蒺藜子(炒去角) 肉桂(去粗皮) 当归(切,焙) 白附子(炮) 干蝎(全者,炒) 乌头(炮裂,去皮脐) 枳壳(去瓤,麸炒) 天南星(炮) 麻黄(去根节,煎去沫,焙) 地骨皮各半两

【用法】 上一十四味,捣罗为散,研入麝香半钱,和匀,每服一钱匕,薄荷汤调下,温酒亦得,不拘时。

天麻散 《圣济总录》二

【主治】 妇人中风如角弓,腰背反张,

语涩壅闷。

【功效】　熄风止痉,化瘀开窍。

【处方】　天麻(酒炙)　乌蛇肉(酒浸炙)　麻黄(去根节)　肉桂(去粗皮)　独活(去芦头)　芎劳各一两　白附子(炮)　天南星(炮裂)　白僵蚕(炒)　羚羊角屑　柏子仁(别研)各半两　麝香一钱(别研)

【用法】　上一十二味,捣研罗为散,和匀,每服二钱匕,生姜薄荷自然汁化开,再用温酒调下。

天麻散　《圣济总录》二

【主治】　产后中风,口眼㖞斜,筋脉不利。

【功效】　祛风止痉。

【处方】　天麻　荆芥穗　生干地黄(焙)　独活(去芦头)　当归(切,焙)　桂(去粗皮)　白僵蚕(炒)　防风(去叉)　延胡索各半两

【用法】　上九味,捣罗为散,研匀,每服二钱匕,空心服,薄荷酒调下。

天雄散　《圣惠方》二

【主治】　妇人风眩头疼,心神昏闷,四肢缓弱。

【功效】　祛风养血和络。

【处方】　天雄一两(炮裂,去皮脐)　防风一两(去芦头)　山茱萸一两　芎劳一两　薯蓣一两　人参一两(去芦头)　白术一两半　远志一两(去心)　独活一两　桂心一两　葛根一两(剉)　茯神一两　荠草一两　石膏二两　甘菊花三分

【用法】　上一十五味,捣粗罗为散,每服四钱,以水酒各半中盏,煎至六分,去滓,温服,不拘时。

天雄散　《圣济总录》二

【主治】　产后中风偏枯,手足不随,痿弱无力。

【功效】　益气祛风通络。

【处方】　天雄(炮裂,去皮脐)　附子(炮裂,去皮脐)　五味子(炮)　白术　人参　白芷　细辛(去苗叶)各一两　乌头(炮裂,去皮脐)　柴胡(去苗)　麦门冬(去心,焙)　干姜(炮)各三分　麻黄(去根节)　山茱萸(蜀椒去目并闭口,炒出汗)　桔梗(剉,炒)各半两　当归(切,焙)一两半　防风(去叉)二两

【用法】　上一十七味,捣罗为散,每服二钱匕,温酒调下,不拘时。

天雄散　《圣济总录》二

【主治】　妇人偏枯,手足或冷或痛,或不知痛。

【功效】　散寒通络,祛风除湿。

【处方】　天雄(炮裂,去皮脐)　天麻(酒炙)各三分　天南星(炮裂)半两　肉桂(去粗皮)　麻黄(去根节)　当归(切,炒)　独活(去芦头)　乌蛇肉(酒浸,去皮骨,炙)各一两　干蝎(去土,炒)　白僵蚕(炒)各半两

【用法】　上一十味,捣罗为散,每服二钱匕,温酒调下,不拘时。

天雄汤　《圣济总录》二

【主治】　妇人中风,筋脉拘急,肢体疼痛,言语不利,精神冒闷。

【功效】　散寒止痛,祛风除湿。

【处方】　天雄(炮裂,去皮脐)　前胡(去芦头)　芎劳　枳壳(去瓤,麸炒)　细辛(去苗华)　黄芩(去黑心)　茯神(去木)　羌活(去芦头)　独活(去芦头)　防风(去叉)　肉桂(去粗皮)　甘草(炙)　麻黄(去根节,煎,掠去沫,焙)　芍药各一两

【用法】　上一十四味,剉如麻豆。每服三钱匕,水一盏,煎七分,去滓,温服,日三服。

天南星散　《圣惠方》

【主治】　妇人中风,牙关紧急,四肢强直,心胸痰涎不利。

【功效】　化瘀开窍,温经通脉。

【处方】　天南星半两　半夏半两(汤洗七遍,去滑,以生姜半两,同捣令烂,焙干)

蝎梢一分（圣济总录炒）　麻黄半两（去根节,总录煎,掠去沫,焙）　川乌头一分（总录炮裂,去皮脐）　赤箭半两　桂心一分（总录去粗皮）　麝香半分（研入）

【用法】　上八味,生用,捣细罗为散,研入麝香令匀,每服不拘时,以豆淋酒调下一字。

天南星散　《圣惠方》

【主治】　妇人中风口噤,四肢拘急。

【功效】　豁痰开窍,熄风止痉。

【处方】　天南星半两（生姜汁拌炒令黄）　白附子半两（炮裂）　附子半两（炮裂,去皮脐）　乌蛇肉半两（酒拌炒令黄妇人大全良方酒炙）　干蝎半两（微炒）

【用法】　上五味,捣细罗为散,每服半钱,以生姜温酒调下,不拘时,拗开口灌之。

天南星散　《圣惠方》一

【主治】　产后中风,口噤,四肢强直。

【功效】　祛风化痰止痉。

【处方】　天南星半两（炮裂）　半夏三分（汤洗七遍,去滑,以生姜三分,去皮,同捣令烂,炒干）　蝎梢半两（生用）　白附子半两（炮裂）　附子半两（炮裂,去皮脐）天麻半两　腻粉一分

【用法】　上七味,捣细罗为散,研入腻粉令匀,每服不拘时,以生姜薄荷酒调下一钱。

天南星丸　《圣惠方》

【主治】　妇人中急风,牙关紧急,四肢强直。

【功效】　化痰开窍,熄风止痉。

【处方】　天南星半两（炮裂）　白附子半两（炮裂）　干蝎半两（微炒）　白花蛇肉半两（酒拌炒令黄）　赤箭半两　川乌头半两（炮裂,去皮脐）　麻黄半两（去根节）防风半两（去芦头）　藿香半两　腻粉半两（研入）　麝香一分（研入）

【用法】　上十一味,捣细罗为末,入研药令匀,以槐胶水煮令烂,和捣三二百

杵,丸如梧桐子大,每服不拘时,以薄荷酒下三丸。

天南星丸　《圣惠方》二

【主治】　妇人风痰,心膈壅滞。

【功效】　熄风止痉,化痰开窍。

【处方】　天南星一两（炮裂）　白附子一两（炮裂）　白矾半两（烧灰）　皂荚子仁一两（炒令黄）　半夏一两（汤洗七遍,去滑）　生姜一两（去皮同捣,炒令干）

【用法】　上六味,捣细罗为末,以酒煮面糊和丸,如梧桐子大,每服不拘时,以生姜薄荷汤下十丸。

天南星丸　《圣济总录》二

【主治】　妊娠痰饮,膈脘痞闷,呕逆恶心。

【功效】　化痰降逆。

【处方】　天南星　半夏二味（并去脐,用生姜自然汁浸三宿,细切,焙干用）　人参　白茯苓（去黑皮）各一两　白矾一两半（细研）

【用法】　上五味,捣罗四味为末,入白矾和药再研令匀,用生姜汁煮面糊软硬得所,和丸如梧桐子大,每服十五丸,熟水下,空心日午晚食前各一。

天南星丸　《妇人大全良方》

【主治】　妇人风痰,心膈壅滞。

【功效】　祛风化痰开窍。

【处方】　天南星　白附子（并炮）　皂荚仁（炒黄）　半夏曲各一两　晋矾半两（枯）

【用法】　上五味为细末,以酒煮面糊丸,如梧桐子大,每服十丸,生姜薄荷汤吞下。

天灵盖散　《圣惠方》

【主治】　妇人骨蒸气劳,四肢无力,每至晚间即热,两颊红色,食饮不下,心神烦躁。

【功效】　养阴清热,除烦安神。

【处方】　天灵盖一两（涂酥炙令微黄）
鳖甲二两（涂醋炙令黄，去裙襕　妇人大
全良方一两半）　柴胡一两半（去苗）　安
息香一两　当归一两　地骨皮一两半（良
方一两）　栀子仁一两　人参一两（去芦
头）　赤茯苓一两半　贝母一两（煨令微黄
良方去心）　桃仁一两（汤浸，去皮尖双
仁，麸炒微黄）　麦门冬一两半（去心）　阿
魏一钱（面裹煨，以面熟为度）　黄连一两
（去须）　生干地黄一两半　槟榔一两

【用法】　上一十六味，捣粗罗为散，每
服四钱，以童子小便一大盏，入桃枝、柳枝各
七寸，生姜半分，葱白五寸，煎至五分，去滓，
温服，不拘时。

天门冬散　《圣惠方》一

【主治】　产后咳嗽，心膈不利，涕唾稠
粘，四肢烦热，不思饮食。

【功效】　养阴清肺，止咳化痰。

【处方】　天门冬（去心，焙）　前胡（去
芦头）　赤茯苓　黄芪（剉）　杏仁（汤浸，
去皮尖双仁，麸炒微黄）　桑根白皮（剉）各
二分　生干地黄　当归（剉，微炒）　百合
款冬花　赤芍药　甘草（炙微赤，剉）各
半两

【用法】　上一十二味，捣粗罗为散，每
服四钱，以水一中盏，入生姜半分，煎至六
分，去滓，温服，不拘时。

天仙藤散　《妇人大全良方》一

【主治】　产后腹痛不止，及一切血气
腹痛。

【功效】　行气活血止痛。

【处方】　天仙藤五两（炒焦）

【用法】　上一味为细末，每服二钱。
产后腹痛，用炒生姜，小便和细酒调下；常患
血气，用温酒调服效。

木香丸　《圣惠方》

【主治】　妇人疝瘕，及血气积聚，时攻
腹胁疼痛。

【功效】　调和气血止痛。

【处方】　木香半两　巴豆一分（去皮
心，麸炒黄，纸裹压去油）　干漆半两（捣
碎，炒令烟出）　吴茱萸一分（汤淘七遍，焙
干，微炒）　槟榔半两　猪牙皂荚一分（去
黑皮，涂酥炙令黄，去子）　附子一分（炮
裂，去皮脐）　白芜荑一分　当归一分（剉，
微炒）　桂心一分　干姜一分（炮裂，剉）

【用法】　上一十一味，捣罗为末，炼蜜
和捣三五百杵，丸如梧桐子大，每日空心及
痛发时服，煎红蓝花当归酒下三丸。

木香丸　《圣惠方》

【主治】　妇人血气，心腹疼痛。

【功效】　行气活血止痛。

【处方】　木香半两　肉豆蔻一两（去
壳）　川大黄一两（剉碎，微炒）　槟榔一两
干姜一两（炮裂，剉）　蓬莪术一两　香墨
一两　巴豆一分（去皮心，研，纸裹压去油）

【用法】　上八味，捣罗为末，入巴豆同
研令匀，醋煮面糊和丸，如绿豆大，每于食前
服，以温酒下五丸，粥饮下亦得。

木香丸　《圣惠方》

【主治】　妇人气壅，大肠秘涩宣转。

【功效】　行气通便。

【处方】　木香　川大黄（剉，微炒）
桂心　槟榔　青橘皮（汤浸，去白瓤，焙）各
一两　巴豆半两（去皮心，用新汲水浸三日
后，微火炒令黄，研，纸裹压令油尽）

【用法】　上六味，捣罗为末，入巴豆研
令匀，用面糊和丸，如粟米大，每服，以温水
下七丸。

木香丸　《圣惠方》一

【主治】　产后恶血不散，积聚成块，在
脐腹下，坚硬疼痛。

【功效】　活血消癥，散结止痛。

【处方】　木香半两　京三棱一两（微
煨，剉）　槟榔一两　桂心半两　附子一两
（炮裂，去皮脐）　没药半两　阿魏半两（面
裹煨，面熟为度）　桃仁一两（汤浸，去皮尖
双仁，麸炒微黄）　鳖甲一两（涂醋炙令黄，

去裙襕）　虻虫一分（去翅足，微炒）　水蛭
一分（微炒令黄）　当归半两（剉，微炒）
芎䓖半两　牡丹皮半两　赤芍药半两　硇
砂半两（细研）　川大黄一两半（剉碎，微
炒）　干漆一两（捣碎，炒令烟出）

【用法】　上一十八味，捣罗为末，炼蜜
和捣五七百杵，丸如梧桐子大，每服以温酒
下二十九，日三四服。

木香丸　《圣惠方》二

【主治】　妇人冷劳气，经脉不调，腑脏
气滞，四肢疼痛，饮食无味，渐加羸瘦。

【功效】　行气养血，活血散结。

【处方】　木香三分　鳖甲一两（涂醋
炙令黄，去裙襕）　琥珀三分　柴胡一两
（去苗）　白术一两　干姜半两（炮裂，剉）
陈橘皮一两（汤浸，去白瓤，焙）　人参半
两（去芦头）　桂心半两　吴茱萸三分（汤
浸七遍，焙干，微炒）　厚朴一两（去粗皮，
涂生姜汁，炙令香熟）　当归三分（剉碎，微
炒）　赤芍药三分　京三棱三分（微煨，剉
妇人大全良方三分）　延胡索三分　附
子三分（炮裂，去皮脐）　芎䓖三分　牡丹三
分　熟干地黄一两

【用法】　上一十九味，捣罗为末，炼蜜
和捣五七百杵，丸如梧桐子大，空心及晚食
前服，以温酒下三十丸。

木香丸　《圣惠方》二

【主治】　产后心腹气痛，泄痢不止。

【功效】　行气止痛，涩肠止痢。

【处方】　木香半两　诃黎勒一两（煨，
用皮）　龙骨一两　附子一两（炮裂，去皮
脐）　黄连一两（去须，微炒）　干姜一两
（炮裂，剉）　当归一两（剉，微炒）　吴茱萸
半两（汤浸七遍，焙干微炒）

【用法】　上八味，捣罗为末，炼蜜和
丸，如梧桐子大，每服以粥饮下三十丸，日三
四服。

木香丸　《圣惠方》三

【主治】　产后两肋胀满，小腹疼痛。

【功效】　理气和血止痛。

【处方】　木香一两　当归一两（剉，微
炒）　白术一两　白芷半两　芎䓖一两　槟
榔半两　桂心半两　桃仁三分（汤浸，去皮
尖双仁，麸炒微黄）　干姜半两（炮裂，剉）
厚朴半两（去粗皮，涂生姜汁，炙令香熟）
莞花半两（醋拌炒令干）

【用法】　上一十一味，捣罗为末，以醋
煮面糊和丸，如梧桐子大，每于食前服，以生
姜酒下二十丸。

木香丸　《圣济总录》二

【主治】　妊娠腹满，不思饮食，呕逆
不止。

【功效】　行气和胃止呕。

【处方】　木香　莎草根（炒，去毛）
蓬莪术（炮，剉）　青橘皮（汤浸，去白，焙）
甘松各一两　甘草（炙）半两

【用法】　上六味，捣罗为末，水浸炊饼
和丸，如弹丸大，每服一丸，湿纸煨，生姜一
块，如皂子大，与药同嚼，温汤下，食前服。

木香丸　《圣济总录》二

【主治】　妊娠痰饮，咳嗽呕逆，不思
饮食。

【功效】　降气化痰，和胃止呕。

【处方】　木香　甘草　白术　陈橘皮
（汤洗，去白，焙）各一两　天南星　半夏
（生姜汁浸一宿，炒）　白芷各半两　干姜
一分（炮）

【用法】　上八味，捣罗为末，同粟米饭
为丸，如梧桐子大，每服二十丸，食后煎生姜
枣汤下。

木香丸　《圣济总录》二

【主治】　产后霍乱吐利，食物不化，腹
胁疼痛。

【功效】　健脾和胃，消食止泻。

【处方】　木香二两（炮）　肉豆蔻十二
枚（炮，去壳）　草豆蔻十二颗（去皮）　小
蒜（切，焙）半两　石菖蒲　陈曲（炒）各一
两　干椿根白皮（细剉）　麦蘖各一两半

（炒） 阿魏一钱（别研入）

【用法】 上九味，捣罗为末，酒煮面糊为丸，如梧桐子大，每服二十丸，炙陈橘皮汤下，食前服。

木香丸 《圣济总录》二

【主治】 产后一切疟。

【功效】 清热截疟，调和气血。

【处方】 木香 常山（剉） 牡蛎（火烧赤） 大黄（炮，剉） 知母（焙） 麻黄（去根节，煎，掠去沫，焙） 鳖甲（醋炙，去裙襕） 乌梅（去核，炒） 当归（切，焙）各一两 丹砂（别研入）半两

【用法】 上一十味，捣罗为末，炼蜜为丸，梧桐子大，每服二十丸，温酒下，当未发前服。

木香丸 《本事方》

【主治】 妊娠饮食过度。

【功效】 消积，和胃。

【处方】 木香（不见火 妇人大全良方二钱） 三棱（炮） 人参 白茯苓等分（去皮 妇人大全良方各三钱）

【用法】 上四味为末，面糊丸，绿豆大，每三十丸。熟水下。

木香丸 《得效方》

【主治】 妊娠饮食过度。

【功效】 消积，和胃。

【处方】 木香（不见火） 三棱（炮）人参 白茯苓（去皮）等分

【用法】 上四味为末，面糊丸，绿豆大，每服三十丸，熟水下，不拘时。

木香丸 《永类钤方》

【主治】 妊娠伤寒。

【功效】 调气和血。

【处方】 木香二钱 三棱 人参 白茯苓各三钱

【用法】 上四味为细末，糊丸绿豆，熟水下三十丸。

木香散 《圣惠方》

【主治】 妇人痃癖，心腹疼痛，不欲饮食。

【功效】 理气活血，化瘀止痛。

【处方】 木香三分 槟榔半两 蓬莪术半两 京三棱三分（炮，剉） 延胡索三分 当归三分（剉，微炒） 芎䓖三分 桃仁一两（汤浸，去皮尖双仁，麸炒微黄） 牛李子三分 琥珀三分 桂心三分 麝香一分（研入）

【用法】 上一十二味，捣细罗为散，每服不拘时，以热酒调下一钱。

木香散 《圣惠方》

【主治】 妇人血气心痛及蛔虫痃心痛。

【功效】 行气活血，杀虫止痛。

【处方】 木香一两 赤芍药一两 伏龙肝半两 鹤虱一两半 当归二两（剉，微炒） 槟榔一两

【用法】 上六味，捣细罗为散，每服食前服，以热酒调下一钱。

木香散 《圣惠方》

【主治】 妇人血气攻两胁胀痛，背膊壅闷，手足烦疼，不能饮食。

【功效】 行气温中，活血祛瘀。

【处方】 木香三分 白术一两 桂心半两 诃黎勒皮三分 鳖甲一两半（涂醋，炙令黄，去裙襕） 赤芍药三分 川大黄一两（剉碎，微炒） 当归三分（剉，微炒） 桃仁三分（汤浸，去皮尖双仁，麸炒微黄）

【用法】 上九味，捣粗罗为散，每服四钱，以水一中盏，入生姜半分，煎至六分，去滓，温服，不拘时。

木香散 《圣惠方》

【主治】 妇人虚冷，气攻两胁胀痛，不能饮食。

【功效】 温中行气。

【处方】 木香一两 吴茱萸半两（汤

浸七遍,焙干微炒）　芎䓖三分　高良姜半两（剉）　桂心三分　当归三分（剉,微炒）　桃仁三分(汤浸,去皮尖双仁,麸炒微黄)

【用法】　上七味,捣细罗为散,不拘时,以热酒调下二钱。

木香散　《圣惠方》

【主治】　妇人胸膈气壅,两胁胀闷,不欲饮食。

【功效】　行气消积除癖。

【处方】　木香半两　白术半两　前胡一两（去芦头）　赤茯苓三分　川大黄一两（剉碎,微炒）　诃黎勒一两（煨,用皮）　桂心三分　大腹皮半两　枳壳一两（麸炒微黄,去瓤）

【用法】　上九味,捣粗罗为散,每服三钱,以水一中盏,入生姜半分,煎至六分,去滓,温服,不拘时。

木香散　《圣惠方》

【主治】　妇人脾胃虚冷,心腹胀满,不欲饮食。

【功效】　温中健脾。

【处方】　木香一两　神曲三两（微炒令黄　妇人大全良方三分）　桂心一两　白术一两　干姜一两（炮裂,剉）　陈橘皮一两（汤浸,去白瓤,焙）　草豆蔻一两（去皮　良方用草果仁）　诃黎勒一两（煨,用皮　人参一两,去芦头）　甘草半两（炙微赤,剉）

【用法】　上九味,捣细罗为散,每服一钱,如茶点稍热服。

木香散　《圣惠方》二

【主治】　产后赤白痢,脐腹撮痛。

【功效】　清热止痢,和血止痛。

【处方】　木香半两　甘草半两（炙微赤,剉）　阿胶三分（捣碎,炒令黄燥）　地榆一两（剉）　当归三分（剉,微炒）　赤芍药三分　黄连一两（去须,微炒）　诃子皮一两　熟干地黄一两

【用法】　上九味,捣筛为散,每服三钱,以水一中盏,煎至五分,去滓,每于食前服。

木香散　《圣惠方》二

【主治】　产后赤白痢,腹中疼痛,不欲饮食。

【功效】　行气止痛,清热止痢。

【处方】　木香半两　厚朴一两（去粗皮,涂生姜汁,炙令香熟）　诃黎勒一两（煨,用皮）　甘草半两（炙微赤,剉）　黄连一两（去须,微炒）　白术三分　当归一两（剉,微炒）　龙骨一两　赤石脂一两　干姜半两（炮裂,剉）　阿胶三分（捣碎,炒令黄燥）

【用法】　上一十一味,捣细罗为散,不拘时,以粥饮调下二钱。

木香散　《圣惠方》三

【主治】　产后风虚劳损,气攻心腹,四肢疼痛,不思饮食。

【功效】　益气健脾,行气止痛。

【处方】　木香三分　附子一两（炮裂,去皮脐）　熟干地黄一两　当归一两（剉,微炒）　陈橘皮三分（汤浸,去白瓤,焙　人参三分（去芦头）　白茯苓三分　芎䓖三分　黄芪三分（剉）　白芍药三分　桂心半两　白术半两　甘草一分（炙微赤,剉）

【用法】　上一十三味,捣粗罗为散,每服三钱,以水一中盏,入生姜半分,枣三枚,煎至六分,去滓,温服,不拘时。

木香散　《圣惠方》三

【主治】　产后心腹不利,儿枕痛。

【功效】　行气活血止痛。

【处方】　木香一分　当归一两（剉,微炒）　赤芍药半两　芎䓖三分　桂心半两

【用法】　上五味,捣粗罗为散,每服三钱,以水酒各半中盏,入生姜半分,煎至六分,去滓,温服,日三四服。

木香散　《圣惠方》三

【主治】　产后内伤冷气,腹中及心下切痛,不能饮食,四肢无力。

【功效】 温中行气,和血止痛。

【处方】 木香三分 当归一两半(剉,微炒) 青橘皮三分(汤浸,去白瓤,焙) 甘草半两(炙微赤,剉) 厚朴一两(去粗皮,涂生姜汁,炙令黄熟) 芎劳三分 赤芍药三分 白术三分 高良姜半两(剉)

【用法】 上九味,捣粗罗为散,每服三钱,以水一中盏,煎至六分,去滓,稍热服,不拘时。

木香散 《圣济总录》二

【主治】 妊娠心腹疼痛。

【功效】 活血化瘀,理气止痛。

【处方】 木香 枳壳(去瓤,麸炒) 白芷 蓬莪术(煨,剉) 白术(炒) 益智(去皮,炒) 甘草(炙)各二两 桂(去粗皮)半两 青橘皮(汤浸,去白,焙) 人参 京三棱(煨,剉)各一两

【用法】 上一十一味,捣罗为散,每服二钱匕,不拘时,沸汤调服。

木香散 《圣济总录》二

【主治】 妊娠下痢。

【功效】 调和脾胃,止痢。

【处方】 木香 肉豆蔻(去壳) 密陀僧(煅) 没药(研) 陈橘皮(去白,炒) 龙骨各一分 诃黎勒(去核) 当归(切,焙) 赤石脂 甘草各半两 胡椒 干姜(炮)各半分

【用法】 上一十二味,捣罗为散,每服二钱匕,米饮调下,日三服。

木香散 《三因方》

【主治】 妇人脾气、血气、血虫、气虫、水虫、石虫。

【功效】 行气活血,杀虫止痛。

【处方】 木香 沉香 乳香(研) 甘草(炙)各一分 川芎 胡椒 陈皮 人参 晋矾各半两 桂心 干姜(炮) 缩砂各一两 茴香(炒)一两半 天茄五两(赤小者,日干秤)

【用法】 上一十四味洗焙为末,空心日午服,温陈米饮调下二钱。忌羊肉。

木香散 《妇人大全良方》

【主治】 妇人脏腑冷极,及久冷伤惫,口疮,下泄米谷不化,饮食无味,肌肉瘦悴,心多嗔恚,妇人产后虚冷下泄,及一切水泻冷痢。

【功效】 温补脾肾,行气止泻。

【处方】 木香 破故纸(炒)各一两 良姜 缩砂仁 厚朴(制)各三分 赤芍药 橘红(永类钤方净) 桂心 白术各半两 胡椒 吴茱萸(汤泡七次)各一两 肉豆蔻四两 槟榔一个

【用法】 上一十三味为散,每服三钱,用不经水猪肝四两许,去筋膜,批为薄片,重重掺药,置一鼎中,入浆水一碗,醋一茶脚许,盖覆,煮肝熟,入盐一钱,葱白三茎,细切,生姜弹子许,拍破,同煮水欲尽,空心为一服,冷食之,初服微泻不妨,亦是逐下冷气,少时自止,经年冷痢滑泻,只是一服,渴即饮粥汤,忌生冷油腻物,如不能食冷物,即添少浆暖用。

木香煮散 《妇人大全良方》

【主治】 妇人左瘫右痪,素有风湿。

【功效】 祛风除湿,益气健脾。

【处方】 羌活 麻黄各一两(去节) 防风三分 白术 陈皮 黑附子(炮) 南木香 槟榔 牛膝 大川乌(炮) 草豆蔻(连皮煨) 杏仁(去皮尖,麸炒) 人参 白茯苓 川芎 当归 甘草 桂心各半两

【用法】 上一十八味吹咀,每服四钱重,水一大盏半,生姜五片,煎至八分,去滓,热服。大便不通,加大黄;心腹胀,加苦葶苈、滑石;膈上壅滞,咳嗽气促,加半夏、川升麻、天门冬、知母。

木香通气散 《得效方》

【主治】 妇人寒气结瘕,腹大坚满,痛不可忍。

【功效】 理气散寒,温经止痛。

【处方】 木香 戎盐(炒) 京三棱

(炮)各半两　厚朴一两(姜制)　枳实(麸炒)　甘草(炙)各三钱　干姜(炮)　蓬莪术(炮)各二钱

【用法】　上八味为末,每服三钱,淡生姜汤调下,食前服。

木香汤　《圣济总录》二

【主治】　产后热泻不止。

【功效】　清热止痢,涩肠止泻。

【处方】　木香(炮)　黄连(去须)各一两　诃黎勒皮三分(炮)　龙骨(火烧红)半两　厚朴(去粗皮,生姜汁炙)三分

【用法】　上五味,粗捣筛,每服三钱匕,水一盏,煎至七分,去滓,温服,空腹食前服。

木香汤　《圣济总录》二

【主治】　妇人血风劳气,下注腰脚,上攻头目。

【功效】　温经活血,养血祛风。

【处方】　木香　没药　乌头(炮裂,去皮脐)　当归(切,焙)　五加皮(剉)　无食子　肉桂(去粗皮)　血竭(研)各一两　槟榔(剉)　赤芍药各半两

【用法】　上一十味,剉如麻豆,每服三钱匕,水一盏,煎沸,入油三四滴,再煎至七分,空心日午、夜卧,去滓,温服。

木香硇砂丸　《得效方》

【主治】　妇人疰癖积聚,血块刺痛,脾胃虚寒,宿食不消,久不瘥者。

【功效】　温中行气,活血止痛。

【处方】　丁香　木香　硇砂(研)　干漆(炒烟尽)　细墨　大黄(剉,炒)　附子(炮)　官桂　乳香(研)　广莪术　青皮　京三棱　没药(研)　巴豆霜(减半)　猪牙皂角(炙,去皮弦)　干姜(炮)各等分

【用法】　上一十六味,除另研外,同为末,以好醋一升,化开硇砂,去了粗,银石器内慢火熬,次下巴豆霜、大黄末,熬成膏,下前药末,丸如麻子大,每服三十丸,温酒送下,量虚实加减,大便利为度。

木香乌荆丸　《妇人大全良方》

【主治】　妇人肠风酒痢。

【功效】　行气祛风,温中止痢。

【处方】　木香一分　荆芥穗　川乌(炮)各一两

【用法】　上三味为末,酒糊丸如梧桐子大,每服二十丸,食前临卧,浓煎栗根白皮酒吞下。忌羊血。

木香和脾饮　《圣济总录》二

【主治】　妊娠心腹冷痛,霍乱吐泻。

【功效】　理气和中,温中止痛。

【处方】　木香　丁香　白术　甘草(炙)　芎䓖　人参　草豆蔻(去皮)　沉香　大腹皮(剉)　诃黎勒(煨,去核)各半两

【用法】　上一十味,粗捣筛,每服二钱匕,水一盏,入生姜五片,同煎至七分,去滓,温服,空心食前。

木通散　《圣惠方》

【主治】　妇人乳痈,以成疮肿脓水,疼痛不可忍。

【功效】　活血通脉,败脓止痛。

【处方】　木通一两半(剉)　黄芪一两(剉)　玄参一两半　沉香三分　赤芍药二两　子芩一两　败酱一两　露蜂房一两(炙黄)　汉防己一两半　川朴硝两

【用法】　上一十味,捣筛为散,每服四钱,以水一中盏,煎至六分,去滓,温服,不拘时。

木通散　《圣惠方》

【主治】　妇人五淋。

【功效】　清热泻火通淋。

【处方】　木通一两(剉)　葵子二两　茅根二两　榆白皮一两(剉)　瞿麦一两　大麻仁一两　贝齿二两　滑石一两　甘草半两(炙微赤,剉)

【用法】　上九味,捣筛为散,每服五钱,以水一大盏,煎至五分,去滓,食前温服。

木通散 《圣惠方》

【主治】 妇人小便不通。

【功效】 清热利尿通淋。

【处方】 木通三分(剉) 车前子半两 甘草半两(炙微赤,剉) 葵根三分 瞿麦半两 滑石一两

【用法】 上六味,捣筛为散,每服三钱,以水一中盏,煎至六分,去滓,食前温服。

木通散 《圣惠方》二

【主治】 产后大小便秘涩。

【功效】 行气润肠通便。

【处方】 木通一两(剉) 大麻仁一两 葵子一两 滑石一两 槟榔一两(铃方各半两) 枳实半两(麸炒微黄) 甘草半两(炙微赤,剉)

【用法】 上七味,捣筛为散,每服三钱,以水一中盏,煎至六分,去滓,温服,不拘时。

木通散 《圣惠方》三

【主治】 产后气血虚,津液少,令乳无汁。

【功效】 益气生津,通络下乳。

【处方】 木通二两(裂) 瓜蒌根一两 漏芦一两 麦门冬一两半(去心,焙) 芦根三分(剉) 人参半两(去芦头) 赤茯苓半两 大腹皮一分(剉) 陈橘皮半两(汤浸,去白瓤,焙) 茅根三分(剉) 甘草一分(炙微赤,剉)

【用法】 上一十一味,捣粗罗为散,每服四钱,以水一中盏,入葱白五寸,煎至六分,去滓,温服,不拘时。

木通散 《得效方》

【主治】 产后小便不通。

【功效】 利尿通淋。

【处方】 木通 大麻仁 葵子 滑石 槟榔 枳实 甘草各半两

【用法】 上七味,剉散,每服三钱,水一盏半煎,温服,不拘时。

木通散 《妇人大全良方》

【主治】 妇人胁肋苦痛偏疚,并心下胁肋,并小腹牵引痛者。

【功效】 疏肝止痛,行气。

【处方】 木通(去皮节) 青皮(去白) 川楝子(去皮核)各一两,(上三味,用巴豆半两炒黄,去巴豆不用) 萝卜子(炒) 舶上茴香一两(炒) 莪术 木香 滑石各半两

【用法】 上八味为细末,煎葱白,酒调三钱,一服愈,甚者不过再服。

木通散 《妇人大全良方》二

【主治】 产后小便不通。

【功效】 利尿通淋。

【处方】 木通 大麻仁 葵子 滑石 槟榔 枳实 甘草各半两

【用法】 上七味,为粗末,每服三大钱,水盏半,煎至七分,去滓,温服。

木通汤 《圣济总录》二

【主治】 妊娠子淋涩痛。

【功效】 养阴清热。

【处方】 木通(剉) 石韦(去毛)各一两 陈橘皮(汤浸,去白,炒) 赤茯苓(去黑皮) 芍药 桑根白皮(剉) 人参各三分

【用法】 上七味,粗捣筛,每服三钱匕,水一盏半,入生姜一枣大,拍碎,煎至八分,去滓,温服。

木通汤 《圣济总录》二

【主治】 妊娠身体浮肿,心腹胀满,小便不通。

【功效】 行气利水,利尿通淋。

【处方】 木通(剉) 香薷 桑根白皮(剉)各一两 木香 诃黎勒皮 黄芩各三分 枳壳(去瓤,麸炒) 槟榔 紫苏茎叶各半两

【用法】 上九味,粗捣筛,每服四钱匕,水一盏,入生姜半分,拍碎,煎至六分,去

滓,温服,食前服,日再。

木通汤 《圣济总录》二

【主治】 妊娠大小便不通,下部胀满,坐卧不安。

【功效】 清润通下。

【处方】 木通(剉碎)二两 大黄(剉碎,生用)二两 滑石三两 大麻仁一两

【用法】 上四味,粗捣筛,每服四钱匕,水一盏半,煎至七分,去滓,空心温服。

木通丸 《圣济总录》二

【主治】 妊娠小便不通,及胞转脐下胀痛。

【功效】 养阴清热,通利小便。

【处方】 木通(剉) 黄芩(去黑心) 冬葵子(微炒) 生干地黄(焙)各一两

【用法】 上四味,捣罗为末,用面糊和丸,如梧桐子大,每服二十丸,灯心汤下,食前服。

木通饮 《圣济总录》二

【主治】 妊娠大小便不通。

【功效】 清润通下。

【处方】 木通(细剉)二两 车前子一两半 黄芩(去黑心)一两 郁李仁(汤浸,去皮,曝干)一两半 大黄(剉,炒)一两

【用法】 上五味,粗捣筛,每服五钱匕,水一盏,煎至八分,去滓,空心温服。

木瓜散 《圣惠方》一

【主治】 产后霍乱吐泻,烦闷,欲作转筋。

【功效】 舒筋活络,健脾止呕。

【处方】 木瓜二两(干者) 白术一两半 当归一两(剉,微炒) 藿香二两 人参一两半(去芦头) 白茯苓一两 五味子一两半 黄芪二两(剉)

【用法】 上八味,捣粗罗为散,每服三钱,以水一中盏,入生姜半分,煎至六分,去滓,温服,不拘时。

木瓜汤 《圣济总录》二

【主治】 产后霍乱吐利,脚转筋。

【功效】 舒筋活络,温中止呕。

【处方】 木瓜(剉去子)二两 生姜(切,炒干) 吴茱萸 黑豆(汤浸洗,炒干)各一两

【用法】 上四味,粗捣筛,每服五钱匕,水一盏半,煎至八分,去滓,温服,日二服。

木瓜汤 《圣济总录》二

【主治】 产后呕逆,日渐成吐。

【功效】 理气和胃,降逆止呕。

【处方】 木瓜(切,焙) 白术 藿香叶 甘草(炙,剉) 五味子 白茯苓(去黑皮) 陈橘皮(去白皮) 草豆蔻(去皮) 人参各一两 干姜(炮)半两

【用法】 上一十味,粗捣筛,每服二钱匕,水一盏,煎至七分,去滓,温服,不拘时。

木瓜煎 《妇人大全良方》二

【主治】 妊娠霍乱,吐泻转筋,入腹则闷绝。

【功效】 柔肝缓急。

【处方】 吴茱萸(汤泡七次) 生姜(切)各一分 木瓜(切,一两半,一方有茴香一分,甘草一钱,茱萸半两,加紫苏煎)

【用法】 上三味,细剉,水二钱,煎一盏二分,去滓,分三服,热服,不拘时。

木防己膏 《千金方》

【主治】 产后中风。

【功效】 祛风除痹。

【处方】 木防己半升 茵芋五两

【用法】 上二味,㕮咀,以苦酒九升,渍一宿,猪膏四升,煎三上三下,膏成,炙手摩千遍瘥。

木防己散 《圣惠方》一

【主治】 妊娠中风,口眼㖞斜不正,手足顽痹。

【功效】 除风通络,除痹。

【处方】　木防己一两　羌活一两　防风一两(去芦头)　羚羊角屑一两　桂心半两　荆芥穗半两　薏苡仁半两　麻黄一两(去根节)　桑寄生半两　黄松木节一两　甘草半两(炙微赤,剉)

【用法】　上一十一味,捣筛为散,每服三钱,水一中盏,入生姜半分,煎至六分,去滓,温服,不拘时。

木乳散　《圣惠方》

【主治】　妇人咳嗽久不止。

【功效】　化痰止咳。

【处方】　木乳三两(去粗皮,涂酥炙令黄)　贝母一两(酥炒微黄)　甘草一两(涂酥炙微赤,剉)　杏仁二两(汤浸,去皮尖双仁,酥炒令黄)

【用法】　上四味,捣细罗为散,每服食后,以生姜橘皮汤调下一钱。

木贼散　《圣惠方》一

【主治】　妇人月水不断。

【功效】　和血调经。

【处方】　木贼节一两　赤芍药一两　神曲半两(微炒)　荷叶一分　柏叶半两(微炒)

【用法】　上五味,捣细罗为散,每于食前服,以当归酒调下二钱。

艾叶散　《圣惠方》一

【主治】　妇人月水不断,吃食减少,四肢黄瘦。

【功效】　温经养血。

【处方】　艾叶(微炒)　阿魏(捣碎,炒令黄燥)　干姜(炮裂,剉)　当归(剉,微炒)　龙骨　黄芪(剉)　芎䓖　熟干地黄各一两　甘草半两(炙,剉)

【用法】　上九味,捣粗罗为散,每服三钱,以水一中盏,入枣三枚,煎至六分,去滓,每于食前温服。

艾叶散　《圣惠方》二

【主治】　妇人崩中下五色,及产后余疾。

【功效】　补气养血,温经止血。

【处方】　艾叶三分(微炒)　丹参三分　熟干地黄一两半　黄芪一两半(剉)　芎䓖一两　忍冬一两　地榆一两(剉)

【用法】　上七味,捣粗罗为散,每服四钱,以水一中盏,入生姜半分,煎至六分,去滓,温服,不拘时。

艾叶散　《圣惠方》二

【主治】　妇人赤白带下,日夜不止,身体黄瘦,不思饮食。

【功效】　温经养血,健脾和中。

【处方】　艾叶一两(微炒)　阿胶一两(捣碎,炒令黄燥)　龙骨一两　附子三分(炮裂,去皮脐)　芎䓖三分　当归三分(剉,微炒)　熟干地黄一两半　吴茱萸半两(汤浸七遍,焙干微炒)　赤石脂一两　硫黄三分(细研)　缩砂半两(去皮)

【用法】　上一十一味,捣细罗为散,每于食前服,以粥饮调下二钱。

艾叶散　《圣惠方》二

【主治】　产后脓血痢,久不瘥,腹胃疼痛,不思饮食,渐加羸瘦。

【功效】　温中止血,凉血止痢。

【处方】　艾叶一两(微炒)　黄柏三分(涂蜜微炙,剉)　赤芍药二分　黄连三分(去须,微炒)　地榆三分(剉)　甘草半两(炙微赤,剉)　干姜半两(炮裂,剉)　阿胶三分(捣碎,炒令黄燥)

【用法】　上八味,捣细罗为散,每服以粥饮调下二钱,日三四服。

艾叶散　《圣惠方》二

【主治】　产后恶露不绝,脐腹时痛。

【功效】　温经止血,活血止痛。

【处方】　艾叶三分(微炒)　当归三分(剉,微炒)　白芍药一两　芎䓖半两　熟干地黄一两半　续断一两　牛膝半两(去苗)　桑耳半两　败酱三分

【用法】　上九味,捣细罗为散,每服食

前服,以生姜粥饮调下二钱。

艾叶散 《圣惠方》二

【主治】 妊娠胎动下血,心烦闷闷乱。

【功效】 温经止血。

【处方】 艾叶一两(微炒) 赤石脂一两半 白茯苓一两

【用法】 上三味,捣筛为散,每服三钱,以水一中盏,入生姜半分,枣三枚,煎至六分,去滓,温服,不拘时。

艾叶散 《圣惠方》二

【主治】 妊娠胎动不安,腹内疗痛。

【功效】 温经养血,止痛安胎。

【处方】 艾叶三分(微炒) 阿胶一两(捣碎,炒令黄燥) 芎劳三分 干姜三分(炮裂,剉) 当归一两(剉,微炒) 甘草半两(炙微赤,剉) 桑寄生三分

【用法】 上七味,捣筛为散,每服三钱,以水一中盏,入生姜半分,枣三枚,煎至六分,去滓,稍热服,不拘时。

艾叶散 《圣惠方》二

【主治】 堕胎后,恶物下,四体虚,困闷不能自胜。

【功效】 温经止血。

【处方】 艾叶三分(微炙) 地榆一两(剉) 干姜三分(炮裂,剉) 当归一两(微炒) 赤石脂三分

【用法】 上五味,捣细罗为散,每于食前服,以淡竹沥调下二钱。

艾叶汤 《得效方》

【主治】 妊娠卒下血不止,胎上逼心,手足逆冷欲死。

【功效】 温经养血,止血安胎。

【处方】 生艾叶(捣绞取汁一盏) 阿胶(炙令燥)半两 蜜一合

【用法】 上三味,取艾叶汁一盏,入阿胶及蜜一合,煎取一盏,去滓,分为二服,温服。

艾叶汤 《圣济总录》一

【主治】 妊娠胎漏下血。

【功效】 温经养血,和中止血。

【处方】 艾叶(炒) 黄金(去黑心)各半两 黄连(去须) 茯神(去木) 桑耳 代赭 厚朴(去粗皮,生姜汁炙,剉) 白茅根(切) 白芷 阿胶(炒燥)各一两 白术三分

【用法】 上一十一味,粗捣筛,每服五钱匕,水一盏半,入生姜五片,同煎至八分,去滓,温服,不拘时。

艾叶汤 《圣济总录》一

【主治】 妊娠外因惊动,胎内不安,转移不宁。

【功效】 益气养血,温经止血。

【处方】 艾叶(炙干)三分 桑上寄生(剉炒)一两半 人参二两 茯神(去木)三分 阿胶(炙令燥)三分

【用法】 上五味,粗捣筛,每服三钱匕,以水一盏,入糯米半合,葱白三寸并须,切,同煎至七分,去滓,温服,食前。

艾叶汤 《圣济总录》一

【主治】 妊娠胞中虚冷,致胎萎燥不长。

【功效】 温经养血安胎。

【处方】 艾叶(炒) 芎劳 当归(炙,剉) 干姜(炮) 白术各一两

【用法】 上五味,粗捣筛,每服三钱匕,以水一盏,煎至七分,去滓,温服,日三服。

艾叶汤 《圣济总录》二

【主治】 妊娠下痢。

【功效】 温肠止痢。

【处方】 艾叶(去梗,炙)一分 白芷 阿胶(炙令燥) 白术(剉,炒) 厚朴(去粗皮,生姜汁炙) 黄连(去须)各一两 茯神(去木) 地榆皮 赤石脂(研)各一两半 黄芩(去黑心)半两 肉豆蔻(去壳)一枚

【用法】 上一十一味,粗捣筛,每服五钱匕,水以一盏半,生姜五片,煎至八分,去滓,温服。

艾叶丸 《圣惠方》

【主治】 妇人腹肚胀满,脐下疠痛,大便下血不止。

【功效】 温中行气,收敛止血。

【处方】 艾叶一两(微炒) 鳖甲一两半(涂醋炙令黄,去裙襕) 当归一两(剉,微炒) 卷柏一两半 白龙骨二两 附子一两(炮裂,去皮脐) 干姜一两(炮裂,剉) 赤芍药三分

【用法】 上八味,捣罗为末,炼蜜和捣三五百杵,丸如梧桐子大,食前服,以粥饮下三十丸。

艾叶丸 《圣惠方》二

【主治】 产后恶露不绝,腹中疠痛,气息乏力。

【功效】 温经止血,活血补血。

【处方】 艾叶一两(微炒) 熟干地黄二两 代赭一两半(细研) 干姜一两(炮裂,剉) 芎䓖一两 阿胶一两(捣碎,炒黄燥) 牛角䚡二两(烧灰) 牡蛎一两(烧为粉)

【用法】 上八味,捣罗为末,炼蜜和捣三二百杵,丸如梧桐子大,每食前服,以温酒下三十丸。

艾叶丸 《圣济总录》二

【主治】 妊娠小便利,少腹急痛。

【功效】 温中行气,止痛安胎。

【处方】 艾叶(炙) 干姜(生)各一两 厚朴(去粗皮,生姜汁炙) 益智(去皮)各半两

【用法】 上四味,捣罗为末,炼蜜和丸,如梧桐子大,每服三十丸,米饮下,以饭压之。

艾叶饮 《圣济总录》一

【主治】 产后恶露不绝,心闷气短。

【功效】 温经止血,益气养血。

【处方】 艾叶 当归(切,焙) 人参 地榆 干姜(炮) 阿胶(炙令燥) 生干地黄(焙)一两

【用法】 上七味,粗捣筛,每服三钱匕,水一盏,煎至七分,去滓,温服,日三服。

艾叶饮 《圣济总录》一

【主治】 妊娠漏胎,淋漓不止。

【功效】 温经行瘀,止血安胎。

【处方】 艾叶(陈者)半两 干姜(炮) 当归(炙,剉)各三分 芎䓖一两

【用法】 上四味,捣为粗末,每服三钱匕,以水一盏,入生姜一枣大,拍碎,同煎至七分,去滓,热服,空心,日午晚后各一。

艾叶饮 《圣济总录》二

【主治】 半产后,恶露不断,心闷气短。

【功效】 温经行滞。

【处方】 艾叶 当归(切,焙) 人参 生干地黄(焙) 地榆 干姜(炮) 阿胶(炙令燥)

【用法】 上七味等分,粗捣筛,每服三钱匕,水一盏,煎至七分,去滓,温服,不拘时。

艾煎丸 《是斋医方》

【主治】 妇人一切虚寒,胎前产后赤白带下,或成血瘕。

【功效】 温经养血。

【处方】 伏道艾(揉去尘土,择净枝梗,取叶秤五两,先用大肥淮枣一十二两,砂瓶内水煮烂,去核,同艾叶一处捣烂如泥,捻成薄饼子,猛火焙干,乘热急碾为末) 大汉椒(去目枝梗并合口者,取净秤五两,以阿胶二两,米醋三升,同椒于砂瓶内煮醋干,取出焙燥,碾为细末) 当归(去芦及须,酒洗) 白芍药(真白者) 熟干地黄(如铺上卖者,须净洗,滤去浮者,晒干,酒浸蒸晒,再入酒浸蒸五七次,如糖煎香美,方可用) 川芎 白薇 附子(大者,炮,去皮脐) 卷柏(取青叶) 泽兰(去枝梗,取叶)各等分,以

上各焙干秤

【用法】　上八味,同为细末,与前艾叶、椒末拌匀,米醋面糊为丸,梧桐子大,每服五七十丸至百丸、二百丸,艾醋汤空心食前服此药。向来一妇人,因产后虚寒,呕恶不食,腹痛如割,时作寒热,复出盗汗,瘦瘁骨立,脐腹之左,结成硬块,其大如掌,冰冷,虽盛暑此处独无汗,每块微动,则痛不可忍,百药不效。梦中人告以此方,服之数服,恶心寒热盗汗辄止,尽一料,遂平复,独血块如故,服至五六料;其块身融化,如鱼冻而出。

艾煎丸　《和剂局方》

【主治】　崩伤淋漓,小腹满痛。
【功效】　补营卫,固经脉。
【处方】　地黄(熟干者,洗,焙)　白芍药各一两半　石菖蒲节(密者,炒)　人参(去芦)　川芎各一两　食茱萸(汤洗)　当归(去芦)各七钱半　熟艾四两(用糯米饮调作饼,焙干　医方大成、集成、南北经验方、袖珍方熟米饮调饼)
【用法】　上八味,为末,煮酒糊为丸,如梧桐子大,每服五十丸,酒饮任下。常服补荣卫,固经脉。

艾姜汤　《直指方》

【主治】　妇人大便下脓血。
【功效】　温阳止血。
【处方】　艾叶一握　黑豆百粒
【用法】　上二味入新水一大盏,煎六分,入生姜汁三大匙,稍热服。

艾胶汤　《圣济总录》一

【主治】　胎动不安。
【功效】　温经养血,止血安胎。
【处方】　熟艾(炒)　阿胶(炙燥)　葱各一两
【用法】　上三味,㕮咀,分作三服,每服水三钱,煎至一盏,去滓,温服。

无忧散　《永类钤方》

【主治】　胎肥,临产难生者。

【功效】　活血行气催生。
【处方】　当归　川芎　白芍药各三钱　木香一钱半　甘草(炙)一钱　乳香三分(研)　硇砂(醋煮,飞过,细研)三分　发余(烧灰,一钱半,以狡猪心血和之)
【用法】　上八味为细末,每三钱,水煎,日二服。

无忧散　《玉机微义》

【主治】　胎肥气逆,或人瘦血少胎弱,临蓐难产,便产。
【功效】　理气活血,化瘀催产。
【处方】　当归　川芎　白芍各一两　枳壳(炒)五钱　乳香三钱　木香一钱半　血余灰二钱　甘草
【用法】　上八味为末,每二钱,水煎服。

无名异散　《圣惠方》

【主治】　妇人乳结颗块,脓水宿滞,恶血,疼痛不瘥,血脉壅闭。
【功效】　祛瘀止痛。
【处方】　无名异半分　没药三分　麒麟竭三分　木香半两　人参半两(去芦头)　赤茯苓半两　白芷半两　当归半两(剉,微炒)　虎杖二分　黄芩半两　黄芪一两(剉)　牡丹皮半两　桂心半两　生干地黄半两
【用法】　上一十四味,捣细罗为散,每于空腹及晚食前服,以温酒调下二钱。

车前子散　《圣惠方》

【主治】　难产。
【功效】　养血催产。
【处方】　车前子一两　滑石一两　阿胶一两半(捣碎,炒令黄燥)
【用法】　上三味,捣细罗为散,每服前服,以蜜汤调下二钱。

车前子汤　《圣济总录》二

【主治】　妊娠大小便俱不通。
【功效】　清润通下。

【处方】 车前子五两(生用) 木通(剉碎)四两 黄芩(去黑心,三两,剉) 郁李仁(汤浸,去皮)二两半 大黄(剉,炒)二两

【用法】 上五味,粗捣筛,每服四钱匕,水一盏半,煎至八分,去滓,食前温服。

车钍酒 《食医心鉴》

【主治】 妊娠咳嗽。

【功效】 清热止嗽。

【处方】 车钍一枚(烧令赤)

【用法】 上一味,投一升酒中,适寒温服。

不换金丸 《是斋医方》

【主治】 妇人诸虚不足,心腹疼痛。

【功效】 养血活血,行气止痛。

【处方】 当归 没药 延胡索 川芎 藁本 人参 白茯苓 牡丹皮 甘草 白芍药 白术熟 干地黄 白芷 白薇等分(产宝方有桂心,又无地黄)

【用法】 上一十四味为细末,炼蜜为丸,如弹子大,每服一丸,酒送下。

不换金散 《妇人大全良方》

【主治】 妇人血刺痛不可忍者。

【功效】 破血散结止痛。

【处方】 三棱 莪术(并剉) 巴豆(去皮)各一两

【用法】 上三味,以酽醋一碗,熬醋成膏为度,先将糠固一罐子,阴干后,将药并醋膏一处置罐中,外用泥裹,以平瓦一片盖之,用炭火五、七斤煅,常看守,才候烟急出即取出,看通黑则止,不得烧过了,便入乳钵内细研为末。有患者,炒生姜,酒调一钱服。

开胃散 《圣惠方》一

【主治】 产后胃气不和,呕逆不止,全不纳食。

【功效】 补气健脾止呕。

【处方】 诃子皮一两半 人参一两

（去芦头） 甘草半两(炙微赤,剉)

【用法】 上三味,捣细罗为散,别以半夏半分,生姜一分,薤白二七茎,以水一大盏,煎至六分,去滓,分为二服,不拘时,调下散二钱。

王不留行散 《圣惠方》

【主治】 妇人劳冷淋,小腹结痛。

【功效】 活血通经,利尿通淋。

【处方】 王不留行一两 当归三分(剉,微炒) 乱发灰半两 葵子三分 车前子三分 鲤鱼齿一两(细研) 赤芍药三分 枳实半两(麸炒微黄)

【用法】 上八味,捣细罗为散,每服食前服,以温酒调下二钱。

云母芎䓖散 《千金方》

【主治】 五崩身瘦,咳逆烦闷少气,心下痛,面生疮,腰痛不可俯仰,阴中肿如有疮状,毛中痒叶,痛与子脏相通,小便不利,常拘急,头眩,颈项急痛,手足热,气逆冲急,心烦不得卧,腹中急痛,食不下,吞醋噫苦,上下肠鸣,漏下赤白青黄黑汁,大臭,如胶污衣状,皆是内伤所致。中寒即下白,热即下赤,多饮即下黑,多食即下黄,多药即下青,或喜或恐,心中常惊,或忧劳便发动,大恶风寒。

【功效】 补虚祛风。

【处方】 云母 芎䓖 代赭石 东门边木(烧)各一两 白僵蚕 乌贼骨 白垩 猬皮各六铢 鳖甲(一作龟甲) 桂心 伏龙肝 生鲤鱼头各十铢

【用法】 上一十二味,治下筛,酒服方寸匕,日三夜一。一方有龙骨、干葛。

【丨】

内补丸 《澹寮方》

【主治】 妊娠冲任脉虚。

【功效】 补益冲任。

【处方】 当归一两(微炒) 地黄二两(净洗,熟蒸)

【用法】　上二味为末,炼蜜为圆,如梧子大,每服三四十圆,温酒吞下。

内补丸 《得效方》

【主治】　妊娠冲任脉虚。

【功效】　滋阴养血安胎。

【处方】　熟地黄二两(洗,酒拌炒)大当归一两(去尾,切片,微炒)

【用法】　上二味为末,炼蜜丸,梧子大,每服三五丸,温酒下,与枳壳散兼服,若单服枳壳散,恐有胎寒腹痛之疾,二药皆不群队为妙,仍用平胃散、苏盐汤调,助脾进食。

内补丸 《妇人大全良方》

【主治】　妊娠冲任脉虚。

【功效】　养血填精,调补冲任。

【处方】　熟地黄一两(永类钤方二两)当归一两(微炒)

【用法】　上二味为细末,炼蜜丸如梧子大,温酒下三四十丸。

内补芎䓖汤 《千金方》

【主治】　妇人产后虚羸,及崩伤过多,虚竭,腹中绞痛。

【功效】　养血和血,缓急止痛。

【处方】　芎䓖　干地黄各四两　芍药五两　桂心二两　甘草　干姜各三两　大枣四十枚

【用法】　上七味,㕮咀,以水一斗二升,煮取三升,去滓,分三服,日三服,不瘥,复作至三剂。若有寒苦微下,加附子三两,治妇人虚羸,少气伤绝,腹中拘急痛,崩伤虚竭,面目无色,及唾吐血甚良。

内补当归汤 《吴氏集验方》

【主治】　妇人十八般血气痛。

【功效】　活血化瘀止痛。

【处方】　当归　赤芍药各半两　甘草三钱半　白芍药　川芎各一两　乳香三钱

【用法】　上六味为末,每服二钱,酒调热服。

内补黄芪汤 《千金方》

【主治】　妇人七伤,身体疼痛,小腹急满,面目黄黑,不能食饮,并诸虚乏不足,少气,心悸不安。

【功效】　益气养血,健脾温中。

【处方】　黄芪　当归　芍药　干地黄半夏各三两　茯苓　人参　桂心　远志麦门冬　甘草　五味子　白术　泽泻各二两　干姜四两　大枣三十枚

【用法】　上十六味,㕮咀,以水一斗半,煮取三升,去滓,一服五合,日三夜一服。

内灸散 《得效方》

【主治】　妇人产前产后一切血疾,血崩虚惫,腹胁疼痛,气逆呕吐,冷血冷气凝积,块硬刺痛,泄下青白,或下五色,腹中虚鸣,气满坚胀,沥血腰疼,口吐青水,频产血衰,颜色青黄,劳伤劣弱,月经不调,下血堕胎,血迷、血运、血瘕,时发疼痛,头目眩晕,恶血上心,闷绝昏迷,恶露不干,体虚多汗,手足逆冷。

【功效】　温阳理气,补肾健脾。

【处方】　藿香叶　丁香皮　熟干地黄(洗,焙)　肉桂(去粗皮)各一两半　甘草(炙)　赤山药　当归(去芦,洗)　白术白芷各八两　藁本去芦(剉)　干姜(炮)川芎　黄芪(去苗)各二两　木香一两　陈皮(去白)四两　白芍药十两　茴香一两半

【用法】　上一十七味,剉散,每服三钱,水一大盏,入生姜五片,艾一团,同煎至七分,空心食前热服。为末,温酒调下亦得。如产后下血过多,加蒲黄煎服;恶露不快,加当归、红花煎服;水泻,加肉豆蔻末煎服;呕吐,加藿香、生姜煎;上热下冷,加荆芥煎。但是腹中虚冷,血气不和,并宜服。产后每日一服,则百病不生。丈夫虚冷,气刺心腹疼痛,尤宜服之。

内灸散 《经验良方》

【主治】　妇人血气刺痛不可忍者。

【功效】　温中活血,祛瘀止痛。

【处方】 莪术 良姜等分
【用法】 上二味为细末,热酒调服,不拘时。

内灸散 《和剂局方》二

【主治】 妇人产前产后一切血疾,血崩虚惫,腹胁疠痛,气逆呕吐,冷血冷气凝积,块硬刺痛,泄下青白,或下五色,腹中虚鸣,气满坚胀,沥血腰痛,口吐青水,频产血衰,颜色青黄,劳伤劣弱,月经不调,下血堕胎,血迷、血运、血瘕,时发疼痛,头目眩晕,恶血上心,闷绝昏迷,恶露不干,体瘦多汗,手足逆冷,并宜服之。妇人血气虚损,崩下漏下,淋漓不已,或凝积血块,腰腹刺痛。凡月水不调,血晕头眩,七癥八瘕。

【功效】 益气和血。

【处方】 藿香叶 肉桂(去粗皮) 地黄(熟干者,洗,焙) 茴香 丁香皮各一两半 甘草(炙赤) 当归(去芦,洗) 白术 白芷 山药各八两(袖珍方无) 干姜(炮 经验方一两半) 川芎(经验方八两) 黄芪(去苗) 藁本(去苗)各二两(经验方一两半) 陈皮(去白)四两 木香一两 白芍药十两

【用法】 上一十七味为细末,每服三钱,水一大盏,入生姜钱五片,艾一团,同煎至七分(空心食前热服,温酒调下亦得)。如产后下血过多,加蒲黄煎服;恶露不快,加当归、红花煎服;水泻,加肉豆蔻末煎服;呕吐,加藿香、生姜煎;上热下冷,加荆芥煎。但是腹中虚冷,血气不和,并宜服。产后每日一服,则百病不生。

内灸丹 《是斋医方》

【主治】 妇人宫脏久冷,中焦停寒,心腹或脐下疼痛,肢节倦怠,心悸怔忡,食少恶心。

【功效】 温经散寒。

【处方】 荜拨半两 桂心半两 附子一两(炮,去皮脐) 干姜半两(炮) 泽兰叶一两 舶上硫黄半两(细研) 金钗石斛半两(细剉,酒浸)

【用法】 上七味,捣罗为细末,面糊为丸,如梧桐子大,煅过朱砂为衣,每服三十丸,加至五十丸,煎艾叶盐汤空心下。

内灸丹 《是斋医方》

【主治】 妇人血隔若血崩。

【功效】 养阴理气,活血止血。

【处方】 生地黄 熟地黄 甘草(炙) 柴胡 白芍药 当归 地骨皮 牡丹皮 延胡索 川芎各二两

【用法】 上一十味为粗末,每服三钱,水一大盏,同古老钱一两文,煎至熟,入麻油一两点,候煎及八分,去滓,热服,空心食前。忌鱼腥之类。

内托升麻汤 《玉机微义》

【主治】 妇人乳中结核。

【功效】 清热散结。

【处方】 瓜蒌仁三钱 连翘二钱 甘草节 青皮各一钱

【用法】 上四味作一服,水煎,食后细细呷之。

内托升麻汤 《妇人大全良方》

【主治】 妇人两乳间出黑头疮,疮顶陷下作黑眼子。

【功效】 清热解毒,升阳透疮。

【处方】 升麻一钱半 葛根一钱半 连翘一钱半 肉桂三分(拔萃方三钱) 黄芪一钱(微义二钱) 当归身一钱 黍粘子半钱(秘藏五分) 黄檗一分(秘藏、微义二分拔萃方三钱) 甘草(炙)一钱

【用法】 上九味咬咀,都作一服,水一盏,酒半盏,同煎至一盏,去滓,食后温服。

内金鹿茸丸 《医方集成》

【主治】 妇人劳伤血脉,胞络受寒,小便白浊,昼夜无度,脐腹疼痛,腰膝无力。

【功效】 温补冲任,温精止遗。

【处方】 鸡内金 鹿茸 黄芪 牡蛎 五味子 肉苁蓉 附子 桑螵蛸 龙骨 远志各等分(永类钤方同)

【用法】　上一十味为末,炼蜜丸如梧桐子,每服五十丸,温酒米饮任下。

贝母丸　《圣惠方》

【主治】　横产或颠倒,胞衣不出,伤毁不下,产后余病汗出,烦满不止,少气逆满。

【功效】　清热散结。

【处方】　贝母(煨微黄)　甘草(炙微赤,剉)　秦椒(去目及闭口者,微炒去汗)　干姜(炮裂,剉)　桂心　粳米　石膏(细研)　黄芩　大豆黄卷　石斛(去根,剉)各一分　当归半两(剉,微炒)　大麻仁三分

【用法】　上一十二味,捣罗为末,用枣肉和丸,如弹子大,不拘时,以温酒研下一丸。

贝母丸　《圣惠方》

【主治】　妇人咳嗽不止。

【功效】　理气化痰,润肺止咳。

【处方】　贝母一两(酥炒微黄)　款冬花二两　桂心一两　百合一两　紫菀一两(洗去苗土)　杏仁二两(汤浸,去皮尖双仁,麸炒微黄)　木乳一两(去粗皮,涂酥炙令黄)　甘草半两(炙微赤,剉)

【用法】　上八味,捣细罗为末,研入杏仁令匀,炼蜜和捣如弹子大,不拘时,常含一丸,咽津。

贝母散　《圣惠方》二

【主治】　妊娠肺损,咳嗽喘促,不食。

【功效】　益肺化痰,止咳平喘。

【处方】　贝母(煨微黄)　鹿角胶(杵碎。炒令黄燥)　生干地黄　麦门冬(去心)　人参(去芦头)　黄芪(剉)　五味子各一两　甘草半两(炙微赤,剉)

【用法】　上八味,捣细罗为散,每服不拘时,以糯米粥饮调下二钱。

贝母汤　《妇人大全良方》

【主治】　妇人嗽久不瘥。

【功效】　宣肺化痰,理气止咳。

【处方】　贝母(生姜汁浸半日)　北五

味子　黄芩　干姜(热者减半)　陈皮各一两　半夏　桑白皮　桂心　北柴胡各半两(热者加一半　得效方热甚者减一半)　木香　甘草各一分

【用法】　上一十一味为粗末,每服五钱,水一盏半,杏仁七个,去皮尖,碎之,生姜二片,煎至七分,去滓,热服。

贝齿散　《圣惠方》

【主治】　妇人结热成淋,小便引痛,或时溺血,或如小豆汁。

【功效】　清热利尿。

【处方】　贝齿二两　葵子三两　石燕二两　滑石二两

【用法】　上四味,捣细罗为散,研过,食前以葱白汤调下二钱。

贝齿散　《圣惠方》二

【主治】　产后小便淋,疼痛,或时便血,或如豆汁,或如稠胶。

【功效】　清热利湿通淋。

【处方】　贝母四枚　葵子一两　石膏一两　滑石一两　阿胶半两(捣碎,炒令黄燥)

【用法】　上五味,捣细罗为散,每服三钱,以水一中盏,入猪脂一分,煎至六分,去滓,温服,日三四服。

见观丸　《得效方》

【主治】　寒气客于下焦,血气闭塞而成瘕聚,坚大久不消者。妇人石瘕,状如怀子者。

【功效】　散寒通经,化瘀消癥。

【处方】　附子四钱(炮,去皮脐)　鬼箭羽　紫石英各三钱　泽泻　肉桂　延胡索　木香各二钱　槟榔二钱半　血竭一钱半(另研)　水蛭一钱(炒烟尽)　京三棱五钱(剉)　桃仁三十个(浸,去皮尖,麸炒,研)　大黄二钱(剉,用酒同三棱浸一宿,焙)

【用法】　上一十三味,除血竭、桃仁外,同为末,入另研二味,和匀,用原浸药酒

打糊,丸如桐子大,每服三十丸,淡醋汤送下,食前服,温酒亦得。

止汗散　《妇人大全良方》一

【主治】　产后盗汗不止,多汗。
【功效】　益气敛阴止汗。
【处方】　牡蛎(煅,研细)　小麦麸(炒令黄色,碾为细末)
【用法】　上二味等分,研细,煮生猪肉汁,调下二钱,不拘时。

【 丿 】

牛膝散　《圣惠方》

【主治】　妊娠五六个月,胎横死在腹中不出。
【功效】　祛瘀下血。
【处方】　牛膝一两(去苗)　蒲黄半两　当归三分(剉,微炒)　雄鼠粪半两(炒)　芎䓖三分　生干地黄三分
【用法】　上六味,捣粗罗为散,每服三钱,以水酒各半盏,煎至五分,去滓,温服,不拘时。

牛膝散　《圣惠方》

【主治】　妊娠五六月堕胎,胞衣不出。
【功效】　活血祛瘀,佐以软坚。
【处方】　牛膝三分(去苗)　桂心半两　芎䓖三分　川朴消三分　当归一两半　蒲黄三分
【用法】　上六味,捣粗罗为散,每服四钱,以水一中盏,入生姜半分,生地黄一分,煎至六分,去滓,放温,频服效。

牛膝散　《圣惠方》

【主治】　妇人中风偏枯,口面㖞斜,言语涩滞,精神不守,举动艰难。
【功效】　补益肝肾,滋阴清热。
【处方】　牛膝一两(去苗)　独活三分　赤箭一两　当归三分(剉,微炒)　柏子仁三分　鹿角胶一两(捣碎,炒令黄燥)

芎䓖三分　附子三分(炮裂去皮脐)　桂心三分　汉防己半两　羚羊角屑半两　萆薢三分　仙灵脾一两　乌蛇肉一两(酒拌炒令黄)　麝香一分(研入)
【用法】　上一十五味,捣细罗为散,入研,药令匀,每服食前服,以温酒调下一钱。

牛膝散　《圣惠方》一

【主治】　妇人风虚劳冷,肢节疼闷,筋脉拘急,气血不调,体瘦食少。
【功效】　祛风通络,行气养血。
【处方】　牛膝三分(去苗)　独活半两　芎䓖半两　柏子仁半两　桂心半两　酸枣仁半两　附子半两(炮裂,去皮脐)　当归三分(剉,微炒)　熟干地黄三分　赤箭半两　白芍药半两　续断半两　细辛半两　藁本半两　萆薢半两　枳实半两(麸炒微黄)　木香三分
【用法】　上一十七味,捣细罗为散,每服食前服,以温酒调下二钱。

牛膝散　《圣惠方》一

【主治】　妇人风劳气,经络涩滞,四肢拘急,烦疼,不能饮食,渐加羸瘦。
【功效】　活血通络,养阴祛风。
【处方】　牛膝一两(去苗)　当归三分(剉碎,微炒)　芎䓖三分　牡丹三分　赤芍药三分　蒲黄三分　桃仁半两(汤浸,去皮尖双仁,炒令黄)　桂心三分　柴胡三分(去苗)　琥珀三分　鳖甲一两(涂醋炙令黄,去裙襕)　秦艽三分(去苗)　羚羊角屑三分　川大黄三分(剉碎,微炒)　荆芥一两
【用法】　上一十五味,捣筛为散,每服四钱,以水一中盏,入生姜半分,煎至六分,去滓,每于食前温服。

牛膝散　《圣惠方》一

【主治】　妇人月水不调,或多或少,苦腰痛、四肢骨节痛,脚手心热,胸膈躁闷,不多思食。
【功效】　养阴活血通经。

【处方】　牛膝(去苗)　土瓜根　当归(剉,微炒)　丹参　赤芍药　桃仁(汤浸,去皮尖双仁,麸炒微黄)　桂心　黄芩　川朴硝各一两　牡丹皮二两　生干地黄二两

【用法】　上一十一味,捣筛为散,每服三钱,以水一中盏,入生姜半分,煎至六分,去滓,温服,日三服。

牛膝散　《圣惠方》一

【主治】　妇人月水不利,脐腹疼痛。

【功效】　活血理气通经。

【处方】　牛膝一两(去苗)　桂心半两　赤芍药半两　当归半两(剉,微炒)　木香半两　牡丹皮半两　延胡索半两　芎䓖半两　桃仁三分(汤浸,去皮尖双仁,麸炒微黄)

【用法】　上九味,捣细罗为散,每服食前,以温酒调下一钱。

牛膝散　《圣惠方》一

【主治】　妇人月水不通,血气滞留,积聚成块或攻心腹疼痛,不纳饮食。

【功效】　活血行滞通经。

【处方】　牛膝一两(去苗)　川大黄一两(剉,微炒)　当归半两(剉,微炒)　芎䓖半两　鳖甲一两(涂醋炙令黄,去裙襴)　川芒硝二两　桂心半两　赤芍药半两　木香半两　桃仁半两(汤浸,去皮尖双仁,麸炒微黄)　槟榔半两　青橘皮半两(浸,去白瓤,焙)

【用法】　上一十二味,捣粗罗为散,每服四钱,以水一中盏,入生姜半分,煎至六分,去滓,每于食前,稍热服之。

牛膝散　《圣惠方》二

【主治】　妇人血风走疰,腰脚疼痛不可忍。

【功效】　补益肝肾,活血止痛。

【处方】　牛膝一两(去苗)　虎胫骨二两(涂酥炙黄)　赤芍药一两　琥珀一两　桂心一两　当归一两(剉,微炒)　芎䓖一两　没药一两　麒麟竭一两　干漆一两(捣碎,炒令烟出)　防风一两(去芦头)　木香半两　地龙半两(微炒)　羌活一两(去芦头)　酸枣仁一两(微炒)　生干地黄一两

【用法】　上一十七味,捣细罗为散,每服不拘时,以温酒调下一钱。

牛膝散　《圣惠方》二

【主治】　妇人血风攻注,身体疼痛,发歇不止,四肢无力。

【功效】　散寒能络,祛湿止痛。

【处方】　牛膝一两(去苗)　附子三分(炮裂,去皮脐)　萆薢三分　五加皮三分　丹参三分　当归一两(剉,微炒)　桂心一两　海桐皮一两　芎䓖一两　枳壳一两(麸炒微黄,去瓤)　仙灵脾三分　甘草半两(炙微赤,剉)

【用法】　上一十二味,捣筛为散,每服三钱,水一中盏,入生姜,煎至六分,去滓,稍热服,不拘时。

牛膝散　《圣惠方》二

【主治】　产后败血不散,攻刺,腰间疼痛,日夜不止。

【功效】　活血祛瘀止痛。

【处方】　牛膝一两(去苗)　芎䓖半两　当归半两(剉,微炒)　赤芍药三分　川大黄一两(剉碎,微炒)　桂心三分　羚羊角屑半两　桃仁半两(汤浸,去皮尖双仁,麸炒微黄)　刘寄奴半两

【用法】　上九味,捣筛为散,每服四钱,以水一中盏,煎至五分,次入酒二合,更煎三二沸,去滓,每于食前温服。

牛膝散　《圣惠方》二

【主治】　产后气滞,月水不通,腹胁疼痛。

【功效】　活血通经,祛瘀止痛。

【处方】　牛膝一两(去苗)　桂心半两　当归半两(剉,微炒)　庵蕳子一两　牡丹半两　蓬莪术半两　瞿麦半两　琥珀半两　防葵半两　刘寄奴半两　桃仁半两(汤浸,去皮尖双仁,麸炒微黄)　甘草半两(炙

微赤,剉)

【用法】 上一十二味,捣筛为散,每服三钱,以水一中盏,入生姜半分,煎至六分,去滓,每于食前稍热服。

牛膝散 《圣惠方》二

【主治】 产后血晕,烦闷,腹胁痛。

【功效】 行血逐瘀。

【处方】 牛膝一两(去苗) 当归三分(剉,微炒) 延胡索半两 芎䓖三分 鬼箭羽半两 益母草半两

【用法】 上六味,捣粗罗为散,每服三钱,以酒一中盏,入生地黄一分,煎至六分,去滓,温服,不拘时。

牛膝散 《圣惠方》二

【主治】 产后血晕,心腹疔痛闷绝,恶血涩滞。

【功效】 活血行气祛瘀。

【处方】 牛膝一两(去苗) 刘寄奴三分 当归一两(剉,微炒) 芎䓖一两 赤芍药半两 桂心半两 红蓝花半两 琥珀半两(碎入)

【用法】 上八味,捣粗罗为散,每服三钱,以水一中盏,入生姜半分,煎至五分,次入酒一合,更煎三二沸,去滓,温服,不拘时。

牛膝散 《圣惠方》二

【主治】 产后恶露不下,致心腹疼痛,烦闷。

【功效】 祛瘀下血。

【处方】 牛膝一两(去苗) 琥珀三分 桃仁一两(汤浸,去皮尖双仁,麸炒微黄) 羚羊角屑三分 当归三分(剉,微炒) 姜黄三分 蒲黄半两 桂心半两 川大黄一两(剉,微炒)

【用法】 上九味,捣细罗为散,每服,以酒一小盏,入地黄汁一合,煎三二沸,调下一钱,不拘时。

牛膝散 《圣惠方》二

【主治】 产后恶露不尽,心腹及胁肋疼痛。

【功效】 活血祛瘀止血。

【处方】 牛膝一两(去苗) 琥珀三分 赤芍药三分 延胡索三分 川大黄三分(剉,微炒) 牡丹半两 姜黄半两 桂心半两 虻虫一分(微炒,去翅足) 当归三分(剉,微炒) 桃仁一两(汤浸,去皮尖双仁,麸炒微黄) 枳实一两(麸炒微黄)

【用法】 上一十二味,捣粗罗为散,每服三钱,以水一中盏,煎至六分,去滓,稍热服,不拘时。

牛膝散 《永类钤方》

【主治】 妊娠五六月,堕胎,胞衣不出。

【功效】 活血祛瘀。

【处方】 牛膝 川芎 朴硝 蒲黄各三分 桂心半两 当归两半

【用法】 上六味为粗末,每四钱,姜三片,生地黄一分,煎温服。

牛膝丸 《圣惠方》

【主治】 妇人中风,手足顽痹不遂,骨节酸疼,筋脉拘急,行走稍难。

【功效】 温经散寒,化瘀止痛。

【处方】 牛膝一两半(去苗) 当归一两(剉,微炒) 防风一两(去芦头) 赤箭一两 天雄一两(炮裂,去脐皮) 丹参一两 五加皮一两 杜仲一两 桂心一两 石斛一两(去根) 威灵仙一两半 仙灵脾一两 道人头一两 川乌头一两(炮裂,去皮脐) 虎胫骨一两半(涂酥炙令黄)

【用法】 上一十五味,捣罗为末,炼蜜和捣三二百杵,丸如梧桐子大,每服食前服,以温酒下十五丸,渐加至二十丸。

牛膝丸 《圣惠方》一

【主治】 妇人月水不通,腹中刺痛。

【功效】 破瘀通经。

【处方】 牛膝一两(去苗) 当归一两(剉,微炒) 桃仁半两(汤浸,去皮尖双仁,麸炒微黄) 琥珀一两 芎䓖半两 川大黄

三分(剉,微炒)　水蛭一分(炒令微黄)
鬼箭羽三分

【用法】　上八味,捣罗为末,炼蜜和
丸,如梧桐子大,每于食前服,以温酒下二
十丸。

牛膝丸　《圣惠方》一

【主治】　妇人月水不利,脐腹疼痛,不
多饮食,四肢瘦弱。

【功效】　健脾破瘀通经。

【处方】　牛膝一两(去苗)　当归半两
(剉,微炒)　白术半两　芎劳半两　桂心半
两　桃仁三分(汤浸,去皮尖双仁,麸炒微
黄)　川大黄一两(剉,微炒)　水蛭一分
(炒微黄)　鬼箭羽三分

【用法】　上九味,捣罗为末,炼蜜和
丸,如梧桐子大,每于食前服,以温酒下二
十丸。

牛膝丸　《圣惠方》二

【主治】　妇人久冷,血气凝滞,面色萎
黄,四肢羸瘦,不思饮食,腹中刺痛。

【功效】　温阳行气,活血消癥。

【处方】　牛膝一两(去苗)　川椒一两
(去目及闭口者,微炒去汗)　芎劳三分　附
子一两(炮裂,去皮脐)　木香半两　当归
三分(剉碎,微炒)　干姜三分(炮裂,碎剉)
白术三分　熟干地黄一两　桂心一两
泽兰三分　蓬莪术一两　肉豆蔻一两(去
壳)　硇砂一两半(研入)　青橘皮三分(汤
浸,去白瓤,焙)

【用法】　上一十五味,捣罗为末,炼蜜
和捣三二百杵,丸如梧桐子大,空心及晚食
前服,以暖酒下三十丸。

牛膝丸　《圣惠方》二

【主治】　产后月水不调,小腹痞硬,乍
寒乍热,食不生肌,心腹刺痛,口干多唾,手
足沉重。

【功效】　活血化瘀调经。

【处方】　牛膝一两(去苗)　赤芍药三
分　甘草三分(炙微赤,剉)　鬼箭羽三分

人参三分(去芦头)　当归一两(剉,微
炒)　白术一两　牡丹一两　虎杖一两　桂
心一两　乌梅肉半两(微炒)　白薇半两
川大黄一两(剉碎,微炒)　虻虫一分(去翅
足,微炒令黄)　水蛭一分(微炒令黄)　蒲
黄半两　熟干地黄一两

【用法】　上一十七味,捣罗为末,炼蜜
和捣三二百杵,丸如梧桐子大,每于食前服,
以温酒下二十丸。

牛膝丸　《圣惠方》三

【主治】　产后风虚劳损,腑脏乏弱,四
肢羸困,不思饮食。

【功效】　活血祛风,健脾补肾。

【处方】　牛膝半两(去苗)　柏子仁一
两　白薇半两　杜仲三分(去皴皮,炙微黄,
剉)　牡蛎一两(烧为粉)　干姜半两(炮
裂,剉)　细辛半两　川椒三分(去目及闭
口者,微炒去汗)　防风半两(去芦头)　附
子三分(炮裂,去皮脐)　泽兰三分　桂心
半两　厚朴三分(去粗皮,涂生姜汁,炙令香
熟)　紫菀半两(洗去根土)　黄芪一两
(剉)　熟干地黄一两　当归半两(剉,微
炒)　五味子半两　萆薢半两(剉)　紫石
英一两(细研,水飞过)　白茯苓三分　甘
草半两(炙微赤,剉)

【用法】　上二十二味,捣罗为末,炼蜜
和捣三五百杵,丸如梧桐子大,每于空心及
晚食前服,以温酒下三十丸。

牛膝丸　《千金方》

【主治】　产后月水往来,乍多乍少,仍
复不通,时时疼痛,小腹里急,下引腰身重。

【功效】　破瘀通经。

【处方】　牛膝　芍药　人参　大黄各
三两　牡丹皮　甘草　当归　芎劳各二两
桂心一两　䗪虫　蛴螬　蟑螂各四十枚
虻虫　水蛭各七十牧

【用法】　上一十四味,为末,蜜丸如梧
子,酒服五丸,日三,不知稍增。

牛膝丸 《千金翼方》

【主治】 产后月水往来,乍多乍少,仍不复通,里急下引腰身重。

【功效】 活血祛瘀通经。

【处方】 牛膝　桂心　大黄　芎䓖各三两　当归　芍药　人参　牡丹皮各二两　水蛭(熬)　虻虫(熬,去翅足)　虚虫(熬)各十枚　蛴螬(熬)　蜚蠊虫各四十枚(一方无)

【用法】 上一十三味,捣筛为末,炼蜜和丸,如梧桐子大,空腹温酒下五丸,日三服,不知渐增至十丸。

牛膝汤 《千金方》

【主治】 产儿胞衣不出。

【功效】 活血通经。

【处方】 牛膝　瞿麦各一两　滑石二两(一方用桂心二两)　当归　通草各一两半　葵子半斤

【用法】 上六味,㕮咀,以水九升,煮取三升,分三服。

牛膝汤 《圣惠方》二

【主治】 胎动安不得,尚在腹,母欲死。

【功效】 行滞宁神。

【处方】 牛膝半斤(剉,去苗　妇人大全良方半两)　水银二两　朱砂二两半(良方研)

【用法】 上三味,以水五大盏,煮牛膝,可余一半,去滓,即以少蜜和朱砂及水银研如膏,每服以牛膝汁一小盏,调下半匙,频服。

牛膝汤 《胎产救急方》

【主治】 死胎及胞衣不下。

【功效】 活血祛瘀下胎。

【处方】 牛膝　瞿麦各四两　葵子五两　木通　当归各六两　滑石

【用法】 上六味剉,每三钱,水煎服。

牛膝浸酒 《圣惠方》

【主治】 妇人中风偏枯,一边手足不收,顽麻不仁,筋脉拘急,不能运动。

【功效】 祛风舒筋,温经通络。

【处方】 牛膝一两　秦艽一两　天门冬一两半(去心)　薏苡仁一两　独活一两　细辛半两　附子一两(炮裂,去皮脐)　五加皮一两　桂心一两　丹参一两　杜仲一两(去粗皮)　酸枣仁一两　仙灵脾一两　晚蚕沙二两(微炒)

【用法】 上一十四味,细剉,以生绢袋盛,以好酒一斗五升,浸经七日,每日不拘时,温饮一小盏,恒令有酒气为佳。

牛黄散 《圣惠方》

【主治】 妇人中风,精神冒昧,举体不仁,心胸不利,疾状如醉。

【功效】 醒脑开窍,熄风止痉。

【处方】 牛黄半两(细研)　龙脑一分(细研)　朱砂一两(细研)　雄黄半两(细研)　麝香一分(细研)　乌蛇肉一两(酒浸,炙令微黄)　蝉壳一分　天南星一分(炮裂)　白附子半两(炮裂)　侧子半两(炮裂,去皮脐)　白僵蚕一分(微炒)　桑螵蛸一分(微炒)　芎䓖一分　防风半两(去芦头)　赤箭半两　紫葛半两　干蝎一分(微炒)　甘菊花一分　犀角屑半两　麻黄半两(去根节)　羚羊角屑半两　蔓荆子一分　天竺黄一分(细研)　茵芋半两　牛膝半两(去苗)　当归半两　藁本一分

【用法】 上二十七味,捣细罗为散,入研,都研令匀,每服不拘时,以薄荷温酒调下一钱。

牛黄散 《圣惠方》一

【主治】 产后中风,言语謇涩,精神昏愦,四肢急强。

【功效】 清热开窍,祛风化痰。

【处方】 牛黄三分(细研)　龙脑半两(细研)　天麻三分　桂心一两　人参半两(去芦头)　芎䓖半两　独活半两　乌蛇二

两(酒浸,去皮骨,炙微黄) 枳壳半两(麸炒微黄,去瓤) 秦艽三分(去苗) 防风三分(去芦头) 天雄三分(炮裂,去皮脐) 蝎尾半两(微炒) 甘草半两(炙微赤,剉) 金薄五十片(细研) 银薄五十片(细研) 藁本三分 当归三分(剉,微炒) 天南星三分(炮裂) 麝香半两(细研)

【用法】 上二十味,捣细罗为散,都研令匀,不拘时,以豆淋酒调下一钱。

牛黄散 《圣惠方》一

【主治】 产后心虚,风邪惊悸,志意不安,精神昏乱。

【功效】 清心开窍,安神定志。

【处方】 牛黄半两(研入) 白薇半两 人参二两(去芦头) 麦门冬二两(去心,焙) 茯神 远志(去心) 熟干地黄 朱砂(细研,水飞过) 天竺黄(细研) 防风(去芦头) 独活 甘草(炙微赤,剉) 龙齿(细研)各一两 龙脑一钱(细研) 麝香一分(细研)

【用法】 上一十五味,捣细罗为散,入研,药令匀,不拘时,以薄荷酒调下二钱。

牛黄散 《圣惠方》二

【主治】 妇人风邪癫狂,发作无时。

【功效】 醒脑开窍。

【处方】 牛黄半两(细研) 麝香一分(细研) 琥珀三分(细研) 桂心半两 赤箭三分 白附子三分(炮裂) 铅霜三分(细研) 金箔五十片(细研) 银箔五十片,细研朱砂三分(细研) 羚羊角屑三分 虎头骨三分(烧灰) 犀角屑三分 茯神三分 人参三分(去芦头) 雄黄三分(细研) 干蝎一分(微炒) 羌活三分

【用法】 上一十八味,捣细罗为散,入研药,同研令匀,每服不拘时,以温酒调下一钱。

牛黄散 《圣济总录》二

【主治】 妇人中风,身强口噤,四肢不利,精神昏冒,形如醉人。

【功效】 清心泻火,开窍醒神。

【处方】 牛黄(研)一分 麝香(研)一钱 雄黄(研)一分 铅霜(研)一分 丹砂(研) 天南星(炮裂) 天麻(酒浸,炙干) 白附子各半两 麻黄(去根节,煎,掠去沫,焙) 肉桂(去粗皮) 白僵蚕(炒) 干蝎(去土,炒) 防风(去叉) 独活(去芦头) 羌活(去芦头) 附子(炮裂,去皮脐) 当归(切),焙)各一两

【用法】 上一十七味,除研药外,捣罗为散,入研者药,再研匀,每服一钱匕,生姜薄荷酒调下,不拘时,日三服。

牛黄膏 《袖珍方》

【主治】 妇人热入血室,发狂不认人者。

【功效】 清热开窍。

【处方】 牛黄二钱半 朱砂 蔚金各三钱 脑子 甘草各一钱 牡丹皮三两

【用法】 上六味为末,炼蜜丸如皂子大,每服一丸,新水化下,不拘时。

牛李子丸 《圣惠方》

【主治】 妇人痃癖气,每发攻心胁疼痛,不能食。

【功效】 理气止痛化癥。

【处方】 牛李子二两(一半生用,一半微炒) 蝙蝠粪一两(微炒) 川乌头三分(炮裂,去皮脐) 川大黄一两(剉碎,微炒) 威灵仙三分 桃仁三分(汤浸,去皮尖双仁,麸炒微黄) 青橘皮三分(汤浸,去白瓤,焙) 京三棱一两(微炮,剉) 槟榔一两 麝香一分(细研) 牛膝三分(去苗) 赤芍药三分 琥珀一两(细研) 阿魏一分(面裹烧熟为度)

【用法】 上一十四味,捣罗为末,以干漆三两为末,用酽醋二升,熬成膏,和药末,捣三五百杵,丸如梧桐子大,每日空心及晚食前服,以热酒下三十丸,桃仁汤下亦得。

牛李子散 《圣惠方》二

【主治】 产后恶血攻心腹,疠痛不

可忍。

【功效】　活血祛瘀止痛。

【处方】　牛李子一两　桂心一两　红蓝花半两　蒲黄半两　当归半两（剉,微炒）　棕榈皮二两（烧灰）

【用法】　上五味,捣细罗为散,不拘时,以热酒调下二钱。

牛角䚡散　《圣惠方》二

【主治】　妇人血气不和,赤白带下。

【功效】　调气和血。

【处方】　牛角䚡三两（烧灰）　桂心半两　当归半两（剉,微炒）　牛膝半两（去苗）

【用法】　上四味,捣细罗为散,每于食前服,以温酒调下二钱。

牛角䚡散　《圣惠方》二

【主治】　妇人崩中下血不止。

【功效】　收敛止血。

【处方】　牛角䚡二两（烧灰）　白矾二两（烧汁尽）　橡实一两　木贼一两　芎藭一两

【用法】　上五味,捣细罗为散,不拘时,以热酒调下二钱。

牛角䚡散　《圣惠方》二

【主治】　妇人崩中下五色,或赤白不止,四肢虚困,腹中时痛。

【功效】　补虚收敛止血。

【处方】　牛角䚡二两（烧灰）　龙骨一两　当归三分（剉,微炒）　禹余粮二两（烧醋淬七遍）　干姜半两（炮裂,剉）　熟干地黄一两半　阿胶二两（捣碎,炒令黄燥）　续断一两　甘草半两（炙微赤,剉）

【用法】　上九味,捣细罗为散,每服不拘时,以温酒调下二钱。

牛肉羹　《寿亲养老书》

【主治】　产后乳无汁。

【功效】　补气养血通乳。

【处方】　牛鼻肉（净洗,切作小片）

【用法】　用水煮烂,入五味如常法,煮作羹,任意食之。

乌金散　《圣惠方》

【主治】　妇人脏腑风冷,宿有瘀血不消,黄瘦羸困。

【功效】　利水消癥散结。

【处方】　鲤鱼鳞三两　乱发二两　槐蛾三分　桑蛾三分　虻虫一分　水蛭一分　川大黄一两（剉碎）　硇砂半两　芫花半两　牛膝半两（去苗）

【用法】　上一十味,并入瓷瓶子内,用瓦子盖,以盐泥固济,候干,以大火断令通赤,慢慢去火,候冷取出,入麝香二钱,同研令细,每服空心,以热酒调下二钱。

乌金散　《圣惠方》一

【主治】　妇人月水不通,心神烦闷,腹胁气胀。

【功效】　养血调经,益心安神。

【处方】　乱发一两（剪碎）　不蚛皂荚一挺（肥者,寸剉）　神曲三两　赤鲤鱼鳞一两　大麦蘖一两

【用法】　上五味,入在一瓷瓶子内,实填,口上安一团瓦子盖瓶口,用纸筋泥固济,候干,先用慢火焰,后著大火烧令通赤,去火候冷取出,入麝香一钱,同研令细,每于食前服,以温酒调下一钱。

乌金散　《圣惠方》一

【主治】　妇人月水久不通。

【功效】　破血通经。

【处方】　童男发三两（烧灰）　童女发三两（烧灰）　斑蝥三七枚（糯米拌炒令黄,去翅足）

【用法】　上三味,入麝香一钱,同研令细,每于食前服,以热生姜酒调下一钱。

乌金散　《圣惠方》二

【主治】　产后恶血攻冲,心腹疼痛。

【功效】　祛瘀行气止痛。

【处方】　好墨　梁上尘　金下墨　猪胎衣　赤鲤鱼鳞各一两

【用法】 上五味,都烧为灰,入麝香一钱,同研令细,每服不拘时,以热酒调下二钱。

乌金散 《圣惠方》二

【主治】 产后恶血攻,心腹疞痛。

【功效】 祛瘀活血止痛。

【处方】 赤鲤鱼鳞二两 兔头二两 乱发一两 棕榈皮一两 干漆一两 虻虫半两(去翅足) 水蛭半两 狗胆三枚 香墨一两

【用法】 上九味,都入一瓷瓶子内,密固济,候干,用炭火烧令通赤,待冷取出,捣细罗为散,研入麝香一分,不拘时,以生姜、温酒调下一钱。

乌金散 《圣惠方》二

【主治】 产后恶露下不尽,腹内疞痛,头重,呕逆及血运。

【功效】 祛瘀止血,行气止痛。

【处方】 乱发二两(烧灰) 赤鲤鱼鳞二两(烧灰) 香墨一挺 灶突墨三分 麝香一分(细研) 延胡索三分 肉桂三分(去皱皮) 麒麟竭三分 赤芍药三分

【用法】 上九味,捣细罗为散,不拘时,以温酒调下二钱,生姜小便调服亦得。

乌金散 《得效方》

【主治】 难产热病,胎死腹中,或因跌仆,或从高坠下,或房室惊搐,或临产惊动太早,触犯禁忌,产时未到,经血先下,恶露已尽,致胎干子死,身冷不能自出。

【功效】 活血祛瘀下胎。

【处方】 熟地黄(洗,切,焙干,酒炒) 真蒲黄 大当归 交趾桂 杨芍药 军姜(去皮) 粉甘草各一两 小黑豆四两 百草霜五钱

【用法】 上九味为末,每用二钱,米醋半合许,沸汤六七分,温服。

乌金散 《医林方》

【主治】 妇人产后血晕,牙关不开者。

【功效】 化瘀止血开窍。

【处方】 黑牛角胎(用醋烧蘸三遍)

【用法】 上一味为细末,龙脑少许,每服三钱,童子小便调下。

乌金散 《医林方》

【主治】 妇人二三十年积块痃癖。

【功效】 破积消癥。

【处方】 大枣一枚 巴豆一个(枣分开,放巴豆在内,烧黑色一方慢火烧令黑色)

【用法】 上二味为细末,每服一钱,酒调,临卧,三药一时服,先服乌金散,次二服紫金散,次三服胜金散,三药服罢,到天明,取下二三十年积物为效,后服紫金丹补。

乌金散 《三因方》

【主治】 妇人血气、血瘕、血风,劳心烦躁,筋骨疼痛,四肢困瘦。

【功效】 养血平肝,活血止痛。

【处方】 好黑豆十两 没药 当归各半两(洗,焙干为末)

【用法】 上三味,先将黑豆,不犯水净拭,用沙瓶一只,入豆在内,以瓦片盖,盐泥固济,留嘴通气,炭火二斤煅烟尽,存性,以盐泥塞瓶嘴,退火,次日取出,豆如鸦粪,研细,方入后末,研匀,不拘时,温酒调下二钱,重者不过三五服。忌鲤鱼、毒肉、水母之类。

乌金散 《宣明论》

【主治】 妇人诸疾,寒热头痛。

【功效】 活血利水。

【处方】 乌金子 肉桂 蒲黄 当归 虻虫 血余炭 水蛭 鲤鱼灰 木香 青皮 皂角(大者,炙)各半两 芍药 芫花三两(醋) 巴豆一钱(出油) 朱砂少许 棕皮灰 红花一两 川乌头半两

【用法】 上一十八味为末,每服半钱,加至一钱,煎至姜汤调下,空心食前。忌油腻物。

乌金散 《和剂局方》

【主治】 产后血迷、血晕,败血不止,

淋漓不断,脐腹疼痛,头目昏眩,无玄无力多汗或崩中下血过多不止。

【功效】　祛瘀止血。

【处方】　麒麟竭　赤芍药　松墨(煅,醋淬)　乱发(要男子者,烧灰)　百草霜　延胡索　肉桂(去粗皮)　当归(去苗)　鲤鱼鳞(烧为末)各等分

【用法】　上九味,捣罗为末,每服二钱,温酒调下。

乌金散　《圣济总录》二

【主治】　妇人血风劳气攻注,四肢身体疼痛。

【功效】　温经活血止痛。

【处方】　乌头(剉)一两　草乌头(剉)二两　乱发三两　五灵脂二两

【用法】　上四味入在一瓦罐内,盐泥固济,候干,烧令通赤,候冷取出,细研。

乌金煎　《圣惠方》一

【主治】　妊娠中风,语涩头疼,心神烦闷,胎动不安。

【功效】　养阴熄风。

【处方】　黑豆一升(淘洗令净)　独活一两　羚羊角屑一两　防风一两(去芦头)　茯神一两　牡荆子一两　生干地黄一两半　牛蒡根一两　桑椹一两　桑寄生一两　薄荷一两　荆芥一两

【用法】　上一十二味,捣筛,以水一斗五升,煎至三升,去滓,入白蜜三两,竹沥半升,更熬令匀稠饧,瓷器中盛,每服不拘时,以金银温汤,调下一大匙头。

乌蛇丸　《圣惠方》

【主治】　妇人中风,牙关紧急,手足顽麻,心膈痰涎壅滞。

【功效】　祛风通络,化痰活血。

【处方】　乌蛇肉一两(酒拌炒令黄)　天麻一两　白附子一两(炮裂)　乌犀角屑半两　半夏半两(汤洗七遍,以生姜半两,去皮,同捣,炒令干　妇人大全良方半夏曲)　白僵蚕半两(微炒)　天南星一两(炮裂)　干蝎半两(微炒)　麻黄半两(去根节)　独活半两　当归半两(剉碎,微炒)　晚蚕沙半两(微炒)　麝香一分(研入　良方无)

【用法】　上一十三味,捣细罗为末,炼蜜和捣三五百杵,丸如梧桐子大,每服不拘时,以温酒下七丸。

乌蛇丸　《圣惠方》

【主治】　妇人中风,角弓反张,或身体强直,牙关紧急。

【功效】　祛风通络止痉。

【处方】　乌蛇肉一两(酒拌炒令黄)　白附子一两(炮裂)　天麻一两　犀角屑一两　半夏半两(汤洗七遍)　生姜半两(去皮,同捣令烂,炒干)　白僵蚕半两(微炒)　天南星半两(炮裂)　麻黄半两(去根节)　桂心半两　独活半两　晚蚕沙半两(微炒)　干蝎半两(微炒)　麝香一分(细研)

【用法】　上一十四味,捣细罗为末,入研了药令匀,炼蜜和捣三二百杵,丸如梧桐子大,每服不拘时,以豆淋酒研下七丸。

乌蛇丸　《圣惠方》一

【主治】　产后中风,四肢顽痹不仁,心腹疼痛。

【功效】　祛风通络,活血止痛。

【处方】　乌蛇一两(酒浸,去皮骨,炙微黄)　釜底墨半两　天麻半两　牛膝半两(去苗)　独活半两　当归半两(剉,微炒)　附子一两(炮裂,去皮脐)　麻黄三分(去根节)　桂心半两　干蝎半两(微炒)　天南星半两(炮裂)　柏子仁半两　干姜半两(炮裂,剉)　芎䓖半两　龙脑一分(细研)　麝香一分(细研)　朱砂半两(细研)

【用法】　上一十七味,捣罗为末,入研了药令匀,炼蜜和捣三五百杵,丸如梧桐子大,每服不拘时,以温酒下十五丸。

乌蛇丸　《圣惠方》二

【主治】　妇人风瘙,发则至头面皮肤生瘾疹,搔之成疮。

【功效】　清热燥湿,祛风止痒。

【处方】　乌蛇肉一两半(酒拌炒令黄)
白蒺藜一两半(微炒,去刺)　苦参一两
半(剉)　沙参一两(去芦头)　秦艽一两
(去芦头)　独活一两　天门冬一两半(去
心,焙)　莽草一两　蛇床子一两　白鲜皮
一两　川大黄一两(剉碎,微炒)　枳实一
两(麸炒微黄)

【用法】　上一十二味,捣罗为末,炼蜜
和捣三二百杵,丸如梧桐子大,每服不拘时,
以荆芥汤下三十丸。

乌蛇散　《圣惠方》

【主治】　妇人中风口噤。

【功效】　祛风化痰。

【处方】　乌蛇肉半两(酒拌炒令黄)
干蝎半两(微炒)　天麻半两　天南星半两
(炮裂)　白僵蚕半两(微炒)　腻粉半两
(研入)

【用法】　上六味,捣细罗为散,研入腻
粉令匀,每服一字,以生姜酒调下,拗开口
灌之。

乌蛇散　《圣惠方》一

【主治】　产后中风,口噤,四肢抽搐。

【功效】　祛风通络止痉。

【处方】　乌蛇肉一两(酒拌炒令黄)
天麻一两　桂心　莽草　槟榔　麻黄(去
根节)　天雄(炮裂,去皮脐)　独活　天南
星(炮裂)　蝉壳(微炒)　犀角屑各半两
麝香一分(研入)

【用法】　上一十二味,捣细罗为散,研
入麝香令匀,每服不拘时,以豆淋酒调下
一钱。

乌蛇散　《圣惠方》二

【主治】　妇人血风瘙痒。

【功效】　祛风止痒。

【处方】　乌蛇二两(酒浸,去皮骨,酥
拌炒令黄)　白蒺藜三分(微炒,去刺)　蛇
床子三分　桂心三分　防风三分(去芦头)
独活三分　当归三分　藁本三分　细辛

三分　枫香三分　凌霄花三分　牛蒡子三
分(微炒)　枳壳三分(麸炒微黄,去瓤)
莽草三分　干蝎半两(微炒)

【用法】　上一十五味,捣细罗为散,不
拘时,以温酒调下一钱。

乌药散　《圣惠方》

【主治】　妇人血气攻心痛,发歇不定。

【功效】　温中行气,活血止痛。

【处方】　乌药一两　蓬莪术一两　桂
心一两　当归一两(剉,微炒)　桃仁一两
(汤浸,去皮尖双仁,麸炒微黄)　青橘皮一
两(汤浸,去白瓤,焙)　木香一两

【用法】　上七味,捣细罗为散,每服食
前服,以热酒调下一钱。

乌药散　《圣惠方》

【主治】　妇人血气上攻,心腹疼痛不
可忍,神情闷乱。

【功效】　温中行气,活血止痛。

【处方】　乌药一两　木香一两　桂心
一两　青橘皮一两(汤浸,去白瓤,焙)　蓬
莪术一两

【用法】　上五味,捣细罗为散,每服以
生姜半两,拍碎,黑豆半合同炒,令豆熟,入
童子小便一中盏,煎三五沸,滤去滓,调下散
子二钱。

乌药散　《朱氏集验方》

【主治】　产后腹痛。

【功效】　温肾活血,行气止痛。

【处方】　天台乌药　杜当归

【用法】　上二味为末,豆淋酒调下。

乌鸡饮　《圣济总录》一

【主治】　产后余血不尽,结聚成块,坚
硬疼痛,腹胁胀满。

【功效】　行气活血,软坚散结。

【处方】　雌乌鸡一只(去毛羽爪肚)
鳖甲一两(涂醋炙令黄,去裙襕)　桃仁一
两(汤浸,去皮尖双仁,麸炒微黄)　川大黄
三分(剉碎,醋拌炒干)　吴茱萸一分(汤浸

七遍,焙干微炒)　桂心一两　鬼箭羽一两
牛膝一两(去苗)　当归一两(剉,微炒)
庵䕡子一两　甘草(微炙)　芒硝各半两

【用法】　上一十二味,除鸡外,粗捣筛,和匀,以水四升,将鸡全煮取汁,以瓷器澄令清,每服二钱匕,鸡清汁一盏,煎至七分,去滓,温服,不拘时。

乌鸡汤　《圣济总录》二

【主治】　产后血气衰弱,日渐虚羸。

【功效】　补肝肾,益气血。

【处方】　乌雌鸡一只(除翅羽肠足,以水五升,煎取汁三升)　当归(切,炒)　人参　甘草(炙)　桂(去粗皮)　芎劳　芍药(剉)　黄芪　麦门冬(去心,炒)各一两

【用法】　上九味,除鸡外,粗捣筛,每服三钱匕,煮鸡汁一盏,生姜三片,枣一枚,擘破,同煎至七分,去滓,温服,不拘时。

乌鸡煎　《三因方》

【主治】　妇人百病。

【功效】　温经养血,理气活血。

【处方】　吴茱萸(醋煮)　高良姜　白姜(炮)　当归　赤芍药　延胡索(炒)　补骨脂(炒)　川椒(炒)　生干地黄　刘寄奴　蓬莪术　橘皮　青皮　川芎各一两　荷叶灰四两　白熟艾(用糯米饮调饼二两　医方集成用糯米调罨一两)

【用法】　上一十六味为末,醋糊丸,如梧子大,每服三五十丸,其汤使如后。月经不通,红花苏木酒下;白带,牡蛎粉调酒下;子宫久冷,白茯苓煎汤下;赤带,建茶清下;血崩,豆淋酒调绵灰下;胎不安,蜜和酒下;肠风,陈米饮调百草霜下;心痛,石菖蒲煎酒下;漏阻下血,乌梅温酒下;耳聋,蜡点茶下;胎死不动,斑蝥三十个煎酒下;腰脚痛,当归酒下;胞衣不下,芸台研水下;头风,薄荷点茶下;血风眼,黑豆甘草汤下;生疮,地黄汤下;身体疼痛,黄芪末调酒下;四肢浮肿,麝香汤下;咳嗽喘满,杏仁桑白皮汤下;腹痛,芍药调酒下;产前后痢白者,白姜汤下;赤者,甘草汤下;杂者,二宜汤下;常服温

酒、醋汤任下,并空心食前服。

乌鸡煎丸　《袖珍方》

【主治】　妇人百病,虚劳血气,赤白带下等。

【功效】　益气养血,健脾止带。

【处方】　人参二两　茯苓三两　香附子四两　当归六两　官桂　地骨皮各二两　生熟地黄四两　黄芪六两

【用法】　乌骨白鸡一只,男用雌,女用雄,笼住,捋黄芪末和面丸鸡头大,喂鸡,眼生眵,吊死,肠肚洗净,捋毛,捶碎骨,入前药鸡腹内,用酒醋各一瓶,煮一宿,取骨焙枯研,用汁打糊丸,如梧桐子大,每服五十丸,盐汤下。

乌鸡煎丸　《和剂局方》二

【主治】　妇人胎前产后诸般疾患。

【功效】　调和气血。

【处方】　乌雄鸡一只　人参(去芦)　白术　石床　牡丹皮　黄芪　乌药各一两　草果　延胡索　地黄(熟干者,洗,焙)　木香　琥珀　肉豆蔻各半两　陈皮　红花　川乌(炮)　海桐皮　芍药(白者)　附子(炮,去皮脐)　肉桂(去粗皮)　蓬莪术各二两　苍术(米泔浸,切,焙)一两半(得效方以上二十一味并折半用)

【用法】　上二十二味细剉,用乌雄鸡一双,汤捋去毛及肠肚,将上件药安放鸡肚中,用新瓷瓶好酒一斗,同煮令干,去鸡骨,以油单盛,焙干为细末,炼蜜为丸,如梧桐子大,每服三十丸。胎前产后伤寒,蜜糖酒下;胎前气闷壮热,炒姜酒下;赤白带下,生姜、地黄煮酒下;产后败血疗心,童子小便炒姜酒吞下;产后血块攻筑,心腹疼痛,延胡索酒下;胎前呕逆,姜汤下;催生,炒蜀葵子酒下;安胎,盐酒下;室女红脉当通不通,四肢疼痛,煎红花酒下;血气攻刺,心腹疼痛,当归酒下;血运,棕榈烧灰,酒调吞下;血邪,研朱砂、麝香酒下;血闷,煎乌梅汤,研朱砂下;子宫久冷,温酒或枣汤下,空腹日一服;血风劳,人参酒吞下;小腹疼痛,炒茴香盐酒下;

血散四肢,遍身虚浮黄肿,赤小豆酒下。常服温酒、醋汤任下,并空心食前服。

乌鸦散 《圣惠方》一

【主治】 产后中风,及暗风头旋。

【功效】 祛风定痛。

【处方】 乌鸦一只(去嘴爪后,从脊破开,不出肠胃,用真虎粪实筑腹中令满,缝合)

【用法】 上一味,入瓷罐盛,用黄泥封裹,候干,猛火断令通赤取出,出火毒,良久,入麝香半两,细研为散,每服不拘时,以暖酒调下二钱。

乌鸦散 《圣惠方》二

【主治】 产后恶血,腹中疞痛。

【功效】 祛风止血,活血止痛。

【处方】 腊月乌鸦一只(去嘴爪) 赤鲤鱼鳞一两 桑木耳一两 童子头发一两 香墨半两 硇砂一两

【用法】 上六味,都入一瓷瓶子内,以六一泥固济,曝干,先用文火烧烟出,后以武火煅,移时,待冷取出,捣细罗为散,研入麝香一分,每服不拘时,以热酒调下二钱。

乌梅散 《圣惠方》二

【主治】 妊娠疟疾,寒热,体痛烦渴。

【功效】 清热生津。

【处方】 乌梅肉(微炒) 黄连(去须) 桑寄生 人参(去芦头) 甘草(炙微赤,剉)各一两

【用法】 上五味,捣筛为散,每服四钱,以水一中盏,煎至六分,去滓,温服,不拘时。

乌梅散 《圣惠方》二

【主治】 产后脓血痢,及水谷不化,脐下冷痛。

【功效】 涩肠止痢,温中健脾。

【处方】 乌梅肉一两(微炒) 龙骨二两 干姜一两(炮裂,剉) 赤石脂三分 甘草半两(炙微赤,剉) 当归一两(剉,微

炒) 黄连一两(去须,微炒) 人参一两(去芦头) 白术一两 阿胶一两(捣碎,炒令黄燥) 艾叶一两(微炒)

【用法】 上一十一味,捣细罗为散,每服以粥饮调下二钱,日三四服。

乌梅饮 《圣济总录》二

【主治】 产后寒热疟,发渴头痛。

【功效】 清热截疟,益气生津。

【处方】 乌梅肉(炒) 黄连(去须) 柴胡(去苗) 人参各一两 甘草(炙)三分 当归(切,焙)一两半 常山半两 生干地黄(焙)三分

【用法】 上八味,粗捣筛,每服五钱匕,水一盏半,生姜三片,枣二枚,擘,同煎至八分,去滓,当未发前温服。

乌犀丸 《仙传济阴方》

【主治】 妇人受风体虚及血海一切疾证。

【功效】 温经活血,除湿定痛。

【处方】 马鸣肝(即晚蚕砂,五月收者良,拣净,炒至烟起,用半斤) 大草乌(二两仲,入灰火内,逼裂取出,以布袋打,去皮尖)

【用法】 上二味为细末,酸醋煮糊丸,如梧桐子大,每服三十丸,常服淡醋汤温酒随下。

乌犀角丸 《圣惠方》一

【主治】 妊娠中风,口面㖞僻,言语謇涩,身体拘急。

【功效】 熄风止痉。

【处方】 乌犀角屑一两 防风一两(去芦头) 天蓼木一两 羌活一两 麻黄一两半(去根节) 独活一两 赤箭一两 羚羊角屑一两 芎䓖一两 秦艽三分(去苗) 天门冬一两(去心,焙) 桑寄生三分 阿胶一两(捣碎,炒令黄燥) 大麻仁一两

【用法】 上一十四味,捣细罗为末,炼蜜和捣三二百杵,丸如梧桐子大,每服食前服,以薄荷汤下三十丸。

乌犀角丸　《圣惠方》一

【主治】　妊娠中风,口面㖞僻,言语謇涩,身体强直,或时反张。

【功效】　熄风止痉。

【处方】　乌犀角屑一两　赤箭一两　麻黄一两(去根节)　天南星半两(炮裂)　秦艽三分(去苗)　汉防己半两　独活三分　羚羊角屑三分　防风三分(去芦头)　白附子三分(炮裂)　白僵蚕三分(微炒)　芎䓖三分　当归三分(剉,微炒)　酸枣仁一两(微炒)　桑寄生三分　阿胶一两(捣碎,炒令黄燥)　龙脑一分(研入)

【用法】　上一十七味,捣细罗为末,入研,药令匀,炼蜜和捣三百杵,丸如梧桐子大,不拘时,以薄荷汤下三十丸。

乌犀角散　《圣惠方》

【主治】　妇人中风,筋脉挛急,四肢疼痛,不能行走,神思昏闷,言语謇涩。

【功效】　熄风止痉,清热活血。

【处方】　乌犀角屑一两　赤箭三分　附子三分(炮裂,去皮脐)　羌活三分　防风三分(去芦头)　芎䓖三分　桂心三分　羚羊角屑三分　独活三分　牛膝三分(去苗)　五加皮三分　黄芪半两(剉)　赤茯苓半两　麻黄半两(去根节)　赤芍药半两　细辛半两　当归三分(剉,微炒)　枳壳半两(麸炒微黄,去瓤)　生干地黄一两　道人头一两　甘草一分(炙微赤,剉)　酸枣仁三分(微炒)

【用法】　上二十二味,捣筛为散,每服四钱,以水酒各半中盏,入生姜半分,薄荷三七叶,煎至六分,去滓,温服,不拘时。

乌头丸　《圣惠方》

【主治】　妇人积年血气癥块,往来疼痛,或吐逆不纳食,渐黄瘦至极者。

【功效】　散寒通经,活血消癥。

【处方】　川乌头半两(炮裂,去皮脐)　干姜半两(炮裂,剉)　当归半两(剉,微炒)　赤芍药半两　川大黄一两(剉碎,微炒)　桂心半两　斑蝥二十一枚(糯米拌炒令黄,去翅足)

【用法】　上七味,捣罗为末,用醋煮面糊和丸,如绿豆大,每服空心,以温酒下五丸。

乌头丸　《圣惠方》

【主治】　妇人风痹,手足不随,关节沉重,行立无力。

【功效】　温经通络,祛风除湿。

【处方】　川乌头一两(炮裂,去皮脐)　防风一两(去芦头)　天南星一两(炮裂)　天雄一两(炮裂,去皮脐)　白僵蚕一两(微炒)　赤箭一两　牛膝一两(去苗)　草薢三分　乌蛇肉一两半(酒拌炒令黄)　丹参三分　仙灵脾一两　石南叶三分　柏子仁三分　莤芋三分　海桐皮一两

【用法】　上一十五味,捣细罗为末,炼蜜和捣三百杵,丸如梧桐子大,每服食前服,以豆淋酒下二十丸。

乌头汤　《圣济总录》二

【主治】　妇人偏枯,半身不收,或痛痹不仁,或痿弱无力。

【功效】　温经散寒,通络止痛。

【处方】　乌头(炮裂,去皮脐)　细辛(去苗叶)　干姜(炮)　蜀椒(去目并闭口,炒汗出)各半两　赤茯苓(去黑皮)　防风(去叉)　当归(切,炒)　附子(炮裂,去皮脐)　肉桂(去粗皮)　独活(去芦头)　牛膝(酒浸,切,焙)　赤芍药　秦艽(去苗土)　生干地黄(焙)各一两

【用法】　上一十四味,剉如麻豆,每服三钱匕,水一盏,煎至七分,去滓,温服,日三服。

乌贼鱼骨丸　《圣惠方》

【主治】　妇人大便下血,或似小豆汁。

【功效】　收敛止血,养血清热。

【处方】　乌贼鱼骨一两　芎䓖三分　熟干地黄一两半　茜根一两　当归一两(剉,微炒)　白芍药三分　阿胶二两(捣碎,炒令黄燥)

【用法】 上七味,捣罗为末,炼蜜和捣三五百杵,丸如梧桐子大,食前服,以粥饮下三十丸。

乌贼鱼骨散 《圣济总录》一

【主治】 妊娠胎动不安,下血不止,脐腹疞痛。

【功效】 收肠止血,止痛安胎。

【处方】 乌贼鱼骨(去甲)一两 白芍药 芎䓖 龙骨 赤石脂各半两

【用法】 上五味,捣罗为散,每服二钱匕,米饮或温酒调下,食前服。

乌龙丸 《圣惠方》

【主治】 妇人大便后,下血不止,腹内疼痛。

【功效】 温中止血。

【处方】 乌龙尾煤一两 伏龙肝一两 香墨一两 当归一两(剉,微炒) 皂荚子仁半两(微炒)

【用法】 上五味,捣细罗为末,以面糊和丸,如梧桐子大,食前服,以生姜艾叶煎汤下二十丸。

乌喙丸 《三因方》

【主治】 妇人肠覃病,始如鸡卵,久久乃成,状如怀胎,按之坚,推即移,月事时下,乳余疾,大小便不利,并食有伏虫,胪胀,痛疽毒肿。

【功效】 散寒止痛,消癥散结。

【处方】 乌喙(炮,去皮尖,一钱 妇人大全良方、得效方二钱) 半夏(汤浸七次)四钱 石膏(煅) 藜芦(炒) 牡蒙(得效方即紫参) 苁蓉(酒浸)各一钱 桂心 干姜(炮)各一钱三字 巴豆六七个(研膏)

【用法】 上九味为末,蜜丸如绿豆大,每服三五丸,食后酒饮任下。

乌豆煎 《圣惠方》一

【主治】 产后中风,言语謇涩,心神恍惚,筋脉不利。

【功效】 平肝熄风,育阴养血。

【处方】 黑豆一升(炒熟) 天麻 羚羊角屑 防风(去芦头) 赤茯苓 羌活 桂心 酸枣仁(微炒) 生干地黄各二两

【用法】 上九味,细剉,以水八升,煎至三升,绞去滓,更熬成膏,每服不拘时,以温酒调下一匙。

丹砂丸 《圣惠方》

【主治】 妇人中风,心神冒闷,言语謇涩,四肢拘急,口眼喎斜。

【功效】 清营开窍。

【处方】 辰锦砂一两(细研,水飞过) 牛黄一分 雄黄一分 龙脑一分 西甘石半两 麝香一分 天竺黄一分 铅霜一分(以上并细研) 犀角屑半两 天麻半两 羚羊角屑半两 乌蛇肉半两(酒拌,炒令黄) 干蝎半两(微炒) 桑螵蛸半两(微炒) 白附子半两(炮裂) 香附子半两 独活半两 麻黄半两(去根节) 防风半两(去芦头) 狐肝半具(炙令黄燥)

【用法】 上二十味,捣细罗为末,入研,药令匀,炼蜜和捣三五百杵,丸如梧桐子大,每服不拘时,以豆淋酒下七丸。

丹砂丸 《圣惠方》一

【主治】 产后风虚,心神惊悸,或时烦闷,志意不安。

【功效】 镇心安神,健脾化痰。

【处方】 丹砂一两(细研,水飞过) 龙齿三分(细研) 铁精三分(细研) 金薄二十一斤(细研) 牛黄一分(细研) 麝香一分(细研) 柏子仁半两 石菖蒲半两 远志半两(去心) 琥珀半两(细研) 人参一分(去芦头) 茯神半两 生干地黄三分

【用法】 上一十三味,捣罗为末,入研,药令匀,炼蜜和捣三五百杵,丸如梧桐子大,不拘时,以金银汤下二十丸。

丹砂丸 《圣惠方》二

【主治】 产后血邪攻心,迷闷,气不足,脏腑虚弱,令人如癫邪,惊怕,或啼或笑,或惊或恐,言无准凭,状如鬼魅。

【功效】 镇心安神,化痰开窍。

【处方】 光明朱砂二两 白矾二两 金薄五十片

【用法】 上三味,将光明砂并矾,内瓷瓶子中,封闭了,于甑上每日二度蒸,半月日取出,和前金薄细研,以粟米软饭和丸,如绿豆大,不拘时,以麦门冬汤下七丸。

丹砂丸 《圣济总录》二

【主治】 妇人心气不足,被风所乘,惊悸不已。

【功效】 镇惊安神。

【处方】 丹砂(别研) 雄黄(别研) 龙齿(去土,研) 羚羊角屑 远志(去心)各半两 石菖蒲(洗,剉,焙) 羌活(去芦头) 独活(去芦头) 升麻 芎藭 沙参 防风(去叉)各一两

【用法】 上一十二味,捣罗十味为末,入丹砂、雄黄和匀,用炼蜜为丸,如梧桐子大,每服二十丸,温水下,日二服。

丹砂沉香丸 《圣济总录》二

【主治】 妊娠痰盛,膈脘满痞,不思饮食。

【功效】 理气化痰,和胃止呕。

【处方】 丹砂(别研如粉) 沉香(剉细) 肉豆蔻(去壳) 半夏各一两(汤洗七遍,去滑,切作片子,焙) 人参三分 丁香(微炒)三分 白茯苓(去黑皮,剉) 陈橘皮(汤浸,去白,焙) 甘草(炙) 槟榔(剉)各半两

【用法】 上一十味,除丹砂外,捣罗为末,入丹砂研拌令匀,炼蜜和丸,如梧桐子大,每服十五丸,生姜汤下,食前服。

丹砂散 《圣惠方》一

【主治】 妇人客热,心神烦躁,口干舌涩,食少无味。

【功效】 凉血清热,养阴安神。

【处方】 丹砂一两(细研,水飞过) 犀角屑半两 天竺黄半两 胡黄连半两 寒水石一两(细研) 麦门冬一两(去心,

焙) 马牙消一分(细研) 铅霜半两(细研)

【用法】 上八味,捣细罗为散,入研药令匀,每服不拘时,以竹叶汤调下一钱。

丹参膏 《千金方》

【主治】 养胎,临月服,令滑而易产。

【功效】 活血行滞。

【处方】 丹参半斤 芎藭 当归各二两 蜀椒五合(有热者,以大麻仁五合代)

【用法】 上四味,㕮咀,以清酒溲湿,停一宿以成,煎猪膏四升,微火煎膏,色赤如血,膏成,新布绞去滓,每日取如枣许,内酒中服之,不可逆服,至临月乃可服,旧用常验。

丹参膏 《和剂局方》

【主治】 妇人乳肿、乳痈,毒气焮作赤热,渐成攻刺疼痛,及乳核结硬不消散。

【功效】 活血透脓,消痈散结。

【处方】 芍药(赤者) 丹参 白芷各等分

【用法】 上三味细剉,以酒淹三宿,入猪脂半斤微煎,令白芷黄,膏成去滓,入黄蜡一两,每用少许,时时涂之。

丹参散 《圣惠方》一

【主治】 妊娠三两月,伤寒头痛,壮热呕逆。

【功效】 散寒解表,养阴安胎。

【处方】 丹参 当归(剉,微炒) 人参(去芦头) 麻黄(去根节 王岳产书无) 艾叶(微炒) 阿胶(捣碎,炒令黄燥) 甘草(炙微赤,剉)各半两(产书各一分)

【用法】 上六味,捣筛为散,每服三钱,以水一盏,入生姜半分,枣二枚,煎至六分,去滓,温服,不拘时。

丹参散 《妇人大全良方》

【主治】 妇人经脉不调,或前或后,或多或少,产前胎不安,产后恶血不下,冷热劳暖,脊痛,骨节烦痛。

【功效】　活血化瘀,理气止痛。

【处方】　丹参(不以多少,去土切,袖珍方去芦)

【用法】　上一味,为细末,每服二钱,温酒调下。经脉不调,食前服;冷热劳,不拘时。

丹参散　《圣济总录》二

【主治】　妇人血风,在四肢走注疼痛。

【功效】　祛风活血止痛。

【处方】　丹参　人参　苦参各一两半　雷丸　牛膝(酒浸,切,焙)　防风(去叉)　白附子(炮)　白花蛇(酒浸一宿,去皮骨,炙)各一两

【用法】　上八味,捣罗为散,每服三钱匕,煎甘草酒调下。

丹参酒　《千金方》

【主治】　崩中去血,及产余疾。

【功效】　养血和血。

【处方】　丹参　艾叶　地黄　忍冬　地榆各五斤

【用法】　上五味,到,先洗白熟舂,以水渍三宿,出滓,煮取汁,以黍米一斛,炊饭酿酒,酒熟醇之,初服四合,后稍稍添之。

丹参丸　《圣济总录》二

【主治】　产后虚损,气血不和,腰痛难忍。

【功效】　活血祛瘀,温阳止痛。

【处方】　丹参(到)　续断　当归(切,炒)　桂(去粗皮)　牛膝(去苗,酒浸,切,焙)　鬼箭羽(到)各一两　琥珀(研)　没药(用醋少许化开)各半两

【用法】　上八味,除没药外,并捣罗为末,入没药拌匀,再用炼蜜和丸,如梧桐子大,每服三十丸,温酒下,不拘时。

丹鸡索饼　《食医心鉴》

【主治】　胎漏下血,心烦口干。

【功效】　养血安胎。

【处方】　丹雄鸡一只(治如食作腥)

面一斤

【用法】　上二味,溲面作索饼,熟煮和腥食之。

升麻散　《圣惠方》

【主治】　妇人乳,初觉肿妨疼痛,及欲成痈结。

【功效】　清热解毒,消痈止痛。

【处方】　川升麻一两　玄参一两半　桑根白皮三两(到)　赤芍药一两　白芷三分　川大黄一两(到碎,微炒)　马蹄三分(烧焦)　甘草一两(炙微赤,到)　川朴硝二两

【用法】　上九味,捣粗罗为散,每服四钱,以水一中盏,煎至六分,去滓,每于食前温服,以利为度。

升麻散　《圣惠方》一

【主治】　妊娠伤寒,头痛,身体壮热,及四肢不利。

【功效】　解表清热。

【处方】　川升麻一两　苍术一两(到,微炒)　黄芩半两　麦门冬一两(去心)　大青半两(徐氏胎产方用知母)　石膏二两(胎产方一两)　麻黄一两(去根节)

【用法】　上七味,捣筛为散,每服四钱,以水一中盏,入生姜半分,淡竹叶二七片,煎至六分,去滓,温服,不拘时。

升麻散　《圣惠方》一

【主治】　妊娠伤寒,百节疼痛,壮热心躁,若不早疗,即胎落不安。

【功效】　清热解表。

【处方】　川升麻一两　柴胡一两(去芦头)　葛根半两(到)　知母半两　石膏二两　大青三分　栀子仁三分　甘草一分(炙微赤,到)

【用法】　上八味,捣筛为散,每服四钱,以水一中盏,入葱白五寸,煎至六分,去滓,温服,不拘时。

升麻散　《圣惠方》二

【主治】　妊娠烦渴躁热,口干,四肢疼痛,吃食减少。

【功效】　益胃生津。

【处方】　川升麻一两　柴胡一两(去苗)　知母三分　栀子仁　黄芪(去须)　甘草(炙微赤,到)　黄芩　麦门冬(去心)　枳壳(麸炒微黄,去瓤)各半两

【用法】　上九味,捣筛为散,每服三钱,以水一中盏,入竹茹一分,煎至六分,去滓,温服,不拘时。

升麻散　《圣惠方》三

【主治】　产后吹奶,及乳痈肿痛。

【功效】　清热解毒,消肿止痛。

【处方】　川升麻三分　连翘一两　玄参三分　赤芍药三分　甘草一分(炙微赤,到)　射干半两　生干地黄三分　瞿麦一两

【用法】　上八味,捣粗罗为散,每服四钱,以水一中盏,煎至六分,去滓,温服,不拘时。

升麻散　《妇人大全良方》二

【主治】　妊娠壅热,心神烦躁,口干渴逆。

【功效】　益胃生津,清热除烦。

【处方】　川升麻　黄芩　人参　麦门冬　栀子仁　柴胡(永类钤方前胡)　茯神　瓜蒌根　犀角屑各一两　知母　甘草各半两

【用法】　上一十一味,㕮咀,每服四钱,水一盏,煎至六分,去滓,温服。

升麻汤　《千金方》

【主治】　产后恶物不尽,或经一月、半岁、一岁。

【功效】　益气升提。

【处方】　升麻三两

【用法】　以清酒五升,煮取二升,去滓,分再服,当吐下恶物勿怪,良。

升麻六物汤　《无求子活人书》

【主治】　妊娠七月伤寒,壮热,赤斑变黑,溺血。

【功效】　清热救急。

【处方】　升麻　栀子仁各二两　大青　杏仁(去皮尖)　黄芩各一两半

【用法】　上五味,到如麻豆大,每服五钱,水一盏半,入葱白三茎,煎至一盏,去滓,温服。

分经散　《朱氏集验方》

【主治】　妇人血气心痛,及遍身手足疼痛,及经血不通。

【功效】　行气活血,通经止痛。

【处方】　红花　苏木　乳香　没药　败姜　姜黄　当归　芍药　川芎　木通　甘草　蓬术(煨)　生地黄　延胡索　牡丹皮　凌霄花

【用法】　上一十六味为细末,每服二大钱,空心温酒调下,一日三服。加血竭、玳瑁尤佳。湘中黄应明三世业医,用之有效。

气针丸　《妇人大全良方》

【主治】　妇人久积风壅。

【功效】　行气消积。

【处方】　木香　青皮(去白)　大黄(炮)　槟榔各一两　黑牵牛二两(半生半炒)

【用法】　上五味为末,炼蜜丸如梧桐子大,温水下三十丸。

匀气散　《拔萃方》

【主治】　妇人胁痛。

【功效】　疏肝行气止痛。

【处方】　山栀子　熟地香　茯苓　细辛　肉桂　川芎各等分

【用法】　上六味为末,羊脂煎服。

手拈散　《经验良方》

【主治】　妇人血气刺痛不可忍,诸般气痛。

【功效】　行气活血止痛。

【处方】　草果(煨)　延胡索(炒)　五灵脂(拣去砂石,炒)各一两　没药五钱

【用法】　上四味为末,酒调二三钱服。

仓公散　《妇人大全良方》

【主治】　妇人卒鬼击、鬼疰、鬼刺,心腹如刺,下血便死不知人,及卧魇啮脚趾不觉者,并诸毒气等疾。

【功效】　祛疰除湿。

【处方】　瓜蒂末(九籥卫生方无瓜蒂末,有皂角末)　梨芦末　雄黄(研)　矾石(煅,研)各等分

【用法】　上四味为末,研停,用少许吹入鼻中,得嚏为度。此药能起死人,恐皂荚者为正。

化癥丸　《圣惠方》

【主治】　妇人食癥,腹胀气急,面目浮肿,四肢无力。

【功效】　散瘀消肿,止痛化癥。

【处方】　硇砂半两(细研)　巴豆十枚(去皮心,研,纸裹压去油)　五灵脂半两　干姜半两(炮裂,剉)　雄雀粪半两(微炒黄)　猪牙皂荚半两(去皮,涂酥炙令黄,去子)

【用法】　上六味,捣罗为末,同研令匀,用醋煮面糊和丸,如绿豆大,每服空心,以温酒下五丸。

【丶】

六合汤　《玉机微义》

【主治】　妇人赤白带下,脉沉微,腹痛或阴中痛。

【功效】　温经养血。

【处方】　四物汤四两　肉桂　附子(炒)五钱

【用法】　上三味,㕮咀,每五钱,水煎,食前服。

六合汤　《严氏济生方》

【主治】　妇人经事不行,腹中结块疼痛,腰痛腿痛。

【功效】　温经养血,活血止痛。

【处方】　当归(去芦,酒浸)　白芍药　官桂(去皮)　熟地黄(洗　永类钤方焙)川芎　蓬莪术(炮)各等分

【用法】　上六味㕮咀,每服四钱,水一盏,煎至七分,去滓,温服,空心食。

六神汤　《御药院方》

【主治】　妇人脾气不和,荣卫不足,怠堕困倦。

【功效】　养血滋阴,益气清热。

【处方】　当归　熟地黄　白芍药　川芎　地骨皮　黄芪各一两

【用法】　上六味,捣筛为粗末,每服五钱,水一盏半,煎至八分,去滓,空心温服。大成上㕮咀,每服四钱,水一盏,煎七分,空心温服。

六神丸　《妇人大全良方》

【主治】　妇人赤白痢疾。

【功效】　温脾止痢,利水消滞。

【处方】　神曲(别为末,留作糊)　麦芽　茯苓　枳壳　木香(煨,白痢倍之)黄连六味等分(赤痢倍之)

【用法】　上六味为末,用神曲末作糊为圆,如梧桐子大,每服五十圆,赤痢甘草汤下;白痢干姜汤下;赤白痢干姜甘草汤下。

六物汤　《澹寮方》

【主治】　胎动不安,腰腿痛重,恶露频下。

【功效】　调和气血安胎。

【处方】　阿胶(蛤粉炒成珠子)　糯米(炒)　黄芪(蜜炙)　川芎　当归(洗,炒)　熟干地黄(洗,焙)

【用法】　上件六味等分,㕮咀,每服三钱,水一盏,生姜三片,葱白一寸,同煎至七分,去滓,温服,空心食前。

六物汤　《朱氏集验方》

【主治】　安胎和气,腰腹痛重,恶露频下。

【功效】　调气和血。

【处方】　阿胶(炒)　糯米(炒)　黄芪　川芎　当归　熟地黄(酒洗,焙)各等分

【用法】　上六味,为粗末,生姜三片,葱白一个,水一盏半,煎七分,空心服。

火龙散　《卫生宝鉴》

【主治】　妊娠心气痛。

【功效】　行气止痛。

【处方】　艾叶末(盐炒一半　南北经验方、袖珍方一两半)　川楝子(炒)　茴香(炒)各半两

【用法】　上三味,为粗末,每服二钱,水一盏,煎至七分,去滓温服,不拘时。

火府丹　《妇人大全良方》

【主治】　妇人心经热,小便涩,及治五淋。

【功效】　滋阴养血,泻火行水,通利血脉。

【处方】　生地黄二两　木通　黄芩各一两

【用法】　上三味为细末,炼蜜为圆如梧桐子大,木通煎汤下三十丸。

斗门散　《烟霞圣效方》

【主治】　妇人血山崩。

【功效】　固冲止血。

【处方】　大胡桃五个(烧烟尽为度)

【用法】　上一味,为末,每服一钱,热酒调下。

必效竹沥汤　《妇人大全良方》

【主治】　妇人中风涎潮,谵语昏塞,四肢缓纵。

【功效】　祛风除湿,温经通脉。

【处方】　秦艽　防风　独活　附子各一分

【用法】　上四味㕮咀,以水四盏,煎至二盏,入生地黄汁、淡竹沥各半盏,再煎四五沸,去滓,分作四服,不拘时热服。

【　一　】

水膏方　《圣惠方》

【主治】　妇人乳生结核,坚硬或肿疼痛。

【功效】　泻火解毒止痛。

【处方】　黄蘗二两(剉)　露蜂房半两(微炙)　糯米二合　赤小豆一合　盐一两

【用法】　上五味,捣细罗为散,捣生地黄取汁,调令稀稠得所,看肿痛处大小,剪生绢上厚涂贴之,干即换之。

水银丸　《圣惠方》

【主治】　妊娠胎死腹中不出。

【功效】　祛瘀下胎。

【处方】　水银半两　硫黄一分(与水银结为砂子)　白矾灰半两　硇砂半两

【用法】　上四味,捣研令细,煮枣肉和丸,如绿豆大,每服,煎榆白皮酒下五丸,以腹痛即胎下。

水蛭散　《圣惠方》一

【主治】　产后恶血不尽,经脉日久不通,渐成癥块,脐腹胀硬,时时疼痛。

【功效】　活血祛瘀,消癥止痛。

【处方】　水蛭八十枚(炒令黄)　虻虫八十枚(去翅足,微炒)　牛膝一两(去苗)　牡丹半两　桃仁三分(汤浸,去皮尖双仁,麸炒微黄)　桂心半两　庵䕡子一两　当归一两(剉,微炒)　鳖甲一两(涂醋炙令黄,去裙襕)　干漆一两(捣碎,炒令烟出)　鬼箭羽三分　琥珀三分　吴茱萸半两(汤浸七遍,焙干微炒)　芫花半两(醋拌炒令干)　麝香一分(研入)

【用法】　上一十五味,捣细罗为散,入研,药令匀,每服食前服,以温酒调下一钱。

水府丹 《妇人大全良方》

【主治】　妇人久虚积冷,经候不行,癥瘕癖块,腹中卒暴疼痛,面有黵黯,鬓黑羸瘦。

【功效】　散寒化瘀,补虚消癥。

【处方】　煅花蕊石(研)两半　硇砂(纸隔沸汤淋熬,取霜半两)　桂心(别为末)　木香　干姜各一两　缩砂仁二两　红豆半两　斑蝥百个　腊月狗胆七枚　生地黄汁　童子小便各一升　虻青三百个(斑蝥、虻青二物,并去头足翅,以糯米一升同炒米黄,去米不用)

【用法】　上九味为末,同三汁熬为膏,和上末,丸如鸡头大,朱砂为衣,每服一丸,温酒嚼破,食前服,米饮亦可。孕妇莫服。

水仙饮子 《医林方》

【主治】　妇人五心烦热,发热不止。

【功效】　清热除烦。

【处方】　赤芍药　干荷叶二味各等分

【用法】　上二味为细末,每服三钱,温水调下。

双和汤 《澹寮方》

【主治】　妇人五劳六极七情,心肾虚,精血少,形骸枯颣,五心烦热,虚汗盗汗,一切虚劳。

【功效】　益气养血,生津除烦。

【处方】　白芍药七两半　黄芪(去芦,蜜炙令赤)　当归(洗,去芦)　熟地黄(洗,去土,酒蒸)　川芎(去芦)各三两　甘草(炙)　肉桂(去粗皮,不见火)二两二分半

【用法】　上七味,一处捣罗为粗散,每服二钱,水一盏半,生姜三片,枣子一枚同煎,空心食前服之,忌生冷等物。

双俱散 《朱氏集验方》

【主治】　产后腰痛。

【功效】　化湿除浊,和血止痛。

【处方】　石菖蒲一两　当归半两

【用法】　上二味为末,每服三钱,热酒调下,空心服。

巴豆丸 《圣惠方》

【主治】　妇人疝瘕,及血气疼痛。

【功效】　理气化瘀,消积止痛。

【处方】　巴豆一分(去皮心,醋煮半日)　硇砂一两(细研)　川大黄一两(剉碎,微炒)　五灵脂三分　木香半两　桃仁三分(去皮尖双仁,麸炒微黄)

【用法】　上六味,捣罗为末,炼蜜和丸,如绿豆大,每服以热酒下五丸。

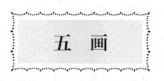

五 画

【一】

石膏散 《圣惠方》一

【主治】　产后寒热头痛。

【功效】　滋阴清热,养血止痛。

【处方】　石膏二两　黄芩一两半　桂心一两半　生干地黄一两　牡蛎二两(烧过)　赤芍药二两

【用法】　上六味,捣粗罗为散,每服四钱,以水一中盏,煎至六分,去滓,温服,不拘时。

石膏散 《圣惠方》一

【主治】　产后体虚,头痛烦热。

【功效】　清热养阴,清泻肝火。

【处方】　石膏二两　当归(剉,微炒)　羚羊角屑　白芍药　白术　子芩　生干地黄　甘草(炙微赤,剉)各半两　茯神三两　前胡三分(去芦头)　麦门冬一两(去心,焙)

【用法】　上一十一味,捣粗罗为散,每服四钱,以水一中盏,入生姜半分,枣三枚,煎至六份,去滓,温服,不拘时。

石膏散　《圣惠方》一

【主治】　妊娠十月伤寒,头痛壮热,咳嗽烦闷。

【功效】　养阴清热。

【处方】　石膏二两　人参一两(去芦头)　麦门冬一两(去心)　杏仁一两(汤浸,去皮尖双仁,麸炒微黄)　细辛半两　柴胡一两(去苗)　赤芍药一两　甘草半两(炙微赤,剉)　葵子三分

【用法】　上九味,捣筛为散,每服四钱,以水一中盏,入生姜半分,煎至六分,去滓,温服,不拘时。

石膏散　《圣惠方》二

【主治】　妇人风眩头疼,心神闷乱,肩背四肢烦疼,不欲饮食。

【功效】　平肝熄风,清心安神。

【处方】　石膏二两　羌活半两　防风半两(去芦头)　桑根白皮三分(剉)　赤茯苓三分　枳壳三分(麸炒微黄,去瓤)　赤芍药三分　芎䓖三分　黄芩三分　当归三分(剉,微炒)　甘草半两(炙微赤,炒)　柴胡一两(去苗)　羚羊角屑半两　酸枣仁半两(微炒)　甘菊花半两

【用法】　上一十五味,捣粗罗为散,每服四钱,以水一中盏,入生姜半分,煎至六分,去滓,温服,不拘时。

石膏汤　《千金方》

【主治】　妇人乳无汁。

【功效】　清热下乳。

【处方】　石膏四两(研)

【用法】　以水二升,煮三沸,稍稍服,一日令尽。

石膏汤　《圣济总录》二

【主治】　产后中风,烦热,身体拘急,头目昏痛。

【功效】　清热养阴,祛风除湿。

【处方】　石膏(碎)　知母(焙)　芍药　半夏(生姜汁制)　独活(去芦头)　桂(去粗皮)　白术　防风(去叉)　甘草(炙)

【用法】　上九味等分,粗捣筛,每服三钱匕,水一盏,酒少许,生姜二片,同煎至七分,去滓,温服,拘时。

石膏汤　《圣济总录》二

【主治】　产后伤寒,时行温疫,壮热恶风,头痛体痛,鼻塞咽干,心膈烦满,寒热往来,咳嗽痰壅。

【功效】　清肺止咳,疏风散邪。

【处方】　石膏二两　黄芩(去黑心)一两半　前胡(去芦头)　葛根各二两半　升麻　桑根白皮(剉)　荆芥穗各一两半　赤芍药　柴胡(去苗)各二两半

【用法】　上九味,粗捣筛,每服三钱匕,水一盏,生姜三片,豉十粒,同煎七分,去滓,温服,不拘时。

石韦散　《圣惠方》

【主治】　妇人小便卒淋涩。

【功效】　清热利水,活血通淋。

【处方】　石韦(去毛)　黄芩　木通(剉)　榆白皮(剉)　葵子各一两　甘草一两(炙微赤,剉)　蓬麦一两

【用法】　上七味,捣粗罗为散,每服五钱,以水一大盏,入生姜半分,煎至五分,去滓,食前温服。

石韦散　《圣惠方》二

【主治】　产后小便卒淋涩,溺血。

【功效】　清热通淋。

【处方】　石韦一两(去毛)　榆白皮一两(剉)　赤芍药半两　黄芩三分　木通一

两(判)　葵子半两

【用法】　上六味,捣筛为散,每服三钱,以水一中盏,入生地黄一分,煎至六分,去滓,温服,日三四服。

石韦散　《圣惠方》二

【主治】　产后脏有积热,致小便出血。

【功效】　清热利湿通淋。

【处方】　石韦二两(去毛)　榆白皮二两(判)　黄芩二两　木通二两(判)　赤芍药二两　冬葵子二两　甘草二两

【用法】　上七味,捣筛为散,每服三钱,以水一中盏,煎至六分,去滓,每于食前温服。

石韦汤　《千金方》

【主治】　产后卒淋、气淋、血淋、石淋。

【功效】　清热利湿通淋。

【处方】　石韦　黄芩　通草(产宝三两)　甘草各二两(产宝三两)　榆皮五两(产宝五合)　大枣三十枚　葵子二升(产宝三两)　白术(产宝用芍药)　生姜各三两

【用法】　上九味,㕮咀,以水八升,煮取一升半,分三服。

石韦汤　《圣济总录》二

【主治】　妊娠小便频数,涩少疼痛。

【功效】　清热通淋。

【处方】　石韦(去毛)　榆白皮(判)各一两　滑石二两

【用法】　上三味,粗捣筛,每服三钱匕,水一盏,入葱白二寸,生姜二片,煎至六分,去滓,食前温服。

石韦汤　《妇人大全良方》

【主治】　妇人脬转,小便不通。

【功效】　清热利尿。

【处方】　石韦(去毛)　车前子各等分

【用法】　上二味,为粗末,每服五钱,水二盏,煎至一盏,去滓服。

石斛丸　《圣惠方》一

【主治】　妇人风虚劳损,羸弱短气,胸胁逆满,不欲饮食。

【功效】　养阴益气,养血行气。

【处方】　石斛一两(去根,判)　熟干地黄一两　桃仁三分(汤浸,去皮尖双仁,麸炒微黄)　桂心三分　赤茯苓一两　甘草半两(炙微赤,判)　人参三分(去芦头)　五味子一两　紫菀三分(洗去苗土)　黄芪一两(判)　白术一两　附子一两(炮裂,去脐)　沉香一两　当归一两　枳实三分(麸炒微黄)

【用法】　上一十五味,捣罗为末,炼蜜和捣三五百杵,丸如梧桐子大,每于食前服,以温酒下三十丸。

石斛丸　《圣惠方》二

【主治】　产后虚损,气血不和,腰间疼痛,手足无力。

【功效】　养阴清热,调和气血。

【处方】　石斛一两(去根,判)　牛膝一两半(去苗)　丹参一两　续断三分　当归三分(判,微炒)　附子一两(炮裂,去皮脐)　桂心三分　延胡索一两　熟干地黄一两　枳壳一两(麸炒微黄,去瓤)　芎藭一两　桑寄生一两

【用法】　上一十二味,捣罗为末,炼蜜和捣五七百杵,丸如梧桐子大,每食前服,以温酒或生姜汤下三十丸。

石斛丸　《圣济总录》二

【主治】　产后虚渴,或脱血过多,脏腑虚渴,骨节烦热倦怠。

【功效】　清热滋阴养血。

【处方】　石斛(去根)　牛漆(去苗,酒浸,切,焙)　泽泻　附子(炮裂,去皮脐)　桂(去粗皮)　鹿茸(酥炙,去毛)　山茱萸　山芋　肉苁蓉(酒浸,切,焙)　白茯苓(去黑皮)　杜仲(去粗皮,炙,判)　生干地黄(微炒)各一两

【用法】　上一十二味,捣罗为末,炼蜜

为丸,如梧桐子大,每服二十九,煎枣汤下,不拘时。

石斛汤　《圣济总录》二

【主治】　产后虚热,汗出不止。

【功效】　养阴清热止汗。

【处方】　石斛(去根)　附子(炮裂,去皮脐,切)　白术(剉,炒)　秦艽(去苗土)　桂(去粗皮)各一两

【用法】　上五味,剉如麻豆,每服三钱匕,水一盏,小麦五十粒,同煎至七分,去滓,温服,不拘时。

石斛浸酒　《圣惠方》一

【主治】　产后中风,四肢缓弱,举体不仁。

【功效】　滋阴养血,活血通络。

【处方】　石斛二两(去根)　附子(炮裂,去皮脐)　牛膝(去苗)　茵芋　桂心　芎藭　羌活　当归(剉,微炒)　熟干地黄各一两

【用法】　上九味,细剉,用生绢袋盛,以清酒一斗,浸三日,每服不拘时,暖一小盏服之。

石斛地黄煎　《千金方》

【主治】　妇人虚羸短气,胸逆满闷。

【功效】　养阴生津,益气活血。

【处方】　石斛　甘草　紫菀各四两　桃仁半升　桂心二两　大黄八两　麦门冬二升　茯苓一斤　生地黄汁　醇酒各八升　一方用人参三两

【用法】　上十味为末,于铜器中,炭火上熬,纳鹿角胶一斤,耗得一斗,次纳饴三斤,白蜜三升和调,更于铜器中釜上煎,微耗,以生竹搅,无令著,耗令相得,药成,先食酒服如弹子一丸,日三服,不知,稍加至二丸。

石茎散　《三因方》

【主治】　妇人血结胞门,或为癥瘕在腹胁间,心腹胀满,肿急如石水状,俗谓之血虫。

【功效】　补肾益精,化瘀通经。

【处方】　石茎一两　当归尾　马鞭草各半两　红花(炒)半两　乌梅肉各半两　蓬莪术(炮)　三棱(炮)　苏木节　没药　琥珀(别研)各一分　甘草一钱

【用法】　上一十一味为末,浓煎苏木酒调下二钱。不饮酒,姜枣煎汤调下。

石炭散　《圣惠方》二

【主治】　产后恶血攻刺,心腹疼痛。

【功效】　祛瘀活血止痛。

【处方】　石炭二两(打碎)　赤鲤鱼鳞五两　干藕节四两　乱发三田两　败蒲二两　棕榈皮二两　红蓝花一两　芫花一两

【用法】　上八味,都入一瓷瓶子内,使盐泥固济,候干,以砖坯子盖头,用炭火半秤煅之,如人行一二里已来,其初青烟出,后至白烟出,渐去火,经一宿,冷取出,捣细罗为散,更入麝香一分,同研令细,每服以温酒调下一钱,如人行三五里再服,其恶血自下。

石脂散　《直指方》

【主治】　白冷精带下,阴挺脱出,或青黑黄白,腹下攻痛,胸闷,头旋眼晕,耳聋啾啾,痰上壅。

【功效】　调和气血。

【处方】　赤芍药四两(炒)　干姜　香附子各二两

【用法】　上三味,为细末,每服三钱,空心酒下。如带赤冷,即用陈米饮下,煎阿胶艾汤尤妙。若要顺气加茴香。

石蟹散　《圣济总录》二

【主治】　妊娠子淋,日夜频数,涩痛。

【功效】　清热化瘀通淋。

【处方】　石蟹(碎)一枚　乳香一分　滑石一两半

【用法】　上三味,研细为散,每服一钱匕,煎灯心汤调下。

石莲散　《妇人大全良方》二

【主治】　气吃噎,吐逆,心怔目晕,不思饮食。

【功效】　健脾理气。

【处方】　石莲肉(炒)两半　白茯苓一两　丁香半两

【用法】　上三味为细末,每服三钱,米饮调下,不拘时。

石榴皮散　《圣惠方》二

【主治】　妊娠下痢赤白,疗刺腹痛不可忍。

【功效】　涩肠止痢,活血止痛。

【处方】　醋石榴皮三分(微炒)　阿胶一两(捣碎,炒令黄燥)　地榆根一两　黄柏一两(微炙,剉)　当归一两(剉,微炒)　芎䓖三分

【用法】　上六味,捣细罗为散,每服不拘时,以蘘白粥饮调下一钱。

龙骨丸　《千金方》

【主治】　产后虚冷下血,及谷下,昼夜无数,兼产后恶露不断。

【功效】　温中止泻,收涩止血。

【处方】　龙骨四两　干姜　甘草　桂心各二两

【用法】　上四味为末,蜜和,暖酒服二十丸如梧子,日三服。一方用人参、地黄各二两。

龙骨丸　《圣惠方》

【主治】　妇人小便滑数。

【功效】　温肾缩尿。

【处方】　龙骨二两(烧过)　鹿茸一两(去毛,涂酥炙微黄)　椒红一两(微炒)　附子一两(炮裂,去皮脐)

【用法】　上四味,捣细罗为散,以酒煮面糊和丸,如梧桐子大,每服食前服,温酒下二十丸。

龙骨散　《圣惠方》一

【主治】　妇人漏下作五色,连年不瘥。

【功效】　收敛止血。

【处方】　五色龙骨一两(烧末)　乌贼鱼骨一两(炙黄)　白芍药三分　干姜半两(炮裂,剉)

【用法】　上四味,捣细罗为散,每于食前服,以赤糙粥饮调下二钱。

龙骨散　《圣惠方》二

【主治】　妇人久冷白带下,脐腹痛。

【功效】　温经收涩。

【处方】　白龙骨一两　乌贼鱼骨一两半(烧灰)　白芍药三分　当归一两(剉,微炒)　禹余粮二两(烧醋淬七遍)　桂心一两　熟干地黄一两半　吴茱萸半两(汤浸七遍,焙干微炒)　干姜半两(炮裂,剉)

【用法】　上九味,捣细罗为散,每于食前服,以热酒调下二钱。

龙骨丸　《圣惠方》一

【主治】　妇人劳损,月水不断,五脏气虚,肉色黄瘦,血竭暂止,少日复发,不耐动摇,小劳辄剧,久疾失治者。

【功效】　补虚宁神。

【处方】　禹余粮二两(烧醋淬七遍)　龙骨三两　紫石英三两(细研,水飞过)　人参二两(去芦头)　桂心二两　川乌头二两(炮裂,去皮脐)　川椒一两(去目及闭口者,微炒去汗)　桑寄生三两　石斛三两(去根,剉)　泽泻三两　当归三两(剉,微炒)　杜仲二两(去皱皮,炙微黄,剉)　远志二两(去心)　肉苁蓉二两(酒浸一宿,刮去皱皮,炙干)　干姜三两(炮裂,剉)　牡蛎粉二两　甘草一两(炙微赤,剉)

【用法】　上二十七味,捣罗为末,炼蜜和捣三五百杵,丸如梧桐子大,每于食前服,以温酒下三十丸,渐加至五十丸。

龙骨丸　《圣惠方》二

【主治】　妇人崩中下五色久不止。

【功效】　调和阴阳止血。

【处方】　龙骨一两　乌贼鱼骨三分（烧灰）　白芍药半两　鹿茸一两（去毛，涂酥炙微黄）　熟干地黄一两半　侧柏二两（微炙）　干姜半两（炮裂，剉）

【用法】　上七味，捣罗为末，炼蜜和捣三二百杵，丸如梧桐子大，每于食前服，以粥饮下三十丸。

龙骨丸　《圣济总录》一

【主治】　产后虚冷下血，昼夜无度，及恶露不绝。

【功效】　收涩止血，温肾祛寒。

【处方】　龙骨（细研）四两　干姜（炮）　甘草（炙）　桂（去粗皮）各二两

【用法】　上四味，捣罗为末，炼蜜和丸，如梧桐子大，每服二十丸，温酒下，早晨、日午、晚间各一服。

龙骨丸　《圣济总录》二

【主治】　产后日久泄泻，倦怠烦渴。

【功效】　收涩止泻，益气生津。

【处方】　龙骨　甘草（炙）　赤石脂　乌梅肉（炒）　人参　黄芩（去黑心）　枳壳（去瓤，麸炒）　赤茯苓（去黑皮）各半两　厚朴（去粗皮，生姜汁炙，剉）　黄连（去须）各三分

【用法】　上一十味，捣罗为末，面糊和丸梧桐子大，每服三十丸，米饮下，日三服。

龙骨散　《袖珍方》

【主治】　因损胎，下恶血不止。

【功效】　和血止血安胎。

【处方】　龙骨　当归　地黄各八钱（永类钤方各八分）　艾叶（炒，四钱　钤方四分）　地榆　阿胶　芍药　干姜各六钱（钤方各六分）　蒲黄五分　牛角䚡（炙焦，十二分　钤方十分）

【用法】　上一十味为末，食前服，米饮调二钱服。

龙骨散　《千金方》

【主治】　十二病绝产。一曰白带，二曰赤带，三曰经水不利，四曰阴胎，五曰子藏坚，六曰脏癖，七曰阴阳患痛，八曰内强，九曰腹寒，十曰脏闭，十一曰五脏酸痛，十二曰梦与鬼交。

【功效】　调理阴阳。

【处方】　龙骨三两　黄柏　半夏　灶中黄土　桂心　干姜各二两　石韦　滑石各一两　乌贼骨　代赭石各四两　白僵蚕五枚

【用法】　上一十一味，治下筛，酒服方寸匕，日三。白多者，加乌贼骨、僵蚕各二两；赤多者，加代赭石五两；小腹冷，加黄柏二两；子藏坚，加干姜、桂心各二两。以上各随病增之。服药三月，有子即住药；药太过多，生两子，当审方取好药。寡妇、童女不可妄服。

龙骨散　《圣惠方》一

【主治】　产后痢。

【功效】　清热止痢。

【处方】　五色龙骨　代赭　黄柏根皮（蜜炙令焦）　赤石脂　艾各一两半　黄连二两

【用法】　上六味，治下筛，饮服方寸匕，日三服。

龙骨散　《圣惠方》二

【主治】　产后久痢，腹内疼痛，不欲饮食。

【功效】　收涩止痢，健脾行气。

【处方】　龙骨一两　厚朴一两（去粗皮，涂生姜汁，炙令香熟）　肉豆蔻三分（去壳）　白术三分　艾叶三分（微炒）　干姜半两（炮裂，剉）　人参半两（去芦头）　诃子一两（煨，用皮）　当归一两（剉，微炒）　地榆半两　白头翁半两　木香半两

【用法】　上一十二味，捣筛为散，每服三钱，以水一中盏，入生姜半分，煎至六分，去滓，温服，日三四服。

龙骨散 《圣惠方》二

【主治】 产后小便数多。

【功效】 收敛固涩。

【处方】 龙骨一两　牡蛎一两（烧为粉）　桂心半两　菝瓜一两（剉）　乌药一两　桑螵蛸半两（微炒）　熟干地黄一两半

【用法】 上七味，捣筛为散，每服二钱，以水一中盏，入生姜半分，枣三枚，煎至六分，去滓，食前温服。

龙骨散 《圣惠方》二

【主治】 因损娠，下恶血不止。

【功效】 和血止血。

【处方】 龙骨三分　当归三分（剉，微炒）　地榆三分（剉）　艾叶半两（微炒）　阿胶三分（捣碎，炒令黄燥）　熟干地黄一两　蒲黄半两　犀角屑三分

【用法】 上八味，捣细罗为散，每于食前服，以粥饮调下二钱。

龙骨散 《妇人大全良方》二

【主治】 因损娠，下恶血不止。

【功效】 和血止血。

【处方】 龙骨　当归　地黄各八分　艾叶四分（炒）　地榆　阿胶　芍药　干姜各六分　蒲黄五分　牛角䚡（炙焦）十分

【用法】 上一十味为细末，食前服，粥饮调下二钱。

龙脑散 《圣惠方》

【主治】 妇人中风，身强口噤，四肢不利，言语謇涩，心神昏愦。

【功效】 祛风化痰，醒脑开窍。

【处方】 龙脑三分　牛黄三分　雄黄三分　铅霜三分　铁粉一两　朱砂一两　麝香三分（以上并细研）　天南星半两（炮裂）　天麻一两　麻黄一两（去根节）　莽草三分　白僵蚕半两（微炒）　干蝎半两（微炒）　白附子半两（炮裂）　桂心半两　乌蛇肉一两（酒拌炒令黄）　防风半两（去芦头）　柏仁半两　蝉壳半两（微炒）　独活半两　白胶香半两　仙灵脾半两　天雄半两（炮裂，去皮脐）　桑螵蛸半两（微炒）　羚羊角屑半两　阿胶三分（捣碎，炒令黄燥）　甘草半两（炙微赤，剉）

【用法】 上二十七味，捣细罗为散，入研，药令匀，每服不拘时，以薄荷酒调下一钱。

龙脑散 《圣惠方》一

【主治】 产后中风口噤，身体如角弓反张，迷闷。

【功效】 祛风止痉，化瘀通络。

【处方】 龙脑（细研）　腻粉　干蝎（微炒）　白矾灰各一分　天麻　天雄（炮裂，去皮脐）　天南星（用酒一升，微火煮酒尽，取出切，曝干）　天竺黄各一两

【用法】 上件药，捣罗为末，都入乳钵中，再研令匀，不拘时，以暖酒调下一钱。

龙齿丸 《圣惠方》

【主治】 妇人血风，气上攻，心神恍惚，妇人心虚受风，惊悸，眠卧不安。

【功效】 平肝熄风，镇惊安神。

【处方】 龙齿一两（细研）　朱砂三分（细研，水飞过　总录一两）　麝香一钱（细研）　犀角屑半两　人参三分（去芦头）　茯神一两（总录去木）　赤箭一分（总录半两）　槟榔半两　当归三分（剉，微炒）　远志一分（去心　总录三分）　防风半两（去芦头）　天麻三分（总录半两）　生干地黄半两

【用法】 上一十三味，捣罗为末，炼蜜和，捣三五百杵，丸如梧桐子大，每服不拘时，研薄荷暖酒下二十九丸。

龙齿丸 《圣济总录》二

【主治】 妇人心虚受风，惊悸不安。

【功效】 益气养血，镇惊安神。

【处方】 龙齿（研）　丹砂（研，水飞过）　茯神（去木）各一两　犀角屑　槟榔（剉）　防风（去叉）　生干地黄各半两　人参　远志（去心）　当归（切，焙）各三分

赤箭　天麻各半两　麝香(研)一钱

【用法】　上一十三味,捣研为末,炼蜜丸如梧桐子大,每服二十丸,薄荷温酒下,不拘时。

龙齿散　《圣惠方》一

【主治】　产后脏气虚,心神惊悸,不自觉知,言语错误,志意不定。

【功效】　镇静安神,益气养血。

【处方】　龙齿二两　远志(去心)　人参(去芦头)　茯神　熟干地黄　甘草(炙微赤,剉)　当归(剉,微炒)　白芍药　麦门冬(去心,焙)　牡蛎(烧为粉)各一两

【用法】　上一十味,捣粗罗为散,每服三钱,以水一中盏,入竹叶三七片,生姜半分,枣三枚,煎至六分,去滓,温服,不拘时。

龙蜕散　《得效方》

【主治】　催生。

【功效】　下利催产。

【处方】　蝉蜕一两(烧存性)　大蛇蜕(火烧存性)一条　滑石半两　葵子一两(微炒)

【用法】　上四味为末,每服一钱,顺流水微温暖调下,不可使热汤服。

甘草散　《千金方》

【主治】　妇人乳无汁。

【功效】　益气通乳。

【处方】　甘草一两　通草三十铢　石钟乳二十铢　云母二两半　屋上散草一把(烧为灰)

【用法】　上五味,治下筛,食后温漏芦汤服方寸匕,日三服,乳下,止。

甘草散　《圣惠方》

【主治】　临产前。

【功效】　益气催产。

【处方】　甘草二两(炙微赤,剉)　黄芩三分　大麻仁二分　干姜三分(炮裂,剉)　吴茱萸三分(汤浸七遍,炮干微炒)　肉桂三分(去皱皮)　大豆黄卷一两(湿地

种豆令芽与身齐,晒干,接取牙用)

【用法】　上七味,捣细罗为散,每日空心服,以粥饮调下一钱。

甘草散　《圣惠方》二

【主治】　妊娠十月,满足入月。

【功效】　温中行滞。

【处方】　甘草一两(炙微赤,剉)　黑豆一两(炒熟)　干姜半两(炮裂,剉)　糯米一两　吴茱萸半两(汤浸七遍,焙干微炒)　大麻子一两　白茯苓半两

【用法】　上七味,捣细罗为散,每于食前服,以暖酒调下二钱。若未入月,不得辄服。

甘草散　《圣济总录》

【主治】　妊娠数日不产。

【功效】　益气催产。

【处方】　甘草(炙,剉)一两　黄芩(去黑心)　大豆黄卷(炒)　干姜(炮)　桂(去粗皮)　吴茱萸(汤洗去涎,与大豆卷同炒香)各半两　粳米(淘净)　麻子仁各一合

【用法】　上八味,捣罗为散,每服三钱匕,温酒调下。若临月每日频服。

甘草丸　《千金方》

【主治】　产后心虚不足,虚悸,心神不安,吸吸乏气,或若恍恍惚惚,不自知觉者。

【功效】　益气养心安神。

【处方】　甘草　远志　石菖蒲各三两　人参　麦门冬　干姜　茯苓各二两　泽泻　桂心各一两　大枣五十枚

【用法】　上一十味为末,蜜丸如大豆,酒服二十丸,日四五服,夜再服,不知稍加。若无泽泻以白术代之;若胸中冷,增干姜。

甘草汤　《千金方》

【主治】　在蓐中风,背强不得转动。

【功效】　益气散寒,养阴舒筋。

【处方】　甘草　干地黄　麦门冬　麻黄各二两　瓜蒌根　芎䓖　黄芩各三两　杏仁五十枚　葛根半斤

【用法】　上九味,㕮咀,以水一斗五升,酒五升,合煮葛根,取八升,去滓,内诸药,煮取三升,去滓,分再服,一剂不瘥,更合良。

甘草汤　《千金方》

【主治】　产后腹中㽲绝,寒热恍惚,狂言见鬼。

【功效】　益气和血,清热安神。

【处方】　甘草　芍药各五两　羊肉三斤　通草三两(产宝用当归)

【用法】　上四味,㕮咀,以水一斗六升,煮肉,取一斗,去肉,内药,煮取六升,去滓,分五服,日三夜二。

甘草汤　《千金方》

【主治】　产乳余血不尽,逆抢心胸,手足逆冷,唇干,腹胀,短气。

【功效】　温中养血,活血下气。

【处方】　甘草　芍药　桂心　阿胶各三两　大黄四两

【用法】　上五味,㕮咀,以东流水一斗,煮取三升,去滓,内阿胶令烊,分三服,一服入腹中,面即有颜色,一日一夜尽此三升,即下腹中恶血一二升,立瘥,当养之如新产者。

甘草汤　《圣济总录》一

【主治】　妊娠卒下血,胎动不安,或连腰疠痛。

【功效】　养血止血安胎。

【处方】　甘草(炙令赤)　阿胶(炙令燥)各一两　生干地黄(焙)半两

【用法】　上三味,粗捣筛,每服三钱匕,水一盏,煎至七分,去滓,温服。

甘草汤　《圣济总录》二

【主治】　产后血虚,汗出不止。

【功效】　益气养血,固表止汗。

【处方】　甘草(炙)三分　当归(切,焙)　人参各一两　羊肉一斤(去脂,切碎,水四大碗,煮取汁三碗,去肉澄清)　芎劳一两　桂(去粗皮)三分　芍药一两半　生干地黄(焙)四两

【用法】　上八味,除肉外,粗捣筛,每服三钱匕,以肉汁一盏,煎至七分,去滓,温服,不拘时。

甘草芍药汤　《拔萃方》

【主治】　妇人伤寒,太阳标病,汗解表除,邪热内攻,热入血室,经水过多,无满实者。

【功效】　清热解毒,养阴活血。

【处方】　甘草　芍药　生地黄　川芎四味各一两

【用法】　上四味到细,每服一两,水三盏,煎至一盏半,去滓,入棕榈灰五钱,调匀温服,不止者,刺隐白。

甘草芍药汤　《千金翼方》

【主治】　妇人产后崩中去血,逆气荡心胸,生疮烦热。

【功效】　益气养血,活血行气。

【处方】　甘草(炙)　芍药　当归　人参　白术各一两　橘皮一把　大黄半两

【用法】　上七味,㕮咀,以水四升,煮二升,分再服,相去一炊顷。

甘草小麦大枣汤　《金匮方》

【主治】　妇人脏躁,喜悲伤,欲哭,象如神灵所作,数欠伸。

【功效】　养心安神,和中缓急。

【处方】　甘草三两　小麦一升　大枣十枚

【用法】　上三味,诸方㕮咀。以水六升,煮取三升,温分三服。

甘遂散　《妇人大全良方》二

【主治】　妊娠子淋,大小便并不利,气急,已胀猪苓散不瘥者。

【功效】　通利二便。

【处方】　太山赤皮甘遂二两

【用法】　上一味为末,以白蜜二合和服如大豆粒,多觉心下烦,得微下者,日一服,下之后,还将猪苓散,不得下,日二服,渐加至半钱,以微利为度。

甘竹茹汤　《千金方》

【主治】　产后内虚,烦热短气。

【功效】　清热益气除烦。

【处方】　甘竹茹一升　人参　茯苓　甘草各一两　黄芩三两

【用法】　上五味,㕮咀,以水六升,煮取二升,去滓,分三服,日三服。

甘菊花饮子　《圣惠方》二

【主治】　妇人头痛目眩,心神烦渴。

【功效】　平肝潜阳,清心除烦。

【处方】　甘菊花一分　石膏一两(捣碎)　葛根半两(剉)　薄荷一握(切)　生姜一分(拍碎)　葱白一握(切)　豉一合

【用法】　上七味,以水二大盏,煎至一盏,去滓,不拘时,分温三服。

玉露散　《管见大全良方》

【主治】　产后乳脉不行,身体壮热疼痛,头目昏痛,大便涩滞。

【功效】　益气生津,清热活血。

【处方】　人参(去芦)　白茯苓　甘草(炙)各半两　桔梗(去芦,炒)　川芎　白芷各一两　当归一分(袖珍方一钱)　芍药三分(袖珍方三钱)

【用法】　上为细末,每服二钱,水一盏,煎至七分,温服。如烦热甚,大便秘,加大黄一分。

玉露通真丸　《妇人大全良方》

【主治】　妇人诸疾。

【功效】　调和气血。

【处方】　半夏(姜汁制炒)　人参各半两　茱萸(醋炒)　制厚朴各半两一分　泽兰叶二两半　甘草　蝉蜕(炒)　白芍药　石膏　蚕蜕(炒用,如无,以蚕故纸三张代)　白术　当归　羌活　熟地黄(洗焙)　白茯苓各二两　防风　干姜　柏子仁　苍术　白薇　木香　黄芪　川牛膝　附子　白芜荑(与蝉蜕同炒,然此方无蝉蜕,马鸣蜕是也)　川芎　藁本各一两　川椒　苦桔梗各三两　白芷一两半

【用法】　上二十九味为细末,炼蜜为丸,每九钱重分作十丸,切记炼蜜无令太过及生。妇人诸虚不足,状如劳疾,黄芪煎酒下;血气痛,烧秤锤淬酒下;产前安胎,用醋汤下;产后诸疾,用酒或盐汤下;产前产后泻,用米饮送下;妇人牙痛,用半丸揩疼处,良久,盐汤咽下;产前产后血闷,用童子小便送下;经脉不调,用红花煎酒送下;产后风毒生疮疥,荆芥茶下;冷疾翻胃醋心,干嚼下;妇人子宫久冷,崩漏赤白带下,用童子小便、米醋、好酒一处暖热下。

玉芝散　《直指方》

【主治】　血崩。

【功效】　理气止血。

【处方】　香附子(半生半熟)　代赭石

【用法】　上二味,为末,用酒调下,大瘕崩者煎服。

平胃汤　《仙传济阴方》

【主治】　经候不调。

【功效】　补中健脾。

【处方】　人参　草果　白术　缩砂　白茯苓　红枣肉(煨过,焙干)

【用法】　上六味,为末,空心白汤调下。

正气天香汤　《玉机微义》

【主治】　妇人一切气,气上凑心,心胸攻筑,胁肋刺痛,月水不调。

【功效】　降气止痛。

【处方】　台乌药二钱　香附子八钱　陈皮　苏叶各一钱　干姜半钱

【用法】　上五味,㕮咀,每七八钱,水煎服。

术香散　《和剂局方》二

【主治】　妇人血风脏气,头目昏晕,心烦怔松,手足热疼,经候不调,脐腹时痛,或多便利,饮食减少。

【功效】　破血行气,温经止痛。

【处方】 京三棱(煨) 川当归(去芦) 厚朴(姜汁制炒) 桂心(不见火) 天台乌药 荆芥穗 附子(炮裂,去皮脐) 天麻 蓬莪术(煨) 延胡索各一两

【用法】 上一十味为细末,每服一钱,生姜汁少许,和温酒调下。

未沤麻散 《圣惠方》二

【主治】 产后预防百病。

【功效】 化瘀生新,益气止血。

【处方】 未沤麻一握(去土一尺取收,及时阴干) 赤芍药三分 芎䓖三分 当归三分(剉,微炒) 甘草三分(炙微赤,剉) 茯神三分 陈橘皮一两(汤浸,去白瓤) 乱发一两半(烧灰)

【用法】 上八味,捣粗罗为散,每服四钱,以水一中盏,入生姜半分,煎至五分,次入酒二合,更煎三五沸,去滓,温服。

【丨】

四七汤 《拔萃方》

【主治】 妇人痰涎,咽喉之中上气喘逆。

【功效】 降气化痰平喘。

【处方】 紫苏叶二两 厚朴三两 茯苓四两 半夏五两

【用法】 上四味为末,每服四钱,姜七片,枣一枚,水煎。

四七汤 《简易方》

【主治】 妊娠三月,恶阻为病,气郁生疮。

【功效】 降逆止呕。

【处方】 茯苓四两(去皮) 厚朴三两(姜制) 紫苏二两 大半夏五两(汤泡)

【用法】 上四味,咬咀,每服四钱,水盏半,姜七片,枣一枚,煎取六分,去滓服,不拘时。

四七汤 《瑞竹堂方》

【主治】 妇人女子,小便不顺,甚者阴户疼痛。

【功效】 行气止痛,利尿通淋。

【处方】 半夏一两(汤泡七次) 厚朴(姜制) 赤茯苓各五钱 紫苏叶二钱 甘草二钱 香附子五钱

【用法】 上六味为咬咀,分作四服,每服水二盏,生姜五片,煎至七分,去滓,加琥珀末一钱调服。

四生丸 《施圆端效方》

【主治】 妇人沉痼久冷,赤白崩漏,脐腹疗痛,窘迫后重,大便冷秘涩闷。

【功效】 温经散寒,祛风化痰。

【处方】 白附子 干姜(炮) 舶上硫黄 半夏(姜制)各一两

【用法】 上四味为细末,酒糊为丸,如小豆大,每服一十丸至十五丸,艾汤送下,空心,日进二服。

四生丸 《妇人大全良方》

【主治】 妇人血风骨节疼痛,抬举臂不起,行履不得,并浑身麻痹。

【功效】 祛风活血止痛。

【处方】 白僵蚕(炒去丝) 地龙(去土) 白附子(生) 五灵脂 草乌(去皮尖)各等分

【用法】 上五味为末,以米糊丸,如梧桐子大,每服二十丸,茶酒任下,或作末,酒调半钱亦可。

四味汤 《袖珍方》

【主治】 产后一切诸疾,才分娩。

【功效】 行气祛瘀止血。

【处方】 当归(心膈烦,加半钱) 延胡索(气闷喘,加半钱) 血竭(恶露不快,加半钱) 没药(心腹撮痛,加半钱)

【用法】 上四味等分,为末,每服抄半钱,用童子小便一盏煎。

四味汤 《妇人大全良方》一

【主治】 产后一切诸疾,才分娩。

【功效】 活血祛瘀止血。

【处方】 当归(心膈烦加半钱) 延胡索(气闷喘急加半钱) 血竭(恶露不快加半钱) 没药(心腹撮痛加半钱)各等分

【用法】 上四味,为细末,每服抄半钱,用童子小便一盏,煎至六分,通口服。

四味葵根汤 《圣济总录》二

【主治】 妊娠小便不通,脐下满痛。

【功效】 养阴清热通淋。

【处方】 冬葵根一握(洗去土,冬即用子) 车前子 木通(细剉)三两 阿胶(炙令燥)二两

【用法】 上四味,粗捣筛,每服五钱匕,水一盏半,煎至八分,去滓,食前温服。

四满丸 《妇人大全良方》

【主治】 妇人五嗽,一上气嗽,二饮嗽,三骗嗽,四冷嗽,五邪嗽。

【功效】 温肺化饮。

【处方】 干姜 桂心 踯躅花 芎䓖紫菀 芫花根各二分 蜈蚣一枚(去头足,炙) 细辛 甘草(炙) 鬼督邮 人参 半夏(洗)各一分

【用法】 上十二味,为细末,炼蜜丸,如大豆许,每服五丸,米饮下,日三服,未知加至七八丸。服此药无不瘥。忌羊肉饧、生葱、生菜、海藻、菘菜。

四满丸 《妇人大全良方》

【主治】 妇人五嗽,一气嗽,二痹嗽,三骗嗽,四邪嗽,五冷嗽,悉皆主之。

【功效】 散结温肺,止咳。

【处方】 蜈蚣二枚(炙) 芫花根五分(熬) 踯躅花(炒) 干姜 芎䓖 桂心各四分 人参 细辛各二分

【用法】 上八味为末,炼蜜丸,如梧桐子大,米饮下一十丸,日三服,加至十五丸。忌生葱、生菜。

四神丸 《朱氏集验方》

【主治】 妇人,一切气痛不可忍。

【功效】 温中和气,缓急止痛。

【处方】 白芍药 良姜(煨) 甘草(炙)各一两 香附子一两半(炒)

【用法】 上四味为末,每二钱,酒调服,煎亦好。水泻,紫苏生姜煎;赤白痢,米饮下。

四神散 《妇人大全良方》

【主治】 妇人血风,眩晕头痛。

【功效】 平肝潜阳。

【处方】 菊花 当归 旋覆花 荆芥穗各等分

【用法】 上四味为细末,每服一钱,水一盏,葱白三寸,茶末一钱,煎至七分,通口服,良久去枕,仰卧少时。

四石汤 《千金方》

【主治】 产后卒中风,发疾口噤,瘛疭闷满不知人,并诸风毒痹,身体疼强,及夹胎中风,妇人百病。

【功效】 补肾除湿,养血祛风。

【处方】 紫石英 白石英 石膏 赤石脂各三两 独活 生姜各六两 葛根四两 桂心 芎䓖甘草 芍药 黄芩各二两

【用法】 上十二味,㕮咀,以水一斗二升,煮取三,升半,去滓,分五服。

四物汤 《和剂局方》二

【主治】 妇人冲任虚损,月水不调,脐腹疠痛,崩中漏下,血瘕块硬,发歇疼痛,妊娠宿冷,将理失宜,胎动不安,血下不止,及产后乘虚,风寒内搏,恶露不下,结生瘕聚,少腹坚痛,时作寒热。

【功效】 补益冲任。

【处方】 熟干地黄(酒蒸) 白芍药当归(去芦,酒浸,微炒 三因方洗) 川芎各等分

【用法】 上四味为粗末,每服三钱,水一盏半,大成一钱。煎八分,热服,空心。若

妊娠胎动不安,下血不止者,加艾十叶,阿胶一片,同煎如前法。或血脏虚冷,崩中去血过多,亦加胶艾煎。

四正汤　《圣济总录》二

【主治】　产后霍乱四逆。

【功效】　温中健脾。

【处方】　干姜(炮)　附子(炮裂,去皮脐)　人参　甘草(炙)各一两

【用法】　上四味,剉如麻豆,每服三钱匕,水一盏,煎七分,去滓,食前温服。

四等丸　《圣惠方》

【主治】　妇人痃癖气,心腹冷痛,饮食不消。

【功效】　行气散寒,化瘀宽中。

【处方】　川大黄一两(剉碎,微炒)　诃黎勒皮一两　槟榔一两　木香一两

【用法】　上四味,捣细罗为末,以酒煮面糊和丸,如梧桐子大,每于食前服,生姜橘皮汤下十五丸,温酒下亦得。

四胜丸　《圣济总录》二

【主治】　产后水泻不止。

【功效】　温阳止泻。

【处方】　代赭　干姜(炮)　龙骨各一两　附子(炮裂,去皮脐)三分

【用法】　上四味,捣罗为末,面糊和丸梧桐子大,每服二十丸,米饮下,空腹食前服。

归原散　《拔萃方》

【主治】　妊娠恶阻,呕吐不止,头痛,全不入食,服诸药无效者。

【功效】　益气和中,降逆止呕。

【处方】　人参　甘草　川芎　当归　芍药　丁香各半两　白茯苓　白术　陈皮各一两半　桔梗(炒)　枳壳(炒)各二钱半　半夏(洗七次,切,炒黄)一两

【用法】　上一十二味,㕮咀,每服三钱,生姜五片,枣一枚,水同煎。

归芎丸　《直指方》

【主治】　妇人月候不通。

【功效】　理气活血通经。

【处方】　陈皮　当归　川芎各三两　延胡索一两

【用法】　上四味,为细末,糊为丸,每服五十丸,米饮下。

【八】

白术散　《圣惠方》

【主治】　妇人脾胃气虚,心腹胀满,不欲饮食,四肢少力。

【功效】　健脾益气,行气宽中。

【处方】　白术三分　桂心半两　草豆蔻三分(去皮　妇人大全良方作草果仁)　槟榔半两　赤茯苓半两　诃黎勒三分(煨,用皮)　陈橘皮一两(汤浸,去白瓤,焙)　厚朴一两(去粗皮,涂生姜汁,炙令香)　熟人参一两(去芦头)　甘草一分(炙微赤,剉)

【用法】　上一十味,捣筛为散,每服四钱,以水一中盏,入生姜半分,枣三枚,煎至六分(良方姜三片,枣一枚,煎至七分)。去滓,每于食前稍热服。

白术散　《圣惠方》一

【主治】　产后伤寒,四肢拘急,心腹满闷,头痛壮热。

【功效】　健脾养血,温阳行气。

【处方】　白术三分　芎䓖三分　赤芍药三分　附子三分(炮裂,去皮脐)　桂心三分　青橘皮三分(汤浸,去白瓤,焙)　甘草一分(炙微赤,剉)　厚朴一两(去粗皮,涂生姜汁,炙令香熟)　石膏一两半

【用法】　上九味,捣粗罗为散,每服四钱,以水一中盏,入生姜半分,煎至六分,去滓,稍热服,不拘时。

白术散　《圣惠方》一

【主治】　产后腹中痛,呕逆,饮食

不下。

【功效】　健脾益气,行气止痛。

【处方】　白术　麦门冬(去心,焙)　厚朴(去粗皮,涂生姜汁,炙令香熟)　陈橘皮(汤浸,去白瓤,焙)　当归(剉,微炒)　人参(去芦头)　桂心各一两

【用法】　上七味,捣粗罗为散,每服四钱,以水一中盏,入生姜半分,煎至六分,去滓,温服,不拘时。

白术散　《圣惠方》一

【主治】　产后霍乱吐利,腹痛烦渴,手足逆冷。

【功效】　健脾益气,生津除烦。

【处方】　白术　麦门冬(去心,焙)　陈橘皮(汤浸,去白瓤,焙)　干姜(炮裂,剉)　人参(去芦头)各一两　甘草半两(炙微赤,剉)

【用法】　上六味,捣粗罗为散,每服四钱,以水一中盏,入生姜半分,煎至六分,去滓,温服,不拘时。

白术散　《圣惠方》一

【主治】　产后体虚,劳动过多,致头痛烦热,汗出不止,四肢少力,不思饮食。

【功效】　益气敛汗,清热除烦。

【处方】　白术三分　石膏一两半　白芍药半两　白茯苓三分　麦门冬一两半(去心,焙)　牡蛎粉一两　生干地黄一两　人参三分(去芦头)　五味子半两　黄芪三分(剉)　甘草一分(炙微赤,剉)

【用法】　上一十一味,捣粗罗为散,每服四钱,以水一中盏,入生姜半分,枣三枚,煎至六分,去滓,温服,不拘时。

白术散　《圣惠方》一

【主治】　产后体虚汗出,四肢乏力,腹内疼痛,不思饮食。

【功效】　健脾养血,益气敛汗。

【处方】　白术　龙骨　当归(剉,微炒)各三分　生干地黄　黄芪(剉)　牡蛎粉各一两

【用法】　上六味,捣粗罗为散,每服四钱,以水一中盏,入生姜半分,枣三枚,煎至六分,去滓,温服,不拘时。

白术散　《圣惠方》一

【主治】　妊娠伤寒,烦热头痛,胎气不安,或时吐逆,不下食。

【功效】　养阴降气。

【处方】　白术一两　陈橘皮一两(汤浸去白瓤,焙)　麦门冬一两(去心)　甘草半两(炙微赤,剉)　人参一两(去芦头)　半夏半两(汤洗七遍,去滑)　前胡一两(去芦头)　赤茯苓一两　芎䓖一两

【用法】　上九味,捣筛为散,每服四钱,以水一中盏,入生姜半分,淡竹茹一分,煎至六分,去滓,温服,不拘时。

白术散　《圣惠方》二

【主治】　妊娠心胸痰逆,烦闷,头重目眩,憎寒,恶闻食气,四肢无力。

【功效】　和胃化痰,降逆止呕。

【处方】　白术一两　人参一两(去芦头)　葛根一两　赤茯苓一两　陈橘皮一两(汤浸,去白瓤,焙)　枇杷叶(拭去毛,炙微黄)　枳壳(麸炒微黄,去瓤)　黄芪(剉)　柴胡(去苗)　麦门冬(去心)　甘草(炙微赤,剉)　半夏(汤洗七遍,去滑)各半两

【用法】　上一十二味,捣筛为散,每服三钱,以水一中盏,入生姜半分,煎至六分,去滓,温服,不拘时。

白术散　《圣惠方》二

【主治】　妊娠下痢赤白,腹痛日夜不止。

【功效】　温胃益肾止痢。

【处方】　白术一两　黄芩一两　赤石脂二两　干姜半两(炮裂,剉)　芎䓖三分　艾叶一两(炒令黄燥)　人参一两(去芦头)　阿胶一两(杵碎,炒令黄燥)　当归一两(剉,微炒)

【用法】　上九味,捣细罗为散,每服不拘时,以粥饮调下二钱。

白术散　《圣惠方》二

【主治】　妊娠阻病,心中愦愦,头闷目眩,四肢沉重,恶闻食气,好吃酸咸果实,多卧少起,三月四月皆多呕逆,百节酸疼,不得自举。

【功效】　和中降逆。

【处方】　白术一两　厚朴一两(去粗皮,涂生姜汁,炙令香熟)　白茯苓一两半　葛根一两　麦门冬一两(去心)　人参一两(去芦头)　甘草半两(炙微赤,剉)　陈橘皮一两(汤浸,去白瓤,焙)

【用法】　上八味,捣筛为散,每服四钱,以水一中盏,入生姜半分,煎至六分,去滓,温服,不拘时。

白术散　《圣惠方》二

【主治】　妊娠腹中冷,胎动不安。

【功效】　温中安胎。

【处方】　白术三分　草豆蔻一两(去皮)　当归一两(剉,微炒)　甘草半两(炙微赤,剉)　干姜半两(炮裂,剉)　芎䓖半两　厚朴一两(去粗皮,涂生姜汁,炙令香熟)

【用法】　上七味,捣筛为散,每服三钱,以水一中盏,入枣三枚,煎至六分,去滓,每于食前温服。

白术散　《圣惠方》二

【主治】　妊娠胎动腹痛,及腰疼不止。

【功效】　养血安胎,和中止痛。

【处方】　白术三分　熟干地黄一两　白茯苓三分　阿胶一两(捣碎,炒令黄燥)　甘草半两(炙微赤,剉)　当归一两(剉,微炒)

【用法】　上六味,捣筛为散,每服三钱,以水一中盏,入生姜半分,枣三枚,煎至六分,去滓,稍热服,不拘时。

白术散　《圣惠方》二

【主治】　妊娠心腹胀满,不欲饮食。

【功效】　和中理气。

【处方】　白术一两　黄芩一两　陈橘皮二两(汤浸,去白瓤,焙)

【用法】　上三味,捣筛为散,每服四钱,以水一中盏,入生姜半分,枣三枚,煎至六分,去滓,温服,不拘时。

白术散　《圣惠方》二

【主治】　产后蓐劳虚羸,发歇寒热,心腹疼痛,四肢无力,不思饮食。

【功效】　益气健脾,和中止痛。

【处方】　白术一两　木香半两　熟干地黄一两　干姜半两(炮裂,剉)　芍药三分　芎䓖半两　桃仁半两(汤浸,去皮尖双仁,麸炒微黄)　人参三分(去芦头)　桂心半两　黄芪三分(剉)　当归三分(剉,微炒)　白茯苓三分

【用法】　上一十二味,捣粗罗为散,每服四钱,以水一中盏,入生姜半分,枣三枚,煎至六分,去滓,稍热服,日三四服。

白术散　《圣惠方》二

【主治】　妇人白崩,脐腹冷痛,四肢不和,面无颜色。

【功效】　益气养血。

【处方】　白术一两　艾叶一两(微炒)　附子一两(炮裂,去皮脐)　芎䓖三分　阿胶一两(捣碎,炒令黄燥)　桂心一两　白石脂一两　白矾灰一两　乌贼鱼骨一两(烧灰)　熟干地黄一两　吴茱萸半两(汤浸七遍,焙干微炒)　伏龙肝一两　当归三分(剉,微炒)

【用法】　上一十三味,捣细罗为散,每于食前服,以热酒调下二钱。

白术散　《圣惠方》三

【主治】　产后体虚羸弱,不思饮食,远视无力,起止不得。

【功效】　益气健脾,养血和胃。

【处方】　白术一两　黄芪一两(剉)　五味子半两　石斛一两(去根,剉)　防风半两(去芦头)　人参三分(去芦头)　酸枣仁半两(微炒)　牛膝半两(去苗)　木香半

两 桂心半两 当归半两(剉,微炒) 白茯苓三分 熟干地黄一两 芎䓖半两 羚羊角屑半两 附子三分(炮裂,去皮脐) 甘草一分(炙微赤,剉) 干姜半两(炮裂,剉)

【用法】 上一十八味,捣粗罗为散,每服四钱,以水一中盏,入枣三枚,煎至六分,去滓,温服,日三服。

白术散 《圣惠方》三

【主治】 产后冷气攻心腹疼痛,四肢不和,少思饮食。

【功效】 温中健脾,行气止痛。

【处方】 白术三分 附子三分(炮裂,去皮脐) 当归三分(剉,微炒) 陈橘皮三分(汤浸,去白瓤,焙) 人参三分,(去芦头) 桂心半两 干姜半两(炮裂,剉) 木香半两 槟榔半两 赤芍药半两 吴茱萸一分(汤浸七遍,焙干微炒) 芎䓖三分 厚朴三分(去粗皮,涂生姜汁,炙令香熟) 甘草一分(炙微赤)

【用法】 上一十四味,捣粗罗为散,每服三钱,以水一中盏,入枣三枚,煎至六分,去滓,稍热服,不拘时。

白术散 《金匮方》

【主治】 妊娠养胎。

【功效】 温中养胎。

【处方】 白术 芎䓖(圣惠方各一两 妇人大全良方,永类钤方各四分) 蜀椒三分(汗) 牡蛎(圣惠方半两,烧为粉 良方,钤方同)

【用法】 上四味,杵为散,酒服一钱匕,日三服,夜一服。

白术散 《袖珍方》

【主治】 妇人脾胃气虚,心腹胀满,不欲饮食,四肢少力。

【功效】 健脾养胃。

【处方】 白术 草果 诃子肉三分 赤茯苓 槟榔 桂心各五钱 陈皮 厚朴 人参 甘草各一两

【用法】 上一十味㕮咀,每服一两,姜三片,枣子一枚,水二盏,煎至一盏,去渣,通口服,不拘时。

白术散 《澹寮方》

【主治】 妊娠气不和,饮食少。

【功效】 调气和胃。

【处方】 白术(炒) 干紫苏各一两 白芷(微炒)三两 人参三钱 川芎 诃子皮 青皮(去白)各半两 甘草(炙)一钱

【用法】 上八味为细末,每服二钱,水一盏,姜三片,煎七分,温服,不拘时。

白术散 《王岳产书》

【主治】 妊娠霍乱吐泻,胎脏不安。

【功效】 益气和中。

【处方】 白术八铢 白茯苓八铢(去皮) 芎䓖一分 人参四铢 干姜四铢(炮) 厚朴八铢(炙) 草豆蔻八铢(去皮) 当归一分 陈橘皮八铢(汤浸,去白)

【用法】 上九味,剉熬,捣筛为散,每服四钱,以水一盏,入枣二枚,煎取六分,去滓,不拘时,稍热服。

白术散 《永类钤方》

【主治】 妊娠宿有风冷,胎痿不长,或失于将理,动伤胎气,多致损堕。

【功效】 益气温中。

【处方】 牡蛎(煅)五钱 白术 川芎各一两 蜀椒(去目,炒)七钱半

【用法】 上四味为末,每一钱,空心温酒调下。腹痛加白芍药,亦治带下。

白术散 《圣济总录》二

【主治】 妊娠胎不长养。

【功效】 益气养血安胎。

【处方】 白术二两 芎䓖 芍药 人参 阿胶(炙令燥)各一两 甘草(炙,剉)半两

【用法】 上六味,捣罗为散,每服三钱匕,以葱粥饮调下,日三服。

白术散 《圣济总录》二

【主治】 妊娠呕逆,不下饮食,胸膈痞闷。

【功效】 调气宽中,降逆止呕。

【处方】 白术一两(剉,炒) 木香 青橘皮(去白,焙)各半两 丁香 麦蘖(炒) 人参 赤茯苓(去黑皮)各一两 甘草(炙) 槟榔各半两 干姜一分(炮裂)

【用法】 上一十味,捣罗为散,每服二钱匕,入盐少许,沸汤点,不拘时。

白术散 《圣济总录》二

【主治】 妊娠痰盛。

【功效】 益气宽胸,和胃开胃。

【处方】 白术一两 人参二两 白茯苓(去黑皮)三分 黄芪(微炙,剉) 姜制半夏各一两 山芋 桔梗(炒) 桑根白皮(微炙,剉) 白芷 五味子各半两 甘草一分(微炙)

【用法】 上一十一味,捣罗为散,每服二钱匕,沸汤点,食后临卧服。

白术散 《无求子活人书》

【主治】 妊娠伤寒。

【功效】 和中安胎。

【处方】 白术 黄芩各等分(新瓦上并同炒令香)

【用法】 上二味,捣罗为末,每服四钱匕,水一中盏,生姜三片,大枣一枚,拍破,同煎至七分,温服。

白术散 《管见大全良方》

【主治】 妊娠恶阻,吐清水甚,苦十余日,粥浆不入者。

【功效】 健脾和胃。

【处方】 白术 甘草(炙)各一两 人参(去芦)半两 丁香二钱半

【用法】 上四味为细末,每服二钱,水一小盏,姜五片,煎至七分,温服。

白术散 《妇人大全良方》

【主治】 妇人中风身体麻痹不仁。

【功效】 健脾养血,祛风通经。

【处方】 白术(炒) 芍药 藁本(去苗土)各一两 续断(去枯者) 当归(酒洗,焙)各二两 虎骨(酥炙) 乌蛇肉各半两

【用法】 上七味为细末,每服二钱匕,温酒调下。脏寒多利者,加附子半两;骨中烦热者,加生地黄一两。

白术散 《妇人大全良方》二

【主治】 妊娠霍乱,腹痛,吐逆不止。

【功效】 温胃和中。

【处方】 白术(炒) 益智仁 枳壳(制) 橘红各三分(拔萃方各七钱) 草豆蔻(煨,去皮) 良姜(炒)各半两

【用法】 上六味为散,每服三钱,水一盏,姜半分,煎至六分,去滓,温服,不拘时。

白术汤 《圣惠方》二

【主治】 妊娠心腹痛,不能食。

【功效】 健脾养阴。

【处方】 白术 黄芩(去黑心)各一两 芍药二两

【用法】 上三味,粗捣筛,以水八盏,煎至五盏,去滓,分温五服。

白术汤 《圣济总录》一

【主治】 妊娠胎萎燥,渐觉羸劣,面色黄黑,腹脏虚冷。

【功效】 益气养血。

【处方】 白术(剉,炒)二两 厚朴(去粗皮,生姜汁炙) 芎䓖 芍药 当归(切,焙) 人参 甘草(炙,剉) 诃黎勒(炮,去核)各半两

【用法】 上八味,粗捣筛,每服三钱匕,以水一盏,入生姜一分,煎至七分,去滓,温服,日三服。

白术汤 《圣济总录》一

【主治】　产后血气壅滞,攻心腹疼痛,或拘急胀满。

【功效】　益气活血止痛。

【处方】　白术(切,炒)　当归(剉,炒)　桑根白皮(剉)各一两半　大黄(剉,炒令香)　细辛(去苗叶)　桂(去粗皮)各一两

【用法】　上六味,粗捣筛,每服三钱匕,水一盏,生姜三片,煎七分,去滓,温服,不拘时。

白术汤 《圣济总录》二

【主治】　妊娠咳嗽,痰盛呕逆。

【功效】　健脾化痰。

【处方】　白术二两　半夏一两(生姜汁浸一宿,焙)

【用法】　上二味,粗捣筛,每服三钱匕,水一盏,生姜三片,同煎至半盏,去滓,食后温服,日三服。

白术汤 《圣济总录》二

【主治】　妊娠伤寒,壮热憎寒,头痛体痛。

【功效】　解表散寒,和中止痛。

【处方】　白术一两　麻黄(去节,先煎,掠去沫,焙)三两　石膏　葛根(剉)何首乌　甘草(炙)各一两

【用法】　上六味,粗捣筛,每服三钱匕,水一盏,入葱白一寸,煎取七分,去滓,温服,不拘时。

白术汤 《圣济总录》二

【主治】　妊娠伤寒,初受病二三日,头痛肢体疼痛,烦躁恶风,身热憎寒。

【功效】　散寒解表,和中止痛。

【处方】　白术(麸炒,剉)　石膏各二两(别研如粉)　甘草(炙,剉)　人参　五味子(微炒)　芎䓖(剉)　麻黄(去根不去节,先煎,去沫,焙)各一两　干姜(炮裂)半两

【用法】　上八味,除石膏外,粗捣筛,入石膏末拌和令匀,每服三钱匕,水一盏,入生姜三片,枣三枚,擘破,同煎至六分,去滓稍热服,不拘时。

白术汤 《圣济总录》二

【主治】　产后呕逆,饮食不下。

【功效】　健脾益气,温中止呕。

【处方】　白术　枇杷叶(炙,去毛)桂(去粗皮)　当归(切,焙)　枳壳(去瓤,麸炒)　人参　甘草(炙,剉)　麦蘖(炒)各一两　干姜(炮)半两

【用法】　上九味,粗捣筛,每服三钱匕,水一盏,煎至七分,去滓,温服,不拘时。

白术汤 《圣济总录》二

【主治】　产后气短力乏,言语不利。

【功效】　补气健脾,行气养血。

【处方】　白术一两　人参　杏仁(汤浸,去皮尖双仁,炒)　陈橘皮(汤浸,去白,焙)　甘草(炙,剉)　厚朴(去粗皮,生姜汁炙)各三分　枳实(去瓤,麸炒)　木香　当归(切,焙)　熟干地黄(焙)各半两

【用法】　上一十味,粗捣筛,每服三钱匕,水一盏,生姜三片,枣一枚,擘破,同煎至七分,去滓,温服,不拘时。

白术汤 《圣济总录》二

【主治】　产后霍乱吐利,不思饮食。

【功效】　健脾宽中,降逆止呕。

【处方】　白术(剉,炒)　赤茯苓(去黑皮)　人参　甘草(炙)各一两　厚朴(去粗皮,生姜汁炙)　枳壳(去瓤,麸炒)各一两半

【用法】　上六味,粗捣筛,每服五钱匕,水一盏半,煎至八分,去滓,温服,不拘时。

白术汤 《圣济总录》二

【主治】　妊娠腹满,少食多胀。

【功效】　行气消胀,健脾和胃。

【处方】　白术三两　陈橘皮(汤浸,去白,焙)一两　木香半两　甘草(炙)一两半

厚朴(去粗皮,生姜汁炙)二两　丁香半两　干姜(炮)二两　半夏一两(生姜汁浸一宿,切,焙干)

【用法】　上八味,粗捣罗筛,每服三钱匕,水二盏,入生姜五片,同煎至一盏,去滓,温服,不拘时。

白术汤　《宣明论》

【主治】　妊娠血液虚衰,痿弱,难以运动,气滞痹麻,营卫不能通宣。

【功效】　养阴润燥,开通祛滞。

【处方】　白术三两　寒水石　当归　黄芩　芍药　人参　石膏　干葛　防风　缩砂仁　藿香各半两　甘草　茯苓一两　木香一分

【用法】　上一十四味为末,每服三钱,水一盏,生姜三片,同煎至六分,去滓,温服,食前服,日三服。又宜服人参半夏,加一服甚妙。

白术汤　《三法六门》

【主治】　孕妇痢呕吐血。

【功效】　健脾止血,清热止痢。

【处方】　白术　黄芩　当归各等分

【用法】　上三味为末,每服三二钱,水煎,食前服。

白术汤　《妇人大全良方》一

【主治】　妊娠卒心痛欲死,不可忍者。

【功效】　健脾清热,散血止痛。

【处方】　白术三两　赤芍药二两　黄芩一两半

【用法】　上三味,切,以水六升,煮取二升半,分三服,半日令尽,微下水,令易生。忌桃、李、雀肉。

白术丸　《圣惠方》二

【主治】　产后赤白痢,腹痛,不思饮食。

【功效】　健脾理气,和血止痢。

【处方】　白术一两　赤芍药一两　当归一两(剉,微炒)　黄连一两(去须,微炒)

厚朴一两(去粗皮,涂生姜汁,炙令香熟)　黄芩一两　肉豆蔻一两(去壳)　干姜一两(炮裂,剉)

【用法】　上八味,捣罗为末,以枣瓢和捣三二百杵,丸如梧桐子大,不拘时,以艾叶煮粥饮下三十丸。

白术丸　《圣济总录》一

【主治】　妊娠阻病,头痛肩背烦闷,气胀不思饮食。

【功效】　调和肝胃,降逆止呕。

【处方】　白术　厚朴(去粗皮,涂生姜汁,炙烟出七遍)　当归(微炒)　陈橘皮(汤浸,去白,焙)各一两　白茯苓(去黑皮)　熟干地黄(微炒)各一两半

【用法】　上六味,捣罗为末,炼蜜溲和,涂酥为剂,捣令匀熟,丸如梧桐子大,每日空心米饮下二十丸,早晨日晚各一服。

白术丸　《妇人大全良方》一

【主治】　妊娠宿有风冷,胎痿不长,或失于将理,伤动胎气,多致损堕。

【功效】　调补冲任,益气养胎。

【处方】　白术　川芎　阿胶(炒)　地黄(炒令六分焦)　当归(去尾炒)各一两　牡蛎(煅为粉)二分　川椒三分(如常制)

【用法】　上七味为末,炼蜜为丸,如梧子大,空心,米饮吞三四十丸,酒醋汤亦可。

白术酒　《圣惠方》

【主治】　妇人中风口噤,言语不复。

【功效】　祛风除湿。

【处方】　白术三两(捣碎)　黑豆三两(炒令熟)

【用法】　上二味,以酒四升,煎至二升,去滓,分温四服,拗口灌之。

白术酒　《圣惠方》一

【主治】　妊娠中风,口噤,言语不得。

【功效】　和中祛风。

【处方】　白术一两半　独活一两　黑豆一合(炒令熟)

【用法】　上三味,细剉,以酒三升,煎取一升半,去滓,分温四服,拗口灌之,得汗即差。

白术酒　《圣惠方》一

【主治】　妊娠中风痉,通身冷直,口噤不开。

【功效】　健脾祛风。

【处方】　白术　独活各一两

【用法】　上二味,捣粗罗为散,以酒二大盏,煎至一大盏,去滓,分温二服,拗开口灌之。

白术酒　《圣济总录》二

【主治】　产后风痉。

【功效】　祛风止痉。

【处方】　白术

【用法】　上一味,为细散,温酒调下二钱匕。

白术茯苓汤　《兰室秘藏》

【主治】　妇人胃气弱,身重有痰,恶心欲吐。

【功效】　健脾和胃,化痰降逆。

【处方】　白术　白茯苓　半夏各一两　炒曲二钱　麦蘖面五分(炒)

【用法】　上五味㕮咀,每服五钱,水二大盏,入生姜五片,煎至一盏,去粗,不拘时。

白术当归汤　《圣济总录》一

【主治】　妊娠胎萎燥、胎漏,腹痛不可忍。

【功效】　益气养血。

【处方】　白术　当归(切,焙)　芎藭　人参　阿胶(炙燥)各二两　艾叶(焙干)一两

【用法】　上六味,粗捣筛每用五钱匕,以水一盏,酒半盏,入枣三枚,拍碎,同煎至一盏,去滓,分温二服,空心一服,午食前一服。

白术枳壳丸　《医林方》

【主治】　妇人胎前,胎在胸腹痞闷。

【功效】　宽中和气。

【处方】　白术　枳壳各等分

【用法】　上二味为细末,烧饭为丸,如桐子大,每服三十丸至五十丸,温水下,服药后,怀孕妇人其胎瘦小易生也,生之后代三两月,其子即长大。

白薇丸　《圣惠方》一

【主治】　妇人脏腑久冷,腰膝疼痛,背膊虚烦,月水不利,故令无子。

【功效】　温中补虚。

【处方】　白薇一两　熟干地黄二两　白前半两　当归半两(剉,微炒)　附子半两(炮裂,去皮脐)　干漆半两(捣碎,炒令烟出)　山茱萸半两　牛膝半两(去苗)　防风半两(去芦头)　厚朴半两(去粗皮,涂生姜汁,炙令香熟)　桂心半两　白芷半两　赤石脂一两　吴茱萸半两(汤浸七遍,焙干微炒)　柏子仁一两　禹余粮一两(烧,醋淬七遍)　藁本半两　牡丹皮三分

【用法】　上一十八味,捣罗为末,炼蜜和捣三五百杵,丸如梧桐子大,每于空心及晚食前服,以温酒下三十丸。

白薇丸　《圣惠方》三

【主治】　产后风虚劳损,腹内冷气,脚膝无力,面色萎黄,饮食减少,日渐羸瘦。

【功效】　除风散寒,扶正补虚。

【处方】　白薇一两　木香半两　当归半两(剉,微炒)　桂心半两　泽兰半两　牛膝半两(去苗)　熟干地黄一两　牡丹半两　人参半两(去芦头)　芎藭半两　厚朴半两(去粗皮,涂生姜汁,炙令香)　熟白术半两　枳壳半两(麸炒微黄,去瓤)　白茯苓三分　细辛一分　吴茱萸一分(汤浸七遍,焙干微炒)　赤石脂一两　龙骨一两　禹余粮一两(烧醋淬三遍)　附子三分(炮裂,去皮脐)　黄芪一两(剉)　续断半两

【用法】　上二十二味,捣罗为末,炼蜜

和捣五七百杵,丸如梧桐子大,每于空心及晚食前服,以温酒下三十丸。

白薇丸　《圣惠方》三

【主治】　产后风虚劳损,寒热发歇,血脉虚竭,四肢羸弱,饮食无味。

【功效】　清热凉血,益气养血。

【处方】　白薇三分　柏子仁一两　牡丹三分　熟干地黄一两　芎䓖半两　羌活半两　甘草一分(炙微赤,剉)　肉苁蓉三分(酒浸一宿,刮去皱皮,炙)　干当归三分(剉,微炒)　黄芪三分(剉)　人参三分(去芦头)　桂心三分　附子三分(炮裂,去皮脐)　石斛三分(去根,剉)　白茯苓一两　白芍药半两　五味子半两　白术三分

【用法】　上一十八味,捣罗为末,炼蜜和捣三五百杵,丸如梧桐子大,每于空心及晚食前服,以温酒下三十丸。

白薇丸　《圣济总录》二

【主治】　妇人血海冷惫,不能养胎,妊娠数堕。

【功效】　温肾固冲。

【处方】　白薇(去芦头)　牡丹皮(剉)　熟干地黄(焙)　木香　当归(切,焙)　肉豆蔻仁　远志(心去)　附子(炮裂,去皮脐)　禹余粮(火煅,醋淬五七遍,别研)　肉苁蓉(酒浸,去皱皮,切,焙)各二两　芎䓖　白茯苓(去黑皮)　细辛(去苗叶)　石膏(别研)　独活(去芦头)　吴茱萸(汤洗七遍,去滑,焙)各一两　蜀椒(去目并闭口,炒出汗)半两　黄芪(剉)　五味子(微炒)　桂(去粗皮)各三两

【用法】　上二十味,除别研外,捣罗为末,入研药拌匀,炼蜜和丸,如梧桐子大,每服二十丸,温酒下,空心食前。

白薇丸　《圣济总录》二

【主治】　产后蓐劳,寒热时作,肢体羸弱,饮食无味。

【功效】　养阴清热,益气养血。

【处方】　白薇　柏子仁(研)　附子(炮裂,去皮脐)　鳖甲(醋炙,去裙襕)　当归(切,焙)　黄芪(剉)各一两　人参　桂(去粗皮)　石斛(去根)　芍药(炒)　牡丹皮　羌活(去芦头)各三分　熟干地黄(焙)　肉苁蓉(酒浸,切,焙)各一两一分　甘草(炙,剉)　芎䓖各半两

【用法】　上一十六味,捣罗为末,研细,炼蜜和丸,如梧桐子大,每服二十丸,温米饮下,不拘时。

白薇丸　《千金翼方》

【主治】　妇人月水不利,闭塞绝产十八年。

【功效】　补虚通经,祛风温经。

【处方】　白薇　细辛各五分　人参　杜蘅　半夏(洗)　厚朴炙　白僵蚕　牡蒙各三分　牛膝　沙参　干姜各半两　附子(炮)一两半　秦艽半两　当归三分　蜀椒一两半(去目闭口者,汗)　紫菀三分　防风一两半

【用法】　上一十七味,捣筛,炼蜜和为丸,如梧桐子,先食,酒服三丸,不知,稍增至四五丸。此药不用长服,觉有身则止。崔氏有桔梗,丹参各三分。

白垩丸　《千金方》

【主治】　女人三十六疾。

【功效】　益气补虚,调气和血。

【处方】　白垩　龙骨　芍药各十八铢　黄连　当归　茯苓　黄芩　瞿麦　白蔹　石韦　甘草　牡蛎　细辛　附子　禹余粮　白石脂　人参　乌贼骨　藁本　牡丹皮　大黄各半两

【用法】　上二十一味,为末,蜜和丸如梧桐子大,空腹饮服十丸,日再,不知加之。

白垩丸　《千金方》

【主治】　女人三十六疾,胞中病,漏下不绝。

【功效】　益气温中,调气和血。

【处方】　邯郸白垩　禹余粮　白芷　白石脂　干姜　龙骨　桂心　瞿麦　大黄

石韦(千金翼方去毛)　白蔹　细辛　芍药　甘草(翼方炙)　黄连　附子(翼方炮,去皮)　当归　茯苓　钟乳石　蜀椒(翼方汗,去目闭口者)　黄芩各半两　牡蛎(翼方熬)　乌贼骨各十八铢(翼方上二味半两)

【用法】　上二十三味,为末,蜜丸梧桐子大,空心酒服五丸,日再服,不知,加至十丸。

白垩丸　《千金方》

【主治】　妇人月经一月再来,或隔月不来,或多或少,淋漓不断,或来而腰腹痛,嘘吸不能食,心腹痛,或青黄黑色,或如水,举体沉重。

【功效】　益气补虚,调气和血。

【处方】　白垩　白石脂　牡蛎　禹余粮　龙骨　细辛　乌贼骨各一两半　当归　芍药　黄连　茯苓　干姜　桂心　人参　瞿麦　石韦　白芷　白蔹　附子　甘草各一两　蜀椒半两

【用法】　上二十一味,为末,蜜丸如梧桐子大,空心酒下二十丸,日三。至月候来时,日四五服为佳。

白垩丸　《严氏济生方》

【主治】　妇人白带,久而不止,面生黚黵,绕脐疼痛,腰膝冷疼,日渐虚困,产后白带。

【功效】　温中益气,调和气血。

【处方】　白垩(火煅)　禹余粮(煅,醋淬七次)　鳖甲(醋炙)　乌贼骨(醋炙)　当归(去芦,酒浸)　鹊巢灰　干姜(炮)　紫石英(火煅,醋淬七次)　附子(炮,去皮脐)　金毛狗脊(燎去毛)　芎䓖各一两　艾叶灰半两　鹿茸(燎去毛,切片,醋炙)一两　香附子(醋煮)二两

【用法】　上一十四味,为细末,醋煮糯米糊为丸,如梧桐子大,每服七十丸,空心,用温酒米饮任下。

白垩丸　《圣济总录》二

【主治】　产后冷滑,泄泻不止。

【功效】　温中止泻。

【处方】　白垩(火烧)一两　赤茯苓(去黑皮)　生干地黄(焙)　干姜(炮)　陈橘皮(去白,炒)各半两

【用法】　上五味,捣罗为末,以薄面糊和丸梧桐子大,每服三十丸,食前服,米饮下。

白垩丹　《和剂局方》二

【主治】　妇人三十六病,崩中漏下,身瘦手足热,恶风怯寒,咳逆烦满,拘急短气,心胁、腰背、腹肚与子脏相引痛,漏下五色,心常恐惧,遇恚怒忧劳即发。

【功效】　温经止血。

【处方】　白石脂(煅)　牡蛎(煅,研粉)　细辛(去苗)　龙骨(煅,研)　禹余粮(煅,醋淬九遍,研)　白垩各一两半(三因方煅)　石韦(去毛)　瞿麦穗　黄连(去须)　白蔹　当归(去苗)　茯苓(去皮　三因方白茯苓)　干姜(炮)　白芷　人参(去芦)　肉桂(去粗皮　三因方桂心)　甘草(炙)　附子(炮,去皮脐)　乌贼鱼骨(烧灰一本及三因方一两半)　芍药各一两　川椒(去目及闭口者,炒出汗)半两

【用法】　上二十一味为细末,炼蜜丸如梧桐子大,每服三十丸至五十丸,空心温酒下。

白豆蔻丸　《圣惠方》一

【主治】　产后咳癔,心胸噎闷。

【功效】　温中健脾,行气降逆。

【处方】　白豆蔻三分(去皮)　桂心三分　丁香半两　陈橘皮三分(汤浸,去白瓤,焙)　吴茱萸一分(汤浸七遍,焙干微炒)　诃子皮三分　木香半两

【用法】　上七味,捣罗为末,炼蜜和丸,如梧桐子大,每服以橘皮汤下二十丸,如人行三五里,再服。

白豆蔻丸 《圣济总录》二

【主治】 妊娠腹满,饮食迟化。

【功效】 宽中行气,健脾和胃。

【处方】 白豆蔻(去皮)二两 枳壳(用浆水煮令软,去瓤,焙干)半斤 陈橘皮二两(醋浆水煮令软,去白,细剉,炒令黄色) 诃黎勒(去核,二两,一两煨,一两生用) 木香二两 当归(切,焙)二两

【用法】 上六味,捣罗为末,将枣用浆水煮,去皮核,烂研和药,丸如梧桐子大,每服二十丸至三十丸,切生姜,入盐炒焦黑色,煎汤下,不拘时。

白豆蔻散 《圣惠方》一

【主治】 产后脾胃气寒,呕逆,不纳饮食,四肢乏力,不能运动。

【功效】 温中健脾,降逆止呕。

【处方】 白豆蔻(去皮) 人参(去芦头) 白术 黄芪(剉) 当归(剉,微炒) 附子(炮裂,去皮脐) 白茯苓各三分 半夏半两(汤洗七遍,去滑) 陈橘皮一两(汤浸,去白瓤,焙) 甘草一分(炙微赤,剉) 干姜半两(炮裂,剉碎) 芎䓖半两

【用法】 上一十二味,捣粗罗为散,每服三钱,以水一中盏,入生姜半分,枣三枚,煎至六分,去滓,温服,不拘时。

白豆蔻散 《圣惠方》二

【主治】 妊娠胃气虚冷,呕逆不下食,腹胀胁满,四肢不和。

【功效】 温胃化湿,降逆止呕。

【处方】 白豆蔻一两(去皮) 陈橘皮三分(汤浸,去白瓤,焙) 人参三分(去芦头) 白术三分 厚朴三分(去粗皮,涂生姜汁,炙令香熟) 芎䓖三分 半夏一分(汤洗七遍,去滑) 甘草一分(炙微赤,剉)

【用法】 上八味,捣筛为散,每服三钱,以水一中盏,入生姜半分,枣三枚,煎至六分,去滓,温服,不拘时。

白豆蔻散 《圣惠方》二

【主治】 妊娠心腹胀满,气攻胸膈,咽喉不利,饮食减少。

【功效】 行气化湿,降逆和胃。

【处方】 白豆蔻半两(去皮) 人参三分(去芦头) 前胡一两(去芦头) 陈橘皮一两(汤浸,去白瓤,焙) 赤茯苓一两 诃黎勒一两(煨,用皮) 甘草半两(炙微赤,剉) 白术三分 枳壳半两(麸炒微黄,去瓤) 大腹皮三分(剉)

【用法】 上一十味,捣筛为散,每服四钱,以水一中盏,入生姜半分,枣三枚,煎至六分,去滓,温服,不拘时。

白豆蔻散 《圣惠方》三

【主治】 产后脏腑气虚,两胁胀满,不思饮食,四肢无力。

【功效】 温中健脾,行气消肿。

【处方】 白豆蔻半两(去皮) 人参半两(去芦头) 桂心半两 半夏半两(汤洗七遍,去滑) 白术一两 陈橘皮一两(汤浸,去白瓤,焙) 枳壳三分(麸炒微黄,去瓤) 甘草一分(炙微赤,剉)

【用法】 上八味,捣粗罗为散,每服三钱,以水一中盏,入生姜半分,枣三枚,煎至六分,去滓,温服,不拘时。

白豆蔻汤 《圣济总录》二

【主治】 妊娠下痢,腹痛肠鸣。

【功效】 温中行气,健脾和胃。

【处方】 白豆蔻(用仁,一半生,一半熟) 陈橘皮(去白,炒,细切) 诃黎勒(去核,半生半熟) 桂(去粗皮) 当归(切,焙)各二两 枳壳(去瓤,浆水煮软,麸炒)半斤

【用法】 上六味,粗捣筛,每服三钱匕,水一盏,生姜五片,枣二枚,擘,同煎至七分,去滓,稍热服。如要丸,用好枣,浆水煮,去滓核,细研,和为丸,如梧桐子大,以生姜拍碎,炒黑色,入水煎汤下十五丸。

白僵蚕散　《圣惠方》

【主治】　妇人中风,如角弓反张,口噤不能言,皮肤顽麻,筋脉抽掣。

【功效】　祛风除湿,温经通络。

【处方】　白僵蚕一两(微炒)　乌蛇肉半两(酒拌炒令黄　妇人大全良方炙)　天麻半两　独活半两　天南星半两(炮裂)　川乌头半两(炮裂,去皮脐)　白附子半两(炮裂)　防风半两(去芦头)　犀角屑半两　蝉壳半两(微炒,良方洗)　桑螵蛸半两(微炒)　朱砂半两(细研,水飞过)　麝香一分(细研)

【用法】　上一十三味,捣细罗为散,入研,药令匀,每服不拘时,以温酒调下一钱。

白僵蚕散　《圣惠方》一

【主治】　妊娠中风,口噤,心膈痰涎壅滞,言语不得,四肢强直。

【功效】　熄风化痰止痉。

【处方】　白僵蚕一两(微炒)　天麻一两　独活一两　麻黄一两半(去根节)　乌犀角屑三分　白附子半两(炮裂)　藿香半两　半夏半两(汤洗七遍,去滑,以生姜半两,去皮,同捣令烂,焙干)　天南星半两(炮裂)　龙脑一钱(研入)

【用法】　上一十味,捣细罗为散,入研,药令匀,每服不拘时,以生姜薄荷汤,调下一钱。

白僵蚕散　《圣惠方》一

【主治】　产后中风口噤。

【功效】　祛风化痰通络。

【处方】　白僵蚕(微炒)　天南星(炮裂)　干蝎(微炒)　桑螵蛸(微炒)　乌蛇肉(酒拌炒令黄)各半两　桂心　藿香　川乌头(炮裂,去皮脐)　防风(去芦头)各一分

【用法】　上九味,捣细罗为散,每服不拘时,以生姜酒调半钱,拗开口灌之。

白僵蚕丸　《圣惠方》一

【主治】　产后头痛。

【功效】　祛风通络止痛。

【处方】　白僵蚕一两(微炒)　白附子一两(炮裂)　地龙一两(微炒)　黄丹一两(微炒)　人中白半两(炒灰)

【用法】　上五味,捣罗为末,用葱津和丸,如梧桐子大,不拘时,荆芥汤下十丸。

白茯苓散　《圣惠方》一

【主治】　产后心神惊悸不定,言语失常,心中愤愦。

【功效】　养心安神。

【处方】　白茯苓一两半　熟干地黄一两半　远志一两(去心)　甘草一两(炙微赤,剉)　白芍药一两　黄芪一两(剉)　桂心一两　当归一两(剉,微炒)　麦门冬一两(去心,焙)　人参一两半(去芦头)　石菖蒲三分　桑寄生三分

【用法】　上一十二味,捣粗罗为散,每服四钱,以水一中盏,入生姜半分,枣三枚,竹叶二七片,煎至六分,去滓,温服,不拘时。

白茯苓散　《圣惠方》一

【主治】　产后霍乱吐泻,心神烦闷,腹内疠痛,四肢不和,或时燥渴。

【功效】　健脾补气,养胃生津。

【处方】　白茯苓三分　麦门冬三分(去心,焙)　草豆蔻(去皮)　当归(剉,微炒)　藿香　人参(去芦头)　高良姜(剉)　芎䓖　甘草(炙微赤,剉)各半两

【用法】　上九味,捣粗罗为散,每服三钱,以水一中盏,入生姜半分,枣三枚,煎至六分,去滓,温服,不拘时。

白茯苓散　《圣惠方》二

【主治】　产后蓐劳,盖缘生产日浅,久坐多语,运动用力,遂致头目四肢疼痛,寒热如疟状。

【功效】　健脾益气,养血和血。

【处方】　白茯苓一两　当归(剉,微

炒）　白芍药　芎劳　桂心　黄芪（剉）　人参（去芦头）　熟干地黄各半两

【用法】　上八味，捣筛为散，每服，先以水一大盏半，入猪肾一对，去脂膜，细切，生姜半分，枣三枚，煎至一盏，去滓等，入药半两，更煎至七分，去滓，食前分温服。

白茯苓丸　《圣惠方》一

【主治】　产后心虚惊悸，神不安定。

【功效】　益气养血安神。

【处方】　白茯苓一两　熟干地黄一两　人参（去芦头）　琥珀　桂心　远志（去心）　石菖蒲　柏子仁各半两

【用法】　上八味，捣罗为末，炼蜜和捣三二百杵，丸如梧桐子大，不拘时，以粥饮下三十丸。

白茯苓汤　《圣济总录》二

【主治】　产后气血虚，心膈烦满，身体壮热，恶露不行。

【功效】　行气活血。

【处方】　白茯苓（去黑皮）　赤芍药　芎劳各一两半　桂（去粗皮）　大腹皮（剉）　枳壳（麸瓤去炒）　熟干地黄（焙）各一两

【用法】　上七味，粗捣筛，每服三钱匕，水一盏，生姜三片，煎至七分，去滓，温服，日三服。

白芷丸　《千金方》

【主治】　产后所下过多，及崩中伤损，虚竭少气，面目脱色，腹中痛。

【功效】　养血止血。

【处方】　白芷五两　干地黄四两　续断　干姜　当归　阿胶各三两　附子一两

【用法】　上七味为末，蜜和丸如梧桐子大，酒服二十九，日四五服。无当归，芎劳代，入蒲黄一两妙。无续断，大蓟根代。

白芷散　《直指方》

【主治】　妇人带下，肠有败脓，淋露不已，腥秽殊甚，遂至脐腹更增冷痛，此盖为败脓血所致，卒无已期。

【功效】　活血排脓。

【处方】　白芷一两　单叶红蜀葵根二两（即单苔古梅根，无则以苏木节代之）　白芍药　白矾（烧枯，别研）各一两

【用法】　上四味，为细末，同以蜡丸，如梧桐子大，空肚米饮下十丸或十五丸，候脓尽，仍以他药补之。

白芷散　《圣济总录》二

【主治】　妊娠子淋，小便频涩痛。

【功效】　养阴润燥通淋。

【处方】　白芷三分　郁金　阿胶（炙燥）　滑石各一两

【用法】　上四味，捣罗为散，每服二钱匕，煎葱白汤调下。

白头翁丸　《圣惠方》二

【主治】　产后下痢不止。

【功效】　清热解毒，养血止痢。

【处方】　白头翁一两　干姜一两（炮裂，剉）　黄连一两（去须，微炒）　地榆一两　阿胶一两（捣碎，炒令黄燥）

【用法】　上五味，捣罗为末，为黄蜡消成汁，和丸如梧桐子大，每服食前服，以粥饮下二十丸。

白头翁汤　《妇人大全良方》

【主治】　妇人热痢下血，连月不瘥。

【功效】　清热解毒，凉血止痢。

【处方】　白头翁二两　黄连　黄蘖皮　秦皮各三两

【用法】　上四味㕮咀，每服四钱，水一盏半，煎至七分，去滓，温服，不拘时。

白头翁加甘草阿胶汤　《金匮方》

【主治】　产后下利虚极。

【功效】　清热解毒，凉血止痢。

【处方】　白头翁二两　黄连二两　柏皮（三因方去粗皮）　秦皮各三两（千金方二两　三因方去粗皮）　甘草二两（三因方炙）　阿胶二两

【用法】　上六味，以水七升，煮取二升

半,内胶令消尽,分温三服。

白芍药散　《圣惠方》一

【主治】　妇人漏下五色不止,沥沥连年,黄瘦萎瘁。

【功效】　温经收敛止血。

【处方】　白芍药一两　牡蛎一两(烧为粉)　熟干地黄一两半　白芷三分　干姜三分(炮裂,剉)　桂心一两　乌贼鱼骨一两(炙黄)　黄芪三分(剉)　五色龙骨一两半

【用法】　上九味,捣细罗为散,每于食前服,以温酒调下二钱。

白芍药散　《圣惠方》二

【主治】　产后崩中,下血不止,淋漓不绝,黄瘦虚损。

【功效】　和血止血,补气养血。

【处方】　白芍药一两　牡蛎一两(烧为粉)　熟干地黄一两　干姜一两(炮裂,剉)　鹿角胶一两(捣碎,炒令黄燥)　桂心一两　乌贼鱼骨一两　黄芪一两(剉)　龙骨一两

【用法】　上九味,捣细罗为散,每服于食前服,以温酒调下一钱。

白芍药散　《圣惠方》二

【主治】　妇人崩中下血,不断淋漓,连年不绝,黄瘦。

【功效】　温经养心,收敛止血。

【处方】　白芍药一两　牡蛎粉一两　熟干地黄一两　白术三分　麒麟竭三分　柏子仁三分　乌贼鱼骨一两(炙黄)　附子一两(炮裂,去皮脐)　桂心一两　黄芪一两(剉)　龙骨一两

【用法】　上十一味,捣细罗为散,每于食前服,以温酒调下二钱。

白马蹄丸　《千金方》

【主治】　女人下焦寒冷成带,下赤白带。

【功效】　温经固冲。

【处方】　白马蹄　鳖甲　鲤鱼鳞　龟甲　蜀椒各一两　磁石　甘草　杜仲　草薢　当归　续断　芎劳　禹余粮　桑耳　附子各二两

【用法】　上一十五味,为末,蜜丸梧桐子大,以酒服十九,加至三十丸,日三服。

白马蹄散　《圣惠方》一

【主治】　妇人漏下白色不绝。

【功效】　温经固冲,祛风收敛。

【处方】　白马蹄屑二两(炒黄)　禹余粮二两(烧醋淬七遍)　龙骨一两　乌贼鱼骨一两(烧灰)　白僵蚕半两(微炒)　赤石脂二两　附子一两(炮裂,去皮脐)　甘草半两(炙微赤,剉)　熟干地黄二两　当归二两(剉,微炒)　牡蛎二两(烧为粉)

【用法】　上一十一味,捣细罗为散,每于食前服,以温酒调下二钱。

白前汤　《圣济总录》二

【主治】　产后伤风咳嗽,壮热憎寒。

【功效】　降气化痰,养阴泄肺。

【处方】　白前　桑根白皮(剉)　生干地黄(焙)各一两半　白茯苓(去黑皮)二两半　地骨皮二两　麻黄(去根节)一两半

【用法】　上六味,粗捣筛,每服三钱匕,水一盏,煎七分,去滓,温服,不拘时。

白及膏　《朱氏集验方》

【主治】　产后鼻衄。

【功效】　收敛止血。

【处方】　白及

【用法】　上一味为末,冷水调敷在纸上,贴鼻心而效,后用灯盏数只,热汤煮过数时,更替覆顶心。

白胶散　《圣惠方》二

【主治】　妊娠三二月后,或时伤损,下血不止,绕脐疼痛,吐逆闷绝。

【功效】　调气和血。

【处方】　白胶二两(捣碎,炒令黄燥)　人参(去芦头)　半夏(汤浸七遍,去滑)

秦艽(去苗)　紫葳　甘草(炙微赤,剉)各一两

【用法】　上六味,捣粗罗为散,每服三钱,以水一中盏,入葱白二茎,煎至六分,去滓,温服,不拘时。

白蔹丸　《严氏济生方》

【主治】　室女冲任虚寒,带下纯白。

【功效】　温肾固冲。

【处方】　鹿茸(醋蒸,焙)二两(医方集成、南北经验方、袖珍方、永类钤方、卫生易简方酒蒸,焙)　白蔹　金毛狗脊(燎去毛)各一两

【用法】　上三味,为细末,用艾煎醋汁,打糯米糊为丸,如梧桐子大,每服五十丸,空心温酒下。

白石脂丸　《千金方》

【主治】　妇人三十六疾,胞中痛,漏下赤白。

【功效】　补气养血止血。

【处方】　白石脂　乌贼骨　禹余粮　牡蛎各十八铢　赤石脂　干地黄　干姜　龙骨　桂心　石苇　白蔹　细辛　赤芍药　黄连　附子　当归　黄芩　蜀椒　钟乳石　白芷　芎藭　甘草各半两

【用法】　上二十二味,为末,蜜和丸如梧桐子大,每日空心,酒下十五丸,日再。一方有黄柏半两。

白羊心汤　《圣惠方》一

【主治】　产后内虚,心神惊悸,志意不定。

【功效】　养心安神,祛风止汗。

【处方】　白羊心一枚(细切,以水六中盏,煎取三盏,去心)　熟干地黄三分　牡蛎(捣碎,炒令微黄)　防风(去芦头)　人参(去芦头)　远志(去心)　独活　白芍药　黄芪(剉)　茯神　甘草(炙微赤,剉)各半两

【用法】　上十一味,捣筛为散,每服三钱,以羊心汁一中盏,煎至六分,去滓,温

服,不拘时,日三服。

白花蛇散　《圣惠方》一

【主治】　产后中风,四肢筋脉挛急,皮肤麻痹。

【功效】　祛风化痰通络。

【处方】　白花蛇肉一两(酒拌炒令黄)　天南星一两(炮裂)　土蜂儿(微炒)　干蝎(微炒)　桑螵蛸(微炒)　麻黄(去根节)　赤箭　薏苡仁(微炒)　酸枣仁(微炒)　柏子仁　当归(剉,微炒)　桂心　羚羊角屑　牛膝(去苗)各半两　麝香一分(研入)

【用法】　上十五味,捣细罗为散,入研,药令匀,每服不拘时,豆淋酒调下一钱。

白瓷药散　《圣惠方》二

【主治】　血运至急。

【功效】　止血固脱。

【处方】　白瓷药(烧令通赤)

【用法】　上一味,乘热捣研令细,不拘时,以温酒调下一钱。

白蒺藜汤洗　《圣惠方》二

【主治】　妇人血风,皮肤瘙痒不可禁止。

【功效】　祛风止痒。

【处方】　白蒺藜　防风　道人头　蛇床子　卷柏芰　漏芦各一两半　羊蹄根二两　蒴藋根三两

【用法】　上八味,细剉,以水一斗,煎至五升,去滓,看冷暖,于避风处洗之。

生地黄散　《妇人大全良方》

【主治】　妇人血风不调,或时寒热,体痛,不思饮食。

【功效】　凉血益气,养血祛风。

【处方】　生干地黄　北柴胡各一两　羌活　木香　桂心　防风各半两　酸枣仁　羚羊角屑　白芍药　白术　黄芪　川牛膝　白茯苓　当归　枳壳各三两

【用法】　上十五味㕮咀,每服三钱,水一盏,姜三片,煎至七分,去滓,温服,

空心。

生地黄汤 《千金方》

【主治】　产后三日至七日，腹中余血未尽，绞痛强满，气息不通。

【功效】　清热凉血，活血祛瘀。

【处方】　生地黄五两　生姜三两　大黄　芍药　茯苓　细辛　桂心　当归　甘草　黄芩各一两半　大枣二十枚

【用法】　上十一味，㕮咀，以水八升，煮取二升半，去滓，分三服，日三服。

生地黄汤 《千金方》

【主治】　产后忽著寒热下痢。

【功效】　清热凉血，涩肠止痢。

【处方】　生地黄五两　甘草　黄连桂心各一两　大枣二十枚　淡竹叶二升（一作竹皮）　赤石脂二两

【用法】　上七味，㕮咀，以水一斗，煮竹叶，取七升，去滓，内药，煮取二升半，分三服，日三服。

生地黄汤 《千金方》

【主治】　崩中漏下，日去数升。

【功效】　调气和血。

【处方】　生地黄一斤　细辛三两

【用法】　上二味，㕮咀，以水一斗，煮取六升，服七合，久服佳。

生地黄汤 《圣济总录》二

【主治】　妊娠胎气损动，或跌扑闪坠，因致堕胎，谓之半产，及产后恶滞不尽，腹中疞痛。

【功效】　调和气血。

【处方】　生干地黄（焙）一两　大黄（略煨）　芍药　白茯苓（去黑皮）　当归（切，炒）　细辛（去苗叶）　甘草（炙）　黄芩（去黑心）　桂（去粗皮）各半两

【用法】　上九味，粗捣筛，每服五钱匕，水一盏半，入生姜一枣大，拍碎，同煎至一盏，去滓，温服，不拘时。

生地黄汤 《妇人大全良方》一

【主治】　产后三日，患腰痛，腹中余血未尽，并手脚痛，不下食。

【功效】　凉血活血，健脾止呕。

【处方】　生地黄汁一升　芍药　甘草各二两　丹参四两　蜜一合　生姜汁半合

【用法】　上芍药、甘草、丹参三味，以水三升，煮取一升，去滓，内地黄汁、蜜、姜汁，微火煎一二沸，一服三合，日二夜三，利一二行，中间进食，与药更进服。

生地黄饮 《圣济总录》一

【主治】　产后虚冷，恶血结块不散。

【功效】　活血温阳散结。

【处方】　生地黄汁半盏　童子小便半盏　生姜一分（取汁）

【用法】　上三味，一处煎三四沸，分作两服，温分服，须臾再服，恶血下，滞气通，立瘥。未效，再作服。

生地黄饮子 《圣惠方》一

【主治】　产后卒血气上攻，心胸烦闷，口干壮热，不思饮食。

【功效】　清热活血。

【处方】　生地黄汁一中盏　童子小便一中盏　当归一两（剉）　生姜汁一合　酒一中盏

【用法】　上五味相和，煎五七沸，去滓，不拘时，温服一小盏。

生地黄饮子 《圣惠方》二

【主治】　产后血运，心烦闷乱，恍惚如见鬼神。

【功效】　清热凉血，活血止血。

【处方】　生地黄汁二合　生益母草汁二合　生藕汁二合　鸡子白二枚　童子小便一合

【用法】　上四味相和，微煎三二沸，下鸡子白，搅令散，分温二服。

生地黄饮子　《圣惠方》二

【主治】　产后恶血冲心，闷乱口干。

【功效】　益气活血止血。

【处方】　生地黄汁三合　藕汁三合　童子小便三合

【用法】　上三味相和，煎三二沸，分温三服。

生地黄汁　《食医心鉴》

【主治】　产后百病，血晕，心烦悸昏愦，口干。

【功效】　凉血止血，益气生津。

【处方】　生地黄汁三合　藕汁三合　童子小便二合

【用法】　上三味相和，煎一二沸，分为二服。

生地黄煎丸　《圣惠方》一

【主治】　产后气血不调，腹中生瘕结不散。

【功效】　活血祛瘀，消瘕散结。

【处方】　生地黄一十斤（净洗，捣绞取汁）　干漆半斤（捣碎，炒令烟出，为末）　生牛膝五斤（捣绞取汁）

【用法】　上三味，以二味汁，内银石锅中，文武火上煎熬如稀饧，下干漆末，搅令匀，可丸即丸，如梧桐子大，每服食前服，以温酒下十丸。

生干地黄丸　《圣惠方》一

【主治】　妇人月水不调，或一月再来，或隔月不来，或多或少，脐下疗痛，面色萎黄，四体虚羸，羸瘦，不能饮食。

【功效】　化瘀生新。

【处方】　生干地黄　桃仁（汤浸，去皮尖双仁，麸炒微黄）　当归（剉，微炒）　牛膝（去苗）　川大黄（别捣为末）　芎劳　土瓜根　赤芍药　桂心　川芒硝各二两　虻虫一两（令微黄，去翅足）　水蛭半两（炒微黄）

【用法】　上一十二味，捣罗为末，以头

醋三升，熬大黄末成膏，和诸药末，捣三二百杵，丸如梧桐子大，每日空心及晚食前服，煎红蓝花汤下二十丸。

生干地黄丸　《圣惠方》一

【主治】　妇人客热，面赤头疼，口舌生疮，心胸烦壅，饮食无味。

【功效】　滋阴凉血，清心除烦。

【处方】　生干地黄一两　羚羊角屑半两　葳蕤半两　白鲜皮半两　黄连三分（去须）　黄芪半两（剉）　麦门冬一两（去心，焙）　玄参半两　地骨皮半两　川大黄一两　甘草半两（炙微赤，剉）

【用法】　上一十一味，捣细罗为末，炼蜜和捣三百杵，丸如梧桐子大，每服不拘时，以温水下三十丸。

生干地黄散　《圣惠方》

【主治】　妇人尿血不止。

【功效】　清热凉血止血。

【处方】　生干地黄二两　柏叶一两（微炙　妇人大全良方半两）　黄芩半两　阿胶一两（捣碎，炒令烟出　良方炒成珠）

【用法】　上四味，捣粗罗为散，每服三钱，以水一中盏，入生姜半分，煎至五分，去滓，每于食前温服。

生干地黄散　《圣惠方》一

【主治】　产后烦渴壮热，不思饮食。

【功效】　清热凉血，益胃生津。

【处方】　生干地黄一两　赤茯苓一两　麦门冬三分（去心）　葛根半两（剉）　石膏一两（细研）　甘草一分（炙微赤，剉）

【用法】　上六味，捣筛为散，每服三钱，以水一中盏，入生姜半分，枣三枚，煎至六分，去滓，温服，不拘时。

生干地黄散　《圣惠方》一

【主治】　妇人漏下黄色。

【功效】　养阴清热，化瘀止血。

【处方】　生干地黄半两　黄芩二分　黄连半两（去须，微炒）　川大黄半两（剉

碎,微炒）　䗪虫一分(微炒)　桂心半两

【用法】　上六味,捣细罗为散,每于食前服,以温酒调下二钱。

生干地黄散 《圣惠方》一

【主治】　妇人血风气,或时寒热,体痛,不思饮食。

【功效】　滋阴养血,健脾益气。

【处方】　生干地黄一两　酸枣仁三分(微炒)　羚羊角屑三分　白芍药三分　柴胡一两(去苗)　羌活半两　防风半两(去芦头)　当归三分(剉碎,微炒)　白术三分　桂心半两　牛膝三分(去苗)　黄芪三分(剉)　白茯苓三分　木香半两　枳壳三分(麸炒微黄,去瓤)

【用法】　上一十五味,捣粗罗为散,每服三钱,以水一中盏,入生姜半分,煎至六分,去滓,每于食前温服。

生干地黄散 《圣惠方》二

【主治】　妇人赤带下不止,体瘦心烦。

【功效】　养阴凉血止血。

【处方】　生干地黄一两　茜根一两(剉)　黄芩一两　当归一两(剉,微炒)　地榆一两(剉)　甘草半两(炙微赤,剉)

【用法】　上六味,捣粗罗为散,每服四钱,以水一中盏,入竹茹一分,煎至六分,去滓,每于食前温服。

生姜散 《圣济总录》二

【主治】　妊娠呕逆不下食。

【功效】　和胃降气。

【处方】　干生姜一分　姜黄　陈橘皮(去白,焙)　白芷　白术　甘草各半两(炙)

【用法】　上六味,捣罗为散,每服二钱匕,用粥饮调下,不拘时。

生姜甘桔汤 《直指方》

【主治】　妇人痈疽诸发,毒气上冲咽喉,胸膈窒塞不利。

【功效】　宣肺排脓。

【处方】　北梗(去芦头)一两　甘草

生姜各半两

【用法】　上三味剉细,每服三钱,并水煎服。

生姜橘皮汤 《妇人大全良方》

【主治】　妇人干呕哕,手足厥冷者。

【功效】　理气温中,调中止呕。

【处方】　橘皮四两　生姜半升

【用法】　上二味叹咀,每服半两,水一盏,煎至七分,去滓,温服。

生银汤 《圣济总录》一

【主治】　妊娠惊胎。

【功效】　养阴血,定心神。

【处方】　生银五两

【用法】　上一味,以水一盏,入葱白三寸切,阿胶半两炒,同煎至七分,去银并滓,温服。若要作粥服,入糯米二合,煮为粥,服之甚佳。

生牛膝酒 《千金方》

【主治】　产后腹中苦痛。

【功效】　行气祛瘀止痛。

【处方】　生牛膝根五两

【用法】　上一味,以酒五升,煮取二升,去滓,若用干牛膝根,以酒浸之一宿,然后可煮。分二服。

生犀角散 《圣惠方》一

【主治】　妊娠卒中风不语,四肢强直,心神昏昧。

【功效】　熄风止痉。

【处方】　生犀角屑一两　防风三分(去芦头)　赤箭三分　羌活三分　麻黄一两(去根节)　当归三分(剉,微炒)　人参三分(去芦头)　葛根三分　赤芍药三分　秦艽半两(去苗)　甘草半两(炙微赤,剉)　石膏一两半

【用法】　上一十二味,捣筛为散,每服四钱,水一中盏,煎至六分,去滓,入竹沥半合,温服,不拘时。

生苎根散 《圣惠方》二

【主治】 妊娠胎动,腹内疼痛,心神烦热,饮食少。

【功效】 养血固冲安胎。

【处方】 生苎根一两半(剉) 阿胶一两半(捣碎,炒令黄燥) 黄芩三分 赤芍药三分 当归一两(剉,微炒)

【用法】 上五味,捣筛为散,每服四钱,以水一中盏,入枣三枚,同煎至六分,去滓,稍热服,不拘时。

生藕汁饮 《寿亲养老书》

【主治】 产后恶血不利,壮热虚烦。

【功效】 活血止血,凉血除烦。

【处方】 生藕汁 地黄汁各半盏 蜜一匙 淡竹叶一握(切,以水一盏半,煎取汁半盏)

【用法】 上四味,同煎沸熟,温分三服,日二夜一。

生熟饮子 《妇人大全良方》二

【主治】 产后疟疾多寒。

【功效】 健脾理气,温中止痢。

【处方】 肉豆蔻 草果仁 厚朴(生,去粗皮) 半夏 陈皮 甘草 大枣(去核) 生姜

【用法】 上八味等分,细剉和匀,一半生,一半用湿皮纸裹煨令香熟,去纸,与一半生者和匀,每服秤五钱重,水二盏,煎至七分,食前一服,食后二服。

冬葵子散 《圣惠方》二

【主治】 妊娠胎不安,小便淋涩,小腹疼痛。

【功效】 清热利水通淋。

【处方】 冬葵子(炒) 柴胡(去苗) 桑根白皮(剉) 赤茯苓各一两 赤芍药三分 当归三分(剉,微炒)

【用法】 上六味,捣筛为散,每服四钱,以水一中盏,入生姜半分,葱白七寸,煎至六分,去滓,温服,不拘时。

冬葵子散 《严氏济生方》

【主治】 妊娠小便不利,身重恶寒,起则眩晕,及水肿。

【功效】 清热通淋。

【处方】 冬葵子三钱 赤茯苓(去皮)二钱

【用法】 上二味为细末,每服三钱,米饮调服,不拘时。

冬葵子散 《圣济总录》二

【主治】 妊娠小便不通,小腹胀痛。

【功效】 养阴清热通淋。

【处方】 冬葵子(微炒) 榆白皮(细剉) 滑石(研) 阿胶(炙令燥)各一两

【用法】 上四味,捣罗为散,每服二钱匕,温水调服,不拘时。

冬葵子汤 《圣济总录》二

【主治】 妊娠大小便不通。

【功效】 清热利水通便。

【处方】 冬葵子二两(微炒) 大黄一两(剉,炒)

【用法】 上二味,粗捣筛,每服三钱匕,水一盏,煎至七分,去滓,食前温服。

冬葵根汤 《圣济总录》二

【主治】 妊娠大小便不通,七八日以上,腹胀督闷。

【功效】 清热利水通便。

【处方】 冬葵根(干者,一握,洗,冬即用子) 车前草一两(干者,切) 木通(细剉)三两 大黄(剉,炒)半两

【用法】 上四味,粗捣筛,每服五钱匕,水一盏半,煎至八分,去滓,食前温服。

冬葵根汁 《圣济总录》二

【主治】 妊娠大小便不通。

【功效】 利水通便。

【处方】 生冬葵根(洗,二斤,细切,烂捣,生细布挼取汁,三合) 生姜四两(洗,切,烂研,生细布绞取汁,半合)

【用法】　上二味,同和令匀,分作三服,空心,日一服,未利再服,又未利,尽三服。

冬麻子粥　《圣惠方》

【主治】　产后腹中积血,及中风汗出,小便不利。

【功效】　益气活血,利尿通淋。

【处方】　冬麻子一合(以水研取汁三升)　薏苡仁一合(捣碎)　粳米二合

【用法】　上用冬麻子汁,煮二味作粥,空心食之。

冬麻子粥　《食医心鉴》

【主治】　产后积血风肿,小便不利。

【功效】　活血消肿。

【处方】　冬麻子一升(捣研,以水二升取汁)　红米三合

【用法】　上以麻汁和米煮粥食之。

冬瓜拨刀　《寿亲养老书》

【主治】　产后血壅消渴,日夜不止。

【功效】　活血利水,生津止渴。

【处方】　冬瓜(研取汁)三合　小麦面四两　地黄汁三合

【用法】　上三味,一处搜和如常面,切为拨刀,先将獐肉四两,细切,用五味调和,煮汁熟后,却漉去肉,取汁下拨刀面,煮令熟,不拘多少,任意食之。

失笑散　《得效方》

【主治】　妇人血气,心腹刺痛欲死。

【功效】　活血祛瘀。

【处方】　五灵脂(肘后方净好者)　蒲黄(微妙)各等分

【用法】　上二味为末,先用二钱,醋调熬成膏,入水一盏,煎七分,食前热服。

失笑散　《袖珍方》

【主治】　小儿气痛,妇人血气痛欲死者。

【功效】　化瘀止痛。

【处方】　五灵脂　蒲黄各等分

【用法】　上二味为末,每服二钱,用醋一合,熬药成膏,水一盏,煎服。

失笑散　《直指方》

【主治】　室女经脉不通。

【功效】　活血通经。

【处方】　当归尾　没药

【用法】　上二味等分(每一大钱,炒红花酒,面北呷之。)

失笑散　《和剂局方》

【主治】　产后心腹痛欲死者,百药不效,服此顿愈。

【功效】　活血祛瘀止痛。

【处方】　蒲黄(炒香　救急方微炒,下血少者只生用。管见大全良方隔纸炒紫)　五灵脂(酒研,淘去砂土,各等分　救急方、管见大全良方炒)

【用法】　上二味为末,先用酽醋调二钱,熬成膏,入水一盏,煎七分,食前热服。

仙灵脾散　《圣惠方》二

【主治】　妇人血风,身体骨节疼痛不止。

【功效】　补肾温阳,祛风止痛。

【处方】　仙灵脾二两　虎胫骨二两(涂酥炙令黄)　附子二两(炮裂,去皮脐)　防风二两(去芦头)　踯躅花二两(醋拌,炒令干)　牛膝二两(去苗)

【用法】　上六味,捣细罗为散,每服不拘时,以温酒调下一钱。

仙灵脾散　《圣惠方》二

【主治】　产后血气攻刺,腰痛不可忍。

【功效】　补肾通络,活血止痛。

【处方】　仙灵脾三分　牛膝三分(去苗)　鬼箭羽半两　当归三分(剉,微炒)　地龙半两(炒令黄)　没药半两　桂心半两　威灵仙半两　骨碎补半两

【用法】　上九味,捣细罗为散,每于食前服,以温酒调下二钱。

仙灵脾丸　《圣惠方》

【主治】　妇人中风偏枯,手足一边不遂,肌骨瘦细,皮肤顽痹。

【功效】　祛风除湿,温阳通痹。

【处方】　仙灵脾一两　羚羊角屑三分　独活一两　防风一两(去芦头)　当归一两　桂心一两　牛膝一两(去苗)　薏苡仁一两　附子一两(炮裂,去皮脐)　五加皮三分　草薢一两　虎胫骨一两(涂酥炙令黄)

【用法】　上一十二味,捣细罗为末,炼蜜和捣三二百杵,丸如梧桐子大,每于食前服,温酒下三十丸。

仙灵脾浸酒　《圣惠方》

【主治】　妇人风痹,手足不遂。

【功效】　祛风除湿,温阳通痹。

【处方】　仙灵脾二两　牛膝二两(去苗)　附子二两(炮裂,去皮脐)　石南叶二两　杜仲二两(去粗皮,微炙)

【用法】　上五味,细剉,以生绢袋盛,用好酒一斗五升,浸经七日,每服温饮一小盏。

瓜蒌汤　《妇人大全良方》

【主治】　妇人劳热胸痹。

【功效】　理气宽胸,化痰除痹。

【处方】　枳壳四个　厚朴　薤白各一两　瓜蒌一个　桂枝一两(有热除此一味)

【用法】　上五味㕮咀,水七升,煎取四升,去滓,温服。

瓜蒂散　《妇人大全良方》

【主治】　妇人头不痛,项不强,寸脉微浮,胸中痞粳,气上冲咽喉,不得息。

【功效】　祛风痰,泄停饮。

【处方】　瓜蒂(炒黄)　赤小豆各半两

【用法】　上二味为细末,取一钱匕,豉一合,汤七合,先渍之,须臾煮作稀糜,去滓,取汁和散温顿服,不吐,少少加,得快吐乃止。

代赭散　《圣惠方》一

【主治】　妇人漏下,久虚乏弱。

【功效】　温经固冲,止血。

【处方】　代赭石一两(烧酥淬三遍)　附子三分(炮裂,去皮脐)　赤石脂一两　蒲黄半两　鹿茸二两(去毛,涂酥炙微黄)　当归一两(剉,微炒)　干姜三分(炮裂,剉)　芎䓖二分　熟地黄一两

【用法】　上九味,捣细罗为散,每于食前服,以温酒调下三钱。

【丶】

立效散　《拔萃方》

【主治】　妇人胎动不安,如重物所堕,冷如冰。

【功效】　和血安胎。

【处方】　川芎　当归各等分

【用法】　上二味,为粗末,秤三钱水煎,食前温服。

立效散　《经验良方》

【主治】　血崩及赤白带下。

【功效】　温中收敛止血。

【处方】　晚蚕沙(醋浸一宿,焙干秤)　当归(酒浸,焙干)　女子头发(焙焦)　乌龙尾(生姜自然汁浸,炒干,各一两)　旧棕叶(烧存性)二两

【用法】　上五味,为细末,每服二钱,热酒调下。

立效散　《妇人大全良方》一

【主治】　妇人胎动不安,如重物所坠,冷如冰。

【功效】　和血安胎。

【处方】　川芎　当归各等分

【用法】　上二味,为粗末,秤三钱,水煎,食前温服。

立圣鹤顶膏　《是斋医方》

【主治】　难产。

【功效】　行气催产。

【处方】　寒水石（不以多少，江南人谓之软石膏者，分作二处，一半生，一半炭火煅令通红）

【用法】　上相和，同研令极细腻，入朱砂再合研，色与桃花色相似即止，每用二大钱，以新汲水调下服。

立生酥葵膏　《圣济总录》

【主治】　妊娠数日不产，或生不顺理。

【功效】　下利催产。

【处方】　酥一斤　秋葵子一升　白蜜半斤　滑石一两半　瞿麦一两　大豆黄卷二两

【用法】　上六味，以清酒一升，细研葵子，内酥蜜中，微火熬令熔，即下诸药，慢火煎，常令沸如鱼目，约半升，即以新绵滤贮瓷器中，每服半匙，加至一匙，多恐呕逆。

汉防己散　《袖珍方》

【主治】　产后风虚气壅，上攻头面浮肿。

【功效】　祛风除湿，利水消肿。

【处方】　汉防己　猪苓　枳壳　桑白皮各一两　商陆　甘草各三分

【用法】　上六味，㕮咀，每服八钱，水一盏半，生姜三片，煎至八分，去滓，温服，不拘时。

汉防己散　《圣惠方》二

【主治】　产后风虚，气壅上攻，头面浮肿。

【功效】　祛风除湿，利水消肿。

【处方】　汉防己一两　枳壳一两（麸炒微黄，去瓤）　猪苓一两（去黑皮）　商陆三分　桑根白皮一两（剉）　甘草三分（炙微赤，剉）

【用法】　上六味，捣筛为散，每服四钱，以水一中盏，入生姜半分，煎至六分，去滓，温服，不拘时。

汉防己散　《圣惠方》二

【主治】　妊娠通身浮肿，喘促，小便涩。

【功效】　理气行滞，利水消肿。

【处方】　汉防己三分　桑根白皮一两（剉）　木香一分　紫苏茎叶一两　大腹皮三分（剉）　赤茯苓一两

【用法】　上六味，捣粗罗为散，每服四钱，以水一中盏，入生姜半分，煎至六分，去滓，每于食前温服。

半夏散　《圣惠方》一

【主治】　产后伤寒，咳嗽，咽喉不利，四肢烦疼。

【功效】　化痰止咳，发汗解表。

【处方】　半夏（汤洗七遍，去滑）　人参（去芦头）　赤芍药　细辛　白术　桔梗（去芦头）　桂心　陈橘皮（汤浸，去白瓤，焙）　前胡（去芦头）　甘草（炙微赤，剉）各半两　杏仁三分（汤浸，去皮尖双仁，麸炒微黄）　麻黄一两（去根节）

【用法】　上十二味，捣粗罗为散，每服四钱，以水一盏，入生姜半分，煎至六分，去滓，温服，不拘时。

半夏散　《圣惠方》一

【主治】　妊娠四五月伤寒，壮热头痛，心胸烦闷，呕吐痰涎，不思饮食。

【功效】　散寒解表，降气化痰。

【处方】　半夏三分（汤洗七遍，去滑）　旋覆花半两　当归三分（剉，微炒）　人参三分（去芦头）　麻黄三分（去根节）　麦门冬三分（去心）　黄芪三分（剉）　甘草一分（炙微赤，剉）　阿胶一两（捣碎，炒令黄燥）

【用法】　上九味，捣筛为散，每服三钱，以水一中盏，入生姜半分，煎至六分，去滓，温服，不拘时。

半夏散　《圣惠方》二

【主治】　妇人风痰气逆，胸膈壅闷，难

下饮食。

【功效】 祛风除湿,健脾化痰。

【处方】 半夏一两(汤洗七遍,去滑)
前胡一两(去芦头) 防风半两(去芦头)
旋覆花半两 大腹皮一两(剉) 桂心半
两 人参三分(去芦头) 白术三分 甘草
半两(炙微赤,剉) 枳壳半两(麸炒微黄,
去瓤) 桑根白皮半两(剉) 陈橘皮半两
(汤浸,去白瓤,焙)

【用法】 上一十二味,捣粗罗为散,每
服三钱,以水一中盏,入生姜半分,煎至六
分,去滓,温服,不拘时。

半夏散 《圣惠方》二

【主治】 妇人热劳,烦渴口干,体瘦无
力,四肢疼痛,或时寒热,痰逆不欲饮食。

【功效】 养阴益气,降气化痰。

【处方】 半夏半两(汤洗七遍,去滑)
知母半两 桔梗半两(去芦头) 黄芪一
两(剉) 柴胡一两(去苗) 鳖甲一两(涂
醋炙令黄,去裙襕) 人参半两(去芦头)
赤茯苓半两 秦艽半两(去苗) 麦门冬半
两(去心) 赤芍药半两 甘草一分(炙微
赤,剉) 乌梅肉半两 大腹皮三分(剉)

【用法】 上一十四味,捣粗罗为散,每
服四钱,以水一中盏,入生姜半分,煎至六
分,去滓,温服,不拘时。

半夏散 《圣惠方》二

【主治】 妊娠心中烦闷,恶闻食气,头
眩重,四肢百骨节疼痛,多卧少起,胸中痰
逆,不欲饮食。

【功效】 清气化痰。

【处方】 半夏三分(汤洗七遍,去滑)
陈橘皮一两(汤浸,去白瓤,焙) 人参二
分(去芦头) 芎藭三分 赤茯苓三分(圣
济总录去黑皮) 赤芍药三分 甘草半两
(炙微赤,剉) 桑根白皮二分(剉 圣济总
录三分) 生干地黄三分

【用法】 上九味,捣筛为散,每服四
钱,以水一中盏,入生姜半分,煎至六分,去
滓,温服,不拘时。

半夏散 《圣惠方》二

【主治】 妊娠阻病,心中愦闷,吐逆,
恶闻食气,头眩,四肢百骨节烦疼沉重,多卧
少起。

【功效】 降气化痰,降逆除烦。

【处方】 半夏一两(汤洗七遍,去滑)
赤茯苓一两 旋覆花半两 陈橘皮一两
(汤浸,去白瓤,焙) 细辛三分 芎藭三分
人参三分(去芦头) 赤芍药三分 桔梗
三分(去芦头) 甘草三分(炙微赤,剉)
熟干地黄一两

【用法】 上一十一味,捣筛为散,每服
三钱,以水一中盏,入生姜半分,煎至六分,
去滓,温服,不拘时。

半夏散 《圣惠方》二

【主治】 妊娠伤冷心腹痛,或痰逆,不
纳饮食。

【功效】 温中行气,燥湿化痰。

【处方】 半夏半两(汤洗七遍,去滑)
芎藭三分 人参半两(去芦头) 阿胶一
两(捣碎,炒令黄燥) 厚朴一两(去粗皮,
涂生姜汁,炙令香熟) 草豆蔻半两(去皮)
白术半两 陈橘皮一两(汤浸,去白瓤,
焙) 高良姜半两(剉) 艾叶半两(微炒)
甘草一分(炙微赤,剉)

【用法】 上一十一味,捣筛为散,每服
三钱,以水一中盏,入生姜半分,枣三枚,煎
至六分,去滓,稍热服,不拘时。

半夏汤 《拔萃方》

【主治】 胎干而不能产。

【功效】 活血行气下胎。

【处方】 半夏曲一两半(医林方半夏)
大黄五钱 桂七钱半(医林方七钱) 桃
仁三介(微炒 医林方三十个)

【用法】 上四味,为粗末,先服四物汤
一二服,次服半夏汤,生姜三片,水煎。

半夏汤 《圣济总录》一

【主治】 妇人数经分娩,血风痿积,肌

体羸瘦,面无颜色。

【功效】　健脾化痰,益气除湿。

【处方】　半夏(汤洗去滑,生姜汁制,曝干)一两　人参　厚朴(去粗皮,生姜汁炙)各一两半　陈橘皮(汤浸,去白,焙)　细辛(去苗叶)　白茯苓(去黑皮)　枳壳(去瓤,麸炒)　槟榔(剉)各一两

【用法】　上八味,粗捣筛,每服三钱匕,水一盏,生姜半分,切,同煎七分,去滓,温服。

半夏汤　《圣济总录》一

【主治】　妊娠卒下血不止,腹痛,手足寒热,腰背酸疼。

【功效】　滋阴养血,止血安胎。

【处方】　半夏(汤洗七遍)二两　麦门冬(去心,焙)二两　甘草(炙,剉)　当归(微炙)　黄芪(剉)各一两半　阿胶(炙令燥)二两　人参一两　黄芩(去黑心)一两　旋覆花一两

【用法】　上九味,粗捣筛,每服三钱匕,水一盏,入葱白二寸,生姜半分,切。同煎至七分,去滓,空心温服。

半夏汤　《圣济总录》一

【主治】　妊娠阻病,心中愦闷,虚烦吐逆,恶闻食气,头目眩重,四肢百节疼烦沉重,多卧少起,汗出疲极,黄瘦。

【功效】　补虚和中。

【处方】　半夏(汤洗,去涎滑七遍,焙)　陈橘皮(浸,去白,炒)　芍药　桔梗(剉,炒)　人参各一两　旋覆花　甘草(炙)　细辛(去苗叶)　芎䓖　熟干地黄(焙)各三分　白茯苓(去黑皮)一分

【用法】　上一十一味,粗捣筛,每服三钱匕,以水一盏,入生姜半分,切,枣二枚,擘,同煎至六分,去滓,温服。二剂后,宜服橘皮丸以间之。

半夏汤　《圣济总录》二

【主治】　产后咳嗽痰壅。

【功效】　清肺化痰止咳。

【处方】　半夏半两(生姜汁淹浸一宿,切,焙)　贝母(去心)一两　柴胡(去苗)一两　猪牙皂荚(炙,去皮)　甘草(炙)各半两

【用法】　上五味,粗捣筛,每服二钱匕,水一盏,生姜五片,同煎七分,去滓,温服,不拘时。

半夏丸　《圣惠方》二

【主治】　妊娠恶阻病,醋心,胸中冷,腹痛,不能饮食,辄吐青黄汁。

【功效】　温中降逆止呕。

【处方】　半夏半两(汤洗七遍,去滑)　人参半两(去芦头)　干姜半两(炮裂,剉)

【用法】　上三味,捣罗为末,以地黄汁浸,蒸饼和丸,如梧桐子大,每服不拘时,以粥饮下十丸。

半夏丸　《永类钤方》

【主治】　下血吐血,崩中带下,痰喘、急满虚肿,宿瘀百病。

【功效】　调气和血。

【处方】　圆白半夏(刮净,捶扁,姜汁调,飞白面作饼包,炙黄色,去面,取半夏作末)

【用法】　上一味,米糊丸绿豆大,每四十丸,温热水下,芎归汤、沉香降气汤各半煎送下。止血之要药。

半夏丸　《圣济总录》二

【主治】　产后短气。

【功效】　益气化痰,下气止咳。

【处方】　半夏(汤浸去滑,七遍)一两　人参二两　枳实(去瓤,麸炒)半两　诃子(煨,去核)三分

【用法】　上四味,捣罗为末,用生姜自然汁煮面糊,丸如梧桐子大,每服二十丸,生姜、紫苏熟水下,不拘时,日三服。

半夏饮　《圣济总录》一

【主治】　妊娠恶阻,心中愦闷,闻食气即吐逆,肢节酸痛,多汗黄瘦。

【功效】　降逆止呕。

【处方】　半夏(汤洗去滑,生姜汁制过)　白茯苓(去黑皮)各三分　细辛(去苗叶)　旋覆花　桔梗　赤芍药　陈橘皮(去白,焙)　甘草(炙)各半两　熟干地黄(焙)一两一分

【用法】　上九味,粗捣筛,每服三钱匕,水一盏,入生姜五片,同煎至七分,去滓,温服,空心食前。

半夏饮子　《圣惠方》二

【主治】　妊娠七八月,或因惊恐,或是伤寒烦热,腹肚满胀,气促腰重。

【功效】　理气和中。

【处方】　半夏一两(汤洗七遍,去滑)　黄芪一两　人参一两(去芦头)　麦门冬一两(去心)　黄芩半两　甘草半两(炙微赤)

【用法】　上六味,细剉和匀,每服半两,以水一大盏,入生姜半分,葱白七寸,煎至五分,去滓,温服,不拘时。

半夏茯苓汤　《千金方》

【主治】　妊娠阻病,心中愦闷,空烦吐逆,恶闻食气,头眩体重,四肢百节疼烦沉重,多卧少起,恶寒汗出,疲极黄瘦。

【功效】　健脾和胃,降气止呕。

【处方】　半夏(简易方汤洗七次)　生姜各三十铢(简易方各五两)　干地黄(简易方酒浸)　茯苓各十八铢(简易方各三两)　橘皮(简易方二两)　旋覆花(简易方一两)　细辛　人参　芍药　芎䓖　桔梗　甘草各十二铢(简易方炙,各二两)

【用法】　上一十二味,㕮咀,以水一斗,煮取三升,分三服。

半夏茯苓汤　《得效方》

【主治】　产前胸中宿有痰饮,眩晕。

【功效】　健脾除湿化痰。

【处方】　半夏(汤洗)　白茯苓(去皮)　陈皮(去白)　白术各一两　丁香　缩砂各五钱　粉甘草三钱

【用法】　上七味剉散,每服四钱,生姜三片,乌梅一个煎,食前温服。

半夏拨刀　《寿亲养老书》

【主治】　妇人痃癖血气,口吐酸水。

【功效】　和胃气。

【处方】　大麦面四两　半夏(汤洗去滑尽,炒,半两,为末)　肉桂(去粗皮,一钱,为末)

【用法】　上三味,同以生姜汁并米醋少许和,切作拨刀,熟煮如常法,空心食之。

半夏厚朴汤　《金匮方》

【主治】　妇人咽中如有炙脔。

【功效】　行气散结,降逆化痰。

【处方】　半夏一升　厚朴三两　茯苓四两　生姜五两　干苏叶二两

【用法】　上五味,以水七升,煮取四升,分温四服,日三夜一服。

半夏生姜汤　《妇人大全良方》

【主治】　妇人哕欲死。

【功效】　和胃化饮,降逆止呕。

【处方】　半夏一两一分(洗)　生姜二两(切)

【用法】　上二味以水二盏,煎至八分,去滓,分为二服。

宁志膏　《是斋医方》

【主治】　妇人因出血多,心神不安,不得睡,语言失常。

【功效】　补气养阴,安神定志。

【处方】　朱砂(袖珍方研)　酸枣仁(袖珍方炒)　人参　茯神(去木　妇人大全良方白茯神)　琥珀各一分(良方研)　滴乳香一钱(别研)

【用法】　上六味,为细末,和匀,每服一钱,浓煎,灯心枣汤调下。

玄(延)胡索散　《朱氏集验方》

【主治】　妇人血气攻心,痛不可忍,并走注。

【功效】　行气活血止痛。

【处方】　蓬莪术半两(麻油煎,乘热切片子)　延胡索二钱半

【用法】　上二味细末,淡醋汤调下,空心服。

玄(延)胡索汤　《严氏济生方》

【主治】　妇人室女,七情伤感,遂使血与气并,心腹作痛,或连腰胁,或引背膂,上下攻刺,甚作搐搦,经候不调。

【功效】　活血行气,祛瘀止痛。

【处方】　当归(去芦,酒浸,剉,炒)　延胡索(炒,去皮)　蒲黄(炒)　赤芍药　官桂(不见火)各半两　片子姜黄(洗　医方集成、永类钤方三钱,南北经验方、袖珍方半两)　乳香集成半两　没药　木香(不见火)各三两　甘草(炙)二钱半

【用法】　上一十味叹咀,每服四钱,水一盏半,生姜七片,煎至七分,去滓,食前温服。吐逆加半夏、橘红各半两。

玄豆丸　《圣惠方》

【主治】　妇人夹宿食,大便不通。

【功效】　峻下通便。

【处方】　玄豆一分(炙令焦,去皮子)　巴豆五枚(去皮心,纸裹压去油)　香墨二钱

【用法】　上三味,捣细罗为末,入巴豆研匀,以醋煮面糊和丸,如梧桐子大,每服一丸,嚼干柿裹,以温水下。

【一】

加味二陈汤　《得效方》

【主治】　受胎一月或二月,呕吐择食,中脘宿有痰饮,经水止后,气滞所作,名曰恶阻。

【功效】　理气化痰止呕。

【处方】　陈皮　白茯苓各一两半　半夏一两　白术七钱半　粉甘草三钱

【用法】　上五味,剉散,每服四钱,生姜三片,乌梅一个煎,食前服,未效,加生姜汁。

加味四物汤　《御药院方》

【主治】　妇人冲任不调,脐腹疼痛,或月事失时不来,及冲任太过,致使阴阳不和,或发寒热,渐减饮食,欲成劳病。

【功效】　补虚养血,调理冲任。

【处方】　当归　地黄　芍药　川芎各一两　柴胡半两　黄芩二钱半

【用法】　上六味叹咀,每服四钱,水一盏半,入乌梅半枚,同煎至一大盏,去滓,温服,食后。

加减四物汤　《拔萃方》

【主治】　产后头痛,血虚气弱,痰癖寒厥头痛。

【功效】　祛风止痛。

【处方】　羌活　川芎　防风　香附子(炒)各一两　细辛一两　香白芷一两半　苍术一两六钱(去皮)

【用法】　上七味,为粗末,每服一两,水煎。如有汗者,是气弱头痛也,前方中加芍药三两,桂一两半,生姜煎;如头痛痰癖者,加半夏三两,茯苓一两半,生姜煎;如热厥头痛,加白芷二两,石膏三两,知母一两半;如寒厥头痛,加天麻三两,附子一两半,生姜煎。

加减四物汤　《玉机微义》

【主治】　产后阴虚发热,或日间明了,暮则憎寒发热。

【功效】　消热养血和血。

【处方】　当归　川芎　生地黄　柴胡

【用法】　上四味等分,每四五钱,水煎。

加减四物汤　《无求子活人书》

【主治】　妊妇产前腹痛,及治月事或多或少,或前或后,胎气不安,产后血块不散,或亡血过多,或恶露不下。

【功效】　养血和血。

【处方】　当归(切,焙)　川芎　熟干

地黄(妇人大全良方、袖珍方云:一方用生者)　白芍药各一两

【用法】　上四味,捣为粗末,每服四钱,水一盏半,煎至八分,取六分清汁,带热服,日二三服,以知为度。

加减四物汤　《严氏济生续方》

【主治】　室女二七天癸至,亦有当时未至而后至者,有卒然暴下淋漓不止,有若崩漏者,失血过多,变生诸证。

【功效】　理气养血。

【处方】　川当归(去芦,酒润,切,焙)一两　川芎一两　熟地黄(洗净)一两　白芍药一两　香附子(炒,去毛)一两半

【用法】　上五味,㕮咀,每服四钱,水一盏半,生姜五片,煎至七分,去滓,食前温服。如血色鲜而不止者,去熟地黄,加生地黄煎。

加减羌活汤　《拔萃方》

【主治】　产后头痛,血虚气弱,痰厥头痛。

【功效】　祛风止痛,养血和血。

【处方】　羌活　川芎　防风　附子(炒)　熟地黄各一两　白芷一两半　石膏二两半　细辛二钱　当归五钱　甘草五钱(炒)　苍术(去粗皮)一两半

【用法】　上一十一味,为粗末,每服一两,水煎服,不拘时。如有汗者,是气弱头痛也,前方中加芍药三两,桂一两半,生姜煎;如痰癖头痛,加半夏三两,茯苓一两半,生姜煎;如热头痛,复加白芷三两,石膏三两,知母一两半;如寒厥头痛,加天麻三两,附子一两半,生姜煎。

加减茱萸汤　《三因方》一

【主治】　妇人脏气本虚,宿夹风冷,胸膈满痛,腹胁绞刺,呕吐恶心,饮食减少,身面虚浮,恶寒战栗,或泄利不止,少气羸困,及因生产,脏气暴虚,邪冷内胜,宿疾转甚。

【功效】　温中健脾止呕。

【处方】　吴茱萸(汤洗七次,炒)一两半　桔梗　干姜(炮)　甘草(炙)　麦门冬(去心)　半夏(汤洗七次)　防风　细辛　当归(酒浸,炒)　茯苓(妇人大全良方、铃方赤茯苓)　牡丹皮　桂心各半两

【用法】　上一十二味,为粗末,每服四钱,水一盏半,煎七分,去滓,食前热服。

加减小续命汤　《妇人大全良方》

【主治】　妇人卒暴中风,不省人事,渐觉半身不遂,口眼㖞斜,手足战掉,言语謇涩,肢体麻痹,神情昏乱,头目眩重,痰涎并多,筋脉拘挛,不能屈伸,骨节烦痛,不得转侧。

【功效】　祛风除湿,温经通络。

【处方】　麻黄(去根节)　防己　人参(去芦)　黄芩　桂心　甘草　白芍药　川芎　杏仁各一两　附子(炮)半两　防风一两半

【用法】　上一十一味㕮咀,每服五钱,水一盏半,姜七片,枣二个,煎至七分,去滓,不拘时,取汁随人虚实与所中轻重。有人脚弱,服此六七剂得瘥。精神恍惚,加茯神、远志;骨节烦痛,有热者,去附子倍芍药;心烦多惊者,加犀角半两;骨间冷痛者,倍用桂附;呕逆腹胀者,倍人参,加半夏一两;躁闷,大便涩者,去附子,倍芍药,入竹沥一合煎服;脏寒下利者,去防己、黄芩,倍附子一两,加白术一两。

加减吴茱萸汤　《妇人大全良方》一

【主治】　冲任衰弱,月候愆期,或前或后,或崩漏不止,赤白带下,小腹急痛,每至经脉行时,头眩,饮食减少,气满心忪,肌肤不泽。

【功效】　温补冲理。

【处方】　吴茱萸半两　麦门冬　干姜　白茯苓　牡丹皮　南木香　桔梗各三两　甘草三钱半　当归半两　北细辛一钱半(永类钤方净)　防风　官桂各一分　半夏七钱

【用法】　上一十三味,㕮咀,每服四大钱,水一盏半,生姜三片,枣子一枚,煎至七分,去滓,空心温服。

圣散子　《产宝》二

【主治】　产后诸疾。

【功效】　清热活血,益气养血。

【处方】　泽兰九分　乌头(炮)　白薇二分　石膏八分　干姜　桂心五分　细辛　卷柏(去土)　柏子仁　茱萸　防风(去头)　南椒(出汗)　厚朴(姜汁炙)　茯苓各四分　白芷　白术　藁本　人参　五味子　黄芪　丹参各三分　芎䓖　当归　芜荑　芍药　甘草各七分

【用法】　上二十六味为末,以新瓦器封,勿令失气,每服以热酒调两钱匕。

圣金散　《医林方》

【主治】　妇人一切心胁肋痛疼不可忍。

【功效】　行气活血止痛。

【处方】　御米壳半两(蜜炒)　凤眼草三钱　甘草二钱(炒)　陈皮二钱(去白)　缩砂三钱

【用法】　上五味为细末,每服三钱,水一中盏,乳香同煎至八分,和滓温服。

圣妙寸金散　《得效方》

【主治】　难产。

【功效】　催产。

【处方】　败笔头一枚(烧为灰)

【用法】　上一味,细研,生藕汁一盏调下,立产。若产母虚弱,及素有冷疾者,恐藕冷动气,即银器内重汤暖过后服。

六　画

【一】

百合散　《圣惠方》一

【主治】　妊娠七八月伤寒,烦热,喘嗽不欲食。

【功效】　清肺化痰。

【处方】　百合　桔梗(去芦头)　贝母(煨微黄)　赤芍药　紫菀(洗去苗土)　桑根白皮(剉)　前胡(去芦头)　赤茯苓各一两　甘草三分(炙微赤,剉)

【用法】　上九味,捣筛为散,每服三钱,以水一中盏,入生姜半分,煎至六分,去滓,不拘时。

百合散　《圣惠方》二

【主治】　妊娠心胸气壅,喘促咳嗽。

【功效】　宣肺化痰,止咳平喘。

【处方】　百合半两　桑根白皮一两(剉)　瓜蒌根一两(剉)　甜葶苈半两(隔纸炒令紫色)　甘草半两(炙微赤,剉)

【用法】　上五味,捣筛为散,每服三钱,以水一中盏,入葱白五寸,煎至六分,去滓,温服,不拘时。

百合散　《圣惠方》二

【主治】　妊娠咳嗽,心胸不利,烦闷,不欲饮食。

【功效】　润肺止嗽。

【处方】　百合　紫菀(去苗土)　麦门冬(去心)　桔梗(去芦头)　桑根白皮(剉)各一两　甘草半两(炙微赤,剉)

【用法】　上六味,捣筛为散,每服四钱,以水一中盏,入竹茹一分,煎至六分,去滓,入蜜半匙,更煎三二沸,温服,不拘时。

百花膏　《是斋医方》

【主治】　妇人失血后气弱,或产后虚羸。

【功效】　养血益气。

【处方】　熟干地黄　生干地黄　川当归　川芎　白芍药　人参各一两

【用法】　上六味为细末,入生藕自然汁、生姜自然汁、蜜各一盏,同煎数沸,令香熟,入药调成膏,用砂器盛贮,每服一匙,用灯心枣汤化下。

百花散　《吴氏集验方》

【主治】　妇人产中咳嗽。

【功效】　清肺止咳化痰。

【处方】　黄蘖　桑白皮(用蜜涂,以慢火炙黄为度用之)二味各等分

【用法】　上二味为细末,每服三钱,水一盏,入糯米二十粒,同煎至六分,以款冬花烧灸六钱,搅在药内,同调温服之。

百部汤　《圣济总录》二

【主治】　产后咳嗽,痰壅烦闷。

【功效】　止咳化痰。

【处方】　百部　款冬花　紫菀(去苗土)　贝母(去心)　知母(焙)　白薇　杏仁(去皮尖双仁,炒)

【用法】　上七味等分,粗捣筛,每服三钱匕,水一盏,煎至七分,去滓,温服,不拘时。

百部丸　《圣济总录》二

【主治】　产后咳嗽,连声不绝,痰涎壅盛。

【功效】　润肺止咳化痰。

【处方】　百部(焙)半两　细辛(去苗叶)三两　贝母(去心)　甘草(炙)　紫菀(去苗土)　桂(去粗皮)各二两　白术　麻黄(去根节)　五味子各三两　杏仁(去皮尖双仁,炒)四两

【用法】　上一十味,捣罗为末,和匀,炼蜜为丸,如梧桐子大,每服二十丸,生姜蜜汤下,不拘时服。

百草霜散　《圣惠方》二

【主治】　产后血晕闷绝,如见鬼神,须臾欲绝。

【功效】　温中止血。

【处方】　百草霜一两　生姜二两(去皮,炒令干)　姜黄半两

【用法】　上三味,捣细罗为散,每服,以生地黄酒调下二钱。

百草霜散　《朱氏集验方》

【主治】　产后下血不止。

【功效】　止血。

【处方】　细面(微炒)　百草霜

【用法】　上二味,每服二钱,用无灰好酒调服,极妙。

芍药汤　《千金方》

【主治】　产后虚热头痛。

【功效】　养阴补血平肝。

【处方】　白芍药　干地黄　牡蛎各五两　桂心三两

【用法】　上四味,㕮咀,以水一斗,煮取二升半,去滓,分三服,日三服。此汤不伤损人,无毒,亦治腹中拘急痛。若通身发热,加黄芩二两。

芍药汤　《千金方》

【主治】　产后苦腹少痛。

【功效】　温经养血,缓急止痛。

【处方】　芍药六两　桂心　生姜各三两　甘草二两　胶饴八两　大枣十二枚

【用法】　上六味,㕮咀,以水七升,煎取四升,去滓,纳胶饴令烊,分三服,日三服。

芍药汤　《圣济总录》一

【主治】　产后因血不快利,气攻心腹疼痛。

【功效】　补气活血止痛。

【处方】　芍药二两　黄芪(剉)　白芷　人参　芎䓖　当归(切,炒)　生干地黄

(焙)　甘草(炙)各一两　白茯苓(去黑皮)一两半

【用法】　上九味,粗捣筛,每服三钱匕,水一盏,煎取七分,去滓,入酒少许,温服,不拘时。

芍药汤　《圣济总录》一

【主治】　产后血气攻心腹痛。

【功效】　和血止痛。

【处方】　芍药二两　桂(去粗皮)　甘草(炙,剉)各一两

【用法】　上三味,粗捣筛,每服三钱匕,水一盏,煎七分,去滓,温服,不拘时。

芍药汤　《圣济总录》一

【主治】　妇人血风劳气,骨节疼痛,寒热头眩,眼睛疼,心虚恍惚惊悸。

【功效】　养阴清热,化瘀止痛。

【处方】　芍药　牡丹皮　玄参　芎劳　白茯苓(去黑皮)　熟干地黄(焙)　白蔹　甘草(炙,剉)　当归(切,焙)　五味子　麦门冬(去心,焙)　人参各一两

【用法】　上一十二味,粗捣筛,每服三钱匕,水一盏,煎至七分,去滓,温服,不拘时。

芍药汤　《圣济总录》二

【主治】　妇人血风走注,浑身疼痛,心松恍惚,头目昏眩。

【功效】　活血止痛。

【处方】　赤芍药　牡丹皮　肉桂(去粗皮)　当归(切,焙)各一两　芸苔子(研)半两

【用法】　上五味,粗捣筛,每服三钱匕,水一盏,入酒少许,同煎至七分,去滓,温服。

芍药汤　《圣济总录》二

【主治】　产后中风,言语不爽,恍惚多忘,体热倦息。

【功效】　活血祛风。

【处方】　芍药　当归(切,焙)　独活

(去芦头)　防风(去叉)　芎劳　人参各二两　桂(去粗皮)　玄参各半两

【用法】　上八味,粗捣筛,每服三钱匕,水一盏,煎至七分,去滓,温服,不拘时。

芍药汤　《圣济总录》二

【主治】　产后中风偏枯。

【功效】　养血散寒,祛风通络。

【处方】　芍药　当归(切,焙)　麻黄(去根节)　防风(去叉)　独活(去芦头)　白僵蚕(炒)　牛膝(酒浸,切,焙)　附子(炮裂,去皮脐)　桂(去粗皮)各一两

【用法】　上九味,剉如麻豆,每服三钱匕,水一盏,生姜三片,煎七分,去滓,温服,不拘时。

芍药汤　《圣济总录》二

【主治】　产后伤寒,肢体疼痛,干呕头昏,烦躁潮热。

【功效】　养血散寒止痛。

【处方】　赤芍药　葛根各一两(剉)　麻黄(去根节,煎,掠去沫,焙)　甘草(炙)　石膏　人参　当归(切,炒)各半两

【用法】　上七味,粗捣筛,每服三钱匕,水一盏,煎七分,去滓,温服,不拘时。

芍药汤　《圣济总录》二

【主治】　产后气血凝滞,腰重痛。

【功效】　活血行气,散寒止痛。

【处方】　赤芍药　延胡索　当归(切,炒)　枳壳(去瓤,麸炒)　牛膝(去苗,酒浸,炒)　石斛(去根)　附子(炮裂,去皮脐)各一两

【用法】　上七味,剉如麻豆大,每服三钱匕,水一盏,入生姜三片,枣二枚,擘破,同煎至七分,去滓,温服,不拘时。

芍药汤　《圣济总录》二

【主治】　产后虚热,骨节烦倦,瘦瘁。

【功效】　清热凉血,养阴除烦。

【处方】　芍药(剉)　牡丹皮　人参各一两　芎劳一两半　白茯苓(去黑皮)一两

干姜(炮)半两　甘草(炙)　白薇　麦门冬(去心,焙)　熟干地黄(焙)各一两

【用法】　上一十味,粗捣筛,每服二钱匕,水一盏,煎至七分,去滓,温服,不拘时。

芍药汤　《圣济总录》二

【主治】　产后虚热,烦闷瘦瘁。

【功效】　养阴清热,益气养血。

【处方】　芍药一两　知母半两　甘草(炙)　桂(去粗皮)　黄芩(去黑心)各一两　生干地黄(焙)三两　黄芪(剉)二两　人参一两

【用法】　上八味,粗捣筛,每服二钱匕,水一盏,煎至七分,去滓,温服,不拘时。

芍药汤　《圣济总录》二

【主治】　产后血气虚弱,心下惊悸,梦寐不安,妄见鬼物。

【功效】　清热凉血,养血安神。

【处方】　赤芍药(剉)一两　芎䓖　牡丹皮　玄参　当归(切,焙)　人参各半两　五味子　麦门冬(去心,焙)各一两　白茯苓(去黑皮)　白薇各半两　熟干地黄(焙)二两　甘草(炙)半两

【用法】　上一十二味,粗捣筛,每服三钱匕,水一盏,煎至七分,去滓,温服,不拘时。

芍药汤　《圣济总录》二

【主治】　产后虚羸瘦瘁,肌肉不泽,气血不充,或寒或热。

【功效】　养血滋阴。

【处方】　芍药　五味子各一两　芎䓖　牡丹(去心)　玄参　当归(切,炒)　人参　麦门冬(去心,微炒)　白茯苓(去黑皮)　生干地黄(焙)　白薇(去苗)　甘草(炙)各三分

【用法】　上一十二味,粗捣筛,每服三钱匕,水一盏,生姜三片,枣二枚,擘,同煎至七分,去滓,温服,不拘时,日三服。

芍药汤　《圣济总录》二

【主治】　产后虚劳,骨节疼痛,寒热往来,精神恍惚,梦寐惊悸。

【功效】　凉血活血,养阴安神。

【处方】　芍药　牡丹皮　玄参　芎䓖　白茯苓(去黑皮)　干姜(炮)　甘草(炙)　白薇各二两　麦门冬(去心,焙)一两半

【用法】　上九味,粗捣筛,每服五钱匕,水二盏,煎至一盏,去滓,温服,日三服。

芍药汤　《圣济总录》二

【主治】　产后虚汗不止,虚烦愦闷。

【功效】　滋阴养血,益气止汗。

【处方】　芍药(剉,炒)一两　当归(切,炒)三分　生干地黄(焙)二两　黄芪(剉)一两　白茯苓(去黑皮)一两　石斛(去根,剉)一两

【用法】　上六味,粗捣筛,每服三钱匕,水一盏,煎至七分,去滓,温服,日三服。

芍药汤　《圣济总录》二

【主治】　产后蓐劳,疼痛寒热,头旋眼运,精神恍惚,睡多惊恐,盗汗腹痛,大便不利。

【功效】　凉血活血,清热养血。

【处方】　赤芍药　芎䓖　牡丹皮　玄参　当归(切,炒)　人参　五味子　麦门冬(去心,焙)　白茯苓(去皮)　白薇　甘草(炙,剉)各一两　熟干地黄二两

【用法】　上一十二味,粗捣筛,每服五钱匕,水一盏半,煎至八分,去滓,温服,不拘时。

芍药汤　《拔萃方》

【主治】　妇人妊娠伤寒,自利腹中痛,食饮不下。

【功效】　调和气血。

【处方】　芍药　白术各一两　甘草　茯苓各五钱　黄芪二两

【用法】　上五味为细末,温酒调服方寸匕,日二服。

芍药汤 《得效方》

【主治】　妇人冷证胁痛。

【功效】　温经理气止痛。

【处方】　香附子四两（黄子醋二升,盐一两,煮干为度）　肉桂　延胡索（炒）　白芍药各等分

【用法】　上四味为末,每服二钱,沸汤调,不拘时。

芍药汤 《永类钤方》

【主治】　妊娠伤寒,五个月以前。

【功效】　调和气血。

【处方】　黄芩　当归　芍药各四钱　川芎十六钱　白术八钱

【用法】　上五味为细末,温酒调服方寸匕,日二服。

芍药汤 《朱氏集验方》

【主治】　妇人胁痛,丸药不进。

【功效】　疏肝行气止痛。

【处方】　香附子四两（黄子醋二碗,盐一两,煮干为度　得效方二碗,作二升）　肉桂　延胡索（炒）　白芍药

【用法】　上四味为细末,每服二钱,沸汤调,不拘时。

芍药汤 《妇人大全良方》二

【主治】　妊娠伤寒,五个月以前。

【功效】　调和气血。

【处方】　黄芩　当归　芍药各四钱　川芎十六钱　白术八钱

【用法】　上五味为细末,温酒调服方寸匕,日二服,产后百病悉皆主之。

芍药散 《圣惠方》一

【主治】　产后体虚头痛。

【功效】　养血益气。

【处方】　白芍药一两　生干地黄一两　牡蛎粉一两　桂心半两　甘草一分（炙微赤,剉）　石膏二两

【用法】　上六味,捣罗为散,每服四钱,以水一中盏,入生姜半分,枣三枚,煎至六分,去滓,温服,不拘时。

芍药散 《圣惠方》三

【主治】　产后气血不和,心腹疼痛,痰逆,不思饮食。

【功效】　温经养血,健脾化痰。

【处方】　赤芍药一两　川椒一两（去目及闭口者,微炒去汗）　半夏三分（汤洗七遍,去滑）　当归一两（剉,微炒）　桂心一两　草豆蔻三分（去皮）　甘草半两（炙微赤,剉）

【用法】　上七味,捣粗罗为散,每服三钱,以水一中盏,入生姜半分,枣二枚,煎至六分,去滓,稍热服,不拘时。

芍药散 《圣济总录》一

【主治】　妊娠胎动下血不止,脐腹疼痛,迷闷昏塞。

【功效】　养阴止血。

【处方】　白芍药一两　牡蛎（煅）半两　熟干地黄（焙）半两　木贼（剉,炒）一两　乌贼鱼骨（去甲）　干姜（炮）各半两

【用法】　上六味,捣罗为散,每服三钱匕,米饮或温酒调下,食前服。

芍药散 《圣济总录》二

【主治】　妊娠心腹痛。

【功效】　调和气血止痛。

【处方】　芍药二两　白术一两半　黄芩(去黑心)一两　陈橘皮(汤去白,焙)一两　木香三分　丁香半两

【用法】　上六味,捣罗为细散,每服二钱匕,空腹,炒生姜汤调下。

芍药散 《王岳产书》

【主治】　妊娠五月或七八月内,急患时气,烦热口干,心躁头痛,四肢烦疼,不得安卧。

【功效】　宣肺清热平喘。

【处方】　赤芍药一分　麻黄二分　甘草三铢(炮)　葛根一分　麦门冬(去心,取

一分)　石膏二分　黄芩一分　柴胡(去头,取一分)

【用法】　上八味,剉熬,捣罗为散,每服四钱,以水一盏,入生姜二片,煎取六分,不拘时,去滓,温服,日五服。

芍药散　《南北经验方》

【主治】　妇人妊娠伤寒,自利腹中痛,食饮不下。

【功效】　调和气血。

【处方】　芍药　白术各一两　甘草　茯苓各五钱　黄芪(袖珍方二两)

【用法】　上五味,剉细,每服一两,水煎。

芍药丸　《圣济总录》一

【主治】　产后血下不止。

【功效】　养血敛阴,收涩止血。

【处方】　芍药　阿胶(炙令燥)各一两半　乌贼鱼骨(去皮甲)一两　当归(切,焙)三分

【用法】　上四味,捣罗为末,炼蜜和丸,梧桐子大,空腹,以葱汤下三十丸,日三服。

芍药饮　《圣济总录》二

【主治】　产后寒热疟,头疼体痛,烦渴。

【功效】　清热除烦,祛瘀截疟。

【处方】　赤芍药一两　当归(切,焙)二两　柴胡(去苗)一两　麦门冬(去心,焙)一两半　黄芩(去黑心)一两　白茯苓(去黑皮)一两半　白术(剉)三分　甘草(炙)半两　鳖甲(去裙襕,醋炙)二两　常山三分

【用法】　上十味,粗捣筛,每服五钱匕,水一盏半,生姜三片,枣二枚,擘,同煎八分,去滓,温服,当未发前,不拘时。

芍药饮　《圣济总录》二

【主治】　妊娠七八月,暴伤风寒,身体烦疼,寒热往来,胎动不安,头昏眩,腰背酸痛。

【功效】　养血和血。

【处方】　芍药　当归(切,焙)　白术　甘草(炙,剉)　人参　厚朴(去粗皮,生姜汁炙)各一两

【用法】　上六味,粗捣筛,每服五钱匕,水一盏半,生姜三片,薤白三寸,同煎至八分,去滓,温服,不拘时。

芍药栀豉汤　《拔萃方》

【主治】　产后虚烦不得眠。

【功效】　清热凉血,养血除烦。

【处方】　芍药　当归　栀子各五钱　香豉半合

【用法】　上四味为细末,温水调下三钱。

芍药黄芪汤　《千金方》

【主治】　产后心腹痛。

【功效】　益气补血。

【处方】　芍药四两　黄芪　白芷　桂心　生姜　人参　芎劳　当归　干地黄　甘草各二两　茯苓三两　大枣十枚

【用法】　上十二味,㕮咀,以酒、水各五升,合煮,取三升,去滓,先食服一升,日三服。

芍药知母汤　《妇人大全良方》

【主治】　妇人诸肢节疼痛,身体尪羸,脚肿如脱,头眩短气,温温欲吐。

【功效】　散寒祛风。

【处方】　桂心　知母　防风各四两　芍药　甘草　麻黄(去根节)各三两(炮)　附子三两(炮)

【用法】　上七味㕮咀,每服四钱,水一盏半,生姜五片,煎七分,去滓,空心服。

芎劳汤　《拔萃方》

【主治】　妊娠先患冷气,忽中心腹痛如刀刺。

【功效】　益气养阴,散寒止痛。

【处方】　川芎　人参　茯苓　桔梗

吴茱萸 当归各三两 厚朴(制) 芍药各二两

【用法】 上八味,㕮咀,以水九升,煎取三升,分三服,气下即安。

芎劳汤 《千金方》

【主治】 带下漏血不止。

【功效】 温经止血。

【处方】 芎劳 干地黄 黄芪 芍药 吴茱萸 甘草各二两 当归 干姜各三两

【用法】 上八味,㕮咀,以水一斗,煮取三升,分三服。若月经后,因有赤白不止者,除地黄、吴茱萸,加杜仲、人参各二两。

芎劳汤 《千金方》

【主治】 产后腹痛。

【功效】 活血止痛。

【处方】 芎劳 甘草各二两 蒲黄 女萎各一两半 芍药 大黄各三十铢 当归十八铢 桂心 桃仁 黄芪(千金翼作黄芩) 前胡各一两 生地黄一升

【用法】 上十二味,㕮咀,以水一斗,酒二升,合煮取三升,去滓,分四服,日三夜一。

芎劳汤 《和剂局方》

【主治】 产后去血过多,晕闷不省,及伤胎去血多,崩中去血多,金疮去血多,拔牙齿去血多,不止悬虚,心烦眩晕,头重目暗,耳聋满塞,举头欲倒。

【功效】 养血活血。

【处方】 当归(去芦,洗,焙 胎产、救急方首尾皆用了) 芎劳各等分

【用法】 上二味为粗末,每服三钱,水一盏半,煎至一盏,去滓,稍热服,不拘时。

芎劳汤 《圣济总录》一

【主治】 产后或伤风冷,血气不利,心腹疼痛,或寒或热,头目昏重。

【功效】 活血祛风止痛。

【处方】 芎劳(剉) 黄芩(去黑心) 防风(去叉)各一两 当归(切,炒) 芍药

甘草(炙)各一两半

【用法】 上六味,粗捣筛,每服三钱匕,水一盏,生姜三片,煎七分,去滓,温服,不拘时。

芎劳汤 《圣济总录》一

【主治】 妊娠外有惊动,令胎内不稳。

【功效】 调和气血。

【处方】 芎劳二两 人参三两 当归(切,焙)一两 甘草(炙)半两 阿胶(炙令燥)半两

【用法】 上五味,粗捣筛,每服三钱匕,水一盏,葱白二寸,拍碎,同煎七分,去滓,温服,食前。

芎劳汤 《圣济总录》一

【主治】 妊娠已数月,卒然下血不定。

【功效】 养血和止血血。

【处方】 芎劳 当归(焙)各二两 艾叶(焙)一两 甘草(炙)半两 阿胶(炙令燥)一两

【用法】 上五味,粗捣筛,每服三钱匕,以水一盏,煎至七分,去滓,温服。

芎劳汤 《圣济总录》一

【主治】 妊娠胎萎燥。

【功效】 养血安胎。

【处方】 芎劳 艾叶(去梗,炒) 当归(切,焙) 白术各一两 甘草(炙,剉)半两

【用法】 上五味,粗捣筛,每服三钱匕,以水一盏,煎至七分,去滓,温服,日三服。

芎劳汤 《圣济总录》二

【主治】 妊娠数堕胎,心腹疼痛。

【功效】 调和气血。

【处方】 芎劳 芍药 白术 阿胶(炒令燥) 甘草(炙)各一两

【用法】 上五味,粗捣筛,每服三钱匕,水一盏,入艾叶、糯米、生姜,同煎至六分,去滓,食前服。

芎劳汤 《圣济总录》二

【主治】　妊娠心痛呕逆,不思饮食。

【功效】　和中降逆。

【处方】　芎劳　甘草(炒)　芍药　草豆蔻(去皮)　槟榔(剉)各二两

【用法】　上五味,粗捣筛,每服二钱匕,水一盏,枣一枚,擘,生姜三片,煎至七分,去滓,温服,不拘时。

芎劳汤 《圣济总录》二

【主治】　产后中风,舌强不知人。

【功效】　祛风活血通络。

【处方】　芎劳一两半　防风(去叉)　人参　附子(炮裂,去皮脐)　芍药　当归(切,焙)　鬼箭羽(剉)　虎杖(剉)　甘草(炙)　生干地黄(切,焙)　槟榔各半两　牛黄(别研)一分

【用法】　上一十二味,剉如麻豆,每服三钱匕,水七分,酒三分,同煎七分,去滓,温服,不拘时。

芎劳汤 《圣济总录》二

【主治】　产后中风,身背拘挛。

【功效】　活血祛风,平肝诸阳。

【处方】　芎劳　芍药　羌活(去芦头)　羚羊角(镑屑)　酸枣仁(微炒)各一分　防风(去叉)　桑根白皮(剉炒)各一分半

【用法】　上七味,吹咀如麻豆大,以水三盏,煎取一盏半,去滓,空腹分温二服。

芎劳汤 《圣济总录》二

【主治】　产后身体强直,如弓反张。

【功效】　活血祛风止痉。

【处方】　芎劳　防风(去叉)　桂(去粗皮)　人参各一两　麻黄(去根节,煎,掠去沫,焙)一两半　附子(炮裂,去皮脐)　甘草(炙)各半两　石膏(打碎)二两　杏仁(去皮尖双仁,炒)八十枚

【用法】　上九味,剉如麻豆,每服五钱匕,水二盏,入生姜半分,切,煎取一盏,去滓,温服,不拘时。

芎劳汤 《圣济总录》二

【主治】　产后腰痛沉重。

【功效】　活血行气,补肾除湿。

【处方】　芎劳　牛膝(去苗,酒浸,切,焙)　当归(切,炒)　萆薢(剉)　桂(去粗皮)　桃仁(汤,去皮尖双仁,炒)　芍药各一两

【用法】　上七味,粗捣筛,每服三钱匕,水一盏,入生姜三片,枣二枚,擘,同煎至去七分,去滓,温服,不拘时。

芎劳汤 《圣济总录》二

【主治】　妇人血风攻注,身体骨节疼痛,头目昏眩,口苦舌干,多困少力,时发寒热。

【功效】　祛风活血,化瘀止痛。

【处方】　芎劳　芍药　牡丹皮各一两半　羌活(去芦头)　甘菊花　防风(去叉)　甘草(炙)各二两　柴胡(去苗)　半夏(生姜汁制作饼,曝干)各一两

【用法】　上九味,粗捣筛,每服三钱匕,水一盏,生姜三片,薄荷三叶,煎至七分,去滓,温服,不拘时。

芎劳汤 《圣济总录》二

【主治】　妇人风虚劳冷,肢体疼倦,气血凝涩,脾胃气弱,月经不匀。

【功效】　益气温阳,化瘀止痛。

【处方】　芎劳　防风(去叉)　当归(酒浸,切,焙)　附子(炮裂,去皮脐)　黄芪(剉)　人参　藁本(去苗土)　前胡(去芦头)　五加皮　石斛(去根)　山芋　续断各一两

【用法】　上一十二味,剉如麻豆,每服三钱匕,水一盏,生姜三片,枣一枚,擘破,煎至七分,去滓,空心、日午、临卧温服。

芎劳汤 《圣济总录》二

【主治】　妇人中风,言语不利,四肢拘急,头目昏眩,遍身发热。

【功效】　散寒祛风,活血通络。

【处方】　芎䓖　麻黄(去根节,煎,掠去沫,焙)　升麻　白芷　甘草(炙)　石膏(碎)各一两　干姜(炮)　肉桂(占粗皮)各半两

【用法】　上八味,粗捣筛,每服三钱匕,水一盏,煎七分,去滓,温服,日三服。

芎䓖汤　《圣济总录》二

【主治】　妇人中风,角弓反张,心膈烦闷,言语不利。

【功效】　散寒祛风,活血通络。

【处方】　芎䓖(剉)　当归(切,焙)　细辛(去苗叶)　独活(去芦头)　麻黄(去根节)　续断各一两　肉桂(去粗皮)　干姜(炮)　羚羊角屑各半两

【用法】　上九味,粗捣筛,每服三钱匕,水酒各半盏,煎七分,去滓,温服,不拘时。

芎䓖散　《圣惠方》

【主治】　妇人卒中风,四肢不仁,善笑不息。

【功效】　疏风清热,活血通络。

【处方】　芎䓖一两半　黄芩一两　当归一两(剉,微炒)　石膏二两半　麻黄一两(去根节)　桂心一两　秦艽一两(去苗)　干姜一两(炮裂,剉)　杏仁三十枚(汤浸,去皮尖双仁,麸炒微黄)

【用法】　上九味,捣粗罗为散,每服四钱,以水一中盏,煎至六分,去滓,温服,不拘时。

芎䓖散　《圣惠方》一

【主治】　产后体虚中风,四肢烦痛,腹内疞痛。

【功效】　活血行气,祛风止痛。

【处方】　芎䓖　附子(炮裂,去皮脐)　琥珀　生干地黄　当归(剉,微炒)　羌活　桂心　赤芍药各一两　枳壳半两(麸炒微黄,去瓤)

【用法】　上九味,捣粗罗为散,用羊肉二片,川椒半分,葱白二七茎,生姜一两,以水五升,煮取汁三升,每服用肉汁一中盏,药末四钱,煎至六分,去滓,稍热服,不拘时。

芎䓖散　《圣惠方》一

【主治】　产后中风,四肢筋脉挛急疼痛,背项强直。

【功效】　活血行气,祛风通络。

【处方】　芎䓖三分　防风一两(去芦头)　桂心半两　赤芍药半两　羌活三分　当归三分(剉,微炒)　羚羊角屑三分　牛蒡子一两(微炒)　酸枣仁三分(微炒)

【用法】　上九味,捣粗罗为散,每服四钱,以水一中盏,煎至六分,去滓,温服,不拘时。

芎䓖散　《圣惠方》一

【主治】　产后血气不散,体虚,乍寒乍热,骨节疼痛,四肢少力。

【功效】　活血行气,疏散退热。

【处方】　芎䓖　生干地黄　刘寄奴　鬼箭羽　羌活　当归(剉,微炒)各三分　柴胡一两(去苗)　龟甲一两(涂醋炙微黄,去裙襕)

【用法】　上八味,捣粗罗为散,每服三钱,以水一中盏,入生姜半分,煎至六分,去滓,温服,不拘时。

芎䓖散　《圣惠方》一

【主治】　妊娠中风,四肢腰背强直,言语謇涩,心神烦闷。

【功效】　祛风通络。

【处方】　芎䓖一两　防风一两(去芦头)　犀角屑半两　生干地黄三分　葛根半两　麻黄三分(去根节)　独活半两　汉防己半两　杏仁三分(汤浸,去皮尖双仁,麸炒微黄)　赤箭半两　羚羊角屑半两　甘草半两(炙微赤,剉)

【用法】　上一十二味,捣筛为散,每服四钱,以水一中盏,入生姜半分,煎至六分,去滓,入竹沥半合,温服,不拘时。

芎劳散　《圣惠方》一

【主治】　妇人月水每来，脐下刺痛，四肢烦痛。

【功效】　散寒活血止痛。

【处方】　芎劳　桂心　桃仁（汤浸，去皮尖双仁，微炒）　吴茱萸（汤浸七遍，焙干，微炒）　当归（剉，微炒）各三分　厚朴一两（去粗皮，涂生姜汁，炙令香熟）

【用法】　上六味，捣筛为散，每服三钱，以水一中盏，煎至六分，去滓，食前稍热服。

芎劳散　《圣惠方》一

【主治】　妊娠九月伤寒，头痛壮热，心中烦闷，小腹冷痛。

【功效】　温经散寒，养血和血。

【处方】　芎劳三分　赤芍药三分　吴茱萸一分（汤浸七遍，焙，微炒）　白术一两　当归三分（剉，微炒）　阿胶半两（捣碎，炒令黄燥）　半夏半两（汤洗七遍，去滑）　前胡一两（去芦头）　枳实半两（麸炒微黄）　甘草一分（炙微赤，剉）

【用法】　上一十味，捣筛为散，每服三钱，以水一中盏，入生姜半分，枣三枚，煎至六分，去滓，温服，不拘时。

芎劳散　《圣惠方》二

【主治】　妊娠忽胎动，下恶血，腹痛不可忍，心神烦闷。

【功效】　补益肝肾。

【处方】　芎劳一两　当归一两半（剉，微炒）　鹿角胶一两半（捣碎，炒令黄燥）　桑寄生一两　熟干地黄一两

【用法】　上五味，捣筛为散，每服四钱，以水一中盏，入生姜半分，枣三枚，煎至六分，去滓，稍热服，不拘时。

芎劳散　《圣惠方》二

【主治】　妊娠先患冷气，忽冲心腹刺痛。

【功效】　理气和血，散寒止痛。

【处方】　芎劳一两　人参一两（去芦头）　白茯苓一两　桔梗一两（去芦头）　厚朴一两（去粗皮，涂生姜汁，炙令香熟）　吴茱萸半两（汤浸七遍，焙干，微炒）　当归一两（剉，微炒）　白芍药三分

【用法】　上八味，捣筛为散，每服三钱，以水一中盏，煎至六分，去滓，稍热服，不拘时。

芎劳散　《圣惠方》二

【主治】　妊娠五六个月，从高坠下，胎腹内不安，脐下刺痛，痛不住，下血。

【功效】　温经养血。

【处方】　芎劳三分　阿胶一两（捣碎，炒令黄燥）　当归一两（剉，微炒）　艾叶半两（微炒）　熟干地黄一两　桑寄生三分　赤石脂三分

【用法】　上七味，捣细罗为散，每服不拘时，以温酒调下二钱。

芎劳散　《圣惠方》二

【主治】　妇人血风，身体骨节疼痛，心膈壅滞，少思饮食。

【功效】　疏风活血，化瘀止痛。

【处方】　芎劳一两　赤茯苓三分　赤芍药三分　酸枣仁三分（妇人大全良方炒）　桂心三分　羌活半两　当归三分（剉，微炒　得效方去尾）　牛膝三分（去苗）　细辛半两（良方、得效方、永类钤方无）　木香三分　枳壳半两（麸炒微黄，去瓤）　甘草半两（炙微赤，剉）

【用法】　上一十二味，捣筛为散，每服三钱，水一中盏，煎至六分，去滓，稍热服，不拘时。

芎劳散　《圣惠方》二

【主治】　妇人血风攻脾胃，心腹气壅闷，痰逆不下饮食，四肢少力。

【功效】　祛风除湿，化瘀通络。

【处方】　芎劳三分　枳实三分（麸炒微黄）　藿香三分　赤箭三分　赤茯苓三分　白术半两　人参半两（去芦头）　半夏半

两(汤洗七遍,去滑)　桂心半两　前胡半两(去芦头)　诃黎勒皮三分　甘草半两(炙微赤,剉)

【用法】　上一十二味,捣粗罗为散,每服三钱,以水一中盏,入生姜半分,煎至六分,去滓,温服,不拘时。

芎䓖散　《圣惠方》三

【主治】　产后血气与冷气相搏,上攻心痛。

【功效】　活血行气,温阳止痛。

【处方】　芎䓖一两　桂心一两　木香一两　当归一两(剉,微炒)　桃仁一两(汤浸,去皮尖双仁,麸炒微黄)

【用法】　上五味,捣细罗为散,不拘时,以热酒调下一钱。

芎䓖散　《圣济总录》一

【主治】　产后血块攻心腹痛。

【功效】　活血祛瘀止痛。

【处方】　芎䓖　当归(炙焙令香,剉碎)　柏叶(炙黄)各一两　桂(去粗皮)半两　大黄(炮,剉)一分

【用法】　上五味,捣罗为散,每服三钱匕,煎当归酒调下,日三夜一。

芎䓖散　《圣济总录》一

【主治】　妊娠忽胎动下恶血,腹痛不可忍,心神烦闷。

【功效】　养血安胎。

【处方】　芎䓖一两　当归一两半(剉,微炒)　鹿角胶一两半(捣碎,炒令黄燥)　桑寄生一两　熟干地黄一两

【用法】　上五味,捣筛为散,每服四钱匕,水一中盏,入生姜五片,枣三枚,煎至六分,去滓,不拘时,稍热服。

芎䓖散　《圣济总录》二

【主治】　妊娠养胎。

【功效】　养血和血。

【处方】　芎䓖　白术各一两　蜀椒(去目及闭口,炒出汗)三两　牡蛎(煅,研为粉)半两

【用法】　上四味,捣研为散,每服二钱匕,食前温酒调下,米饮亦得。

芎䓖散　《圣济总录》二

【主治】　妊娠腹痛胀闷。

【功效】　温中养血。

【处方】　芎䓖　当归(切,焙)　陈橘皮(汤浸,去白,焙)各一两　干姜(炮)半两

【用法】　上四味,捣罗为散,每服二钱匕,用糯米饮调下,不拘时。

芎䓖散　《圣济总录》二

【主治】　妊娠腹痛不可忍。

【功效】　养血和血止痛。

【处方】　芎䓖　当归(切,焙)各一两

【用法】　上二味,捣罗为散,温酒调下二钱匕,不拘时。

芎䓖散　《朱氏集验方》

【主治】　妇人胎动,下血不可忍。

【功效】　养血和血,固冲安胎。

【处方】　桑寄生半两　芎䓖　当归各一两

【用法】　上三味为末,每服二钱,酒水各半煎服。

芎䓖丸　《圣惠方》

【主治】　妇人乳痈,穿穴,脓水不住,年月深远,蚀肉伤筋,或时碎骨疮中自出,肉冷难生,疼痛不可忍者。

【功效】　活血理气,消痈止痛。

【处方】　芎䓖二两　当归一两半(剉,微炒)　桂心一两　黄芪一两(剉)　沉香一两　安息香一两　附子半两(炮裂,去皮脐)　白芷半两　麒麟竭半两　丁香半两　木香一两　枳壳半两(麸炒微黄,去瓤)　羌活半两　赤芍药半两

【用法】　上一十四味,捣罗为末,炼蜜和捣三五百杵,丸如梧桐子大,每日空心、午时、晚食前服,以甘草酒下二十丸。

芎劳饮　《圣济总录》一

【主治】　妊娠漏胎,下血过多,腹中刺痛。

【功效】　养血止血安胎。

【处方】　芎劳　当归(切,焙)　竹茹各一两　阿胶(炙燥)三分

【用法】　上四味,粗捣筛,每服三钱匕,水一盏,煎至七分,去滓,温服,早晨、午时、至晚各一服。

芎劳饮子　《圣惠方》二

【主治】　胎动不安,心神虚烦。

【功效】　补虚安胎。

【处方】　芎劳三分　艾叶半两(微炒)　阿胶三分(捣碎,炒令黄燥)　糯米半合　熟干地黄一两　枣五枚　青淡竹茹半两　生姜半两

【用法】　上八味,细剉和匀,以水二大盏,煎至一盏三分,去滓,不拘时,分温三服。

芎劳补中汤　《严氏济生方》

【主治】　妇人半产,早产。

【功效】　祛瘀养血。

【处方】　干姜(炮)　阿胶(剉,蛤粉炒)　芎劳　五味子各一两　黄芪(去芦,蜜水炙)　当归(去芦,酒浸)　白术　赤芍药各一两半　木香(不见火)　人参　杜仲(去皮,剉,炒)　甘草(炙)各半两

【用法】　上一十二味,㕮咀,每服四钱,水一盏半,煎至一盏,去滓,通口服,不拘时。

芎劳前胡汤　《圣济总录》一

【主治】　产后心腹痛,血气不利。

【功效】　活血行气止痛。

【处方】　芎劳一两　前胡(去芦头)三分　黄芩(去黑心)半两　芍药一两　蒲黄(微炒)一两半　桃仁(汤浸,去皮尖,别研)三分　当归(剉,炒)三分　桂(去粗皮)三分　甘草(炙,剉)一两　大黄(剉,炒)半两　生干地黄(焙)二两

【用法】　上一十一味,粗捣筛,每服二钱匕,水一盏,生姜三片,枣一枚,擘,煎七分,去滓,温服,不拘时。

芎归汤　《易简方》

【主治】　妇人失血过多,眩晕闷绝,不省人事,伤胎去血,产后失血,及崩中失血,或因取牙及金疮出血不止者,心烦头重,目暗耳聋,眩晕欲倒。

【功效】　养血活血止血。

【处方】　芎劳　当归各等分

【用法】　上二味㕮咀,每服四钱,水一盏半,煎七分,去滓,热服,不拘时。

芎归汤　《徐氏胎产方》

【主治】　妊娠胎动子死,或不死。

【功效】　养血和血。

【处方】　川芎　当归各等分

【用法】　上二味,㕮咀,每服三五钱,加紫苏数叶,酒水合煎服,死者即下,未死者即安。

芎归汤　《妇人大全良方》一

【主治】　妊娠胎动,子死或不死。

【功效】　养血和血。

【处方】　川芎　当归各等分

【用法】　上二味,㕮咀,每服三五钱,加紫苏数叶,酒水合煎服。死者即下,未死者即安。

芎归葱白汤　《胎产救急方》

【主治】　胎动冲心,烦躁闷绝,兼治横生倒产,上冲下筑,唇口青黑,手足厥冷,证候急者,皆治之。

【功效】　调和气血。

【处方】　川芎　川当归　人参各两半　阿胶一两(炒)　甘草二两

【用法】　上五味,剉,每五钱,水一升,葱白一握,煎服。

芎归胶艾汤　《胎产救急方》

【主治】　胎动下血。

【功效】　养血止血。

【处方】　川芎　川当归　阿胶各三两（炒）　粉甘草一两

【用法】　上四味,剉,每五钱,陈艾十叶,水煎服。

芎归阿胶汤　《胎产救急方》

【主治】　漏胎腰腹痛。

【功效】　养血和血安胎。

【处方】　川芎　川当归　阿胶（炒）　青竹茹

【用法】　上四味等分,每五钱,入好银一两,水煎服。

芎归散　《永类钤方》

【主治】　妇人由血虚,肝有风邪袭之头痛。

【功效】　养血祛风。

【处方】　川芎一两　当归三分　羌活　旋覆花　细辛　蔓荆子　防风　石膏　藁本　荆芥穗　半夏曲　干地黄　甘草各半两

【用法】　上一十三味㕮咀,姜煎,温服。

芎归人参散　《胎产救急方》

【主治】　漏胎腹痛。

【功效】　调和气血。

【处方】　川芎　川当归　人参　阿胶（炒）

【用法】　上四味等分,每五钱,入枣二枚,水煎服。

芎归寄生散　《胎产救急方》

【主治】　漏胎腹痛。

【功效】　养血固肾安胎。

【处方】　川芎　川当归各三两　桑寄生一两

【用法】　上三味,剉,每五钱,水煎服。

芎煎　《王岳产书》

【主治】　产后一切诸疾。

【功效】　活血行气止痛。

【处方】　胡桃芎二两　当归一两　麝香三铢（研）

【用法】　上芎、当归两件,剉,熬,捣罗为末,入麝香相滚,用无灰酒一斤,于焰器内,入药炼如饧,空心,米饮调一匙头。如产后血气痛,中延胡索一分,为末同煎;如加呕逆,入桂半两,为末同煎,常服出颜色,长肌肤,暖宫脏,神效。

芎附散　《妇人大全良方》二

【主治】　产后败血作梗,头痛。

【功效】　活血散寒止痛。

【处方】　大附子一枚　酽醋一碗

【用法】　用火四畔炙透,蘸醋令尽,去皮脐,川芎一两,并为细末,每服二钱,茶清调下。

芎附汤　《圣济总录》二

【主治】　妇人虚劳,被风冷所侵,头目昏眩,筋脉拘急,骨节烦痛,或寒或热。

【功效】　活血通络,温中散寒祛风。

【处方】　芎䓖　附子（炮裂,去皮脐）　赤茯苓（去黑皮）　羌活（去芦头）　独活（去芦头）　甘草（炙,剉）　柴胡（去苗）　前胡（去芦头）　桔梗（炒）　枳壳（去瓤,麸炒）　人参各一两　木香半两

【用法】　上一十二味,剉如麻豆,每服三钱匕,水一盏,煎至七分,去滓,空心、日午、临卧温服。

芎辛汤　《妇人大全良方》

【主治】　妇人八般头风及一切头痛,痰厥、肾厥、饮痰、伤寒、伤风头痛不可忍者。

【功效】　散寒祛风,活血通络。

【处方】　生附子（去皮）　生乌头（去皮尖）　天南星　干姜（炮）　北细辛　川芎各一两　甘草二分

【用法】　上七味㕮咀,每服四钱,水二盏,姜七片,茶牙少许,煎至六分,去滓,食前温服。

地黄散　《圣惠方》

【主治】　妇人血气攻心痛,腹胁妨闷,

不欲饮食。

【功效】　养血行气祛瘀。

【处方】　熟干地黄三分　当归三分（剉，微炒）　木香三分　干漆三分（捣碎，炒令烟出）　白术三分　桂心三分　枳壳三分（麸炒微黄，去瓤）　槟榔三分

【用法】　上八味，捣细罗为散，每于食前服，以醋汤调下一钱。

地黄散　《圣济总录》一

【主治】　胞漏，妊娠下血不止。

【功效】　温肾止血。

【处方】　熟干地黄（焙）　干姜（炮）赤石脂各二两

【用法】　上三味，捣罗为散，酒服方寸匕，日二三服。

地黄散　《圣济总录》一

【主治】　产后败血不快，攻筑疼痛。

【功效】　活血止痛。

【处方】　生地黄八两　生姜四两

【用法】　上二味，细切，同就银石锅内，慢火炒令半干，取出同焙燥，捣罗为散，每服二钱匕，温酒调下，不拘时。

地黄散　《圣济总录》二

【主治】　妇人血风走注，气冷月候不调，四肢烦热，头面虚肿麻木。

【功效】　养阴清热，化瘀止痛。

【处方】　生干地黄（焙）　牛膝（酒浸，切，焙）　蒲黄（炒）　芎𦬊　当归（切，焙）肉桂（去粗皮）　刘寄奴　延胡索　芍药乌头（炮裂，去皮脐）　蓬莪术（煨，剉）各一两

【用法】　上一十一味，捣罗为散，每服二钱匕，温酒调下，不拘时。

地黄散　《圣济总录》二

【主治】　产后血虚烦热，引饮不止。

【功效】　养阴清热生津。

【处方】　生干地黄（焙）一两　熟干地黄（焙）四两

【用法】　上二味，捣罗为散，每服三钱匕，温酒调下，温粥饮调亦得，日三服。

地黄散　《妇人大全良方》一

【主治】　产后恶物不尽，腹内疠痛。

【功效】　活血祛瘀止痛。

【处方】　生干地黄　当归（并略炒）各一两　生姜（细切，如蝇头大，新瓦炒令焦黑）半两

【用法】　上三味为细末，炒姜酒调一大钱服。

地黄酒　《千金方》

【主治】　产后百病，未产前一月，当预酿之，产讫，蓐中服。

【功效】　养精血，健脾胃。

【处方】　地黄汁一升　好曲　好米各二升

【用法】　上三味，先以地黄汁渍曲令发，准家法酘之，至熟，封七日，取清服之，常使酒气相接，勿令断绝，慎蒜生冷酢滑猪鸡鱼。一切妇人皆需忌之。但夏三月热不可合，春秋冬并得合服地黄，其滓内米中炊三用之，一石十斛一准此一升为率，先服羊肉当归汤三剂，乃服之佳。

地黄酒　《圣惠方》二

【主治】　产后崩中，下血不止，心神烦乱。

【功效】　活血止血，养阴清热。

【处方】　生地黄汁半小盏　益母草汁半小盏

【用法】　上二味，入酒一小盏相和，煎三五沸，分为三服，频频服之效。

地黄酒　《圣济总录》二

【主治】　产后服豆酒已，再服，防百病。

【功效】　养阴活血，温中健脾。

【处方】　生地黄汁二升　清酒三升生姜汁二合

【用法】　上三味，煮地黄四五沸，入姜

酒更煎三沸,任性细细饮。冷多加桂末二两,热多加生藕汁二合。

地黄酒　《妇人大全良方》一

【主治】　产后百病,未产一月先酿,产讫可服。

【功效】　养阴血,健脾胃。

【处方】　地黄汁　好曲　好净秋米各二升

【用法】　上先以地黄汁渍曲令发,准家法酿之,至热封七日,取清者服,常令酒气相接,勿令绝。忌蒜生冷蚱滑鸡猪肉一切毒物。妇人皆可服之。但夏三个月不可合,春秋宜合,以地黄汁并渍内米中炊合用之。若作一石十石,准此二升为率。先服当归汤,后服此妙。

地黄汤　《圣惠方》一

【主治】　妇人漏下,日去数升。

【功效】　养阴散寒通经。

【处方】　生地黄七两　细辛一两

【用法】　上二味,细剉,以水一大盏半,煎至一盏,去滓,食前分温三服。

地黄汤　《圣济总录》二

【主治】　产后中风偏枯。

【功效】　散寒祛风,养血活血。

【处方】　熟干地黄(焙)一两一分　草薢　附子(炮裂,去皮脐)各三分　干漆(炒烟出)　麻黄(去节根)　细辛(去苗叶)　防风(去叉)　羌活(去芦头)　当归(切,焙)各一两　蜀椒(去目并闭口者,炒出汗)半两

【用法】　上一十味,剉如粗豆,每服三钱匕,水一盏,煎至七分,去滓,温服,不拘时。

地黄汤　《圣济总录》二

【主治】　产后中风,口面喎僻,语涩不利。

【功效】　养血祛风,化瘀通络。

【处方】　生地黄汁　竹沥半升　独活

(去芦头)一两半

【用法】　上三味,将独活粗捣筛,每服三钱匕,水一盏,煎至六分,入地黄汁,竹沥各一合,再煎至七分,去滓,温服,不拘时。

地黄汤　《圣济总录》二

【主治】　产后虚热不解,烦倦无力,困瘁。

【功效】　养血益气,佐以温阳。

【处方】　熟干地黄(焙)　附子(炮裂,去皮脐)　当归(切,焙)各一两　人参　柴胡(去苗)　白茯苓(去黑皮)　芎藭各三分　肉苁蓉(切,酒浸,焙)　黄芪(剉)各一两　芍药三分

【用法】　上一十味,粗捣筛,每服二钱匕,水一盏,煎至七分,去滓,温服,不拘时。

地黄汤　《圣济总录》二

【主治】　妊娠心痛烦闷。

【功效】　益气养血。

【处方】　生干地黄(焙)　淡竹茹(剉)各一两　桂(去粗皮)半两

【用法】　上三味,粗捣筛,每服三钱匕,水一盏半,煎取一盏,去滓,温服,不拘时。

地黄汤　《圣济总录》二

【主治】　妊娠气血衰微,胞脏挟冷,数堕胎。

【功效】　养血滋阴,固冲安胎。

【处方】　熟干地黄四两　当归(切,焙)　艾叶各二两　芎藭　阿胶(炒令燥)　杜仲(去粗皮,剉,炒)　五味皮各三两

【用法】　上七味,剉如麻豆大,每服五钱匕,水一盏半,煎至一盏,去滓,温服,空腹食前。

地黄汤　《永类钤方》

【主治】　经血妄行,及鼻衄不止。

【功效】　养阴止血。

【处方】　生地黄(酒摇取汁)半两　薄荷三钱　甘草一钱

【用法】　上二味为末,新汲水合地黄汁调,食后服。

地黄当归汤　《圣济总录》二

【主治】　产后血虚烦渴,饮食不进。

【功效】　养阴凉血,益气健脾。

【处方】　熟干地黄(焙)　赤石脂各二两　当归(切,焙)　木占斯　地榆　黄连(去须)　白茯苓(去黑皮)各一两　天雄(炮裂,去皮脐)　黄芩(去黑心)各半两　桑耳　紫葛(剉)　麻黄(去根节)　黄芪(剉)各一两半

【用法】　上一十三味,粗捣筛,每服五钱匕,水一盏半,入生姜三片,同煎至八分,去滓,温服。

地黄当归汤　《胎产救急方》

【主治】　妇人有孕胎痛。

【功效】　养血和血,止痛安胎。

【处方】　当归一两　熟地黄二两

【用法】　上二味为末,作一服,水三升,煎至一升半,去滓,顿服。

地黄芍药汤　《圣济总录》一

【主治】　产后血气虚冷,攻心腹痛。

【功效】　补血温阳止痛。

【处方】　生干地黄(焙)　芍药　当归(剉,炒)　独活(去芦头)　细辛(去苗叶)各二两　桂(去粗皮)　吴茱萸(水浸经宿,炒令香)　干姜(炮裂)　甘草(炙)各一两

【用法】　上九味,粗捣筛,每服三钱匕,水一盏,煎七分,去滓,温服,不拘时。

地黄艾叶汤　《圣济总录》一

【主治】　妊娠卒下血不止,腰腹疼痛。

【功效】　养血和血止血。

【处方】　熟干地黄(焙)　艾叶(炒)各二两　人参　地榆　干姜(炮裂)　阿胶(炒燥)　当归(切焙)各一两

【用法】　上七味,粗捣筛,每服五钱匕,水一盏半,煎至八分,去滓,温服,不拘时。

地黄丸　《新效方》

【主治】　经水不调,气痞血块,肚腹作疼。

【功效】　益气养血,行气化瘀。

【处方】　生地黄一斤(杵汁,以和生姜滓,晒干,为末)　老生姜一斤(杵汁,以和地黄滓,晒干,为末)　延胡索　当归　川芎　白芍药各四两　人参　桃仁各一两半　木香　没药各一两　香附子半斤

【用法】　上一十一味,末之,醋糊丸,梧桐子大,每服五七十丸,空心生姜汤下。

地黄丸　《圣济总录》一

【主治】　妇人血风劳气,头项筋急疼痛,咽喉干,脐腹痛,四肢无力,血脏不调。

【功效】　清热养阴,活血止痛。

【处方】　生干地黄二两　地骨皮　麦门冬(去心,焙)　柴胡(去苗)　枳壳(去瓤,麸炒)　赤芍药　黄连(去须)　羚羊角屑　桃仁(汤去皮尖双仁,炒)　百合　桔梗(炒)各一两一分　郁李仁(汤浸,去皮,炒)　玄参　槟榔(剉)　茯神(去木)各一两

【用法】　上一十五味,捣罗为末,炼蜜和丸,梧桐子大,每服二十丸至三十丸,煎茯苓汤下。

地黄丸　《圣济总录》一

【主治】　产后血露不断。

【功效】　滋阴养血,益气止血。

【处方】　生干地黄(焙)　当归(切,焙)　阿胶(炙令燥)　黄芪(剉)各一两　艾叶(炙)三分　生姜一分(切,炒)

【用法】　上六味,捣罗为末,醋煮面糊和丸,如梧桐子大,每服三十丸,温酒或米饮下,不拘时。

地黄丸　《圣济总录》二

【主治】　妇人血衰不足,经候艰涩,致子宫不荣,妊娠多病,胎不长成。

【功效】　滋阴益血。

【处方】　熟干地黄(不拘多少)

【用法】　上一味,切焙,捣为末,炼蜜为丸,如弹大,每服一丸,空腹煎,当归酒嚼下,温酒亦得。

地黄丸　《圣济总录》二

【主治】　妇人血气衰弱,子脏风冷,妊娠数堕。

【功效】　益阴养血,温肾安胎。

【处方】　熟干地黄(新润者,焙)一两　泽兰(嫩者)　肉苁蓉(酒浸,切,焙)　山芋　石斛(沉水者)　厚朴(去粗皮,生姜汁炙令透)　蛇床子(炒)　柏叶　艾(嫩者)　续断　卷柏(汤浸洗)　五味子各半两

【用法】　上一十二味,捣罗为末,炼蜜和丸,如梧桐子大,每日空腹晚间,生姜艾汤下十五丸。

地黄丸　《妇人大全良方》一

【主治】　产后腹痛,眼见黑花,或发狂如见鬼状,或胎衣不下,失音不语,心胸胀满,水谷不化,口干烦渴,寒热往来,口内生疮,咽喉肿痛,心中忪悸,夜不得睡,产后中风,角弓反张,面赤,牙关紧急,或崩中如豚肝,脐腹疠痛,烦躁悖愫,四肢肿满,及受胎不稳,唇口指甲青黑。

【功效】　清热养阴,祛瘀止血。

【处方】　生地黄(研取汁,留滓)　生姜各二斤(研取汁,留滓)　蒲黄　当归各四两

【用法】　上于银石器内,用慢火取地黄汁炒生姜滓,以生姜汁炒地黄滓,各令干,四味同焙干为细末,醋煮面糊丸,如弹子大,每服一丸,食前用当归酒化下,神妙。

地黄煎　《食医心鉴》

【主治】　产后虚劳百病,血气不调,腹肚结痛,血晕昏愦,心烦躁,不多下食。

【功效】　滋阴养血,健脾和胃。

【处方】　生地黄汁　藕汁各一升　生姜汁二合　蜜四合

【用法】　上四味相和,煎如稀饧,空腹

暖酒入一匙,服之。

地黄煎　《妇人大全良方》一

【主治】　产后诸疾。

【功效】　养血滋阴止血。

【处方】　生地黄汁　生姜汁各一升　藕汁半升　大麻仁三两(去壳为末)

【用法】　上四味相和,以银器内,慢火熬成膏,温酒调半匙服,更以北术煎膏半盏,入之尤佳。产宝方无麻仁,用白蜜,治产后虚急,盗汗呕吐。

地黄羊脂煎　《千金方》

【主治】　妇人产后,欲令肥白。

【功效】　滋阴养血。

【处方】　生地黄汁一斗(良方一升)　生姜汁五升　白蜜各五升　羊脂二斤(良方二升)

【用法】　上四味,先煎地黄,令得五升,次内羊脂,令煎减半,纳姜汁复煎令减,合蜜著铜器中,煎如饴,取鸡子大一枚,投热酒中服,日三服。

地黄饮　《圣济总录》二

【主治】　产后血气不利,心胸烦闷,胁肋胀满。

【功效】　养血益气除满。

【处方】　生地黄汁二盏　当归(切,焙,捣末)二两酒　生姜汁各半盏　童子小便一盏　人参(捣末)一两

【用法】　上六味,将四汁相和,每服用汁半盏,水半盏,入当归、人参末各半钱,同煎至七分,空腹、日午、临卧温服。

地黄饮　《圣济总录》二

【主治】　产后短气,呼吸促迫。

【功效】　益气养血,下气平喘。

【处方】　熟干地黄(焙)　当归(切,焙)　人参　白术　白茯苓(去黑皮)　乌药(剉)　沉香(剉)　青橘皮(汤浸,去白,焙)　甘草(炙,剉)　桂(去粗皮)各一两

【用法】　上一十味,㕮咀如麻豆,每服

五钱匕,水一盏半,生姜三片,枣二枚,擘破,同煎至八分,去滓,温服,不拘时。

地黄饮 《圣济总录》二

【主治】 妊娠心腹痛,面青,汗出闷喘无力。

【功效】 滋阴熄风。

【处方】 生干地黄(焙) 人参 当归(切,焙) 桑寄生 芍药 赤茯苓(去黑皮) 桔梗(剉,炒)各一两 桂(去粗皮) 钩藤(剉) 甘草(炙,剉)各半两

【用法】 上一十味,粗捣筛,每服三钱匕,水一盏,生姜三片,枣一枚,擘,煎至七分,去滓,温服,日三服。

地黄粥 《食医心鉴》

【主治】 妊娠下血不止,名曰漏胞,胞干胎死。

【功效】 养阴止血。

【处方】 地黄汁三合

【用法】 上一味,先糯米作粥煮熟,投地黄汁搅令匀,空腹食之。地黄汁、暖酒和服亦佳。

地黄粥 《寿亲养老书》

【主治】 妇人血气不调。

【功效】 调和气血。

【处方】 生地黄汁二合 粟米一合 粳米一合 诃黎勒(炮去核,为末)半两 盐花少许

【用法】 上五味,以水三升,先煮二米,将熟,次入诃黎勒末、地黄汁、盐花,搅匀,煮令稀稠得所,分二服。

地黄膏子 《御药院方》

【主治】 妇人血气衰少,困倦无力,或发热,饮食减少。

【功效】 滋阴养血。

【处方】 熟干地黄八两 净蜜一十八两

【用法】 将熟干地黄为细末,同蜜熬成膏子,丸如梧桐子大,每服四五十丸,温酒送下,米饮亦得,食前。或作膏子酒化服,或不饮酒者,白汤化服亦得。

地黄芎䓖丸 《圣济总录》二

【主治】 妊娠气血虚弱,令胎不长。

【功效】 益气养血。

【处方】 熟干地黄(焙)一两 芎䓖三分 白茯苓(去黑皮)半两 人参 当归(切,焙)各三分 柴胡(去苗) 刺蓟 桑寄生(焙干)各半两 厚朴(去粗皮,涂生姜汁炙)一两 龙骨 阿胶(炒沸) 白石脂各三分 黄芪(剉)半两 甘草(炙,剉)一分

【用法】 上一十四味,捣罗为末,炼蜜和丸,如梧桐子大,每服三十丸,不拘时,粥饮下,日三服。

地骨皮汤 《王岳产书》

【主治】 产后血虚,齿断宣露,摇动疼痛。

【功效】 清虚热,滋肾阴。

【处方】 地骨皮半两 柳枝半握 细辛半两 防风半两 杏仁半两(去皮尖) 生地黄一两 盐半两 蔓荆子半两

【用法】 上八味,细剉,如煮散,每用一两,以水一大盏,酒一盏,同煎取一盏,滤过,热含,就疼处浸良久吐之,含一盏尽为度,日用二度。

地骨皮汤 《圣济总录》二

【主治】 产后肺气寒壅,咳嗽。

【功效】 清肺止咳。

【处方】 地骨皮(剉,焙)二两半 白术二两 石膏(碎)三分 桑根白皮(剉)二两 杏仁(去皮尖双仁,炒)一两半

【用法】 上五味,粗捣筛,每服三钱匕,水一盏,煎七分,去滓,温服,不拘时。

地骨皮散 《拔萃方》

【主治】 妇人血风气,体虚发渴,寒热。

【功效】 清退虚热,调气和血。

【处方】 柴胡 地骨皮 桑白皮 枳壳 前胡 黄芪各七钱半 白茯苓 加五皮 人参 甘草 桂心 白芍药各半两

【用法】 上一十二味㕮咀,每服三钱,生姜三片,水煎。

地骨皮散 《圣惠方》一

【主治】 妇人血风,气虚,发歇寒热。

【功效】 凉血退热,益气养阴。

【处方】 地骨皮一两 柴胡一两(去苗) 白茯苓半两 桑根白皮三分(剉 修月鲁般经后录三两) 五加皮半两 人参半两(去芦头) 黄芪三分(剉 鲁般经后录三两) 甘草半两(炙微赤,剉) 桂心半两 白芍药半两 前胡三分(去芦头 鲁般经后录三两) 枳壳三分(麸炒微黄,去瓤 鲁般经后录三两)

【用法】 上一十二味,捣粗罗为散,每服二钱,以水一中盏,入生姜半分,去滓,温服,不拘时。

地骨皮散 《圣惠方》一

【主治】 室女月水不通,心神烦热,四肢疼痛,不思饮食。

【功效】 养阴清热,宁神通经。

【处方】 地骨皮一两 柴胡一两(去苗) 琥珀三两(细研) 赤芍药半两 土瓜根半两 木通半两(剉) 黄芩半两 青蒿子半两 当归三分(剉,微炒) 川大黄一两(剉,微炒) 牡丹皮半两 甘草一分(炙微赤,剉)

【用法】 上一十二味,捣筛为散,每服三钱,以水一中盏,入生姜半分,煎至六分,去滓,每于食前温服。

地骨皮散 《圣惠方》二

【主治】 妊娠烦躁,体热疼痛,口干食少。

【功效】 养阴清热。

【处方】 地骨皮 黄芩 人参(去芦头) 黄芪(剉) 葳蕤 麦门冬(去心) 甘草(炙微赤,剉) 赤芍药各半两 柴胡一两(去苗)

【用法】 上九味,捣筛为散,每服四钱,以水一中盏,入生姜半分,淡竹叶二七片,煎至六分,去滓,温服,不拘时。

地榆散 《圣惠方》二

【主治】 妊娠损胎,下血不止,腹内疼痛。

【功效】 养血止血。

【处方】 地榆三分(剉) 干姜一分(炮裂,剉) 当归二分(剉,微炒) 龙骨三分 芎䓖三分 艾叶半两(微炒) 阿胶三分(捣碎,炒令黄燥) 熟干地黄一两 蒲黄半两 黄牛角䚡一两(烧灰) 白术半两 乌贼鱼骨三分(烧灰)

【用法】 上一十二味,捣细罗为散,不拘时,以粥饮调下二钱。

地榆散 《圣惠方》二

【主治】 妇人崩中漏下不止。

【功效】 补虚活血止血。

【处方】 地榆一两(剉) 伏龙肝一两半 白茯苓一两 熟干地黄一两 柏叶一两(微炙) 蒲黄一两 白芍药一两 甘草半两(炙微赤,剉) 鹿角胶一两(捣碎,炒令黄燥) 当归三分(剉,微炒) 桂心半两 芎䓖三分 干姜半两(炮裂,剉) 漏芦一两 蟹爪一两(微炒)

【用法】 上一十五味,捣粗罗为散,每服三钱,以水一中盏,入竹茹一分,煎至六分,去滓,每于食前温服。

地榆散 《圣济总录》二

【主治】 产后泄泻,日久不止,烦渴困倦,不思饮食。

【功效】 湿中止泻。

【处方】 地榆(细剉) 桂(去粗皮) 草豆蔻(去皮) 黄连(去须)各三分 槟榔(剉) 当归(切,炒) 肉豆蔻(炮,去壳) 阿胶(炒令燥) 木香(炮) 乌头(炮裂,去皮脐) 丁香(炒) 枳壳(去瓤,麸炒) 高良姜(炒)各半两

【用法】 上一十三味,捣罗为散,每服二钱匕,温酒调下,米饮亦得,空腹食前服。

地榆汤 《千金翼方》

【主治】 妇人崩中,漏血不绝。

【功效】 调理气血。

【处方】 地榆根 柏叶各八两 蟹爪 竹茹各一升 漏芦三两 茯苓一两 蒲黄三合 伏龙肝半斤 干姜 芍药 当归 桂心 甘草(炙)各二两

【用法】 上一十三味,㕮咀,以水一斗五升,煮地榆根,减三升,内诸药,更煮取四升,分服,日三夜一服。

地榆饮 《圣济总录》一

【主治】 产后恶露下多,心烦气短,减食多倦。

【功效】 凉血止血,益气除烦。

【处方】 地榆一两 当归(切,焙)艾叶 人参各二两 生干地黄(焙)三两 桂(去粗皮)一两

【用法】 上六味,粗捣筛,每服三钱匕,以水一盏,入生姜三片,同煎至七分,去滓,空腹温服。

地榆饮子 《圣惠方》二

【主治】 产后赤白痢,腹痛不止。

【功效】 凉血止痢。

【处方】 地榆一两 当归一两(剉,微炒) 醋石榴皮一两(剉,微炒) 杭米一合 薤白(切)二合

【用法】 上五味,细剉和匀,分为六服,每服以水一大盏,煎至五分,去滓,温服,不拘时。

地龙散 《圣惠方》

【主治】 妇人气血不调,腹中积聚,瘀血疼痛。

【功效】 活血化瘀,通经止痛。

【处方】 地龙一两(微炒) 蝎蜥一两(微炙) 芎䓖一两 桂心一两 干姜半两(炮裂,剉) 苏枋木一两(剉) 木香三分

蒲黄三分 赤芍药三分 牡丹三分 水蛭三分(微炒) 桃仁一两(汤浸,去皮尖双广,麸炒令黄)

【用法】 上一十二味,捣细罗为散,每服二钱,食前以温酒调下。

地髓汤 《圣济总录》二

【主治】 产后亡阴血虚,汗出不止。

【功效】 滋阴养血。

【处方】 生干地黄(焙) 芍药 当归(切,焙) 芎䓖各一两

【用法】 上四味,粗捣筛,每服三钱匕,水二盏,煎至一盏,去滓,温服,日三服。

夺命丸 《得效方》

【主治】 小产下血至多,而子死腹中,其人憎寒,手指、唇口、爪甲青白,面色黄黑,或胎上抢心,则闷闷欲死,冷汗自出,喘满不食,或食毒物,误服草药,伤动胎气,下血不止。

【功效】 活血祛瘀。

【处方】 牡丹皮(去骨) 白茯苓(去黑皮) 桂枝(辛辣者,刮去粗皮) 桃仁(汤浸,去皮尖,麸炒,去麸不用) 赤芍药各等分

【用法】 上五味为末,炼蜜丸如弹子大,每服一丸,细嚼,淡醋汤下,速进二丸,至胎腐烂腹中危甚者亦出。

夺命丸 《妇人大全良方》一

【主治】 妇人小产下血多,子死腹中,其人憎寒,手指唇口爪甲青白,面色黄黑,胎上抢心,则闷绝欲死,冷汗自出,喘满不食,或食毒物,或误服草药,伤动胎气,下血不止,胎尚未损服之可安,已死服之可下。

【功效】 化瘀通经。

【处方】 牡丹皮 白茯苓 桂心 桃仁(制) 赤芍药

【用法】 上五味等分,为细末,以蜜丸如弹子大,每服一丸,细嚼,淡醋汤送下。速进二丸,至胎腐烂腹中,危甚者,立可取出。

夺命丹 《施圆端效方》

【主治】 赤白带下。

【功效】 燥温止痒止带。

【处方】 白矾 滑石各等分

【用法】 上二味,同瓶器内烧丸,半枣大,维坐子宫效。

夺魂散 《三因方》一

【主治】 妇人产后,虚肿喘促。

【功效】 温中补虚,降逆平喘。

【处方】 生姜三两(取汁) 白面三两 半夏七介(汤洗去滑,破)

【用法】 上以生姜汁搜面,裹半夏为小饼子,炙焦熟为末,熟水调一钱,小便利为效。

芒硝汤 《千金方》

【主治】 月经不通。

【功效】 软坚化瘀通经。

【处方】 芒硝 丹砂末 当归 芍药 土瓜根 水蛭各二两(千金翼方无) 大黄三两 桃仁一升(翼方,去皮尖及双仁)

【用法】 上八味,㕮咀,以水九升,煮取三升,去滓,内丹砂、芒硝,分为三服。

芒硝饮 《圣济总录》二

【主治】 半产后,恶露不尽,气攻疼痛,血下成块,结筑脐腹。

【功效】 养血活血。

【处方】 芒硝 蒲黄 芎䓖 桂(去粗皮) 鬼箭羽各半两 生干地黄(焙)一两 桃仁(去皮尖双仁,炒)半两

【用法】 上七味,粗捣筛,每服三钱匕,水一盏。煎至七分,去滓,温服,不拘时。

朴硝丸 《圣惠方》一

【主治】 妇人夙有积血,月水来时,腹中疞痛。

【功效】 清泄软坚,通经止痛。

【处方】 川朴硝 当归(剉,微炒) 薏苡仁 川大黄(剉,微炒)各二两 代赭石 牛膝(去苗) 桃仁(汤浸,去皮尖双仁,麸炒微黄)各一两

【用法】 上七味,捣罗为末,炼蜜和捣三二百杵,丸如梧桐子大,每于食前服,以温酒下十丸。

成炼钟乳散 《和剂局方》

【主治】 乳妇气少血衰,脉涩不行,乳汁绝少。

【功效】 益气养血,通络下乳。

【处方】 钟乳石粉

【用法】 上一味,用炼成者,每服二钱,浓煎漏芦汤调下。

至圣汤 《妇人大全良方》

【主治】 妇人血气,产前产后百疾。

【功效】 养血行气,活血散结。

【处方】 当归 芍药 干姜 莪术 桂心 地黄 蒲黄(炒)各半两 黑豆(炒,去皮)一两

【用法】 上八味为细末,空心,热酒调下二钱。

托珠丹 《仙传济阴方》

【主治】 催生正产时,腰腹坠痛。

【功效】 补肾止痛。

【处方】 车前子四两(淘洗,略炒,碾罗为末) 菟丝子(淘洗,酒蒸焙,碾为末)四两

【用法】 上二味,择逐月上七日,晴明良吉,用鸦酸,俗名婆婆草,捣自然汁少许,添酸醋,抄少面糊为丸,鸡头子大,用朱砂为衣,阴干,每服半丸或一丸,用老鸦酸叶捣自然汁,磨化,添入百沸醋汤调服。

戎盐散 《圣惠方》

【主治】 妇人青瘕。

【功效】 温经祛痰消癥。

【处方】 戎盐一分 皂荚半两(去皮子,炙微焦) 细辛一两半

【用法】 上三味,捣罗为末,以三角囊,大如指,长三寸贮之,纳阴中,但卧,瘕当

下青如葵汁,将养如产法也。

【I】

当归散　《圣惠方》

【主治】　妇人小便出血,或时尿血。

【功效】　清热凉血止血。

【处方】　当归半两(剉,微炒)　刺蓟叶二分(妇人大全良方、袖珍方三分)　赤芍药半两　生干地黄一两　羚羊角屑半两

【用法】　上五味,捣筛为散,每服三钱,以水一中盏,煎至六分,袖珍方上㕮咀,每服八钱,水一盏半,煎至八分。去滓,食前温服。

当归散　《圣惠方》

【主治】　妇人血气攻心痛,面无颜色,四肢不和。

【功效】　活血行气止痛。

【处方】　当归三分(剉,微炒)　槟榔三分　吴茱萸半两(汤浸七遍,焙干,微炒)　桂心三分　蓬莪术三分　白术三分

【用法】　上六味,捣粗罗为散,每服三钱,以水一中盏,入生姜半分,煎至六分,去滓,稍热服,不拘时。

当归散　《圣惠方》

【主治】　妇人久积血气,小腹疼痛,四肢无力,不能饮食。

【功效】　活血行气。

【处方】　当归半两(剉,微炒)　赤芍药半两　刘寄奴半两　没药一两　枳壳半两(麸炒微炒,去瓤)　延胡索半两(妇人大全良方、钤方各等分)

【用法】　上六味,捣细罗为散,每服不拘时,以热酒调下一钱。

当归散　《圣惠方》

【主治】　妇人中风,筋脉拘急,腰背反张,状如角弓,言语謇涩。

【功效】　祛风活血,温经通络。

【处方】　当归二两(剉,微炒)　防风二两(去芦头)　羌活一两　麻黄一两半(去根节)　细辛一两　附子一两(炮制,去皮脐)

【用法】　上六味,捣粗罗为散,每服四钱,以水一中盏,入生姜半分,煎至半分,去滓,温服,不拘时。

当归散　《圣惠方》

【主治】　妇人乳痈,肿硬如石,疼痛。

【功效】　益气养血,温中透脓。

【处方】　当归二两(剉,微炒)　赤芍药二两　黄芪二两(剉)　人参一两(去芦头)　蒺藜子二两(微炒,去刺)　枳实二两(麸炒微黄)　鸡骨香一两　桂心一两　薏苡仁一两(微炒)　附子一两(炮裂,去皮脐)

【用法】　上一十味,捣细罗为散,每服,以温酒调下一钱,日三服。

当归散　《圣惠方》

【主治】　妇人乳生结核疼痛。

【功效】　补血清热,活血止痛。

【处方】　当归三分(剉,微炒)　甘草一两(剉)　川芒硝一两　黄连三分(去须)　黄药三分　川大黄一两　蒲公英三分　玄参三分

【用法】　上八味,捣细罗为散,用鸡子白调为膏,于生绢上涂贴,取效为度。

当归散　《圣惠方》

【主治】　妇人疢癖气,攻心腹疼痛,不能饮食。

【功效】　理气活血,散寒利水。

【处方】　当归　木香半两　京三棱一两(炮,剉)　槟榔三分　桂心半两　陈橘皮半两(汤浸,去白瓤,焙)　吴茱萸一分(汤浸七遍,焙干,微炒)　郁李仁一两(汤浸,去皮,微炒)　桃仁一两(汤浸,去皮尖双仁,麸炒微黄)

【用法】　上九味,捣粗罗为散,每服三钱,以水一中盏,煎至六分,去滓,不拘时,稍热服。

当归散　《圣惠方》

【主治】　妇人疝瘕,及血气攻刺心腹,疼痛不可忍。

【功效】　行气活血,化瘀止痛。

【处方】　当归一两(剉,微炒)　鳖甲二两(涂醋炙令黄,去裙襕)　芎䓖半两　蓬莪术三分　吴茱萸半两(汤淘七过,焙干,微炒)　桂心一两　赤芍药三分　木香半两　槟榔一两　青橘皮半两(汤浸,去白瓤,焙)　川大黄一两(剉碎,微炒)　桃仁三分(汤浸,去皮尖双仁,麸炒微黄)

【用法】　上一十二味,捣粗罗为散,每服三钱,以水一中盏,入生姜半分,煎至六分,去滓,不拘时,稍热服。

当归散　《圣惠方》一

【主治】　产后中风,手脚顽痹,缓弱无力。

【功效】　养血祛风,温经通络。

【处方】　当归(剉,微炒)　羌活　附子(炮裂,去皮脐)　防风(去芦头)　薏苡仁　乌蛇(酒浸,去皮骨,炙微黄)　麻黄(去根节)各二两　茵芋　羚羊角屑　阿胶(捣碎,炒令黄燥)　石菖蒲　干蝎(微炒)　牛膝(去苗)　木香　柏子仁各一两　芎䓖一两半　桂心一两半　麝香一分(细研)

【用法】　上一十八味,捣细罗为散,入麝香相和令匀,每服不拘时,以豆淋酒调下二钱。

当归散　《圣惠方》一

【主治】　产后霍乱吐利,腹中疠痛。

【功效】　理气和血,健脾止呕。

【处方】　当归(剉,微炒)　白豆蔻(去皮)　木香　白术　高良姜(剉)　白芍药　甘草(炙微赤,剉)各半两　厚朴一两(去粗皮,涂生姜汁,炙令香熟)　吴茱萸一分(汤浸十遍,炒令黑)

【用法】　上九味,捣细罗为散,不拘时,以粥饮调下二钱。

当归散　《圣惠方》一

【主治】　产后恶露少,汗出多,虚无力。

【功效】　养血敛汗。

【处方】　当归(剉,微炒)　白芍药　木通(剉)　熟干地黄　牡蛎粉　苍术(剉,微炒)各二两

【用法】　上六味,捣粗罗为散,每服四钱,以水一中盏,入生姜半分,煎至六分,去滓,温服,不拘时。

当归散　《圣惠方》一

【主治】　产后腹内血瘕疼痛。

【功效】　活血散结,祛瘀止痛。

【处方】　当归一两(剉,微炒)　赤芍药一两　水蛭一两(炒熟)　虻虫一两(去翅足,微炒)　小儿胎发一两(烧灰)　瓷药一两(细研,水飞过)　芫花一两(醋拌,炒令干)　延胡索一两

【用法】　上八味,捣细罗为散,每日空心,以温酒调下一钱,甚者不过五服。

当归散　《圣惠方》一

【主治】　妇人漏下不止,脐腹多痛。

【功效】　养阴清热,化瘀止血。

【处方】　当归一两(剉,微炒)　麒麟竭一两　禹余粮一两(烧酥淬七遍)　赤芍药一两　黄柏三分(微炙,剉)　地榆三分(剉)　熟干地黄一两

【用法】　上七味,捣细罗为散,每于食前服,以粥饮调下一钱。

当归散　《圣惠方》二

【主治】　产后腰痛,不能转侧,壮热汗出,身体急强。

【功效】　补肾活血止痛。

【处方】　当归一两(剉,微炒)　骨碎补一两　牛膝一两(去苗)　赤芍药一两　桃仁一两(汤浸,去皮尖双仁,麸炒微黄)　琥珀一两　芎䓖一两

【用法】　上七味,捣细罗为散,每服二

钱,食前服,以豆淋酒调下二钱。

当归散 《圣惠方》二

【主治】 产后卒淋涩,小腹疼痛。

【功效】 清热活血通淋。

【处方】 当归半两(剉,微炒) 生干地黄三分 石韦半两(去毛) 栀子仁半两 赤芍药半两 赤茯苓三分 王不留行半两 瞿麦三分 麦门冬三分(去心) 木香三分

【用法】 上一十味,捣筛为散,每服三钱,以水一中盏,煎至六分,去滓,温服,日三四服。

当归散 《圣惠方》二

【主治】 产后赤白痢,脐下疗痛。

【功效】 清热活血,凉血止痢。

【处方】 当归一两(剉,微炒) 白芍药一两 地榆一两(剉) 龙骨一两 黄连一两(去须,微炒) 艾叶三分(微炒) 甘草三分(炙微赤,剉) 厚朴三分(去粗皮,涂生姜汁,炙令香熟 妇人大全良方各八分) 黄芩三分 干姜三分(炮裂,剉 良方各六分)

【用法】 上一十味,捣筛为散,每服三钱,以水一中盏,煎至六分,去滓,温服,不拘时。

当归散 《圣惠方》二

【主治】 产后赤白痢不止。

【功效】 凉血活血止痢。

【处方】 当归一两(剉,微炒) 犀角屑一两 黄芩一两 黄连一两(去须,微炒) 白术一两 地榆一两(剉)

【用法】 上六味,捣筛为散,每服三钱,以水一中盏,煎至六分,去滓,温服,不拘时。

当归散 《圣惠方》二

【主治】 产后下痢,腹中疗痛。

【功效】 养血活血止痢。

【处方】 当归一两(剉,微炒) 干姜

一两(炮裂,剉) 赤芍药半两 芎䓖半两 甘草半两(炙微赤,剉) 熟干地黄一两半 艾叶一两半(微炒)

【用法】 上七味,捣筛为散,每服三钱,以水一中盏,煎至六分,去滓,温服,日三四服。

当归散 《圣惠方》二

【主治】 产后恶血不散,攻击心腹疼痛。

【功效】 活血祛瘀止痛。

【处方】 当归三分(剉,微炒) 赤芍药一两 刘寄奴半两 芎䓖一分 红蓝花三分 桂心半两 延胡索半两 没药半两

【用法】 上八味,捣细罗为散,不拘时,以热酒调下二钱。

当归散 《圣惠方》二

【主治】 产后恶露不下,气攻心腹,烦闷,胁肋刺痛。

【功效】 祛瘀活血止痛。

【处方】 当归三分(剉,微炒) 牡丹半两 牛膝半两(去苗) 姜黄半两 川大黄一两(剉,微炒) 虻虫一分(炒微黄,去翅足) 生干地黄三分 琥珀半两 虎杖半两 桃仁三分(汤浸,去皮尖双仁,麸炒微黄) 川芒硝一两 肉桂三分(去皱皮) 水蛭一分(炒微黄) 蒲黄三分

【用法】 上一十四味,捣粗罗为散,每服三钱,以水酒各半中盏,入生姜半分,煎至五分,去滓,稍热服,不拘时。

当归散 《圣惠方》二

【主治】 产后恶露不下。

【功效】 破血下瘀。

【处方】 当归三分(剉,微炒) 赤芍药三分 桂心三分 桃仁一百二十枚(汤浸,去皮尖双仁,麸炒微黄) 川大黄三两(剉,微炒)

【用法】 上五味,捣粗罗为散,每服四钱,以水一中盏,煎至六分,去滓,稍热服,不拘时。

当归散　《圣惠方》二

【主治】　妇人血风,气冲心烦闷,昏沉不能言语,腹内刺痛不可忍。

【功效】　祛风活血止痛。

【处方】　当归三分(剉,微炒)　赤芍药一分　芎䓖一分　鬼箭羽一分　牛李子一分　木香一分　牡丹半两　延胡索半两　桂心半两　槟榔半两　桃仁半两(汤浸,去皮尖双仁,麸炒微黄)

【用法】　上一十一味,捣粗罗为散,每服四钱,以水一中盏,入生姜半分,煎至六分,去滓,温服,不拘时。

当归散　《圣惠方》二

【主治】　妇人血风,身体骨节疼痛,筋脉拘急。

【功效】　祛风通络,活血止痛。

【处方】　当归半两(剉,微炒)　虎胫骨半两(涂酥炙令黄)　附子半两(炮裂,去皮脐)　桂心半两　羚羊角屑半两　防风半两(去芦头)　萆薢半两　牛膝半两(去苗)　羌活半两　芎䓖半两　琥珀三分(细研)　水蛭半两(炒令黄)

【用法】　上一十二味,捣细罗为散,每服不拘时,以豆淋酒调下二钱。

当归散　《圣惠方》二

【主治】　妊娠疟,憎寒体颤。

【功效】　和气血,除疟疾。

【处方】　当归(剉,微炒)　白芍药　茯神　枳壳(麸炒微黄,去瓤)　白术　鳖甲一两半(涂醋炙令黄,去裙襕)　甘草(炙微赤,剉)各一两

【用法】　上七味,捣筛为散,每服四钱,以水一中盏,煎至六分,去滓,温服,不拘时。

当归散　《圣惠方》二

【主治】　妊娠劳热,胎动不安,下血,腹痛不止,手足烦闷。

【功效】　养阴清热,止血安胎。

【处方】　当归一两(剉,微炒)　芎䓖一两　黄芩半两　熟干地黄一两半　伏龙肝一两

【用法】　上五味,捣筛为散,每服四钱,以水一中盏,入淡竹茹一分,煎至六分,去滓,温服,不拘时。

当归散　《圣惠方》二

【主治】　妊娠因损动下血,腹痛不止。

【功效】　养血止血。

【处方】　当归三分(剉,微炒)　白龙骨半两　熟干地黄一两　地榆三分(剉)　阿胶三分(捣碎,炒令黄燥)　白芍药半两　干姜半两(炮裂,剉)　蒲黄半两　熟艾半两(微炒)　牛角䚡一两半(炙令黄)

【用法】　上一十味,捣细罗为散,每服不拘时,以粥饮下二钱。

当归散　《圣惠方》二

【主治】　妊娠胎动不安,腹内疼痛。

【功效】　养血安胎。

【处方】　当归三两(剉,微炒)　阿胶二两(捣碎,炒令黄燥)　熟干地黄二两　艾叶二两(微炒)　甘草半两(炙微赤,剉)　白芍药一两　芎䓖一两　干姜半两(炮裂,剉)

【用法】　上八味,捣筛为散,每服三钱,水一中盏,入枣三枚,煎至六分,去滓,稍热服,不拘时。

当归散　《圣惠方》二

【主治】　妊娠胎动不安,腹痛不止。

【功效】　调和气血。

【处方】　当归一两(剉,微炒)　续断一两　芎䓖一两　陈橘皮一两(汤浸,去白瓤,焙)

【用法】　上四味,捣筛为散,每服四钱,以水一中盏,入生姜半分,枣三枚,煎至六分,去滓,稍热服,不拘时。

当归散　《圣惠方》二

【主治】　妊娠腰痛。

【功效】　滋阴养血。

【处方】　当归一两(剉,微炒)　阿胶一两(捣碎,炒令黄燥)　甘草一两(炙微赤,剉)

【用法】　上三味,捣筛为散,每服四钱,以水一中盏,入葱白七寸,煎至六分,去滓,温服,不拘时。

当归散　《圣惠方》二

【主治】　妊娠卒惊奔走,或从高坠下,腹痛下血不止。

【功效】　养血固冲。

【处方】　当归一两半(剉,微炒)　阿胶二两(捣碎,炒令黄色)　艾叶一两(微炒)　芎藭一两

【用法】　上四味,捣筛为散,每服四钱,以水一中盏,煎至六分,次入生姜汁一匙,地黄汁半合,马通汁半合,更煎三二沸,去滓,温服,不拘时。

当归散　《圣惠方》二

【主治】　妊娠八九月,因误损胎,或胎不安,腹内疼痛,下血不止,胎死活未知,但妊娠腹内疼痛,或漏胞。

【功效】　温经养血,固冲。

【处方】　当归一两(剉,微炒)　芎藭一两　桑寄生一两　艾叶一两(微炒)　阿胶二两(捣碎,炒令黄燥)

【用法】　上五味,捣筛为散,每服四钱,以水一大盏,煎至五分,去滓,入酒一合,更煎三两沸,不拘时,放温服。

当归散　《圣惠方》二

【主治】　妊娠被惊,胎动向下不安,小腹连腰痛。

【功效】　温经养血。

【处方】　当归(剉,微炒)　芎藭　阿胶(捣碎,炒令黄燥)　人参(去芦头)　白茯苓各一两　艾叶半两(微炒)

【用法】　上六味,捣筛为散,每服四钱,以水一中盏,煎至六分,去滓,温服,不拘时。

当归散　《圣惠方》二

【主治】　胎上逼心,烦闷委顿。

【功效】　益气和血。

【处方】　当归一两(剉,微炒)　甘草一两(炙微赤,剉)　阿胶一两(捣碎,炒令黄燥)　人参一两(去芦头)

【用法】　上四味,捣筛为散,每服四钱,以水一中盏,入葱白七寸,煎至六分,去滓,温服,不拘时。

当归散　《圣惠方》二

【主治】　妊娠损胎后,下血不止。

【功效】　养血和血止血。

【处方】　当归三分(剉,微炒)　龙骨三分　地榆半分(剉)　艾叶半两　阿胶三分(捣碎,炒令黄燥)　牛角䚡一两(烧灰)　熟干地黄三分　芎藭三分　白芍药半两　干姜半两(炮裂,剉)　黄芪半两(剉)　柏叶三分(微炙)

【用法】　上一十二味,捣细罗为散,不拘时,以粥饮调下二钱。

当归散　《圣惠方》二

【主治】　妊娠损胎后,下血不止。

【功效】　养血固冲止血。

【处方】　当归三分(剉,微炒)　熟干地黄一两　鹿茸三分(去毛,涂酥炙)　白胶一两(捣碎,炒令黄燥)　艾叶半两(微炒)　甜葶苈根三分　附子半两(炮裂,去皮脐)　黄芩半两

【用法】　上八味,捣细罗为散,每于食前服,以粥饮调下二钱。

当归散　《圣惠方》二

【主治】　妊娠中恶,心腹疞痛。

【功效】　和胃健中。

【处方】　当归三分(剉,微炒)　芎藭三分　青橘皮半两(汤浸,去白瓤,焙)　鸡舌香三分　吴茱萸半分(汤浸三遍,炒令微黑色)

【用法】　上五味,捣细罗为散,不拘

时,以温酒调下一钱。

当归散　《圣惠方》二

【主治】　妇人白崩,脐下疼痛不止。

【功效】　补冲任。

【处方】　当归二两(剉,微炒)　木香一两　桂心一两　芎䓖一两　鹿角胶二两(捣碎,炒令黄燥)　干姜一两(炮裂,剉)　龙骨一两　续断一两　附子一两(炮裂,去皮脐)

【用法】　上九味,捣细罗为散,每于食前服,以热酒调下二钱。

当归散　《圣惠方》三

【主治】　产后风虚劳损,四肢疼痛,不欲饮食。

【功效】　养血祛风,益气健脾。

【处方】　当归一两(剉,微炒)　白芍药一两　芎䓖一两　黄芪一两半(剉)　防风一两(去芦头)　人参一两(去芦头)　熟干地黄二两　甘草半两(炙微赤,剉)　白茯苓一两

【用法】　上九味,捣粗罗为散,用羊肉二斤,枣二十枚,先以水五升,煮至二升半,每服用肉汁一中盏,入药四钱,煎至六分,去滓,温服,日三服。

当归散　《圣惠方》三

【主治】　产后败血不散,结聚成块,疼痛发歇不可忍。

【功效】　祛瘀活血散结。

【处方】　当归一两(剉,微炒)　鬼箭羽一两　红蓝花一两

【用法】　上三味,捣筛为散,每服三钱,以酒一中盏,煎至六分,去滓,温服,不拘时。

当归散　《圣惠方》三

【主治】　产后血刺,连心疼痛。

【功效】　破血行气止痛。

【处方】　当归一两(剉,微炒)　胡椒一分　蓬莪术半两　白术三分　木香半两

【用法】　上五味,捣细罗为散,不拘时,以热酒调下一钱。

当归散　《圣惠方》三

【主治】　产后血气不散,心腹刺痛,胀满喘促。

【功效】　祛瘀下血,行气止痛。

【处方】　当归三分(剉,微炒)　鬼箭羽一两　白术三分　木香三分　桂心半两　川大黄一两(剉碎,微炒)

【用法】　上六味,捣粗罗为散,每服三钱,以水一中盏,入生姜半分,生地黄一分,煎至五分,次入酒一小盏,更煎三两沸,去滓,稍热服。

当归散　《圣惠方》三

【主治】　产后血气攻胁肋,胀满疼痛。

【功效】　行气活血,祛瘀止痛。

【处方】　当归一两(剉,微炒)　赤芍药一两　桔梗一两(去芦头)　干漆一两(捣碎,炒令烟出)　牛膝一两(去苗)　桂心一两　木香一两　白术一两　川大黄一两(剉碎,微炒)

【用法】　上九味,捣细罗为散,每于食前服,以热酒调下一钱。

当归散　《圣济总录》一

【主治】　妊娠胎动下血不止。

【功效】　调气和血,止血安胎。

【处方】　当归(切,焙)　桑根白皮(剉)　续断　芍药　芎䓖各一两　干姜(炮)半两

【用法】　上六味,捣罗为散,每服二钱匕,酒调下,不拘时。

当归散　《圣济总录》一

【主治】　妊娠胎不安,卒下血不止。

【功效】　养血止血。

【处方】　当归(切,焙)　阿胶　蒲黄　熟干地黄(焙)各三分　龙骨　芎䓖　牛角䚡(烧灰)各半两

【用法】　上七味,捣罗为散,每服二钱

匕,煎艾汤调下,米饮亦得。

当归散 《圣济总录》一

【主治】 妊娠卒下血,腰腹疼痛。
【功效】 养阴固冲。
【处方】 当归(切,焙) 桑寄生 续断各半两　赤芍药一分
【用法】 上四味,捣罗为散,每服三钱匕,空心食前服,温酒调下。有冷加干姜一两,腹痛加芎䓖一两。

当归散 《圣济总录》二

【主治】 妇人血风走注,攻头目、昏眩,四肢疼痛,皮肤瘾疹。
【功效】 温经活血,化瘀止痛。
【处方】 当归(切,焙) 乌头(炮裂,去皮脐) 芍药 延胡索 京三棱(煨,剉) 蓬莪术(煨,剉) 芎䓖各一两
【用法】 上七味,捣罗为散,每服二钱匕,温酒调下,空心、日午、临睡服。

当归散 《圣济总录》二

【主治】 妇人血风攻注,百节疼疼,皮肤虚肿,筋脉拘急,或生瘾疹,寒热不时,饮食无味。
【功效】 化瘀止痛。
【处方】 当归(切,焙) 延胡索 蒲黄(炒) 芎䓖 生干地黄(焙) 赤芍药 泽兰叶 蓬莪术(煨,剉) 天麻 地榆(剉,醋炒) 肉桂(去粗皮) 滑石各一两
【用法】 上一十二味,捣罗为散,每服二钱匕,温酒或薄荷茶清调下。如手脚冷,卒患血气奔心撮痛,炒生姜酒调下。

当归散 《妇人大全良方》

【主治】 妇人血风潮热。
【功效】 活血清热。
【处方】 当归二两 芍药 延胡索 不灰木 熟地黄各一两 大黄三分(蒸) 桂心半两 甘草一分
【用法】 上八味为细末,每服二钱,水一盏,胭脂一小角子,煎至六分,去滓。如躁

时,放冷服,细呷清者。

当归散 《妇人大全良方》一

【主治】 妊娠中恶,心腹疞痛。
【功效】 和胃健中。
【处方】 当归 丁香 川芎各三两 青橘皮二两(永类钤方、袖珍方净) 吴茱萸半两(去梗,汤泡三次,炒黑)
【用法】 上五味为细末,不拘时,温酒调一钱。

当归散 《妇人大全良方》一

【主治】 血脉不通。
【功效】 通行经脉。
【处方】 当归 穿山甲(灰炒) 蒲黄各半两(炒) 朱砂一钱 麝香少许
【用法】 上五味,为细末,研停,每服二钱,热酒调下。

当归散 《妇人大全良方》一

【主治】 产后气血俱虚。
【功效】 养血益气。
【处方】 当归 芍药 川芎 黄芩各一两 白术半两
【用法】 上五味为细末,温童子小便或酒调下二钱。

当归散 《妇人大全良方》二

【主治】 产后腹痛,腹胁胀满。
【功效】 温经活血止痛。
【处方】 当归 干姜等分
【用法】 上二味为末,每服三钱,水一盏,煎八分,入盐醋少许,食前热服。

当归散 《妇人大全良方》二

【主治】 产后气血俱虚。
【功效】 养血行气。
【处方】 当归 羌活各一两 延胡索半两
【用法】 上三味为细末,用猪腰子一只,切作片,以水一盏,入药末二钱,同煎至七分,同腰子吃。

当归散　《妇人大全良方》二

【主治】　胎前诸疾，或因怒中，气充子脏，或充胛脉，腹急肚胀，腰腹时痛，可思饮食，四肢浮肿，气急时喘，大便忽难，小便忽涩，玉门忽肿。

【功效】　调和气血。

【处方】　当归一两　赤茯苓　枳壳（永类钤方制）　白芍药　川芎各二两　川白姜（炮）　木香（煨）　粉甘草各半两

【用法】　上八味，咬咀，每服三大钱，水一盏半，姜三片，煎至八分，去滓，温服，不拘时。

当归散　《袖珍方》

【主治】　产后气血俱虚。

【功效】　养血益气。

【处方】　当归　芍药　川芎　黄芩各一两　白术五钱

【用法】　上五味为味，每服二钱，温童便，或酒调下。

当归散　《袖珍方》

【主治】　妇人久积血气疞痛，小便刺痛，四肢无力，不能饮食。

【功效】　活血理气止痛。

【处方】　当归　赤芍药　刘寄奴　没药　枳壳　延胡索各等分

【用法】　上六味等分为末，热酒调下一钱，不拘时。

当归散　《医林方》

【主治】　产后恶血上行，抢心痛疼，恶血过多，血晕不省人事，或恶血不下行，妇人初产。

【功效】　活血祛瘀，行气止痛。

【处方】　牡丹皮　川芎　蒲黄各二两　桂半两　大豆卷二两

【用法】　上五味为末，每服二钱，米饮调下，血晕童子小便调下。

当归散　《医林方》

【主治】　妇人赤白带下。

【功效】　调和肝脾。

【处方】　夏枯草　当归　白芍药　干姜各等分

【用法】　上四味，为细末，每服三钱，食前空心，米汤调下。

当归散　《金匮方》

【主治】　妇人妊娠。

【功效】　调和气血。

【处方】　当归　黄芩　芍药（玉机微义白芍）　芎䓖各一斤（微义各一两）　白术半斤（微义半两）

【用法】　上五味，杵为散，酒饮服方寸匕，日再服，妊娠常服，即易产，胎无苦疾，产后百病悉主之。

当归散　《拔萃方》

【主治】　妇人恶物不下。

【功效】　祛瘀通下。

【处方】　当归　芫花（炒）

【用法】　上二味为细末，酒调三钱。

当归散　《简易方》

【主治】　妇人天癸已过期，经脉不匀，或三四月不行，或一月再至，腰腹疼痛。

【功效】　调和气血。

【处方】　白术半两（医方集成、南北经验方、袖珍方、永类钤方一两）　黄芩　山茱萸一两（汤泡　得效方取肉）　当归　川芎　白芍药（六味一同判碎，炒，各一两，病证若是冷，去黄芩加桂）

【用法】　上六味，细钱末每二钱，酒调下，空心，日三服。

当归散　《三法六门》

【主治】　血崩。

【功效】　理气活血，收敛止血。

【处方】　当归一两　龙骨二两（炒赤）　香附子三钱（炒）　棕毛灰五钱

【用法】 上四味,为末,米饮调三四钱,空心服。

当归散 《三法六门》

【主治】 闭经。

【功效】 养血活血行经。

【处方】 当归 杜蒺藜各等分

【用法】 上二味,为末,米饮汤调服,食前。

当归散 《神效名方》

【主治】 月经欲来前后腹中痛。

【功效】 活血止痛。

【处方】 当归(以米醋微炒) 延胡索(生用) 没药(别研) 红花(生用 卫生易简方等分)

【用法】 上四味,为末,温酒调下二钱服之。

当归散 《永类钤方》

【主治】 产后气血俱虚。

【功效】 养血益气。

【处方】 当归 芍药 川芎 黄芩各一两 白术半两

【用法】 上五味细末,童便或酒调二钱。

当归散 《和剂局方》

【主治】 产后败血不散,儿枕块硬,疼痛发歇,及新产乘虚,风寒内搏,恶露不快,脐腹坚胀。

【功效】 活血祛瘀止痛。

【处方】 红蓝花 当归(去苗,炒) 鬼箭羽各一两(一本去中心木,三因方取羽用之)

【用法】 上三味为粗散,每服三钱,酒一大盏,煎至七分,粥食前温服。

当归散 《三因方》二

【主治】 阴下脱。

【功效】 清热养血,收涩固脱。

【处方】 当归 黄芩各二两 芍药二

两一分 猬皮(烧存性)半两 牡蛎(煅)二两半

【用法】 上五味为末,每服二钱,温酒米汤任意调下。忌登高举重。

当归散 《吴氏集验方》

【主治】 妇人血气心腹痛。

【功效】 活血行气,温中止痛。

【处方】 当归 芍药 川芎各一两 干姜一分(百要方半两)

【用法】 上四味为末,每服二钱,温酒调下。

当归芍药散 《金匮方》

【主治】 妇人怀娠腹中㽲痛。

【功效】 健脾舒肝,利湿止痛。

【处方】 当归三两 芍药一斤 茯苓四两 白术四两 泽泻半斤 芎䓖半斤(一作三两)

【用法】 上六味,杵为散,取方寸匕,酒和,日三服。

当归人参散 《宣明论》

【主治】 产后虚损瘦弱,难以运动,疼痛胸满,不思饮食。

【功效】 养血益气,活血行气。

【处方】 当归 白术 黄芩 芍药 大黄 茯苓(去皮) 陈皮各半两 人参 黄芪(剉) 厚朴(去皮,生) 川芎 官桂各三钱 甘草一两 枳壳四钱(去瓤,麸炒)

【用法】 上一十四味为末,每服三钱,水一盏,生姜三片,煎至六分,去滓,温服,不拘时。

当归川芎散 《宣明论》

【主治】 妇人风壅,头目昏眩痛闷,筋脉拘倦,肢体麻痹。

【功效】 祛风活血。

【处方】 当归 川芎半两 甘草二两 黄芩四两 薄荷一两 缩纱仁一分

【用法】 上六味为末,温水调下一钱,

渐加至二钱,食后,日进三服。

当归良姜散　《御药院方》

【主治】　妇人心腹疼痛,胁肋胀满,经络不调,或带下赤白,腰脚冷痛,一切癥疾。

【功效】　散寒理气,养血止痛。

【处方】　高良姜五两　厚朴(去皮,姜制)二两　当归　肉桂(去皮)各三两

【用法】　上四味用纱罗子罗,每服二钱,水一盏,入艾十叶,同煎至七分,去滓,热服,食前。

当归阿胶散　《圣济总录》一

【主治】　漏胎下血不止。

【功效】　养血和血,止血安胎。

【处方】　当归(切,焙)　阿胶(炙燥)各半两　龙骨二分半　地榆　蒲黄(炒)各三分　熟干地黄(焙)　黄牛角䚡(炙、焦)各一两　熟艾半分

【用法】　上八味,捣罗为散,每服方寸匕,空腹米饮调下,日再服。

当归茯苓散　《妇人大全良方》二

【主治】　妇人伤寒,腹中隐痛。

【功效】　益气解表,缓急止痛。

【处方】　当归　茯苓　白术各二两　白芍药半斤　泽泻　川芎各四两

【用法】　上六味为细末,酒服方寸匕,日三服。

当归汤　《袖珍方》

【主治】　妊娠胎动,荡心闷绝,烦躁口干,横生倒产,上冲下筑,迷闷,唇青黑,手足厥冷。

【功效】　益气养血。

【处方】　当归　人参各一两半　阿胶一两(炒)　甘草二两

【用法】　上四味,㕮咀,每服八钱,水一盏半,连根葱白一握,煎至八分,去滓,温服,不拘时。

当归汤　《千金方》

【主治】　崩中去血虚羸。

【功效】　养阴清热止血。

【处方】　当归　芎藭　黄芩　芍药　甘草各二两　生竹茹二升

【用法】　上六味,㕮咀,以水一斗,煮竹茹,取六升,去滓,内诸药,煎取三升半,分三服。忌劳动嗔怒,禁百日房事。

当归汤　《千金方》

【主治】　妇人寒疝,虚劳不足,产后腹中绞痛。

【功效】　养血温阳止痛。

【处方】　当归　芍药各二两(子母秘录作甘草)　生姜五两　羊肉一斤

【用法】　上四味,㕮咀,以水八升,煮羊肉熟,取汁煎药,得三升,适寒温,服七合,日三服。

当归汤　《千金方》

【主治】　产后下痢赤白,腹痛。

【功效】　温中止痛,温阳止痢。

【处方】　当归　龙骨各三两　干姜(妇人大全良方一两)　白术各二两　芎藭二两半　甘草　白芷(熟者)　附子各一两

【用法】　上八味,㕮咀,以水六升,煮取二升,去滓,分三服,一日令尽。

当归汤　《产宝》一

【主治】　产后气虚,冷搏于血,血气结滞,上冲心满胀。

【功效】　养血散寒,行气消积。

【处方】　当归　桂心　芎藭　吴茱萸　槟榔仁　橘皮　生姜二两　芍药三两

【用法】　上八味,以水三升,煮取一升,空腹分两服。

当归汤　《圣济总录》一

【主治】　产后血气血块,攻冲心腹痛。

【功效】　养血行气止痛。

【处方】　当归(切,炒)　干漆(炒烟

透）棕榈（烧灰） 红蓝花 甘草（炙）
鲤鱼皮（烧灰） 白芍药 牡丹（去心） 紫
葳各半两 芫花（醋浸半日,炒干焦色）
香墨各一分

【用法】 上一十一味,粗捣筛,每服三
钱匕,葱白三寸,生姜三片,水酒共一盏,同
煎至七分,去滓,稍热服。

当归汤 《圣济总录》一

【主治】 妊娠胞中虚,胎不荣长,致令
萎燥。

【功效】 温中补虚,长养胎气。

【处方】 当归（切,焙） 甘草（炙,剉）
干姜（炮） 芎劳各一两 白术二两

【用法】 上五味,粗捣筛,每服三钱
匕,以水一盏,入大枣三枚,擘破,同煎至七
分,去滓,空心温服。

当归汤 《圣济总录》一

【主治】 妊娠因惊,胎动不安。

【功效】 养阴固冲。

【处方】 当归（炙香,剉） 生干地黄
（焙） 艾叶（炒） 甘草（炙,剉）各一两
芎劳 芍药（剉,炒） 阿胶（炙令燥）各三
分 人参二两

【用法】 上八味,粗捣筛,每服三钱
匕,水一盏,煎至七分,去滓,温服,食前。

当归汤 《圣济总录》一

【主治】 妊娠胎动,内结疼痛,血下
运闷。

【功效】 养血和血安胎。

【处方】 当归（剉炒） 芎劳 侧柏
（焙） 阿胶（炒令燥） 桑上寄生（剉碎）
艾叶（炒） 淡竹茹 续断各一两

【用法】 上八味,粗捣筛,每服三钱
匕,水一盏,生姜三片,枣二枚擘,同煎至七
分,去滓,温服,日三服。

当归汤 《圣济总录》二

【主治】 产后角弓反张,筋急疼痛。

【功效】 养血温中,温经止痛。

【处方】 当归（切,焙）二两 大黄
（剉,微炒） 干姜（炮）各一两 吴茱萸
（炒） 雄黄（研）各半两 桂（去粗皮） 芍
药 甘草（炙） 细辛（去苗叶） 生干地黄
（焙）各二两

【用法】 上一十味,粗捣筛,每服五钱
匕,水一盏半,羊脂一枣大,同煎七分,去滓,
温服,不拘时。

当归汤 《圣济总录》二

【主治】 产后霍乱吐利,心腹痛。

【功效】 活血理气,益气止痛。

【处方】 当归（切,炒）二两 干姜半
两（炮） 人参 厚朴（去粗皮,生姜汁炙）
芎劳各一两半（剉）

【用法】 上五味,粗捣筛,每服三钱
匕,水一盏,煎七分,去滓,温服,空腹食前。

当归汤 《圣济总录》二

【主治】 产后虚烦腹痛。

【功效】 养血除烦,通络止痛。

【处方】 当归（切,焙） 芍药 木通
（剉）各一两

【用法】 上三味,粗捣筛,每服四钱
匕,水一盏半,入生地黄二寸许,切碎,同煎
至八分,去滓,温服,不拘时。

当归汤 《圣济总录》二

【主治】 产后血虚,肢体壮热,烦闷困
瘁,不食。

【功效】 养血益气除烦。

【处方】 当归（切,焙） 黄芪（剉）
芍药各一两半 桂（去粗皮） 芎劳 甘草
（炙） 人参 柴胡（去苗）各一两

【用法】 上八味,粗捣筛,每服二钱
匕,羊肉汁一盏,同煎至七分,去滓,温服,不
拘时。

当归汤 《圣济总录》二

【主治】 产后虚羸不足,脏腑虚冷,肢
体疼痛,时或血露,脐腹刺痛。

【功效】 活血养血,温中止痛。

【处方】　当归(切,炒)一两半　芍药
吴茱萸(汤淘去涎,轻炒)各二两　麦门
冬(去心,焙)　甘草(炙令)　赤白芷各一
两　生干地黄(焙)三两　桂(去粗皮)　续
断　芎劳　干姜(炮裂)各一两半

【用法】　上一十一味,粗捣筛,每服三
钱匕,水一盏,煎至七分,去滓,温服,食前
服,日二夜一。

当归汤　《圣济总录》二

【主治】　妇人血风,身体百节疼痛,乍
寒乍热,经脉不利,日渐羸瘦。

【功效】　益气活血,化瘀通脉。

【处方】　当归(切,焙)　黄芪(剉)
牛膝(酒浸,切,焙)　枳壳(去瓤,麸炒)
芎劳　羌活(去芦头)　人参　附子(炮裂,
去皮脐)　芍药　木香　槟榔(剉)　桔梗
(剉,炒)　牡丹皮(去心)　沉香(剉)　甘
草(炙,剉)　地骨皮　半夏(生姜汁浸,炒)
各一两　肉桂(去粗皮)　蓬莪术(煨,剉)
陈橘皮(汤浸,去白,炒)各一两半　柴胡
(去苗)　熟干地黄(焙)　荆芥穗　鳖甲
(去裙襕,醋炙)各二两

【用法】　上二十四味,剉如麻豆,每服
三钱匕,水一盏,生姜三片,乌梅一枚,同煎
至七分,去滓,温服。

当归汤　《圣济总录》二

【主治】　妇人中风不能语,不知痛处,
拘急不得转侧。

【功效】　祛风活血。

【处方】　当归(切,焙)二两　麻黄(去
节煎,掠去沫,焙)六两　肉桂(去粗皮)二
两　芎劳一两　黄芩(去黑心)半两　干姜
(炮)一两　杏仁(去双仁皮尖,炒)四十枚
石膏(碎)三两半　甘草(炙,剉)二两

【用法】　上九味,粗捣筛,每用六钱
匕,以水三盏,煎取一盏半,去滓,分温二服。

当归汤　《圣济总录》二

【主治】　妇人中风,口噤,角弓反张,
及痉病。

【功效】　祛风除湿,温经通脉。

【处方】　当归(切,焙)　防风(去叉)
各三分　独活(去芦头)一两半　麻黄(去
节)一两　附子(炮裂,去皮脐)一枚　细辛
(去苗叶)半两

【用法】　上六味,剉如麻豆,每服五钱
匕,水一盏半,煎至一盏,去滓,温服。如口
噤,即斡口灌之,得汗为效。

当归汤　《圣济总录》二

【主治】　妊娠心腹引痛。

【功效】　调和气血,止痛安胎。

【处方】　当归(切,焙)　桂(去粗皮)
干姜(炮)　木香各半两　草豆蔻(去皮)
陈橘皮(汤浸,去白,焙)　白术　熟干地
黄(焙)各一两　芎劳三分

【用法】　上九味,粗捣筛,每服三钱
匕,以水一盏,入枣二枚,去核,煎取七分,去
滓,稍热服,不拘时。

当归汤　《圣济总录》二

【主治】　妊娠心腹气攻疼痛。

【功效】　养阴清热,理气止痛。

【处方】　当归(切,焙)　麦门冬(去
心,焙)　芎劳　赤茯苓(去黑皮)　甘草
(炙)各一两　大蓟(去根)　柴胡(去苗)各
三分

【用法】　上七味,捣筛为粗末,每服三
钱匕,水一盏,入生姜五片,枣三枚,煎至八
分,去滓,不拘时,稍热服。

当归汤　《圣济总录》二

【主治】　妊娠心腹疗痛。

【功效】　温中补虚。

【处方】　当归(切,焙)　甘草(炙,剉)
各一两　干姜(炮)半两

【用法】　上三味,粗捣筛,每服三钱
匕,水一盏,入枣二枚,擘,煎至七分,去滓,
温服。

当归汤　《圣济总录》二

【主治】　妊娠子淋,涩痛烦闷。

【功效】　养阴清热通淋。

【处方】　当归(切,焙)　芍药　赤茯苓(去黑皮)　甘草(炙,剉)　栀子仁各半两

【用法】　上五味,粗捣筛,每服三钱匕,水一盏,煎至八分,去滓,温服。

当归羊肉汤　《产宝》一

【主治】　产后更无疾状,但觉虚弱,欲得补气力,兼心腹痛。

【功效】　养血益气补虚。

【处方】　肥羊肉一斤(去脂,以水一斗,煎取八升,去肉当归五两)　生姜六两　黄芪四两

【用法】　上三味,以肉汁煎取二升五合,分为四服。多风加芎䓖二两,有冷加茱萸一两,有气加细辛二两,有热加生地黄汁二合。

当归羊肉汤　《医方集成》

【主治】　产后发热自汗,肢体疼痛。

【功效】　养血益气。

【处方】　当归(去芦,酒浸)　人参各七钱　黄芪(去芦)一两　生姜半两

【用法】　上四味,㕮咀,用羊肉一斤,煮清汁五大盏,去肉,入前药,煎四盏,去滓作六服,早晚频进。

当归羊肉汤　《朱氏集验方》

【主治】　产后发热,自汗,肢体痛。

【功效】　养血益气。

【处方】　当归(去芦,酒浸)　人参各七钱　黄芪(去芦)一两　生姜半两

【用法】　上四味,㕮咀,用羊肉一斤,煮清汁五大盏,去肉,入前药,煎四盏,去滓,作六七服,早晚三四服,收汗止头痛。

当归羊肉汤　《妇人大全良方》二

【主治】　产后虽无疾状,但觉虚弱,兼心腹痛。

【功效】　养血益气补虚。

【处方】　肥羊肉一斤(去脂,水一斗,

煮取八升,去肉)　当归五两　黄芪四两　生姜六两

【用法】　上四味,以肉汁煮三味,取二升五合,分为四服。若觉恶露下不尽,加桂心三两;恶露下多,觉有风,加芎䓖三两;有冷加茱萸一两;有气加细辛二两;有热加生地黄汁二合。

当归黄芪汤　《和剂局方》

【主治】　产后腰脚疼痛,不可转侧,壮热自汗,身体强,气短。

【功效】　养血益气,和血止痛。

【处方】　当归(去苗)三两　黄芪(三因方一两)　芍药各二两(玉机微方白芍一两半,炒)

【用法】　上三味为粗末,每服四大钱,水一盏半,姜五片,煎七分,去滓,食前温服。

当归黄芪汤　《圣济总录》二

【主治】　产后腰脚酸疼,转侧不得,壮热汗出,气短心忪。

【功效】　补气养血。

【处方】　当归(焙,剉)　黄芪(细剉)芍药各二两　生姜(切,焙)五两

【用法】　上四味,粗捣筛,分作八服,每服,水二盏半,煎至一盏,去滓,温服。

当归建中汤　《三因方》二

【主治】　产后劳伤,虚羸不足,腹中疗痛,吸吸少气,小腹拘急,痛连腰背,时自汗出,不思饮食。

【功效】　养血和血。

【处方】　当归四两(圣济总录切,焙)桂心三两(宝鉴肉桂,总录桂,去粗皮)白芍药六两　甘草(炙)二钱(澹寮方、宝鉴、总录二两)

【用法】　上四味,剉散,每服四大钱,水一盏半,姜三片,枣二枚,煎七分,去滓,入饴糖一块,再煎消,服。崩伤内衄,加阿胶、地黄煎。

当归建中汤　《和剂局方》

【主治】　妇人一切血气虚损及产后劳伤,虚羸不足,吸吸少气,少腹拘急,痛引腰背,时自汗出,不思饮食。

【功效】　养血温中。

【处方】　白芍药六两　肉桂(去粗皮)三两(医方大成二两)　当归(去苗,微炒)四两　甘草(炙)二两

【用法】　上四味为粗散,每服三钱,水一盏半,入生姜五片,枣一枚,擘破,同煎至一盏,去滓,热服,空心食前。

当归洗汤　《千金方》

【主治】　产后脏中风,阴肿痛。

【功效】　活血祛风,消肿散结。

【处方】　当归　独活　白芷　地榆各三两　败酱(千金翼不用)　矾石各二两

【用法】　上六味,以水一斗半,煮取五升,适冷暖,稍稍洗阴,日三服。

当归芍药汤　《千金方》

【主治】　产后虚损,逆害饮食。

【功效】　养血益气。

【处方】　当归一两半　芍药　人参　桂心　生姜　干地黄　甘草各一两　大枣二十枚

【用法】　上八味,㕮咀,以水七升,煮取三升,去滓,分三服,日三服。

当归四逆汤　《得效方》

【主治】　妇人脐腹冷痛,相引腰胯而痛。

【功效】　温经散寒,活血止痛。

【处方】　当归(尾)七分　附子(炮)官桂　茴香(炒)　柴胡各五分　芍药四分　茯苓　延胡索　川楝子各三分(酒煮)泽泻二分

【用法】　上一十味,㕮咀,作一服,水二盏半,煎至一盏,去滓,温服,空心食前服,数服自愈。

当归白术汤　《无求子活人书》

【主治】　妇人未平复,因有所动,小腹急痛,腰胯疼,四肢不任,举动无力热发。

【功效】　健脾益气,缓急止痛。

【处方】　白术　当归　桂枝(去皮)甘草(炙)　芍药(附子生,去皮,破八片南阳活人书一分,妇人大全良方一个)　人参　黄芪各一两　生姜半两

【用法】　上八味剉如麻豆大,以水三升,煎取一升半,去滓,通口服一汤盏,食顷再服,温覆微汗瘥。

当归补血汤　《兰室秘藏》

【主治】　妇人肌热躁热,目赤面红,烦渴引饮,昼夜不息,其脉洪大而虚,重按全无。

【功效】　补气养血。

【处方】　黄芪一两　当归身二钱(酒制)

【用法】　上二味叹咀,都作一服,水二盏,煎至一盏,去渣,稍热空心服。

当归丸　《千金方》

【主治】　女人脐下癥结刺痛,如虫所啮,及如锥刀所刺,或赤白带下十二疾,腰背疼痛,月水或在月前,或在月后。

【功效】　调和气血。

【处方】　当归　葶苈子　附子　吴茱萸　大黄各二两　黄芩　桂心　干姜　牡丹皮　芎䓖各一两半　细辛　秦椒　柴胡　厚朴各一两六铢　牡蒙(一方无)　甘草各一两　虻虫　水蛭各五十枚

【用法】　上一十八味,为末,蜜和丸如梧桐子大,空心酒下十五丸,日再服。有胎勿服之。

当归丸　《千金方》

【主治】　腰腹痛,月水不通利。

【功效】　补虚化瘀。

【处方】　当归　芎䓖各四两(千金翼方二两)　虻虫　乌头　丹参　干漆各一两　人参　牡蛎　土瓜根　水蛭各二两　桃

仁五十枚

【用法】　上一十一味,为末,以白蜜丸如梧桐子大,酒下三丸,日三服。

当归丸 《圣惠方》

【主治】　妇人血气不和,心腹冷痛。

【功效】　活血散瘀,温中止痛。

【处方】　当归二两(剉,微炒)　硇砂一两(别研)　桂心一两　没药一两　蓬莪术二两

【用法】　上五味,捣罗为末,用好醋一大盏,银器内以慢火熬硇砂成膏,入药末和丸,如梧桐子大,每日空心及晚食前服,以醋汤下十丸。

当归丸 《圣惠方》

【主治】　妇人经络涩滞,致有瘀血在脏,结聚欲成瘕块。

【功效】　活血化瘀,消癥散结。

【处方】　当归一两半(剉,微炒)　鳖甲半两(涂醋炙令黄,去裙襴)　琥珀半两　桃仁一两(去皮尖双仁,麸炒微黄)　川大黄半两(剉碎,微炒)　庵䕡子半两　牡丹半两　牛膝半两(去苗)　赤芍药半两　芎藭半两　桂心半两　虻虫三分(炒微黄,去翅足)　水蛭三分(炒令黄)

【用法】　上一十三味,捣罗为末,炼蜜和捣三二百杵,丸如梧桐子大,每日空心服,用热酒下二十丸。

当归丸 《圣惠方》一

【主治】　妇人月水每来,脐下疠痛,如锥刀所刺,及腰背疼痛。

【功效】　温经破瘀止痛。

【处方】　当归二两(剉,微炒)　琥珀一两　庵䕡子一两　吴茱萸一两(汤浸七遍,炒令黄)　桂心一两　益母草半两　秦椒一两(去目及闭口者,微炒去汗)　牛膝一两(去苗)　水蛭半两(炒微黄)　芎藭一两　延胡索一两　没药一两

【用法】　上一十二味,捣罗为末,炼蜜和捣三五百杵,丸如梧桐子大,每于食前服,

以温酒下十五丸。

当归丸 《圣惠方》二

【主治】　妇人带下五色,腹痛,羸瘦食少。

【功效】　调和气血。

【处方】　当归一两(剉,微炒)　鳖甲一两(涂醋炙微黄,去裙襴)　川大黄一两(剉碎,微炒)　白术三分　胡椒半两　诃黎勒皮三分　槟榔三分　枳壳三分(麸炒微黄,去瓤)　荜茇半两

【用法】　上九味,捣罗为末,炼蜜和捣三二百杵,丸如梧桐子大,每于食前服,以温酒下三十丸。

当归丸 《和剂局方》

【主治】　产后虚羸,及伤血过多,虚竭少气,脐腹拘急,痛引腰背,面白脱色,嗜卧不眠,唇口干燥,心忪烦倦,手足寒热,头重目眩,可思饮食,或劳伤冲任,内积风冷,崩中漏下,淋漓不断,及月水将行,腰腿重疼,脐腹急痛,及治男子妇人从高坠下,内有瘀血,吐血下血等病。

【功效】　养血活血,温经止痛。

【处方】　白芍药　肉桂各二两　阿胶(捣碎,炒)　当归(去芦,微炒)　干姜(炮)　甘草(炙微赤)　续断　芎藭各四两　白芷　附子(炮,去皮脐)　白术各三两　地黄熟(干者)十两　真蒲黄(炒)三分半　吴茱萸(汤洗七次,焙干微炒)三分

【用法】　上一十四味为细末,炼蜜和圆,如梧桐子大,每服二十丸,食前温酒下,渐加至五十丸。

当归丸 《圣济总录》二

【主治】　产后血气不调,日渐羸瘦,肢节烦疼,面无颜色。

【功效】　补血和血,益气活血。

【处方】　当归(切,焙)　生干地黄(焙)　泽兰(取叶)各二两　防风(去叉)　黄芪(剉)　续断　桂(去粗皮)各半两　人参　地骨皮　芍药各一两半

【用法】　上一十味,捣罗为末,炼蜜为丸,梧桐子大,每服三十丸,温酒取米饮下,不拘时。

当归丸　《圣济总录》二

【主治】　妇人血风血气,腹胁刺痛,不思饮食,筋挛骨痹,手足麻木,皮肤瘙痒。

【功效】　活血止痛。

【处方】　当归(切,焙)一两　没药(研)半两　五灵脂(剉)一两

【用法】　上三味,捣罗为末,醋煮面糊丸,如梧桐子大,每服十丸至二十丸,温酒或生姜汤下,空心食前服。

当归没药丸　《袖珍方》

【主治】　妇人血风血气,腹胁刺痛,筋挛骨痹,手足麻木,皮肤瘙痒。

【功效】　活血化瘀定痛。

【处方】　当归　灵脂各一两(炒)　没药五钱

【用法】　上三味为末,醋糊丸,如梧桐子大,每服三十丸,姜汤下,空心服。

当归没药丸　《御药院方》

【主治】　妇人真气虚惫,血气衰少,不能荣养,致使经气不来,或发寒热,饮食减少,怠惰嗜卧。

【功效】　养血活血,化瘀止痛。

【处方】　当归(剉炒)　没药　川姜(炮)　天仙子(炒黑色)　苍术(炒黄色)　芍药　熟干地黄　川芎各等分(各二两为料)

【用法】　上八味,为细末,面糊为丸,如梧桐子大,每服五十丸,温粥饮送下,食前。

当归没药丸　《妇人大全良方》

【主治】　妇人血风血气,腹胁刺痛,筋挛骨痹,手足麻木,皮肤瘙痒。

【功效】　化瘀止痛。

【处方】　当归　五灵脂各一两(炒)　没药半两

【用法】　上三味为末,醋糊丸如梧桐子大,每服三十丸,生姜汤空心下。

当归龙骨丸　《宣明论》

【主治】　妇人月事失常,经水过多,及带下淋漓,产后恶物不止,或孕妇恶露,胎痛动不安。

【功效】　调和阴血,收敛涩精。

【处方】　当归　芍药　黄连　染槐子　艾叶(炒)　茯苓各半两　龙骨　黄柏各一两　木香一分

【用法】　上九味为末,滴水为丸,如小豆大,温米饮下三四十丸,食前服,日三四服。

当归养血丸　《和剂局方》

【主治】　产后恶血不散,发歇疼痛,及恶露不快,脐腹坚胀,兼室女经候不匀,赤白带下,心腹腰脚疼痛。

【功效】　行气活血。

【处方】　延胡索(炒)　牡丹皮　当归(去芦)　赤芍药各二两　肉桂一两(三因方、得效方桂心)

【用法】　上五味为细末,蜜丸如梧桐子大,温酒米饮下三十丸,食前温服。痛甚细嚼咽下。

当归血竭丸　《御药院方》

【主治】　妇人产后,恶物不下,结聚成块,心胸痞闷,及脐下坚痛。

【功效】　活血祛瘀。

【处方】　当归二两(炒,剉)　血竭二两　蓬莪术二两(炮)　芍药二两　五灵脂四两

【用法】　上五味为细末,醋面糊和丸,如梧桐子大,每服四十丸,温酒下,或温粥饮下,空腹食前。

当归饮　《圣济总录》一

【主治】　妊娠腹中冷,胎不安。

【功效】　理气和中。

【处方】　当归(切,焙)　人参　生姜(切)各七钱　厚朴(去粗皮,生姜汁炙)

陈橘皮(汤浸,去白,焙)各半两　大枣(擘破)五枚

【用法】　上六味,剉如麻豆大,分为二剂,每剂以水四盏,煎取一盏半,去滓,食前分温二服,如人行三五里再服。

当归饮 《圣济总录》一

【主治】　妊娠胎动腹痛下血。

【功效】　养血和血。

【处方】　当归(切,焙)一两　葱白(细切)一握

【用法】　上二味,拌匀,每服五钱匕,酒一盏半,煎至八分,去滓,温服。

当归饮 《圣济总录》一

【主治】　妊娠胎萎燥。

【功效】　滋阴养血。

【处方】　当归(切,焙)一两　芎䓖　阿胶(炙,炮)各三分　白术二两

【用法】　上四味,捣为粗末,每服三钱匕,以水一盏,煎至七分,去滓,温服,日三服。

当归饮 《圣济总录》二

【主治】　产后中风,手足偏枯,言语迟涩,恍惚多忘。

【功效】　活血祛风。

【处方】　当归(切,焙)　防风(去叉)桂(去粗皮)　人参　芎䓖　玄参各一两独活(去芦头)一两半

【用法】　上七味,粗捣筛,每服五钱匕,水一盏半,煎至一盏,去滓,温服,不拘时。

当归饮 《妇人大全良方》一

【主治】　妊娠胎动荡心,闷绝烦躁,口干,横生倒产,上冲下筑,迷闷,唇口青黑,手足厥冷。

【功效】　益气和血。

【处方】　当归　人参各一两半　阿胶一两(炒)　甘草二两　连根葱白一握

【用法】　上五味,细剉,水二升,煎四

味至升半,去滓,下葱再煎三合,温服,一剂分为二三服。

当归饮子 《圣惠方》二

【主治】　妊娠胎动,心烦热闷。

【功效】　养阴除烦。

【处方】　当归(剉,微炒)　芎䓖　阿胶(杵碎,炒令黄燥)　豉　桑寄生各半两葱白中茎

【用法】　上六味,细剉和匀,以水二大盏,煎至一盏二分,去滓,不拘时,分温三服。

当归饮子 《圣惠方》二

【主治】　妊娠二三月,腰痛。

【功效】　养血和血。

【处方】　当归一两(剉,微炒)　阿胶一两(捣碎,炒令黄燥)　甘草半两(炙微赤)

【用法】　上三味,细剉和匀,每服半两,以水一大盏,入葱白二茎,煎至五分,去滓,食前温服。

当归煎 《严氏济生方》

【主治】　妇人室女,赤带不止,腹内疼痛,四肢烦疼,不欲饮食,日渐羸瘦。

【功效】　补冲任。

【处方】　当归(去芦,酒浸)　赤芍药(玉机微义炒)　牡蛎(火煅,取粉)　熟地黄(酒蒸,焙)　阿胶(剉,蛤粉炒成珠子)白芍药(微义炒)　续断(酒浸)各一两　地榆半两

【用法】　上八味,为细末,醋糊为丸,如梧桐子大,每服五十丸,空心,用米饮送下。

当归煎 《妇人大全良方》

【主治】　妇人久积血气,时发刺痛,肌瘦乏力,月候不调。

【功效】　行气活血,调经止痛。

【处方】　当归二两(别研)　槟榔　赤芍药　牡丹皮　延胡索各一两

【用法】　上五味除当归末,用米醋熬成膏,入众药末和丸,如梧桐子大,空心温酒

下二十丸,午食前再服。

肉消散　《圣惠方》

【主治】　妇人乳痈毒,始生结核。

【功效】　泻火解毒,止痛消痈。

【处方】　川大黄一两　黄芩一两　黄连一两(去须)　黄药一两　地龙一两(炒令黄)　乳香一两

【用法】　上六味,捣细罗为散,用生地黄汁调匀,涂于肿毒上,干即易之,不过三五度差。

肉桂散　《圣惠方》一

【主治】　产后恶血不尽,结聚为血瘕,腹中坚满,不下饮食。

【功效】　温阳活血,破瘀散结。

【处方】　肉桂一两(去皱皮)　当归半两(剉,微炒)　蒲黄半两　牛膝三分(去苗)　鬼箭羽三分　虻虫半两(去翅足,微炒)　琥珀三分　桃仁三分(汤浸,去皮尖双仁,麸炒微黄)　赤芍药三分　水蛭半两(炒令黄)　川大黄一两(剉,微炒)

【用法】　上一十一味,捣细罗为散,每服食前服,以温酒调下一钱。

肉豆蔻散　《圣惠方》一

【主治】　产后心腹疼痛,呕吐清水,不下饮食。

【功效】　健脾益气,温中行气。

【处方】　肉豆蔻(去壳)　槟榔　人参(去芦头)　桂心各半两

【用法】　上四味,捣细罗为散,不拘时,以粥饮调下一钱。

肉豆蔻散　《圣济总录》二

【主治】　产后冷泻不止。

【功效】　温中止泻。

【处方】　肉豆蔻(去壳)一两　生姜(汁)二合　细面二两

【用法】　上三味,捣罗二味,用姜汁调作饼子,慢火炙干,再焙,捣罗为散,每服二钱匕,米饮调下,空腹,日三服。

肉豆蔻散　《圣济总录》二

【主治】　妊娠下痢,不可疗者,及丈夫脾虚泄泻。

【功效】　健脾化湿,止泻。

【处方】　肉豆蔻十枚(大者,去壳,用白面作面饼子裹,文武火煨令黄色,去面)　草豆蔻十枚(去皮,白面裹,文武火煨令黄色,去面用)　木香一两　诃黎勒二十枚(十枚炮过,熟为度,十枚生,俱去核)　甘草一分(蜜炙)

【用法】　上五味,捣罗为散,每服二钱匕,米饮调下,食前服。

肉豆蔻丸　《圣惠方》二

【主治】　妇人白带下,腹内冷痛。

【功效】　温中化温。

【处方】　肉豆蔻一两(去壳)　附子二两(炮裂,去皮脐)　白石脂二两

【用法】　上三味,捣罗为末,炼蜜和丸,如梧桐子大,每于食前服,以热酒下三十丸。

肉豆蔻汤　《圣济总录》二

【主治】　妊娠心痛,时多痰逆,食饮无味,腹胁胀满。

【功效】　温中行气化痰。

【处方】　肉豆蔻仁煨　附子(去皮脐,切,盐汤浸,曝干,炒)　缩沙(炒,去皮)各半两　木香一分　白术　芎劳各一两

【用法】　上六味,剉如麻豆,每服二钱匕,水一盏,生姜三片,煎七分,去滓,温服,不拘时。

团参散　《朱氏集验方》

【主治】　产后恶血未尽,浑身憎寒发热,小腹划刺疼痛,心气膨胀,不纳饮食,面目虚肿,脚手浮肿,耳聋眼晕,腰痛。

【功效】　散寒祛瘀,利水消肿。

【处方】　干姜七钱(炒)　苍术(炒)　天仙藤　甘草　川乌　北白芍药　北细辛各一两　麻黄(去节)

【用法】　上八味,哎咀,每服三钱,姜五片,枣一枚,荆芥七穗,水煎七分,通口服。

【丿】

血极膏　《得效方》

【主治】　妇人干血气。

【功效】　活血通经

【处方】　大黄一两(为末)

【用法】　上一味用醽醋一升熬成膏,丸如鸡头大,每服一丸,热酒化开,临卧温服,大便利一二行后,红脉自下。

血极膏　《医林方》

【主治】　妇人干血气。

【功效】　祛瘀下血。

【处方】　川大黄一两(为末)　醽醋一升

【用法】　上二味,熬成膏子,丸如鸡头大,每服一丸,熬酒化开,临卧温服。

血风汤　《拔萃方》

【主治】　产后诸风瘈疭无力。

【功效】　祛风除湿,养血益气。

【处方】　秦艽　羌活　防风　白芷　川芎　芍药　当归　地黄　白术　茯苓各等分　加半夏　黄芪

【用法】　上一十二味为细末,一半为丸,炼蜜如梧桐子大;一半为散,温酒调下,丸药五七十丸。

血风汤　《玉机微义》

【主治】　产后诸风瘈疭无力。

【功效】　祛风除湿,益气养血。

【处方】　秦艽　羌活　防风　白芷　川芎　芍药　白术　当归　地黄　茯苓　半夏　黄芪等分

【用法】　上一十二味为末,一半为丸,炼蜜如梧桐子大,一半为散,温酒送下五七十丸。

血竭散　《瑞竹堂方》

【主治】　妇人脐下血积疼痛。

【功效】　化瘀通经止痛。

【处方】　血竭　乳香　没药(并别研)　水蛭(盐炒烟尽)　白芍药　当归　麝香各一两　虎骨(代)(火炙油尽,黄,一钱六分)

【用法】　上八味为极细末,每服三钱,空心,温酒调服。

血竭散　《圣惠方》二

【主治】　产后败血冲心,胸满气喘,命在须臾。

【功效】　活血祛瘀止血。

【处方】　真血竭(研)

【用法】　上一味为细末三钱,温酒调服。

血竭破棺丹　《袖珍方》

【主治】　妇人产后,血闭血迷,血运血劳,嗽血,男子伤力,劳嗽吐血。

【功效】　活血祛瘀止血。

【处方】　乳香　血竭　箭头砂各一钱

【用法】　上三味为末,巴豆仁研泥为膏,瓷器盛之,如用丸,如鸡头大,妇人狗胆冷酒下,男子冷酒下。

竹叶汤　《千金方》

【主治】　产后心中烦闷不解。

【功效】　清热除烦,健脾益胃。

【处方】　生淡竹叶(良方切)　麦门冬各一升　甘草二两(良方、钤方一两)　生姜(良方、钤方二两)　茯苓各三两(良方、钤方无)　大枣十四枚(钤方十二介)　小麦三合(良方、钤方一升)

【用法】　上七味,哎咀,以水一斗,先煮竹叶小麦取八升,纳诸药,煮取三升,去滓,分三服。若心中虚悸者,加人参二两;其人食少五谷气者,加粳米五合;气逆者,加半夏二两。

竹叶汤　《千金方》

【主治】　产后虚渴,少气力。

【功效】　清热除烦,益气生津。

【处方】　竹叶三升　生姜　半夏各三两　大枣十四枚(拔萃方、徐氏胎产方十五枚)　小麦五合　甘草　茯苓　人参各一两　麦门冬五两(胎产方无人参)

【用法】　上九味,㕮咀,以水九升,煮竹叶、小麦,取七升,去滓,内诸药,更煎取二升半,一服五合,日三夜一。

竹叶汤　《三因方》

【主治】　妊娠苦烦闷者,以四月受少阴君火气以养精,六月受少阴相火气以养气,若母心惊胆寒,名子烦。

【功效】　养阴清心。

【处方】　防风(去叉)　黄芩(得效方一方去黄芩,加人参半两)　麦门冬(去心)各三两(管见大全良方各三钱)　白茯苓四两(良方去皮,四钱)

【用法】　上四味,剉散,每服四大钱,水一盏半,竹叶十数片,煎七分,去滓,温服。

竹叶汤　《圣济总录》二

【主治】　产后中风发热,面赤气喘,头目昏痛。

【功效】　清热除烦,益气平喘。

【处方】　淡竹叶　葛根(剉)　人参　防风(去叉)各一两　桔梗(炒)二两　甘草(炙)半两　附子(大者一枚,炮裂,去皮脐)　桂(去粗皮)半两

【用法】　上八味剉如麻豆,每服三钱匕,水一盏,生姜三片,煎七分,去滓,温服,不拘时。

竹叶汤　《圣济总录》二

【主治】　产后伤寒,烦躁迷闷,热渴头痛。

【功效】　清热除烦,益气生津。

【处方】　淡竹叶半两(切)　人参　芍药　黄芩(去黑心)　石膏　麦门冬(去心,

焙)　甘草(炙)各一两

【用法】　上七味,粗捣筛,每服三钱匕,水一盏,姜生三片,枣二枚,擘破,同煎七分,去滓,温服,不拘时。

竹叶汤　《圣济总录》二

【主治】　产后虚渴。

【功效】　清热除烦,生津止渴。

【处方】　竹叶一两(切)　甘草(炙)　人参各半两　小麦一两　白茯苓(去黑皮)半两　半夏(姜汁制,切)一分　麦门冬(去心,焙)二两

【用法】　上七味,粗捣筛,每服三钱匕,水一盏,煎至七分,去滓,温服,不拘时。

竹叶汤　《妇人大全良方》二

【主治】　产后虚渴,少气力。

【功效】　清热除烦,益气生津。

【处方】　竹叶三升　甘草　人参　茯苓各一两　小麦五合　生姜　半夏各三两　麦门冬五两　大枣十五枚

【用法】　上九味,㕮咀,以水九升,先煮竹叶、小麦、生姜、枣,取七升,去滓,纳药,再煎取二升,去滓,一服五合,日三夜一。

竹叶防风汤　《无求子活人书》

【主治】　妇人产后伤风,发热面赤,喘而头疼。

【功效】　清热除烦,解肌祛风。

【处方】　竹叶半把　防风　人参　桂枝(去皮　经验良方官桂)　桔梗　甘草(炙)各半两　葛根一两半

【用法】　上七味为粗末,每服四钱,水一盏半,生姜三片,枣子一枚,煎至八分,去滓,温服,使汗出。颈项强,用附子炮去皮脐,剉如豆大,抄一大钱,同煎。呕者,加半夏一钱。

竹沥汤　《千金方》

【主治】　妊娠,常苦烦闷。

【功效】　清热化痰除烦。

【处方】　竹沥一升(胎产方用人参两

半）　麦门冬（胎产方去心）　防风　黄芩各三两　茯苓四两

【用法】　上五味,以水四升,合竹沥,煎取二升,分三服,不瘥再作。

竹沥汤　《圣济总录》二

【主治】　产后中风,口喎,言语不利,手足不遂。

【功效】　清热除湿,祛风止痉。

【处方】　竹沥半两　防风（去叉）一两半　升麻一两一分　羌活（去芦头）　桂（去粗皮）　芎劳　羚羊角屑各一两　麻黄（去根节,煎,掠去沫,焙）一两半　杏仁（去皮尖双仁,炒）八十枚

【用法】　上九味,除竹沥外,粗捣筛,每服三钱匕,水一盏,煎至七分,去滓,入竹沥半合,再煎至七分,温服,不拘时。

竹沥汤　《圣济总录》二

【主治】　妊娠心下烦懊热躁。

【功效】　清热化痰除烦。

【处方】　防风（去叉）　麦门冬（去心,焙）　黄芩（去黑皮）　升麻　石膏碎　栀子仁各一两

【用法】　上六味,粗捣筛,每服三钱匕,水一盏,竹沥半合,煎至七分,去滓,食后温服,日再服。

竹沥汤　《圣济总录》二

【主治】　产后中风,角弓反张,及贼风入腹,腹中拘痛,烦乱惚恍,忘误迷惑,不知人事,口噤不开,手足缓纵,产后余病,体虚受风,烦愦欲死。

【功效】　祛风除湿止痉。

【处方】　秦艽（去苗土）　甘草（炙）　防风（去叉）　当归（切,焙）各一两　茵芋（去粗茎）　乌头（炮裂,去皮脐）　干姜（炮）　细辛（去苗叶）　人参　黄芩（去黑心）　桂（去粗皮）　天雄（炮裂,去皮脐）　防己　白茯苓（去黑皮）　白术各半两

【用法】　上一十五味,剉如麻豆,每服三钱匕,竹沥并水合一盏,煎取六分,去滓,温服,不拘时。

竹沥汤　《徐氏胎产方》

【主治】　妊娠烦闷,心胆怯。

【功效】　健脾化痰。

【处方】　茯苓三两　竹沥一升

【用法】　上二味,以水四升,煎取二升,分三服,不瘥再服。

竹沥汤　《妇人大全良方》

【主治】　妇人热即生风。

【功效】　解肌祛风。

【处方】　竹沥二升　生葛汁一升　生姜汁三合

【用法】　上三味相和,温暖,分三服,朝、晡、夜各一服。

竹沥汤　《妇人大全良方》

【主治】　妇人中风,四肢不遂,舌强语謇。

【功效】　温阳祛湿,活血通络。

【处方】　威灵仙　附子（炮）　苦桔梗　蔓荆子　防风　枳壳（去瓤,麸炒）　川芎　当归各等分

【用法】　上八味㕮咀,每服四钱,水一盏,竹沥半盏,姜三片,煎至八分,温服,日四服。忌茶。

竹沥粥　《食医心鉴》

【主治】　妊娠烦闷。

【功效】　补虚化痰。

【处方】　粟米三合

【用法】　上一味,煮粥,临熟下淡竹沥三合,搅令匀,空心食之。

竹沥饮子　《圣惠方》一

【主治】　妊娠中风痉,口噤烦闷。

【功效】　化痰熄风。

【处方】　竹沥五合　入乳二合　陈酱汁半合

【用法】　上三味,相和,分温二服,拗开口灌之。

竹茹散　《圣惠方》二

【主治】　妊娠胎动不安，手足烦疼。

【功效】　调和气血。

【处方】　甜竹茹一两　当归一两（剉，微炒）　芎藭一两　黄芩一两　甘草半两（炙微赤，剉）

【用法】　上五味，细剉和匀，每服半两，以水一大盏，煎至七分，去滓，食前分温二服。

竹茹散　《圣惠方》二

【主治】　妊娠三四月，胎动不安，手足烦热，面色萎黄。

【功效】　养阴清热除烦。

【处方】　竹茹一两　麦门冬一两（去心）　白茯苓一两　栀子仁一两　黄芩一两　甘草半两（炙微赤，剉）　石膏二两

【用法】　上七味，捣筛为散，每服四钱，以水一中盏，煎至六分，去滓，食前温服。

竹茹散　《圣济总录》二

【主治】　产后烦闷气短。

【功效】　清热除烦，益气养阴。

【处方】　竹茹　人参　白茯苓（去黑皮）　黄芪（剉）　当归（切，焙）　生干地黄（焙）各半两

【用法】　上六味，捣罗为散，每服二钱匕，温酒调下，不拘时。

竹茹汤　《得效方》

【主治】　妊娠呕吐，头痛，寒热往来，五心烦闷，四肢不和。

【功效】　理气和中。

【处方】　人参　陈皮（去白）　白术　麦门冬（去心）各五钱　甘草二钱半　厚朴（去粗皮，切，姜炒）　茯苓　竹茹各五钱

【用法】　上八味，剉散，每服三钱，水一盏半，生姜三片煎，温服，不拘时。

竹茹汤　《和剂局方》

【主治】　妊娠择食，呕吐头疼，眩晕颠倒，痰逆烦闷，四肢不和。

【功效】　降气和中。

【处方】　麦门冬（子去心）　橘红（净去白）　人参（去苗）　白术各一两　白茯苓　厚朴（姜汁制）各半两　甘草一分

【用法】　上七味，为粗末，每服三钱，水一盏，生姜五片，入竹茹一块，如弹子大，同煎至七分，去滓服。

竹茹汤　《医方集成》

【主治】　妊娠呕吐，头疼眩晕，

【功效】　理气和中。

【处方】　橘红（去白）　人参（去芦）　白术　麦门冬（去心）各一两　甘草一分　白茯苓　厚朴（姜制）各半两

【用法】　上七味，㕮咀，每服三钱，水一盏，姜五片，入竹茹一块，如弹子大，同煎至七分，温服，不拘时。

竹茹汤　《经验良方》

【主治】　妊孕三四月，呕吐不食。

【功效】　养阴润肺，理气开胃。

【处方】　生芦根一两　青竹茹　橘皮　前胡各四钱　生姜五片（吴氏集验方六钱）　大腹子　槟榔各二钱

【用法】　上七味，每服四钱，水一盏，煎六分，煎取七合。空心温服。

竹茹寄生汤　《圣济总录》一

【主治】　妊娠漏胎，心腹疼痛，或时下血。

【功效】　固冲止血安胎。

【处方】　竹茹　桑寄生　阿胶（炙燥）　艾叶　芍药　白术各等分

【用法】　上六味，剉如麻豆大，拌匀，每服三钱匕，水一盏，煎至七分，去滓，温服。

竹茹饮子　《圣惠方》一

【主治】　产后内虚，烦闷短气。

【功效】　清热除烦，益气生津。

【处方】　竹茹一两　人参一两（去芦头）　白茯苓一两　黄芪一两（剉）　甘草

一分(炙微赤)

【用法】 上五味,细剉和匀,每服半两,以水一大盏,入枣三枚,煎至五分,去滓,温服,不拘时。

竹根汤 《千金方》

【主治】 产后虚烦。

【功效】 清热除烦。

【处方】 甘竹根(细切)一斗五升

【用法】 以水二斗,煮取七升,去滓,内小麦二升,大枣二十枚,复煮麦熟三四沸,内甘草一两,麦门冬一升,汤成去滓,服五合,不瘥更服,取瘥。短气亦服之。

竹皮大丸 《金匮方》

【主治】 妇人乳中虚,烦乱呕逆。

【功效】 清热除烦止呕。

【处方】 生竹茹二分 石膏二分 桂枝一分 甘草七分 白薇一分

【用法】 上五味,末之,枣肉和丸,弹子大,以饮服一丸,日三夜二服。有热者,倍白薇;烦喘者,加柏实一分。

朱砂丸 《圣惠方》一

【主治】 妇人血海风冷,月水每来,攻刺脐腹疼痛,面色萎黄,四肢无力。

【功效】 温经止痛。

【处方】 朱砂二两(细研,水飞过)硇砂二两(细研) 半夏一两(汤浸七遍,去滑) 木香一两 当归一两半(剉,微炒)巴豆一分(去皮心研,纸裹压去油)

【用法】 上六味,捣罗为末,都研令匀,先以酽醋一升,和狗胆一枚汁,煎如稀饧,和丸如绿豆大,每于食前服,以醋汤下二丸。

朱砂丸 《朱氏集验方》

【主治】 催生救危急。

【功效】 催产。

【处方】 朱砂半两(研) 乳香一两(研)

【用法】 上二味为末,须用端午日,取

猪心血丸之,如梧桐子大,每服一丸,乳香汤下,立产。

朱砂丸 《妇人大全良方》一

【主治】 产后虚中有积,结成诸疾。

【功效】 温中散寒除积。

【处方】 黑附子 桂心 白姜各半两巴豆一钱(醋浸煮,去皮研)

【用法】 上四味为细末,入巴豆研停,醋煮面糊丸,如麻子大,每服三丸至五丸,冷茶服之,取泻为度。

朱砂斑蝥丸 《宣明论》

【主治】 妇人产后吃硬食,变作血气食块。

【功效】 消食化积,祛瘀生新。

【处方】 皂角末二钱 巴豆四个(去油) 朱砂一钱 硇砂(一皂子大块) 干蝎一个(全) 斑蝥十个 红娘子五介 水蛭三介

【用法】 上八味为细末,蜜和丸,都分作十五丸,每服一丸至二丸、三丸,温酒下。

朱砂大红丸 《宣明论》

【主治】 产后寒热运闷,血食块硬,疼痛不止。

【功效】 清热活血,祛瘀止痛。

【处方】 朱砂一两(一半入药,一半衣) 附子(炮) 没药半两 海马半钱乳香 苁蓉 肉桂 玄胡 姜黄 硇砂各半两 斑蝥一分 生地黄一两

【用法】 上一十二味为末,酒煮面糊为丸,如酸枣大,每服一丸,煎当归酒下,放温。经水不行,煎红花酒。

朱砂膏 《得效方》

【主治】 妇人心脏惊热至甚,不省人事。

【功效】 镇心安神,清热养阴。

【处方】 朱砂 硼砂 焰消各二钱半金银箔各五片 寒水石五钱 脑子一字石膏五分 粉甘草三分

【用法】　上八味为末，每服二钱，麦门冬二十粒，去心，煎汤调下。

朱砂散　《圣惠方》二

【主治】　妇人风虚，与鬼交通，悲笑无恒，言语错乱，心神恍惚，睡卧不安。

【功效】　镇惊安神，养血清心。

【处方】　朱砂一两（细研，水飞过）铁粉一两　牛黄一分　虎睛一对（炙微黄）雄黄半两　龙角半两（为末）　蛇蜕皮一尺（烧灰）　麝香一分

【用法】　上八味，同研令极细，每服不拘时，以桃符煎汤调下一钱。

伏龙肝散　《宣明论》

【主治】　妇人血崩不止，或结作片者。

【功效】　养血固冲，凉血止血。

【处方】　芎䓖一两　生地黄一分　阿胶八钱（炙）　当归一两　续断一分　地榆大蓟一两　伏龙肝七钱　青竹茹八钱

【用法】　上九味，为末，每服三钱，水一盏半，煎至一盏，温服，日五服，不拘时，后服补药。

伏龙肝散　《圣惠方》一

【主治】　产后中风，口噤不能语，腰背着床不得。

【功效】　温中祛风。

【处方】　伏龙肝一两半　干姜半两（炮裂，剉）

【用法】　上二味，捣细罗为散，不拘时，以酒调下二钱。

伏龙肝散　《圣惠方》一

【主治】　妇人漏下，或瘥或剧，身体羸瘦，饮食减少，四肢无力。

【功效】　温经收敛止血。

【处方】　伏龙肝一两　赤石脂一两龙骨一两　牡蛎一两（烧为粉）　乌贼鱼骨一两　禹余粮一两（烧酥淬七遍）　桂心一两　白术一两　黄牛角䚡一两（烧灰）

【用法】　上九味，捣细罗为散，每于食前服，以温酒调下二钱。

伏龙肝散　《圣惠方》二

【主治】　妇人崩中下血不止，绕脐疼痛，或时心烦。

【功效】　温经活血，收涩止血。

【处方】　伏龙肝一两（细研）　麒麟竭半两　棕榈二两（烧灰）　地榆一两（剉）龙骨一两　当归一两（剉，微炒）　白芍药一两　熟干地黄一两　禹余粮二两（烧醋淬七遍）

【用法】　上九味，捣细罗为散，不拘时，以温酒调下二钱。

伏龙肝散　《圣惠方》二

【主治】　妇人崩中下五色，或赤白不定，或如豆汁，久不止，令人黄瘦，口干，虚烦不食。

【功效】　温经止血。

【处方】　伏龙肝一两　甘草半两（炙微赤，剉）　赤石脂一两　芎䓖三分　桂心半两　当归三分（剉，微炒）　熟干地黄二两　麦门冬一两半（去心），焙　艾叶二两（微炒）　干姜三分（炮裂，剉）

【用法】　上一十味，捣粗罗为散，每服四钱，以水一中盏，入枣二枚，煎至六分，去滓，温服，不拘时。

伏龙肝散　《圣惠方》二

【主治】　妊娠胎动腹痛，下血不止。

【功效】　和血止血。

【处方】　伏龙肝一两　当归一两（剉，微炒）　龙骨三分　阿胶一两（捣碎，炒令黄燥）　蒲黄三分　艾叶半两（微炒）　熟干地黄一两　牛角䚡半两（炙黄焦）　芎䓖半两

【用法】　上九味，捣细罗为散，每服不拘时，以粥饮调下二钱。

伏龙肝汤　《千金方》

【主治】　崩中，赤白，或如豆汁。

【功效】　温经止血。

【处方】　伏龙肝(如弹丸)七枚　生地黄四升(一方五两)　生姜五两(千金翼方三两)　甘草(翼方炙)　艾叶　赤石脂桂心各二两

【用法】　上七味,㕮咀,以水一斗,煮取三升,分四服,日三夜一。

伏龙肝汤　《圣济总录》一

【主治】　妊娠胎动不安,腹内疼痛,下血不止。

【功效】　养血固冲,止血安胎。

【处方】　伏龙肝　桑寄生　续断　芎藭各一两　龙骨三分　当归(切,焙)　阿胶(炙燥)各一两　干姜(炮)　甘草(炙)各一两

【用法】　上九味,粗捣筛,每服五钱匕,水一盏半,入生姜三片,枣二枚,擘破,同煎至八分,去滓,空腹,食前温服。

延胡索散　《圣惠方》

【主治】　妇人血气攻心腹疼痛。

【功效】　行气活血止痛。

【处方】　延胡索三分　当归三分(剉,微炒)　芎藭三分(妇人大全良方各二分)木香半两　桃仁一两(汤浸,去皮尖双仁,麸炒微黄　良方、袖珍方、永类钤方半两)　赤芍药半两　桂心二分(良方二分)熟干地黄一两　枳实半两(麸炒微黄)

【用法】　上九味,捣粗罗为散,每服三钱,以水一中盏,入生姜半分,煎至六分,去滓,稍热服,不拘时。

延胡索散　《圣惠方》一

【主治】　妇人血虚气弱,风冷搏于脏腑,致成劳损,体瘦无力,食饮减少,脐腹多疼,肢节拘急。

【功效】　行气活血,温中止痛。

【处方】　延胡索一两　白术一两　当归一两(剉碎,微炒)　桂心一两　赤芍药一两　芎藭一两　附子一两(炮裂,去皮脐)木香一两　琥珀一两　桃仁一两(汤浸,去皮尖双仁,麸炒微黄)

【用法】　上一十味,捣筛为散,每服三钱,水一中盏,入生姜半分,煎至六分,去滓,食前温服。

延胡索散　《圣惠方》二

【主治】　产后血运,闷绝不识人。

【功效】　行气活血,祛瘀止血。

【处方】　延胡索一两　刘寄奴一两当归一两(剉,微炒)　红蓝花子三分

【用法】　上四味,捣细罗为散,每服不拘时,以童子小便半盏,酒半盏相和,暖过,调下二钱。

延胡索散　《圣惠方》二

【主治】　产后恶露不尽,腹中疼痛不可忍。

【功效】　活血行气,祛瘀止痛。

【处方】　延胡索　干漆(捣碎,炒令烟出)　旱莲子　桂心　当归(剉,微炒)各一两

【用法】　上五味,捣细罗为散,每服不拘时,以温酒调下二钱。

延胡索散　《圣惠方》三

【主治】　产后儿枕攻上下,心腹疼痛。

【功效】　活血行气止痛。

【处方】　延胡索一两　当归一两(剉,微炒)　桂心一两

【用法】　上三味,捣粗罗为散,每服三钱,以童子小便、酒各半中盏,入生姜半分,煎至六分,去滓,温服,不拘时。

延胡索散　《袖珍方》

【主治】　产后儿枕腹痛。

【功效】　活血行气止痛。

【处方】　延胡索　当归各一两　琥珀蒲黄(炒)各一分　赤芍药五钱　肉桂三分　红蓝花二钱

【用法】　上七味为末,童子便合酒温酒调三钱,食前服。

延胡索散　《管见大全良方》

【主治】　产后儿枕腹痛。

【功效】　活血祛瘀止痛。

【处方】　延胡索　当归各一两　琥珀（研）　蒲黄（炒）各一分　桂心三分　赤芍药半两　红蓝花二钱

【用法】　上七味为细末，以童子小便合细酒，温温调三钱，食前服。

延胡索散　《妇人大全良方》

【主治】　妇人血气，走作疼痛不可忍，及月水不调，面色萎黄，吃食减少，及产后诸疾。

【功效】　行气活血，散结止痛。

【处方】　延胡索（生）　三棱（生）　当归（去芦，酒浸）　莪术（醋炒少时）各等分

【用法】　上四味为末，每服二钱，空心温酒调。如血气发者，及月水不调，并皆童子小便、酒、红花同煎，调下。

延胡索汤　《圣济总录》二

【主治】　半产后，气血不快，恶露断续。

【功效】　活血行滞。

【处方】　延胡索　当归（切，炒）　芍药　芎䓖　桂（去粗皮）　甘草（炙）各一两

【用法】　上六味，粗捣筛，每服三钱匕，水一盏，煎至七分，去滓，温服，不拘时。

延胡索汤　《圣济总录》二

【主治】　妇人风虚劳冷，日渐羸瘦，血气攻刺，经脉不匀。

【功效】　益气温阳，化瘀止痛。

【处方】　延胡索　肉桂（去粗皮）　芍药　白茯苓（去黑皮）　熟干地黄（焙）　鳖甲（去裙襕，醋炙）　续断　芎䓖　羌活（去芦头）　附子（炮裂，去皮脐）各一两　人参　木香各半两

【用法】　上一十二味，剉如麻豆，每服三钱匕，水一盏，煎至七分，去滓，空心、日午、临卧温服。

延胡索丸　《圣济总录》一

【主治】　妇人血风劳气，身体疼痛，面色萎黄，四肢无力，大便秘涩，口苦舌干，不思饮食。

【功效】　活血止痛。

【处方】　延胡索　京三棱炮（剉）　赤芍药　当归（切，焙）　旋覆花各一两　麒麟竭　乌贼鱼骨（去甲）　泽兰叶　滑石各半两

【用法】　上九味，捣罗为末，炼蜜和丸，梧桐子大，每服二十丸，温酒下，日二服。

延年泽兰丸　《妇人大全良方》二

【主治】　产后风虚损瘦，不能食。

【功效】　活血祛瘀，益气养血。

【处方】　泽兰叶（熬）　当归　甘草各七分　厚朴　藁本　食茱萸　芫荑　白芷　干姜　芍药各三分　石膏八分　人参　柏子仁　桂心各四分　白术五分

【用法】　上一十五味为细末，炼蜜丸如梧桐子大，酒服十五丸至二十五丸，日二服。忌生冷、鲊滑、猪牛肉、面、生葱、桃李、雀肉、海藻、菘菜。

延年增损泽兰丸　《妇人大全良方》二

【主治】　产后风虚，劳损黄瘦。

【功效】　活血祛瘀，益气温阳。

【处方】　泽兰（熬）七分　防风　干地黄　当归　北细辛　桂心　茯苓　芍药　人参　甘草　藁本　乌头炮　麦门冬　石斛　紫菀　川芎各五分　干姜　柏子仁　芫荑仁　厚朴　川椒各四分　白术　黄芪各六分　紫石英　石膏各八分

【用法】　上二十五味为细末，炼蜜丸如梧桐子大，酒下二十丸或三十丸。

舌本缩　《圣惠方》

【主治】　妇人中风口噤。

【功效】　行气除痰。

【处方】　芥子一升

【用法】　上一味，细研，以醋三升，煎

取一升,涂额颊下,立效。肘后方、备预百要方同。

杀鬼雄黄丸　《圣惠方》二

【主治】　妇人与鬼交通。

【功效】　镇心安神。

【处方】　雄黄一两(细研)　丹砂一两(细研)　雌黄一两(细研)　羚羊角屑　芜荑　虎头骨　石菖蒲　鬼臼　鬼箭羽　白头翁　石长生　苍术　马悬蹄　猪粪各半两

【用法】　上一十四味,生用,捣细罗为末,以羊脂蜜蜡和捣为丸,如弹子大,每服一丸,当患人户前烧之。

【、】

刘寄奴散　《圣惠方》

【主治】　妇人血气,小腹疞痛。

【功效】　活血行气,祛瘀止痛。

【处方】　刘寄奴一两　当归一两(剉)　桂心一两　芎䓖一两　牛膝一两　琥珀一两

【用法】　上六味,捣细罗为散,每服不拘时,以温酒调下二钱。

刘寄奴散　《圣惠方》二

【主治】　产后血运,闷绝不识人,颊赤,手足烦疼,腹胀喘息。

【功效】　祛瘀通经,止血止痛。

【处方】　刘寄奴二两　当归二两(剉,微炒)　赤芍药一两　吴茱萸一分(汤浸七遍,焙干微炒)　姜黄半两

【用法】　上五味,捣筛为散,每服三钱,以酒一中盏,煎至六分,去滓,温服,不拘时。

刘寄奴散　《圣惠方》二

【主治】　产后血运闷绝,欲狼狈者。

【功效】　活血祛瘀止血。

【处方】　刘寄奴一两　红蓝花半两　益母草子半两

【用法】　上三味,捣细罗为散,每服不拘时,以童子小便半盏,酒半盏相和,暖过,调下三钱。

刘寄奴散　《圣惠方》二

【主治】　产后恶血冲心,闷绝不语。

【功效】　活血祛瘀止血。

【处方】　刘寄奴一两　麝香一分(细研)　当归(剉,微炒)　芎䓖　桂心　牛膝(去苗)　益母草　羌活　生干地黄　延胡索各三分

【用法】　上一十味,捣细罗为散,研入麝香令匀,不拘时,以温生姜、童子小便调下二钱。

刘寄奴散　《圣惠方》二

【主治】　产后恶露不下,腹内刺疼痛,日夜不止。

【功效】　活血祛瘀,通经止痛。

【处方】　刘寄奴三分　当归三分(剉,微炒)　延胡索半两　蒲黄半两　肉桂三分(去皱皮)　红蓝花半两　木香一两　生干地黄半两　桑寄生半两　赤芍药半两　川大黄一两(剉,微炒)　苏枋木三分(剉)

【用法】　上一十二味,捣粗罗为散,每服四钱,以水一中盏,入生姜半分,煎至六分,去滓,稍热服,不拘时。

羊肉汤　《千金方》

【主治】　产后虚羸,喘乏、自汗出,腹中绞痛。

【功效】　温中补虚,活血止痛。

【处方】　肥羊肉三斤(去脂)　当归(姚氏用葱白)　芎䓖各三两(子母秘录作芼一升)　桂心　甘草各二两　芍药(子母秘录作葱白)　生姜各四两　干地黄五两

【用法】　上八味,㕮咀,以水一斗半,先煮肉,取七升,去肉,纳余药,煮取三升,去滓,分三服,不瘥重作。

羊肉汤　《千金》

【主治】　产后中风,久绝不产,月水不

利,乍赤乍白,及男子虚劳冷盛。

【功效】 温阳补虚。

【处方】 羊肉二斤 香豉 成箁大蒜(去皮,切)各三升

【用法】 上三味,以水一斗三升,煮取五升,去滓,内酥一升,更煮取三升,分温三服。

羊肉汤 《千金方》

【主治】 产后及伤寒大虚,上气腹痛,兼微风。

【功效】 温阳益气,佐以祛风。

【处方】 肥羊肉二斤(无羊肉用獐鹿肉代) 茯苓 黄芪 干姜各三两 甘草 独活 桂心 人参各二两 麦门冬七合 生地黄五两 大枣十二枚

【用法】 上十一味,㕮咀,以水二斗,煮肉,取一斗,去肉,纳药,煮取三升半,分四服,日三夜一。

羊肉汤 《肘后方》

【主治】 虚汗乏气,不欲食,卒急血结,中风颠倒闷乱。

【功效】 温中补虚,活血散结。

【处方】 羊肉三斤 芎䓖 甘草(炙)各一两 芍药 当归各二两 生姜五两

【用法】 上六味,以水一斗五升,煮肉取九升,去肉内诸药,煮取三升,分温三服。

羊肉汤 《产宝》一

【主治】 产后内虚,寒气入腹,腹中绞痛,下赤白痢,妄语见鬼。

【功效】 温阳补中,活血止痛。

【处方】 肥羊肉一斤(去肵) 甘草(炙) 当归 芍药各一两(妇人大全良方各一分)

【用法】 上四味,以水六升,煮羊肉取二升,去肉下药,取一升,为二服。

羊肉汤 《三因方》二

【主治】 产后腹中疼痛,虚劳不足,里急胁痛,并治寒疝。

【功效】 温中养血,祛寒止痛。

【处方】 当归三钱 生姜一两一分 精羊肉四两 橘皮半两

【用法】 上四味,剉散,水三碗,酒少许,煎至一碗,去滓,分二服,或少加葱盐亦佳。

羊肉汤 《妇人大全良方》二

【主治】 疗虚,及产妇腹中痛,虚眩不能支持,两胁当脐急痛,气上冲,前后相引痛。

【功效】 温中补血,祛寒止痛。

【处方】 精羊肉四两 当归 川芎各半两 生姜一两

【用法】 上四味,细切,以水十盏,煎至三盏,掠去沫,去滓,分四服,空腹热服一日,来日再作,二日滓合为一日煎,当一剂服。

羊肉当归汤 《千金方》

【主治】 产后腹中心下切痛,不能食,往来寒热,若中风乏气力。

【功效】 温中养血,散寒祛风。

【处方】 羊肉三斤 当归 黄芩(肘后用黄芪) 芎䓖 防风(肘后用人参) 甘草各二两 芍药三两 生姜四两

【用法】 上八味,㕮咀,以水一斗二升,先煮肉熟,减半,内余药,取三升,去滓,分三服,日三服。

羊肉当归汤 《圣惠方》三

【主治】 产后虚羸,乏弱无力,喘急汗出,腹中疗痛。

【功效】 温中养血,益气敛汗。

【处方】 肥羊肉二斤 当归半两(剉,微炒) 白芍药半两 附子三分(炮裂,去皮脐) 龙骨三分 熟干地黄一两 白术三分 桂心三分 芎䓖三分 黄芪三分(剉) 人参三分(去芦头)

【用法】 上十一味,捣粗罗为散,先以水五大盏,煎羊肉取汁二大盏,每服用汁一中盏,入药四钱,生姜半分,枣三枚,煎至

六分,去滓,温服,日三服。

羊肉当归汤 《圣济总录》二

【主治】 产后虚弱受风。

【功效】 温中养血,益气活血。

【处方】 肥羊肉(去脂膜,切)半斤 当归(切,焙)二两半 黄芪(剉)二两 芎䓖二两

【用法】 上四味,除羊肉外剉如麻豆大,每先以水二升,微火煮羊肉,取汁一升,澄清去肉,入药十钱匕,煎取二盏,去滓,分温三服,一日令尽。

羊肉黄芪汤 《千金方》

【主治】 产后虚乏。

【功效】 温中养血补气。

【处方】 羊肉三斤 黄芪三两 大枣三十枚 茯苓 甘草 当归 桂心 麦门冬 干地黄 芍药各二两

【用法】 上一十味,㕮咀,以水二斗,煮羊肉,取一斗,去肉,内诸药,煎取三升,去滓,分三服,日三服。

羊肉黄芪汤 《圣惠方》三

【主治】 产后虚羸,四肢瘦弱,不能饮食。

【功效】 温中益气健脾。

【处方】 羊肉五斤 黄芪一两半(剉) 白茯苓一两 白芍药一两 当归一两半(剉,微炒) 续断一两 五味子一两 草薢一两(剉) 桂心一两 熟干地黄一两 麦门冬一两半(去心,焙)

【用法】 上一十一味,捣粗罗为散,用水一斗煮羊肉,取汁五升,每服用肉汁一中盏,药末四钱,枣三枚,生姜半分,煎至六分,去滓,温服,日三服。

羊肉黄芪汤 《圣济总录》二

【主治】 产后虚羸。

【功效】 温阳益气。

【处方】 羊肉一斤(去脂膜,细切,以水八盏,煮取肉汁五盏,澄清) 白茯苓(去

黑皮) 甘草(炙令赤) 当归(切,炒) 桂(去粗皮) 芍药 麦门冬(去心,焙)各三分 生干地黄(焙) 黄芪(微炙,剉)各一两

【用法】 上九味,除羊肉外,粗捣筛,每服三钱匕,用肉汁一盏,生姜三片,枣一枚,擘,同煎至七分,去滓,温服,不拘时。

羊肉地黄汤 《圣惠方》三

【主治】 产妇七日后服用,补虚羸,强气力,消滞血。

【功效】 温中补血,益气活血。

【处方】 白羊肉三斤 熟干地黄二两 当归一两(剉,微炒) 白芍药一两半 甘草一分(炙微赤,剉) 人参一两(去芦头) 芎䓖一两 桂心一两

【用法】 上八味,捣粗罗为散,以水七升,煮羊肉取汁三升,每服用肉汁一中盏,入药四钱,煎至六分,去滓,温服,日三服。

羊肉生地黄汤 《千金方》

【主治】 产后三日腹痛。

【功效】 温中养血益气。

【处方】 羊肉三斤 生地黄(切)二升 桂心 当归 甘草 芎䓖 人参各二两 芍药三两

【用法】 上八味,㕮咀,以水二斗,煮肉,取一斗,去肉,纳药,煎取三升,分四服,日三夜一。

羊肉杜仲汤 《千金方》

【主治】 产后腰痛咳嗽。

【功效】 温中补肾,止咳化痰。

【处方】 羊肉四斤 杜仲 紫菀 当归 桂心 白术各三两 五味子 细辛 款冬花 人参 厚朴 芎䓖 附子 草薢 甘草 黄芪各二两 生姜八两 大枣三十枚

【用法】 上十八味,㕮咀,以水二斗半,煮肉取汁一斗五升,去肉纳药,煎取三升半,去滓,分五服,日三夜二。

羊肉腊　《食医心鉴》

【主治】　产后虚羸无力,腹肚冷,血气不调,及伤风头疼。

【功效】　温中散寒。

【处方】　上羊肉(圣惠方白羊肉)一斤

【用法】　切如常法,调和作腊腊食之,煮羹亦得。圣惠方空腹食之。

羊肉粥　《寿亲养老书》

【主治】　产后七日后气血虚弱。

【功效】　温中补虚,养血益胃。

【处方】　白羊肉(去脂膜,四两,细切)　粳米(净淘)三合　生地黄汁三合　桂(去粗皮,剉取末)一分

【用法】　上四味,以水煮肉,并米熟后,入地黄汁并桂末,令得所,以五味调和,空腹任意食之。

羊肉索饼　《食医心鉴》

【主治】　初妊娠,心中愦闷,呕吐不下食,恶闻食气,头重目眩,四肢烦疼,多卧少起,憎寒汗出,疲乏。

【功效】　温胃止呕。

【处方】　羊肉四两(作腥圣惠方、万全方切,炒)　面半升(圣惠方、万全方半两)

【用法】　上二味,溲面作索饼,和腥调和,空腹食之。

羊肉面棋子　《寿亲养老书》

【主治】　妇人血气癖积脏府,腹痛泄泻。

【功效】　散寒降温,养胃止痛。

【处方】　小麦面四两　肉豆蔻(去谷为末)　荜拨(为末)　胡椒(为末)　蜀椒(去目并闭口,炒出汗,末)各一钱

【用法】　上五味拌匀,以水和作棋子,用精羊肉四两,细切,炒令干,下水五升,入葱、薤白各五茎,细切,依常法煮肉,以盐醋调和,候熟,滤去肉,将汁煮棋子,空腹热食之。

羊肾汤　《圣惠方》二

【主治】　产后荒语,如见鬼神。

【功效】　温肾养血,益气安神。

【处方】　羊肾一对(切去脂膜)　远志三分(去心)　白芍药三分(神巧万全方二味各二分)　熟干地黄一两　黄芪(剉)　白茯苓　人参(去芦头)　防风(去芦头)　独活　甘草(炙微赤,剉)　羚羊角屑各半两

【用法】　上一十一味,捣筛为散,每服用水一大盏,先煎羊肾至七分,去肾,入药五钱,煎至四分,去滓,温服,不拘时。

羊肾汤　《圣惠方》三

【主治】　产后虚羸,乏力短气。

【功效】　温肾益气。

【处方】　羊肾一对(切去脂膜)　羚羊角屑半两　熟干地黄一两　人参三分(去芦头)　麦门冬半两(去心)　茯神半两　五味子半两　桂心半两　附子二分(炮裂,去皮脐)　续断半两　黄芪半两(剉)　当归半两(剉,微炒)　干姜三分(炮裂,剉)　芎劳半两

【用法】　上一十四味,捣筛为散,每服,先以水一大盏半,煮肾至一盏,去肾,入药五钱,椒二七粒,生姜半分,枣三枚,煎至五分,去滓,空腹温服。

羊肾汤　《妇人大全良方》二

【主治】　产后虚羸,乏力短气。

【功效】　温阳益气。

【处方】　羊肾一双(去脂膜)　麦门冬　羚羊角屑　北五味子　茯神　桂心　续断　黄芪　川芎　当归各半两　人参　附子(炮)　干姜各三分　熟干地黄一两

【用法】　上一十四味,㕮咀,先以水二大盏,煮肾至一盏,去肾,入药五钱,椒二七粒,姜钱二片,枣三枚,煎至五分,去滓,空腹温服。

羊心汤　《圣济总录》二

【主治】　产后血气惊悸,神志不宁。

【功效】　养血安神定志。

【处方】　羊心一枚(以水五盏,煎取三盏汁用)　甘草(炙)一两　远志(去心)半两　防风(去叉)一两　生干地黄(焙)一两半　芍药(剉)　牡蛎(熬)各一两　人参一两半　羚羊角(镑屑)半两

【用法】　上九味,将八味粗捣筛,每服三钱匕,以煮羊心汁一盏,煎至七分,去滓,温服,不拘时。

羊头肉　《食医心鉴》

【主治】　产后风眩瘦病,五劳七伤,心虚惊悸。

【功效】　温中养血。

【处方】　上白羊头一枚(治如法)

【用法】　煮熟,切于五味中食之。

安胎饮　《三因方》

【主治】　妊娠,胎寒腹痛,或胎热多惊,举重腰痛,腹满,胞急,卒有所下,或顿仆,闪肭,饮食毒物,或感时疾,寒热往来。

【功效】　调和气血。

【处方】　川芎　枳壳(切,麸炒,去瓤)各两半　熟地黄三两　糯米二合

【用法】　上四味,剉散,每服四大钱,水一盏半,姜五片,枣一枚,金银少许,同煎至七分,食前服。

安胎饮　《圣济总录》一

【主治】　妊娠胎动不安,腰腹疼痛。

【功效】　养血止痛。

【处方】　当归半两(剉)　葱白一分(细切)

【用法】　上二味,先以水三盏,煎至二盏,入好酒一盏,更煎数沸,去滓,分作三服。

安胎饮　《圣济总录》一

【主治】　妊娠胎气不安,腹痛烦闷。

【功效】　益气养血。

【处方】　芎劳　阿胶　艾叶　当归(切,焙)　人参　甘草(炙,剉)　白茯苓(去黑皮)　黄芪(剉)　麦门冬(去心,焙)各一两

【用法】　上九味,粗捣筛,每服五钱匕,水一盏半,煎至八分,去滓,空腹温服,不拘时。

安胎汤　《圣济总录》一

【主治】　妇人胞胎不安。

【功效】　养血清热安胎。

【处方】　槐花(炒香熟)　贝母(去心,焙)　当归(剉,焙)　芎劳

【用法】　上四味,各等分,粗捣筛,每服三钱匕,酒水各半盏,童子小便二合,同煎至七分,去滓,温服。

安胎寄生汤　《肘后方》

【主治】　妊娠流下。

【功效】　补益脾肾,固冲安胎。

【处方】　桑上寄生木五分　茯苓四分甘草十分(炙)　酒四升　水五升

【用法】　上五味,煮取二升半,分三服。若人形壮大,可加药分三升,若胎不安,腹痛加干姜四分,即安。

安胎寄生汤　《妇人大全良方》一

【主治】　胎不安,或腰腹作痛。

【功效】　补益肝肾,固冲安胎。

【处方】　桑寄生　白术各五分　茯苓四分　甘草十分

【用法】　上四味,切,以水五升,煮取二升半,分三服。

安胎白术汤　《圣济总录》二

【主治】　妊娠腹痛。

【功效】　调气和血。

【处方】　白术(剉,麸炒)四两　桂(去粗皮)二两　陈橘皮(汤浸,去白,焙)二两半　厚朴(去粗皮,生姜汁炙)二两　甘草(炙,剉)　芍药　芎劳各一两

【用法】　上七味,粗捣筛,每服二钱

匕,水一盏,生姜三片,枣一枚,擘破,煎至六分,去滓,食前热服。

安胎当归汤　《妇人大全良方》一

【主治】　妊娠五月,举动惊愕,胎动不安,下在小腹痛引腰痛,小便疼,下血。

【功效】　益气养血。

【处方】　当归　阿胶　芎䓖　人参各一两　枣十二个　艾一虎口

【用法】　上六味,细切,以酒水各三升,合煮至三升,去滓,内胶令烊,分三服。

安胎铁罩散　《妇人大全良方》一

【主治】　胎动。

【功效】　止痛安胎。

【处方】　白药子一两　白芷半两

【用法】　上二味为细末,每服二钱,煎紫苏汤调下,或胎热心烦闷,入砂糖少许煎。

安胎枳实散　《川玉集》

【主治】　病人至五六日已来未瘥,心腹上气,焦渴不止,食饮不下,腰疼体重。

【功效】　调阴阳,和脾胃。

【处方】　枳实二分(炒)　艾叶　阿胶(炙)　前胡　芍药　石韦(去皮)各一分

【用法】　上六味,捣罗为散,每服一钱,入糯米一撮,葱白两茎,拍破,水一盏半,煎至一盏,去滓,温服。

安胎鲤鱼粥　《圣惠方》

【主治】　妊娠因伤动,腹里疗痛。

【功效】　补肝益肾。

【处方】　鲤鱼一头(重一斤者,去鳞鳃肠胃,细切)　苎根二两(干者,净洗,剉)　糯米五合

【用法】　上三味,以水三碗,先煎苎根,取汁二碗,去滓,下米并鱼煮粥,入五味,空腹食之。

安胎泽兰丸　《圣济总录》二

【主治】　妊娠赢瘦,腰冷腹痛,不欲食。

【功效】　益气养血。

【处方】　泽兰　当归(切,焙)　桂(去粗皮)各二两　干姜(炮)一两半　芎䓖　阿胶(炙令沸燥)　芜荑　藁本(去苗土)　石膏(研)　白芷　柏子仁(炒)　人参　白术　细辛(去苗叶)　甘草(炙,剉)各一两

【用法】　上一十五味,捣罗为末,炼蜜和丸,如梧桐子大,每服十五丸,温酒下,日再服。

安胎方　《肘后方》

【主治】　胎动不安。

【功效】　清热安胎。

【处方】　豉一升　葱白一虎口　胶一两　水三升

【用法】　上四味,煮取一升,服之,不二作。

安心汤　《千金方》

【主治】　产后心冲悸不定,恍恍惚惚,不自知觉,言语错误,虚烦短气,志意不定。

【功效】　益气养血,安神定志。

【处方】　远志　甘草各二两　人参　茯神　当归　芍药各三两　麦门冬一升　大枣三十枚

【用法】　上八味,㕮咀,以水一斗,煎取三升,去滓,分三服,日三服。若苦虚烦短气者,加淡竹叶二升,水一斗二升,煮竹叶取一斗,纳药;若胸中少气者,益甘草为三两善。

安宫散　《永类钤方》

【主治】　妊娠血气虚弱,不能卫养,数月而堕。

【功效】　补气养血。

【处方】　附子(炮)　阿胶(炒)　五味子　山药　黄芪(炙)　当归　熟地黄　赤芍药　木香　甘草(炙)各二钱　生姜半两(炒黑)　糯米一勺(炒黑)

【用法】　上一十二味,剉末,每半两,苎根三寸,水煎,通口服。

安息活血膏 《和剂局方》一

【主治】 妇人冲任不足,下焦久寒,脐腹疼痛,月事不匀,或来多不断,或过期不来,或崩中去血,或带下不止,面色萎黄,肌肉瘦瘁,肢体沉重,胸胁胀满,气力衰乏,饮食减少。

【功效】 温补冲任。

【处方】 柏子仁(炒) 附子(炮,去皮脐) 山茱萸(去核) 杜仲(去粗皮,剉炒) 延胡索 虎杖 吴茱萸(汤洗七次,焙干,微炒) 安息香(捣碎,入好酒同研,澄滤去滓,银器内慢火熬成膏) 桃仁(去皮尖,麸炒黄) 川当归(去芦) 木香各二十两 泽兰叶 黄芪(去芦) 牡丹皮 肉桂(去粗皮) 干姜(炮) 艾叶(炒)各二斤半 肉苁蓉(酒浸,焙) 厚朴(去粗皮,姜汁炙令熟)各五斤

【用法】 上一十九味为末,以前安息香膏,入白面同煮作糊,和圆如梧桐子大,每服三十圆,食前温酒下,醋汤亦得。

交加散 《简易方》

【主治】 产后中风。

【功效】 养阴祛风。

【处方】 生地黄五两(研取汁) 生姜五两(研取汁)

【用法】 上二味交互以汁浸渍一夕,次日各炒黄,渍尽汁为度,干为末,酒调服。

交加散 《妇人大全良方》

【主治】 产前后百病,妇人荣卫不通,经脉不调,腹中撮痛,气多血少,结聚为瘕,产后中风。

【功效】 调和营卫。

【处方】 生地黄一斤(研取自然汁) 生姜十二两(研取自然汁)

【用法】 上二味,将地黄汁炒生姜滓,姜汁炒地黄滓,各稍干,焙为细末,每服三钱,温酒调下,寻常服,痛亦宜服,产后尤不可缺。

交加散 《妇人大全良方》

【主治】 妇人荣卫不和,月经湛浊,脐腹撮痛,腰腿重坠,血经诸疾。

【功效】 调和营卫,化瘀止痛。

【处方】 生姜十二两 生地黄一斤(上二味制度如前法) 白芍药 延胡索(醋纸裹煨令熟,用布揉去皮) 当归 桂心各一两 红花(炒,无恶血不用) 没药(别研)各半两 蒲黄一两(隔纸炒)

【用法】 上九味为细末,每服二钱,温酒调下。如月经不依常,苏木煎酒调下;若腰疼,用糖球子煎酒调下,不拘时。

交加散 《妇人大全良方》一

【主治】 产后中风,不省人事,口吐涎,手足瘛疭。

【功效】 养血祛风。

【处方】 当归 荆芥穗等分

【用法】 上二味为细末,每服二钱,水一盏,酒少许,煎至七分,灌之。

交加散 《永类钤方》

【主治】 妇人荣卫不和,月经湛浊,脐腹撮痛,腰腿重坠。

【功效】 养血活血,调和营卫。

【处方】 生姜十二两 生地黄一斤(研取自然汁) 白芍药 延胡索(煨,去皮) 当归 桂心各一两 红花(炒,无恶血不用) 没药(别研)各半两 蒲黄一两(隔纸炒)

【用法】 上九味为末,每二钱,温酒调。月经不调,苏木汤;腰痛,糖球子煎酒调下。

交济散 《直指方》

【主治】 妇人血结作痛。

【功效】 养血散寒止痛。

【处方】 生地黄(生取半斤) 生姜四两(各洗净,同杵治,留一夕,焙干)

【用法】 上二味,为末,每服二钱,温酒调下。或男女血热心烦,或产后伤风,则

以荆芥煎汤调下。

交感地黄煎丸　《和剂局方》二

【主治】　妇人产前产后眼见黑花，或即发狂，如见鬼状，胞衣不下，失音不语，心腹胀满，水谷不化，口干烦渴，寒热往来，口内生疮，咽中肿痛，心虚怔悸，夜不得眠，产后中风，角弓反张，面赤，牙关紧急，崩中下血，如豚肝状，脐腹疼痛，血多血少，结为癥瘕，恍惚昏迷，四肢肿满，产前胎不安，产后血刺痛。

【功效】　养血行气，消瘀止痛。

【处方】　生地黄(净洗，研，以布裂汁，留滓，以生姜汁炒地黄滓，以地黄汁炒生姜滓，各至干，堪为末为度)　生姜(净洗，研，以布裂取汁，留滓)各二斤　琥珀(别研三因方二两)　当归(去苗)　延胡索(拌糯米炒赤去米)各一两　蒲黄(炒香)四两

【用法】　上六味为末，蜜丸如弹子大，当归汤化下一丸，食前服。

【一】

防风散　《圣惠方》

【主治】　妇人中风，言语謇涩，四肢拘急，身体壮热，头疼目眩，心胸不利。

【功效】　祛风清热。

【处方】　防风一两(去芦头)　石膏二两半　麻黄三分(去根节)　细辛半两　黄芩半两　川升麻半两　当归半两(剉，微炒)　汉防己三分　桂心半两　芎藭半两　羌活半两　赤茯苓半两　甘草半两(炙微赤，剉)

【用法】　上一十三味，捣筛为散，每服四钱，以水一中盏，煎至五分，去滓后，入淡竹沥一合，更煎一两沸，温服，不拘时。

防风散　《圣惠方》

【主治】　妇人中风，言语謇涩，肢节疼痛，皮肤不仁，口面㖞戾。

【功效】　祛风除湿，活血止痛。

【处方】　防风半两(去芦头)　羌活半两　当归半两(剉，微炒)　天南星半两(炮裂)　天麻半两　白僵蚕半两(微炒)　麻黄三分(去根节)　桂心半两　芎藭半两　乌蛇肉半两(酒拌炒令黄)　桑螵蛸半两(微炒)　麝香一分(研入)　朱砂一分(细研入)

【用法】　上一十三味，捣细罗为散，入研，药令匀，每服不拘时，以温酒调下一钱。

防风散　《圣惠方》

【主治】　妇人中风，半身枯细，筋脉抽掣，心神烦闷，行走不得。

【功效】　祛风除湿，活血清热。

【处方】　防风一两(去芦头)　酸枣仁半两　芎藭半两　当归半两(剉，微炒)　牛膝一两(去苗)　狗脊一两(去毛)　草薢一两(剉)　薏苡仁二两　杏仁一两(汤浸，去皮尖，双仁，麸炒微黄)　人参半两(去芦头)　葛根半两(剉)　羌活二两　麻黄一两(去根节)　石膏二两　桂心一两

【用法】　上一十五味，捣粗罗为散，每服四钱，以水一中盏，入生姜半分，煎至六分，去滓，温服，不拘时。

防风散　《圣惠方》

【主治】　妇人卒中风，口噤不能语，四肢急掣偏拳。

【功效】　祛风除湿，舒筋活络。

【处方】　防风一两(去芦头)　赤芍药一两　葛根一两(剉)　黄芩一两　茵芋一两　白术一两　桂心一两　麻黄一两(去根节)　甘草一两(炙微赤，剉)　人参半两(去芦头)　汉防己半两　石膏一两

【用法】　上一十二味，捣粗罗为散，每服四钱，以水一中盏，入生姜半分，煎至六分，去滓，不拘时，拗开口，温灌之。

防风散　《圣惠方》

【主治】　妇人血风烦热，心神惊悸，筋脉拘急，肢节疼痛，不欲饮食。

【功效】　疏风清热，缓急止痛。

【处方】　防风三分（去芦头）　人参一两（去芦头）　茯苓一两　远志半两（去心）　细辛半两　羚羊角屑三分　生干地黄三分　赤芍药三分　沙参半两（去芦头）　白术半两　酸枣仁半两（微炒）　桂心半两　独活一两　甘草半两（炙微赤，剉）　当归三分（剉，微炒）

【用法】　上一十五味，捣粗罗为散，每服四钱，以水一中盏，入生姜半分，枣三枚，同煎至六分，去滓，温服，不拘时。

防风散　《圣惠方》一

【主治】　产后中风，口噤心闷，通身强直，腰背反张，状如风痉。

【功效】　祛风通络，散寒除湿。

【处方】　防风（去芦头）　秦艽（去苗）　赤茯苓　人参（去芦头）　当归（剉，微炒）　汉防己　独活　芎劳　白鲜皮（剉）　白薇各一两　麻黄二两（去根节）　石膏二两　甘草半两（炙微赤，剉）

【用法】　上一十三味，捣筛为散，每服四钱，以水一中盏，入生姜半分，煎至五分，去滓，入竹沥半合，搅匀，不拘时，拗开口灌之。

防风散　《圣惠方》一

【主治】　产后中风，如角弓，时时反张，口噤。

【功效】　祛风除湿止痉。

【处方】　防风一两（去芦头）　葛根一两（剉）　芎劳一两　生干地黄一两　麻黄二两（去根节）　甘草三分（炙微赤，剉）　桂心三分　独活二两　汉防己二分　杏仁一两（汤浸，去皮尖双仁，麸炒微黄）　蔓荆子三分　藁本一两

【用法】　上一十二味，捣粗罗为散，每服四钱，以水一中盏，煎至六分，去滓，温服，不拘时。

防风散　《圣惠方》一

【主治】　妊娠中风卒倒，心神闷乱，口噤不能言，四肢急强。

【功效】　熄风止痉。

【处方】　防风一两（去芦头）　葛根一两　细辛半两　当归半两（剉，微炒）　甘菊花半两　汉防己半两　羚羊角屑半两　秦艽半两（去芦头）　桂心半两　茯神半两　桑寄生一两　甘草半两（炙微赤，剉）

【用法】　上一十二味，捣筛为散，每服四钱，以水一中盏，入生姜半分，煎至六分，去滓，入竹沥半合，温服，不拘时。

防风散　《圣惠方》一

【主治】　妊娠中风，腰背强直，时时反张。

【功效】　祛风止痉。

【处方】　防风二两（去芦头）　葛根二两（剉）　芎劳二两　麻黄一两半（去根节）　桂心一两　独活一两半　汉防己一两　生干地黄二两　甘草一两（炙微赤，剉）　杏仁一两半（汤浸，去皮尖双仁，麸炒微黄）

【用法】　上一十味，捣粗罗为散，每服四钱，水一中盏，煎至六分，去滓，温服，不拘时。

防风散　《圣惠方》一

【主治】　妇人血风劳气，经络不通，腹胁妨闷，发歇寒热，四肢拘急疼痛，头目不利，少思饮食。

【功效】　活血祛瘀，祛风通络。

【处方】　防风三分（去芦头）　枳壳三分（麸炒微黄，去瓤）　柴胡一两（去苗）　延胡索一两　桂心半两　木香半两　当归三分（剉碎，微炒）　红蓝花三分　白术三分　鳖甲一两（涂醋炙令黄，去裙襕）　芎劳三分　赤芍药二分　琥珀半两　川大黄半两（剉碎，微炒）　牛膝半两（去苗）

【用法】　上一十五味，捣粗罗为散，每服四钱，以水一中盏，入生姜半分，煎至六分，去滓，温服，不拘时。

防风散　《圣惠方》二

【主治】　妇人风邪癫狂，或啼泣不止，或歌笑无度，或心神恐惧，或言语失常。

【功效】　祛风除湿,清心安神。

【处方】　防风一两(去芦头)　茯神一两　独活一两　远志一两(去心)　人参一两(去芦头)　龙齿一两　秦艽半两　石菖蒲一两　石膏一两　牡蛎一两　禹余粮半两　蛇蜕皮一尺(烧灰　妇人大全良方炙)　桂心半两　甘草二分(炙微赤,剉　良方三分)

【用法】　上一十四味,捣筛为散,每服三钱,以水一中盏,煎至六分,去滓,温服,不拘时。

防风散　《直指方》

【主治】　女人经脉不匀,气血壅滞,肺有风热,遂令遍身瘾疹,红紫成片,肌肉顽痹,皮肤粗涩,或时瘙痒。

【功效】　调气和血。

【处方】　北防风　川当归　赤芍药　牛蒡子各一两(炒)　荆芥穗一两二钱　蝉壳七钱半(去土)　生地黄　香白芷　甘草　白附子　白僵蚕(去丝)　何首乌　乌蛇肉(酒浸,去皮骨,焙干秤)各半两　丹参七钱半

【用法】　上一十四味,为细末,每服三大钱,加至四五钱,温酒调下。如不饮,以蜜汤调服,终不若酒之有功。

防风汤　《千金方》

【主治】　产后中风背项强急,胸满短气。

【功效】　祛风除湿,益气养血。

【处方】　防风　独活　葛根各五两　当归　芍药　人参　甘草　干姜各二两

【用法】　上八味,㕮咀,以水九升,煮取三升,去滓,分三服,日三服。

防风汤　《圣济总录》二

【主治】　产后中风偏枯,疼痛拘挛,言语謇涩。

【功效】　祛风止痉,祛瘀通络。

【处方】　防风(去叉)一两半　芎䓖一两　吴茱萸(汤浸,焙干炒)一分　天雄(炮裂,去皮脐)　人参　山芋　秦艽(去苗土)各三分　狗脊(去毛,剉,炒)　白蔹　干姜(炮)　干漆(炒烟出)　桂(去粗皮)各半两

【用法】　上一十二味,剉如麻豆,每服三钱匕,水一盏,生姜三片,枣一枚,擘破,煎七分,去滓,温服,不拘时。

防风汤　《圣济总录》二

【主治】　产后伤风冷,头目疼痛,烦眩恶心。

【功效】　祛风散寒除湿。

【处方】　防风(去叉)　独活(去芦头)　黄芪　羚羊角镑　枳壳(去瓤,麸炒)　乌头(炮裂,去皮脐)　旋覆花　生干地黄(焙)　桂(去粗皮)各一两

【用法】　上九味,剉如麻豆,每服三钱匕,水一盏,入生姜三片,薄荷三叶,同煎至七分,去滓,温服,不拘时。

防风汤　《圣济总录》二

【主治】　产后风热掣痛,头目掣动。

【功效】　祛风解表,清热除湿。

【处方】　防风(去叉)　升麻　黄芩(去黑心)　芍药　石膏(生)　葛根(剉)　芎䓖　羌活各一两

【用法】　上八味,粗捣筛,每服三钱匕,水一盏,煎至七分,去滓服,不拘时。

防风汤　《圣济总录》二

【主治】　妇人血风走注,上焦不利,头目昏重,少力多倦,浑身刺痛,四肢麻木。

【功效】　祛风除湿,温阳止痛。

【处方】　防风(去叉)　威灵仙　赤芍药　牡丹皮各一两　乌头(炮裂,去皮脐)半两

【用法】　上五味,剉如麻豆,每服三钱匕,水一盏,煎至七分,去滓,温服,不拘时。

防风汤　《圣济总录》二

【主治】　妇人惊悸。

【功效】　祛风除湿,养心安神。

【处方】　防风(去叉)　远志(去心)

肉桂(去粗皮)　独活(去芦头)　甘草(炙)各一两　茯神(去木)一两半　细辛(去苗叶)　干姜(炮)　白术(剉炒)　酸枣仁(炒)各半两　人参一两

【用法】　上一十一味,粗捣筛,每服三钱匕,水一盏,煎至七分,去滓,温服,日二夜一。

防风汤　《妇人大全良方》

【主治】　妇人劳气,食后身疼倦,夜间盗汗。

【功效】　益气养阴,补中祛风。

【处方】　黄芪一两　白芍药　防风各三分　甘草半两　当归　生干地黄各三分

【用法】　上六味㕮咀,每服三钱,水一盏,姜三片,枣一个,煎至七分,去滓,温服,食前服。

防风汤　《妇人大全良方》

【主治】　妇人中风内虚,脚弱语謇。

【功效】　养阴活血。

【处方】　石斛一两半(酒炒)　干地黄　杜仲(去皮,切,姜汁炒)　丹参各一两一分　防风　川芎　麦门冬(去心)　桂心　川独活各一两

【用法】　上九味㕮咀,每服五钱,水盏半,枣二枚,煎至八分,去滓,温服。

防风汤　《妇人大全良方》

【主治】　妇人卒然口㖞斜,言语牵急,四肢如故。

【功效】　祛风除湿。

【处方】　防风一两　羌活半两　甘草一两

【用法】　上三味为粗末,每服五钱,水二盏,煎至一盏,去滓,入麝香研一字,温服。

防风丸　《圣济总录》二

【主治】　妇人血风,皮肤瘾疹痒痛,或有细疮。

【功效】　疏风止痒。

【处方】　防风(去叉)　苍耳(炒)　苦

参　蒺藜子(炒)各二两　枳壳(去瓤,麸炒)一两

【用法】　上五味,捣罗为末,炼蜜丸如梧桐子大,每服二十丸,温酒下,荆芥茶下亦得,不拘时。

防风酒　《千金方》

【主治】　产后中风。

【功效】　祛风通络。

【处方】　防风　独活各一斤　女萎　桂心各二两　茵芋一两　石斛五两

【用法】　上六味,㕮咀,以酒二斗,渍三宿,初服一合,稍加至三四合,日三服。

防风如神散　《妇人大全良方》

【主治】　妇人风虚,大便后,时时下血。

【功效】　行气祛风止血。

【处方】　防风　枳壳各等分

【用法】　上二味㕮咀,每服三钱,水一盏,煎至七分,去滓,空心服。

防己汤　《永类钤方》

【主治】　妊娠中风,口噤,四肢强直,反张。

【功效】　祛风止痉。

【处方】　防己五钱　羌活一钱半

【用法】　上二味细末,以黑豆一合,炒焦大烟出,投无灰酒,候沸定,以酒调药灌下,稍苏再灌。

防己汤　《圣济总录》二

【主治】　妊娠咳嗽,喘满短气。

【功效】　养气止嗽。

【处方】　防己　白药子各一两

【用法】　上二味,粗捣筛,每服三钱匕,水一盏,煎七分,去滓,温服,未效再服。

防己汤　《妇人大全良方》二

【主治】　妊娠脾虚,通身浮肿,心腹胀满喘促,小便不利。

【功效】　宣肺利水。

【处方】　防己三分　桑白皮　紫苏茎叶　赤茯苓各一两　木香一分(徐氏胎产方大便不通,加枳壳,槟榔)

【用法】　上五味,为粗末,每服四钱,水一盏,姜四片,煎至七分,去滓,食前温服。

防葵散　《圣惠方》

【主治】　妇人心腹积聚气,时有疼痛,经络不利,四肢渐瘦,食少腹胀。

【功效】　理气行水,活血止痛。

【处方】　防葵一两　木香一两　川大黄二两(剉碎,微炒)　白术一两　当归一两(剉,微炒)　赤芍药一两　牛膝一两(去苗)　桂心一两　桃仁二两(汤浸,去皮尖双仁,麸炒微黄)

【用法】　上九味,捣粗罗为散,每服三钱,水一中盏,入生姜半分,煎至六分,去滓,食前稍热服。

防葵丸　《圣惠方》一

【主治】　妇人月水不通,结为癥块,时攻心腹疼痛。

【功效】　通经散结。

【处方】　防葵一两　没药半两　干漆半两(捣碎,炒令烟出)　硇砂半两(细研)　水蛭一分(炒令微黄)　狗胆一枚(干者)　姜黄半两　芫花一分(醋拌炒令干)

【用法】　上八味,捣罗为末,用糯米饭和丸,如绿豆大,每五更初,以热酒下七丸,良久当下恶物,如末,即次日再服。

异功散　《医方集成》

【主治】　妇人血气虚冷,时发刺痛,头目昏闷,四肢无力,寒热往来,状似劳倦。

【功效】　活血温经,行气止痛。

【处方】　芍药　白芷　牡丹皮　干姜各二钱(南北经验方、袖珍方各一钱)　延胡索　当归　陈皮　官桂　乌药　川芎　苦桔梗各半两

【用法】　上一十一味为末,每服二钱,生姜三片,酒水各半盏,煎至七分,温服。

异功散　《永类钤方》

【主治】　妇人血气虚冷,时发刺痛,头目昏闷,四肢无力,寒热往来,劳倦。

【功效】　活血温经,行气止痛。

【处方】　牡丹皮　芍药　白芷　干姜各二钱　当归　延胡索　陈皮　桂心　川芎　乌药　苦桔梗各半两

【用法】　上一十一味为末,每二钱,姜三片,酒水各半盏煎,温服。

异功汤　《圣济总录》二

【主治】　妊娠伤寒,头痛体疼。

【功效】　解表散寒,和气安胎。

【处方】　麻黄(去根节,先煎,掠去沫,焙)四两　苍术(米泔浸一宿,剉,焙)　白术各二两(米泔浸一宿,剉,焙)　芎劳　甘草(炙黄,剉)一两半

【用法】　上五味,粗捣筛,每服三钱匕,水一盏,入葱白二寸,煎至七分,去滓,通口服,日三服。

异香四神散　《仙传济阴方》

【主治】　妇人室女,血气不调,胎前产后诸疾。

【功效】　散寒理气,调经止痛。

【处方】　香附子(去毛,炒)半斤　乌药(炒)四两　甘草(炙)一两

【用法】　上三味咬咀,每服五钱,水一盏,生姜三片,枣一个,煎至七分,去滓,空心温服,或用葱白三寸,同煎。

阳旦汤　《妇人大全良方》二

【主治】　妇人产后伤风,十数日不解,头微痛,恶寒,时时有热,心下坚,干呕,汗出。

【功效】　调和营卫,敛阴清热。

【处方】　桂枝　芍药各三两　甘草(炙)　黄芩各二两

【用法】　上四味,咬咀,每服三钱,水一盏,姜三片,枣一枚,煎至七分,去滓,温服,不拘时。自汗者去桂,加炮熟附子一枚;渴

者去桂,加瓜蒌根三两;下痢者去芍药,加干姜三两;心下悸者去芍药,加茯苓四两。

阳起石汤 《千金方》

【主治】 月水不调,或前或后,或多或少,乍赤乍白。

【功效】 补冲调经。

【处方】 阳起石 甘草(千金翼方炙) 续断(翼方三两) 干姜 人参 桂心各二两 附子一两(翼方炮,去皮) 赤石脂三两 伏龙肝五两 生地黄一升(翼方切)

【用法】 上一十味,以水一斗,煮取三升二合,分四服,日三夜一。

阳起石散 《圣惠方》一

【主治】 妇人月水不断,胞内积有虚冷,或多或少,乍赤乍白。

【功效】 温补冲任。

【处方】 阳起石二两(细研) 附子一两(炮裂,去皮脐) 续断一两 赤石脂二两(细研) 人参一两(去芦头) 伏龙肝二两(细研) 生干地黄二两 甘草一两(炙微赤,剉) 干姜一两(炮裂,剉) 桂心一两

【用法】 上一十味,捣筛为散,都研令匀,每服四钱,以水一中盏,煎至六分,去滓,每于食前温服。

阳起石丸 《严氏济生续方》

【主治】 冲任不交,虚寒之极,崩中不止,变生他证。

【功效】 温补冲任。

【处方】 阳起石(火煅红,别研令极细)二两 鹿茸(去毛,醋炙)一两

【用法】 上二味,为细末,醋煎艾汁,打糯米糊为丸,如梧桐子大,每服百丸,空心食前,米饮送下。

导药 《圣惠方》

【主治】 妇人血瘕,攻刺腹胁时痛。

【功效】 泻下祛瘀,消癥止痛。

【处方】 川大黄半两 当归半两 山

茱萸一两 皂荚一两(去皮子,炙黄焦) 细辛一分 戎盐一分

【用法】 上六味,捣罗为末,以香脂丸如指大,每以绵裹内阴中,正坐良久,瘕当下,养如产妇之法。

观音救生散 《琐碎录》

【主治】 凡妇人生产不利,或横生倒生,至三四日不生。

【功效】 催产。

【处方】 桂心(不拘多少,不见火)

【用法】 上一味为细末,每服一大钱,痛阵密时,暖童子小便调下,神效。

【乙】

如圣散 《圣济总录》

【主治】 妊娠数日不产。

【功效】 催产。

【处方】 生过蚕纸(烧灰)

【用法】 上一味,研为细散,每服二钱匕,温酒调下,不拘时。

如圣散 《圣济总录》二

【主治】 妊娠心痛,胸膈不利,不思饮食。

【功效】 温中行气。

【处方】 人参 白术各一两 干姜(炮) 丁香(炒)各半两 缩砂仁(炒) 檀香(剉) 桔梗(炒)各一两 胡椒(炒)一两 甘草(炙)一两

【用法】 上九味,捣罗为散,每服二钱匕,盐汤点服。

如圣散 《妇人大全良方》

【主治】 妇人血气不足,不耐寒暑,月水不调,久而心虚,状若心劳,四肢易倦,筋骨少力,盗汗易惊,或时不宁,五心烦热,肌肤不长,间作头昏,饮食无味,胸膈不利。

【功效】 益气养血,清热养阴。

【处方】 北柴胡 白茯苓 甘草 熟

地黄　人参　当归各一两　鳖甲　胡黄连　沉香　知母各半两　桑寄生　干葛各三分

【用法】　上一十二味为细末,每服二钱,水一盏,乌梅一个,枣二枚,麦门冬数粒,煎至八分,不拘时。

如圣丸　《医林方》

【主治】　妇人心腹痛,气冲上,不省人事,邪风透入小肠,咳嗽,两胁积血成片。

【功效】　行气活血,祛风止咳。

【处方】　马兜铃半两　山栀子一两　红芍药一两　没药二钱　当归半两　定风草半两　防风半两　乳香二钱　五灵脂半两　延胡索半两　干漆半两(炒令烟出)

【用法】　上一十一味为细末,酒曲糊为丸,如梧桐子大,每服三十丸,空心服。如腹痛,乳香汤下;咳嗽,人参杏仁汤下。

如胜散　《直指方》

【主治】　血崩。

【功效】　温经收敛止血。

【处方】　棕榈(烧)　乌梅　干姜各一两(并烧灰存性良方、铃方一两一五分。袖珍方并烧过存五分性,各二两)

【用法】　上三味为细末二钱,乌梅汤调下,空心服,久患三服愈。铃方治冲任虚衰,为风冷乘胞中,血山崩下。

如神汤　《永类钤方》

【主治】　妇人腰痛。

【功效】　行气活血止痛。

【处方】　延胡索　当归　桂心各等分(一方无当归,有杜仲)

【用法】　上三味细末,温酒调二钱,空心服。

红花散　《拔萃方》

【主治】　妇人产后,血昏血崩,月事不调,远年干血气。

【功效】　活血祛瘀。

【处方】　干荷叶　牡丹皮　当归　红花　蒲黄(炒)各等分

【用法】　上五味为细末,每服半两,酒煎和滓温服。如衣不下,榆白皮煎汤调下半两,立效。

红花散　《直指方》

【主治】　妇人女子,经脉不通。

【功效】　养血活血。

【处方】　好红花(细擘)　苏枋木(捶碎)　当归

【用法】　上三味,等分,㕮咀,每用一两,以水一升半,先煎花木,然后人酒一盏,并当归再煎,服半升,分两服,空心食前温服。

红花散　《妇人大全良方》一

【主治】　妇人产后,血昏血崩,月事不调,远年干血气。

【功效】　活血祛瘀。

【处方】　干荷叶　牡丹皮　当归　红花　蒲黄(炒)各等分

【用法】　上五味,为细末,每服半两,酒煮和滓温服。如胞衣不下,调榆白皮末半两服之,立下。

红花当归散　《和剂局方》

【主治】　妇人血脏虚竭,或积瘀血,经候不行,或断续不定,时作腹痛,腰胯疼重,攻刺小腹紧硬,乃室女月经不通。

【功效】　活血化瘀。

【处方】　赤芍药九两　当归(去芦良方、钤方当归尾)　牛膝(酒浸,焙)　甘草(炙)　凌霄花　红花(经验方、袖珍方两半)　苏木各二两(玉机微义各三两　良方捶碎,细剉)　刘寄奴五两(良方去根)　肉桂(去粗皮　良方桂心)　白芷各一两半

【用法】　上一十味,为细末,每服三钱,热酒调下,空心、临卧各一服。若血久不行,浓煎红花酒调下,有孕不可服。

红蓝花散　《圣惠方》一

【主治】　产后寒热头痛,手足烦疼,恶露不快,心腹刺痛。

【功效】 活血祛瘀止痛。

【处方】 红蓝花一两 甘菊花 当归（剉,微炒） 芎䓖 蓬莪术 赤芍药 鬼箭羽 桂心各半两 牛膝（去苗） 刘寄奴 赤茯苓 桃仁（汤浸,去皮尖双仁,麸炒微黄） 羚羊角屑各三分

【用法】 上一十三味,捣粗罗为散,每服四钱,以水一中盏,入生姜半分,煎至六分,去滓,温服,不拘时。

红蓝花散 《圣惠方》一

【主治】 产后血瘕,积结为块,腹中疼痛,虚胀。

【功效】 活血祛瘀散结。

【处方】 红蓝花半两 硇砂一分（细研） 桂心半两 庵茴子半两 生干地黄半两

【用法】 上五味,捣细罗为散,每日空腹,以热酒调下二钱,相次服至三服,必下恶物。瘥后如产妇将息,勿令劳动。

红蓝花散 《圣惠方》一

【主治】 产后烦渴不止。

【功效】 活血滋阴除烦。

【处方】 红蓝花一两 忽麻子一两 瓜蒌根一两 生干地黄一两 甘草半两（炙微赤,剉） 菰根一两

【用法】 上六味,捣筛为散,每服三钱,以水一中盏,入生姜半分,枣三枚,煎至六分,去滓,温服,不拘时。

红蓝花散 《圣惠方》二

【主治】 产后月水不通,腹胁刺痛,面色萎黄,时发烦热,不思饮食。

【功效】 活血破瘀。

【处方】 红蓝花半两 琥珀一两 川大黄一两（剉碎,微炒） 瞿麦半两 当归一两（剉,微炒） 桂心一两 延胡索三分 赤芍药半两 姜黄半两 牛膝半两（去苗） 桃仁三分（汤浸,去皮尖双仁,麸炒微黄） 蓬莪术半两

【用法】 上一十二味,捣细罗为散,于食前服,以温酒调下一钱。

红蓝花散 《圣惠方》二

【主治】 产后血运,心闷,恶血水下。

【功效】 活血祛瘀。

【处方】 红蓝花一两 当归一两（剉,微炒） 蒲黄一两 赤鲤鱼鳞一两（烧灰） 桂心一两 没药一两

【用法】 上六味,捣细罗为散,不拘时,以温酒调下一钱。

红蓝花散 《圣惠方》二

【主治】 产后血运心闷,烦乱不识人。

【功效】 活血破瘀。

【处方】 红蓝花一两 当归半两（剉,微炒） 紫葛三分（剉） 赤芍药三分 蒲黄半两 桂心半两

【用法】 上六味,捣粗罗为散,每服四钱,以水一中盏,煎至五分,去滓,次入童子小便、生地黄汁各一合,更煎一二沸,温服,不拘时。

红蓝花散 《圣惠方》二

【主治】 妇人热劳羸瘦,四肢少力,经脉不通。

【功效】 活血行气,养血通经。

【处方】 红蓝花一两 柴胡一两半（去苗） 当归一两 生干地黄一两 赤芍药一两 鬼箭羽一两 虎杖一两 大腹皮一两（剉） 麦门冬一两（去心） 土瓜根一两 地骨皮一两 枳壳一两（麸炒微黄,去瓤） 甘草半两（炙微赤,剉）

【用法】 上一十三味,捣粗罗为散,每服四钱,以水一中盏,入生姜半分,煎至六分,去滓,温服,不拘时。

红蓝花散 《圣惠方》三

【主治】 产后血不散,小腹疼痛。

【功效】 活血祛瘀止痛。

【处方】 红蓝花一分 当归半两（剉,微炒） 琥珀一分 没药半两 桂心三分 蒲黄一分

【用法】 上六味,捣细罗为散,不拘时,以热酒调下一钱。

红蓝花酒　《金匮方》

【主治】　妇人六十二种风,及腹中血气刺痛。

【功效】　行散瘀滞。

【处方】　红蓝花一两

【用法】　上一味,以酒一大升,煎减半,顿服一半,未止再服。

红蓝花酒　《圣惠方》二

【主治】　血晕,绝不识人,烦闷,言语错乱,恶血不尽,腹中绞痛,胎死腹中。

【功效】　活血祛瘀。

【处方】　红花一两

【用法】　上一味为末,分二服,每服酒二盏,童子小便二盏,煮取盏半,候冷,分为二服,留滓,再并煎。一方无童便。

红蓝花煎　《圣惠方》二

【主治】　产后腹脏有恶血结滞,刺疼痛。

【功效】　活血祛瘀散结。

【处方】　红蓝花半两　麒麟竭半两　硇砂一两(细研)　当归一两(剉,微炒)赤鲤鱼鳞一两(烧灰)　青蛙一枚(去肠肚,炙令焦)　桂心一两

【用法】　上七味,捣罗为末,先以醋五升,于石锅内煎令沸,入诸药末同熬如膏,取出,于瓷合内盛,不拘时,以温酒调下一茶匙。

红蓝花饮子　《圣惠方》一

【主治】　产后血气攻心,烦闷气欲绝,不识人。

【功效】　行气活血,祛瘀止血。

【处方】　红蓝花半两　紫葛半两(剉)赤芍药半两(剉)　生地黄汁三合(后下)童子小便三合(后下)　蒲黄半两

【用法】　上六味,都以水一大盏,酒半盏,煎至八分,去滓,下地黄汁并小便,更煎三两沸,不拘时,分温三服。

红阿胶丸　《王岳产书》

【主治】　产后十日至百日内,一切风并血虚。

【功效】　养血益气祛风。

【处方】　红阿胶半两(炙)　木香一分人参一分　麝香四铢(研入)　菌桂一分(生用)　龙脑二铢(研)　虎骨十铢(酥炙)海桐皮十铢　麻黄半两　黄芪半两　白鲜皮八铢　附子半两(炮令析,去皮)　茯苓十铢(去皮)　当归八铢　白芷八铢　半夏八铢(姜汁煮,洗去滑)　芎䓖半两　蝉壳二十一个　犀角一分　天南星六铢(酒浸一夕)　白僵蚕一分　羚羊角一分　防风八铢　白花蛇一两(酒浸,酥炙,去骨)　乌蛇一两(酒浸,酥炙,去骨)　蜘蛛二十一个(去首足,麸炒)　桔梗八铢(去头)　干姜四铢(炮)　天麻一分

【用法】　上二十九味,各依法制,细剉,焙过,捣罗为散,炼蜜合和,却入白内捣一千杵,丸如弹子大,每空腹服,无灰酒研下一粒,产后日常服一粒,保无疾。

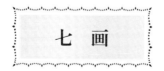

七　画

【一】

麦门冬散　《千金方》

【主治】　妇人乳无汁。

【功效】　养阴通乳。

【处方】　麦门冬　通草　理石　钟乳

【用法】　上四味,各等分,治下筛,先食酒服方寸匕,日三服。

麦门冬散　《圣惠方》一

【主治】　产后伤寒头疼,身体如火,心胸烦躁。

【功效】　清热养阴,凉血除烦。

【处方】　麦门冬一两(去心)　赤芍药三分　黄芩三分　栀子仁三分　石膏二两　犀角屑三分　甘草半两(炙微赤,剉)

【用法】　上七味,捣粗罗为散,每服四钱,以水一中盏,入生姜半分,煎至六分,去滓,温服,不拘时。

麦门冬散　《圣惠方》一

【主治】　产后因虚生热,心神烦闷。

【功效】　养阴清热,益气化瘀。

【处方】　麦门冬一两(去心)　羚羊角屑半两　人参一两半(去芦头)　甘草半两(炙微赤,剉)　蒲黄一两

【用法】　上五味,捣筛为散,每服三钱,以水一中盏,入竹叶二七片,小麦半合,煎至六分,去滓,温服,不拘时。

麦门冬散　《圣惠方》一

【主治】　妇人客热,四肢烦热疼痛,不下饮食。永类钤载妇人客热,体虚外热加之,非脏腑自生,上焦虚热烦躁,四肢疼痛。

【功效】　清热凉血除烦。

【处方】　麦门冬一两(去心)　羚羊角屑三分　赤芍药三分　桑根白皮三分(剉)　黄芪三分(剉)　柴胡一两(去苗)　生干地黄半两　赤茯苓半两(妇人大全良方、袖珍方、钤方一两)　甘草半两(炙微赤,剉)

【用法】　上九味,捣粗罗为散,每服四钱,以水一中盏,入生姜半分,煎至六分,去滓,温服,不拘时。

麦门冬散　《圣惠方》一

【主治】　妊娠三四月,伤寒头痛,壮热吐逆,不思食。

【功效】　补虚解表。

【处方】　麦门冬一两(去心)　半夏三分(汤洗七遍,去滑)　甘菊花一分　麻黄三分(去根节)　阿胶三分(捣碎,炒令黄燥)　人参三分(去芦头)　当归半两(剉,微炒)　甘草半两(炙微赤,剉)

【用法】　上八味,捣筛为散,每服三钱,以水一中盏,入生姜半分,煎至六分,去滓,温服,不拘时。

麦门冬散　《圣惠方》二

【主治】　妊娠五月至十月足,患时气,五六日不得汗,口干,多吃冷水,热气上冲,喘急闷乱。

【功效】　解表清里。

【处方】　麦门冬一两(去心)　石膏二两　知母一两　茅根一两(剉)　葛根(剉)　玄参　川升麻　甘草(炙微赤,剉)　赤芍药　麻黄(去根节)　川大黄(剉碎,微炒)　子芩　人参(去芦头)　赤茯苓　远志(去心)各半两

【用法】　上一十五味,捣粗罗为散,每服四钱,以水一中盏,入淡竹茹一分,生姜半分,煎至六分,去滓,温服,不拘时。

麦门冬散　《圣惠方》二

【主治】　妊娠烦渴,咳嗽口苦。

【功效】　益气养阴,润肺止咳。

【处方】　麦门冬一两半(去心)　赤茯苓一两　知母一两　黄芪一两(剉)　白茅根一两(剉)　人参一两(去芦头)　甘草半两(炙微赤,剉)　百合一两

【用法】　上八味,捣筛为散,每服四钱,以水一中盏,入葱白五寸,煎至六分,去滓,温服,不拘时。

麦门冬散　《圣惠方》二

【主治】　妊娠心烦,愦闷虚躁,吐逆,恶闻食气,头眩,四肢沉重,百节疼痛,多卧。

【功效】　养阴除烦,降逆止呕。

【处方】　麦门冬一两(去心)　柴胡(去苗)　人参(去芦头)　赤芍药　陈橘皮(汤浸,去白瓤,焙)　桑寄生　桔梗(去芦头)　甘草(炙微赤,剉)　旋覆花各半两　赤茯苓一两　子芩一两　生干地黄二两

【用法】　上一十二味,捣筛为散,每服四钱,以水一中盏,入生姜半分,煎至六分,去滓,温服,不拘时。

麦门冬散 《圣惠方》二

【主治】　妊娠壅热,心神烦躁,口干渴逆。

【功效】　养阴清热除烦。

【处方】　麦门冬(去心)　川升麻　黄芩　人参(去芦头)　栀子仁　柴胡(去苗)　犀角屑　茯神各半两　瓜蒌根半两　知母　甘草(炙微赤,到)各一两

【用法】　上一十一味,捣筛为散,每服四钱,以水一中盏,煎至六分,温服,不拘时。

麦门冬散 《圣惠方》二

【主治】　妊娠阻病,胎不安,寒热呕逆,气满不思饮食。

【功效】　益气养阴,降逆止呕。

【处方】　麦门冬一两(去心)　人参三分(去芦头)　陈橘皮一两(汤浸,去白瓤,焙)　赤茯苓三分　阿胶三分(捣碎,炒令黄燥)　甘草半两(炙微赤,到)

【用法】　上六味,捣筛为散,每服四钱,以水一中盏,入生姜半分,枣三枚,煎至六分,去滓,温服,不拘时。

麦门冬散 《圣惠方》二

【主治】　妊娠胎动,腹中疠痛,坐卧烦闷。

【功效】　调和气血。

【处方】　麦门冬一两(去心)　芎䓖一两　陈橘皮一两(汤浸,去白瓤,焙)　白茯苓一两　当归一两(到,微炒)

【用法】　上五味,捣筛为散,每服四钱,以水一中盏,入生姜半分,枣三枚,煎至六分,去滓,稍热服,不拘时。

麦门冬散 《圣惠方》二

【主治】　妊娠一二个月,恶食,手足烦闷。

【功效】　养阴清热。

【处方】　麦门冬一两(去心)　知母三分　枳壳三分(麸炒微黄,去瓤)　人参三分(去芦头)　黄芩三分　大腹皮一两(到)

【用法】　上六味,捣筛为散,每服四钱,以水一中盏,入葱白两茎,煎至五分,去滓,食前温服。

麦门冬散 《圣惠方》二

【主治】　产后小便数,兼烦渴。

【功效】　养阴生津,益气除烦。

【处方】　麦门冬三分(去心)　龙骨三分　当归三分(到,微炒)　黄芪三分(到)　甘草一分(炙微赤,到)

【用法】　上五味,捣筛为散,每服三钱,以水一中盏,入生姜半分,枣三枚,煎至五分,去滓,食前温服。

麦门冬汤 《袖珍方》

【主治】　妊娠伤寒壮热,呕逆,头疼不思饮食,胎气不安。

【功效】　清热益气,降气止呕。

【处方】　人参　石膏各一两　前胡　黄芩各三分　家葛根　麦门冬各五钱

【用法】　上六味,㕮咀,每服一两,水一盏,生姜三片,枣二枚,竹茹一分,煎至一盏,去滓,温服,不拘时。

麦门冬汤 《圣济总录》一

【主治】　妊娠恶阻病,心中愦闷,见食呕吐,恶闻食气,肢节烦疼,身体沉重,多卧黄瘦。

【功效】　益气养阴,降逆止呕。

【处方】　麦门冬(去心,焙)　人参各三分　白茯苓(去黑皮)　陈橘皮(汤浸,去白,焙)各半两　甘草(炙,到)一分

【用法】　上五味,粗捣筛,每服三钱匕,以水一盏,入生姜一分,拍破,枣二枚,擘,同煎至六分,去滓,温服,食前。

麦门冬汤 《圣济总录》一

【主治】　妊娠胎动不安,忽然下血,寒热往来,腹痛如欲产,手足烦闷。

【功效】 益气养阴,止血安胎。

【处方】 麦门冬(去心,焙)二两 甘草(炙,剉) 人参(生) 干地黄(焙) 黄芩(去黑心) 阿胶(炙令燥)各一两

【用法】 上六味,捣为粗散,每服二钱匕,水酒各半盏,入生姜半分,切,枣三枚,擘,同煎至七分,去滓,食前温服。

麦门冬汤 《圣济总录》二

【主治】 妊娠痰逆,不思饮食,止烦渴,定咳嗽。

【功效】 润肺化痰。

【处方】 麦门冬(去心,焙) 半夏(生姜自然汁浸一宿,切,焙) 贝母(炮)各半两 青橘皮(去白,焙) 干姜(炮) 甘草(炙)各一分

【用法】 上六味,粗捣筛,每服三钱匕,生姜三片,水一盏,慢火煎至七分,去滓,通口空腹食前服。

麦门冬汤 《圣济总录》二

【主治】 产后烦闷,或血气不快。

【功效】 益气养阴。

【处方】 麦门冬(去心,焙)二两 甘草(炙,剉) 白茯苓(去黑皮) 人参各一两

【用法】 上四味,粗捣筛,每服三钱匕,水一盏,生姜三片,枣一枚,煎至七分,入竹沥半合,再煎数沸,去滓,温服。

麦门冬汤 《圣济总录》二

【主治】 产后心虚惊悸,恍惚不安。

【功效】 养阴生津,养血安神。

【处方】 麦门冬(去心,焙)半两 熟干地黄(焙)一两 白茯苓(去黑皮) 甘草(炙,剉)各一两 芍药(剉)一两

【用法】 上五味,粗捣筛,每服三钱匕,水一盏,入生姜五片,枣一枚,擘破,煎至七分,去滓,温服,不拘时。

麦门冬汤 《圣济总录》二

【主治】 妇人心气虚弱,为风邪所乘,惊悸不定。

【功效】 益气养阴。

【处方】 麦门冬(去心,焙) 白茯苓(去黑皮) 人参 防风(去叉) 芎藭 当归(切,焙) 紫菀(去苗土)各一两 肉桂(去粗皮) 甘草 紫石英(研)各半两

【用法】 上一十味,粗捣筛,每服三钱匕,水一盏,煎七分,去滓,温服,不拘时。

麦门冬汤 《无求子活人书》

【主治】 妊妇伤寒壮热,呕逆头疼,不思饮食,胎气不安。

【功效】 清热益气,降逆止呕。

【处方】 人参一两 石膏一两 前胡三分(南阳活人书半两) 黄芩三分 葛根半两 麦门冬半两(去心)

【用法】 上六味,剉如麻豆大,每服抄五钱匕,以水一盏半,入生姜四片,枣子二枚,淡竹茹一分,煎至八分,去滓,温服。

麦门冬汤 《妇人大全良方》二

【主治】 妊妇伤寒,壮热呕逆,头痛,不思饮食,胎气不安。

【功效】 清热益气,降逆止呕。

【处方】 人参 石膏各一两 前胡黄芩各三分 葛根 麦门冬各半两

【用法】 上六味,㕮咀,每服五钱,水一盏半,生姜四片,枣二枚,淡竹茹一分,煎至八分,去滓,温服。

麦门冬人参汤 《圣济总录》二

【主治】 产后虚渴引饮。

【功效】 养阴生津除烦。

【处方】 麦门冬(去心,焙) 人参甘草(炙) 瓜蒌根 生干地黄(焙) 王瓜根各一两

【用法】 上六味,粗捣筛,每服三钱匕,水一盏半,煎至一盏,去滓,食后温服。

麦门冬饮 《圣济总录》一

【主治】 妊娠阻病,胎不安,寒热呕逆,气满不思饮食。

【功效】　益气养阴。

【处方】　麦门冬(去心,焙)　人参
白茯苓(去黑皮)　阿胶(炙令燥)各一两
甘草(炙,剉)三分

【用法】　上五味,捣为粗末,每服三钱
匕,以水一盏,入生姜一分,拍破,枣二枚,
擘,同煎至六分,去滓,食后温服,日二服。

麦门冬饮　《圣济总录》一

【主治】　妊娠五六月,胎动不安,寒热
往来,身体惊战,卒有所下,腹痛如欲产。

【功效】　补虚止痛安胎。

【处方】　麦门冬(去心,焙)　人参
甘草(炙,剉)　阿胶(炙燥)　黄芩(去黑
心)　熟地黄(焙)　乌梅(去核,炒)各一两

【用法】　上七味,粗捣筛,每服五钱
匕,水一盏半,生姜三片,枣二枚,擘,煎至八
分,去滓,不拘时温服。

麦门冬饮　《圣济总录》二

【主治】　妊娠咳嗽不止。

【功效】　养阴清肺止咳。

【处方】　麦门冬(去心,焙)一两　紫
菀(去土)　杏仁(去皮尖双仁,炒)　桑根
白皮(剉)各半两　桔梗(炒)三分　甘草
(炙)一分

【用法】　上六味,粗捣筛,每服三钱
匕,竹茹如鸡子大,水一盏半,煎减半,入蜜
少许打转,去滓,温服,日三服。

麦门冬丸　《圣济总录》

【主治】　妊娠数日不产。

【功效】　养阴生津,行气活血。

【处方】　麦门冬(去心,焙)　芎藭
厚朴(去粗皮,生姜汁炙透,剉)　枳壳(去
瓤,麸炒)　芍药　赤茯苓(去黑皮,剉)各
二两　大黄(剉,炒)半两　槟榔(煨,剉)三
枚　诃子(煨,取皮)五枚

【用法】　上九味,捣罗为末,炼蜜和,
涂酥为剂,捣熟,丸如绿豆大,每服二十丸,
空腹酒下。

麦门冬丸　《圣惠方》二

【主治】　妊娠阻病,头重,不思饮食,
四肢萎弱,多卧少起。

【功效】　理气和胃。

【处方】　麦门冬一两半(去心,焙)
柴胡一两(去苗)　枳壳一两(麸炒微黄,去
瓤)　桑寄生一两　刺蓟一两　甘草半两
(炙微赤,剉)

【用法】　上六味,捣罗为末,炼蜜和捣
三二百杵,丸如梧桐子大,每服不拘时,煎淡
竹茹汤下二十丸。

麦门冬粥　《寿亲养老书》

【主治】　妊娠胃反,呕逆不下。

【功效】　和胃止呕。

【处方】　生麦门冬(去心,净洗,切碎,
研烂,绞汁取一合)　白粳米(净淘)二合
薏苡仁(拣净,去土)一合　生地黄(肥者,
四两,净洗,切碎,研烂,绞汁)三合　生姜汁
一合

【用法】　上五味,以水三盏,先煮煎粳
米、薏苡仁二味令沸沸,次下地黄、麦门冬、
生姜三味汁相和,煎成稀粥,空腹温服。如
呕逆未定,晚后更煮食之。

麦煎散　《妇人大全良方》

【主治】　室女骨蒸,妇人血风攻疰,四
肢心胸烦壅。

【功效】　降骨蒸,除烦。

【处方】　赤茯苓　当归　干漆(生
袖珍方炒烟尽)　鳖甲(醋炙)　常山　大
黄(煨)　北柴胡　生白术　干地黄　石膏
各一两　甘草半两

【用法】　上一十一味为细末,每服二
钱,水一盏,小麦五十粒,煎至六分,食后临
卧时温服。

麦煎散　《妇人大全良方》一

【主治】　室女骨蒸,妇人血风攻疰四
肢,心胸烦壅。

【功效】　养阴退热。

【处方】 鳖甲(永类钤方醋炙) 大黄(湿纸煨) 常山 赤茯苓 柴胡 白术 当归 干漆(炒令烟尽 钤方生) 生地黄 石膏各一两 甘草半两(出苏沉良方)

【用法】 上一十一味,为细末,每服二钱,水一盏,小麦五十粒,煎至六分,食后临卧时温服。有虚汗加麻黄根一两。

赤芍药散 《袖珍方》

【主治】 妇人气血不和,心胸烦闷,不思饮食,四肢少力,头目昏眩,身体疼痛。

【功效】 调和肝脾。

【处方】 丹皮 白茯苓 赤芍药 白芷 甘草各一两 柴胡一两半

【用法】 上六味为细末,每服二钱,水二盏,生姜三片,枣一枚,煎至一盏,去滓,温服,不拘时。

赤芍药散 《圣惠方》一

【主治】 妊娠八月伤寒,头痛壮热,小便赤黄,心腹气胀,不思饮食。

【功效】 调和气血。

【处方】 赤芍药一两 当归半两(剉,微炒) 白术一两 前胡一两(去芦头) 赤茯苓一两 枳壳一两(麸炒微黄,去瓤) 人参三分(去芦头) 厚朴半两(去粗皮,涂生姜汁,炙令黄熟) 甘草半两(炙微赤,剉)

【用法】 上九味,捣筛为散,每服四钱,以水一中盏,入生姜半分,葱白五寸,煎至六分,去滓,温服,不拘时。

赤芍药散 《圣惠方》一

【主治】 妇人血分,经络不通,头面浮肿,腹胁妨闷,四肢烦疼。

【功效】 活血利水通经。

【处方】 赤芍药一两 桃仁一两(汤浸,去皮尖双仁,麸炒微黄) 枳壳一两(麸炒微黄,去瓤) 百合一两 当归一两(剉,微炒) 赤茯苓一两 牵牛子一两(微炒) 槟榔一两

【用法】 上八味,捣筛为散,每服四钱,以水一中盏,入生姜半分,同煎至六分,去滓,空心温服,逐日以利为效,未利再服。

赤芍药散 《圣惠方》一

【主治】 妇人月水不通,心腹胀满,腰间疼痛。

【功效】 活血理气,化瘀通经。

【处方】 赤芍药三分 柴胡一两(去苗) 庵䕡子半两 土瓜根半两 牛膝三分(去苗) 枳壳半两(麸炒微黄,去瓤) 牡丹皮半两 桂心半两 桃仁三分(汤浸,去皮尖双仁,麸炒微黄) 川大黄一两(剉碎,微炒) 川朴硝三分

【用法】 上一十一味,捣筛为散,每服三钱,以水一中盏,入生姜半分,煎至六分,去滓,食前温服之。

赤芍药散 《圣惠方》一

【主治】 产后血气不散,乍寒乍热,骨节烦痛,唇口干焦,心胸闷乱。

【功效】 清热活血益气。

【处方】 赤芍药 人参(去芦头) 防风(去芦头) 当归(剉,微炒) 生干地黄 红蓝花 藕节各一两 羚羊角屑三分 芎䓖三分

【用法】 上九味,捣粗罗为散,每服四钱,以水一中盏,入生姜半分,黑豆五十粒,煎至六分,去滓,温服,不拘时。

赤芍药散 《圣惠方》二

【主治】 产后血气壅滞,攻刺,腰间疼痛。

【功效】 行气活血,祛瘀止痛。

【处方】 赤芍药三分 延胡索半两 桂心半两 芎䓖半两 当归半两(剉,微炒) 牡丹半两 枳壳半两(麸炒微黄,去瓤) 牛膝二两(去苗) 川大黄二两(剉,微炒) 桃仁半两(汤浸,去皮尖双仁,麸炒微黄)

【用法】 上一十味,捣筛为散,每服四钱,以水一中盏,入生姜半分,煎至五分,次入酒二合,更煎三二沸,去滓,每于食前温服。

赤芍药散　《妇人大全良方》

【主治】　妇人气血不和,心胸烦闷,不思饮食,四肢少力,头目昏眩,身体疼痛。

【功效】　行气活血。

【处方】　牡丹皮　白茯苓　赤芍药白芷　甘草各一两　柴胡一两半

【用法】　上六味为细末,每服二钱,水一盏,生姜三片,枣一枚,同煎至七分,温服、食后、临卧。

赤芍药汤　《圣济总录》二

【主治】　妊娠子淋,小便涩少,疼痛烦闷。

【功效】　行气活血利水。

【处方】　赤芍药一两　槟榔一枚(面裹煨熟,去面)

【用法】　上二味,粗捣筛,每服三钱匕,水一盏,煎至七分,去滓,空腹温服。

赤茯苓散　《圣惠方》

【主治】　妇人气淋冷淋,小便涩。

【功效】　温中行气,去湿利水。

【处方】　赤茯苓　葵根　桂心　石韦(去毛)　赤芍药　琥珀　木通(剉)各一两　青橘皮三分(汤浸,去白瓤焙)

【用法】　上八味,捣筛为散,每服三钱,以水一中盏,入生姜半分,葱白二茎,煎至六分,去滓,食前温服。

赤茯苓散　《圣惠方》

【主治】　妇人骨蒸及血劳,面色黄瘦,四肢无力,烦疼,痰壅涕唾稠粘,不思饮食。

【功效】　益气养血,清退骨蒸。

【处方】　赤茯苓一两　鳖甲二两(涂醋炙令黄,去裙襕)　柴胡一两(去苗)　麦门冬一两(去心)　人参三分(去芦头)　桃仁三分(汤浸,去皮尖双仁,麸炒微黄)　木香三分　白术三分　桂心半两　川大黄一两(剉碎,微炒)　瞿麦三分　赤芍药三分当归三分　半夏三分(汤洗七遍,去滑)甘草半两(炙微赤,剉)

【用法】　上一十五味,捣粗罗为散,每服四钱,以水一中盏,入生姜半分,煎至六分,去滓,温服,不拘时。

赤茯苓散　《圣惠方》

【主治】　妇人中风,身如角弓反张,心胸壅闷,言语蹇涩。

【功效】　祛风除湿,活血通络。

【处方】　赤茯苓一两　芎藭一两　当归一两(剉,微炒)　桂心二两　细辛一两栀子仁一两　独活一两　干姜三分(炮裂,剉)　甘草一两(炙微赤,剉)　石膏二两　羚羊角屑一两　麻黄一两(去根节)

【用法】　上一十二味,捣粗罗为散,每服四钱,以水一中盏,煎至六分,去滓,温服,不拘时。

赤茯苓散　《圣惠方》一

【主治】　妇人血风劳气,心胸壅滞,积痰不散,时攻头目旋眩,呕吐烦热,四肢拘急疼痛。

【功效】　养血行气化痰。

【处方】　赤茯苓　防风(去芦头)　人参(去芦头)　当归(剉碎,微炒)　白芷白术　枳壳(麸炒微黄,去瓤)　木香　赤芍药　细辛　羌活　芎藭　生干地黄各一两　羚羊角屑半两　桂心三分　半夏三分(汤洗七遍,去滑)　甘菊花半两

【用法】　上一十七味,捣筛为散,每服四钱,以水一中盏,入生姜半分,煎至六分,去滓,每于食前温服。

赤茯苓散　《圣惠方》一

【主治】　妊娠十月伤寒,烦热吐逆,不欲饮食。

【功效】　调中和胃。

【处方】　赤茯苓　白术　麦门冬(去心)　人参(去芦头)　黄芪(剉)各一两半夏半两(汤洗七遍,去滑)

【用法】　上六味,捣筛为散,每服三钱,以水一中盏,入生姜半分,枣三枚,去滓,温服,不拘时。

赤茯苓散　《圣惠方》二

【主治】　妊娠心胸支满，痰逆，不思饮食。

【功效】　宽中理气，和胃降逆。

【处方】　赤茯苓一两（总录去黑皮）　前胡一两（去芦头）　半夏半两（汤洗七遍，去滑）　白术一两　麦门冬半两（去心　总录焙）　紫苏叶一两　大腹皮半两（剉）　人参半两（去芦头）

【用法】　上八味，捣筛为散，每服四钱，以水一中盏，入生姜半分，煎至六分，去滓，温服，不拘时。

赤茯苓散　《圣惠方》二

【主治】　妊娠心烦，头项疼痛，不思饮食，手足多热。

【功效】　益心润肺。

【处方】　赤茯苓　桑寄生　知母　百合　麦门冬（去心）　川升麻　人参（去芦头）　柴胡（去苗）各一两　甘草半两（炙微赤，剉）

【用法】　上九味，捣筛为散，每服四钱，以水一中盏，入甜竹茹一分，生姜半分，薤白七寸，煎至六分，去滓，温服，不拘时。

赤茯苓散　《圣惠方》二

【主治】　妊娠心膈气壅滞，烦躁口干，食少。

【功效】　行气利水。

【处方】　赤茯苓一两　紫苏叶半两　黄芪二两（剉）　人参半两（去芦头）　陈橘皮半两（汤浸，去白瓤，焙）　柴胡一两（去苗）　大腹皮半两（剉）　甘草半两（炙微赤，剉）　前胡三分（去芦头）

【用法】　上九味，捣筛为散，每服四钱，以水一中盏，煎至六分，去滓，温服，不拘时。

赤茯苓散　《圣惠方》二

【主治】　妊娠腹胁胀满，心胸痰逆，见食即吐，渐加羸瘦。

【功效】　行气利水。

【处方】　赤茯苓一两半　前胡一两（去芦头）　半夏一两（汤洗七遍，去滑）　白术一两　麦门冬一两半（去心）　大腹皮一两（剉）　槟榔一两　紫苏茎叶一两

【用法】　上八味，捣筛为散，每服三钱，以水一中盏，入生姜半分，煎取六分，去滓，温服，不拘时。

赤茯苓散　《圣惠方》二

【主治】　妊娠身体浮肿，心腹急满，小便涩滞。

【功效】　理气利水。

【处方】　赤茯苓一两　白术半两　黄芩三分　旋覆花半两　杏仁三分（汤浸，去皮尖双仁，麸炒微黄）　木通三分（剉）

【用法】　上六味，捣粗罗为散，每服四钱，以水一中盏，入生姜半分，煎至六分，去滓，每于食前温服。

赤茯苓散　《圣惠方》二

【主治】　妊娠四五月，头重耳鸣，时时腹痛。

【功效】　祛风除温，安胎。

【处方】　赤茯苓一两　桑寄生一两　人参半两（去芦头）　蔓荆子一两　防风三分（去芦头）　刺蓟三分

【用法】　上六味，捣筛为散，每服四钱，以水一中盏，煎至六分，去滓，食前温服。

赤茯苓散　《圣惠方》二

【主治】　妇人风痰，心胸不利，头目昏重，时欲呕吐，不下饮食。

【功效】　祛风除湿，理气健脾。

【处方】　赤茯苓一两　蔓荆子半两　细辛半两　人参三分（去芦头）　白术半两　前胡一两（去芦头）　枇杷叶三分（拭去毛，炙微黄）　芎藭三分　半夏半两（汤洗七遍，去滑）　防风半两（去芦头）　陈橘皮半两（汤浸，去白瓤，焙）　甘草半两（炙微赤，剉）

【用法】　上一十二味，捣筛为散，每服

三钱,以水一中盏,入生姜半分,煎至六分,去滓,温服,不拘时。

赤茯苓散 《卫生宝鉴》

【主治】 妊娠小便不利及水肿,洒洒恶寒,动转筋痛。

【功效】 利水除湿。

【处方】 赤茯苓(去皮) 葵子各等分

【用法】 上二味为末,每服二钱,新汲水调下,不拘时。

赤茯苓饮 《圣济总录》二

【主治】 产后上气喘急。

【功效】 降气平喘。

【处方】 赤茯苓(去黑皮) 甜葶苈(纸上炒) 桑根白皮(剉) 当归(切,焙) 枳壳(去瓤,麸炒) 细辛(去苗叶) 郁李仁(去皮尖,研如膏) 桂(去粗皮)各一两

【用法】 上八味,粗捣筛,每服二钱匕,水一盏,煎至七分,去滓,温服,不拘时。

赤石脂散 《圣惠方》一

【主治】 妇人漏下不止,腹内冷痰。

【功效】 温经化痰,收敛固涩。

【处方】 赤石脂一两 艾叶三分(微炒) 干姜三分(炮裂,剉) 景天一两 当归一两(剉,微炒) 鹿茸一两(去毛,涂酥炙令微黄) 龙骨一两 阿胶二两(捣碎,炒令黄燥)

【用法】 上八味,捣细罗为散,每于食前服,以温酒调下二钱。

赤石脂散 《圣惠方》一

【主治】 妇人漏下,数年不瘥。

【功效】 温经止血。

【处方】 赤石脂二两(烧赤) 侧柏一两(微炙) 乌贼鱼骨一两(烧灰)

【用法】 上三味,捣细罗为散,每于食前服,以粥饮调下二钱。

赤石脂散 《圣惠方》二

【主治】 产后脓血痢,腹中疼痛不可忍。

【功效】 涩肠止泻,清热除湿。

【处方】 赤石脂一两 龙骨一两 黄连一两(去须,微炒) 当归三分(剉,微炒) 干姜半两(炮裂,剉) 艾叶半两(微炒) 阿胶半两(捣碎,炒令黄燥) 黄柏半两(微炙,剉) 黄芪半两(剉)

【用法】 上九味,捣细罗为散,每服以粥饮调下二钱,日三四服。

赤石脂散 《圣惠方》二

【主治】 妊娠八九月,胎动,时有所下,腹内刺疼,头面壮热,口干,手足逆冷,兼气上冲,烦闷。

【功效】 温经止痛,固冲安胎。

【处方】 赤石脂半两 白术半两 当归半两(剉,微炒) 地龙一分(微炒) 干姜半两(炮裂,剉) 钟乳粉一两 芦根半两(剉) 艾叶一分(微炒) 芎䓖一两 桑寄生半两 鹿茸一两(去毛,涂酥炙微黄) 熟干地黄一两 厚朴一两(去粗皮,涂生姜汁,炙令香熟)

【用法】 上一十三味,捣筛为散,每服三钱,以水酒各半中盏,煎至六分,去滓,温服,不拘时。

赤石脂散 《圣惠方》二

【主治】 妊娠腹痛,下痢赤白,日夜不止。

【功效】 涩肠止泻。

【处方】 赤石脂一两 干姜半两(炮裂,剉) 阿胶一两(捣碎,炒令黄燥) 艾叶一两(炒令微黄) 白术一两 龙骨半两 陈橘皮一两(汤浸,去白瓤,焙) 诃黎勒一两(煨,用皮) 甘草一分(炙微赤,剉)

【用法】 上九味,捣筛为细散,每服不拘时,以粥饮调下二钱。

赤石脂丸 《千金方》

【主治】 产后虚冷下痢。

【功效】 温中涩肠止痢。

【处方】 赤石脂三两 当归 白术

黄连　干姜　秦皮　甘草各二两　蜀椒
附子各一两

【用法】　上九味为末,蜜丸如梧子,酒
服二十九,日三服。

赤石脂丸　《圣济总录》二

【主治】　产后久泻不止。

【功效】　益气温中,涩肠止痢。

【处方】　赤石脂　人参各一两　干姜
(炮)半两　龙骨三分

【用法】　上四味,捣罗为末,面糊和丸
梧桐子大,每服三十九,食前服,米饮下。

赤龙鳞散　《圣惠方》一

【主治】　妇人月水不利,攻脐腹疼痛,
头目昏闷。

【功效】　通经止痛。

【处方】　赤鲤鱼鳞二两(烧灰)　黑豆
二合(醋拌,炒令焦)　羚羊角三两(炒令
焦)　乱发灰一两　藕节一两　水蛭二分
(炒微黄)　桂心一两　木香一两　虻虫一
分(炒微黄,去翅足)　当归一两(剉,微炒)
白僵蚕三分(微炒)　赤芍药一两　麝香
一分(细研)

【用法】　上一十三味,捣细罗为散,入
麝香研令匀,每于食前服,以热酒调下一钱。

赤龙鳞散　《圣惠方》二

【主治】　产后血运,心闷,下恶血。

【功效】　活血逐瘀。

【处方】　赤鲤鱼鳞四两(烧灰)　虻虫
半两(去翅,微炒)　水蛭半两(微炒令黄
色)　蒲黄半两　乱发四两(烧灰)

【用法】　上五味,都研如粉,每服半
钱,以温酒调下。若口急,入干狗胆少许,研
入,酒与药相和服之,日三五服,以瘥为度。

赤龙鳞散　《圣惠方》二

【主治】　产后恶血冲心。

【功效】　活血祛瘀。

【处方】　赤鲤鱼鳞二两(炒微黄,去翅足)　狗胆半两(干者)

蒲黄半两　乱发二两(烧灰)　麝香二钱
(细研)

【用法】　上六味,同研令细,不拘时,
煎生姜、童子小便调下一钱。

赤龙鳞散　《圣惠方》二

【主治】　产后恶露不下,腹内坚痛不
可忍。

【功效】　逐瘀下血,活血止痛。

【处方】　赤龙鱼鳞三两(烧为灰)　乱
发三两(烧灰)　水蛭半两(微炒)　虻虫半
两(微炒,去翅足)　桂心三分　川大黄一
两(剉,微炒)

【用法】　上六味,捣细罗为散,每服不
拘时,以温酒调下一钱。

赤龙鳞散　《圣惠方》二

【主治】　产后恶露不尽,腹痛不可忍。

【功效】　逐瘀止血。

【处方】　赤龙鱼鳞二两(烧灰)　乱发
二两(烧灰)　棕榈皮二两(烧灰)　当归二
两(末)　麝香一钱　赤芍药一两(末)

【用法】　上六味,都研令匀,每于食前
服,以热酒调下二钱。

赤龙皮散　《圣惠方》二

【主治】　产后崩中,有恶物或渴。

【功效】　止血。

【处方】　赤鲤鱼皮一两　乱发一两
棕榈皮一两(剉)

【用法】　上三味,同于铫子内,用麻楷
音皆。火匀炒,令烟尽,候冷,入麝香半分,
都研令细,每于食前服,以醋一合,水二合,
煎一二沸,调一钱服之。

赤龙皮散　《圣惠方》二

【主治】　产后滞血在藏,月水不通。

【功效】　活血祛瘀止血。

【处方】　赤鲤鱼皮四两(烧灰)　虻虫
一分(微炒令黄,去翅足)　水蛭一分(微炒
令黄)　蒲黄半两　琥珀半两　乱发灰半两
麝香一钱(细研)

【用法】　上七味,细研如粉,每于食前服,以热酒调下一钱。

赤箭丸　《圣惠方》一

【主治】　妊娠中风,手足不遂,筋脉缓急,言语謇涩,皮肤不仁。

【功效】　养血祛风。

【处方】　赤箭一两　草薢一两　防风三分(去芦头)　芎䓖三分　麻黄一两(去根节)　独活一两　当归三分(剉,微炒)　薏苡仁三分　阿胶三分(捣碎,炒令黄燥)　五加皮三分　羚羊角屑一两　鼠粘子一两　秦艽三分(去苗)　汉防己三分　柏子仁三分　酸枣仁三分(微炒)　丹参三分　熟干地黄一两

【用法】　上一十八味,捣细罗为散,炼蜜和捣三二杵,丸如梧桐子大,每于食前服,以豆淋酒下二十丸。

赤箭丸　《圣惠方》二

【主治】　妇人血风走疰,疼痛不定。

【功效】　祛风除湿,化瘀止痛。

【处方】　赤箭半两　天南星半两(炮裂)　白附子半两(炮裂)　干蝎半两(微炒)　白僵蚕半两(微炒)　芎䓖半两　腻粉一钱　没药半两　地龙半两(微炒)

【用法】　上九味,捣罗为末,以糯米饭和丸,如绿豆大,每服不拘时,以温酒下五丸。

赤箭丸　《圣济总录》一

【主治】　妇人血风劳气,恍惚烦闷,饮食减少,日渐羸瘦。

【功效】　平肝熄风,养阴活血。

【处方】　赤箭　山茱萸　枳壳(去瓤,麸炒)　防风(去叉)　甘菊花　沙参　白茯苓(去黑皮)　肉苁蓉(去皱皮,酒浸,切,焙)　白芍药　熟干地黄(焙)　鳖甲(醋炙,去裙襕)各一两半　大麻仁五两

【用法】　上一十二味,捣罗为末,炼蜜和丸,如梧桐子大,每服三十丸,米饮下,不拘时。

赤箭散　《圣惠方》一

【主治】　产后中风,四肢筋脉挛急,腰背强直。

【功效】　熄风止痉,清热平肝。

【处方】　赤箭一两　防风一两(去芦头)　羌活一两　酸枣仁一两(微炒)　桂心半两　赤芍药三分　附子一两(炮裂,去皮脐)　海桐皮三分(剉)　秦艽半两(去苗)　草薢三分(剉)　牛膝一两(去苗)　薏苡仁一两

【用法】　上一十二味,捣粗罗为散,每服四钱,以水一中盏,煎至六分,去滓,温服,不拘时。

赤马通散　《圣惠方》二

【主治】　产后血运,迷闷不醒,面色青黑,腹内胀满,气息欲绝。

【功效】　行血祛瘀。

【处方】　赤马通五枚(焙干)　生地黄一两(切,炒干)

【用法】　上二味,捣细罗为散,每服不拘时,以童子小便暖过,调下三钱。闷绝者,灌之立效。

赤马蹄散　《圣惠方》二

【主治】　妇人血风,心神烦闷。

【功效】　清热祛风止痉。

【处方】　赤马蹄屑三分(炒令黄焦)　白僵蚕三分(微炒)　羚羊角屑三分　麝香一钱(细研)

【用法】　上四味,捣细罗为散,入麝香同研令匀,每服不拘时,以温酒调下一钱。

赤马通饮子　《圣惠方》二

【主治】　产后血运上攻,心腹胀满。

【功效】　行血祛瘀。

【处方】　赤马通三枚　酒一小盏　童子小便一中盏

【用法】　上三味,都和,绞取汁,煎一二沸,分温为三服。

赤散　《千金方》

【主治】　产后下痢。

【功效】　涩肠止痢。

【处方】　赤石脂　代赭各三两　桂心一两

【用法】　上三味,治下筛,酒服方寸匕,日三服,十日愈。

远志散　《圣惠方》

【主治】　妇人血风,心气不足,惊悸,言语谬误,恍恍惚惚,心中烦闷。

【功效】　温阳祛湿,养心安神。

【处方】　远志半两(去心)　茯神一两　独活一两　甘草半两(炙微赤,剉)　白芍药半两　当归半两(剉,微炒)　桂心半两　麦门冬三分(去心)　人参一两(去芦头)　附子半两(炮裂,去皮脐)　黄芪一两(剉)　羚羊角屑一两

【用法】　上一十二味,捣筛为散,每服四钱,以水一中盏,入生姜半分,煎至六分,去滓,温服,不拘时。

远志散　《圣惠方》一

【主治】　产后中风,心神恍惚,言语错误,烦闷,睡卧不安。

【功效】　养心安神,养阴祛风。

【处方】　远志一两(去心)　防风三分(去芦头)　甘草半两(炙微赤,剉)　麦门冬(去心)　羚羊角屑　酸枣仁(微炒)　桑寄生　独活　桂心　当归(剉,微炒)　茯神各三分

【用法】　上一十一味,捣筛为散,每服三钱,以水一中盏,煎至六分,去滓,温服,不拘时。

远志散　《圣惠方》二

【主治】　妇人风邪,悲思愁忧,喜怒无常,梦寐不安,心神恐惧。

【功效】　祛风除湿,镇惊安神。

【处方】　远志三分(去心)　白术一两(微炒)　桂心半两　茵芋半两　天雄半两(炮裂,去皮脐)　龙齿半两　石菖蒲半两　附子半两(炮裂,去皮脐)　生干地黄半两　细辛一两　甘草半两(炙微赤,剉)　杨柳上寄生一两

【用法】　上一十二味,捣细罗为散,每于空心及食前服,以温酒调下一钱。

远志散　《圣惠方》二

【主治】　妊娠时气,五六日未得汗,口干狂语,乱见鬼神,吃食不得。

【功效】　解表除烦,宁神定志。

【处方】　远志半两(去心)　麦门冬一两(去心)　薯蓣一两　葛根一两(剉)　甘草半两(炙微赤,剉)　石膏二两　麻黄半两(去根节)　川升麻一两

【用法】　上八味,捣筛为散,每服四钱,以水一中盏,入生姜半分,煎至六分,去滓,温服,不拘时。

远志汤　《千金方》

【主治】　产后忽苦心中忡悸不定,志意不安,言语错误,惚惚愦愦,情不自觉。

【功效】　养心安神定志。

【处方】　远志　麦门冬　人参　甘草　当归　桂心各二两　芍药一两　茯苓五两　生姜六两　大枣二十枚

【用法】　上十味,㕮咀,以水一斗,煮取三升,去滓,分三服,日三服,羸者分四服。产后得此,正是心虚所致,无当归用芎劳。若其人心胸逆气,加半夏三两。

远志汤　《圣济总录》二

【主治】　产后心虚惊悸,梦寐不安。

【功效】　益气养心安神。

【处方】　远志(去心)　龙齿　人参　茯神(去木)　桂(去粗皮)　芍药(剉)　黄芪(剉)　麦门冬(去心,焙)各半两

【用法】　上八味,粗捣筛,每服二钱匕,水一盏,煎七分,去滓,温服,不拘时。

远志丸　《圣惠方》一

【主治】　产后脏虚不足,心神惊悸,志

意不安,腹中急痛,或时怕怖,夜不安卧。

【功效】　益气养心安神。

【处方】　远志(去心)　黄芪(剉)　白茯苓　桂心　麦门冬(去心,焙)　人参(去芦头)　当归(剉,微炒)　白术　钟乳粉　独活　柏子仁　阿胶(捣碎,炒令黄燥)　石菖蒲　熟干地黄　薯蓣各一两

【用法】　上十五味,捣罗为末,炼蜜和捣五七百杵,丸如梧桐子大,不拘时,温酒下二十丸。

芫花散　《圣惠方》

【主治】　妇人腹中宿有瘀血,结聚不散,疼痛。

【功效】　化瘀散寒,消癥止痛。

【处方】　芫花一两(醋拌炒令干)　川乌头一分(炮裂,去皮脐)　鬼箭羽一分　虻虫一分(炒令微黄,去翅足)　水蛭一分(炒令微黄)　桃仁一分(汤浸,去皮尖双仁,麸炒微黄)

【用法】　上六味,捣细罗为散,每于食前服,用热酒调下半钱。

芫花散　《圣惠方》一

【主治】　妇人月水不通,血气积聚,脐腹妨痛,不能饮食。

【功效】　调和气血。

【处方】　芫花一两(醋拌,炒令黄)　牡丹一两半　鳖甲一两(醋涂炙令黄,去裙襕)　没药三分　干漆三分(捣碎,炒令烟出)　当归半两(剉,微炒)　木香半两　川大黄一两(剉碎,微炒)　芎䓖半两　青橘皮半两(汤浸,去白瓤,焙)　干姜半两(炮裂,剉)　赤芍药半两　桂心半两

【用法】　上一十三味,捣细罗为散,每于食前服,以热酒调下一钱。

芫花散　《圣惠方》一

【主治】　妇人血气滞,致经脉不通,渐渐羸瘦,日久成痨。

【功效】　活血行气,祛瘀通经。

【处方】　芫花三分(醋拌,炒令干)

硇砂一分　没药一分　当归一分(剉,微炒)　延胡索一分　红花子一分　水蛭二十一枚(微炒)

【用法】　上七味,捣细罗为散,每服空心,以豆淋薄荷酒调下一钱,夜深心腹空时,再一服。

芫花散　《圣惠方》二

【主治】　产后恶露不下,或时攻心腹疼痛不可忍。

【功效】　泻下逐瘀止痛。

【处方】　芫花一两(醋拌,炒令干)　当归一两半(剉,微炒)　姜黄一两　肉桂三分(去皱皮)　蓬莪术一两　凌霄花半两(醋拌,微炒)

【用法】　上六味,捣细罗为散,不拘时,以热酒调下一钱。

芫花散　《圣惠方》二

【主治】　产后恶血冲心,眼前黑暗,或生寒热,或时狂语,或腹内疼痛不可忍。

【功效】　泻下逐瘀止痛。

【处方】　芫花　香墨　釜下墨　当归(剉,微炒姜黄)　威灵仙各一两　砒黄半两

【用法】　上六味,捣罗为末,生姜汁一盏,醋一盏,同熬药末为膏,入神曲末半两,和丸如绿豆大,不拘时,煎当归酒下七丸。

芫花散　《圣惠方》三

【主治】　产后心腹疗痛不可忍。

【功效】　泻下活血止痛。

【处方】　芫花一两(醋拌炒令干)　硇砂半两(细研)　当归半两(剉,微炒)　硫黄一分(细研)　没药一两

【用法】　上五味,捣细罗为散,不拘时,以热酒调下一钱。

芫花散熨方　《圣惠方》二

【主治】　妇人血风走疰疼痛。

【功效】　祛风除湿。

【处方】　芫花三两　独活二两　蔓荆

子三两　防风二两(去芦头)　吴茱萸一两半　蛇床子二两　柳䵄屑一升　荆芥三两　鬼箭羽三两

【用法】　上九味,捣筛为散,以醋拌炒令热,分为两虚,布裹更番熨之。

芫花丸 《圣惠方》

【主治】　妇人大便秘涩。

【功效】　泻下逐水,行气通便。

【处方】　芫花半两(醋拌炒令干)　青橘皮半两(汤浸,去白瓤,焙)　川大黄三分(剉,微炒)

【用法】　上三味,捣罗为末,炼蜜和丸,如梧桐子大,食前服,以生姜汤下十九。

芫花丸 《圣惠方》

【主治】　妇人血气攻小腹疼痛,及恶血积聚不散。

【功效】　行气活血散结。

【处方】　芫花一两(醋拌炒令干)　硇砂一分　香墨一分　釜底墨一分　当归三分(剉,微炒)　桂心一两

【用法】　上六味,捣罗为末,煎醋浸蒸饼和丸,如梧桐子大,每于食前服,以热酒下十丸。

芫花丸 《圣惠方》

【主治】　妇人积年血癥块不消,时有疼痛。

【功效】　化瘀消癥止痛。

【处方】　芫花半两(醋拌炒令干)　朱砂三分(细研)　硇砂一两(不夹石者,细研)　川大黄半两(剉碎,微炒,捣作末)　麝香一钱　桃仁半两(汤浸,去皮尖双仁,麸炒微黄)

【用法】　上六味,都研为末,用醋煮面糊和丸,如小豆大,每日空心服,以温酒下十丸。

芫花丸 《圣惠方》

【主治】　妇人宿食不消,结成癥块,兼血气疼痛。

【功效】　散寒化瘀,消癥止痛。

【处方】　芫花一两(醋拌炒令干)　川乌头半两(炮,去皮脐)　防葵一分　硇砂半两(细研)　巴豆二十枚(去皮心,纸裹压去油)　麝香一钱(细研)

【用法】　上六味,捣罗为末,同研令匀,用头醋煎为膏,和丸如梧桐子大,每服以当归酒下三丸。

芫花丸 《圣惠方》一

【主治】　妇人血分,四肢浮肿,心腹气滞,不思饮食。

【功效】　泻水散结。

【处方】　芫花一两　大戟一两　甘遂一两　川大黄一两　青橘皮一两半(汤浸,去白瓤)

【用法】　上五味,细剉,以米醋一中盏,旋洒药于铫子内,慢火炒令醋尽,捣细罗为末,以面糊和丸,如梧桐子大,每于食前服,以温酒下七丸。

芫花丸 《圣惠方》一

【主治】　产后腹中有癥块,疼痛不可忍。

【功效】　泻下破瘀,散结止痛。

【处方】　芫花一两(醋拌炒干)　川乌头一两(炮裂,去皮脐)　干姜一两(炮裂,剉)　木香一两　蓬莪术一两　刘寄奴半两　桂心一两　当归一两(剉,微炒)　没药一两

【用法】　上九味,捣罗为末,先以米醋五升,于银锅中煎如稀饧,后下药末,捣三二百杵,丸如绿豆大,每服空心,以温酒下十丸。

芫花丸 《圣惠方》一

【主治】　产后积聚瘕块,腹胁疼痛。

【功效】　泻下散结。

【处方】　芫花一两半(醋拌炒令干,捣罗为末)　巴豆一分(去皮心,研,纸裹压去油)　硇砂三分(细研)

【用法】　上三味,都研令匀,以醋煮面

糊和丸,如绿豆大,每服以醋汤下二丸。兼治败血冲心,煎童子小便下五丸。

芫花丸　《圣惠方》二

【主治】　产后大小便秘涩,坐卧不安。

【功效】　泻水通便。

【处方】　芫花半两(醋拌炒令干)　滑石一两　川大黄一两(剉,微炒)

【用法】　上三味,捣罗为末,炼蜜和丸,如梧桐子大,每服,以葱汤下二十丸,如人行五七里再服。

芫花丸　《圣惠方》二

【主治】　产后心腹有积冷,恶血凝滞,致攻心腹,疗痛不可忍。

【功效】　泻下逐瘀,散结止痛。

【处方】　芫花二两(别捣末)　当归一两(剉,微炒)　硇砂一两(细研)　蓬莪术三分　桂心半两　川大黄一两(剉,微炒)

【用法】　上六味,捣罗为末,以醋一升,熬芫花成膏,入诸药末和丸,如梧桐子大,不拘时,以醋汤下七丸。

芫花煎丸　《圣惠方》一

【主治】　产后虚冷,余血不尽,结成血瘕,腹胁疼痛。

【功效】　泻下祛瘀,散结止痛。

【处方】　芫花一两(末,以好醋三升,熬如膏)　木香半两　附子半两(炮裂,去皮脐)　琥珀半两　桃仁一两(汤浸,去皮尖双仁,麸炒微黄)　当归一两(剉,微炒)　硇砂一两(细研)　干漆一两(捣碎,炒令烟出)　京三棱一两(微煨,剉)

【用法】　上九味,捣罗为末,入前芫花煎内相和,更入蜜少许,熬令稠,候可丸如梧桐子大,空心,以醋汤下五丸,兼治恶血冲心,神效。

芫花煎丸　《圣惠方》一

【主治】　妇人月水不通,血气滞留于脐腹,或加妨闷,时有疼痛。

【功效】　活血理气,祛瘀通经。

【处方】　芫花一两(醋拌炒干,别杵为末)　硇砂半两(细研)　牛膝半两(去苗)　当归半两(剉,微炒)　赤芍药半两　青橘皮半两(汤浸,去白瓤,焙)　虻虫一分(炒微黄,去翅足)　木香三分　水蛭一分(炒微黄)　川大黄三分(剉,微炒)　桂心半两　琥珀半两

【用法】　上一十二味,捣罗为末,以醋一升,熬芫花末成膏,入药末和丸,如梧桐子大,每于食前服,以温酒下七丸。

芫花根散　《圣惠方》一

【主治】　妇人月水不通,渐为癥块。

【功效】　化瘀消癥。

【处方】　芫花根一两(黄泥裹,烧令赤,将出盆令少时,去泥)　桂心半两　黄柏半两(剉)　干漆一两(捣碎,炒令烟出)　桃仁一两(汤浸,去皮尖双仁,麸炒微黄)

【用法】　上五味,捣细罗为散,每于食前服,以生姜汤调下二钱。

芫青丸　《圣惠方》一

【主治】　妇人月水不通,小腹宿血积滞。

【功效】　和血行滞。

【处方】　芫青一分(微炒)　牛膝半两(去苗)　硇砂一分　藕节半两　桂心半两　水银一分(以少枣肉碎令星尽)

【用法】　上六味,捣罗为末,研入水银令匀,用醋煮面糊和丸,如绿豆大,每日空心,以温酒下五丸。如小腹涩痛,即用滑石、栀子等分,煎汤投之。

杏仁汤　《千金方》

【主治】　月经不调,或一月再来,或两月、三月一来,或月前或月后,闭塞不通。

【功效】　调肺生津,活血通经。

【处方】　杏仁二两　桃仁一两(千金翼方二味,去皮尖双仁)各三十枚　大黄三两　水蛭(翼方熬)　虻虫各三十枚(翼方去翅足,熬)

【用法】　上五味,㕮咀,以水六升,煮取

二升,分三服。一服,当有物随大小便有所
下,下多者止之,少者勿止,尽三服。

杏仁散　《圣惠方》一

【主治】　妊娠六月伤寒,头痛壮热,咳
嗽气急。

【功效】　理气止咳化痰。

【处方】　杏仁三分(汤浸,去皮尖双
仁,麸炒微黄)　甘草半两(炙微赤,到)
干姜半两(炮裂,到)　麦门冬一两(去心,
焙)　五味子三分　紫菀半两(洗去苗土)
钟乳粉半分

【用法】　上七味,捣粗罗为散,每服三
钱,以水一中盏,入枣三枚,煎至六分,去滓,
温服,不拘时。

杏仁饮　《圣济总录》二

【主治】　产后上气喘急。

【功效】　止咳平喘化痰。

【处方】　杏仁(去皮尖双仁,炒)　紫苏
茎叶(到)　麻黄(去根节)　麦门冬(去心,
焙)　五味子(炒)　桑根白皮(到,炒)　甘
草(炙,到)　陈橘皮(汤去白,焙)各一两

【用法】　上八味,粗捣筛,每服三钱
匕,水一盏,煎至七分,去滓,温服,不拘时。

杏仁雌鸡汤　《圣惠方》二

【主治】　妊娠曾伤七月胎。

【功效】　调和气血,润肺止咳。

【处方】　杏仁一两(汤浸,去皮尖双
仁,麸炒微黄)　钟乳粉　甘草一两(炙微
赤)　干姜一两(炮裂,到)　麦门冬一两
(去心)　紫菀一两(洗去苗土)　五味子一
两　粳米　吴茱萸一两(汤浸七遍,焙干
微炒)

【用法】　上九味,细到,先取黄雌鸡一
只,理如食法,先以水一斗,煮鸡取汁五升,
去鸡纳药,煎取三升,次入酒二升,煎至四
升,每于食前温服一小盏。

杏子散　《妇人大全良方》

【主治】　妇人诸脏相乘喘急。

【功效】　祛痰平喘。

【处方】　杏仁(去皮尖双仁,麸炒黄,
细研如膏)　麻黄根(为细末)等分

【用法】　上二味相和,煎橘皮汤调下
二钱,不拘时。

芦根散　《圣惠方》一

【主治】　妊娠七八月伤寒,烦热,心胸
妨闷,咳嗽呕逆,不下饮食。

【功效】　养阴清热,化痰止咳。

【处方】　芦根一两(到)　前胡一两
(去芦头)　陈橘皮一两(汤浸去白瓤,焙)
甘草半两(炙微赤,到)　赤茯苓一两
半夏三分(汤洗七遍,去滑)

【用法】　上六味,捣筛为散,每服三
钱,以水一中盏,入生姜半分,枣三枚,煎至
六分,去滓,温服,不拘时。

芦根散　《圣惠方》二

【主治】　妊娠呕逆,烦闷不下食。

【功效】　降逆除烦。

【处方】　芦根一两半(到)　甘草半两
(炙微赤,到)　人参一两(去芦头)　麦门
冬一两半(去心)　陈橘皮一两(汤浸,去白
瓤,焙)

【用法】　上五味,捣筛为散,每服三
钱,以水一中盏,入生姜半分,淡青竹叶二七
片,小麦一百粒,煎至六分,去滓,温服,不
拘时。

芦根饮　《圣济总录》二

【主治】　产后霍乱吐利,心腹痛。

【功效】　益气生津止呕。

【处方】　芦根二两(洗,到)　人参
枇杷叶(炙,拭去毛)各一两

【用法】　上三味,粗捣筛,每服五钱
匕,水一盏半,煎至八分,去滓,温服,不
拘时。

芦根饮　《圣济总录》二

【主治】　产后虚渴烦躁。

【功效】　清热生津,益气除烦。

【处方】　芦根(剉)一两　瓜蒌根半两　人参一两一分　甘草(炙)　白茯苓(去黑皮)各三分　生麦门冬(去心)半两

【用法】　上六味,剉如麻豆大,每服三钱匕,水一盏,煎至七分,去滓,温服,不拘时。

芦根饮子　《圣惠方》二

【主治】　霍乱吐泻,心烦。

【功效】　清热除烦。

【处方】　芦根二两　人参一两(去芦头)　藿香三分　枇杷叶十片(拭去毛,炙微黄)　甘草半两(炙微赤,剉)

【用法】　上五味,细剉和匀,每服一分,以水一中盏,入薤白七寸,生姜半分,煎至六分,去滓,稍热服,不拘时。

芦根汤　《无求子活人书》

【主治】　妊娠头痛壮热,心烦呕吐,不下食。

【功效】　清热化痰,除烦止呕。

【处方】　知母四两　青竹茹三两

【用法】　上二味,剉如麻豆大,每服五钱,水一小盏半,入生芦根一握,粳米一撮,煎至一盏,去滓服,尽更作,瘥止。

豆蔻丸　《圣济总录》二

【主治】　妊娠呕逆不下食。

【功效】　调胃和中。

【处方】　草豆蔻(去皮)　白术各一两　人参一两半　陈橘皮(去白,焙)一两　半夏半两(入生姜半两,捣烂,焙)

【用法】　上五味,捣罗为末,用枣肉为丸,梧桐子大,每服二十丸,生姜汤下,不拘时。

豆蔻丸　《妇人大全良方》

【主治】　妇人脏寒泄泻不止。

【功效】　温中涩肠,行气消食。

【处方】　肉豆蔻(面裹煨香)

【用法】　上一味不以多少,碾细,入陈米白饭捣令得所,圆如绿豆大,空心服,煮粟米饮吞下百圆,本家累以此药救人有效。

豆蔻饼　《妇人大全良方》

【主治】　妇人赤白痢,脐腹刺痛,久而不愈。

【功效】　涩肠止痛,调理气血。

【处方】　罂粟壳(制)一两　白芍药　黄芪三钱　陈皮　青皮　木香　诃子　肉豆蔻　人参各钱半　羌活　当归各一钱

【用法】　上一十一味为末,炼蜜圆如弹子大,每服二圆,水一小盏,煎至七分,温服。

豆蔻分气饮　《妇人大全良方》

【主治】　妇人脏腑虚寒,泄泻无度,瘦极,及妇人产后洞泄危笃甚。

【功效】　温中祛寒,涩肠止泄。

【处方】　藿香叶　草豆蔻仁(炮)　青橘皮各四两(永类钤方净)　甘草　丁香各半两　乌梅五十个　肉豆蔻十个(炮)

【用法】　上七味叹咀,每服四钱,水二盏,糯米一撮,煎七分,去滓,温服。

护胎法　《朱氏集验方》

【主治】　妊娠时气热病。

【功效】　清热除烦。

【处方】　干浮萍　朴硝(得效方别研)　大黄(炒)　蛤粉(炒)　蓝根(妇人大全良方等分)

【用法】　上五味等分为末,水调三钱,贴脐上。

护胎救生散　《圣惠方》一

【主治】　妊娠伤寒热病。

【功效】　清热除烦。

【处方】　浮萍草一两　川朴硝一两　蛤粉一两　川大黄一两(剉碎,微炒)　蓝根一两(剉)

【用法】　上五味,捣细罗为散,水调封脐上。

护胎白散子　《圣济总录》二

【主治】　妊娠伤寒。

【功效】 散寒安胎。

【处方】 白药子

【用法】 上一味,不拘多少,为末,用鸡子清调涂在纸花上,纸可碗口大,贴在脐下胎存处,干即以温水润之。

苏膏方 《王岳产书》

【主治】 难产经三五日,不得平安及不顺生,百方千计,不得分娩。

【功效】 助产。

【处方】 好苏四两 好蜜二两 秋葵子二两 滑石十铢 瞿麦十铢 大豆黄卷半两(急则以大豆黄代之)

【用法】 上六味,先取醇酒半升,细研葵子,内苏蜜中,微火煎令苏消,即诸药慢火煎,常令如鱼眼沸,约余强半即成膏,以绵滤过,埚器内收。

苏合香丸 《圣惠方》一

【主治】 妇人血风劳气,四肢羸弱,不能饮食,心腹疼痛,经络滞涩。

【功效】 行气养血,祛瘀止痛。

【处方】 苏合香三分 琥珀三分(细研) 麒麟竭三分 牡丹三分 生干地黄一两 紫石英一两(细研,水飞过) 细辛半两 柴胡一两(去苗) 鳖甲一两(涂醋炙微黄,去裙襕) 续断三分 芎䓖三分 麦门冬一两半(去心,焙) 当归三分(剉碎,微炒) 延胡索半两 藕节三分 蒲黄半两 木香半两 桂心半两 藁本半两 桃仁三分(汤浸,去皮尖双仁,麸炒微黄) 槟榔半两

【用法】 上二十一味,捣罗为末,炼蜜和捣三五百杵,丸如梧桐子大,空心及晚食前服,以桃仁汤下三十丸。

苏枋木散 《圣惠方》二

【主治】 产后恶露不尽,腹内疗痛,心神烦闷,不思饮食。

【功效】 活血祛瘀止血。

【处方】 苏枋木一两 当归三分(剉,微炒) 桂心三分 赤芍药半两 鬼箭羽半两 羚羊角屑一两 蒲黄三分 牛膝一两(去苗) 刘寄奴三分

【用法】 上九味,捣粗罗为散,每服三钱,以水一中盏,入生姜半分,煎至六分,去滓,温服,不拘时。

苏枋木煎 《圣惠方》一

【主治】 妇人月水不通,烦热疼痛。

【功效】 破瘀通经。

【处方】 苏枋木二两(剉) 硇砂半两(研) 川大黄(末)一两

【用法】 上三味,先以水三大盏,煎苏木至一盏半,去滓,入硇砂、大黄末,同熬成膏,每日空心,以温酒调下半大匙。

走马散 《圣惠方》

【主治】 难产。

【功效】 助产。

【处方】 嫩马齿苋 嫩人苋各半两(并五月五日采,曝干)

【用法】 上二味,捣细罗为散,以井华水调下一钱,立效。

走马散 《圣惠方》

【主治】 妇人中风口噤,四肢强直。

【功效】 祛风除湿止痉。

【处方】 天麻半两 附子半两(炮裂,去皮脐) 桂心一分 石膏一分(细研如面) 麻黄一分(去根节) 干蝎梢一分(妇人大全良方炒) 川乌头一分(炮裂,去皮脐) 天南星一分(炮裂) 麝香半两(研入)

【用法】 上九味,捣细罗为散,入研了药令匀,每服一字,以豆淋酒调下,不拘时,拗开口灌之。

走马散 《医林方》

【主治】 妇人血气,发来似刀搅,肠胃刺痛,及血气冲心痛死。

【功效】 活血行气止痛。

【处方】 当归一两 没药 红花 官桂 芍药 苏木 青皮(汤浸去皮)各二钱半

【用法】　上七味为细末,每服三钱,酒一中盏同煎,和滓温服,来日再服,未止再服。

苎根汤 《三因方》

【主治】　胎无故下血,永类钤方治漏胎下血。腹痛不可忍,或下黄汁,如漆如小豆汁者。

【功效】　固冲止血。

【处方】　野苎根二两(剉炒)　金银各一两

【用法】　上二味,为一剂,水酒各一盏,煎至一盏,去滓,分二服,不拘时。

苎根汤 《妇人大全良方》一

【主治】　损动胎,腰腹疼痛,去血,胎动向下。

【功效】　补益气血安胎。

【处方】　生干地黄　苎根各二两　当归　芍药　阿胶　甘草各一两

【用法】　上六味,细切,以水六升,煮取二升,去滓,内胶煎烊,分温三服。忌海藻、芜荑。

苎根饮子 《圣惠方》二

【主治】　妊娠二三月,胎动。

【功效】　养阴清热安胎。

【处方】　生苎根二两　甘草一两(炙微赤,剉)　黄芩一两　白芍药一两　阿胶二两(捣碎,炒令黄燥)　当归一两(剉,微炒)

【用法】　上六味,细剉和匀,每服半两,以水一大盏,入枣三枚,煎至五分,去滓,食前温服。

苎麻散 《圣济总录》一

【主治】　妊娠惊胎。

【功效】　益气安神,宁心安胎。

【处方】　苎麻根一握(剉)　诃黎勒(煨,去核)　山芋　茯神(去木)各一两　人参二两

【用法】　上五味,捣罗为散,每服二钱

匕,以米饮调下,不拘时。

苎麻粥 《寿亲养老书》

【主治】　妊娠胎不安,腹中疼痛。

【功效】　补益心脾,止血安胎。

【处方】　生苎麻根一两(净洗,煮取汁二合)　白糯米二合　大麦面一合　陈橘皮(浸去白,炒,半两,末)

【用法】　上四味,以水同煮为粥,令稀稠得所,熟后,入盐少许,平分作二服,空腹热食之。

杜仲丸 《肘后方》

【主治】　妇人胎脏不安,并产后诸疾。

【功效】　补肾固冲安胎。

【处方】　杜仲(瓦上干,于木臼中捣为末)

【用法】　上一味,煮枣肉为丸,如弹子大,每服一丸,烂嚼,以糯米饮下。

杜仲丸 《圣济总录》二

【主治】　子宫久冷,妊娠数堕胎。

【功效】　温肾固冲。

【处方】　杜仲(去粗皮,炙,剉)　防风(去叉)　附子(炮裂,去皮脐)　石菖蒲　桔梗(炒)　秦艽(去苗土)　细辛(去苗叶)　厚朴(去粗皮,生姜汁炙)　桂(去粗皮)　半夏(汤洗二七遍,焙)各三分　熟干地黄(焙)　沙参　蜀椒(去目并闭口者,炒出汗)　干姜(炮)各半两

【用法】　上十四味,捣罗为末,炼蜜和丸,如梧桐子大,空腹温酒下十五丸,渐加至二十丸,一月效。

杜仲汤 《圣济总录》一

【主治】　妊娠卒然下血不定,令胎不安,小腹疼痛。

【功效】　补益气血,止痛安胎。

【处方】　杜仲(去粗皮,剉,炒)二两　人参一两　阿胶(炙令燥)一两　芎䓖一两　当归(微炙)二两　艾叶一把(焙)

【用法】　上六味,粗捣筛,每服三钱

匕,酒一盏,入枣三枚,擘,同煎至七分,去滓,温服,相次三服,腹中当暖,即血止。

杜仲散　《圣惠方》二

【主治】　产后伤虚,腰间疼痛,四肢少力,不能饮食。

【功效】　补肾养血活血。

【处方】　杜仲一两(去粗皮,炙微黄,剉)　熟干地黄一两　桂心半两　附子一两(炮裂,去脐)　五味子三分　续断半两　石斛一两(去根,剉)　当归三分(剉,微炒)　芎䓖三分　草薢一两(剉)　牛膝半两(去苗)　木香一两

【用法】　上一十二味,捣筛为散,每服四钱,以水一盏,入生姜半分,枣三枚,煎至六分,去滓,每于食前温服。

杜仲浸酒　《圣惠方》二

【主治】　产后脏虚,腰间疼痛,肢节不利。

【功效】　补肾温阳,活血止痛。

【处方】　杜仲二两(去粗皮,炙微黄,剉)　桂心一两　丹参一两　当归一两　庵䕡子一两　芎䓖一两　牛膝一两(去苗)　桑寄生一两　附子一两(炮裂,去皮脐)　熟干地黄一两　川椒半两(去闭口及目,微炒)

【用法】　上一十一味,细剉,以生绢袋盛,用好酒一斗,瓷瓶中浸经七日,密封后开取,每日空腹及午食前服,温饮一盏。

芸薹散　《得效方》

【主治】　产后血气冲心,不记人事。

【功效】　活血祛瘀。

【处方】　芸薹子　生地黄各等分

【用法】　上二味同研,入生姜七片,酒水各半盏,童便少许,煎五分服。

芸薹散　《得效方》

【主治】　妇人室女血气刺痛不可忍。

【功效】　散寒化瘀止痛。

【处方】　官桂　没药　芸薹子　良姜各等分

【用法】　上四味为末,每服二钱,乳香酒调下,热服,不拘时。

芸薹散　《经验良方》

【主治】　妇人血气疼痛不可忍。

【功效】　行气活血,祛瘀止痛。

【处方】　芸薹子　红花　五灵脂　延胡索各半两　三棱　莪术各一两

【用法】　上六味为末,每服二钱,热酒调下。

芸薹散　《妇人大全良方》一

【主治】　产后恶露不下,血结不散,冲心刺痛,将来才冒寒踏冷,其血必往来心腹间刺痛,有不可忍,产后心腹诸疾。

【功效】　活血祛瘀。

【处方】　芸薹子(纸炒)　当归　桂心　赤芍药各等分

【用法】　上四味为细末,温酒调服二平钱,赶下恶物,产后三日不可无此。

连翘汤　《千金方》

【主治】　妇人妒乳乳痈。

【功效】　清热解毒,消痈散结。

【处方】　连翘　芒硝各二两　芍药　射干　升麻　防己　杏仁　黄芩　大黄　柴胡　甘草各三两

【用法】　上一十一味㕮咀,以水九升,煮取二升五合,分三服。

连翘散　《圣惠方》三

【主治】　产后妒乳,肿痛壮热,欲结成痈。

【功效】　清热活血,散结消肿。

【处方】　连翘一两　杏仁一两(汤浸,去皮尖双仁,麸炒微黄)　川升麻一两　汉防己一两　黄芩一两　川大黄一两(剉碎,微炒)　川芒硝一两　柴胡一两(去苗)　赤芍药一两　甘草一两(炙微赤,剉)　犀角屑一两

【用法】　上一十一味,捣粗罗为散,每

服三钱,以水一中盏,煎至六分,去滓,每于食后温服。

劫劳散　《妇人大全良方》一

【主治】　妇人心肾俱虚,劳嗽二三声无痰,遇夜发热,热过即冷,时有盗汗,四肢倦怠,体劣黄瘦,饮食减少,夜卧恍惚,神气不宁,睡多异梦。

【功效】　益气养血,补益心肾。

【处方】　白芍药六两　绵黄芪　甘草　人参　当归　半夏　白茯苓　熟地黄　五味子　阿胶各二两(炒)

【用法】　上一十味,㕮咀,每服三大钱,水盏半,生姜十二片,枣三个,煎至九分,温服,不拘时,日进三服。

克效散　《朱氏集验方》

【主治】　漏胎。

【功效】　收敛止血。

【处方】　五倍子(一味为末)

【用法】　上一味,酒调下。

严蜜汤　《千金翼方》

【主治】　月水不通,心腹绞痛欲死。

【功效】　温经散寒,活血通经。

【处方】　吴茱萸　大黄　当归　干姜　虻虫(去翅足,熬)　水蛭(熬)　干地黄　芎藭各二两　栀子仁十四枚　桃仁(去皮尖,一升,熬)　芍药三两　细辛　甘草(炙)各一两　桂心一两　牛膝三两　麻仁半升

【用法】　上一十六味,㕮咀,以水九升,煮取二升半,分三服,日三服,服相去一炊顷。

花蕊石散　《玉机微义》

【主治】　胎死腹中,及胎衣不下。

【功效】　祛瘀下胎。

【处方】　花蕊石一斤　上色硫黄四两

【用法】　上二味,相拌匀,炼制见良方。

苍耳子丸　《圣惠方》二

【主治】　妇人风瘙,皮肤生瘾疹,痒痛,或有细疮。

【功效】　祛风止痒。

【处方】　苍耳子三两　苦参二两　白蒺藜二两(微炒,去刺)　蝉壳一两(微炒)

【用法】　上四味,捣细罗为末,炼蜜和丸,如梧桐子大,每服不拘时,以温酒下二十丸。

【 丨 】

吴茱萸汤　《千金方》

【主治】　产后虚羸,盗汗,涩涩恶寒。

【功效】　散寒止痛。

【处方】　吴茱萸三两

【用法】　以清酒三升,渍一宿,煮如蚁鼻沸,减得二升许,中分之,顿服一升,日再,间日再作服。亦治产后腹中疼痛。

吴茱萸汤　《千金方》

【主治】　妇人先有寒冷,胸满痛,或心腹刺痛,或呕吐食少,或肿或寒,或下痢,气息绵惙欲绝,产后益剧。

【功效】　散寒祛风,温阳养血。

【处方】　吴茱萸二两　防风　桔梗　干姜　甘草　细辛　当归各十二铢　干地黄十八铢

【用法】　上八味,㕮咀,以水四升,煮取一升半,去滓,分再服。

吴茱萸汤　《和剂局方》一

【主治】　妇人脏气本虚,宿挟风冷,胸膈满痛,腹胁疞刺,呕吐恶心,饮食减少,身面虚浮,恶寒战栗,或泄痢不止,少气羸困,及因而生产,脏气暴虚,邪冷内胜,宿疾转甚。

【功效】　温经散寒。

【处方】　桔梗(去苗)　防风(去苗叉)　当归(去苗,微炒)　干姜(炮)　细辛(去

苗) 甘草(炙)各半两　熟干地黄三分
吴茱萸(汤洗七次,微炒)二两

【用法】　上八味为粗末,每服三钱,水
一盏,煎八分,去滓,空心热服。

吴茱萸汤　《圣济总录》二

【主治】　产后肺感寒,咳嗽不已。

【功效】　散寒温阳,止咳平喘。

【处方】　吴茱萸(汤洗,焙干炒)三分
桂(去粗皮)一两　细辛(去苗叶)一两一
分　当归(切,焙)三分　杏仁(去皮尖双
仁,半两,炒)

【用法】　上五味,粗捣筛,每服三钱
匕,水一盏,煎七分,去滓,温服,不拘时。

吴茱萸汤　《圣济总录》二

【主治】　妊娠冒冷,心腹刺痛,气逆
呕哕。

【功效】　温中散寒,降逆止呕。

【处方】　吴茱萸(汤浸,焙干炒)半两
人参　厚朴(去粗皮,生姜汁炙)　茯苓
(去黑皮)　桔梗(炒)　当归(切,焙)　芎
藭　芍药各一两

【用法】　上八味,粗捣筛,每服三钱
匕,水一盏,煎至七分,去滓,温服,日三服。

吴茱萸汤　《卫生宝鉴》

【主治】　妊娠伤胎,数落而不结实,或
冷或热。

【功效】　调和气血。

【处方】　黄芪　川芎各一两　甘草
(炙)一两半　吴茱萸半两(汤泡)

【用法】　上四味为末,每服二钱,温酒
调下,空腹食前服,忌生冷果实。

吴茱萸散　《圣惠方》一

【主治】　产后虚羸盗汗,敕色恶寒。

【功效】　散寒温中,收敛止汗。

【处方】　吴茱萸半两(汤浸七遍,微
炒)　五味子一两

【用法】　上二味,捣筛,以酒二大盏,
浸半日,煎至一盏三分,去滓,不拘时,分温

三服。

吴茱萸散　《圣惠方》三

【主治】　产后血气冲心,闷绝疼痛。

【功效】　温中养血,行气止痛。

【处方】　吴茱萸半两(汤浸七遍,焙干
微炒)　丁香半两　熟干地黄一两　当归半
两(剉,微炒)

【用法】　上四味,捣细罗为散,不拘
时,以热酒调下二钱。

吴茱萸丸　《圣济总录》一

【主治】　产后血气疞痛,血块作梗。

【功效】　温中行气,活血消癥。

【处方】　吴茱萸(微炒)　木香　当归
(微炙)各二两　桃仁(去皮尖双仁,麸炒,
研)半两　硇砂(研)一分

【用法】　上五味,捣罗三味为末,入硇
砂、桃仁和匀,炼蜜为丸,如梧桐子大,每服
二十丸,槟榔汤下。

吴茱萸丸　《圣济总录》二

【主治】　子宫久冷,妊娠数堕胎。

【功效】　温肾散寒。

【处方】　吴茱萸(汤洗十遍,焙)　蜀
椒(去目及闭口者,炒出汗)各三两　高良
姜　附子(炮裂,去皮脐)各一两　青橘皮
(汤浸,去白,麸炒黄)一两半　白术二两

【用法】　上六味,捣罗为末,用干柿二
十枚,以好酒浸令软,研膏和捣得所,丸如梧
桐子大,每服十丸至十五丸,空腹临卧,温热
水下。

吴茱萸饮　《圣济总录》二

【主治】　产后中风腹痛。

【功效】　散寒止痛。

【处方】　吴茱萸(汤洗,焙干炒)四两

【用法】　上一味,每服半两,水一盏
半,煎至一盏,去滓,温服,不拘时。

别离散　《圣惠方》二

【主治】　妇人风虚,与鬼交通,悲思喜

怒,心神不定。

【功效】　散寒祛风,宁神定志。

【处方】　杨柳上寄生一两　白术一两　桂心半两　茵芋半两　天雄半两(炮裂,去皮脐)　蓟根半两　石菖蒲半两(九节者)　细辛半两　附子半两(炮裂,去皮脐)　干姜半两(炮裂,剉)

【用法】　上一十味,捣细罗为散,每于食前服,以温酒调下一钱。

【ノ】

皂荚丸　《圣惠方》

【主治】　妇人咳嗽久不止。

【功效】　化痰宣肺止咳。

【处方】　皂荚一两(去皮子,涂酥炙令焦色)　五灵脂一两　蜀桑根一两(以上并捣细罗为末)　甜葶苈一两半(隔纸炒令紫色,别捣如膏)　杏仁一两半(汤浸,去皮尖双仁,麸炒微黄,别研如膏)

【用法】　上五味相和,以枣肉及炼蜜和丸,如梧桐子大,每服食后,以紫苏子汤下十丸。

皂荚丸　《圣济总录》二

【主治】　产后咳嗽,痰盛,头目不利。

【功效】　祛痰行气止咳。

【处方】　皂荚七挺(不蚛者,水浸擩取汁,滤去滓)　丁香　桂(去粗皮)各半两　诃子(炮,取皮)十枚　杏仁八十枚(去皮尖双仁,炒)

【用法】　上五味,将四味捣为细末,以皂荚水,就银石铫内煎如膏,即将药和捣为丸,如梧桐子大,每十丸,乌梅汤下,不拘时。

皂荚煎丸　《圣惠方》二

【主治】　妇人风痰。

【功效】　祛风化痰。

【处方】　皂荚一斤(细剉,去子,用水七升,采绞取汁,于银锅内煎熬如膏)　天

南星二两(炮裂)　防风二两(去芦头)　天麻二两　旋覆花二两　薄荷三两(干者)

【用法】　上六味,捣细罗为末,入前煎中,拌和为丸,如梧桐子大,每服不拘时,以生姜汤下十丸。

皂荚散　《圣惠方》

【主治】　妇人黄瘕。

【功效】　温经化痰消积。

【处方】　皂荚二两(去子皮,炙黄焦)　川椒一两(去目)　细辛一两半

【用法】　上三味,捣罗为末,作三角囊,大如指,长三寸贮之,以内阴中,欲便则出之,已则复内之,候恶血出毕,乃以温汤洗之。

皂荚刺散　《圣惠方》二

【主治】　妇人血风,皮肤瘙痒不止。

【功效】　祛风止痒。

【处方】　皂荚刺一两(炙微黄)　乌喙一两(炮裂,去皮脐)　茵芋三分　白花蛇二两(酒浸,去皮骨,炙微黄)　秦艽三分(去苗)　天麻三分　独活三分　白蒺藜三分(微炒,去刺)　蛇床子三分　麻黄三分(去根节)　莽草三分(微炙)　槐子仁三分(微炒)　景天花三分　踯躅花三分(酒拌微炒)　枫香三分　枳壳三分(麸炒微黄,去瓤)　麝香一分(细研入)

【用法】　上一十七味,捣细罗为散,不拘时,以荆芥酒调下一钱。

皂角散　《妇人大全良方》二

【主治】　产后螠。

【功效】　行气祛痰,通窍开闭。

【处方】　皂角树皮　川楝树皮各半斤　皂角核一合　石莲一合(去心)

【用法】　上四味为粗末,用水煎汤,乘热以物围定熏,通手洗,于净房中就熏洗处铺荐席,才熏洗了,以帛挹干,便吃玉露通真丸,热酒下二丸,便仰睡。

牡丹散　《圣惠方》

【主治】　妇人血气攻膀胱,连小腹疼痛。

【功效】　活血行气,祛瘀止痛。

【处方】　牡丹二两　赤芍药一两　当归一两(剉,微炒)　桂心一两　延胡索一两　没药半两　麒麟竭半两　芎藭半两

【用法】　上八味,捣细罗为散,每服不拘时,以热酒调下一钱。

牡丹散　《圣惠方》

【主治】　死胎下后,有败血冲心闷绝,上气不停。

【功效】　活血祛瘀。

【处方】　牡丹　赤芍药　青橘皮(汤浸,去白瓤,焙)　荷叶　当归(剉,微炒)　蒲黄　姜黄　川大黄(剉碎,微炒)各一两

【用法】　上八味,捣细罗为散,不拘时,以温调下二钱。

牡丹散　《圣惠方》一

【主治】　妇人月水不通。

【功效】　温经散寒,化瘀消癥。

【处方】　牡丹皮一两半　当归一两半(剉,微炒)　白芷一两　琥珀一两　川大黄一两半(剉碎,微炒)　赤芍药一两　桂心一两　芎藭一两　虻虫半两(炒令微黄,去翅足)　水蛭半两(炒令黄)

【用法】　上一十味,捣细罗为散,每服三钱,以酒一中盏,煎至六分,去滓,空心及晚食前温服之。

牡丹散　《圣惠方》一

【主治】　妇人月水不调,及产后恶露不下,狂语闷乱,口干,寒热往来,腹中疼痛。

【功效】　清热化瘀,行滞消癥。

【处方】　牡丹皮　土瓜根　牛膝(去苗)　虎杖　桃仁(汤浸,去皮尖双仁,麸炒微黄)　赤芍药　当归(剉,微炒)　川大黄(细剉,醋拌炒黄)　槟榔　荷叶　延胡索　蒲黄(炒微黄,去翅足)　虻虫(炒微黄去

翅足)　水蛭(微炒)各半两

【用法】　上一十四味,捣细罗为散,每服不拘时,以当归酒调下一钱。

牡丹散　《圣惠方》一

【主治】　妇人月水不利,脐腹疼痛,不欲饮食。

【功效】　行气活血。

【处方】　牡丹一两　赤茯苓三分　木香半两　赤芍药三分　当归三分(剉,微炒)　生干地黄三分　桂心三分　白术三分　石韦半两(去毛)　桃仁三分(汤浸,去皮尖双仁,麸炒微黄)　川大黄一两(剉,微炒)

【用法】　上一十一味,捣粗罗为散,每服三钱,以水一中盏,入生姜半分,煎至五分,去滓,每于食前服,稍热服之。

牡丹散　《圣惠方》一

【主治】　室女月水不通,两颊多赤,口干心躁,四肢烦热疼痛,咳嗽喘促,不思饮食。

【功效】　清热化瘀,消癥通经。

【处方】　牡丹皮一两　蒲黄一两　柴胡一两(去苗)　鳖甲一两(涂醋炙令黄,去裙襕)　赤芍药半两　桃仁半两(汤浸,去皮尖双仁,麸炒微黄)　甘草半两(炙微赤,剉)　虎杖半两　犀角屑半两　黄芩半两　当归半两(剉,微炒)　川大黄一两(剉,微炒)　土瓜根三分　琥珀三分

【用法】　上一十四味,捣粗罗为散,每服三钱,以水一中盏,煎至五六分,去滓,温服,不拘时。

牡丹散　《圣惠方》二

【主治】　产后经络不调,脐腹疼痛。

【功效】　行气活血,祛瘀止痛。

【处方】　牡丹三分　木香半两　肉桂半两(去皴皮)　当归三分(剉,微炒)　赤芍药三分　延胡索三分　蓬莪术半两　虎杖三分　甘草半两(炙微赤,剉)　生干地黄一两　鳖甲一两(涂醋炙微黄,去裙襕)　芎藭半两　琥珀三分

【用法】　上一十三味,捣筛为散,每服
三钱,以水一中盏,入生姜半分,煎至五分,
去滓,每于食前稍热服。

牡丹散　《圣惠方》二

【主治】　产后血运,腹满欲狼狈。

【功效】　活血破瘀。

【处方】　牡丹皮一两　川大黄一两
(剉碎,微炒)　川芒硝一两　冬瓜子一合
桃仁半两(汤浸,去皮尖双仁,麸炒微黄)

【用法】　上五味,捣粗罗为散,每服五
钱,以水一中盏,入生姜半分,煎至五分,去
滓,温服,不拘时。

牡丹散　《圣惠方》三

【主治】　新产儿枕上下刺痛,壮热口
干,烦渴头痛,汗出,或大小便不利。

【功效】　活血逐瘀,佐以清热。

【处方】　牡丹皮半两　桃仁半两(汤
浸,去皮尖双仁,麸炒微黄)　玄参半两
黄芩半两　芎䓖半两　射干半两　赤芍药
三分　川大黄三分(剉碎,微炒)　瞿麦半
两　海藻半两(洗去咸味)　虻虫一分(炒
令微黄,去翅足头)　水蛭一分(炒令微黄)
蛴螬二十枚(微炒)

【用法】　上一十三味,捣粗罗为散,每
服三钱,以水一中盏,入生姜半分,薄荷三七
叶,煎至六分,去滓,温服,日三四服。

牡丹散　《拔萃方》

【主治】　妇人久虚羸瘦,血块走疰,心
腹疼痛。

【功效】　养阴活血,化瘀止痛。

【处方】　牡丹皮　桂心　当归　延胡
索各一两　蓬莪术　牛膝　赤芍药各二两
荆三棱半两

【用法】　上八味为粗末,每服三钱,水
酒各半煎。

牡丹散　《和剂局方》

【主治】　血虚劳倦,五心烦热,肢体疼
痛,头目昏重,心忪颊赤,口燥咽干,发热盗

汗,减食嗜卧,及血热相搏,月水不利,脐腹
胀痛,寒热如疟。室女血弱阴虚,荣卫不和,
痰嗽潮热,肌体羸瘦,渐成骨蒸。血气虚损,
内则月水不行,外发潮热,肢体羸困,渐成
骨蒸。

【功效】　补虚消癥。

【处方】　牡丹皮　当归(去苗　袖珍
方一分,去芦)　桂心　没药(别研细)　延
胡索(炒)　陈皮(去白　三因方一分)　乌
药　红花(袖珍方一分)　芍药　甘草(半
盐汤浸炙,半生用)各一两　干漆(炒)二两
(三因方二钱)　蓬莪术(炮)　苏木　鬼箭
羽各一分

【用法】　上一十四味,为末,每服二
钱,水一盏,煎至七分,不拘时。

牡丹散　《三因方》一

【主治】　产后血晕,闷绝狼狈。

【功效】　活血祛瘀。

【处方】　牡丹皮　大黄(蒸)　芒硝各
一两　冬瓜子半合　桃仁三七粒(去皮尖)

【用法】　上五味,为剉散,每服五钱,
水三盏,煎至盏半,去滓,入芒硝又煎,分二
服,欲产,先煎下以备缓急。

牡丹散　《圣济总录》一

【主治】　产后血气血块,血露不尽,攻
筑刺痛。

【功效】　活血消癥,祛瘀止痛。

【处方】　牡丹(去心)　芍药　当归
(切,炒)　桂(去麁皮)　漏芦(去芦头)
白芷　五灵脂(炒)　陈橘皮(汤浸,去白,
微炒)　芎䓖　红蓝花　干漆(炒烟透)各
半两

【用法】　上一十一味,捣罗为散,每服
二钱匕,生姜温酒调下。

牡丹散　《妇人大全良方》

【主治】　妇人久虚羸瘦,血块走疰,心
腹疼痛,不思饮食。

【功效】　活血行气,祛瘀散结。

【处方】　牡丹皮　桂心(袖珍方官桂)

当归 延胡索各一两 莪术 牛膝 赤芍药各二两 京三棱一两半(拔萃方半两)

【用法】 上八味为粗末,每服三钱,水一盏,酒半盏,煎七分,温服。

牡丹散 《妇人大全良方》二

【主治】 妇人产后虚羸,发热,自汗,欲变蓐劳,或血气所搏,及经候不调,及发寒热、自汗、羸瘦。

【功效】 清热凉血,益气活血。

【处方】 白芍药 当归 五加皮 地骨皮 人参各半两 没药 桂心各二钱 牡丹皮二钱

【用法】 上八味为细末,每服二钱,水、酒各半盏,如不饮酒,只用水一盏,开通钱一枚,麻油蘸之,同煎七分,去滓,通口服。煎不得搅,吃不得吹。

牡丹汤 《圣济总录》一

【主治】 妇人血风劳气,头目昏眩,胸背拘急,心烦体热,血脉不利,肌肉枯悴。

【功效】 祛风活血。

【处方】 牡丹皮 芍药(剉) 牛膝酒(浸,切,焙) 生干地黄(焙) 柴胡(去苗)各二两 附子(炮裂,去皮脐) 当归(切,焙) 芎䓖(剉) 细辛(去苗叶) 干姜(炮) 白芷 吴茱萸(汤洗,焙干炒) 人参 陈橘皮(去白,焙) 虎杖 延胡索 山茱萸各一两

【用法】 上一十七味,剉如麻豆,每服五钱匕,水一盏,童子小便半盏,同煎一盏,去滓,温服。

牡丹汤 《圣济总录》二

【主治】 产后腰痛沉重,举动艰难。

【功效】 凉血活血,补肾止痛。

【处方】 牡丹皮 柴胡(去苗) 犀角镑 杜仲(去粗皮,剉,炒) 当归(切,焙) 桂(去粗皮) 枳壳(去瓤,麸炒) 槟榔(煨,剉) 丹参 桔梗(剉炒) 郁李仁(汤,去皮尖)各一两

【用法】 上一十一味,粗捣筛,每服三钱匕,水一盏,煎至七分,去滓,温服,不拘时。

牡丹汤 《圣济总录》二

【主治】 妇人血风,攻头目疼痛,口苦舌干,或发热。

【功效】 祛风活血。

【处方】 牡丹皮 赤芍药 防风(去叉) 甘菊花各二两 芎䓖 羌活(去芦头)各一两半 半夏(洗汤去脐七遍,生姜汁炒) 甘草(炙)各一两

【用法】 上八味,粗捣筛,每服二钱匕,水一盏,生姜三片,薄荷三叶,煎至七分,去滓,温服。

牡丹汤 《圣济总录》二

【主治】 妇人血风,攻头目不利,可思饮食,手足烦热,肢节拘急疼痛,胸膈不利,大肠不调,阴阳相干,心下怔悸,或时旋运。

【功效】 祛风活血。

【处方】 牡丹皮一两 肉桂(去粗皮)半两 陈橘皮(汤浸,去白,焙)三两 芎䓖一两 延胡索半两 木香三分 白术 甘草(炙) 芍药各三分 京三棱煨(剉) 干姜(炮)各半两 诃黎勒皮三分 半夏(汤洗去滑七遍,生姜汁炒)半两 羌活(去芦头) 枳壳(去瓤,麸炒)各一两 当归(切,焙)一两半

【用法】 上一十六味,粗捣筛,每服三钱匕,水一盏,生姜三片,煎至七分,去滓,食前温服。

牡丹汤 《圣济总录》二

【主治】 妇人血风攻心烦闷,腹内疼痛。

【功效】 祛风除湿,活血止痛。

【处方】 牡丹皮一两 大黄(剉,炒) 赤芍药 当归(切,焙)各半两 干荷叶一两

【用法】 上五味,粗捣筛,每服三钱匕,水一盏,煎至七分,去滓,温服,不拘时。

牡丹皮汤 《千金方》

【主治】　崩中血盛。

【功效】　调和气血,固冲止血。

【处方】　牡丹皮　干地黄　斛脉各三两　禹余粮　艾叶　龙骨　柏叶　厚朴　白芷　伏龙肝　青竹茹　芎劳　地榆各二两　阿胶一两　芍药四两

【用法】　上一十五味,㕮咀,以水一斗五升,煮取五升,分五服,相去如人行十里久,再服。

牡丹皮汤 《圣济总录》二

【主治】　妇人血风虚劳,身体骨节疼痛,手足烦热,筋脉拘急,胸膈不利,大肠结燥,血积气痛,月水不调。

【功效】　祛风,活血,止痛。

【处方】　牡丹皮　肉桂(去粗皮)　芎劳　延胡索　白术　芍药　甘草(炙,剉)　京三棱(煨,剉)　羌活(去芦头)　当归(切,焙)　枳壳(去瓤,麸炒)　诃黎勒(炮,去核)各一两　干姜(炮)　木香各半两　陈橘皮(去白,焙)一两　半夏(生姜汁制作饼,曝干)半两

【用法】　上一十六味,粗捣筛,每服三钱匕,水一盏,生姜三片,枣一枚,擘破,煎至七分,去滓,温服,不拘时。

牡丹丸 《千金方》

【主治】　妇人女子诸病后,月经闭绝不通,及从少来不通,并新产后瘀血不消,服诸汤利血后,余瘀未平。

【功效】　化瘀消癥。

【处方】　牡丹皮三两　芍药　玄参　桃仁　当归　桂心各二两　虻虫　水蛭各五十枚　蛴螬二十枚　瞿麦　芎劳　海藻各一两

【用法】　上一十二味,为末,蜜和丸,如梧桐子大,酒下十五丸,加至二十丸。血盛者作散服方寸匕,腹中当转如沸,血白化成水去。如小便赤少,除桂心,用地肤子一两。

牡丹丸 《圣惠方》

【主治】　妇人血气攻心,疼痛不止。

【功效】　活血通经,温阳止痛。

【处方】　牡丹一两　桂心一两　川乌头一两(炮裂,去皮脐)

【用法】　上三味,捣罗为末,炼蜜和丸,如梧桐子大,不拘时,以热酒下十丸。

牡丹丸 《圣惠方》一

【主治】　妇人月水不调,或一月再来,或隔月不来,来又或多或少,淋漓不断,或青或黄或黑,或如清水,腰腹刺痛,四体虚羸,心腹坚痛,举体沉重,唯欲眠而不欲食,渐加羸瘦。

【功效】　养阴化瘀消癥。

【处方】　牡丹皮一两　生干地黄一两　当归三分(剉,微炒)　蒲黄一两　牛膝三分(去苗)　琥珀一两　桃仁一两(汤浸,去皮尖双仁,麸炒微黄)　赤芍药三分　川椒一两(去目及闭口者,微炒去汗)　庵䕡子一两　水蛭半两(炒令微黄)　干姜三分(炮裂,剉)　泽兰一两　䗪虫三七枚(微炒)　黄芩三分　桑耳三分　芎劳一两　虻虫半两(炒微黄,去翅足)

【用法】　上一十八味,捣罗为末,炼蜜和捣三五百杵,丸如梧桐子大,每日空心及晚食前服,以温酒下三十丸。

牡丹丸 《圣惠方》二

【主治】　妇人冷劳,血海气虚,经络不利,四肢疼痛,不欲饮食,渐加羸瘦。

【功效】　行气祛瘀,活血通络。

【处方】　牡丹三分　牛膝一两(去苗)　桂心三分　桃仁一两(汤浸,去皮尖双仁,麸炒微黄)　附子一两(炮裂,去皮脐)　熟干地黄一两　干漆三分(捣碎,炒令烟出)　木香三分　芎劳三分　庵䕡子三分　延胡索半两　当归三分(剉碎,微炒)　虻虫三分(去翅足,微炒)　水蛭三分(炒令微黄)

【用法】　上一十四味,捣罗为末,炼蜜和捣三二百杵,丸如梧桐子大,空心及晚食

前服,以暖酒下三十丸。

牡丹丸 《圣惠方》二

【主治】 产后月水不通,腹胁滞闷,四肢烦疼。

【功效】 活血祛瘀,行气止痛。

【处方】 牡丹一两　川大黄一两(剉碎,微炒)　赤芍药一两　木香半两　桃仁半两(汤浸,去皮尖双仁,麸炒微黄)　虻虫一分(微炒令黄,去翅足)　水蛭一分(微炒令黄)　蛴螬一分(微炒)　瞿麦三分　芎藭三分　当归三分(剉,微炒)　海藻三分(洗去咸味)　桂心半两

【用法】 上一十三味,捣罗为末,炼蜜和捣三二百杵,丸如梧桐子大,食前以温酒下二十丸。

牡丹丸 《圣济总录》一

【主治】 妇人血风劳气,气块攻心,日渐黄瘦,经脉不行。

【功效】 行气活血。

【处方】 牡丹皮二两　芍药一两　贝母半两　当归(切,焙)　芎藭　肉桂(去粗皮)　苦参　大黄(剉,炒)各一两　郁李仁(汤去皮)二两

【用法】 上九味,捣罗为末,炼蜜和丸,梧桐子大,每服二十丸,温酒下,日二。

牡丹丸 《圣济总录》二

【主治】 妇人血风走注,上攻头目昏重,下注腰脚酸疼,及遍身刺痛。

【功效】 祛风除湿,活血止痛。

【处方】 牡丹皮一两　乌头(炮裂,去皮脐)半两　赤芍药一两　地龙(去土,炒)　当归(切,焙)　赤小豆(炒)　青橘皮(汤浸,去白,焙)各半两

【用法】 上七味,捣罗为末,醋煮面糊丸,如梧桐子大,每服二十丸,生姜醋汤或温酒下。

牡丹皮散 《卫生宝鉴》

【主治】 产后寒热,脐下疼痛,烦躁。

【功效】 清热凉血,理气止痛。

【处方】 牡丹皮　地骨皮　天台乌药　海桐皮　青皮　陈皮各一两

【用法】 上六味为末,入研,没药二钱半,再罗过,每服二钱,水一盏,煎至七分,如寒多热服,热多寒服,食前服,日三服。忌生冷硬滑醋物。

牡丹煎散 《和剂局方》一

【主治】 妇人冲任本虚,小腹夹寒,或产劳损,子脏风寒,搏于血气,结生瘕聚,块硬发歇,脐腹刺痛,胁肋紧胀,腰膝疼重,拘挛肿满,背项强急,手足麻痹,或月水不调,或瘀滞涩闭,或崩漏带下,小腹冷痛,寒热盗汗,四肢疼痛,面色萎黄,多生肝黯,羸乏少力,心多惊悸,不欲饮食。

【功效】 温补冲任,和中补虚。

【处方】 牡丹皮　附子(炮,去皮脐)　牛膝(去苗,酒浸一宿,焙干)　五味子　人参(去芦)　藁本(去土)　续断(细者)　白茯苓(管见大全良方去皮)　肉桂(去粗皮　良方不见火)　当归(去芦,切焙　良方酒浸一宿,焙)　白术　赤芍药　草薢(炮为末,炒熟　良方去芦,酒浸一宿)　木香　白芷　干山药　泽泻各一两　山茱萸(良方取肉)　干姜(炮)　延胡索　缩砂(用仁)各半两　羌活(去芦)　龙骨(研,水飞)　熟干地黄(良方酒浸)　槟榔各二两　石斛(去根)三两

【用法】 上二十六味为末炼蜜和圆,如梧桐子大,每服二十圆至三十圆,温酒或醋汤下,空心食前服,日二服。妊娠不宜服。

牡蛎散 《圣惠方》

【主治】 妇人伤中尿血。

【功效】 清热养阴止血。

【处方】 牡蛎粉　车前子　桂心　黄芩各半两

【用法】 上四味,捣细罗为散,每服以粥饮调下二钱,日三四服。

牡蛎散　《圣惠方》

【主治】　妇人脏腑久冷,小便滑数。

【功效】　温肾助阳,缩尿止遗。

【处方】　牡蛎二两(烧为粉)　龙骨一两　鸡膍胵十枚(微炙)　附子一两(炮裂,去皮脐)　吴茱萸一分(汤浸七遍,焙干微炒)　鹿角屑一两(炒黄)

【用法】　上六味,捣细罗为散,每于食前服,以温酒调下一钱。

牡蛎散　《圣惠方》一

【主治】　产后体虚汗出,心烦,食少乏力,四肢羸弱。

【功效】　益气养血,收敛止汗。

【处方】　牡蛎粉一两　龙骨一两　黄芪二两(剉)　白术　当归(剉,微炒)　桂心　芎䓖　熟干地黄　五味子各半两　人参三分(去芦头)　白茯苓三分　甘草一分(炙微赤,剉)

【用法】　上一十二味,捣粗罗为散,每服三钱,以水一中盏,入生姜半分,枣三枚,煎至六分,去滓,温服,不拘时。

牡蛎散　《圣惠方》二

【主治】　产后恶露不绝,心闷短气,四肢乏弱,不能饮食,头目昏重。

【功效】　益气养血,收敛止血。

【处方】　牡蛎(烧为粉)　芎䓖　熟干地黄　白茯苓　龙骨各一两　续断　当归(剉,微炒)　艾叶(微炒,诸酒炒)　人参(去芦头)　五味子　地榆各半两　甘草一分(炙微赤,剉)

【用法】　上一十二味,捣粗罗为散,每服四钱,以水一中盏,入生姜半分,枣二枚,煎至六分,去滓,每于食前温服。

牡蛎散　《圣惠方》二

【主治】　产后恶露不绝。

【功效】　收涩止血。

【处方】　牡蛎一两(烧)　龟甲一两(涂醋炙令黄)

【用法】　上二味,捣细罗,研为散,每于食前服,以温酒调下二钱。

牡蛎散　《圣惠方》二

【主治】　妇人白崩不止,面色黄瘦,脐下冷疼。

【功效】　温中补虚。

【处方】　牡蛎一两(烧为粉)　熟干地黄一两　龙骨一两　蒲黄一两　阿胶一两(捣碎,炒令黄燥)　干姜一两(炮裂,剉)

【用法】　上六味,捣细罗为散,每于食前服,煎艾叶汤调下二钱。

牡蛎散　《圣济总录》二

【主治】　产后喜汗不止,腠理虚疏,粉汗。

【功效】　益气固表,收敛止汗。

【处方】　牡蛎一斤(烧研如粉)　麻黄根四两

【用法】　上二味,捣罗麻黄根为细末,同牡蛎粉拌匀,粉汗空令密,妙。

牡蛎丸　《圣惠方》一

【主治】　妇人月水久不通,令人乍寒乍热,羸瘦盗汗,或加咳嗽,不欲饮食。

【功效】　化瘀通经。

【处方】　牡蛎粉一两　川大黄二两(剉,微炒)　柴胡一两(去苗)　川芒硝一两　干姜一分(炮裂,剉)　芎䓖一分　川椒一分(去目及闭口者,微炒去汗)　赤茯苓半两　甜葶苈半两(隔纸炒令紫色)　水蛭一分(炒微黄)　杏仁三分(汤浸,去皮尖双仁,麸炒微黄)　虻虫一分(炒微黄,去翅足)　桃仁二分(汤浸,去皮尖双仁,麸炒微黄)

【用法】　上一十三味,捣罗为末,炼蜜和捣三二百杵,丸如梧桐子大,每日空心及晚食前服,以温酒下十丸。

牡蛎丸 《千金方》

【主治】 经闭不通,不欲饮食。

【功效】 调和气血,化瘀通经。

【处方】 牡蛎四两(千金翼方熬,一两) 大黄一斤 柴胡五两 干姜三两 芎藭 茯苓各二两半(翼方三两半) 蜀椒十两(翼方去目及闭口者) 葶苈子(翼方二两,熬令紫色,别捣) 芒硝(翼方五两) 杏仁各五合(翼方别捣如膏) 水蛭(翼方熬) 虻虫各半两(翼方熬,去翅足) 桃仁七十枚(翼方去皮尖双仁,熬,别捣如膏)

【用法】 上一十三味,为末,蜜丸如梧桐子大,饮服七丸,日三。

牡蛎丸 《圣惠方》一

【主治】 妇人血海虚损,月水不断。

【功效】 补肾固冲止血。

【处方】 牡蛎粉一两 阿胶三分(捣碎,炒令黄燥) 当归三分(剉,微炒) 芎藭三分 续断三分 鹿茸三分(去毛,涂酥炙令微黄) 干姜三分(炮裂,剉) 赤石脂一两 代赭石一两 甘草一分(炙微赤,剉)

【用法】 上一十味,捣罗为末,炼蜜和丸,如梧桐子大,每于食前服,以温酒下三十丸。

牡蛎丸 《圣惠方》一

【主治】 妇人胞中诸病,漏下不绝。

【功效】 补肾固冲,收敛止血。

【处方】 牡蛎一两(为粉) 禹余粮一两(烧酥淬七遍) 白芷三分 白石脂一两 乌贼鱼骨一两(烧末) 干姜三分(炮裂,剉) 龙骨一两 桂心三分 瞿麦一分 川大黄三分(剉碎,微炒) 石韦半两(去毛) 白蔹半两 细辛半两 白芍药三分 甘草半两(炙微赤,剉) 黄连半两(去须) 附子三分(炮裂,去皮脐) 当归三分(剉,微炒) 白茯苓 钟乳石粉一两

【用法】 上二十味,捣罗为末,炼蜜和捣五七百杵,丸如梧桐子大,每于食前服,以温酒下三十丸。

牡蒙丸 《千金方》

【主治】 妇人产后十二癥病,带下无子,皆是冷风寒气,或产后未满百日,胞络恶血未尽,便利于悬圊上,及久坐,湿寒入胞里,结在小腹,牢痛为之积聚,小如鸡子,大者如拳,按之跳手隐然,或如虫啮,或如针刺,气时抢心,两胁支满,不能食,饮食不消化,上下通流,或守胃管,痛连玉门背膊,呕逆短气汗出,少腹苦寒,胞中创,咳引阴痛,小便自出,子门不正,令人无子,腰胯疼痛,四肢沉重淫跃,一身尽肿,乍来乍去,大便不利,小便淋漓,或月经不通,或下如腐肉,青黄赤白黑等如豆汁,梦想不祥。

【功效】 温中补虚,调和气血。

【处方】 牡蒙 厚朴 硝石 前胡 干姜 䗪虫 牡丹皮 蜀椒 黄芩 桔梗 茯苓 细辛 葶苈子 人参 芎藭 吴茱萸 桂心各十八铢 大黄二两半 附子一两六铢 当归半两

【用法】 上二十味,为末,蜜和,更捣万杵,丸如梧桐子大,空心酒服三丸,日三,不知则加之至五六丸。下赤白青黄物如鱼子者,病根出矣。

龟甲散 《圣惠方》二

【主治】 产后崩中,下血过多不止。

【功效】 滋阴养血止血。

【处方】 龟甲二两(醋浸,炙令微黄) 黑桑耳二两 鹿茸一两(去毛,涂酥炙令黄) 白石脂一两 禹余粮一两(烧,醋焠三遍) 当归一两(剉,微炒) 柏子仁一两 吴茱萸半两(汤浸七遍,炒令微黄) 芎藭一两

【用法】 上九味,捣细罗为散,每于食前服,以温酒调下一钱。

龟甲散 《圣惠方》二

【主治】 产后恶露不绝,腹内疼刺疼痛,背膊烦闷,不欲饮食。

【功效】 滋阴养血,活血止血。

【处方】 龟甲一两(涂醋炙令黄) 当

归三分(剉,微炒)　干姜一分(炮裂,剉)　阿胶半两(捣碎,炒令黄燥)　诃子一两(煨,用皮)　龙骨一分　赤石脂半两　艾叶半两(微炒)　甘草一分(炙微赤,剉)

【用法】　上九味,捣细罗为散,不拘时,以热酒调下二钱。

龟甲散　《圣惠方》二

【主治】　妇人白带下,腰膝疼痛。

【功效】　温补冲任,收敛固涩。

【处方】　龟甲一两(涂醋炙令微黄)当归一两(剉,微炒)　桑耳三分(微炒)人参三分(去芦头)　狗脊半两(去毛)　禹余粮一两(烧醋淬七遍)　白石脂二两　吴茱萸半两(汤浸七遍,焙干微炒)　柏叶一两(微炙)　白芍药半两　桑寄生半两　桂心半两　厚朴一两(去粗皮,涂生姜汁,炙令香熟)

【用法】　上一十三味,捣细罗为散,每于食前服,以粥饮调下二钱。

龟甲散　《圣惠方》二

【主治】　妇人久赤白带下,腰腿疼痛,面色萎黄,四肢少力。

【功效】　补益冲任。

【处方】　龟甲一两半(醋涂炙令黄)桑耳一两(微炙)　当归一两(剉,微炒)乌贼鱼骨一两(烧灰)　白芍药三分　禹余粮二两(烧醋淬七遍)　柏叶一两(微炙)吴茱萸半两(汤浸七遍,焙干微炒)　桑寄生一两　芎䓖三分

【用法】　上一十味,捣细罗为散,每于食前服,以温酒调下二钱。

龟甲散　《圣济总录》二

【主治】　妇人血风攻疰,身体骨节疼痛,或因打扑瘀血不散,遇天阴雨冷,四肢酸疼,诸般风滞,经水不利等疾。

【功效】　温阳祛湿,化瘀止痛。

【处方】　龟甲(醋炙)　虎骨(酒炙)各二两　漏芦　当归(切,焙)　芎䓖　肉桂(去粗皮)各半两　天雄(炮裂,去皮脐)一

两半　羌活(去芦头)一两　没药(研)半两　牛膝(酒浸,切,焙)一两

【用法】　上一十味,捣罗为散,每服二钱匕,温酒调下。

龟甲丸　《圣惠方》

【主治】　妇人虚冷,腹中积聚,月事往来,时苦腹满,绕脐下引腰背,手足烦,或冷或热,时复心中闷,体瘦,不欲食。

【功效】　补虚散寒。

【处方】　龟甲一两半(涂醋炙令黄)干姜一两半(炮裂,剉)　赤石脂一两　丹参一两　代赭石三分　甘草三分(炙微赤,剉)　桂心一两　细辛一两　川花椒一两(去目及闭口者,微炒去汗)　附子一两(炮裂,去皮脐)　鹿茸三分(去毛,涂酥炙令黄)　当归一两(剉,微炒)　禹余粮一两(烧令赤,醋淬七遍,细研)　乌贼鱼骨三分　白僵蚕半两(微炒)　牛膝一两(去苗)生干地黄一两

【用法】　上一十七味,捣罗为末,炼蜜和捣五七百杵,丸如梧桐子大,每日空心及晚食前服,以温酒下三十丸。

龟甲汤　《圣济总录》二

【主治】　妇人血风,身体骨节疼痛,胸胁胀满,心烦热躁,筋脉拘急,经水不利,虚劳等疾。

【功效】　活血化瘀,胜湿止痛。

【处方】　龟甲(去裙襴,醋浸炙)　大黄(剉,炒)　羌活(去芦头)　枳壳(去瓤,麸炒)　硝石(研)　当归(切,焙)　芎䓖吴茱萸(夹黑豆炒,去豆)　槟榔(煨,剉)牛膝(酒浸,切,焙)各半两

【用法】　上一十味,粗捣筛,每服三钱匕,水一盏,生姜五片,煎至七分,去滓,温服,不拘时。

何首乌散　《圣惠方》二

【主治】　妇人血风,皮肤瘙痒,心神烦闷,及血游风不定。

【功效】　祛风除湿,养阴活血。

【处方】 何首乌半两　防风半两（去芦头）　白蒺藜半两（微炒，去刺）　枳壳半两（麸炒微黄，去瓤）　天麻半两　胡麻半两　白僵蚕半两（微炒）　芫蔚子半两　蔓荆子半两

【用法】 上九味，捣细罗为散，每服不拘时，煎茵陈汤调下一钱。

何首乌散　《圣惠方》二

【主治】 妇人血风，身体骨节疼痛，或手足麻痹，腰胯沉重，牵拽不遂者。

【功效】 祛风除湿，活血止痛。

【处方】 何首乌三分　羌活三分　威灵仙一两　当归三分（剉，微炒）　羚羊角屑三分　防风半两（去芦头）　赤箭三分　附子三分（炮裂，去皮脐）　桂心三分　赤芍药三分　芎䓖三分　牛膝一两（去苗）

【用法】 上一十二味，捣细罗为散，每服不拘时，以豆淋酒调下二钱。

佛手散　《经验良方》

【主治】 妊娠自四月五月至七月，因而筑磕，口噤欲绝，用此药探之，若不损，则痛止，子母俱安，若胎已损，立便逐下。

【功效】 养血活血。

【处方】 当归（去芦，酒浸）　芎䓖各一两

【用法】 上二味，为粗末，每服四钱，酒一钱，煎令欲干，却入水一盏，再煎三二沸，去滓，温服。如口噤者，时时灌下，如人行五七里，再进一服，不过三服。

佛手散　《玉机微义》

【主治】 妊娠伤胎下血。

【功效】 养血活血。

【处方】 当归三钱　川芎二钱

【用法】 上二味，㕮咀，水煎，食前服。

佛手散　《胎产救急方》

【主治】 产时将至，浆破血下，腹中作阵数疼痛，渐至腰痛极甚，儿身已转，眼如出火，谷道挺进。

【功效】 活血行气催产。

【处方】 当归须四钱　川芎四钱

【用法】 上二味，剉，水煎连进二服。大凡难产，皆因产时未至，浆破血下过多，以致产道干涩，此方将产则先固其血，令儿易转动，临产则进此以行其血，令儿随血出，决无留难，处方之巧，无以踰此。

佛手散　《妇人大全良方》

【主治】 产前产后腹痛体热，头疼及诸疾。

【功效】 养血活血止痛。

【处方】 川芎二两　川当归三两

【用法】 上二味为细末，每服二钱，水一盏，酒二分，煎七分，温服。一方为粗末，每服四钱，水七分，酒三分，同煎至七分，热服。

佛手散　《妇人大全良方》二

【主治】 产后血虚劳倦，盗汗，多困少力，咳嗽有痰。

【功效】 养血益气，清肺止咳。

【处方】 当归　川芎　黄芪各一两　北柴胡　前胡各一分

【用法】 上五味，㕮咀，每服三钱，水一大盏，桃柳枝各三寸，枣子、乌梅各一枚，姜三片，煎至六分，去滓，温服。如有痰，去乌梅。

含化丸　《妇人大全良方》

【主治】 妇人，患肺热久嗽，身如炙，肌瘦，将成肺劳。

【功效】 清热化痰，理气止咳。

【处方】 枇杷叶（去毛）　桑白皮　款冬花　木通　紫菀　杏仁各等分　大黄减半

【用法】 上七味为细末，炼蜜丸如樱桃大，食后夜卧，含化一丸。永类钤方同。卫生易简方云：终一剂即愈。

含化丸　《妇人大全良方》

【主治】 妇人肺间邪气，胸中积血为

痛,失音。

【功效】　补肾纳气开喑。

【处方】　蛤蚧一双(去口足,炙)　诃子(去核)　阿胶(粉炒)　麦门冬(去心)　北细辛　甘草　生干地黄各半两

【用法】　上七味为细末,炼蜜为丸,如鸡头子大,食后含化一丸。

乳香散　《圣惠方》

【主治】　妇人久冷血气,心腹疼痛。

【功效】　温中行气,活血止痛。

【处方】　乳香一分　木香一分　当归三分(剉,微炒)　芎䓖三分　吴茱萸一分(汤浸七遍,焙干,微炒)　桂心半两　没药一分　硇砂一分(细研)

【用法】　上八味,捣细罗为散,每于食前服,热酒调下一钱。

乳蜜汤　《千金方》

【主治】　产后七伤虚损,少气不足,并肾劳寒冷。

【功效】　益气养血,补肾散寒。

【处方】　牛乳七升(恶则用羊乳)　白蜜一升半　当归　人参　独活各三两　大枣二十枚　甘草　桂心各二两

【用法】　上八味,㕮咀,诸药以乳蜜中煮取三升,去滓,分四服。

返魂丹　《袖珍方》

【主治】　妇人生产二十九证。

【功效】　滋阴养血祛风。

【处方】　野天麻(四五月间紫衣花时,将花叶子阴干)

【用法】　天麻捣末,炼蜜丸,如弹大,服一丸,随饮子下。

返魂散　《圣惠方》二

【主治】　产后血运,才觉恶心,头旋多涕唾,身如在船车上。

【功效】　行气祛瘀。

【处方】　赤马通四两(五月三日收瓷瓶中,烧令通赤)　麒麟竭一两　没药一两

延胡索二两　当归二两(剉,微炒)

【用法】　上五味,捣细罗为散,每服三钱,以童子小便半中盏,水酒各半中盏,煎五沸,不拘时,和滓分温二服。

利膈丸　《圣济总录》二

【主治】　妊娠痰饮,呕逆恶心。

【功效】　降气化痰。

【处方】　半夏三两(汤洗七遍,去滑,捣罗为细末,生姜汁和作饼子,焙干用)　前胡(去芦头)一两　赤茯苓(去黑皮)　槟榔(剉碎)　百合　陈橘皮(汤浸,去白,焙干)　诃黎勒(煨,去核)　桔梗(炒)　枳壳(去瓤,麸炒微黄)　人参各半两

【用法】　上一十味,捣罗为细末,水煮面糊和丸,如梧桐子大,每服十五丸至二十丸,食后,温生姜汤下。

肠风黑散　《妇人大全良方》

【主治】　妇人荣卫气虚,风邪冷气,进袭脏腑之内,或食生冷,或啖炙煿,或饮酒过度,积热肠间,致使脾虚弱,糟粕不聚,大便鲜血,脐腹疼痛,里急后重,或肛门脱出,或久患酒痢,大便频并。

【功效】　止血涩肠。

【处方】　败棕(烧)　木馒头(烧)　乌梅(去核)　粉甘草(炙)各等分

【用法】　上四味为细末,每服二钱,水一盏,煎至七分,空心温服。仆常治一妇人,便血不止,用煮附丸加五灵脂效。

【丶】

沉香汤　《圣惠方》

【主治】　难产。

【功效】　行气助产。

【处方】　沉香一两　水马一两　飞生鸟毛一分　零陵香一分　詹唐香一分　苏合香一分　茴蓿香一分　龙脑一分　瞿麦二两

【用法】　上九味,以水一斗五升,煎取

一斗,去滓,待至临欲平安时,用汤如人体,即从心上洗三五遍,其汤冷,即平安,亦无有痛苦处,无忌。

沉香汤 《圣济总录》二

【主治】 妊娠心痛,痰逆不思饮食。

【功效】 健脾化痰,降气止呕。

【处方】 沉香(剉)一两 白豆蔻(去皮) 草豆蔻(去皮)各半两 白术(剉,炒)二两 人参 白茯苓(去黑皮)各半两 厚朴(去粗皮,生姜汁炙)一两 半夏半两(薄切,生姜汁拌炒熟) 陈橘皮(汤浸去白,焙)三分 木香半两 干姜(炮)一分 甘草(炙)半两

【用法】 上一十二味,粗捣筛,每服三钱匕,水一盏,生姜三片,枣一枚,擘,同煎至七分,去滓,稍热食前服。

沉香汤 《圣济总录》二

【主治】 妊娠心痛,不可禁忍。

【功效】 理气散寒止痛。

【处方】 沉香(剉) 厚朴(去粗皮,生姜汁炙)一两 附子(炮裂,去皮脐尖) 陈橘皮(汤浸,去白,焙) 甘草(炙)各半两 白术 芎藭各二两

【用法】 上七味,剉如麻豆,每服二钱匕,水一盏,生姜三片,枣一枚,擘,同煎至六分,去滓,温服。

沉香散 《瑞竹堂方》

【主治】 妇人一切血气刺痛不可忍者。

【功效】 行气活血止痛。

【处方】 沉香 木香 当归 白茯苓 白芍药各一钱

【用法】 上五味为㕮咀,每服一钱,水三盏,于银石器内,不用铜铁器,文武火煎数沸,入全陈皮一个,又煎十数沸,入好醋一盏,又煎十数沸,入乳香、没药如皂角子大一块,同煎至一盏,去滓,通口服,不拘时。

沉香散 《圣济总录》二

【主治】 妊娠腹满,不思饮食,匀气利膈。

【功效】 降逆止呕。

【处方】 沉香(剉) 陈橘皮(汤浸,去白,焙) 人参各半两 木香 茯苓(去黑皮) 甘草(炙)各一两 白术二两

【用法】 上七味,为细散,每服二钱匕,入盐少许,以沸汤点,食前服。

沉香散 《圣济总录》二

【主治】 妊娠内积冷气,腹中切痛。

【功效】 温经散寒止痛。

【处方】 沉香(剉)半两 蜀椒(去闭口及目,炒出汗)一分 甘草(炙) 乌药(剉) 当归(切,焙) 芎藭各一两

【用法】 上六味,捣罗为末,每服二钱匕,温酒调下,热汤亦得,不拘时。

沉香桃胶散 《三因方》二

【主治】 产后利下赤白,里急后重,疠刺疼痛。

【功效】 活血止痢,行气止痛。

【处方】 桃胶(瓦上焙干) 沉香 蒲黄(纸隔炒)各等分

【用法】 上三味为末,每服二钱,陈米饮调下,食前服。

沉香鳖甲散 《妇人大全良方》一

【主治】 室女荣卫不调,经候凝滞,或时头目昏闷,上膈积涎,肢体不利,五心虚烦,饮食进退,多困少力。

【功效】 行气温经,养血止痛。

【处方】 沉香 甘草(炙) 槟榔各三分(修月鲁般经后录各三钱) 木香一两 鳖甲一两半 常山 当归 柴胡 人参 半夏 桂心 生地黄 白茯苓 青皮 陈皮各一两(永类钤方净)

【用法】 上一十五味,为细末,每服二钱,水一盏,生姜三片,钤方二片。煎至七分,温服空心,日三服。

沉香和血丸 《袖珍方》

【主治】 妇人月水不调,气不升降,饮食不消,聚为痰饮,头目昏眩,四肢倦怠,百节酸疼,子宫久冷。

【功效】 理气温经,活血止痛。

【处方】 当归(酒浸) 乌药(酒炒)沉香(不见火) 延胡索(炒)各一两 白芷(酒炒) 苍术(炒) 枳实(炒) 干姜(炮) 小茴香(炒) 川椒(炒,去目) 乳香(研) 没药(研) 牡丹皮各二钱 澄茄一钱 白芍药二两 艾叶四两(醋煮浸一宿,煮干为末,入前药,钱者皆两数)

【用法】 上一十六味为末,好米醋糊丸,如梧桐子大,每服五十丸,空心醋汤下,米饮亦可。

没药散 《圣惠方》

【主治】 妇人血气壅滞,攻心疼痛。

【功效】 活血行气,祛瘀止痛。

【处方】 没药半两 当归一两(剉,微炒) 赤芍药一两 牡丹一两 桂心一两 槟榔一两 川大黄一两(剉碎,微炒)牛膝一两(去苗)

【用法】 上八味,捣细罗为散,每于食前服,以热酒调下一钱。

没药散 《圣惠方》

【主治】 妇人血气不利,攻心腹疼痛。

【功效】 活血行气,祛瘀止痛。

【处方】 没药一两 当归一两(剉,微炒) 琥珀一两 木香半两 赤芍药三分 麝香一钱(细研) 桂心一两

【用法】 上七味,捣细罗为散,入麝香同研令匀,每服以热酒调下二钱,日三四服。

没药散 《圣惠方》

【主治】 妇人血气,小腹妨闷,疼痛不止。

【功效】 活血行气止痛。

【处方】 没药一两 赤芍药半两 当归半两(剉,微炒) 红蓝花半两 芫花半两(醋拌炒令干) 槟榔半两 干漆半两(捣碎,炒令烟出)

【用法】 上七味,捣细罗为散,每服不拘时,以热酒调下一钱。

没药散 《圣惠方》

【主治】 妇人疝癖气,攻心腹疼痛。

【功效】 活血祛瘀止痛。

【处方】 没药一两 芎藭一两半 鳖甲二两(涂醋炙令黄,去裙襕)

【用法】 上三味,捣细罗为散,每服不拘时,以热葱酒调下一钱。

没药散 《圣惠方》一

【主治】 妇人月水不利,脐腹疼痛不可忍。

【功效】 化瘀理气止痛。

【处方】 没药 当归(剉,微炒) 延胡索 鬼箭羽 琥珀 庵茴子各一两

【用法】 上六味,捣细罗为散,不拘时,以温酒调下一钱。产后败血攻刺,心腹疼痛,服之亦效。

没药散 《圣惠方》二

【主治】 产后余血未尽,攻腰间疼痛。

【功效】 活血祛瘀止痛。

【处方】 没药一两 牛膝一两(去苗)桂心一两 琥珀一两 赤芍药一两 庵茴子一两 当归半两(剉,微炒) 桃仁一两(汤浸,去皮尖双仁,麸炒微黄) 狗脊二两(去毛)

【用法】 上九味,捣细罗为散,每于食前服,以温酒调下二钱。

没药散 《圣惠方》二

【主治】 产后下痢不止,腹胃疼痛。

【功效】 止痢活血止痛。

【处方】 没药一两 木香二两 阿胶一两(捣碎,炒令黄燥)

【用法】 上三味,捣细罗为散,每服以粥饮调下二钱,日三四服。

没药散　《圣惠方》二

【主治】　产后恶露不尽,脐腹疼痛。

【功效】　活血祛瘀止痛。

【处方】　没药　木香　琥珀　桂心各半两　当归(剉,微炒)　赤芍药　芎劳　麒麟竭　牛膝(去苗)各一两

【用法】　上九味,捣细罗为散,每服不拘时,以热酒调下二钱。

没药散　《圣惠方》二

【主治】　妇人血风走痒,肢节疼痛,发歇来往不定。

【功效】　祛风活血。

【处方】　没药半两　琥珀三分　地龙三分(微炒)　白芷三分　乳香半两　安息香一分　芎劳半两　当归半两(剉,微炒)　桂心半两　漏芦半两　木香半两　麝香一分(研入)

【用法】　上一十二味,捣细罗为散,入研,药令匀,每服不拘时,以温酒调下一钱。

没药散　《圣惠方》三

【主治】　产后恶血不尽,小腹扭撮疼痛。

【功效】　活血祛瘀止痛。

【处方】　没药一两　赤芍药一两　桂心一两半　当归一两(剉,微炒)　白芷一两　芎劳一两　牡丹一两　川大黄一两半(剉碎,微炒)

【用法】　上八味,捣细罗为散,不拘时,以热酒调下二钱。

没药散　《圣济总录》二

【主治】　妇人血风攻注,遍身疼痛。

【功效】　祛风除湿,活血止痛。

【处方】　没药(研)　芎劳　木香　乌头(炮裂,去皮脐)　茯神(去木)　天麻　白芷　肉桂(去粗皮)　牡丹皮　芍药　当归(切,焙)等分

【用法】　上一十一味,捣罗为散,每服一钱匕,茶清调下,日三服。

没药散　《妇人大全良方》

【主治】　妇人一切血气,脐腹撮痛,及产后恶露不行,儿枕块痛。

【功效】　活血行气,祛瘀止痛。

【处方】　血竭　没药(并细研　得效方火煨,细研)　桂心　当归(得效方去尾)　蒲黄　红花　木香　延胡索　干漆(炒)　赤芍药等分

【用法】　上一十味为细末,每服二钱,热酒调下,食前服。

没药散　《妇人大全良方》

【主治】　妇人血气疼痛不可忍。

【功效】　活血行气止痛。

【处方】　红花　没药　当归　延胡索(炒)各等分

【用法】　上四味等分为末,每服二钱,童子小便、酒各半盏,同煎至六分,热服。只用秤锤淬过调亦可。常服只用温酒。

没药散　《朱氏集验方》

【主治】　产后百疾。

【功效】　活血止痛。

【处方】　没药　血竭各等分

【用法】　上二味为细末,每服二钱,用童子小便合酒半盏,煎一沸,温调下,才产一服上床,良久再服,其恶血自循下行,更不冲上,免生百疾。

没药散　《施圆端效方》

【主治】　妇人血气不调,赤白带下,腰腹疼冷。

【功效】　行气化瘀,温经止痛。

【处方】　香附子(炒)四两　干姜一两半(炮)　白芍药　五灵脂各二两(炒)

【用法】　上四味,为细末,每服二钱,热酒调下。心疼,醋调下,食前,日进二服。

没药羌活散　《圣济总录》二

【主治】　妇人血风,四肢疼痛,不思饮食。

【功效】　祛风活血,化瘀止痛。

【处方】　没药(研)　羌活(去芦头)肉桂(去粗皮)　山茱萸　赤芍药　牡丹皮附子(炮裂,去皮脐)各半两

【用法】　上七味,捣研为散,每服二钱匕,温酒调下。若病甚日久者,用童子小便半盏,生地黄自然汁半盏,同煎至七分,温服。

没药丸　《圣惠方》

【主治】　妇人血气攻心腹疼痛,经脉不调,口干烦躁。

【功效】　活血行气,通经止痛。

【处方】　没药半两　木香一两　槟榔一两　蓬莪术一两　硇砂一两(细研)　当归一两(剉,微炒)　朱砂半两(细研)

【用法】　上七味,捣罗为末,用米醋熬硇砂成膏,和丸如绿豆大,不拘时,以热酒下一十丸。

没药丸　《圣惠方》一

【主治】　妇人月水不通。

【功效】　化瘀通经。

【处方】　没药半两　硇砂半两　干漆半两(捣碎,炒令烟出)　桂心一两　芫花半两(醋拌一宿,炒干)　狗胆二枚(干者)　水银三分(入少枣肉研令星尽)

【用法】　上七味,捣罗为末,以枣肉和丸,如绿豆大,每于食前服,以温醋汤下十丸。

没药丸　《圣惠方》一

【主治】　产后血瘕结聚,攻刺腹胁,痛不可忍。

【功效】　活血散结止痛。

【处方】　没药半两　砒霜半两　硫黄半两(细研)　麒麟竭半两　朱砂半两(细研)　硇砂半两

【用法】　上六味,都细研为末,以糯米饭和捣三二百杵,丸如绿豆大,空心服,以生姜汤下三丸。

没药丸　《圣惠方》二

【主治】　产后恶血冲心,闷绝,及血气疼痛不可忍。

【功效】　活血散结,行水止痛。

【处方】　没药　麒麟竭　当归(剉,微炒)　芫花(烧灰姜黄)　金罗藤　凌霄花各半两　麝香一钱(细研)　狗胆二枚(干者)

【用法】　上八味,捣细罗为散,入研药令匀,以醋煮面糊和丸,如梧桐子大,不拘时,以温酒下十丸。

没药丸　《圣惠方》二

【主治】　产后恶血攻刺腹内,撖撮疼痛。

【功效】　活血祛瘀止痛。

【处方】　没药一两　肉桂三分(去皴皮)　当归(剉,微炒)　芫花(醋拌,炒令干)　地黄(炒令黄)　五灵脂　干漆(捣碎,炒令烟出)　蒲黄各半两

【用法】　上八味,捣罗为末,以醋煮面糊和丸,如梧桐子大,不拘时,以温酒下十丸。

没药丸　《圣济总录》二

【主治】　妇人血风下注,脚生疮。

【功效】　活血化瘀。

【处方】　没药(研)　地龙(去土,炒)　乳香(研)　牛膝(酒浸,切,焙)　胡桃仁(研)各三分

【用法】　上五味,捣研为末,酒煮面糊丸,如绿豆大,每服二十丸,食前温酒下,日三服。

没药丸　《妇人大全良方》一

【主治】　产后恶露方行,而忽然断绝,骤作寒热,脐腹百脉皆痛,如以锥刺非常。

【功效】　活血祛瘀通经。

【处方】　当归一两　桂心　芍药各半两　桃仁(去皮尖,炒,碎研)　没药(研)各一分　虻虫(去足翅,炒)　水蛭(炒)各二

十介

【用法】　上七味为末,醋糊丸,如豌豆大,醋汤下三丸。

没药丸　《妇人大全良方》二

【主治】　产后心胸烦躁,恶血不快。

【功效】　活血祛瘀行气。

【处方】　没药(研)　蛮姜　延胡索　干漆(炒)　当归　桂心　牛膝　牡丹皮　干姜等分

【用法】　上九味为细末,醋煮面糊丸,如梧桐子大,煎曲汤下十丸至十五丸。

没药丹　《宣明论》

【主治】　产后恶血不下,月候不行,血刺痛腹急痛,或一切肠垢沉积,坚满痃痛,作发往来,或燥热烦渴,喘急闷乱,肢体疼倦,大小人心腹暴痛。

【功效】　祛瘀下血止痛。

【处方】　没药一钱　当归　大黄一两　牵牛二两　官桂一分(以上同为末)　轻粉　硇砂各一钱(同研)

【用法】　上七味,研匀,醋面糊为丸,如小豆大,每服五丸至十丸,温水下,以快利及积病下为度。

补宫丸　《医方集成》

【主治】　妇人诸虚不足,久不妊娠,骨热形瘦,崩中带下。

【功效】　滋阴益气,调补冲任。

【处方】　鹿角霜　白术　白茯苓　香白芷　白薇　牡蛎(煅)　山药　白芍药　乌贼鱼骨各等分

【用法】　上九味为末,面糊丸,如梧桐子大,每服五十丸,米饮空心送下。

补宫丸　《永类钤方》

【主治】　妇人诸虚不足,久不妊娠,骨热形羸,崩中漏下。

【功效】　调补冲任。

【处方】　鹿角霜　白术　白茯苓　白芷　白薇　山药　白芍药　牡蛎(煅)　乌

贼骨

【用法】　上九味各等分为末,面糊丸梧桐子大,每五十丸,米饮空心送下。

补下丸　《圣济总录》二

【主治】　妊娠小便利。

【功效】　祛寒益肾。

【处方】　胡芦巴(酒浸,焙)　龙骨(研)　石菖蒲各半两　远志(去心)一两半　补骨脂(炒)　益智(去皮)　肉苁蓉(酒浸一宿,切,焙)各一两

【用法】　上七味,捣罗为细末,炼蜜和丸,如梧桐子大,每服三十丸,空心温酒下。

补益泽兰丸　《圣惠方》一

【主治】　妇人久患羸瘦虚损,四肢百体烦疼,脐下结冷,不能饮食,面目黑,忧患不乐。

【功效】　养血活血,益气祛风。

【处方】　泽兰二两　防风一两(去芦头)　芎䓖一两　人参一两半(去芦头)　肉苁蓉一两(酒洗,去皱皮,炙干)　延胡索一两　细辛一两　柏子仁一两半　牛膝一两(去苗)　麦门冬一两半(去心,焙)　当归一两(剉,微炒)　熟干地黄一两　芜荑一两　石膏一两(细研,水飞过)　艾叶三分(微炒)　薯蓣一两　山茱萸一两　桂心一两　石斛一两半(去根,剉)　钟乳粉三两　藁本一两　五味子一两　甘草三分(炙微赤,剉)

【用法】　上二十三味,捣罗为末,炼蜜和捣三五百杵,丸如梧桐子大,每服空心及晚食前服,以温酒下三十丸。

补益泽兰丸　《圣惠方》三

【主治】　产后虚羸,血气不调,四肢瘦弱,面色萎黄,饮食不进。

【功效】　养血活血,益气温阳。

【处方】　泽兰一两　熟干地黄一两半(圣济总录焙)　白茯苓三分(总录去黑皮)　木香三分　草薢三分(剉)　附子三分(炮裂,去皮脐)　桂心半两(总录桂三分)

赤石脂一两　牛膝一两（去苗　总录酒浸，切，焙）　芎䓖半两　人参一两（去芦头）　黄芪一两（剉）　白术半两　干姜半两（炮裂，剉）　续断三分　当归半两（剉，微炒）　甘草半两（炙微赤，剉）

【用法】　上一十七味，捣罗为末，炼蜜和捣五七百杵，丸如梧桐子大，每于空心及晚食前服，以粥饮下三十丸。

补益小泽兰丸　《圣惠方》一

【主治】　妇人劳冷虚损，饮食减少，面无光色，腹中时痛，女子月信不调，翕翕少气无力。

【功效】　行气活血，补肾温中。

【处方】　泽兰二两　藁本一两　白术一两　白芍药一两　厚朴一两半（去粗皮，涂生姜汁，炙令香熟）　龙骨一两半　人参一两（去芦头）　当归一两（剉碎，微炒）　甘草一两（炙微赤，剉）　阳起石二两（酒煮半日，细研，水飞过）　赤石脂一两半（细研）　桂心一两半　紫石英一两（细研，水飞过）　钟乳粉一两半　川椒一两（去目及闭口者，微炒去汗）　白石英一两（细研，水飞过）　肉苁蓉一两（酒浸一宿，刮去皱皮，炙干）　白矾一两半（烧灰）　干姜一两（炮裂，剉）　石膏二两（细研，水飞过）　山茱萸一两　芜荑三分　柏子仁一两　芎䓖一两

【用法】　上二十四味，捣罗为末，入研，都研令匀，炼蜜和捣五七百杵，丸如梧桐子大，每服空心及晚食前服，以温酒下三十丸。

补益三石泽兰丸　《圣惠方》一

【主治】　妇人虚损不足，气候不调，四肢羸瘦疼痛，不欲饮食。

【功效】　益气补虚，健脾补肾。

【处方】　泽兰二两　芜荑三分　甘草半两（炙微赤，剉）　桂心一两　白术二分　人参一两（去芦头）　干姜三分（炮裂，剉）　羌活三分　熟干地黄二两　黄芪一两　石斛一两（去根，剉）　石膏二两（细研，水飞过）　防风一两（去芦头）　白石英一两（细研，水飞过）　白芷一两　柏子仁一两　桔梗三分（去芦头）　川椒一两（去目及闭口者，微炒去汗）　细辛三分　钟乳粉一两　厚朴一两（去粗皮，涂生姜汁，炙令香熟）　紫石英一两（细研，水飞过）　藁本半两　肉苁蓉一两（酒浸一宿，刮去皱皮，炙令干）　白芍药半两　干漆三分（捣研，炒令烟出）　琥珀一两　五味子半两　防葵半两　当归一两（剉碎，微炒）　白茯苓一两　芎䓖一两

【用法】　上三十二味，捣罗为末，炼蜜和捣三五百杵，丸如梧桐子大，每服空心及晚食前服，以温酒下三十丸。

补益阿胶丸　《圣惠方》一

【主治】　妇人风虚劳损，脏腑虚乏，面色萎黄，四肢羸瘦，腹内时痛，不欲饮食。

【功效】　养血行气，益气健脾。

【处方】　阿胶一两（捣碎，炒令黄燥）　白芍药半两　干姜半两（炮裂，剉）　卷柏半两　桂心半两　白龙骨一两　鹿茸一两（去毛，涂酥炙令黄）　人参一两（去芦头）　白茯苓一两　蒲黄半两　当归一两（剉碎，微炒）　白术一两　厚朴一两（去粗皮，涂生姜汁，炙令香熟）　石斛一两（去根，剉）　黄芪一两（剉）　熟干地黄一两　艾叶三分（微炒）　芎䓖半两

【用法】　上一十八味，捣罗为末，炼蜜和捣三二百杵，丸如梧桐子大，每于空心及晚食前服，以粥饮下四十丸，温酒下亦得。

补益阿胶丸　《圣惠方》二

【主治】　产后恶露不下，四肢虚羸乏力，不能饮食。

【功效】　养血益气活血。

【处方】　阿胶一两（捣碎，炒令黄燥）　熟干地黄二两　牛膝一两半（烧灰）　黄芪一两　人参半两（去芦头）　白术半两　柏子仁一两　芎䓖三分　赤石脂一两　艾叶三分（微炒）　当归三分（剉，微炒）　续断三分

【用法】　上一十二味，捣罗为末，炼蜜

和捣三二百杵,丸如梧桐子大,每于食前服,以粥饮下三十丸。

补益白薇丸　《妇人大全良方》二

【主治】　产后风虚劳损,腹痛冷气,脚膝无力,面色萎黄,饮食减少,日渐羸瘦。

【功效】　行气活血,益气养血。

【处方】　木香　当归　桂心　泽兰叶　牛膝　白薇　牡丹皮　枳壳　人参　川芎　厚朴　白术　续断　熟地黄　北细辛　赤石脂　龙骨　禹余粮　黄芪各一两　白茯苓　附子各三分　吴茱萸一分

【用法】　上二十二味为细末,炼蜜为丸,如梧桐子大,食前服,温酒下三十丸。

补益钟乳丸　《圣惠方》一

【主治】　妇人血海虚,气上攻于肺,或时喘促,心烦,吃食少味,四肢乏力。

【功效】　养血补肾,行气健脾。

【处方】　钟乳粉三两　五味子一两　甘草半两(炙微赤,剉)　肉苁蓉一两(酒浸一宿,刮去皱皮,炙令干)　泽兰一两　远志三分(去心)　芎䓖一两　白芍药一两　黄芪一两(剉)　天门冬一两半(去心,焙)　桔梗一两(去芦头)　细辛半两　柏子仁一两　熟干地黄二两　当归一两(剉,微炒)　天雄三分(炮裂,去皮脐)　紫石英一两(细研,水飞过)　紫菀一两(洗去苗土)　蒲黄三分　芜荑仁三分　厚朴一两(去粗皮,涂生姜汁,炙令香熟)

【用法】　上二十一味,捣罗为末,炼蜜和捣五七百杵,丸如梧桐子大,每于空心及晚食前服,以温酒下三十丸。

补益赤石脂丸　《圣惠方》一

【主治】　妇人风虚,劳损羸劣,不能饮食,四肢疼痛,经络不调。

【功效】　温肾养血,益气通络。

【处方】　赤石脂二两(细研)　白薇三分　芎䓖三分　琥珀一两　鹿茸一两(去毛,涂酥炙令黄)　熟干地黄一两　人参半两(去芦头)　五味子半两　藁本半两　桂

心半两　甘草半两(炙微赤,剉)　牡丹皮半两　牛膝三分(去苗)　附子三分(炮裂,去皮脐)　干姜半两(炮裂,剉)　黄芪一两(剉)　芜荑半两　丹参三分　白茯苓三分　肉苁蓉一两(酒洗,去粗皮,炙干)　细辛半两　当归半两(剉碎,微炒)　羌活半两　杜仲一两(去粗皮,炙微黄,剉)

【用法】　上二十四味,捣罗为末,炼蜜和捣三五百杵,丸如梧桐子大,每于空心及晚食前服,以温酒下三十丸。

补益柏子仁丸　《圣惠方》一

【主治】　妇人风虚劳损,下焦伤冷,膈上风痰,头目旋眩,或时吐逆,心胸烦躁,不思饮食。

【功效】　益气养血,温中祛风。

【处方】　柏子仁一两　防风半两(去芦头)　续断一两　桂心三分　白茯苓一两　羚羊角屑三分　牡丹半两　人参半两(去芦头)　当归半两(剉,微炒)　黄芪半两(剉)　白术半两　枳壳半两(麸炒微黄,去瓤)　赤芍药半两　木香半两　附子一两(炮裂,去皮脐)　细辛三分　羌活三分　芎䓖三分　牛膝一两(去苗)　熟干地黄一两

【用法】　上二十味,捣罗为末,炼蜜和捣三五百杵,丸如梧桐子大,每于空心及晚食前服,以温酒下三十丸。

补益熟干地黄丸　《圣惠方》一

【主治】　妇人血风劳损,经络不调,四肢羸瘦,脐腹虚冷,困乏无力,不思饮食。

【功效】　养血活血,行气温中。

【处方】　熟干地黄二两　泽兰一两　当归三分(剉碎,微炒)　干姜半两(炮裂,剉)　延胡索半两　鳖甲一两(涂醋炙令黄,去裙襕)　牛膝半两(去苗)　续断三分　附子三分(炮裂,去皮脐)　白芍药半两　桂心半两　木香半两　藁本半两　艾叶三分(微炒)　黄芪一两(剉)　五味子三分　庵䕡子三分　芎䓖半两　牡丹皮一两　白茯苓三分　柏子仁一两　薯蓣三分　龙骨三分　甘草半两(炙微赤,剉)　杜仲三分

（去粗皮，炙微黄，到）　蛇床子三分　白术三分　吴茱萸半两（汤浸七遍，焙干，微炒）桃仁半两（汤浸，去皮尖双仁，麸炒微黄）

【用法】　上二十九味，捣罗为末，炼蜜和捣三五百杵，丸如梧桐子大，每于空心及晚食前服，以温酒下三十丸。

补益调中饮　《圣济总录》二

【主治】　妇人曾伤三月四月胎。

【功效】　调和气血。

【处方】　芍药（到，炒）　当归（切，焙）厚朴（去粗皮，生姜汁炙）　续断　芎䓖（到）　白术（微炒）　柴胡（去苗）　李根白皮（生，到焙干）　乌梅（去核）　枳壳（去瓤，麸炒）各一两

【用法】　上一十味，粗捣筛，每服五钱匕，以水一盏半，煎至八分，去滓，温服。

补益肥白悦泽方　《妇人大全良方》二

【主治】　产后患风虚冷气，腹内不调。

【功效】　活血行气，益气祛风。

【处方】　泽兰七分　厚朴　人参　石斛　芜荑仁　续断　防风　桂心各三分　川芎　白术　柏子仁　北五味子　黄芪　远志各四分　赤石脂　甘草　干地黄各六分

【用法】　上一十七味为细末，炼蜜丸如梧桐子大，酒下二十丸至三十丸，日二服。忌如前。

补虚散　《川玉集》

【主治】　病人至七八九十日已来，未损，渐加上气喘粗，身体大热，心胸闷绝，睡卧不安，恐是胎气不安，服安胎汤，其脉顺，阴阳紧小数者生，绝者死。其病人又加腰重，如水淋，上气促，坐卧不安，脐下闭痛闷乱，小腹内恶露下来，此是胎损也，见此状疾，及诊脉两手三部指下并冷，脉各三部齐足微有些些，是损胎脉也。便说患人骨肉，请唤老娘候生，下死胎后，败血冲心闷绝，上气不停。

【功效】　理气行瘀。

【处方】　牡丹　蒲黄　川大黄（醋炒）红芍药　当归　姜黄　青橘各一两　荷叶二个（炙）

【用法】　上八味，捣罗为散，每服一钱，温酒调下三二服瘥。

补虚汤　《圣济总录》二

【主治】　产后虚羸，寒热往来。

【功效】　温阳散寒，益气养血。

【处方】　附子（炮裂，去皮脐）　熟干地黄（焙）　当归（切，焙）　肉苁蓉（酒浸，切，焙）　柴胡（去苗）　黄芪各一两　芍药（炒）　人参　白茯苓（去黑皮）　芎䓖各三分

【用法】　上一十味，到如麻豆，每服五钱匕，水一盏半，入生姜五片，枣三枚，擘，同煎至八分，去滓，温服，不拘时。

补虚损大泽兰丸　《圣惠方》一

【主治】　妇人诸虚损不足，羸瘦萎黄，月候淋漓，或时带下，头晕心烦，肢节少力。

【功效】　补肾活血益气。

【处方】　泽兰二两　紫石英（细研，水飞过）　白石英（细研，水飞过）　白石脂（细研）　赤石脂（细研）　石膏（细研，水飞过）　龙骨　牛膝（去苗）上各一两半　桂心　白薇　当归（到，微炒）　人参（去芦头）　白茯苓　续断　白芜荑　黄芪（到）　防风（去芦头）　五味子　远志（去心）　薯蓣　白术　柏子仁　蛇床子　甘草（炙微赤，到）　蒲黄　牡丹皮　桃仁（汤浸，去皮尖双仁，麸炒微黄）　细辛　芎䓖各一两　熟干地黄二两

【用法】　上三十味，捣罗为末，入研，都研匀，炼蜜和捣五七百杵，丸如梧桐子大，每于空心及晚食前服，以温酒下三十丸。

补气汤　《肘后方》

【主治】　产后大虚劣。

【功效】　补虚养血。

【处方】　黄雄鸡一头　赤小豆五升（大豆亦得）　干地黄一两　甘草　桂心

黄芩　芍药各二两

【用法】　七物以水二斗,煮鸡豆得一斗,去滓内药,煎取四升,分为四服。

补中汤　《得效方》

【主治】　月未满半产。

【功效】　益气温中,行气和血。

【处方】　干姜(炮)　阿胶(剉,蛤粉炒)　芎劳　五味子各一两　白术　黄芪(去芦,蜜水炙)　当归(去芦,酒浸)　赤芍药各一两半　人参　木香(不见火)　杜仲(去皮,剉,炒)　甘草(炙)各半两

【用法】　上一十二味剉散,每服四钱,水一盏半煎,通口服,不拘时。

补肺汤　《妇人大全良方》

【主治】　妇人劳嗽。

【功效】　补肺止咳。

【处方】　桑白皮　熟地黄各二两(永类钤方各三两)　人参(去芦)　紫菀　黄芪　川五味子各一两

【用法】　上六味为细末,每服二钱,水一盏,煎至七分,入蜜少许,食后温服。

补心汤　《圣济总录》二

【主治】　妇人心气不足,汗出烦闷,惊悸不宁。

【功效】　益气养阴。

【处方】　麦门冬(去心,焙)三两　紫石英(研)一两一分　紫菀(去苗土)　肉桂(去粗皮)各二两　赤茯苓(去黑皮)　甘草(炙)各一两　人参　赤小豆三分

【用法】　上八味,粗捣筛,每服三钱七,以水一盏,入大枣二枚,擘,煎取七分,去滓,温服,日二服。

补阴丹　《施圆端效方》

【主治】　妇人血气俱虚,四肢困热,骨节烦疼。

【功效】　养血生津。

【处方】　熟地黄(焙)　生地黄(焙)　乌梅肉(焙)各二两　川芎三钱

【用法】　上四味为细末,炼蜜为丸,如弹子大,每服一丸,麦蘖汤化下,不拘时,日进三服。

补胞饮　《得效方》

【主治】　妇人产后伤动胞破,终日不能小便,漏湿不干。

【功效】　生肌补胞。

【处方】　黄丝绢(生者,一尺,剪碎)　白牡丹根皮(末千叶者,他无效)　白及末一钱

【用法】　上三味,用水一碗,煎至绢烂如饧,空腹顿服。服时不得作声,作声无效。

诃黎勒散　《圣惠方》

【主治】　妇人心腹气滞,两胁胀痛,四肢无力,不思饮食。

【功效】　行气活血止痛。

【处方】　诃黎勒一两(煨,用皮)　槟榔半两　桂心半两　木香半两　白术三分　赤芍药三分　桔梗三分(去芦头)　当归三分(剉,微炒)　芎劳半两　陈橘皮一两(汤浸,去白瓤,焙)　鳖甲一两(涂醋炙令黄,去裙襕)

【用法】　上一十一味,捣筛为散,每服四钱,以水一中盏,入生姜半分,煎至六分,去滓,温服,不拘时。

诃黎勒散　《圣惠方》

【主治】　妇人心腹两胁胀满,不思饮食,四肢少力。

【功效】　健脾温中,行气宽中。

【处方】　诃黎勒三分(煨,用皮)　吴茱萸半两(汤浸七遍,焙干,微炒)　人参半两(去芦头)　半夏半两(汤洗七遍,去滑)　陈橘皮三分(汤浸,去白瓤,焙)　桂心三分　当归三分(剉,微炒)　木香半两　白术三分　厚朴三分(去粗皮,涂生姜汁,炙令香熟)　甘草一分(炙微赤,剉)　桃仁三分(汤浸,去皮尖双仁,麸炒微黄)

【用法】　上一十二味,捣粗罗为散,每服四钱,以水一中盏,入生姜半分,枣三枚,

煎至一分,去滓,温服,不拘时。

诃黎勒散　《圣惠方》一

【主治】　产后脾胃伤冷,呕逆,不下饮食,四肢微冷,腹胁痞满。

【功效】　温中健脾,理气止呕。

【处方】　诃黎勒三分　陈橘皮一两(汤浸,去白瓤,焙)　甘草一分(炙微赤,剉)　桂心　当归(剉,微炒)　丁香　藿香　木香　白术　附子(炮裂,去皮脐)　干姜(炮裂,剉)各半两

【用法】　上一十一味,捣粗罗为散,每服三钱,以水一中盏,入枣二枚,煎至六分,去滓,稍热服,不拘时。

诃黎勒散　《圣惠方》二

【主治】　妇人血风攻脾胃,腹胁妨闷,四肢烦疼,或时痰逆,不下饮食。

【功效】　益气健脾,化瘀祛湿。

【处方】　诃黎勒皮一两　陈橘皮一两(汤浸,去白瓤,焙)　半夏半两(汤洗七遍,去滑)　人参半两(去芦头)　藿香三分　赤茯苓三分　芎藭三分　桂心半两　白术半两　细辛半两　当归半两(剉碎,微炒)　甘草半两(炙微赤,剉)

【用法】　上一十二味,捣粗罗为散,每服三钱,以水一中盏,入生姜半分,煎至六分,去滓,温服,不拘时。

诃黎勒散　《圣惠方》二

【主治】　妇人冷劳,气攻脾胃,腹胁妨闷,四肢不和,吃食减少,渐至虚羸。

【功效】　温中行气,健脾益气。

【处方】　诃黎勒皮一两　厚朴一两(去粗皮,涂生姜汁,炙令香熟)　柴胡一两(去苗)　木香半两　当归半两　桂心半两　芎藭三分　陈橘皮三分(汤浸,去白瓤,焙)　熟干地黄三分　人参三分(去芦头)　牛膝一两(去苗)　白芍药三分　白术三分　甘草一分(炙微赤,剉)

【用法】　上一十四味,捣粗罗为散,每服四钱,以水一中盏,入生姜半分,枣三枚,

煎至六分,去滓,温服,不拘时。

诃黎勒散　《圣惠方》二

【主治】　妊娠心腹胀满,气冲胸膈,烦闷,四肢少力,不思饮食。

【功效】　宣肺降气,利水除烦。

【处方】　诃黎勒皮一两　陈橘皮三分(汤浸,去白瓤,焙)　赤茯苓一两　桑根白皮三分(剉)　前胡一两(去芦头)　芎藭半两　白术半两　枳壳半两(麸炒微黄,去瓤)　大腹皮三分(剉)

【用法】　上九味,捣筛为散,每服四钱,以水一中盏,入生姜半分,枣三枚,煎至六分,去滓,温服,不拘时。

诃黎勒散　《妇人大全良方》一

【主治】　妊娠心腹胀满,气冲胸膈,烦闷,四肢少力,不思饮食。

【功效】　宣肺降气,利水除烦。

【处方】　诃黎勒　赤茯苓　前胡各一两　陈皮　大腹皮　桑白皮各三分　枳壳　川芎　白术各半两

【用法】　上九味,为粗末,每服四钱,水一盏半,姜三片,枣子一个,煎至七分,去滓,温服,不拘时。

诃黎勒丸　《圣惠方》

【主治】　妇人咳嗽不止,痰毒壅滞,心胸不利,咽喉噎塞。

【功效】　下气化痰,宽胸止咳。

【处方】　诃黎勒皮一两　贝母三分　射干三分　紫菀三分(洗去苗土)　桂心三分　紫苏子三分(微炒)　前胡三分(去芦头)　桔梗三分(去芦头)　木通三分(剉)　皂荚子仁一两(微炒)　郁李仁一两半(汤浸去皮,微炒,别研入)

【用法】　上一十一味,捣细罗为末,研入郁李仁令匀,炼蜜和捣三五百杵,丸如梧桐子大,每服不拘时,以生姜汤下二十丸。

诃黎勒丸　《圣惠方》二

【主治】　妊娠心烦,头目眩闷,闻食气

即呕逆。

【功效】　下气和胃止逆。

【处方】　诃黎勒皮一两　人参半两（去芦头）　赤茯苓半两　半夏半两（汤洗七遍，去滑）　白术一两葛根半两（剉）　甘草半两（炙微赤，剉）　壳三分（麸炒微黄，去瓤）

【用法】　上七味，捣罗为末，炼蜜和捣三二百杵，丸如梧桐子大，每服不拘时，以生姜粥饮下二十丸。

诃黎勒饮　《圣济总录》二

【主治】　妊娠腹满，气冲胸膈烦闷。

【功效】　宣肺降气，利水除烦。

【处方】　诃黎勒（煨，去核）　赤茯苓（去黑皮）　前胡（去芦头）　大腹皮（剉）　陈橘皮　桑根白皮（剉）各三分　白术　芎䓖　枳壳（麸炒，去瓤）各半两

【用法】　上九味，粗捣筛，每服三钱匕，以水一盏，入生姜半分，切，枣二枚，擘，同煎取七分，去滓，温服，不拘时。

诃黎勒汤　《圣济总录》二

【主治】　妊娠下痢，冷热相攻，赤白相杂，日夜不止。

【功效】　涩肠止泻。

【处方】　诃黎勒（炮，去核）　苍术（去皮）　肉豆蔻（去壳）　赤石脂各一两　干姜半两（炮裂，剉）　阿胶一两（捣碎，炒令黄燥）　艾叶一两（炒令微黄）　白术一两龙骨半两　陈皮一两（汤浸，去白瓤，焙）　甘草一两（炙微赤，剉）

【用法】　上一十一味，捣罗为细末，每服二钱匕，以粥饮调下，不拘时。

羌活散　《圣惠方》

【主治】　妇人中风，四肢缓弱，身体疼痛，言语謇涩，心神昏乱。

【功效】　祛风除湿，化瘀止痛。

【处方】　羌活一两　羚羊角屑三分桂心半两　赤箭三分　细辛三分　防风三分（去芦头）　当归三分（剉，微炒）　赤芍药半两　茯神一两　麻黄三分（去根节）甘草半两（炙微赤，剉）　黄芩三分

【用法】　上一十二味，捣筛为散，每服四钱，以水酒各半中盏，煎至六分，去滓，温服，不拘时。

羌活散　《圣惠方》

【主治】　妇人中风，筋脉拘急，肢节酸疼，言语謇涩，头目不利。

【功效】　祛风除湿，化瘀止痛。

【处方】　羌活一两（圣济总录去芦头）天麻一两（总录酒浸，焙干）　芎䓖三分（总录一两）　酸枣仁二分（微炒）　蔓荆子半两（总录一两去皮）　羚羊角屑半两（总录一两镑）　白附子半两（炮裂　总录一两）　桂心半两（总录一两去粗皮）　薏苡仁半两（总录一两）　柏子仁半两（总录一两，研如膏）　牛膝半两（去苗）（总录一两，酒浸，切，焙）　乌蛇肉半两（酒拌炒令黄总录一两，酒浸，去皮骨，炙）　当归半两（剉碎，微炒　总录一两，切，焙）　蝉壳半两（微炒　总录一分）　麝香半两（研入总录一钱）

【用法】　上一十五味，捣细罗为散，研入麝香令匀，每服不拘时，以豆淋酒调下一钱。

羌活散　《圣惠方》一

【主治】　妇人风虚劳冷，四肢羸弱，不能饮食，面色萎黄，腹内时痛。

【功效】　散寒祛风，温中行气。

【处方】　羌活一两　桃仁一两（汤浸，去皮尖双仁，麸炒微黄）　人参半两（去芦头）　木香三分　鳖甲一两（涂醋炙令黄，去裙襕）　白术三分　桂心半两　白茯苓三分　白芍药半两　当归半两（剉碎，微炒）附子三分（炮裂，去皮脐）　牛膝一两（去苗）　防风半两（去芦头）　续断三分　芎䓖二分　熟干地黄一两

【用法】　上一十六味，捣粗罗为散，每服四钱，以水一中盏，入生姜半分，煎至六分，去滓，温服，不拘时。

羌活散 《圣惠方》一

【主治】 妊娠中风痉,口噤,愦闷不能言,身体强直,或时反张。

【功效】 祛风胜湿。

【处方】 羌活三分　防风三分(去芦头)　芎䓖三分　葛根三分(剉)　秦艽三分(去苗)　麻黄二两(去根节)　犀角屑半两　杏仁一两半(汤浸,去皮尖双仁,麸炒微黄)　甘草半两(炙微赤,剉)

【用法】 上九味,捣粗罗为散,每服四钱,水一中盏,入生姜半分,煎至六分,去滓,温服,不拘时。

羌活散 《圣惠方》一

【主治】 产后中风,身体麻痹疼痛。

【功效】 散寒祛风止痛。

【处方】 羌活二两　莽草(微炙)　防风(去芦头)　川乌头(炮裂,去皮脐)　桂心　赤芍药　生干地黄　麻黄(去根节,剉)　草薢(剉)　牛膝(去苗)　枳壳(麸炒微黄,去瓤)　当归(剉,微炒)各一两

【用法】 上一十二味,捣粗罗为散,每服四钱,以水酒各半中盏,入生姜半分,煎至六分,去滓,温服,不拘时。

羌活散 《圣惠方》一

【主治】 产后中风,口噤,昏闷不语,身体痉直。

【功效】 散寒祛风,活血止痉。

【处方】 羌活二两　麻黄二两(去根节)　防风(去芦头)　秦艽(去苗)　桂心　甘草(炙微赤,剉)　葛根(剉)　附子(炮裂,皮脐)　当归(剉,微炒)　杏仁(去皮尖双仁,麸炒微黄)　芎䓖各一两

【用法】 上一十一味,捣筛为散,每服四钱,以水一中盏,入生姜半分,煎至五分,去滓,入竹沥半合,搅匀,不拘时,拗开口灌之。

羌活散 《圣惠方》一

【主治】 产后中风,四肢筋脉挛急、疼痛。

【功效】 散寒祛风,养血活血。

【处方】 羌活一两　天麻一两　防风一两(去芦头)　酸枣仁一两(微炒)　蔓荆子半两　羚羊角屑三分　附子三分(炮裂,去皮脐)　牛膝一两(去苗)　桂心半两　薏苡仁一两　芎䓖三分　当归一两(剉微炒)　鹿角胶一两(捣碎,炒令黄燥)　柏子仁半两(如人大全良方一两)　麝香一分(研入)

【用法】 上一十五味,捣细罗为散,不拘时,以豆淋酒调下二钱。

羌活散 《圣惠方》一

【主治】 产后伤寒,心膈热躁,肩背强硬,四肢拘急烦疼。

【功效】 散寒祛风,清热活血。

【处方】 羌活三分　石膏一两　麻黄一两(去根节)　甘草一分(炙微赤,剉)　桂心　芎䓖　赤茯苓　赤芍药　葛根　白术　黄芩　细辛各半两

【用法】 上一十二味,捣粗罗为散,每服四钱,以水一中盏,入生姜半分,葱白五寸,豉五十粒,煎至六分,去滓,稍热频服,微汗出为度。

羌活散 《圣惠方》二

【主治】 妇人血风,身体骨节发歇疼痛。

【功效】 祛风,活血,止痛。

【处方】 羌活三分　桂心三分　败龟二两(涂酥炙令黄)　没药三分　道人头三分　虎胫骨二两(涂酥炙令黄)　地龙(微炒)　骨碎补三分　红花子三分(微炒)

【用法】 上九味,捣细罗为散,每服不拘时,以温酒调下二钱。

羌活散 《圣惠方》三

【主治】 产后风虚劳损,身体疼痛,时烦热,不思饮食,四肢少力。

【功效】 散寒祛风,益气养血。

【处方】 羌活三分　天麻三分　防风

三分(去芦头)　白芷半两　芎䓖三分　白
芍药半两　羚羊角屑半两　当归半两(剉,
微炒)　牛膝半两(去苗)　骨碎补半两
熟干地黄一两　白茯苓三分　黄芪三分
(剉)　桂心半两　细辛半两

【用法】　上一十五味,捣粗罗为散,每
服三钱,以水一中盏,入生姜半分,煎至六
分,去滓,温服,不拘时。

羌活散　《圣济总录》二

【主治】　妇人血风劳倦,身体骨节
疼痛。

【功效】　祛风活血,温阳止痛。

【处方】　羌活(去芦头)一两　附子
(炮裂,去皮脐)一枚　牡丹皮　芍药　海
桐皮(剉)　当归(切,焙)　肉桂(去粗皮)
蒲黄各半两

【用法】　上八味,捣罗为散,每服一钱
匕,温酒调下,日三五服。

羌活散　《圣济总录》二

【主治】　妇人血风,身体骨节发歇
疼痛。

【功效】　祛风除湿,活血止痛。

【处方】　羌活(去芦头)　肉桂(去粗
皮)　没药(研)　虎脑骨(涂酥炙)　骨碎
补(去毛)　红花子(炒)各一两

【用法】　上六味,捣罗为散,每服二钱
匕,温酒调下,不拘时。

羌活散　《妇人大全良方》二

【主治】　咳逆。

【功效】　散寒祛风,降气止咳。

【处方】　羌活　附子　茴香(炒)各半
两　木香　白姜(炮)各一分

【用法】　上五味为末,每服二钱,水一
盏,盐一捻,煎一二十沸,永类钤方十余沸。
热服,一服止。

羌活当归散　《圣济总录》二

【主治】　妇人血风,身体发歇疼痛。

【功效】　祛风,活血,止痛。

【处方】　羌活(去芦头)　当归(切,
焙)　白茯苓(去黑皮)　肉桂(去粗皮)
没药(研)　虎胫骨(涂酥炙)　骨碎补(去
毛,酒浸焙)　红花子各一两

【用法】　上八味,捣罗为散,每服二钱
匕,温酒调下,空心服。

羌活汤　《产宝》一

【主治】　产后中风,身体疼痛,四肢萎
弱不遂。

【功效】　祛风散寒,益气通络。

【处方】　羌活　芍药　黄芪各六分
干葛　干地黄　麻黄各八分　甘草　桂心
各四分

【用法】　上八味以水二升,煎取八合,
先煎麻黄去沫,下诸药,食后热服,覆衣
出汗。

羌活汤　《医林方》

【主治】　产后头痛,血虚弱,痰癖。

【功效】　理气活血,散寒祛风。

【处方】　羌活　川芎　防风　香附子
熟地黄　白芷各等一两　石膏二两半
细辛二钱　当归五钱　甘草五钱(炒)　苍
术一两六钱

【用法】　上一十一味为细末,每服一
两,水二大盏,同煎至一盏,无论时候服之。

羌活汤　《圣济总录》二

【主治】　产后伤寒,发热咳嗽,头疼
壅闷。

【功效】　解毒散寒,止咳化痰。

【处方】　羌活(去芦头)　当归(切,
炒)　麻黄(去根节,煎,掠去沫,焙)　陈橘
皮(去白,焙)　杏仁(去皮尖双仁,炒)　人
参　甘草(炙)各一两　桂(去粗皮)　紫菀
(去苗土)各三分　吴茱萸一分(汤洗,炒)
半夏半两(洗十遍,去滑,姜汁炒)

【用法】　上一十一味,粗捣筛,每服三
钱匕,水一盏,煎至七分,去滓,温服,不
拘时。

羌活汤　《圣济总录》二

【主治】　产后风虚头痛,昏眩。

【功效】　祛风除湿。

【处方】　羌活(去芦头)　当归(切,焙)　白茯苓(去黑皮)　甘菊花　石膏(火煅)　乌头(炮裂,去皮脐)　甘草(炙,剉)　芍药各一两

【用法】　上八味,粗捣筛,每服三钱匕,水一盏,至七分,去滓,温服,不拘时。

羌活汤　《圣济总录》二

【主治】　产后头痛目眩,呕逆。

【功效】　散寒祛风,益气活血。

【处方】　羌活(去芦头)　白茯苓(去黑皮)　人参　附子(炮裂,去皮脐)　当归(切,焙)　石膏(火煅)　芍药各一两

【用法】　上七味,剉如麻豆,每服三钱匕,水一盏,煎至七分,去滓,温服,不拘时。

羌活汤　《圣济总录》二

【主治】　妇人风虚劳冷,身体瘦瘁,头目昏眩,气滞血涩,脐腹冷痛。

【功效】　祛风除湿,温阳止痛。

【处方】　羌活(去芦头)　独活(去芦头)　芍药　当归(酒浸,切,焙)　细辛(去苗叶)　枳壳(去瓤,麸炒)　柴胡(去苗)　附子(炮裂,去皮脐)　木香　赤茯苓(去黑皮)各一两

【用法】　上一十味,剉如麻豆,每服三钱匕,水一盏,生姜三片,枣一枚,擘破,煎至七分,去滓,空心、日午、临卧温服。

羌活汤　《圣济总录》二

【主治】　妇人中风,言语謇涩,筋脉拘急,肢体缓纵。

【功效】　祛风除湿,温经通络。

【处方】　羌活(去芦头)　赤茯苓(去黑皮)　芍药　防风(占叉)　当归(切,焙)　乌头(炮裂,去皮脐)　麻黄(去根节,煎,掠去沫,焙)　肉桂(去粗皮)各一两　石膏(碎)　细辛(去苗叶)各半两

【用法】　上一十味,剉如麻豆,每服三钱匕,水一盏,生姜三片,枣二枚,擘破,煎七分,去滓,温服,日三服。

羌活汤　《圣济总录》二

【主治】　妇人中风,角弓反张,筋脉偏急,言语謇涩。

【功效】　益气温阳,祛风除湿。

【处方】　羌活(去芦头)　肉桂(去粗皮)　防风(去叉)　麻黄(去根节)　附子(炮裂,去皮脐)　当归(切,焙)　人参各一两

【用法】　上七味,剉如麻豆,每服三钱匕,水一盏,生姜三片,大枣一枚,擘,同煎七分,去滓,温服,不拘时。

羌活汤　《圣济总录》二

【主治】　妇人中风偏枯,冷痹无力,不任支持。

【功效】　祛风除湿,益气温阳。

【处方】　羌活(去芦头)　麻黄(去根节,煎,掠去沫,焙)　杏仁(去皮尖双仁,炒,别研如膏人)　人参　肉桂(去粗皮)　薏苡仁　当归(切,焙)　干姜(炮)　附子(炮裂,去皮脐)　芍药各一两

【用法】　上一十味,剉如麻豆,每服三钱匕,水一盏,生姜三片,枣二枚,擘破,同煎七分,去滓,温服,日三服。

羌活防风汤　《圣济总录》二

【主治】　产后腹中坚硬,两胁满胀,手足厥冷,心中烦热,引饮干呕,关节劳痠中风。

【功效】　散寒祛风,清热解毒。

【处方】　羌活(去芦头)三两　防风(去叉)四两　桔梗三两　柴胡(去苗)一两半　败酱三两　桂(去粗皮)一两半　大黄(剉)二两　羚羊角(镑屑)一两

【用法】　上八味,粗捣筛,每服五钱匕,水二盏,煎至一盏,去滓,空腹温服,相次再服之。

羌活酒 《圣惠方》一

【主治】　妊娠中风痉,口噤,四肢强直反张。

【功效】　祛风止痉。

【处方】　羌活一两半　防风一两(去芦头)　黑豆每用一合

【用法】　上三味,前二味捣粗罗为末,以好酒五升,渍一宿,每服用黑豆一合,炒令烟出,投入药酒一大盏,候沸住,去滓,拗开口,分两度灌之。

羌活酒 《圣济总录》二

【主治】　产后中风腹痛。

【功效】　散寒祛风止痛。

【处方】　羌活(去芦头,剉)

【用法】　上一味,以醇酒煎半两,候浓温服。

羌活丸 《圣济总录》二

【主治】　妊娠热在脏腑,大便秘涩。

【功效】　清热通便。

【处方】　羌活(去芦头)二两半　大麻仁(别研)三两　槟榔五枚(剉)　防风(去叉)　枳壳(去瓤,麸炒)各一两　大黄(剉,炒)一两半　木香一两

【用法】　上七味,捣罗六味为末,与麻仁同研匀,炼蜜和丸,如梧桐子大,每服二十丸,温水下,食前服,日三服,以微利为度。

应病散 《经验良方》

【主治】　妇人胎前产后百病,诸般崩漏。

【功效】　益气养血,化瘀调经。

【处方】　人参　白术(麦麸炒)　白茯苓(去皮)　白薇(去芦用根)　白芷　京芍药　川芎　延胡索(去皮)　肉桂(不见火)　大当归(酒浸,焙,去尾)　赤石脂(火煅红)　牡丹皮(去木骨)　藁本(去头)各半两　甘草三钱　没药(不见火)二钱　沉香三钱(不见火)

【用法】　上一十六味为细末,每挑二

钱,入炼熟蜜大半匙,热酒调服。如骨蒸热,入童子小便一盏煎服,不能饮酒,不用小便,炼蜜同生姜自然汁调服;产后发热,亦用酒蜜服;有胎或产后,皆可服也。

快气汤 《胎产救急方》

【主治】　妊娠恶阻,滑胎易产。

【功效】　行气安胎。

【处方】　枳壳五两(炒)　缩砂　香附　甘草

【用法】　上四味,各净秤,同炒为末,汤调服。

【一】

阿胶散 《圣惠方》一

【主治】　妊娠九月伤寒,烦热,或觉胎不稳,腹满悬急,腰疼不可转侧。

【功效】　养血和血。

【处方】　阿胶半两(捣碎,炒令黄燥)　陈橘皮半两(汤浸去白瓤,焙)　半夏半两(汤洗七遍,去滑)　芎藭半两　白术三分　当归半两(剉,微炒)　赤芍药三分　麦门冬三分(去心)

【用法】　上八味,捣筛为散,每服三钱,以水一中盏,入生姜半分,枣三枚,煎至六分,去滓,温服,不拘时。

阿胶散 《圣惠方》二

【主治】　妊娠疟疾,憎寒,头疼壮热,腹痛,及胎不安稳,腰脐下重。

【功效】　养血清热。

【处方】　阿胶一两半(捣碎,炒令黄燥)　赤芍药一两　当归一两(剉,微炒)　柴胡一两(去苗)　麦门冬一两半(去心)　黄芩一两　白茯苓一两　白术一两　甘草半两(炙微赤,剉)

【用法】　上九味,捣筛为散,每服四钱,以水一中盏,入薤白二茎,煎至六分,去滓,温服,不拘时。

阿胶散 《圣惠方》二

【主治】 妊娠心胸烦闷,两胁微疼,烦渴咳嗽。

【功效】 养血祛风,化痰止咳。

【处方】 阿胶(杵碎,炒令黄燥) 麦门冬(去心) 款冬花 贝母(煨微黄) 秦艽(去苗)各一两 甘草半两(炙微赤,剉)

【用法】 上六味,捣筛为散,每服三钱,以水一中盏,煎至六分,去滓,温服,不拘时。

阿胶散 《圣惠方》二

【主治】 妊娠胎动不安,心神虚烦,腹内疼痛。

【功效】 养阴清热安胎。

【处方】 阿胶一两(捣碎,炒令黄燥神巧万全方二两) 白茯苓三分 麦门冬三分(去心) 柴胡三分(去苗) 甘草半两(炙微赤,剉) 黄芩半两 当归半两(剉,微炒) 芎䓖一两(万全方二两,又有人参二两)

【用法】 上八味,捣筛为散,每服四钱,以水一中盏,入生姜半分,枣三枚,煎至六分,去滓,稍热服,不拘时。

阿胶散 《圣惠方》二

【主治】 妊娠胎动,时有所下,腹胁疼痛。

【功效】 温经养血,止血安胎。

【处方】 阿胶三分(捣碎,炒令黄燥) 艾叶半两(微炒) 当归三分(剉,微炒) 赤石脂半两 龙骨半两 芎䓖三分 黄芪一两(剉) 熟干地黄一两 干姜一分(炮裂,剉 圣济总录一两) 甘草一分(炙微赤,剉)

【用法】 上一十味,捣筛为散,每服四钱,以水一中盏,入生姜半分,枣三枚,煎至六分,去滓,稍热服,不拘时。

阿胶散 《圣惠方》二

【主治】 妊娠伤动,腹痛下血。

【功效】 养血止血安胎。

【处方】 阿胶半两(捣碎,炒令黄燥) 艾叶半两(微炒) 芎䓖半两 当归半两(剉,微炒) 熟干地黄半两

【用法】 上五味,捣细罗为散,每服不拘时,以温酒调下二钱。

阿胶散 《圣惠方》二

【主治】 妊娠胎动不安,及漏胎,腹中痛。

【功效】 养血安胎。

【处方】 阿胶一两(捣碎,炒令黄燥) 熟干地黄一两半(圣济总录焙) 当归一两(剉,微炒) 桑寄生一两半(总录剉,炒) 龙骨三分(总录研) 甘草一两(炙令微赤,剉) 白术一两 白茯苓三分(总录去黑皮) 芎䓖三分 干姜半两(炮裂,剉)

【用法】 上一十味,捣筛为散,每服四钱,以水一中盏,入枣三枚,煎至六分,去滓,稍热服,不拘时。

阿胶散 《圣惠方》二

【主治】 妊娠胎动,腹中疗痛,不思饮食。

【功效】 养血和胃,理气止痛。

【处方】 阿胶三分(捣碎,炒令黄燥) 白茯苓三分 白术三分 当归一两(剉,微炒) 陈橘皮一两(汤浸,去白瓤,焙) 芎䓖三分 甘草一分(炙微赤,剉)

【用法】 上七味,捣筛为散,每服三钱,以水一中盏,入生姜半分,枣三枚,煎至六分,去滓,稍热服,不拘时。

阿胶散 《圣惠方》二

【主治】 妊娠心腹痛,胎不安稳,四肢皆不和。

【功效】 养血理气,止痛安胎。

【处方】 阿胶一两(捣碎,炒令黄燥) 芎䓖一两 桑寄生半两 艾叶半两(微炒) 枳实半两(麸炒令黄) 当归三分(剉,微炒) 高良姜二分(剉) 陈橘皮一两(汤浸,去白瓤,焙) 甘草一分(炙微赤,剉)

【用法】　上九味,捣筛为散,每服三钱,以水一中盏,入枣三枚,煎至六分,去滓,稍热服,不拘时。

阿胶散　《圣惠方》二

【主治】　妊娠从高坠下,腹痛下血,面色青黄。

【功效】　养血补肾安胎。

【处方】　阿胶一两(捣碎,炒令黄燥)　木香半两　芎䓖半两　熟干地黄半两　干姜一分(炮裂,剉)　当归半两(剉,微炒)　桑寄生半两　桂心半两

【用法】　上八味,捣筛为散,每服四钱,以水一中盏,煎至六分,去滓,温服,不拘时。

阿胶散　《圣惠方》二

【主治】　妊娠胎上逼心,下血不止。

【功效】　养血止血安胎。

【处方】　阿胶(捣碎,炒令黄燥)　芎䓖　当归(剉,微炒)　熟干地黄各一两　银一斤(以水一斗,煎至五升)

【用法】　上五味,捣筛为散,每服四钱,以银汁一中盏,煎至六分,去滓,温服,不拘时。

阿胶散　《圣惠方》二

【主治】　产后崩中,下血不止,结作血片,如鸡肝色,碎烂者。

【功效】　养血润燥,活血止血。

【处方】　阿胶一两(捣碎,炒令黄燥)　当归一两(剉,微炒)　续断一两　地榆一两(剉)　熟干地黄一两　牛膝一两(去苗)　红花子一两

【用法】　上七味,捣筛为散,每服三钱,以伏龙肝一两,浸取水一中盏,煎至六分,去滓,每于食前温服。

阿胶散　《圣惠方》二

【主治】　产后脓血痢不止,腹内疼痛,不欲饮食,渐加羸弱。

【功效】　养血益气,涩肠止泻。

【处方】　阿胶三分(捣碎,炒令黄燥)　人参三分(去芦头)　黄芪三分(剉)　干姜三分(炮裂,剉)　当归三分(剉,微炒)　熟干地黄三分　芎䓖半两　白茯苓半两　陈橘皮半两(汤浸,去白瓤,焙)　艾叶半两(微炒)　赤石脂一两

【用法】　上一十一味,捣细罗为散,每服以粥饮调下二钱,日三四服。

阿胶散　《圣惠方》二

【主治】　产后恶露不绝,心腹疼痛,不思饮食。

【功效】　补血行气止血。

【处方】　阿胶一两(炙令黄燥)　芎䓖一两　艾叶半两(微炒)　当归一两(剉,微炒)　桂心一两　地榆一两(剉)　甘草半两(炙微赤,剉)　厚朴二两(去粗皮,涂生姜汁,炙令香熟)

【用法】　上八味,捣筛为散,每服三钱,以水一中盏,入枣二枚,煎至六分,去滓,温服,不拘时。

阿胶散　《圣惠方》二

【主治】　妇人赤带下,腹内疞痛,四肢烦疼,不欲食饮,日渐羸瘦。

【功效】　收敛固涩,养血止痛。

【处方】　阿胶半两(捣碎,炒令黄燥)　当归半两(剉,微炒)　赤芍药半两　熟干地黄半两　牡蛎半两(烧为粉)

【用法】　上五味,捣细罗为散,不拘时,以粥饮调下二钱。

阿胶散　《圣惠方》二

【主治】　妇人带下五色久不止。

【功效】　温中止带。

【处方】　阿胶一两(捣碎,炒令黄燥)　鹿茸二两(去毛,涂酥炙微黄)　禹余粮二两(烧醋淬七遍)　牡蛎二两(烧为粉)　当归一两(剉,微炒)　白芍药一两　乌贼鱼骨一两半(烧赤)　蒲黄一两　赤石脂二两

【用法】　上九味,捣细罗为散,每于食前服,以温酒调下二钱。

阿胶散 《圣惠方》二

【主治】 妇人崩中下血,经七八日不定,或作血片,或如豆汁,腹内疠刺疼痛。

【功效】 温冲止血。

【处方】 阿胶一两(捣碎,炒令黄燥) 诃黎勒皮一两 干姜三分(炮裂,剉) 附子三分(炮裂,去皮脐) 蜜陀僧半两(细研) 棕榈二两(烧灰) 补骨脂三分(微炒)

【用法】 上七味,捣细罗为散,不拘时,以热酒调下二钱。

阿胶散 《圣济总录》一

【主治】 产后恶露不绝。

【功效】 养血止血。

【处方】 阿胶(炙令燥用) 牛角䚡(烧灰) 龙骨(煅)各一两

【用法】 上三味,捣罗为散,每服二钱匕,薄粥饮调服。

阿胶散 《圣济总录》一

【主治】 妊娠损动胎气,腹内结痛,血下不止,运闷。

【功效】 益气养血,固冲止血。

【处方】 阿胶(炙燥) 桑寄生各二两 续断一两半 熟干地黄(焙) 芎䓖 白芷 人参各一两

【用法】 上七味,捣罗为散,每服二钱匕,煎青竹茹、糯米汤调下,不拘时。

阿胶散 《圣济总录》二

【主治】 妊娠下痢赤白,腹痛不止。

【功效】 养血止血。

【处方】 阿胶一两(杵碎,炒令黄燥) 当归一两(剉,微炒) 白术三分 艾叶半两(炒令微黄) 醋石榴皮半两(微炒)

【用法】 上五味,捣罗为散,每服四钱匕,水一中盏半,入生姜三片,同煎至八分,去滓,温服。

阿胶散 《袖珍方》

【主治】 妊娠胎动,腹中痃痛,不思饮食。

【功效】 健脾益气,养血安胎。

【处方】 白茯苓 白术 川芎 阿胶各三分 当归(炒) 陈皮各一两 甘草一分 生姜三片 枣三个

【用法】 上九味,㕮咀,每服八钱,水一盏半,煎至八分,去滓,食前温服。

阿胶散 《千金翼方》

【主治】 妇人下血。

【功效】 养血止血。

【处方】 阿胶八两(炙) 乌贼鱼骨二两 芍药四两 当归一两

【用法】 上四味,捣筛为散,以蜜溲如麦饭,先食,以葱羹汁服方寸匕,日三夜一服。一方桑耳一两。

阿胶散 《施圆端效方》

【主治】 妇人血崩不止,赤白带下。

【功效】 养血温经,收敛固涩。

【处方】 阿胶(炒燥) 白龙骨 赤石脂 干姜(炮)各半两

【用法】 上四味,为细末,每服二钱,热酒调下;崩漏,艾汤下。

阿胶散 《无求子活人书》

【主治】 妊妇伤寒,安胎。

【功效】 益气养血,祛风安胎。

【处方】 阿胶(炒) 桑寄生 白术 人参 白茯苓各等分

【用法】 上五味,捣罗为细末,煎糯米饮调下二钱匕,日二服。

阿胶散 《妇人大全良方》一

【主治】 妊娠不问月数深浅,或因顿仆,或因毒药,胎动不安,腰痛腹满,或有所下,或胎上抢心,短气力。

【功效】 益气养血。

【处方】 熟地黄二两 白芍药 艾叶 当归 甘草 阿胶 黄芪各一两

【用法】 上七味,㕮咀,每服半两,水一大盏,姜三片,枣一个,煎至七分,去滓,温服,不拘时。

阿胶丸　《圣惠方》

【主治】　妇人大便下血不止。

【功效】　清热凉血,收敛止血。

【处方】　阿胶二两(捣碎,炒令黄燥)
乌贼鱼骨二两　白芍药二两　当归一两
(剉,微炒)　刘寄奴一两

【用法】　上五味,捣罗为末,炼蜜和捣
三二百杵,丸如梧桐子大,食前服,以粥饮下
二十丸。

阿胶丸　《千金方》

【主治】　产后虚冷洞下,心腹绞痛,兼
泄泻不止。

【功效】　养血益气,温阳止泻。

【处方】　阿胶四两　人参　甘草　龙
骨　桂心　干地黄　白术　黄连　当归
附子各二两

【用法】　上十味为末,蜜丸如梧桐子,
温酒服二十丸,日三服。

阿胶丸　《圣惠方》二

【主治】　妇人久赤白带下。

【功效】　养血固冲,收敛固涩。

【处方】　阿胶二两(捣碎,炒令黄燥)
绿矾一两(烧赤)　白石脂二两　釜底墨
二两　乌贼鱼骨一两(烧灰)

【用法】　上五味,捣罗为末,用软饭和
丸,如梧桐子大,每于食前服,以热酒下三
十丸。

阿胶丸　《圣惠方》二

【主治】　产后崩中,下血不止,虚羸
无力。

【功效】　养血活血,收敛止血。

【处方】　阿胶一两半(捣碎,炒令黄
燥)　鳖甲一两(涂醋炙微黄,去裙襕)　续
断一两　龙骨二两　芎䓖一两　赤石脂一
两半　甘草一两(炙微赤,剉)　当归一两
(剉,微炒)　鹿茸二两(去毛,涂酥炙微黄)
乌贼鱼骨二两　丹参一两　鳖甲二两

(涂醋炙微黄)

【用法】　上一十二味,捣罗为末,炼蜜
和捣三五百杵,丸如梧桐子大,每于食前服,
以温酒下三十丸。

阿胶丸　《圣惠方》二

【主治】　产后痢下脓血,腹痛。

【功效】　养血清热,行气止痛。

【处方】　阿胶一两(捣碎,炒令黄燥)
黄连一两(去须,微炒)　干姜半两(炮
裂,剉)　木香三分　厚朴二两(去粗皮,涂
生姜汁,炙令香熟)

【用法】　上五味,捣罗为末,炼蜜和捣
三二百杵,丸如梧桐子大,每于食前服,以粥
饮下三十丸。

阿胶丸　《圣惠方》二

【主治】　产后恶露不绝,腹中疞痛,气
急,及产蓐三十六疾。

【功效】　补血止血。

【处方】　阿胶(炙令燥)　乱发灰(别
研)各半两　代赭(别研)　干姜(炮)各一
两　马蹄半个(烧令烟尽)　生干地黄(焙)
一两一分　牛角䚡(炙焦)二两

【用法】　上七味,捣罗为末,炼蜜和
丸,如梧桐子大,空心粥饮下二十丸,日午夜
卧再服,加至四十丸。

阿胶丸　《圣济总录》二

【主治】　妊娠下痢,日夜频并。

【功效】　养血止痛安胎。

【处方】　阿胶(炒令燥)　醋石榴皮各
半两　黄连(去须,炒)一两　当归(切,焙)
肉豆蔻(去壳)各三分

【用法】　上五味,捣罗为末,炼蜜丸如
赤小豆大,米饮下十五丸,食前服。

阿胶丸　《圣济总录》二

【主治】　妊娠下痢,脓血不止,腹中
疞痛。

【功效】　养血止痛,止痢安胎。

【处方】　阿胶(炒令燥)三两　白术五

两　黄连(去须)　肉豆蔻仁各一两

【用法】　上四味,捣罗为末,炼蜜和丸,如梧桐子大,每服三十丸,食前温米饮下。

阿胶丸　《圣济总录》二

【主治】　产后泄泻,肠滑不止。

【功效】　养血益气,除湿止泻。

【处方】　阿胶(炒令燥)　黄柏(去粗皮,剉)　人参　干姜(炮)　当归(切,炒)　醋石榴皮各一两

【用法】　上六味,捣罗为末,面糊和丸梧桐子大,每服三十丸,食前米饮下。

阿胶丸　《医林方》

【主治】　妇人产前产后泻痢。

【功效】　温中养血止痢。

【处方】　阿胶(炒)　黄连　干姜　附子(炮)　人参　熟地黄　当归　芍药　龙骨　甘草(炙)各等分

【用法】　上一十味等分,为细末,炼蜜为丸,如梧桐子大,每服三四十丸,食前米饮汤送下。

阿胶丸　《妇人大全良方》二

【主治】　产后崩中下血不止,虚羸无力。

【功效】　补血活血止血。

【处方】　阿胶　赤石脂各一两半　续断　川芎　当归　甘草　丹参各一两　龙骨　鹿茸(酥炙)　乌贼骨　鳖甲(炙)各二两

【用法】　上一十一味为细末,炼蜜丸如梧桐子大,空腹,温酒下二三十丸。

阿胶枳壳丸　《和剂局方》

【主治】　产后虚羸,大便秘涩。

【功效】　补血润燥,行气通便。

【处方】　滑石(研,飞,半两,为衣)　阿胶(碎,炒)　枳壳(浸,去穗,麸炒)各二两

【用法】　上三味为末,炼蜜圆如梧桐

子大,每服二十圆,温水下,半日来未通再服。

阿胶汤　《圣济总录》一

【主治】　妊娠胎漏下血不止。

【功效】　养阴清热,止血安胎。

【处方】　阿胶(炒燥)　刘寄奴　赤石脂　黄连(去须)　白龙骨各一两半　乌梅五枚(碎,焙)　桑寄生　甘菊花　当归(切,焙)　旋覆花(炒)　地榆　白术各一两　枳壳(去瓤,麸炒)一两一分　艾叶(炒)半两　石膏碎,二两

【用法】　上一十五味,粗捣筛,每服五钱匕,水一盏半,入生姜五片,同煎至八分,去滓,温服,不拘时。

阿胶汤　《圣济总录》一

【主治】　妊娠惊胎,转动不定。

【功效】　益气养血。

【处方】　阿胶(炒令燥)　桑上寄生(剉,焙)　大腹皮(剉)　麦门冬(去心,焙)　黄芪(剉)　防风(去叉)　丹参　羚羊角屑　柏子仁(微炒)　缩砂仁各半两　人参　白术各一两

【用法】　上一十二味,粗捣筛,每服三钱匕,水一盏,煎至七分,去滓,空腹温服。

阿胶汤　《圣济总录》一

【主治】　妊娠胎动不安,腰腹疼痛。

【功效】　养血止痛安胎。

【处方】　阿胶(炒令燥)半两　当归(剉碎)半两　桑上寄生(剉碎)半两

【用法】　上三味,粗捣筛,每服三钱匕,以水一盏,煎至六分,去滓,空腹热服。

阿胶汤　《圣济总录》一

【主治】　妊娠胎动不安,腹痛。

【功效】　养血和血,止痛安胎。

【处方】　阿胶一两(炒令燥)　芎䓖一两半　当归(切,焙)二两　甘草一两(炙)

【用法】　上四味,粗捣筛,每服三钱匕,水一盏,煎至六分,去滓,空腹,日午临

卧服。

阿胶汤　《圣济总录》一

【主治】　妊娠胎动,腹痛下血运闷。

【功效】　养血和血。

【处方】　阿胶(炙燥)一两　生姜(切,炒干)三分　芎劳　续断各半两　侧柏　当归(切,焙)　桑寄生　艾叶各三分　竹茹(鸡子大)一团

【用法】　上九味,粗捣筛,每服三钱匕,水一盏,入枣二枚擘,煎至七分,去滓,温服。

阿胶汤　《圣济总录》一

【主治】　妊娠胎萎燥,全不转动。

【功效】　养血和血,长胎安胎。

【处方】　阿胶(炙燥)一两半　当归(切,焙)一两　甘草(炙,剉)三分　白术二两

【用法】　上四味,粗捣筛,每服三钱匕,以水一盏,煎至七分,去滓,温服,日三服。

阿胶汤　《圣济总录》二

【主治】　妊娠心腹痛,胎动不安。

【功效】　理气养血,止痛安胎。

【处方】　阿胶(炙燥)　芎劳　桑寄生　陈橘皮(汤浸,去白,焙)各一两　艾叶(炒)　枳实(去瓤,麸炒)各半两　当归(切,焙)三分　高良姜　甘草(炙)各一分

【用法】　上九味,粗捣筛,每服三钱匕,以水一盏,入枣二枚,煎至七分,去滓,不拘时,稍热服。

阿胶汤　《圣济总录》二

【主治】　妊娠伤寒,出汗。

【功效】　养血祛风,胜湿止痛。

【处方】　阿胶(炒令燥)一分　独头蒜一颗(以秋收茵蔓裹了,外用黄泥固济定,以炭火二斤,烧令通赤,放冷,打开取出,细研为末,无茵蔓,但尺以瓜根半两代)　羌

活(去芦头)　独活(去芦头)　苍术(米泔浸一宿,去粗皮,焙)　紫菀(去土)　白术　人参　附子(炮裂,去皮脐)各一分　甘草半分(炙)

【用法】　上一十味,剉如麻豆,每服三钱匕,水一盏,入连须葱白一寸,同煎至七分,去滓,温服,如人行十里许,连服二服至三服,末后一服,吃了便以冷水漱口,漱一二十遍,漱罢,以衣微盖取汗。

阿胶汤　《圣济总录》二

【主治】　妊娠数堕胎,小腹疠痛不可忍。

【功效】　补益脾肾,固冲安胎。

【处方】　阿胶(炙令燥)　熟干地黄(焙)　艾叶(微炒)　芎劳　当归(切,焙)　杜仲(去皴皮,炙,剉)　白术各一两

【用法】　上七味,粗捣筛,每服四钱匕,水一盏半,入枣三枚,擘破,同煎至八分,去滓,食前温服。

阿胶汤　《妇人大全良方》二

【主治】　妊娠伤寒,瘟疫时气,先服此以安胎,却以治病药相间服。

【功效】　益气养血安胎。

【处方】　阿胶(炙　永类钤方炒)　白术　桑寄生　人参　白茯苓(卫生宝鉴去皮)

【用法】　上五味等分,为细末,煮糯米饮调服方寸匕,日三服。

阿胶饮　《圣济总录》一

【主治】　妊娠卒胎动下血不止。

【功效】　养血滋阴止血。

【处方】　阿胶(炙燥)　熟干地黄(焙)各二两

【用法】　上二味,粗捣筛,每服三钱匕,水酒共一盏,煎至七分,去滓,温服,以效为度。

阿胶饮子　《圣惠方》一

【主治】　妊娠中风,语涩心烦,项强,背拘急,眼涩头疼,昏昏多睡。

【功效】　养血清热化痰。

【处方】　阿胶半两(捣碎,炒令黄燥)
竹沥五合　荆沥三合

【用法】　上三味,相和令匀,每服温饮
一小盏。

阿魏丸　《圣惠方》

【主治】　妇人血气攻心疼痛,及一切
积冷气痛。

【功效】　活血消积,温中行气。

【处方】　阿魏一两(面裹煨,面熟为
度)　当归一两(剉,微炒)　桂心一两　青
橘皮一两(汤浸,去白瓤,焙)　附子一两
(炮裂,去皮脐)　芎䓖一两　白术一两　吴
茱萸三分(汤浸七遍,焙干,微炒)　朱砂一
两(细研,水飞过　妇人大全良方、永类钤
方半两)　干姜三分(炮裂,剉)　木香一两
延胡索一两　肉豆蔻一两(去壳)　蓬莪
术一两　槟榔一两

【用法】　上十五味,捣罗为末,先以
醋一升,煎阿魏成膏,和药末,捣三五百杵,
丸如梧桐子大,每于食前服,以热酒嚼下二
十丸。

阿魏丸　《圣惠方》

【主治】　妇人脏气久虚,腹胀不能食。

【功效】　温中行气,健脾消积。

【处方】　阿魏三分　木香一两　槟榔
一两　肉豆蔻半两(去壳)　青橘皮三分
(汤浸,去白瓤,焙)　当归一两(剉,微炒)
诃黎勒一两(煨,用皮)　桃仁三两(汤浸,
去皮尖双仁,研如膏)　丁香半两　附子半
两(炮裂,去皮脐)　桂心半两　白术三分

【用法】　上十二味,捣罗为末,用童
子小便煎阿魏,桃仁成膏,入前药末,和捣三
五百杵,丸如梧桐子大,不拘时,以温生姜酒
下二十丸。

阿魏丸　《圣济总录》二

【主治】　妊娠腹满,喘逆胀闷。

【功效】　理气行滞,止痛安胎。

【处方】　阿魏(面裹煨熟,细研)　丁

香　木香　标香子(微炒)　白芷　陈橘皮
(汤洗,去白,焙)　槟榔(剉)　香附子(炒)
各一分　甘草(炙,剉)　生姜(去皮,薄切,
曝干)各半两

【用法】　上十味,捣罗为末,炼蜜和
纳三五百杵,丸如樱桃大,每服一丸,烂嚼,
煎萝卜汤下,温酒或盐汤生姜汤下亦得。

陈橘皮散　《圣惠方》二

【主治】　妊娠二三月,恶阻病,吐呕不
能食。

【功效】　理气和胃。

【处方】　陈橘皮一两(汤浸,去白瓤,
焙)　白茯苓一两　半夏一两(汤洗七遍,
去滑)　麦门冬一两(去心)　甘草半两(炙
微赤,剉)　人参三分(去芦头)

【用法】　上六味,捣筛为散,每服三
钱,以水一中盏,入生姜半分,淡竹茹一分,
煎至六分,去滓,温服,不拘时。

陈橘皮散　《圣惠方》二

【主治】　妊娠呕逆不下食。

【功效】　理气和中,止呕。

【处方】　陈橘皮二两(汤浸,去白瓤,
焙)　人参一两(去芦头)　白术半两　麦
门冬一两(去心)　厚朴一两(去粗皮,涂生
姜汁,炙令香熟)　白茯苓一两

【用法】　上六味,捣筛为散,每服四
钱,以水一中盏,入生姜半分,淡竹叶二七
片,煎至六分,去滓,温服,不拘时。

陈橘皮散　《圣惠方》三

【主治】　产后两胁胀满,心腹壅闷,不
思饮食。

【功效】　行气健脾。

【处方】　陈橘皮三分(汤浸,去白瓤,
焙)　赤茯苓三分　枳实三分(麸炒微黄)
人参半两(去芦头)　木香半两　前胡
三分(去芦头)　白术三分　厚朴三分(去
粗皮,涂生姜汁,炙令香熟)　槟榔三分
桂心半两　芎䓖半两　甘草一分(炙微
赤,剉)

【用法】 上一十二味,捣粗罗为散,每服三钱,以水一中盏,入生姜半分,枣三枚,煎至六分,去滓,温服,不拘时。

陈橘皮丸 《圣惠方》二

【主治】 妊娠阻病,心胸气满,腹胁疗痛,腰重。

【功效】 温中止痛,健脾止呕。

【处方】 陈橘皮一两(汤浸,去白瓤,焙) 赤芍药半两 当归一两(剉,微炒) 吴茱萸一分(汤浸七遍,焙干,微炒) 芎䓖三分 甘草一分(炙微赤,剉) 干姜半两(炮裂,剉) 艾叶半两(炒微过)

【用法】 上八味,捣罗为末,炼蜜和捣三二百杵,丸如梧桐子大,不拘时,以粥饮下二十丸。

陈橘皮丸 《圣济总录》一

【主治】 妊娠阻病,心中烦闷,头眩,恶闻食气,闻便呕吐,闷乱颠倒,四肢急惰,不自胜举,先服半夏汤两剂后。

【功效】 理气和胃,降逆止呕。

【处方】 陈橘皮(汤浸,去白,炒干)白茯苓(去黑皮)各一两 白术 甘草(炙)干姜(炮) 半夏(温水洗去滑七遍) 枳实(去瓤,麸炒)各二两

【用法】 上七味,捣罗为末,炼蜜和涂酥为剂,捣令匀熟,丸如梧桐子大,每服二十丸,生姜汤下,食前服。

陈橘皮粥 《寿亲养老书》

【主治】 妊娠冷热气痛,连腹不可忍。

【功效】 调和寒热,止痛安胎。

【处方】 陈橘皮(汤浸,去白,焙)一两 苎麻根(刮去土,曝干)一两 良姜(末)三钱 白粳米(择净)半合

【用法】 上四味,除粳米外,捣罗为散,每服五钱匕,先以水五盏,煎至三盏,去滓,入粳米半合,盐一钱,煮作粥食之,空腹一服,至晚更一服。

附子散 《圣惠方》

【主治】 妇人中风,筋脉拘急,四肢疼痛,言语謇涩,心胸不利。

【功效】 祛风除湿,化瘀止痛。

【处方】 附子三分(炮裂,去皮脐)当归一两(剉,微炒) 芎䓖一两 前胡一两(去芦头) 枳壳一两(麸炒微黄,去瓤)黄芩一两 细辛三分 白鲜皮一两 茯神一两 羌活一两 杏仁一两(汤浸,去皮尖双仁,麸炒微黄) 汉防己一两 桂心一两 甘草一两(炙微赤,剉) 麻黄一两(去根节)

【用法】 上一十五味,捣粗罗为散,每服四钱,以水一中盏,入生姜半分,煎至六分,去滓,温服,不拘时。

附子散 《圣惠方》

【主治】 妇人乳疽及垢乳,作寒热疼痛。

【功效】 消痈止痛。

【处方】 附子一两(去皮脐) 藜芦半两(去芦头)

【用法】 上二味,捣罗为末,用醋调傅,干即再敷之。

附子散 《圣惠方》一

【主治】 产后霍乱,吐利不止,手足逆冷。

【功效】 散寒温阳,健脾止呕。

【处方】 附子(炮裂,去皮脐) 白术 当归(剉,微炒) 吴茱萸(汤浸七遍,焙干微炒) 桂心 人参(去芦头) 丁香 陈橘皮(汤浸,去白瓤,焙) 甘草(炙微赤,剉)各半两

【用法】 上九味,捣细罗为散,不拘时,以粥饮调下二钱。

附子散 《圣惠方》二

【主治】 妇人久赤白带下,脐腹冷痛,腰膝麻疼。

【功效】 温补冲任,固涩止带。

【处方】　附子一两(炮裂,去皮脐)
当归一两(剉,微炒)　桂心一两　硫黄一
两(细研)　硇砂一两(细研)　白矾灰一两
　鹿角尖屑一两(炒黄)　禹余粮一两(烧
醋淬七遍)

【用法】　上八味,捣细罗为散,每于食
前服,以温酒调下一钱。

附子丸　《圣惠方》

【主治】　妇人风痹,手足不遂。

【功效】　祛风活血,温阳止痛。

【处方】　附子一两(炮裂,去皮脐)
天麻一两　牛膝一两(去苗)　仙灵脾一两
　川乌头一两(炮裂,去皮脐)　防风一两
(去芦头)　虎胫骨二两(涂酥炙令黄)

【用法】　上七味,捣细罗为末,以酒煮
面糊和丸,如梧桐子大,每于食前服,以温酒
下十丸。

附子丸　《圣惠方》二

【主治】　产后冷痢不食,腹痛乏力。

【功效】　温阳散寒,行气止痢。

【处方】　附子一两(炮裂,去皮脐)
当归三分(剉,微炒)　艾叶三分(微炒)
诃黎勒皮半两　厚朴三分(去粗皮,涂生姜
汁,炙令香熟)　木香半两　吴茱萸半两
(汤浸七遍,焙干微炒)　龙骨一两

【用法】　上八味,捣罗为末,用醋煮饭
和令热,丸如梧桐子大,不拘时,以粥饮下三
十丸。

附子丸　《圣济总录》二

【主治】　产后腰痛不可忍。

【功效】　温阳行气,散寒止痛。

【处方】　附子(炮裂,去皮脐)　人参
　当归(切,炒)　熟干地黄(焙)　桂(去粗
皮)　延胡索　威灵仙(去苗土)各一两

【用法】　上七味,捣罗为末,炼蜜为
丸,如弹子大,每服一丸,细嚼,温酒下,胡桃
茶亦得,不拘时。

附子丸　《圣济总录》二

【主治】　产后虚冷,泄泻不止,脏腑冷
痛,腹胀满闷。

【功效】　温阳祛寒,健脾行气。

【处方】　附子(炮裂,去皮脐)　木香
(炮)　当归(切,炒)　甘草(炙)　干姜
(炮)　芍药各半两　厚朴(去粗皮,生姜汁
炙,剉)　吴茱萸(汤洗,焙干炒)各一两
陈橘皮(去白,炒)　白术(剉,炒)　诃黎勒
(炮,去核)各三分　黄连(去须)一两半

【用法】　上一十二味,捣罗为末,薄面
糊和丸,梧桐子大,每服三十丸,米饮下,食
前服。

附子汤　《圣济总录》二

【主治】　产后中风口喎。

【功效】　温阳散寒,解表祛风。

【处方】　附子(炮裂,去皮脐)　干姜
(炮)各四两　桂(去粗皮)　麻黄(去根节,
煎,掠去沫,焙)各一两　芎䓖一两半

【用法】　上五味,剉如麻豆,每服五钱
匕,水一盏半,煎七分,去滓,温服,不拘时。

附子汤　《圣济总录》二

【主治】　产后荣血虚损,汗出日夕不
止,形体困怠。

【功效】　温阳祛寒,养血和胃。

【处方】　附子(炮裂,去皮脐)半两
桂(去粗皮)二两　生干地黄(焙)三两　甘
草(炙令黄)　芍药各一两

【用法】　上五味,剉如麻豆,每服三钱
匕,水一盏,生姜三片,枣二枚,擘破,煎至七
分,去滓,温服,不拘时。

附子酒　《妇人大全良方》

【主治】　妇人血风,身上瘙痒。

【功效】　温阳活血。

【处方】　生附子(不去皮,重一两一
只)　皂角刺二十一个　黑豆一合

【用法】　上三味,细剉,分为二处,用
好酒二瓶,入上件药,慢火辉候干至半瓶,却

合作一处,密缚泥头,经二宿,每服一盏,温
服,不拘时,未效又服。

附子理中汤 《妇人大全良方》

【主治】　妇人五脏中寒,口噤,四肢强
直,失音不语。

【功效】　益气温阳。

【处方】　大附子(炮)　人参(去芦)
干姜(炮)　甘草　白术等分

【用法】　上五味细剉,每服四钱重,水
一盏半,煎七分,去滓,不拘时。

附子八物汤 《妇人大全良方》

【主治】　妇人风历节,四肢疼痛如锤
锻不可忍。

【功效】　益气温阳,化瘀止痛。

【处方】　附子　干姜　芍药　茯苓
人参　甘草　桂心各三两　白术四两

【用法】　上八味㕮咀,每服四大钱,水
二盏,煎七分,去滓,食前服。一方去桂,用
干地黄二两。

附子防风散 《妇人大全良方》

【主治】　妇人伤寒阴痉,闭目合面,手
足厥逆,筋脉拘急,汗出不止。

【功效】　温阳散寒,养阴敛汗。

【处方】　柴胡一两半　五味子　白术
各一两　茯苓　甘草　干姜　附子(炮)
防风各三分　桂心半两

【用法】　上九味为粗末,每服三钱,姜
四片,水一盏,煎至七分,去滓,温服。

附术散 《妇人大全良方》

【主治】　妇人伤寒手足逆冷,筋脉拘
急,汗出不止,项强直,摇头口噤。

【功效】　温阳散寒。

【处方】　附子　白术各一两　川芎三
钱　肉桂二钱　独活半两

【用法】　上五味为细末,每服三钱,枣
二枚,水一中盏,煎至一半,温服。

鸡黄散 《三因方》

【主治】　怀身下痢赤白,绞刺疼痛。

【功效】　养阴止痢。

【处方】　鸡子一个(乌者尤妙,就头作
窍,倾出青者,留黄)　黄丹一钱(入前鸡子
壳内,打令黄匀,以厚纸裹,黄泥固济,火上
煨,取焙干)

【用法】　上二味为末,每服二钱,米饮
调下,一服愈者是男,两服愈者是女。

鸡黄散 《经验良方》

【主治】　妊娠腹痛下痢。

【功效】　养阴止痢。

【处方】　鸡子一枚

【用法】　上一味,啄破一孔,又黄丹二
钱,研细,入鸡子内,以筋搅匀,慢灰火内煨
令子熟,取出焙干,研为细末,只作一服,用
薄米饮调下。如一服效,是男,二服效,
是女。

鸡苏散 《圣惠方》

【主治】　妇人血淋。

【功效】　养阴清热通淋。

【处方】　鸡苏叶二两　滑石三两　刺
蓟根一两(剉)　木通二两(剉)　生干地黄
二两(妇人大全良方三两)

【用法】　上五味,捣粗罗为散,每服五
钱,以水一大盏,入竹叶三七片,煎至五分,
去滓,食前温服。

鸡苏散 《圣惠方》二

【主治】　妊娠心腹疞刺疼痛,气胀,胎
不安稳。

【功效】　和气安胎。

【处方】　鸡苏茎叶一两　人参三分
(去芦头)　陈橘皮三分(汤浸,去白瓤,焙)
赤茯苓三分　大腹皮三分(剉)　芎䓖三
分　苎麻根半两(剉)　当归一两(剉,微炒)

【用法】　上八味,捣筛为散,每服四
钱,以水一中盏,入生姜半分,煎至六分,去
滓,稍热服,不拘时。

鸡苏饮　《圣济总录》二

【主治】　妊娠心腹气胀疼痛，胎不安。

【功效】　和气安胎。

【处方】　鸡苏　人参　赤茯苓（去黑皮）　大腹皮　芎䓖各半两　苎麻根一两

【用法】　上六味，剉如麻豆大，每服三钱匕，水一盏，生姜三片，煎至七分，去滓，温服。

鸡苏丸　《妇人大全良方》

【主治】　妇人虚热昏冒倦怠，下虚上壅，嗽血衄血。

【功效】　益气和血，养阴退热。

【处方】　鸡苏叶半斤　黄芪半两（拔萃方一两）　甘草　川芎各一分（拔萃方各半两）　防风一两　苦桔梗半两　荆芥穗一两　甘菊花一分（拔萃方三钱）　真脑子半钱重　生干地黄半两

【用法】　上十味为细末，炼蜜丸，如弹子大，每服一丸，用麦门冬去心，煎汤嚼下。

鸡子羹　《寿亲养老书》

【主治】　妊娠胎不安。

【功效】　养血安胎。

【处方】　鸡子一枚　阿胶（炒令燥）一两

【用法】　上二味，取好酒一升，微火煎胶令消后，入鸡子并盐一钱和之，分作三服，相次食之。

鸡子酒　《寿亲养老书》

【主治】　妊娠血下不止。

【功效】　养阴止血。

【处方】　鸡子五枚（取黄）

【用法】　上一味，取好酒一盏，同煎如稀饧，顿服之，未瘥，更作服之，以瘥为度。

鸡膍胵散　《圣惠方》

【主治】　妇人小便数。

【功效】　温肾养血，固精缩尿。

【处方】　鸡膍胵十具（微炙）　桑螵蛸半两（微炙）　厚朴一两（去粗皮，涂生姜汁，炙令香熟）　䒷瓜一两（剉）　当归一两（剉，微炒）　熟干地黄一两　甘草一两（炙微赤，剉）

【用法】　上七味，捣粗罗为散，每服三钱，以水一中盏，入生姜半分，煎至六分，去滓，食前温服。

鸡膍胵散　《圣济总录》二

【主治】　妊娠遗尿。

【功效】　补虚止遗。

【处方】　鸡膍胵十具（炙干）　熟干地黄（焙）　当归（焙）各半两　牡蛎粉　黄芪（剉）各一两　厚朴（去粗皮，生姜汁炙）三分

【用法】　上六味，捣罗为散，每服二钱匕，食前温酒调下。

鸡粪酒　《千金方》

【主治】　产后中风，及百病，并男子中一切风。

【功效】　散寒活血祛风。

【处方】　鸡粪一升（熬令黄）　乌头一升（熬令声绝，勿焦）

【用法】　上二味，以清酒三升半，先淋鸡粪，次淋豆取汁，一服一升，温服取汗。病重者，凡四五日服之无不愈。

鸡舡胫汤　《千金方》

【主治】　产后小便数。

【功效】　养血益气，散寒止淋。

【处方】　鸡舡胫二三具　鸡肠三具（洗）　干地黄　当归　甘草各二两　麻黄四两　厚朴　人参各三两　生姜五两　大枣二十枚

【用法】　上十味，㕮咀，以水一斗，煮舡胫及肠、大枣，取七升，去滓，内诸药，煎取三升半，分三服。

鸡鸣紫丸　《千金方》

【主治】　妇人癥瘕积聚。

【功效】　化痰散结,祛寒消癥。

【处方】　皂荚一分　藜芦　甘草　矾石　乌喙　杏仁　干姜　桂心　巴豆各二分　前胡　人参各四分　代赭石五分　阿胶六分　大黄八分

【用法】　上一十四味为末,蜜丸如梧桐子,鸡鸣时服一丸,日益一丸,至五丸止,仍从一起。下白者,风也;赤者,癥瘕也;青微黄者,心腹病。

鸡舌香散　《妇人大全良方》

【主治】　妇人九种心痛,一切冷气。

【功效】　温中活血止痛。

【处方】　良姜(剉细,麻油炒)　桂心　赤芍药等分

【用法】　上三味为细末,每服二钱,水一盏,入盐木瓜三片,同煎七分,温服,盐汤点亦可。血气疝瘕痛,用熟醋汤调下,忌生冷。

灵宝散　《御药院方》

【主治】　妇人血气攻刺痛,引两胁疼痛,及痃癖冷气。医方大成、集成、南北经验方冷气。

【功效】　疏肝行气,活血止痛。

【处方】　丁香　木香　乳香各一两半　当归　延胡索　白芍药各半两

【用法】　上六味为细末,每服一钱,温酒调下,食前。

灵宝散　《永类钤方》

【主治】　妇人血气攻刺,痛引两胁,及癥癖冷气。

【功效】　行气活血,化瘀止痛。

【处方】　丁香　木香　乳香各半钱　当归　延胡索　白芍药各半两

【用法】　上六味为末,每一钱炉空心温酒调下。

君臣散　《胎产救急方》

【主治】　将产腹痛,胞浆先破时。

【功效】　活血催产。

【处方】　川当归(去芦,取头一截)三钱重　川芎一钱重

【用法】　上二味剉,分二服,水煎。

【乙】

妙应丹　《和剂局方》二

【主治】　妇人众病。

【功效】　调和气血。

【处方】　晚蚕沙(炒)　鲤鱼鳞(烧为末)　附子(炮,去皮脐)　石膏(煅,研)　泽兰(去梗)　当归(去芦)　木香(炮)各二两　川芎　马牙硝(烧)　防风(去芦叉)　人参(去苗)　黄芪　柏子仁(微炒,别研)　芫黄(炒)　槟榔(不见火)　白薇　川椒(微炒)　蝉蜕(去足,洗,焙)　地黄(熟干者,洗净,用酒洒蒸焙)各一两　藁本(去苗)　厚朴(去粗皮,姜汁制　三因子炒)　甘草(炙赤)　白姜(炮)各三两　吴茱萸(汤洗)　红花(炒)各半两

【用法】　上二十五味为末,炼蜜搜和,杵数千下,丸如弹子大,每服一丸。血瘕块痛,绵灰酒下;催生,温酒细嚼下;血劳血虚,桔梗酒下;血崩,棕榈灰酒下;血气痛,炒白姜酒下;血风,荆芥酒下;血晕闷绝,胎死腹中,胞衣不下,并用生地黄汁、童子小便、酒各一盏,煎二沸,调下。常服,醋汤、温酒化下,并空心食前服。

妙姜丸　《圣济总录》二

【主治】　妊娠两胁胀闷,腹中疼痛,呕逆,不思饮食。

【功效】　行气疏肝止痛。

【处方】　干姜(炮)　桂(去粗皮)　木香　沉香　当归(切,焙)　甘草(炙)　白豆蔻(去皮)　白茯苓(去黑皮)　青橘皮(汤浸,去白,焙)各半两　芍药(剉)一两　干木瓜　姜黄各半两

【用法】　上一十二味,捣罗为末,汤

浸,蒸饼为丸,如小弹子大,每服一丸,细嚼, ┃ 温酒下,食前服。

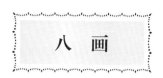

八　画

【一】

青蒿散　《圣惠方》

【主治】　妇人骨蒸劳热,四肢烦疼,日渐羸瘦。

【功效】　退骨蒸,清虚热。

【处方】　青蒿二两　龙胆三分(去芦头)　栀子仁三分　知母三分　黄连一两(去须)　鳖甲二两(涂醋炙令黄,去裙襕)　黄芪一两(剉)　桑根白皮一两(剉)　地骨皮半两　白术一两　甘草半两(炙微赤,剉)　柴胡一两半(去苗)

【用法】　上一十二味,捣罗为散,每服四钱,以水一中盏,入生姜半分,煎至六分,去滓,温服,不拘时。

青蒿丸　《圣惠方》二

【主治】　妇人热劳,咳嗽,肌体消瘦,心膈烦热,夜多盗汗,四肢酸痛,食少无力。

【功效】　清热养阴,润肺止咳。

【处方】　青蒿一两半　天门冬一两(去心,焙)　柴胡一两(去苗)　地骨皮一两　旋覆花一两　紫菀一两(洗去苗土)　贝母一两　人参一两(去芦头)　杏仁一两半(汤浸,去皮尖双仁,麸炒微黄)　秦艽一两(去芦头)　龙胆半两　天灵盖一两半(涂酥炙令黄)　鳖甲一两半(涂醋炙令黄,去裙襕)　葳蕤一两　黄芪一两(剉)　川大黄一两(剉碎,微炒)　枳壳一两(麸炒微黄,去瓤)　甘草三分(炙微赤,剉)　朱砂一两(细研,水飞过)　麝香半两(细研)

【用法】　上二十味,捣细罗为末,入

研,药令匀,炼蜜和捣三五百杵,丸如梧桐子大,每服不拘时,以麦门冬汤下二十丸。

青蒿鳖甲煎丸　《妇人大全良方》

【主治】　妇人骨蒸劳。

【功效】　退骨蒸。

【处方】　九肋鳖甲一个　北柴胡二两　甘草　杏仁　桔梗　当归　人参　地骨皮　赤芍药各一两　胡黄连　宣黄连各一分　肉桂　木香各半两　麝香一字　酥蜜各三两

【用法】　上十四味,同为细末,用青蒿一斤,童子小便五升,好酒一升,熬青蒿汁约二升已来,摅去青蒿不用,入酥蜜再熬成膏,冷后入药末,搜和为丸,如梧桐子大,每服十五丸,温酒下,米饮亦得,日进三服,如秋后合时,更入桃柳枝七茎,此药甚妙。

青桑膏　《三因方》二

【主治】　乳硬作痛。

【功效】　消肿止痛。

【处方】　嫩桑叶(上采研细　妇人大全良方生采,得效方左采)

【用法】　上米饮调,摊纸花贴病处。

青橘皮散　《圣惠方》三

【主治】　产后血气攻心痛。

【功效】　理气活血,祛瘀止痛。

【处方】　青橘皮三分(汤浸,去白瓤,焙)　木香三分　蓬莪术一分　干姜半两(炮裂,剉)　桃仁一两(汤浸,去皮尖双仁,麸炒微黄)　当归一两(剉,微炒)　桂心一两　乌药三分　紫苏子三分(微炒)

【用法】　上九味,捣细罗为散,以热酒

调下二钱。

青竹茹汤　《无求子活人书》

【主治】　妇人病未平复,因有所动,致热气上冲胸,手足拘急搐搦,如中风状。

【功效】　清热化痰。

【处方】　瓜蒌根(无黄根者)二两　青竹茹(刮半片,淡竹者妇人大全良方半升)

【用法】　上三味以水二升半,煎取一升一合,去滓,分作二三服。

茅根汤　《千金方》

【主治】　产后淋。

【功效】　清热利湿通淋。

【处方】　白茅根一斤　瞿麦　茯苓各四两　地脉　人参各二两　生姜三两　桃胶　甘草各一两　鲤鱼齿一百枚

【用法】　上九味,吹咀,以水一斗,煮取二升半,分三服。

茅根汤　《三因方》二

【主治】　产后诸淋。

【功效】　清热利湿,活血通淋。

【处方】　白茅根八两　瞿麦穗　白茯苓各四两　蒲黄　桃胶　滑石　甘草(炙)各一两　子贝十分(烧)　葵子　人参各二两　石首鱼脑骨二十个(烧)

【用法】　上一十一味,为剉散,每服四大钱,水一盏半,姜三片,灯心二十茎,煎七分,去滓,温服。亦可为末,煎木通汤调下二钱。如气壅闭,木通橘皮煎汤调下。

茅根汤　《圣济总录》二

【主治】　妊娠大小便不通,结闷气急,胀满欲死。

【功效】　清热通利。

【处方】　茅根(碎,剉)　滑石　车前子(微炒)　大黄(剉碎,微炒)各一两半

【用法】　上四味,粗捣筛,每服四钱匕,水一盏半,煎至八分,去滓,食前温服。

茅根散　《圣惠方》二

【主治】　妊娠呕逆不食,心烦微渴。

【功效】　降逆除烦止呕。

【处方】　茅根三分(剉)　人参一两(去芦头)　半夏半两(汤洗七遍,去滑)　陈橘皮三分(汤浸,去白瓤,焙)　葛根　赤茯苓一两　藿香一两　甘草半两(炙微赤,剉)

【用法】　上八味,捣筛为散,每服三钱,以水一中盏,入生姜半分,枣三枚,煎至六分,去滓,不拘时。

枇杷叶散　《圣惠方》一

【主治】　产后伤寒,呕哕不止,虚烦渴燥。

【功效】　益胃生津,除烦止呕。

【处方】　枇杷叶半两(去毛,微炙)　麦门冬三分(去心)　厚朴半两(去皱皮,涂生姜汁,炙令香熟)　陈橘皮半两(汤浸,去白瓤)　葛根三分(剉)　人参三分(去芦头)　甘草半两(炙微赤,剉)

【用法】　上七味,捣粗罗为散,每服四钱,以水一中盏,入生姜半分,煎至六分,去滓,温服,不拘时。

枇杷叶散　《圣惠方》一

【主治】　产后血气壅滞,心烦呕逆,不下饮食。

【功效】　行气活血,益胃止呕。

【处方】　枇杷叶半两(拭去毛,炙微黄)　红蓝花一两　桂心半两　当归三分(剉,微炒)　赤芍药三分　人参三分(去芦头)　白术一两　芦根三分(剉)　枳壳半两(麸炒微黄,去瓤)

【用法】　上九味,捣粗罗为散,每服四钱,以水一中盏,入生姜半分,煎至六分,去滓,温服,不拘时。

枇杷叶散　《圣惠方》二

【主治】　妊娠心膈气滞,呕逆,不下饮食,心神虚烦,四肢少力。

【功效】　降气止呕。

【处方】　枇杷叶半两（拭去毛，炙微黄）　藿香一两　陈橘皮三分（汤浸，去白瓤，焙）　半夏半两（汤洗七遍，去滑）　麦门冬半两（去心）　诃黎勒一两（煨，用皮）　枳实三分（麸炒微黄）　赤茯苓三分　甘草半两（炙微赤，剉）　人参半两（去芦头）

【用法】　上一十味，捣筛为散，每服三钱，以水一中盏，入生姜半分，枣三枚，煎至六分，去滓，温服，不拘时。

枇杷叶汤　《圣济总录》二

【主治】　妊娠呕逆不下食，心腹满闷，胁肋疼痛。

【功效】　降气宽中止呕。

【处方】　枇杷叶（拭去毛，炙黄）　半夏（汤洗十遍，姜汁炒）　陈橘皮（汤浸，去白，焙）　高良姜　丁香　甘草（炙）　槟榔（剉）各一两

【用法】　上七味，粗捣筛，每服三钱匕，水一盏，入生姜五片，煎至六分，去滓，稍热服。

抵圣丸　《圣惠方》

【主治】　妇人疝瘕，恶血积聚，并月候不通。

【功效】　化瘀通经止痛。

【处方】　硇砂半两（细研）　麒麟竭半两　没药半两　桂心半两　斑蝥半两（糯米拌炒令黄，去翅足）　荛草半两（微炙）　狼毒半两　鬼箭羽半两　灯心草半两

【用法】　上九味，捣罗为末，以醋煮面糊和丸，如梧桐子大，每日空心服，煎红蓝花酒，放温下五丸。

抵圣丸　《圣惠方》

【主治】　妇人血癥，积久不散，值天阴即疼痛。

【功效】　散寒下气消癥。

【处方】　硇砂一分　砒霜一分　硝石一分（以上三分同研如粉）　当归一两（别捣罗为末）　桂心　干姜（炮裂，剉）　牛李子（酒拌炒干，一处捣罗为末）各半两　巴豆半两（去皮心，细研，纸裹压去油）

【用法】　上八味，用无灰酒一升，入当归末及巴豆于瓷器中，慢火熬成膏，下硇砂三味，搅令匀，次下诸药末，拌和为丸，如绿豆大，每日空心服，温酒下三丸，晚食前再服，以利下恶物为度。

抵圣散　《圣惠方》

【主治】　难产催生。

【功效】　活血催产。

【处方】　红蓝花（六月六日取）　蜀葵花（五月五日采）　桃花（三月三日采）　凌霄花（七月七日采）　大麦（七月十五日采）各一分

【用法】　上五味，捣细罗为散，以热酒调下一钱，便生。

抵当汤　《千金方》

【主治】　月经不利，腹中满，时自减。

【功效】　化瘀定痛。

【处方】　虎掌（千金翼方作虎杖）　大黄各二两　桃仁三十枚（千金翼方，去皮尖，两炙）　水蛭一十枚（千金翼方熬）

【用法】　上四味，以水三升，煮取一升，尽服之，当下恶血为度。

抽刀散　《御药院方》

【主治】　妇人心腹胁肋疼痛不可忍者。

【功效】　温中活血止痛。

【处方】　川乌头（炮，去皮脐）　牡丹皮　芍药　干姜（炮）　桂心　没药　当归（此方无分两）

【用法】　上七味为细末，每服二钱，热酒调下，不过三服，轻可一服。产后加红花。

抽刀散　《经验良方》

【主治】　妇人一切冷血气。

【功效】　温中活血。

【处方】　大川乌一两（炮，去皮尖，炒黄色）　五灵脂　高良姜　芸薹子（隔纸炒）各半两

【用法】　上四味为末，酒醋各半盏，煎

至七分,温服。

抽刀散 《妇人大全良方》

【主治】　妇人血风、血气等疾。

【功效】　温经活血,祛瘀散结。

【处方】　五灵脂(炒)一两　莪术　桂心　芸薹子(炒)各半两

【用法】　上四味为末,每服二大钱,酒半盏,水半盏,煎至八分,病作热服,武兴戎司机宜候恺云:见一道人,用此方疗病,不一而足,遂以为献,真是奇方。

郁李仁散 《圣惠方》

【主治】　妇人大便不通,搜风转气。

【功效】　润肠通便,行气去积。

【处方】　郁李仁二两(汤浸,去皮,微炒)　牵牛子一两(微炒)　神曲(微炒)　桂心　木香　青橘皮(汤浸,去白瓤,焙)　槟榔各半两

【用法】　上七味,捣细罗为散,空心服,以生姜茶调下二钱。

郁李仁散 《圣惠方》一

【主治】　妇人血分,气血壅涩,腹胁胀闷,四肢浮肿,坐卧气促。

【功效】　下气利水。

【处方】　郁李仁一两(汤浸,去皮,炒令微黄)　桂心半两　槟榔三分　牵牛子一两(微炒)　木香半两　青橘皮半两(汤浸,去白瓤,焙)

【用法】　上六味,捣细罗为散,每食前服,以温酒调下一钱。

郁李仁散 《圣惠方》二

【主治】　产后风虚,头面四肢浮肿,坐卧不稳。

【功效】　散寒祛风,利水消肿。

【处方】　郁李仁一两(汤浸,去皮)　防风三分(去芦头)　羌活三分　赤茯苓一两　商陆一两　泽泻三分　汉防己半两　木香半两　槟榔半两

【用法】　上九味,捣筛为散,先用赤小豆一升,以水五升,煮小豆烂,取汁二升,每服用药三钱,小豆汁一中盏,煎至六分,去滓,温服,日三服。

松萝散 《圣惠方》二

【主治】　妊娠患疟,发时憎寒壮热,口干多吃冷水,腹内疞刺疼痛不止。

【功效】　调和气血。

【处方】　松萝半两　鳖甲半两(涂醋炙令黄,去裙襕)　恒山半两　乌梅肉七枚(微炒)　朱砂一分(细研)　汉防己一分　泽泻半两　麦门冬一两(去心,焙)　知母半两　连翘半两　黄丹一分　石韦一分(去毛)　虎杖一分　生干地黄一两

【用法】　上一十四味,捣细罗为散,每服不拘时,以温酒调下二钱。

苤苢散 《胎产救急方》

【主治】　滑胎易产。

【功效】　助产。

【处方】　车前子

【用法】　上为末,酒调方寸匕,不能饮者,汤调。

苦参丸 《三因方》

【主治】　妊娠小便难,饮食如故。

【功效】　清热化痰。

【处方】　当归(得效方去尾)　贝母(炒　妇人大全良方、永类钤方去心)　苦参各三两　滑石半两

【用法】　上四味为细末,蜜丸小豆大,米饮下二十丸,不拘时。

枣膏丸 《妇人大全良方》

【主治】　妇人息贲。

【功效】　下气行水。

【处方】　葶苈(研细)　陈皮　桔梗各等分

【用法】　上后二味为末,入葶苈,令煮肥枣肉研为膏,和丸如梧桐子大,每服五七丸,饮下。

软金花丸　《宣明论》

【主治】　产前后经病刺痛,干血气劳,往来寒热,四肢困倦,夜多盗汗者,兼血积食积。

【功效】　养血破瘀,消积止痛。

【处方】　当归半两(焙)　干漆二钱(生)　斑蝥一钱(生,全用,为末)　轻粉　硇砂　粉霜各一钱　巴豆二钱(去油)

【用法】　上七味为末,同研细,枣肉为膏,旋丸如绿豆大,每服一丸,新水下,病甚者加服,看虚实。

【 ㄖ 】

败酱散　《圣惠方》二

【主治】　产后血气攻注,腰痛,痛引腹中,如锥刀所刺。

【功效】　清热活血,行气止痛。

【处方】　败酱一两　桂心一两　芎劳一两　当归一两(剉,微炒)　延胡索一两

【用法】　上五味,捣筛为散,每服四钱,以水一中盏,煎至五分,次入酒二合,更煎二三沸,去滓,每于食前温服。

败酱散　《圣惠方》二

【主治】　产后恶血,攻心腹疠痛。

【功效】　清热祛瘀止痛。

【处方】　败酱三分　牡丹半两　桂心三分(总录,桂去粗皮)　刘寄奴三分　木香半两　芎劳半两

【用法】　上六味,捣粗罗为散,每服四钱,以水一中盏,煎至六分,次入酒一小盏,更煎二五沸,去滓,不拘时,稍热,分为二服。

败酱散　《圣惠方》二

【主治】　产后恶露下不尽,血气冲心,闷绝。

【功效】　祛瘀行血。

【处方】　败酱三分　琥珀三分　枳壳三分(麸炒微黄,去瓤)　当归三分(剉,微炒)　桂心三分　赤芍药三分　赤鲤鱼鳞二两(烧灰)　乱发二两(烧灰)　釜底墨二两　麝香二两(细研)

【用法】　上一十味,捣细罗为散,入后四味,更研令匀,不拘时,炒生姜酒调下一钱。

败酱汤　《千金方》

【主治】　产后疼痛引腰,腹中如锥刀所刺。

【功效】　清热活血止痛。

【处方】　败酱三两　桂心　芎劳各一两半　当归一两

【用法】　上四味,㕮咀,以清酒二升,水四升,微火煮取二升,去滓,适寒温,服七合,日三服,食前服之。

败酱饮　《圣济总录》一

【主治】　产后恶露下不绝。

【功效】　祛瘀活血止血。

【处方】　败酱　当归(切,焙)　芍药　芎劳各半两　竹茹一两　生干地黄(焙干)二两

【用法】　上六味,粗捣筛,每服三钱匕,水一盏,煎至七分,去滓,温服,日三服。

败蒲散　《圣惠方》二

【主治】　妊娠五六月,忽患腹内疠刺痛,兼有恶血下,日夜不止。

【功效】　养血和血止痛。

【处方】　败蒲一两　白术一两　诃黎勒一两(煨,用皮)　阿胶二两(捣碎,炒令黄燥)　白茯苓半两　赤芍药半两　枳壳一两(麸炒微黄,去瓤)　当归一两(剉,微炒)　艾叶半两(微炒)　厚朴一两(去粗皮,涂生姜汁,炙令香熟)

【用法】　上一十味,捣筛为散,每服四钱,以水一大盏,入生姜半分,煎至五分,去滓,温服,不拘时。

虎骨散　《得效方》

【主治】　妇人腰上实肉处,痛不可忍。

【功效】　活血通经止痛。

【处方】　虎骨(为末,用量原缺)

【用法】　以麝香末半钱,用酒调服。

虎骨散　《圣惠方》二

【主治】　妇人血风走疰,痛无常定。

【功效】　祛风活血。

【处方】　虎胫骨二两(涂酥炙令黄)
当归一两(剉,微炒)　威灵仙一两　牛膝
一两(去苗)　羌活一两　干蝎半两(微炒)
漏芦三分　芎藭三分　琥珀半两(细研)
桂心一两　没药三分

【用法】　上一十一味,捣细罗为散,每
服不拘时,以温酒调下一钱。

虎骨散　《圣惠方》二

【主治】　妇人血风攻注,身体疼痛。

【功效】　祛风除湿,温阳止痛。

【处方】　虎胫骨一两半(涂醋炙令黄)
桂心一两　芎藭一两　海桐皮一两　羌
活半两　当归一两(剉,微炒)　牛膝一两
(去苗)　天麻一两　附子一两(炮脐,去皮
脐)　骨碎补一两　没药一两　琥珀一两
木香半两　麝香一分(研入)

【用法】　上一十四味,捣细罗为散,入
研,药令匀,每服不拘时,以温酒调下二钱。

虎骨丸　《圣济总录》一

【主治】　妇人血风劳气,四肢拘急,百
节疼痛,身体烦热,经水不利。

【功效】　祛风除湿,温阳止痛。

【处方】　虎骨(酥炙)　生干地黄(焙)
各三两　防风(去叉)　延胡索　芍药　枳
壳(去瓤,麸炒)　丹参　五加皮　桔梗
(炒)　薏苡仁　巴戟天(去心)各一两半
肉桂(去粗皮)　当归(切,焙)　茯神(去木)
各一两　槟榔(剉)五枚　大麻仁(研)　羚
羊角(镑)　郁李仁(汤浸,去皮)各二两

【用法】　上一十八味,捣罗为末,炼蜜
和丸,梧桐子大,每服二十丸,温酒下。

虎骨丸　《圣济总录》二

【主治】　妇人偏枯,半身痛痹,举动不

遂,或缓或急。

【功效】　祛风活血,补肾通络。

【处方】　虎胫骨(酥炙)　牛膝(酒浸,
切,焙)　当归(去芦头,切,焙)　防风(去
叉)　赤箭各二两　威灵仙(去土)　天雄
(炮裂,去皮脐)　丹参　五加皮(剉)　杜
仲(去粗皮,剉,炒)　肉桂(去粗皮)　石斛
(去根)　仙灵脾　苍耳各一两

【用法】　上一十四味,捣罗为末,炼蜜
为丸,梧桐子大,每服二十丸,加至三十丸,
温酒下,空腹食前服,日三服。

虎杖煎　《圣惠方》一

【主治】　妇人月水不通滞涩,结成瘕
块,腹肋胀大欲死。

【功效】　散瘀通经定痛。

【处方】　虎杖五斤(剉)　土瓜根汁二
斤　牛膝汁二斤

【用法】　上三味,以水二大斗,渍虎杖
一宿,明旦煎取汁二升,内土瓜根、牛膝汁
中,搅令调,以重汤煮如稀饧,每日空心及晚
食前,以温酒调下一合。

虎杖煎　《圣惠方》二

【主治】　产后月水不通。

【功效】　活血通经。

【处方】　虎杖一斤(剉)　土瓜根汁半
升　牛膝汁半升

【用法】　以水五升,渍虎杖一宿,明
旦,煎至一升,内二味汁搅令匀,入铜器中,
熬如饧,食前服,以温酒调下一合。

虎杖散　《圣惠方》二

【主治】　产后多时,月水不通。

【功效】　行气活血祛瘀。

【处方】　虎杖三分　牛膝三分(去苗)
苏枋半两(剉)　红蓝花半两　莲子心半
两　当归三分(剉,微炒)　桂心半两　牡
丹半两　干漆半两(捣碎,炒令烟出)　鬼
箭羽半两　狗胆二枚(干者)　硇砂半两
(研入)　琥珀半两　麝香一分(研入)

【用法】　上一十四味,捣细罗为散,入

研了药令匀,每于食前服,以温酒调下二钱。

虎睛散　《圣惠方》二

【主治】　妇人风邪癫狂,发歇无常,跳踯大叫,张目挥臂,恒欲打人,或时大走,不避水火。

【功效】　祛风活血,安神定志。

【处方】　虎睛一对(新者,慢火炙令黄,取入)　露蜂房一两(微炙)　石长生一两　枫树寄生三两　茯神一两　防风一两(去芦头)　独活一两　天雄一两(炮裂,去皮脐)　当归一两(剉,微炒)　桂心一两　鸱头(并肝一具,炙令黄)　甘草三分(炙微赤,剉)　朱砂半两(细研)　麝香一分(研入)

【用法】　上一十四味,捣罗为散,入研,药令匀,每服不拘时,以温酒调下一钱。

虎睛丸　《圣惠方》二

【主治】　妇人风邪,发癫狂及诸痫。

【功效】　祛风除湿。

【处方】　虎睛一对(微炙)　秦艽半两(去苗)　龙齿半两　防葵半两　黄芩半两　雄黄半两(细研,水飞过)　汉防己半两　牛黄半两(细研)　羌活一分　川升麻三分　寒水石三分　远志三分(去心)　茯神半两　石膏一两(细研)　天雄半两(炮裂,去皮脐)　鬼箭羽一分　蛇蜕皮五寸(微炒)　露蜂房一分　白鲜皮一分　白薇一分　贯众一分　麝香一分(细研)

【用法】　上二十二味,捣罗为末,入研,同研令匀,炼蜜和捣五七百杵,丸如梧桐子大,每服不拘时,以温水下二十丸。

虎掌饮　《圣济总录》一

【主治】　产后恶露过多,心闷气短无力,不能食。

【功效】　益气养血止血。

【处方】　虎掌　当归(切,焙)　艾叶(微炒)各一两　人参半两　地榆三分　生干地黄(焙)一两一分

【用法】　上六味,粗捣筛,每服三钱匕,以生姜三片,水一盏,煎至七分,去滓,温服。

固经丸　《新效方》

【主治】　妇人经水去多不止。

【功效】　固经止血。

【处方】　白芍药(炒)　黄芩(炒)　龟板(炙)各一两　香附二钱半　黄柏(炒)三钱　椿根白皮七钱半

【用法】　上六味,末之,酒糊丸,梧桐子大,每服五七十丸,温水下。

固真丹　《妇人大全良方》

【主治】　妇人赤白带下,漏下血崩,子宫血海虚冷等疾。

【功效】　健脾燥湿,祛寒温中。

【处方】　制苍术法(洗去土,米泔浸,逐日换泔汁,春五日,夏三日,如秋七日,冬十日,切作片子,焙干秤一斤,四分处)　苍术四两(入茴香一两,盐一两,同炒令术黄为度)　苍术四两(入川乌一两,炮裂,去皮尖,切作饼子,并川楝子一两,和皮核,擘开,同炒令术黄为度)　苍术四两(入红椒一两,去目并合口者,破故纸一两,同炒令术黄为度)　苍术四两(用好醋、好酒各半升,一处同煮二三十沸,取术焙干)

【用法】　上一味为末,用煮药酒、醋打面糊为丸,如梧桐子大,每服二十丸,妇人醋汤下。药性温,无毒,小便频数为效。

固脬散　《妇人大全良方》二

【主治】　妇人临产时,伤手胞破,小便不禁。

【功效】　养血补胞。

【处方】　黄丝绢(自然黄者,不用染成者,三尺,以炭灰汁煮极化烂,用清水洗去灰令尽,入黄蜡半两,蜜一两,白茅根二钱,马屁勃末二钱)

【用法】　上一味,用水一升,再煎至一盏,空腹顿服。服时饮气,服之不得作声,如作声无效。

肾著汤　《三因方》

【主治】　妊娠腰脚肿痛。

【功效】　健脾燥湿,消肿止痛。

【处方】　茯苓　白术各四两　干姜（炮　得效方三两）　甘草各二两（炙　得效方三两）　杏仁（去皮尖,炒）三两

【用法】　上六味,剉散,每服四钱,水一盏半,煎七分,去滓,食前服。

肾沥汤　《圣惠方》二

【主治】　产后蓐劳,心神烦热,头痛口干,身体或寒或热。

【功效】　补肾养血益气。

【处方】　獖猪肾一对（切去脂膜）　豉半两　大枣四枚（擘破）　生姜一两（切）　葱白三茎（切）（上五味,以水一盏半,煎至一盏,去滓,用煎后药）　熟干地黄一两　桂心半两　白术半两　麦门冬一两半（去心,焙）　当归半两（剉,微炒）　黄芪半两

【用法】　上六味,捣粗罗为散,每服半两,入前药汁中,煎至七分,去滓,食前分温二服。

昆布丸　《千金方》

【主治】　妇人胸中伏气。

【功效】　消肿利水,降气止咳。

【处方】　昆布　海藻　芍药　桂心　白石英　款冬花　桑白皮　人参各二两　柏子仁　茯苓　钟乳石各二两半　紫菀　甘草各一两　干姜一两六铢　吴茱萸　五味子　细辛各一两　杏仁百枚　橘皮　苏子各五合

【用法】　上二十味,为末,蜜和丸,如梧桐子,酒服二十丸,日再服,加至四十九。

【丿】

知母散　《圣惠方》一

【主治】　产后壮热憎寒,四肢少力,不思饮食。

【功效】　清热滋阴,活血。

【处方】　知母　当归（剉,微炒）　鬼箭羽　刘寄奴　白术各一两　桃仁一两半（汤浸,去皮尖双仁,麸炒微黄）

【用法】　上六味,捣粗罗为散,每服三钱,以水酒各半中盏,煎至六分,去滓,温服,不拘时。

知母散　《圣惠方》二

【主治】　妇人热劳,体瘦,壮热,四肢烦疼,咽喉不利,少思饮食。

【功效】　清热养阴,除烦利咽。

【处方】　知母三分　黄芩三分　柴胡一两（去醋）　生干地黄一两　赤芍药三分　麦门冬三分（去心）　射干三分　川升麻三分　甘草半两（炙微赤,剉）

【用法】　上九味,捣粗罗为散,每服四钱,以水一中盏,入生姜半分,淡竹叶二七片,同煎至六分,去滓,温服,不拘时。

知母散　《圣惠方》二

【主治】　妊娠疟疾,憎寒壮热,口干烦闷。

【功效】　养阴清热截疟。

【处方】　知母一两　白茯苓一两　乌梅肉三分（微炒）　大青半两　麦门冬一两（去心）　柴胡一两（去苗）　甘草半两（炙微赤,剉）

【用法】　上七味,捣筛为散,每服四钱,以水一中盏,煎至六分,去滓,温服,不拘时。

知母散　《圣惠方》二

【主治】　妊娠恒苦烦躁闷乱,口干,及胎脏热。

【功效】　养阴清热除烦。

【处方】　知母半两　赤茯苓三分（徐氏胎产方七钱）　黄芪三分（剉　胎产方七钱）　麦门冬半两（去心）　子芩三分（胎产方七钱）　甘草半两（炙微赤,剉）

【用法】　上七味,捣筛为散,每服四钱,以水一中盏,煎至五分,去滓,入竹沥一

合,更煎一二沸,温服,不拘时。

知母汤　《千金方》

【主治】　产后乍寒乍热,通身温壮,胸心烦闷。

【功效】　滋阴清热凉血。

【处方】　知母三两　芍药　黄芩各二两　桂心　甘草各一两

【用法】　上五味,㕮咀,以水五升,煮取二升半,分三服。一方不用桂心,加生地黄。

知母汤　《圣济总录》二

【主治】　产后中风,烦闷发热,渴躁头痛。

【功效】　滋阴清热,解毒祛风。

【处方】　知母　独活(去芦头)　葛根(到)　白术各三两　甘草(炙)　石膏(碎)　桂(去粗皮)　芍药　防风(去叉)各二两　半夏(生姜汁制)半两

【用法】　上一十味,粗捣筛,每服三钱匕,水一盏,酒少许,入生姜半分,切,同煎七分,去滓,温服,不拘时。

知母汤　《圣济总录》二

【主治】　妊娠虚烦懊热。

【功效】　养阴清热除烦。

【处方】　知母(切,焙)　防风(去叉)　黄芩(去黑心)　甘草(炙)　麦门冬(去心,焙)　赤茯苓(去黑皮)　升麻各一两

【用法】　上七味,粗捣筛,每服三钱匕,水一盏,生姜三片,同煎至七分,入竹沥少许,搅匀,去滓,温服,不拘时。

知母汤　《妇人大全良方》二

【主治】　产后乍寒乍热,通身温壮,胸心烦闷。

【功效】　滋阴清热凉血。

【处方】　知母三两　芍药　黄芩各二两　桂心　甘草各一两

【用法】　上五味,㕮咀,以水五升,煮取二升半,分三服。

知母丸　《圣惠方》二

【主治】　妊娠月未足似欲产,腹中痛。

【功效】　养阴生津除烦。

【处方】　知母二两

【用法】　上一味,捣罗为末,炼蜜和丸,如梧桐子大,不拘时,以粥饮下二十丸。

知母丸　《妇人大全良方》二

【主治】　日月未足而痛,如欲产者,兼治产难及子烦。

【功效】　养阴生津除烦。

【处方】　知母一味

【用法】　上一味为细末,炼蜜丸,如鸡头大,温酒嚼下,日三服。

知母饮　《圣济总录》二

【主治】　产后寒热疟,或半日间日发。

【功效】　滋阴清热截疟。

【处方】　知母半两　白茯苓(去黑皮)一两　乌梅肉三分(炒)　大青半两　麦门冬(去心,焙)一两　柴胡(去苗)一两　甘草(炙)三两　当归(切,焙)一两

【用法】　上八味,粗捣筛,每服五钱匕,水一盏半,生姜三片,枣二枚,擘,同煎至八分,去滓,当未发前服,欲发时再服。

侧子散　《圣惠方》

【主治】　妇人中风偏枯,一边手足不遂,口面㖞斜,精神不守,言语俱错。

【功效】　益气温阳,化瘀通络。

【处方】　侧子一两(炮裂,去皮脐)　桂心一两　汉防己一两　附子一两(炮裂,去皮脐)　芎䓖一两　人参一两(去芦头)　麻黄一两(去根节)　当归一两　赤芍药一两　秦艽三分(去苗)　茯神二两　防风三分(去芦头)　白术半两　细辛半两　甘菊花一两　甘草半两(炙微炒,到)

【用法】　上一十六味,捣粗罗为散,每服四钱,以水一中盏,入生姜半分,煎至五分,去滓,入竹沥半合,更煎一两沸,温服,不拘时。

侧子散 《圣惠方》一

【主治】 产后中风,四肢筋脉拘急疼痛,心中闷乱,言语謇涩。

【功效】 养血祛风。

【处方】 侧子一两半(炮裂,去皮脐) 赤芍药半两 当归(剉,微炒) 芎藭 桂心 生干地黄 薏苡仁各三分 酸枣仁(微炒) 羚羊角屑 防风(去芦头) 牛膝(去苗) 海桐皮(剉)各一两

【用法】 上一十二味,捣粗罗为散,每服四钱,以水一中盏,入生姜半分,煎至六分,去滓,入竹沥半合,相和令匀,温服,不拘时。

侧子散 《圣惠方》一

【主治】 产后中风,角弓反张,手足强硬,转侧不得。

【功效】 散寒祛风止痉。

【处方】 侧子一两(炮裂,去皮脐) 桂心三分 藁本半两 防风半两(去芦头) 细辛半两 赤茯苓半两 麻黄一两(去芦头) 白鲜皮半两 阿胶一两(捣碎,炒令黄燥) 赤箭一两 乌蛇二两(酒浸,去皮骨,炙令微黄) 干姜半两(炮裂,剉) 甘菊花半两 当归半两(剉,微炒) 独活半两 龙脑半两(细研) 麝香一分(细研)

【用法】 上一十七味,捣细罗为散,入研,药令匀,每服以暖酒调下二钱,续吃葱豉粥投之,汗出效。

侧柏散 《圣惠方》

【主治】 妇人大便后,下血不止。

【功效】 凉血止血,温阳养血。

【处方】 侧柏二两(微炙) 龙骨二两 鹿角胶(捣碎,炒令黄燥) 熟干地黄 木香 当归(剉,微炒)各一两

【用法】 上六味,捣细罗为散,食前服,以粥饮调下二钱。

侧柏散 《圣惠方》一

【主治】 妇人漏下久不止,或脐下痛。

【功效】 养阴凉血止血。

【处方】 侧柏叶一两(微炙) 白芍药一两 黄芪一两(剉) 熟干地黄一两 续断一两 代赭石一两 牛角䚡一两(烧灰) 当归一两(剉,微炒) 龟甲一两(涂酥炙令黄) 桑耳一两(微炙) 禹余粮一两(烧酥淬七遍) 艾叶半两(微炒)

【用法】 上一十二味,捣细罗为散,每于食前服,以温酒调下三钱。

侧柏散 《圣惠方》二

【主治】 妇人崩中下五色,及下血,或月水不止。

【功效】 益气养阴,清热止血。

【处方】 侧柏二两(微炙) 黄芪一两(剉) 地榆一两(剉) 赤芍药一两 吴茱萸半两(汤浸七遍,焙干微炒) 牛角䚡二两半(烧灰) 禹余粮二两(烧醋淬七遍) 代赭石一两

【用法】 上八味,捣细罗为散,每于食前服,以温酒调下一钱。

侧柏丸 《圣惠方》二

【主治】 产后崩中,久下血不止,或赤或黑,脐下疼痛。

【功效】 凉血止血,益气养血。

【处方】 侧柏一两(炙微黄) 白芍药一两 黄芪一两(剉) 熟干地黄一两 续断一两 代赭一两半 牛角䚡灰一两 当归一两(剉,微炒) 龟甲一两(涂醋炙令微黄) 桑耳一两 禹余粮一两(烧,醋淬三遍) 艾叶一两(微炒)

【用法】 上一十二味,捣罗为末,炼蜜和捣三五百杵,丸如小豆大,每于空腹服,以黄芪汤下三十丸。

侧柏丸 《圣济总录》一

【主治】 妊娠胎动,脐腹疗痛,下血不止。

【功效】 养阴清热,止血安胎。

【处方】 侧柏 芍药各一两 代赭(研) 黄芪(剉) 木贼(剉,炒) 芎藭

禹余粮(煅)各半两

【用法】　上七味,捣罗为末,酒煮面糊和丸,如梧桐子大,每服二十丸,浓煎木贼酒下,食前服。

金花散　《川玉集》

【主治】　腹胀,大便不通,张口取气。

【功效】　降气平喘利水。

【处方】　川大黄　郁金　青橘　牵牛子(炒)各等分

【用法】　上四味,捣罗为散,每服一钱,入腻粉少许,生姜汤下,再服,大肠微利瘥。

金花散　《圣惠方》一

【主治】　妇人月水久不通,心腹烦闷,四肢痛弱。

【功效】　破血逐瘀。

【处方】　桂心半两(末)　斑蝥一两(去翅足)　麝香一钱(细研)

【用法】　上三味,先用水和白面,裹斑蝥,以慢火翻覆,烧令烟尽,放冷,净,去却焦面,取斑蝥灰,与桂心末及麝香同研令细,每五更初,用暖酒调下一钱。

金花散　《圣惠方》一

【主治】　妊娠伤寒,加腹胀,大便不通,喘急。

【功效】　降气利水平喘。

【处方】　川大黄一两(剉碎,微炒)　郁金一两　青橘皮一两(汤浸去白瓤,焙)　牵牛子二两(微炒)　甘草三分(炙微赤,剉)

【用法】　上五味,捣细罗为散,每服不拘时,以生姜汤调下二钱,以利便瘥。

金花散　《妇人大全良方》一

【主治】　室女骨蒸劳热。

【功效】　化湿行气,活血通经。

【处方】　藿香　零陵香　延胡索　芍药　白芷　川芎　当归　桂心各一分　莲子心　晚蚕蛾各二分

【用法】　上一十味,为细末,温酒调下一钱,日二服。

金花散　《修月鲁般经后录》

【主治】　室女骨蒸热劳。

【功效】　退热,除骨蒸。

【处方】　藿香　零陵香　延胡索　芍药　白芷　川芎　当归　桂心各一钱　莲子心　晚蚕蛾各二钱

【用法】　上一十味为细末,温酒调下,一日二服。

金黄散　《妇人大全良方》

【主治】　妇人乳痈。

【功效】　消痈散结。

【处方】　川大黄　粉甘草各一两

【用法】　上二味为细末,以好酒熬成膏,倾在盏中,放冷摊纸上,贴痛处,仰面卧至五更,未贴时,先用温酒调一大匙,就患处卧,明日取下恶物,相度强弱用药,羸弱不宜。

金黄散　《妇人大全良方》二

【主治】　产后恶血冲心,时发躁。

【功效】　行气活血祛瘀。

【处方】　延胡索一两　蒲黄半两　桂心一分

【用法】　上三味为细末,乌梅煎汤,冷调下一钱。

金华散　《简易方》

【主治】　妇人经血后热,崩漏不止,口苦舌干,经候不通。

【功效】　行气利水,清热活血。

【处方】　延胡索　瞿麦穗　川当归　牡丹皮　干葛各一两　石膏二两　蒲黄半两　桂心(方家别为末)　威灵仙各三分(医方集成以上二味各七钱半)

【用法】　上九味,为细末,每二钱,水一盏,姜三片,煎六分,食前温酒,日二三服。

金乌散　《圣惠方》二

【主治】　产后血邪冲心,言语不得,心

神迷闷。

【功效】　活血祛瘀。

【处方】　乌鸦(烧灰)一两　麝香半两　虎粪一两(烧灰)

【用法】　上三味,同研令细,不拘时,以童子小便调下一钱。

金沙散　《妇人大全良方》

【主治】　妇人淋。

【功效】　清热利水通淋。

【处方】　海金沙草(阴干为末)

【用法】　煎生甘草汤调二钱,甚者不过三四服。

金漆丸　《圣惠方》一

【主治】　妇人风血积滞,每至月水来时,脐下疠痛。

【功效】　活血通经,化瘀止痛。

【处方】　金漆一两　硫黄一两　水银半两(与硫黄结为砂子,细研)　硇砂半两(细研)　没药一两(细研)　鬼箭羽一两　当归一两(剉,微炒,捣末)　巴豆一分(去皮心,研,纸裹压去油)　狗胆四枚(干者,捣末)

【用法】　上九味,先将水银砂子及巴豆同研令匀,以酽醋一升半,熬金漆令稠,下诸药末和丸,如绿豆大,每于食前服,以温酒下五丸。

金钗煎　《妇人大全良方》

【主治】　妇人诸疾。

【功效】　调和阴阳,补虚和中。

【处方】　当归　白芍药　川芎　石斛(酒炒)　香附子(炒)　糯米(炒)各二两　降香(细剉)　熟地黄各四两　秦艽　贝母(去心)　羌活　桂心　粉甘草　干姜(炮)　北细辛　牡丹皮　大豆卷(炒)　茴香(炒)　枳壳(去瓤,麸炒)　延胡索　白芷各一两　人参　木香　石膏(煅)　沉香　黄芩各半两　川椒三分　交加(修制)八两

【用法】　上二十八味为细末,炼蜜为丸,每两作七丸,依前服饵,常服温酒化下。

产前产后风虚瘤冷,手足僵痹,豆淋酒化下;血风头痛,产后中风,荆芥酒化下;产前产后痰涎咳嗽,桑白皮汤下;经脉不调,或前或后,或多或少,血气攻刺,腰胁重痛,温酒化下;经脉不通,产后血喘,苏木人参煎汤化下;血崩不止,赤白带下,侧柏烧灰,调酒下;妊娠将理失宜,或因惊动,痛极妨闷,漏胎下血,胶艾煎汤化下;临产艰难,乳香研酒化下;子死腹中,胎衣不下,用朴消三钱重,研细,童便和酒化下;产后劳倦,伤败血气,如疟寒热,遍身疼痛,喘嗽盗汗,地黄、乌梅煎汤化下;产后败血浮肿,姜汁少许,和酒半盏化下;产前服之则安胎,临产亦易产,产后则逐去恶血,不生诸疾,用童便和酒化下。常服活血驻颜,大暖血海,升降阴阳,滋养荣卫,或子宫久冷,多病少子,能久服之,见效立致。忌生冷、油腻、鱼腥、猪母、白猪,一切毒物。

金粟汤　《圣济总录》二

【主治】　妊娠心痛。

【功效】　温中调气。

【处方】　粟米　半夏(生姜汁浸五宿,切,焙)各二两　甘草(炙)一两　人参半两　白术　桂(去粗皮)各一两　槟榔(剉)四枚

【用法】　上七味,粗捣筛,每服二钱匕,水一盏,生姜三片,煎六分,去滓,温服。

金不换散　《妇人大全良方》

【主治】　妇人,肺胃虚寒,久嗽不已,喘促满闷,咳嗽涎盛,腹胁胀满,腰背倦痛,或虚劳冷嗽,咳唾红痰,及远年日近,一切喘咳疾。

【功效】　理气敛肺止咳。

【处方】　罂粟壳半两(制　得效方去膜,蜜炒干)　杏仁(制)　甘草各三钱　枳壳四钱

【用法】　上四味咬咀,每服三钱,水一盏半,得效方一盏。姜三片,乌梅半个,煎至八分,食后临卧,渐渐热服。

金沸草散　《妇人大全良方》

【主治】　妇人伤寒中脘有痰,壮热头痛筋紧,及时发寒热。

【功效】　解表祛风,温肺化痰。

【处方】　荆芥穗四两　半夏　甘草北细辛各一两　赤茯苓二两　前胡　旋覆花各三两(永类钤方二味各二两)

【用法】　上七味为细末,每服二钱,水一盏,生姜五片,枣一枚,煎至六分,热服,未知再服。

和血膏　《医林方》

【主治】　妇人干血气痨。

【功效】　活血下瘀。

【处方】　轻粉半钱　硇砂二钱　白马鬃半两(大麦蘗是也)　节芭草半两　白面半两　神曲半两　惜苓脂半两　巴豆四十个(去皮,面裹烧十个,醋煮十个,油炒十个,浆水煮十个)

【用法】　上八味为细末,小油调,盒子内盛之,每服一钱,红花酒调下,服取下黑水为效,后服滋血汤。

和血通经丸　《得效方》

【主治】　妇人经水凝滞不行,腰背脐腹疼痛,渐成血瘕。

【功效】　调和气血,化瘀通经。

【处方】　芍药一两　木香　当归　肉桂　干漆(炒烟尽)　五灵脂　大黄各半两　水蛭(炒)二钱半　广茂术半两　虻虫三十个(去头足翅山,炒)　桃仁二十七个(浸,去皮尖)

【用法】　上一十一味为末,醋糊丸,如梧桐子大,每服二十丸,醋汤送下,温酒亦得,食前服,日进一服。

和血通经汤　《得效方》

【主治】　妇人室女受寒,月事不来,恶血积结,坚硬如石。

【功效】　散寒活血,化瘀通经。

【处方】　当归　京三棱(炮)各五钱

广茂术(炮)四钱　木香　熟地黄　肉桂各三钱　红花　贯众　苏木各二钱　血竭一钱(另研)

【用法】　上一十味,除血竭外,同为细末,和匀,每服三钱,热酒一盏调下,食前服。忌生冷及当风大小便。

和剂芎归汤　《直指方》

【主治】　妇人诸血作痛,血运沉迷,血涩难产,一切出血过多。

【功效】　活血行气止痛。

【处方】　川芎　当归等分

【用法】　上二味,为粗散,每服三钱,水盏半,取一盏,稍热服,不拘时。加缩砂,治胎动腹痛漏血。又名芎劳汤。

忽麻散　《圣惠方》二

【主治】　产后血运。

【功效】　活血祛瘀止血。

【处方】　忽麻子　芸薹子　诃子皮木香各半两　益母草一两

【用法】　上五味,捣细罗为散,每服二钱,以童子小便一中盏,煎至五分,和滓,温服,不拘时。

忽鹿麻散　《圣惠方》一

【主治】　产后躁热,心神烦闷。

【功效】　行气活血祛瘀。

【处方】　忽麻一两　红蓝花半两　当归半两(剉,微炒)　赤芍药半两　琥珀半两　嫩荷叶半两

【用法】　上六味,捣细罗为散,每服不拘时,以生地黄汁调下二钱。

狗胆丸　《圣惠方》一

【主治】　妇人月水久不通,日渐羸瘦,变为血痨,及血气结聚疼痛。

【功效】　行气破瘀,消积通经。

【处方】　狗胆五枚(取汁)　硇砂半两(胆汁浸三七日)　干漆半两(捣碎,炒令烟出)　芫花半两(醋拌,炒令干)　牛李仁半两　延胡索半两　干姜一分(炮裂,剉)

斑蝥一分(糯米拌炒令黄,去翅足)　当归半两(剉,微炒)　麒麟竭一分　砒霜一分　伏龙肝半两(细研)　自然铜一两(别细研)　虻虫半两(炒微黄,去翅足)　水蛭半两(炒微黄)

【用法】　上一十五味,捣罗为末,用头醋一升,先自然铜末,煎十沸已来,去却石脚,却入铫子内,入药末一半,以慢火煎如膏,后更入硇砂、狗胆及一半药末,和捣三二百杵,丸如绿豆大,每于食前服,以温酒下七丸。

狗脊浸酒　《圣惠方》

【主治】　妇人风痹,手足不随,肢节急强。

【功效】　祛风活血。

【处方】　狗脊二两(去毛)　牛膝五两(去苗)　丹参三两　当归二两(剉,微炒)　芎䓖二两　桂心二两　防风二两(去芦头)　草薢二两　仙灵脾二两　天蓼木半斤　川椒一两(去目及闭口者,微炒去汗)

【用法】　上一十一味,细剉,以生绢袋盛,用好酒二斗五升,浸经七日,每服温饮一小盏,常令有酒气,每取一升,即添酒一升,至五斗即住。

狐灰散　《圣济总录》二

【主治】　妊娠下痢极甚。

【功效】　止痢。

【处方】　野狐肠连心肺(须腊月收于罐子内,以文武火烧取黑灰,不得令过火,候有青烟出,便塞却罐子,勿令透气,候冷取)

【用法】　上一味,研为细散,每服二钱匕,米饮调下。极甚者,一日三服,大效,三日内顿安。如是寻常痢,或疼痛,立愈。

狐肝丸　《圣惠方》

【主治】　妇人中风卒倒,眼黑头疼,胸膈多痰,言语謇涩,心神恍惚,皮肤顽麻。

【功效】　祛风化痰,通络止痉。

【处方】　狐肝一具(腊月者)　老鸦一只(去觜爪翅尾,与狐肝同于瓷瓶内,烧令烟欲尽,候冷,细研)　天南星一两半(炮裂)　天麻一两　白附子一两(炮裂)　乌蛇肉二两(酒拌炒令黄)　干蝎一两(微炒)　桑螵蛸一两(微炒)　蝉壳一两(微炒)　晚蚕蛾一两(微炒)　白僵蚕一两(微炒)　朱砂半两(细研)　牛黄一分(细研)　麝香一分(细研)

【用法】　上一十四味,捣细罗为末,入研了药令匀,炼蜜和捣三五百杵,丸如梧桐子大,每服不拘时,以豆淋酒下七丸至十丸。

受子导散　《圣惠方》

【主治】　妇人绝产不复生,及未曾生。

【功效】　温中化痰,荡涤胞宫。

【处方】　皂荚一两(去皮子,炙黄焦)　吴茱萸一两　当归一两　干姜半两　川椒半两(去目)　白矾三分(烧灰)　细辛三分　五味子三分　川大黄二两　戎盐二两

【用法】　上一十味,捣罗为末,以轻绢缝作袋,如指大,长三寸,盛药内阴中,坐卧随意,勿行,小便时去之,勿换。

备急丹　《妇人大全良方》一

【主治】　产后恶血冲心,胎衣不下,腹中血块等。

【功效】　祛瘀下血。

【处方】　锦纹大黄一两

【用法】　上为末,用酽醋半升(卫生易简方三升),同熬成膏,丸如梧桐子大,患者用醋七分盏,化五丸至七丸服之,须臾血下即愈。

【丶】

泽兰散　《千金方》

【主治】　产后风虚。

【功效】　温阳散寒祛风。

【处方】　泽兰九分　禹余粮　防风各十分　石膏　白芷　干地黄　赤石脂　肉苁蓉　鹿茸　芎䓖各八分　藁本　蜀椒　白术　柏子仁各五分　桂心　甘草　当归

干姜各七分　芫萸　细辛　厚朴各四分
人参三分

【用法】　上二十二味,治下筛,酒服方
寸匕,日三服,以意增之。

泽兰散　《圣惠方》一

【主治】　妇人风虚劳冷,气攻心腹疼
痛,肢节拘急,体瘦无力,经候不调,食饮
减少。

【功效】　行气活血,通经止痛。

【处方】　泽兰一两(妇人大全良方、永
类钤方泽兰叶二两)　当归三分(剉碎,微
炒)　延胡索三分　桂心三分　附子三分
(炮裂,去皮脐)　牛膝三分(去苗)　赤芍
药半两　干漆三分(捣碎,炒令烟出)　续
断半两　芎䓖三分　柏子仁半两　牡丹半
两　琥珀三分　没药三分　木香三分　桃
仁三分(汤浸,去皮尖双仁,麸炒微黄)　麝
香一分(研入)

【用法】　上一十七味,捣细罗为散,每
服食前服,以温酒调下二钱。

泽兰散　《圣惠方》二

【主治】　产后恶露下不尽,腹内疼痛,
虚烦不食。

【功效】　活血祛瘀止痛。

【处方】　泽兰二两　当归二两(剉,微
炒)　刘寄奴一两　赤芍药一两　红蓝花
一两　干荷叶半两

【用法】　上六味,捣粗罗为散,每服四
钱,以水一中盏,入生姜半分,煎至六分,去
滓,温服,不拘时。

泽兰散　《圣惠方》三

【主治】　产后气力疲乏,心腹胀痛。

【功效】　活血祛瘀养血。

【处方】　泽兰一两　当归三分(剉,微
炒)　赤芍药三分　桂心三分　白术三分
　芎䓖三分　熟干地黄一两　甘草一分(炙
微赤,剉)

【用法】　上八味,捣粗罗为散,每服四
钱,以水一中盏,入生姜半分,枣二枚,煎至

六分,去滓,稍热服,不拘时。

泽兰汤　《千金方》

【主治】　产后恶露不尽,腹痛不除,小
腹急痛,痛引腰背,少气力。

【功效】　活血祛瘀止痛。

【处方】　泽兰(良方熬)　当归　生地
黄各二两(钤方各三两)　甘草一两半(良
方、钤方六分)　生姜三两(良方十分,钤方
十分,细切蝇头大,新瓦上炒令焦)　芍药一
两(良方、钤方十分)　大枣十枚(良方、钤
方十四介)

【用法】　上七味,哎咀,以水九升,煮取
三升,去滓,分三服,日三服。随身欲死服,
亦瘥。

泽兰汤　《千金方》

【主治】　产后余疾,寒下冻脓里急,胸
胁满痛,咳嗽,呕血,寒热,小便赤黄,大便
不利。

【功效】　活血祛瘀,温中散寒。

【处方】　泽兰　石膏各二十四铢　当
归　甘草　厚朴各十八铢　远志三十铢
藁本　芎䓖各十五铢　干姜　人参　桔梗
　干地黄各十二铢　白术　蜀椒　白芷
柏子仁　防风　山茱萸　细辛各九铢　桑
白皮　麻子仁各半升

【用法】　上二十一味,哎咀,以水一斗
五升,先内桑白皮,煮取七升半,去之,内诸
药,煮取三升五合,去滓,分三服。

泽兰汤　《肘后方》

【主治】　产后恶露不尽,腹痛往来,兼
腹少气。

【功效】　活血祛瘀。

【处方】　泽兰八分　当归　生地黄各
三两　芍药　生姜各十分　甘草六分　枣
二七枚

【用法】　上七味,以水九升,煮取三
升,分温三服,堕身欲死者,得差。

泽兰丸 《直指方》

【主治】 气血不调,肢体瘦弱。

【功效】 调和气血,补虚温中。

【处方】 熟干地黄一两半 泽兰(去大枝梗) 人参(去芦头) 黄芪(去芦头,剉) 牛膝(去芦,酒浸一宿,焙) 赤石脂各一两 白茯苓(去皮) 木香 草薢(酒浸一宿,剉) 附子(炮,去皮脐) 续断各三分 干姜(炮) 肉桂(去粗皮) 芎䓖 白术 当归(去芦,酒浸一宿,剉碎,微炒) 甘草(炙微赤)各半两

【用法】 上一十七味,为末,炼蜜丸如梧桐子大,每服三十丸,温米饮下,空心食前。产一百日内,每日常服,壮气益血。

泽兰丸 《和剂局方》

【主治】 产后劳伤,脏腑虚羸未复,气血不调,肢体瘦弱,困乏少力,面色萎黄,心常惊悸,多汗嗜卧,饮食不进。

【功效】 温中健脾,益气活血。

【处方】 白茯苓(去皮) 附子(炮,去皮脐) 木香 草薢(管见大全良方酒浸一宿,剉) 续断各三分 黄芪(去芦 良方剉) 泽兰(去大梗) 牛膝(去苗,酒浸一宿良方焙) 赤石脂(煅) 人参(去芦)各一两 肉桂去粗皮 当归(去芦,剉,微炒良方去芦,酒浸一宿,剉碎,微炒) 甘草(微炙赤) 干姜(炮) 芎䓖 白术各半两 熟地黄(干者净洗,酒洒蒸,焙)一两半

【用法】 上一十七味为末,炼蜜和圆,如梧桐子大,每服三十圆,温米饮下,空腹食前。

泽兰丸 《圣惠方》三

【主治】 产后虚损,夹风劳气,吃食减少,面色萎黄,腹内冷疼,四肢乏力。

【功效】 活血益气,温中健脾。

【处方】 泽兰二两 黄芪二两(剉) 白术二两 柏子仁二两 厚朴二两(去粗皮,涂生姜汁,炙令香熟) 赤石脂二两 白矾一两(烧令汁尽) 桂心一两 木香一两 人参一两(去芦头) 羌活三分 白茯苓一两 附子一两(炮裂,去皮脐) 续断一两 芎䓖一两 川椒一两(去目及闭口者,微焙去汗) 当归一两(剉,微炒) 细辛一两 陈橘皮半两(汤浸,去白瓤,焙) 龙骨一两 藁本半两 干姜半两(炮裂,剉)

【用法】 上二十二味,捣罗为末,炼蜜和捣五七百杵,丸如梧桐子大,每于空腹及晚食前服,以温酒下三十丸。

泽兰丸 《圣济总录》二

【主治】 产后虚羸,月内不快,颜色萎黄,四肢无力。

【功效】 活血祛瘀,益气养血。

【处方】 泽兰(叶)一两 芜荑仁(炒黄色) 石膏(火煅) 蜀椒(去目并合口者,炒出汗) 白芷 干姜(炮裂) 藁本(去苗土) 人参 白术 厚朴(去粗皮,生姜汁炙) 细辛(去苗叶) 防风(去叉) 桂(去粗皮) 当归(切,炒) 芎䓖 甘草(炙赤) 柏子仁(炒令黄)各半两

【用法】 上一十七味,捣罗为末,炼蜜为丸梧桐子大,每服三十丸,温酒或米饮下,不拘时。

泽兰丸 《圣济总录》二

【主治】 产后诸疾愈后,体中虚羸无力。

【功效】 益气养血活血。

【处方】 泽兰(叶,炒)一两一分 黄芪(细剉)一两半 藁本(去苗土)一两 当归(剉,焙)一两半 白芷一两 防风(去叉)一两半 芍药一两半 芎䓖一两 桂(去粗皮)三分 柏子仁一两 细辛(去苗叶)半两 麦门冬(去心,焙)二两 熟干地黄(焙)一两一分 甘草(炙,剉)一两 五味子一两 石膏(研如面)一两三分

【用法】 上一十六味,捣研为细末,炼蜜丸如梧桐子大,空腹酒下二十丸,渐加至三十丸,日再服。

泽兰丸　《圣济总录》二

【主治】　产后蓐劳。

【功效】　活血祛瘀，散寒祛风。

【处方】　泽兰一两半　防风（去叉）　附子（炮裂，去皮脐）　当归（切，焙）　白术　桂（去粗皮）　芎䓖柏子仁　熟干地黄（焙）　石斛（去根）各一两　厚朴（去粗皮，生姜汁炙，剉）　甘草（炙，剉）　细辛（去苗叶）各半两　人参　干姜（炮）　牛膝（酒浸，切，焙）　肉苁蓉（酒浸，切，焙）　白芷　黄芪（剉）　续断各三分　桃仁（去皮尖双仁，炒）四两

【用法】　上二十一味，捣罗为末，研匀，炼蜜和丸，如梧桐子大，每服三十丸，空腹温酒下。

泽兰丸　《圣济总录》二

【主治】　妇人风虚劳冷，四肢困倦，面色萎黄，经水不调，饮食减少。

【功效】　温阳益气，健脾祛湿。

【处方】　泽兰叶　芎䓖各一两半　牛膝（酒浸，切，焙）　防风（去叉）　禹余粮（煅，醋淬）　白茯苓（去黑皮）　附子（炮裂，去皮脐）　黄芪（剉）　芍药　当归（酒浸，切，焙）各一两　柏子仁（研）　蜀椒（去目并合口，炒出汗）　桃仁（去皮尖，双仁，炒，研）　肉桂（去粗皮）　木香　牡丹皮各半两

【用法】　上一十六味，捣罗十四味为末，与二味研者和匀，炼蜜丸如梧桐子大，每服三十丸，空心、日午、临卧温酒下。

泽兰丸　《妇人大全良方》二

【主治】　产后风虚，劳损羸弱。

【功效】　行气温中，养血祛风。

【处方】　泽兰叶六分　白芷　川椒　芜荑仁　藁本　北细辛各四分　人参　白术　柏子仁　防风　桂心　厚朴　丹参各五分　川芎　当归　甘草各七分　干地黄十分

【用法】　上一十七味为细末，炼蜜丸如梧桐子大，空腹温酒下二十丸至三十丸，日二服。忌如前。

泽兰补虚丸　《妇人大全良方》二

【主治】　妇人虚劳，或本来虚寒，或产后血脉虚竭，四肢羸弱，饮食减少。

【功效】　温中散寒，养血祛风。

【处方】　泽兰叶九分　石膏八分　川芎　甘草　当归各七分　白芷　防风　白术　藁本　川椒　厚朴　干姜　桂心　细辛各五分

【用法】　上一十四味为细末，炼蜜丸如梧桐子大，酒下二三十丸，日再。忌海藻、菘菜、桃李、生葱、雀肉。

泽漆丸　《圣惠方》一

【主治】　妇人血分，通身浮肿，胸膈不利，腹胁胀闷，喘息气粗，不能饮食。

【功效】　行气消肿。

【处方】　泽漆一两　甜葶苈一两（隔纸炒令紫色，别捣）　桑根白皮一两（剉）　甘遂一两（剉，炒令黄）　牵牛子一两（生用）　昆布三分　郁李仁一两（汤去皮，微炒，别捣）　枳实二分（麸炒微黄）　槟榔一两

【用法】　上九味，捣细罗为末，研入甜葶苈、郁李仁，令匀细，炼蜜和丸，如梧桐子大，每服食前，温酒下十丸。

泽漆丸　《圣惠方》二

【主治】　产后风虚，头面浮肿，心胸不利，少思饮食。

【功效】　活血祛风，行气消肿。

【处方】　泽漆一两　汉防己三分　郁李仁一两（汤浸去皮，微炒）　细辛半两　防风半两（去芦头）　前胡一两（去芦头）　赤茯苓一两　桑根白皮一两（剉）　诃子皮一两　枳壳三分（麸炒微黄，去瓤）　木香三分　槟榔一两

【用法】　上一十二味，捣罗为末，炼蜜和捣三二百杵，丸如梧桐子大，每服食前服，以生姜汤下三十丸。

泽泻散　《圣惠方》二

【主治】　妊娠气壅,身体腹胁浮肿,喘息促,大便难,小便涩。

【功效】　理气行水。

【处方】　泽泻一两　桑根白皮一两(剉)　木通一两(剉)　枳壳一两(麸炒微黄,去瓤)　赤茯苓一两　槟榔一两

【用法】　上六味,捣粗罗为散,每服四钱,以水一中盏,入生姜半分,煎至六分,去滓,每于食前温服,以稍利为效。

油煎散　《圣济总录》二

【主治】　妇人血风攻疰,四肢腰背疼痛,呕逆醋心,不思饮食,日渐羸瘦,面色萎黄,手脚麻痹,血海冷败。

【功效】　祛风除湿,温阳止痛。

【处方】　五加皮　乌头(炮裂,去皮脐)　芍药　牡丹皮　海桐皮各一两　肉桂(去粗皮)　干姜(炮)　芎藭各三分

【用法】　上八味,捣罗为散,每服二钱匕,水一盏,入油浸钱一文,同煎至七分,去滓,温服。

油煎散　《圣济总录》二

【主治】　妇人血风劳气,攻身体骨节疼痛,早晚寒热,腰脚沉重,手足麻木,呕逆恶心,不思饮食,头旋目晕,日渐瘦悴。

【功效】　祛风除湿,通络止痛。

【处方】　乌头(炮裂,去皮脐)　五加皮(剉)　芍药　牡丹皮　芎藭　海桐皮各一两(剉)　肉桂(去粗皮)　干姜(炮)各半两

【用法】　上八味,捣罗为散,每服二钱匕,水一盏,入油钱一文,同煎至七分,温服,不拘时。

油煎散　《和剂局方》二

【主治】　妇人血风劳,形容憔悴,肢节困倦,喘满虚烦,嗽嗽少气,发热汗多,口干舌涩,不思饮食。

【功效】　强筋壮骨,活血祛瘀。

【处方】　五加皮　牡丹皮　赤芍药　当归(去芦)各一两

【用法】　上四味为细末,每服一钱,水一盏,将青铜钱一文,蘸油入药,同煎七分,温服,煎不得搅,吃不得吹,日三服。常服此药,能肥妇人,其效甚妙。

油煎散　《妇人大全良方》

【主治】　妇人血虚寒热,四肢酸倦无力,瘦瘁,不进饮食。

【功效】　养血散寒祛风。

【处方】　川乌　海桐皮　地骨皮　五加皮　桂心　牡丹皮　陈橘皮(永类钤方净)　白芍药　川芎　当归　乌药　白芷　莪术等分

【用法】　上一十三味为末,每服二钱,水二盏,入生麻油三四点,煎至七分,温服,不拘时。

卷柏丸　《简易方》

【主治】　妇人冲任本虚,血海不足,不能流通经络,致月水不调,妇人带下三十六疾。

【功效】　调补冲任,调经止痛。

【处方】　卷柏(去根)　当归(洗,焙)各二两　熟干地黄(洗,焙)　川芎各一两半　香白芷　肉苁蓉(酒浸一宿,焙干)　牡丹皮各一两　艾叶(炒)三钱　川椒(去目合口者,微炒出汗)三分　柏子仁(微炒,别研)一两半

【用法】　上一十味,为末,炼蜜丸如梧桐子大,每服五十丸,温酒、米饮空心下。

卷柏丸　《圣惠方》二

【主治】　妊娠数堕胎,皆因气血虚损,子脏风冷,致令胎不坚固,频有所伤。

【功效】　补气养血,散寒固冲。

【处方】　卷柏　钟乳粉　鹿角胶(捣碎,炒令黄燥)　紫石英(细研,水飞过)　阳起石(细研,水飞过)　桑螵蛸(微炒)　熟干地黄　禹余粮(烧,醋淬七遍)各一两　杜仲(去粗皮,炙微黄,剉)　芎藭　当归

（剉,微炒） 桂心 牛膝（去苗） 桑寄生
五味子 蛇床仁 牡丹各三分

【用法】 上一十七味,捣罗为末,都研
令匀,炼蜜和丸,如梧桐子大,每服空腹及晚
食前服,以温酒下三十丸。

卷柏丸 《圣惠方》三

【主治】 产后虚羸,不思饮食,及风虚
劳等。

【功效】 益气健脾,养血活血。

【处方】 卷柏一两 麦门冬一两半
（去心,焙） 泽泻三分 熟干地黄一两
牛膝一两（去苗） 人参三分（去芦头） 黄
芪三分（剉） 丹参三分 白茯苓三分 当
归半两（剉,微炒） 芎䓖半两 防风半两
（去芦头） 牡丹皮半两 桂心半两 五味
子半两 白术半两 细辛半两 赤石脂一
两 羌活半两 薏苡仁半两 续断半两

【用法】 上二十一味,捣罗为末,炼蜜
和捣五七百杵,丸如梧桐子大,每服以粥饮
下三十丸,日三服。

卷柏丸 《严氏济生方》

【主治】 妇人室女,腹脏冷热相攻,心
腹绞痛,腰痛腿痛,赤白带下,面色痿黄,四
肢羸乏。

【功效】 调补冲任,温阳止痛。

【处方】 黄芪（去芦,蜜水炙） 熟地
黄（洗）各一两半 卷柏（醋炙） 赤石脂
（煅,醋淬七次） 鹿茸（醋炙） 白石脂
芎䓖 代赭石（煅,醋淬七次） 艾叶（醋
炒） 桑寄生 鳖甲（醋炙） 当归（去芦,
酒洗,微炒） 地榆各一两 木香（不见火）
龙骨各半两 干姜（炮）三分（得效方
一分）

【用法】 上一十六味,为末,醋煮糯米
糊为丸,如梧桐子大,每服七十丸,空心食
前,用米饮送下。

卷柏散 《圣惠方》二

【主治】 妊娠伤动,腹痛下血,心烦。

【功效】 养血固冲,止血安胎。

【处方】 卷柏半两 阿胶半两（捣碎,
炒令黄燥） 龙骨半两 当归半两（剉,微
炒） 熟艾半两（微炒） 熟干地黄半两

【用法】 上六味,捣细罗为散,每服不
拘时,煎黑豆汤调下二钱。

卷荷散 《妇人大全良方》一

【主治】 产后血上冲心,血刺血晕,血
气腹痛,恶露不快。

【功效】 活血祛瘀。

【处方】 初出卷荷 红花 当归各一
两 蒲黄（纸炒） 牡丹皮各半两（南北经
验方、袖珍方各一两）

【用法】 上五味,为细末,每服二平
钱,空腹,温酒调下。

京三棱丸 《圣惠方》

【主治】 妇人痃癖气,攻腹胁妨痛,面
色萎黄,羸瘦少力,不能饮食。

【功效】 养阴行气,祛瘀止痛。

【处方】 京三棱三分（微炮裂） 鳖甲
二分（涂醋炙令黄,去裙襕） 木香三分
桂心半两 川大黄一两（剉碎,微炒） 槟
榔三分 诃黎勒三分（煨,用皮） 当归半
两（剉,微炒） 芎䓖半两 郁李仁三分（汤
浸,去皮,微炒）

【用法】 上一十味,捣罗为末,炼蜜和
捣三二百杵,丸如梧桐子大,食前以粥饮下
三十丸。

京三棱散 《圣惠方》一

【主治】 产后积血不散,结聚为块,或
时寒热,不思饮食。

【功效】 活血祛瘀,散结消癥。

【处方】 京三棱一两（煨,剉） 当归
半两（剉,微炒） 桂心半两 芎䓖半两 牡
丹半两 牛膝三分（去苗） 赤芍药半两
桃仁三分（汤浸,去皮尖双仁,麸炒微黄）
生干地黄一两 刘寄奴半两 鳖甲一两（涂
醋炙令黄,去裙襕） 川大黄三分（剉碎,
微炒）

【用法】 上一十二味,捣筛为散,每服

三钱,以水一中盏,入生姜半分,煎至六分,去滓,温服,日三四服。

京三棱散 《妇人大全良方》二

【主治】 产后积血不散,结聚成块,或时寒热,不思饮食。

【功效】 活血散结。

【处方】 京三棱 熟地黄 鳖甲各一两 桂心 当归 川芎 牡丹皮 刘寄奴 赤芍药各半两 大黄(炒) 桃仁 牛膝各三分

【用法】 上一十二味,为粗末,每服三钱,水一大盏,姜三片,煎至七分,去滓,温服。

定血散 《医林方》

【主治】 妇人崩中,败血过多。

【功效】 凉血止血。

【处方】 贯众(去毛微炒,不以多少,为末)

【用法】 上一味,为极细,每服三钱,酒醋水各一盏同煎,去滓,温服,不拘时。

定痛散 《圣惠方》三

【主治】 产后心腹疞刺,疼痛不可忍。

【功效】 行气活血止痛。

【处方】 当归一两(剉,微炒) 赤芍药一两 芎劳一两

【用法】 上三味,捣细罗为散,不拘时,以热生姜酒调下一钱。

定命散 《妇人大全良方》

【主治】 妇人急血气。

【功效】 温中活血。

【处方】 大生乌头(去皮尖) 牡丹皮 桂心各一两

【用法】 上三味为细末,每服一钱,酒半盏,童子小便半盏,煎至七分,温服。如妇人血瘕、血气、胎血积聚,上冲心膈,须臾欲绝者,用酒一盏,生姜一片,煎至七分,去滓,通口服。

定喘汤 《妇人大全良方》

【主治】 妇人,远年日近,肺气咳嗽,上气喘急,喉中涎声,胸满气逆,坐卧不安,饮食不下,及肺感寒邪,咳嗽声重,语音不出,鼻塞头昏。

【功效】 养阴润肺,敛肺止咳。

【处方】 半夏曲(炒) 明阿胶(炒) 甘草各钱半 罂粟壳半两(制) 北五味子 桑白皮 麻黄(去节) 人参各一分

【用法】 上八味哎咀,每服三大钱,姜三片,乌梅半个,煎至七分,去滓,渐渐温服,食后临卧服。

育真丹 《简易方》

【主治】 妇人三十六种疾,下脏久虚,沉寒痼冷,带下五色,变易不定,渐见瘦弱。

【功效】 温阳止血。

【处方】 代赭石 紫石英 赤石脂 左顾牡蛎(去二头,取中用)

【用法】 上四味,为末,米醋和成剂,分为六锭,入甘锅内烧通红半时辰,倾出放冷,捣为末,次入。

育胎饮子 《朱氏集验方》

【主治】 妊娠胎动不安,或腰腹疼痛。

【功效】 益气养血安胎。

【处方】 覆盆子 阿胶(蛤粉炒)各三钱 桑寄生 艾叶(炒) 白芍药 当归 人参各二钱

【用法】 上七味,哎咀,每服四钱,水一盏半,糯米百粒,煎至八分,去滓,食前服。

单桂饮 《简易方》

【主治】 下毙胎。

【功效】 行滞下胎。

【处方】 肉桂

【用法】 上一味为末,每一钱,用麝香当门子一个,同研,温酒调下,须臾,如手推下,胜于水银,损气血也。

诜诜丸　《御药院方》

【主治】　妇人冲任不和,子藏怯弱,或经堕胎后,气不复常。

【功效】　调理冲任。

【处方】　熟地黄　当归各二两　延胡索　泽兰叶各一两半　川芎　赤芍药　白薇　人参　金钗石斛　牡丹皮各一两

【用法】　上一十味为细末,醋煮面糊和丸,如梧桐子大,每服五十丸,空心温酒下,或温粥饮亦得。

法制香附方　《直指方》

【主治】　妇人诸下血。

【功效】　理气调经。

【处方】　大香附(杵去毛皮,以童子小便浸一日夜,日干,截碎,又用米醋蘸过,焙干)

【用法】　上一味,为末,每二钱,米汤调下。治冷带,用炒艾叶煎汤调下。

泻心三黄汤　《无求子活人书》

【主治】　妇人伤寒六七日,胃中有燥屎,大便难,烦躁谵语,目赤,毒气闭塞不得通。

【功效】　泻热通腑。

【处方】　蜀大黄　鼠尾黄芩　鸡爪黄连各等分

【用法】　上三味捣为粗末,每服四钱,水一盏,煎八分,去滓服,取微利,如目赤睛疼,宜加白茯苓、嫩竹叶,泻肝余之气。

【一】

孤风散　《朱氏集验方》

【主治】　产后闭目不语。

【功效】　化痰开窍。

【处方】　白矾(末)

【用法】　熟水调服。

【乙】

细辛散　《圣惠方》

【主治】　妇人肺脏虚寒,胸中痰滞,不欲饮食,时复咳嗽。

【功效】　温肺祛寒,止咳化痰。

【处方】　细辛半两(洗去苗土)　诃黎勒皮半两　附子一两(炮裂,去皮脐)　桂心半两　甘草半两(炙微赤,剉)　紫菀二分(洗去苗土)　人参半两　陈橘皮一两(汤浸,去白瓤,焙)　干姜半两(炮裂,碎剉)　半夏半两(汤洗七遍,去滑)

【用法】　上一十味,捣粗罗为散,每服三钱,以水一中盏,入生姜半分,枣三枚,煎至六分,去滓,温服,不拘时。

细辛散　《圣惠方》一

【主治】　妊娠伤寒,心胸不利,壮热头痛。

【功效】　祛风散寒。

【处方】　细辛三分　前胡一两(去芦头)　白术二两　诃黎勒皮三分　甘草半两(炙微赤,剉)　乌梅肉一两(微炒)

【用法】　上六味,捣筛为散,每服三钱,以水一中盏,煎至六分,去滓,温服,不拘时。

细辛散　《圣惠方》二

【主治】　妇人风眩头疼,目被风牵引,偏视不明。

【功效】　祛风除湿,通络止痛。

【处方】　细辛三分　秦艽一两(去苗)　独活一两　桂心一两　山茱萸一两　天雄一两(炮裂,去皮脐)　薯蓣一两

【用法】　上七味,捣细罗为散,每服不拘时,以温酒调下一钱。

细辛散　《圣惠方》一

【主治】　产后中风,手脚不遂,筋脉挛急,不能言。

【功效】 散寒祛风,除湿开窍。

【处方】 细辛 肉桂(去皱皮) 独活
秦艽(去苗) 麻黄(去根节) 石菖蒲
红蓝花 薏苡仁 附子(炮制,去皮脐)
当归(剉,微炒) 萆薢(剉)各一两 枳壳
半两(麸炒微黄,去瓤)

【用法】 上一十二味,捣筛为散,每服
四钱,以水酒各半中盏,入生姜半分,煎至六
分,去滓,温服,不拘时。

细辛散 《圣惠方》一

【主治】 产后伤寒,虚烦体热,头痛,
四肢骨节俱疼。

【功效】 散寒止痛,清热除烦。

【处方】 细辛半两 桂心一两 赤芍
药二分 前胡一两(去芦头) 石膏二两半
葛根三分(剉) 黄芩半两 甘草半两
(炙微赤,剉)

【用法】 上八味,捣粗罗为散,每服四
钱,以水一中盏,入生姜半分,葱白五寸,豉
五十粒,煎至六分,去滓,温服,不拘时,以微
汗为效。

细辛汤 《圣济总录》二

【主治】 妇人中风,腰背反折如角弓
弯状,筋脉急痛。

【功效】 祛风散寒止痉。

【处方】 细辛(去苗叶) 附子(炮裂,
去皮脐) 羌活(去芦头) 麻黄(去根节)
升麻 防风(去叉) 当归(切,焙) 白
芷(剉) 白僵蚕(炒)各一两

【用法】 上九味,㕮咀如麻豆,每服三
钱匕,水一盏,生姜五片,大枣一枚,擘,同煎
七分,去滓,温服,不拘时。

参苏散 《永类钤方》

【主治】 产后血入于肺,面黑发喘
欲死。

【功效】 益气祛瘀。

【处方】 人参一两(别为末) 苏木二
两(槌碎)

【用法】 上二味,浓煎调参末灌,神效

不可言。

参苏饮 《妇人大全良方》

【主治】 妇人痰饮停积胸中,中脘闭
塞,呕吐痰涎,眩晕嘈烦,怔悸哕逆,及痰气
中人,停留关节,手足弹曳,口眼㖞斜,半身
不遂,食已即呕,头疼发热,状如伤寒。

【功效】 益气健脾,化痰止呕。

【处方】 人参 紫苏叶 半夏 茯苓
干葛 前胡各三分 甘草 木香 陈皮
枳壳(制) 苦桔梗各半两

【用法】 上一十一味㕮咀,每服四钱,
水一盏半,姜七片,枣一枚,煎七分,去滓,空
心温服。腹痛加芍药。

参术膏 《玉机微义》

【主治】 产后胞损淋漓。

【功效】 益气补胞止淋。

【处方】 人参一钱半 白术二钱 桃
仁 陈皮各一钱 黄芪一钱半 茯苓一钱
甘草(炙)半钱

【用法】 上七味,㕮咀,水煎猪羊胞,后
入药作一服。

参术饮 《玉机微义》

【主治】 妊娠转胞。

【功效】 调和气血。

【处方】 四物汤加人参 白术 半夏
(制) 陈皮 甘草

【用法】 上五味,㕮咀,入生姜煎,空
腹服。

参术汤 《圣济总录》二

【主治】 妊娠心腹痛,胁肋胀满,
烦躁。

【功效】 理气行滞。

【处方】 人参 白术 枳壳(去瓤,麸
炒) 赤茯苓(去黑皮)各二两 槟榔(煨,
剉)三分 肉豆蔻(去壳)四枚 柴胡(去
苗)一两

【用法】 上七味,粗捣筛,每服三钱
匕,水一盏,生姜三片,枣一枚,擘破,煎至七

分,去滓,食前温服。

参橘散 《严氏济生方》

【主治】 妊娠三月恶阻,吐逆不食,或心虚烦闷。

【功效】 益胃生津,降逆止呕。

【处方】 赤茯苓(去皮) 橘皮(去白)各一两 麦门冬(去心) 白术 川厚朴(姜汁制炒) 人参(玉机微义无) 甘草(炙)各半两

【用法】 上七味,㕮咀,每服四钱重,水一盏半,生姜七片,刮竹茹如指大,煎至七分,去滓,温服,不拘时。

参香散 《妇人大全良方》

【主治】 妇人阴阳不和,冷热相搏积而成痢,或赤或白,或赤白相杂,日夜无度,里急后重,脐腹疠痛,甚不可忍。又治水泻不止,肠鸣腹痛,或热毒中伤,或寒气久积。

【功效】 涩肠温中,行气止痛。

【处方】 罂粟壳(制) 陈皮(去白)粉甘草各一两 厚朴半两 青皮 白姜各一分

【用法】 上六味为末,每服二钱,赤痢甘草汤调;白痢陈米饮调;赤白相杂紫苏汤调。如冷泻陈米饮调;热泻新井水调,空心服。此药正脾去积,和气理中。忌生冷肥腻、油面醃藏。

绎皮丸 《朱氏集验方》

【主治】 妇人百病。

【功效】 益气养血。

【处方】 当归四两(净洗,好酒浸一宿,漉出,焙干,再浸,酒尽为度) 赤芍药 人参 白芍药 肉桂(去皮) 白术 益智仁 白薇 五灵脂 附子 陈皮 青皮各二两 牡蛎(煅) 赤石脂 香附子(去尾尖) 延胡索 牡丹皮(去木) 苍术 败酱草 京三棱 蓬莪术 刘寄奴 艾叶 泽兰 生地黄干 熟干地黄各四两 蒲黄三两(隔纸炒) 雄黑豆十两(丸小者)

【用法】 上二十八味,将苍术、败酱草、陈皮、青皮、京三棱、莪术、刘寄奴、艾叶、泽兰、小雄豆等十味,用好醋煮药,候黑豆烂熟为度,醋少又添煮为佳,焙干,和众药为细末,以醋煮面糊为丸,如梧桐子大,每服四五十丸,空心姜酒或艾醋汤下。有孕不可服。

经验散 《直指方》

【主治】 妇人血崩。

【功效】 理气调经,固冲止崩。

【处方】 香附子(半生半炒)

【用法】 上一味,入代赭石为末,白汤调下。

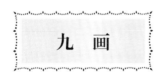

九 画

【一】

茯神散 《圣惠方》

【主治】 妇人血风,五脏大虚,惊悸。

【功效】 祛风除湿,补气安神。

【处方】 茯神一两(妇人大全良方去木) 防风三分(去芦头) 人参一两(去芦头) 远志二分(去心 良方三分) 甘草半两(炙微赤,剉) 龙骨一两(良方龙齿别研,永类钤方龙牙) 桂心三分 独活一两 细辛三分 干姜半两(炮裂,剉) 白术三分 酸枣仁一两(微炒)

【用法】 上一十二味,捣筛为散,每服四钱,以水一中盏,煎至六分,去滓,温服,不拘时。

茯神散　《圣惠方》一

【主治】　产后脏虚,心中惊悸,志意不安,言语错乱,不自觉知。

【功效】　益气养血,安神定志。

【处方】　茯神　远志　人参(去芦头)　麦门冬(去心,焙)　甘草(炙微赤,剉)　当归(剉,微炒)　桂心　羚羊角屑　龙齿　熟干地黄　白芍药各一两

【用法】　上一十一味,捣罗为散,每服三钱,以水一中盏,入生姜半分,枣三枚,煎至六分,去滓,温服,不拘时。

茯神散　《圣惠方》一

【主治】　产后风邪所干,心神恍惚,志意不定。

【功效】　益气祛风,安神定志。

【处方】　茯神一两　远志三分(去心)　白薇三分　人参三分(去芦头)　龙齿一两　防风三分(去芦头)　独活三分　熟干地黄一两　荆芥三分　甘草半两(炙微赤,剉)　银一斤(以水五升,煮取三升)

【用法】　上一十一味,捣粗罗为散,每服四钱,以银水一中盏,煎至六分,去滓,温服,不拘时。

茯神散　《圣惠方》一

【主治】　产后风虚头痛,四肢烦疼,口干微渴。

【功效】　养血安神,滋阴除烦。

【处方】　茯神　甘菊花　羌活　当归(剉,微炒)　生干地黄　白芍药　前胡(去芦头)　桂心　甘草(炙微赤,剉)各半两　葛根三分(剉)　石膏二两　蔓荆子一两　麦门冬一两半(去心,焙)

【用法】　上一十三味,捣粗罗为散,每服四钱,以水一中盏,入生姜半分,煎至六分,去滓,温服,不拘时。

茯神散　《圣惠方》一

【主治】　妇人血风劳气,头疼目赤,胸背气壅,四肢疼痛,心烦惊悸,少欲饮食。

【功效】　健脾养血,行气祛风。

【处方】　茯神一两　羚羊角屑一两　石膏二两　防风一两(去芦头)　赤芍药一两　人参一两(去芦头)　柴胡一两半(去苗)　天门冬一两(去心)　桃仁一两半(汤浸,去皮尖双仁,麸炒微黄)　独活一两　郁李仁一两(汤浸去皮,微炒)　生干地黄一两　枳壳一两(麸炒微黄,去瓤)　甘草半两(炙微赤,剉)

【用法】　上一十四味,捣粗罗为散,每服四钱,以水一中盏,入生姜半分,煎至六分,去滓,温服,不拘时。

茯神散　《圣惠方》一

【主治】　妊娠中风,心神恍惚,惊悸,胎动不安,言语失次,四肢抽掣。

【功效】　祛风止痉。

【处方】　茯神一两　麦门冬一两(去心)　人参三分(去芦头)　独活半两　防风三分(去芦头)　龙齿一两　生干地黄三分　桑寄生三分　犀角屑半两　钩藤半两　白鲜皮半两　远志半两(去心)　石膏一两　甘草半两(炙微赤,剉)

【用法】　上一十四味,捣筛为散,每服四钱,以金银水一中盏,煎至六分,去滓,温服,不拘时。

茯神散　《圣惠方》二

【主治】　妊娠六七月,忽觉四肢烦疼,心闷口干,头痛。

【功效】　解表清里除烦。

【处方】　茯神一两　黄芩一两　麦门冬一两(去心)　栀子仁半两　石膏一两　甘草半两(炙微赤,剉)　秦艽半两(去苗)

【用法】　上七味,捣筛为散,每服四钱,以水一中盏,煎至六分,去滓,入竹沥半合,更煎三二沸,不拘时,放温服。

茯神散　《圣惠方》二

【主治】　妇人风虚,与鬼交通,妄有所见闻,言语杂乱。

【功效】　益气健脾安神。

【处方】　茯神一两半　茯苓一两（妇人大全良方无）　人参一两（去芦头）　石菖蒲一两　赤小豆半两

【用法】　上五味,捣筛为散,每服三钱,水一中盏,煎至六分,去滓,食前温服。

茯神散　《圣惠方》二

【主治】　妇人风眩头疼,心神烦热,恍惚不得睡卧,少思饮食。

【功效】　平肝熄风,清心安神。

【处方】　茯神一两　黄芪三分（剉）赤芍药三分　麦门冬三分（去心）　石膏一两半　蔓荆子三分　人参一两（去芦头）　防风半两（去芦头）　酸枣仁二分（微炒）羚羊角屑三分　柴胡一两（去苗）　甘草半两（炙微赤,剉）

【用法】　上一十二味,捣粗罗为散,每服四钱,以水一中盏,入生姜半分,煎至六分,去滓,温服,不拘时。

茯神散　《圣惠方》二

【主治】　产后血邪,心神恍惚,言语失度,睡卧不安。

【功效】　益气活血,宁心安神。

【处方】　茯神一两　人参（去芦头）龙齿　琥珀　赤芍药　黄芪（剉）　牛膝（去苗）各三分　生干地黄一两半　桂心半两

【用法】　上九味,捣筛为散,每服三钱,以水一中盏,煎至六分,去滓,温服,不拘时。

茯神散　《永类钤方》

【主治】　产后血邪,心神恍惚,言语失度,睡卧不安。

【功效】　益气养血,定惊安神。

【处方】　茯神一两　人参　龙齿（研）琥珀（研）　赤芍药　黄芪　牛膝各三分　生地黄一两半　桂心半两

【用法】　上九味为末,每三钱,水煎,温服,不拘时。

茯神散　《圣济总录》一

【主治】　妊娠胎不稳。

【功效】　益心宁神安胎。

【处方】　茯神（去木）　芍药（剉,炒）桑根白皮（剉,炒）　当归（切,焙）　芎䓖各一两　人参二两

【用法】　上六味,捣罗为散,每服三钱七,以米饮调服,不拘时。

茯神散　《妇人大全良方》一

【主治】　产后血邪,心神恍惚,言语失度,睡卧不安。

【功效】　宁心安神,益气养阴。

【处方】　茯神一两（去皮　神巧万全方三分）　人参　龙齿（研）　琥珀（研）赤芍药　黄芪　牛膝各三分（神巧万全方去苗）　生地黄一两半　桂心半两（神巧万全方加麦门冬去心一两半）

【用法】　上九味为末,每服三钱,水一盏,煎至七分,不拘时,去滓,温服。

茯神汤　《千金方》

【主治】　产后忽苦心中忡悸,或志意不定,恍恍惚惚,言语错谬,心虚所致。

【功效】　益气安神。

【处方】　茯神四两　人参　茯苓各三两　芍药　甘草　当归　桂心各二两　生姜八两　大枣三十枚

【用法】　上九味,㕮咀,以水一斗,煮取三升,去滓,分三服,日三服。

茯神汤　《圣济总录》一

【主治】　妊娠八九个月,或临月因用力劳乏,便即胎动,忽然下血,心腹急痛,面目青黑,冷汗出,气息欲绝。

【功效】　益气养血。

【处方】　茯神（去木）一两　熟干地黄（焙）一两　甘草（炙）半两　钩藤一两　桔梗（炒）　人参　当归（切,焙）　芍药（剉,炒）各一两半

【用法】　上八味,捣为粗散,每服三钱

匕,以水一盏,煎至七分,去滓,温服。

茯神汤　《圣济总录》二

【主治】　妊娠呕逆不下食。

【功效】　和胃止呕。

【处方】　茯神(去木)　黄芪(炙,剉)　人参　白术各十两　藿香叶　甘草(炙)各二钱

【用法】　上六味,粗捣筛,每服二钱匕,水一盏,入生姜三片,同煎至六分,去滓,食前温服。

茯神汤　《圣济总录》二

【主治】　产后虚惊,心气不安。

【功效】　益气养血安神。

【处方】　茯神(去木)二两　人参　白茯苓(去黑皮)各一两半　芍药(剉)　甘草(炙,剉)　当归(剉焙)　桂(去粗皮)各一两

【用法】　上七味,粗捣筛,每服二钱匕,水一盏,煎至七分,去滓,温服,不拘时。

茯神汤　《圣济总录》二

【主治】　妇人血风,头目昏眩,身体疼痛,心忪烦躁,手足心热。

【功效】　平肝熄风,清心安神。

【处方】　茯神(去木)　蔓荆实(去白皮)　赤茯苓(去黑皮)　枳壳(去瓤,麸炒)各二两　麻黄(去根节)一两半　防风(去叉)　黄芩(去心)　芎䓖　石膏碎　羌活(去芦头)　独活(去芦头)　甘草(炙)各一两

【用法】　上一十二味,粗捣筛,每服三钱匕,水一盏,生姜五片,薄荷五叶,同煎至七分,去滓,热服。

茯神汤　《圣济总录》二

【主治】　妇人心气怯弱,感于风邪,惊悸不安。

【功效】　益气安神。

【处方】　茯神(去木)　麦门冬(去心,焙)　人参　龙齿(去土)　升麻　石膏(椎

碎)　枳壳(去瓤,麸炒)　沙参　赤芍药　甘草(炙,剉)　羌活(去芦头)　防己各一两

【用法】　上一十二味,粗捣筛,每服三钱匕,水一盏,煎至七分,去滓,温服,日再。

茯苓散　《圣惠方》二

【主治】　妊娠因用力执作,觉胎动,心腹急痛,面青汗出,头仰,气喘欲绝,服诸药安胎无效,又名惊胎。

【功效】　调和气血,熄风定惊。

【处方】　白茯苓　桔梗(去芦头)　生干地黄　人参(去芦头)　桂心　当归(剉,微炒)　钩藤　独活　桑寄生　赤芍药(炙微赤,剉)　石膏各一两

【用法】　上一十一味,捣筛为散,每服四钱,以水一中盏,煎至六分,去滓,温服,不拘时。

茯苓散　《玉机微义》

【主治】　产后心虚,怔忡不定,言语错乱。

【功效】　益气健脾安神。

【处方】　人参　甘草　山药　当归各一钱　生姜　远志　茯苓　桂心　麦门冬各半钱　大枣

【用法】　上十味,㕮咀,水煎。

茯苓散　《圣济总录》二

【主治】　妊娠胎月未足,气血未充,辄堕胎者,其血伤动,下而不止,虚烦困倦。

【功效】　益气健脾,收涩止血。

【处方】　白茯苓(去黑皮)　人参　黄芪(薄切)　醋石榴皮(切,炒)　陈橘皮(去白,炒)　甘草(炙)各一两

【用法】　上六味,捣为细散,每服二钱匕,热酒调,放温服,米饮亦得,不拘时。

茯苓汤　《千金方》

【主治】　产后暴苦,心悸不定,言语错谬,恍恍惚惚,心中愦愦。

【功效】　健脾安神,滋阴养血。

【处方】　茯苓五两　甘草　芍药　桂心　当归各二两　生姜六两　麦门冬一升　大枣三十枚

【用法】　上八味,㕮咀,以水一斗,煮取三升,去滓,分三服,日三服。无当归可用芎䓖。若苦心志不定,加人参二两,亦可内远志二两;若苦烦闷短气,加生竹叶一升,先以水一斗三升,煮竹叶取一斗,内药;若有微风,加独活三两、麻黄二两、桂心二两,用水一斗五升;若颈项苦急,背膊强者,加独活、葛根各三两,麻黄、桂心各二两,生姜八两,用水一斗半。

茯苓汤　《圣济总录》二

【主治】　产后中风,身角弓反张,口噤。

【功效】　健脾养血,散寒祛风。

【处方】　白茯苓(去黑皮)　芎䓖(剉)　当归(剉,炒)　甘草(炙)　栀子仁各半两　桂(去粗皮)　吴茱萸(炒)　细辛(去苗叶)　干姜(炮)　熟干地黄(焙)各一两

【用法】　上一十味,粗捣筛,每服五钱匕,水一盏半,煎至八分,去滓,温服,不拘时。

茯苓汤　《圣济总录》二

【主治】　产后血气虚,头痛不定。

【功效】　益气养血,温阳祛风。

【处方】　白茯苓(去黑皮)　羌活(去芦头)　当归(切,焙)　人参　附子(炮裂,去皮脐)　芎䓖　石膏(火煅)　黄芪(剉)各一两

【用法】　上八味,剉如麻豆,每服三钱匕,水一盏,煎至七分,去滓,温服,不拘时。

茯苓汤　《圣济总录》二

【主治】　妇人中风,角弓反张。

【功效】　祛风除湿,养血止痉。

【处方】　赤茯苓(去黑皮)　芎䓖　当归(切,焙)　甘草(炙,剉)各一两　肉桂(去粗皮)二两　栀子仁十四枚　吴茱萸(汤洗,焙,炒)　细辛(去苗叶)　干姜(炮)

生干地黄(焙)各一两半

【用法】　上一十味,粗捣筛,每服五钱匕,水一盏半,煎取一盏,去滓,温服,不拘时。

茯苓汤　《圣济总录》二

【主治】　产后虚汗不止,心悸恍惚,怵惕多惊。

【功效】　益气健脾,养血安神。

【处方】　白茯苓(去黑皮)一两半　甘草(炙黄)一两　芍药(剉,炒)一两　桂(去粗皮)一两　当归(切,炒)一两　麦门冬(去心,焙)二两　黄芪一两半(剉)

【用法】　上七味,粗捣筛,每服五钱匕,水一盏半,入生姜半分,切,枣二枚擘,煎至八分,去滓,温服,不拘时。

茯苓汤　《圣济总录》二

【主治】　妊娠心烦懊热,心中闷乱,头运重,呕逆,四肢倦怠。

【功效】　清热除烦,健脾益气。

【处方】　赤茯苓(去黑皮)　防风(去叉)　人参　白术(剉,炒)　枳壳(去瓤,麸炒)　甘草(炙)各一两

【用法】　上六味,粗捣筛,每服三钱匕,水一盏,生姜三片,煎至七分,去滓,温服,不拘时。

茯苓汤　《圣济总录》二

【主治】　妊娠水肿。

【功效】　益气健脾,利水消肿。

【处方】　赤茯苓(去黑皮)　白术　黄芩(去黑心)　杏仁(汤浸,去皮尖双仁,炒)　旋覆花各一两　防己二两

【用法】　上六味,粗捣筛,每服四钱匕,水一盏半,煎至七分,去滓,温服。

茯苓汤　《御药院方》

【主治】　妊娠恶阻,呕逆恶心,四肢疼痛,恶闻食气,恍松烦闷。

【功效】　健脾和胃,降逆止呕。

【处方】　白茯苓(去皮)　旋覆花各二

两　生干地黄二两　陈橘皮一两半(圣济
总录汤浸去白,焙)　细辛(去苗,本方用一
两半,仪副使减讫半两只用一两)　芎劳
人参　芍药　桔梗(去芦头,炒)　甘草(炒
令赤色)各一两半

【用法】　上一十味,粗捣筛,每服三钱
匕,以水一盏,同煎至六分,去滓,温服,不
拘时。

茯苓前胡汤　《圣济总录》二

【主治】　产后伤风,头痛,眩闷倒旋。

【功效】　散寒除湿,降气化痰。

【处方】　白茯苓(去黑皮)　前胡(去
芦头)　菊花　白术　附子(炮裂,去皮脐)
细辛(去苗叶)　芎劳　麻黄(去根节)各
一两

【用法】　上八味,剉如麻豆,每服二钱
匕,水一盏,煎至七分,去滓,温服,不拘时。

茯苓黄芪汤　《圣济总录》二

【主治】　产后伤风,头痛,目昏眩。

【功效】　补气健脾,散寒祛风。

【处方】　白茯苓(去黑皮)　黄芪(剉)
菊花　独活(去芦头)　枳壳(去瓤,麸
炒)　当归(切,焙)　生干地黄(焙)　人参
乌头(炮裂,去皮脐)各一两

【用法】　上九味,剉如麻豆,每服三钱
匕,水一盏,煎至七分,去滓,温服,不拘时。

茯苓猪肾汤　《圣惠方》二

【主治】　曾伤九月胎。

【功效】　调和气血,益肾安胎。

【处方】　白茯苓一两　桑寄生一两
干姜半两(炮裂)　熟干地黄一两　白术一
两　芎劳一两　人参一两(去芦头)　麦门
冬一两(去心)

【用法】　上八味,细剉和匀,每服用牝
猪肾一对,切去脂膜,先以水一大盏半,入黑
豆半合,煎至一盏,去肾及豆,入药一两,煎
至七分,去滓,食前分温二服。

茯苓饮　《圣济总录》一

【主治】　妊娠阻病,心中烦闷,头眩
重,憎闻食气,闻便呕逆,四肢垂,不自持。

【功效】　健脾益气,和胃止呕。

【处方】　白茯苓(去黑皮)　防风(去
叉)　人参　白术　枳壳(去瓤,麸炒)　生
姜各半两　甘草一分(炙)

【用法】　上七味,剉如麻豆大,分为二
剂,每剂以水四盏,煎取一盏半,去滓,食前
分温二服,如人行三五里再服。

茯苓丸　《肘后方》

【主治】　妊娠恶阻,呕吐颠倒垂死,不
自胜持。

【功效】　益气健脾,温中止呕。

【处方】　茯苓　人参各一两　肉桂
(熬)　甘草(炙)　枳实(炙)

【用法】　上五味,捣筛,蜜和丸,饮服
二十丸,加至三十丸,日三服。

茯苓丸　《圣济总录》一

【主治】　妊娠恶阻,惯闷头旋,闻食气
便呕逆,四肢多热。

【功效】　益气健脾,降逆止呕。

【处方】　白茯苓(去黑皮)　人参　陈
橘皮(去白,皮)　干姜(炮裂)　白术　半
夏(汤洗去滑,生姜汁制过)　葛根(剉)
麦门冬(去心,焙)一两　甘草(炙,剉)各一
两　枳实(去瓤,麸炒)三分

【用法】　上一十味,捣罗为末,炼蜜和
丸,如梧桐子大,每服三十丸,空腹米饮下。

茯苓丸　《圣济总录》一

【主治】　妇人血风劳气,四肢少力,月
候不调,脐腹疼痛。

【功效】　祛风除湿,益气活血。

【处方】　白茯苓(去黑皮)　当归(切,
焙)　防风(去叉)　山芋　黄芪(剉)　覆
盆子各一两半　牛膝(酒浸,切,焙)　人参
独活(去芦头)　山茱萸　芎劳　蜀椒
(去目并闭口,炒出汗)　芜荑(熬)　厚朴

(去粗皮,生姜汁炙)　藁本(去苗土)　肉桂(去粗皮)各一两　泽兰一两三分　熟干地黄(焙)三两

【用法】　上一十八味,捣罗为末,炼蜜和丸,如梧桐子大,每服三十丸,温酒下,不拘时。

茯苓丸　《圣济总录》二

【主治】　妊娠身体肿,有水气,心腹胀满,小便涩。

【功效】　行气利水消肿。

【处方】　赤茯苓(去黑皮)一两　槟榔(剉)半两　白术(炒)三分　郁李仁(汤浸,去皮,研)半两　枳壳(去瓤,麸炒)半两　葶苈子(炒令黄,研)三分

【用法】　上六味,捣筛四味为末,入二味同研令细,炼蜜丸如梧桐子大,每服二十丸,煎桑白皮汤下。

茯苓丸　《圣济总录》二

【主治】　产后蓐劳,寒热羸瘦,骨节痠痛。

【功效】　补肾健脾,养血行气。

【处方】　白茯苓(去黑心)　肉苁蓉(酒浸,切,焙)　熟干地黄(焙)各一两半　羚羊角屑　当归(切,炒)　枳壳(去瓤,麸炒)　桑上寄生(剉,炒)　延胡索(粳米炒,米熟用)各一两

【用法】　上八味,捣罗为末,炼蜜为丸梧桐子大,每服二十九,温酒或米饮下,不拘时。

茯苓粥　《寿亲养老书》

【主治】　产后无所苦,欲睡而不得睡。

【功效】　健脾宁心安神。

【处方】　白茯苓(去黑皮,取末半两)　粳米三合

【用法】　上二味,以米淘净,煮粥半熟,即下茯苓末,粥熟任意食之。

厚朴散　《圣惠方》

【主治】　妇人体虚,感于寒气,时有咳嗽。

【功效】　补虚祛寒,理气止咳。

【处方】　厚朴一两(去粗皮,涂生姜汁,炙令香熟)　白茯苓一两　桂心三分　白术一两　诃黎勒皮三分　陈橘皮三分(汤浸,去白瓤,焙)　人参一两(去芦头)　细辛半两　甘草一分(炙微赤,剉)

【用法】　上九味,捣粗罗为散,每服四钱,以水一中盏,入生姜半分,枣三枚,煎至六分,去滓,温服,不拘时。

厚朴散　《圣惠方》一

【主治】　产后霍乱,吐泻不止。

【功效】　行气健脾,温中止呕。

【处方】　厚朴(去粗皮,涂生姜汁,炙令香熟)　陈橘皮(汤浸,去白瓤,焙)　人参(去芦头)各一两　肉豆蔻(去壳)　红豆蔻　桂心　白术　干姜(炮裂,剉)　甘草(炙微赤,剉)各半两

【用法】　上九味,捣粗罗为散,每服三钱,以水一中盏,入生姜半分,煎至六分,去滓,温服,不拘时。

厚朴散　《圣惠方》一

【主治】　产后脾胃伤冷,心胸气滞,咳瘕不止。

【功效】　温中行气止咳。

【处方】　厚朴三分(去粗皮,涂生姜汁,炙令香熟)　丁香半两　白术三分　枳壳半两(麸炒微黄,去瓤)　草豆蔻一两(去皮)　芎藭半两

【用法】　上六味,捣细罗为散,不拘时,以醋汤调下一钱。

厚朴散　《圣惠方》一

【主治】　妊娠伤寒,头痛,身体烦热。

【功效】　行气温中,化痰除烦。

【处方】　厚朴半两(去粗皮,涂生姜汁,炙令香熟)　皂荚一分(去皮,涂酥,炙令焦黄,去子)　甘草半两(炙微赤,剉)

【用法】　上三味,捣细罗为散,每服不拘时,点好茶调下一钱。

厚朴散　《圣惠方》二

【主治】　妊娠水谷痢。

【功效】　涩肠止痢。

【处方】　厚朴一两（去粗皮，涂生姜汁，炙令香熟）　白茯苓一两　黄连半两（去须）　干姜半两（炮裂，到）　木香半两　诃黎勒一两（煨，用皮）

【用法】　上六味，捣筛为散，每服四钱，以水一中盏，入枣三枚，煎至六分，去滓，温服，不拘时。

厚朴散　《圣惠方》二

【主治】　妊娠胎动，时时腹痛，频频下利，渐觉羸瘦，面色萎黄，不欲饮食。

【功效】　健脾和胃，行气养血。

【处方】　厚朴一两半（去粗皮，涂生姜汁，炙令香熟）　白术一两　芎䓖一两　白芍药一两　干姜半两（炮裂，到）　当归一两（到，微炒）　人参半两（去芦头）　甘草一分（炙微赤，到）　熟干地黄一两　诃黎勒三分（煨，用皮）

【用法】　上一十味，捣筛为散，每服四钱，以水一中盏，入枣三枚，煎至六分，去滓，稍热服，不拘时。

厚朴散　《圣惠方》二

【主治】　妊娠冷气攻心腹痛，或不纳饮食。

【功效】　温中补虚。

【处方】　厚朴二两（去粗皮，涂生姜汁，炙令香熟）　陈橘皮一两（汤浸，去白瓤，焙）　草豆蔻一两（去皮）　人参三分（去芦头）　芎䓖三分　白术三分　阿胶三分（捣碎，炒令黄燥）　当归三分（到，微炒）　干姜半两（炮裂，到）　诃黎勒一两（煨，用皮）　吴茱萸一分（汤浸七遍，曝干微炒）　甘草一分（炙微赤，到）

【用法】　上一十二味，捣筛为散，每服三钱，以水一中盏，入枣三枚，煎至六分，去滓，稍热服，不拘时。

厚朴散　《圣惠方》二

【主治】　产后痢，下部冷疼。

【功效】　温中行气，清热止痢。

【处方】　厚朴一两半（去粗皮，涂生姜汁，炙令香熟）　干姜三分（炮裂，到）　黄连一两半（去须，微炒）　当归一两（到，微炒）

【用法】　上四味，捣筛为散，每服三钱，以水一中盏，煎至六分，去滓，温服，日三四服。

厚朴散　《圣惠方》二

【主治】　妇人冷劳气，面色萎黄，四肢羸瘦，多卧少起，不欲饮食，身体虚困。

【功效】　益气养血，行气温中。

【处方】　厚朴一两（去粗皮，涂生姜汁，炙令香熟）　木香半两　当归三分（到碎，微炒）　熟干地黄一两　半夏半两（汤洗七遍，去滑）　人参三分（去芦头）　白茯苓三分　白芍药半两　干姜半两（炮裂，到）　桂心半两　牛膝三分（去苗）　陈橘皮三分（汤浸去白瓤，焙）　白术三分　附子三分（炮裂，去皮脐）　甘草半两（炙微赤，到）

【用法】　上一十五味，捣粗罗为散，每服四钱，以水一中盏，入生姜半分，枣三枚，煎至七分，去滓，温服，不拘时。

厚朴散　《圣惠方》三

【主治】　产后两胁胀满，胸腹妨闷，不下饮食。

【功效】　行气消积，益气健脾。

【处方】　厚朴一两（去粗皮，涂生姜汁，炙令香熟）　赤茯苓三分　人参三分（去芦头）　当归三分（到，微炒）　甘草一分（炙微赤，到）　诃黎勒皮三分　陈橘皮三分（汤浸，去白瓤，焙）

【用法】　上七味，捣粗罗为散，每服四钱，以水一中盏，入生姜半分，枣二枚，煎至六分，去滓，温服，不拘时。

厚朴散　《圣济总录》二

【主治】　妊娠冷气攻心腹疼痛,或不纳饮食。

【功效】　温中补虚。

【处方】　厚朴二两(去粗皮,涂生姜汁,炙令香熟)　陈橘皮一两(汤浸,去白瓤,焙)　草豆蔻一两(去皮)　人参三分(去芦头)　芎䓖二分　白术二分　阿胶二分(捣碎,炒令黄燥)　当归三分(剉,微炒)　干姜半两(炮裂,剉)　诃黎勒一两(煨,用皮)　吴茱萸一分(汤浸七遍,曝干微炒)　甘草一分(炙微赤,剉)

【用法】　上一十二味,捣筛为散,每服三钱,以水一中盏,入枣三枚,煎至六分,去滓,稍热服,不拘时。

厚朴散　《圣惠方》二

【主治】　产后痢,下部冷疼。

【攻效】　温中行气,清热止痢。

【处方】　厚朴一两半(去粗皮,涂生姜汁,炙令香熟)　干姜三分(炮裂,剉)　黄连一两半(去须,微炒)　当归一两(剉,微炒)

【用法】　上四味,捣筛为散,每服三钱,以水一中盏,煎至六分,去滓,温服,日三四服。

厚朴散　《圣惠方》二

【主治】　妇人冷劳气,面色萎黄,四肢羸瘦,多卧少起,不欲饮食,身体虚困。

【功效】　益气养血,行气温中。

【处方】　厚朴一两(去粗皮,涂生姜汁,炙令香熟)　木香半两　当归三分(剉碎,微炒)　熟干地黄一两　半夏半两(汤洗七遍,去滑)　人参三分(去芦头)　白茯苓三分　白芍药半两　干姜半两(炮裂,剉)　桂心半两　牛膝三分(去苗)　陈橘皮三分(汤浸去白瓤,焙)　白术三分　附子三分(炮裂,去皮脐)　甘草半两(炙微赤,剉)

【用法】　上一十五味,捣粗罗为散,每服四钱,以水一中盏,入生姜半分,枣三枚,煎至七分,去滓,温服,不拘时。

厚朴散　《圣惠方》三

【主治】　产后两胁胀满,胸腹妨闷,不思饮食。

【功效】　行气消积,益气健脾。

【处方】　厚朴一两(去粗皮,涂生姜汁,炙令香熟)　赤茯苓二两　人参三分(去芦头)　当归三分(剉,微炒)　甘草一分(炙微赤,剉)　诃黎勒皮三分　陈橘皮三分(汤浸,去白瓤,焙)

【用法】　上七味,捣粗罗为散,每服四钱,以水一中盏,入生姜半分,枣二枚,煎至六分,去滓,温服,不拘时。

厚朴散　《圣济总录》二

【主治】　妊娠冷气攻心腹疼痛,或不纳饮食。

【攻效】　温中补虚。

【处方】　厚朴二两(去粗皮,涂生姜汁,炙令香熟)　陈橘皮一两(汤浸,去白瓤,焙)　草豆蔻一两(去皮)　人参三分(去芦头)　芎䓖三分　白术三分　阿胶三分(捣碎,炒令黄燥)　干姜半两(炮裂,炒)　吴茱萸一分(用汤浸洗七遍,曝干,微炒)　诃黎勒一两(煨,用皮)　甘草一分(炙微赤,剉)

【用法】　上一十二味,捣筛为粗散,每服三钱匕,以水一中盏半,入生姜三片,大枣三枚,擘去核,同煎至一盏,去滓,不拘时,稍热服之,日三服。

厚朴散　《圣济总录》二

【主治】　妊娠下痢,日夜频并,脐腹撮痛。

【功效】　燥湿,温中止痢。

【处方】　厚朴(去粗皮,生姜汁炙熟)三两　吴茱萸(水浸半日,炒)三分　莳香子(微炒)　干姜(剉,炒)　甘草(炙)　陈橘皮(去白,焙)各一两

【用法】　上六味,捣罗为末,每服二钱

匕,煎紫苏木瓜汤调下,食前服。

厚朴汤 《圣济总录》二

【主治】　产后霍乱吐利,肢体逆冷。

【功效】　温中健脾止呕。

【处方】　厚朴(去粗皮,生姜汁炙)
陈橘皮(去白,切,炒)　当归(剉,炒)　桂
(去粗皮)各二两　甘草(炙)　人参　附子
(炮裂,去皮脐)各一两　白术(剉,炒)三两

【用法】　上八味,剉如麻豆大,每服三
钱匕,水一盏,煎至七分,去滓,温服,食
前服。

厚朴汤 《圣济总录》二

【主治】　产后霍乱吐利。

【功效】　健脾温中,除湿行气。

【处方】　厚朴(去粗皮,生姜汁炙)一
两　陈橘皮(去白,焙)半两　藿香(去枝
梗)　高良姜(剉,炒)　当归(切,焙)各
三分

【用法】　上五味,粗捣筛,每服三钱
匕,水一盏,煎七分,去滓,温服,不拘时。

厚朴汤 《圣济总录》二

【主治】　产后霍乱吐利。

【功效】　健脾除湿行气。

【处方】　厚朴(去粗皮,生姜汁炙)一
两半　肉豆蔻(去壳,炮)半两　黄连(去
须)　甘草(炙)各一两

【用法】　上四味,粗捣筛,每服三钱
匕,水一盏,煎至七分,去滓,温服,空腹食
前服。

厚朴汤 《圣济总录》二

【主治】　产后霍乱,吐利不止。

【功效】　温中行气,养血润肠。

【处方】　厚朴(去粗皮,生姜汁,炙)
干姜(炮)　当归(剉,炒)　甘草(炙)各
一两

【用法】　上四味,粗捣筛,每服三钱
匕,水一盏,煎七分,去滓,温服,不拘时。

厚朴汤 《圣济总录》二

【主治】　产后霍乱吐利,四肢逆冷,
虚烦。

【功效】　温中行气,健脾益气。

【处方】　厚朴(去粗皮,生姜汁炙)
高良姜(剉,炒)　人参　白术(剉,炒)各二
两　麦门冬(去心,炒)　赤茯苓(去黑皮)
桂(去粗皮)　甘草各一两半　紫苏茎叶
(全用,细剉)　陈橘皮(去白,炒)各一两一
分　吴茱萸一两(洗去滑,略炒)

【用法】　上一十二味,粗捣筛,每服三
钱匕,水一盏,煎七分,去滓,温服,食前服。

厚朴汤 《圣济总录》二

【主治】　产后呕逆,不进饮食。

【功效】　行气消积,温中健脾。

【处方】　厚朴(去粗皮,生姜汁炙)
人参　白术　白茯苓(去黑皮)　沉香(剉)
乌药(剉)　甘草(炙,剉)　藿香叶各
一两

【用法】　上八味,粗捣筛,每服三钱
匕,水一盏,煎至七分,去滓,温服,不拘时。

厚朴汤 《圣济总录》二

【主治】　产后泄泻久不止,不思饮食。

【功效】　行气除湿,涩肠止泻。

【处方】　厚朴(去粗皮,生姜汁炙)二
两　生干地黄(焙)　苍术(切,焙)各一两
当归(切,炒)三分　酸石榴皮半两

【用法】　上五味,粗捣筛,每服三钱
匕,水一盏,煎至七分,去滓,温服,食前服。

厚朴汤 《圣济总录》二

【主治】　产后泄泻不止。

【功效】　健脾除湿,温中止泻。

【处方】　厚朴(去粗皮,生姜汁炙,剉)
干姜(炮)　白术(剉,炒)各一两　甘草
(炙)半两　陈橘皮(去白,炒)三分

【用法】　上五味,粗捣筛,每服三钱
匕,水一盏,煎七分,去滓,温服,食前服。

厚朴汤　《圣济总录》二

【主治】　产后泄泻,腹痛呕逆不能食。

【功效】　健脾行气,除湿止泻。

【处方】　厚朴(去粗皮,生姜汁炙,剉)二两　白术(微炒)一两

【用法】　上二味,粗捣筛,每服五钱匕,水一盏半,煎至八分,去滓,空心食前温服。

厚朴汤　《圣济总录》二

【主治】　妊娠心脾痛,呕逆不下食。

【功效】　补益心脾,降气止呕。

【处方】　厚朴(去粗皮,剉,生姜汁浸一宿,炒熟)　白术各四两　白芷二两　干姜(炮)一两　甘草(炙)　益智(炒,去皮)　陈橘皮(去白,切,炒)　缩沙(炒,去皮)各二两

【用法】　上八味,粗捣筛,每服二钱匕,水一盏,煎七分,去滓,温服,不拘时。

厚朴汤　《圣济总录》二

【主治】　妊娠呕逆不下食。

【功效】　降气和胃,除烦止呕。

【处方】　厚朴(去粗皮,生姜汁炙)　人参　白茯苓(去黑皮)　陈橘皮(汤浸,去白,焙)　白术(炒)　竹茹　半夏(为末,生姜汁制作饼,曝干)各一两

【用法】　上七味,粗捣筛,每服三钱匕,水一盏,生姜三片,煎至七分,去滓,食前温服。

厚朴丸　《圣惠方》二

【主治】　妊娠阻病,头疼,肩背烦闷,往往气胀,不思饮食。

【功效】　降逆止呕。

【处方】　厚朴一两(去粗皮,涂生姜汁,炙令香熟)　白术一两　麦门冬三分(去心)　陈橘皮一两(汤浸,去白瓤,焙)　赤茯苓一两半　半夏三分(汤洗七遍,去滑)　人参三分(去芦头)　前胡一两(去芦头)

【用法】　上八味,捣罗为末,炼蜜和捣三二百杵,丸如梧桐子大,每服不拘时,以生姜粥饮下二十丸。

厚朴丸　《圣惠方》三

【主治】　产后两胁下及心腹胀满。

【功效】　行气消积,温中健脾。

【处方】　厚朴一两(去粗皮,涂生姜汁,炙令微熟)　诃黎勒一两半(煨,用皮)　赤茯苓三分　干姜三分(炮裂,剉)　桂心一两半　木香一两　赤芍药三分　当归三分(剉,微炒)　陈橘皮三分(汤浸,去白瓤,焙)　吴茱萸三分(汤浸七遍,焙干微炒)　京三棱一两(微煨,剉)　白术三分

【用法】　上一十二味,捣罗为末,以醋煮面糊和丸,如梧桐子大,每于食前服,以生姜汤下三十丸。

厚朴丸　《妇人大全良方》二

【主治】　妊娠洞泄寒中。

【功效】　温胃行气止泻。

【处方】　干姜　厚朴(去粗皮,细剉)

【用法】　上二味等分,先杵令烂,水拌,同炒令干,再为末,水煮面糊为丸,如梧桐子大,每服五十丸,食前米饮下。

厚朴橘皮丸　《圣济总录》一

【主治】　胎动不安,心腹痛。

【功效】　健脾益气,养血止痛。

【处方】　厚朴(去粗皮,生姜汁炙)一两　陈橘皮(汤去白,焙)一两　木香一两　白术一两半　阿胶(炙燥)半两　当归(剉,焙)半两　干姜(炮)半两　诃黎勒皮半两　吴茱萸(洗,焙干,炒)一分

【用法】　上九味,捣罗为末,炼蜜丸,如梧桐子大,每服二十丸,食前米饮下。

厚朴煮散　《圣济总录》二

【主治】　妊娠腹胀,不欲饮食。

【功效】　补气养血,调中开胃。

【处方】　厚朴(去粗皮,生姜汁炙)一两半　白术　芎䓖　干姜(炮)　当归(切,

焙)　诃黎勒(煨,去核)　陈橘皮(汤浸,去白,焙)各一两　人参　芍药各半两　甘草(炙)一分

【用法】　上一十味,粗捣筛,每服三钱匕,以水一盏,入大枣二枚,擘,煎取七分,去滓,不拘时,稍热服。

荆芥散 《圣惠方》

【主治】　妇人风虚,大便后,时时下血。

【功效】　祛风止血,益气养血。

【处方】　荆芥　黄芪(剉)　熟干地黄　当归(剉,微炒)　桑耳　地榆(剉)　楛白皮(微炙,剉)　皂荚刺(微炒)　干姜(炮裂,剉)　槐豆(微炒)　牛蒡子(微炒)　甘草(炙微赤,剉)各半两

【用法】　上一十二味,捣细罗为散,食前服,以粥饮调下二钱。

荆芥散 《拔萃方》

【主治】　产后血风眩瞢,精神昏昧。

【功效】　活血祛风。

【处方】　荆芥穗一两三钱　桃仁五钱(炒,去皮尖)

【用法】　上二味为细末,温水调下三钱。

荆芥散 《拔萃方》

【主治】　妇人时气风温,寒热瘴疟,往来潮热。

【功效】　活血化瘀,散寒退热。

【处方】　陈皮(去白)　麻黄(去节)　香附子　甘草各一两　荆芥穗　厚朴各二两　草果仁三枚　白芷　桂心各半两

【用法】　上九味为粗末,每服四钱,姜三片,枣二枚,水煎。

荆芥散 《直指方》

【主治】　妇人血崩年深,只一服即效。

【功效】　固冲止崩。

【处方】　荆芥根(瓦上焙干焦,存性)茴香各等分

【用法】　上二味,为末,每服三钱,温酒调下。

荆芥散 《妇人大全良方》

【主治】　妇人血风诸般疾。

【功效】　祛风散寒,温中行气。

【处方】　荆芥　雀脑芎各三两　当归　人参各三两　桂心　牡丹皮　羌活　防风　苦桔梗　大腹子　甘草　蒲黄　白茯苓　枳壳　厚朴　半夏　杏仁　款冬花各半两　附子(炮)　干地黄　鳖甲　白芍药　北柴胡　黄芪各一两　干姜　木香各半两　沉香一分

【用法】　上二十七味为细末,每服二钱,姜三片,枣一枚,水一盏,煎至七分,温服。

荆芥散 《妇人大全良方》

【主治】　妇人寒热瘴疟,往来潮热。

【功效】　散寒祛风行气。

【处方】　陈皮　麻黄　香附子　甘草各一两　荆芥穗　厚朴各二两　草果仁三个　川白芷　桂心各半两

【用法】　上九味咬咀,每服二钱,水一大盏,姜三片,枣二枚,煎至七分,去滓,温服,不拘时。

荆芥煮散 《妇人大全良方》

【主治】　妇人血海虚冷,手足烦疼,颊赤口干,背甲劳倦,寒热往来,咳嗽痰涎,饮食进退,血经不调,多惊盗汗,胸膈不快。

【功效】　养血祛风,益气活血。

【处方】　荆芥穗四两　北柴胡　秦芄　白芷　黄芪各二两　当归　莪术　川芎　麦门冬　白茯苓　人参　白芍药　沉香　海桐皮　枳壳　熟地黄　甘草　酸枣仁　木香　槟榔各一两　鳖甲(制)　白豆蔻　桂心　桔梗各二两

【用法】　上二十四味为细末,每服二钱,姜钱三片,乌梅一个,煎至七分,温服,不拘时,如极虚,去槟榔,每日二服,临卧服尤佳,忌生冷动风甜物。腹有颗块,服之便消。

荆芥汤　《圣济总录》一

【主治】　妇人血风劳气,肢体羸瘦,饮食减少,疼痛寒热。

【功效】　祛风除湿,行气活血。

【处方】　荆芥穗一两　人参　木香　芍药　生干地黄(焙)　秦艽(去苗土)　柴胡(去苗)　当归(切,焙)　半夏(生姜自然汁制,焙干)　乌药　芎䓖　甘草(炙)各半两

【用法】　上一十二味,粗捣筛,每服三钱匕,水一盏,生姜三片,同煎至七分,去滓,空心、日午、临卧服。

荆芥汤　《圣济总录》二

【主治】　产后伤寒,头目昏痛,咳嗽痰壅,肢节疼痛。

【功效】　散寒解表,益气止咳。

【处方】　荆芥穗　麻黄(去根节,煎,掠去沫,焙)　干姜(炮)　五味子　石膏　甘草(炙)　人参　芍药各一两

【用法】　上八味,粗捣筛,每服三钱匕,水一盏,煎至七分,去滓,温服,不拘时。

荆芥饮　《圣济总录》二

【主治】　妊娠感风冷,咳嗽痰壅,头目昏痛。

【功效】　解表散寒,止咳平喘。

【处方】　荆芥穗　旋覆花　前胡(去苗)各三两　芍药　半夏(生姜汁制去毒)　甘草各一两(炙)　麻黄(去节,煎,掠去沫,焙)一两半

【用法】　上七味,粗捣筛,每服三钱匕,水一盏,生姜三片,煎至六分,去滓,不拘时温服。

荆沥饮子　《圣惠方》一

【主治】　妊娠中风,语涩舌不转,心烦闷。

【功效】　养阴清热化痰。

【处方】　荆沥二合　生葛根汁二合　竹沥三合　白蜜半合

【用法】　上四味,相和令匀,煎一沸,每服温饮一小盏。

荆沥饮子　《圣惠方》一

【主治】　妊娠中风痉,口噤。

【功效】　养阴熄风。

【处方】　荆沥三合　竹沥五合　梨汁三合

【用法】　上三味,相和令匀,分温两度灌之。

草豆蔻散　《圣惠方》

【主治】　妇人脾胃虚,气攻两胁胀痛。

【功效】　健脾宽中,行气止痛。

【处方】　草豆蔻一两(去皮)　桂心三分　芎䓖半两　当归半两(剉,微炒)　厚朴三分(去粗皮,涂生姜汁,炙令香熟)　干姜半两(炮裂,剉)　桔梗三分(去芦头)　槟榔半两　诃黎勒一两(煨,用皮)　甘草一分(炙微赤,剉)

【用法】　上一十味,捣粗罗为散,每服四钱,以水一中盏,煎至六分,去滓,每于食前稍热服。

草豆蔻散　《圣惠方》一

【主治】　产后脾胃虚寒,或时呕逆,不下饮食。

【功效】　温中健脾止呕。

【处方】　草豆蔻(去壳)　陈橘皮(汤浸,去白瓤,焙)　当归(剉,微炒)　白术　前胡(去芦头)各三分　附子(炮裂,去皮脐)　人参(去芦头)　木香　桂心　半夏(汤洗七遍,去滑)　甘草(炙微赤,剉)各半两

【用法】　上一十一味,捣粗罗为散,每服四钱,以水一中盏,入生姜半分,煎至六分,去滓,温服,不拘时。

草豆蔻散　《圣惠方》一

【主治】　产后气虚,心烦咳癔。

【功效】　健脾益气除烦。

【处方】　草豆蔻三分(去皮)　桃仁二

分(汤浸,去皮尖双仁) 桂心半两 甘草一分(炙微赤,到)

【用法】 上四味,捣粗罗为散,每服三钱,以水一中盏,入生姜半分,煎至五分,去滓,稍热频服。

草豆蔻散 《圣惠方》二

【主治】 妇人中风,冷气攻脾胃,呕逆不纳饮食。

【功效】 祛风除湿,益气健脾。

【处方】 草豆蔻三分(去皮 妇人大全良方、永类钤方面裹煨) 高良姜半两(到) 人参一两(去芦头) 白茯苓三分 白术半两 枇杷叶三分(拭去毛,炙微黄良方、钤方半两) 缩沙半两(去皮) 桂心半两 木香半两 半夏三分(汤洗七遍,去滑) 青橘皮半两(汤浸,去白瓤,焙) 甘草半两(炙微赤,到)

【用法】 上一十二味,捣筛为散,每服三钱,以水一中盏,入生姜半分,煎至六分,去滓,温服,不拘时。

草豆蔻散 《圣惠方》二

【主治】 妊娠心腹胀满,脾胃气虚,不下食饮。

【功效】 健脾和胃。

【处方】 草豆蔻一两(去皮) 人参一两(去芦头) 柴胡一两半(去苗) 陈橘皮一两半(汤浸去瓤,焙) 白术一两 甘草半两(炙微赤,到)

【用法】 上六味,捣筛为散,每服四钱,以水一中盏,入生姜半分,枣三枚,煎至六分,去滓,稍热服,不拘时。

草豆蔻散 《圣惠方》二

【主治】 妊娠心腹多痛,吃食减少,四肢不和。

【功效】 健脾和胃,调和气血。

【处方】 草豆蔻一两(去皮 良方、永类钤方草果仁,恐是草豆蔻) 当归半两(到,微炒) 陈橘皮一两(汤浸,去白瓤,焙) 桂心半两 干姜半两(炮裂,到) 白

术一两 熟干地黄一两 木香半两 芎劳三分

【用法】 上九味,捣筛为散,每服四钱,以水一中盏,入枣三枚,煎至六分,去滓,稍热服,不拘时。

草粉散 《圣惠方》

【主治】 妇人久积食癥,腹中结块,面身浮肿。

【功效】 消食散结。

【处方】 雄雀粪半两(微炒,细研) 腻粉半两

【用法】 上二味,以溲了面一鸡子大相和,擀作饼子,煿熟候干,捣细罗为散,每服一钱,五更初以温酒调服,以利下恶物为效。

草粉丸子 《圣惠方》

【主治】 妇人积聚气久不散,心腹疼痛。

【功效】 活血散结止痛。

【处方】 飞天白六两(雄雀粪是,冬月者佳,炒令极热,为末) 麝香半分(细研) 巴豆五分(去皮心,纸裹压去油)

【用法】 上三味,都研令匀,以糯米饭和丸,如梧桐子大,每服空心,以生姜汤下二丸。

草果散 《妇人大全良方》二

【主治】 妊娠脏气本虚,宿夹风冷,脾胃久弱,脏腑虚滑,脐腹疠痛,日夜无度。

【功效】 温中行气止痛。

【处方】 厚朴(去粗皮,姜汁浸炒黄)二两 肉豆蔻一个(面煨) 草豆蔻一个(煨)

【用法】 上三味,叹咀,每服三钱,水一盏,姜三片,煎至七分,去滓,热服。

草果饮子 《妇人大全良方》二

【主治】 妇人产后疟疾,寒热相半者,或多热者。

【功效】 除湿散寒截疟。

【处方】　半夏（泡）　赤茯苓　甘草（炙）　草果（炮，去皮）　川芎　陈皮　白芷各二钱　青皮（去白）　良姜　紫苏各一钱　干葛四钱

【用法】　上一十一味，㕮咀，每服三钱重，水一大盏，姜三片，枣二个，同煎至七分，去滓，当发日侵早连进三服，无不安。

枳实散　《圣惠方》一

【主治】　妊娠伤寒，四日至六日已来，加心腹胀，上气，渴不止，食饮不多，腰疼体重。

【功效】　下气和中。

【处方】　枳实一两（麸炒微黄）　麦门冬半两（去心　南阳活人书一两）　陈橘皮三分（汤浸去白瓤，焙）

【用法】　上三味，捣罗为散，每服三钱，以水一中盏，入生姜半分，葱白七寸，煎至六分，去滓，温服，不拘时。

枳实散　《圣惠方》二

【主治】　妊娠气壅，心胸不利，痰逆，不思饮食。

【功效】　降气化痰。

【处方】　枳实二分（麸炒微黄）　人参三分（去芦头）　陈橘皮三分（汤浸，去白瓤，焙）　麦门冬三分（去心）　赤茯苓三分　半夏半两（汤洗七遍，去滑）　甘草半两（炙微赤）　藿香半两　枇杷叶半两（拭去毛，炙微黄）

【用法】　上九味，捣筛为散，每服三钱，以水一中盏，入生姜半分，煎至六分，去滓，温服，不拘时。

枳实散　《圣惠方》三

【主治】　产后两胁胀满，气壅烦闷。

【功效】　行气活血除满。

【处方】　枳实三分（麸炒微黄）　木香三分　桂心半两　当归三分（剉，微炒）　槟榔一两　白术半两　牡丹三分　益母草半两

【用法】　上八味，捣粗罗为散，每服四

钱，以水一中盏，入生姜半分，煎至六分，去滓，每于食前温服。

枳实芍药散　《金匮方》

【主治】　产后腹痛，烦满不得卧。

【功效】　行气活血止痛。

【处方】　枳实（烧令黑，勿太过）　芍药等分

【用法】　上二味，杵为散，服方寸匕，日三服。并主痈脓，以麦粥下之。

枳实汤　《圣济总录》二

【主治】　妊娠心痛胁满，不思饮食。

【功效】　理气健脾。

【处方】　枳实（去瓤，麸炒）　人参赤茯苓（去皮，剉）　柴胡（去苗）　木香（炮）　桂（去粗皮）　草豆蔻（去皮）各半两　白术三分　生槟榔（剉）一两

【用法】　上九味，粗捣筛，每服二钱匕，水一盏，煎取七分，去滓，温服，不拘时。

枳实半夏汤　《圣济总录》二

【主治】　产后短气不足。

【功效】　行气化痰，温中益气。

【处方】　枳实（去瓤，麸炒）　半夏（为末，生姜汁制作饼，焙）　木香　干姜（炮）各半两　五味子三分　人参　青橘皮（汤浸，去白，焙）　甘草（炙，剉）一两

【用法】　上八味，粗捣筛，每服三钱匕，水一盏，生姜三片，枣一枚，擘破，同煎至七分，去滓，温服，不拘时。

枳实芍药汤　《袖珍方》

【主治】　产后腹痛，烦满不得卧。

【功效】　行气和血止痛。

【处方】　枳实（烧存性）　芍药

【用法】　上二味，㕮咀，等分，每服八钱，水一盏半，煎至八分，去渣，温服，不拘时。

枳实槟榔丸　《袖珍方》

【主治】　癥瘕癖块，有似妊孕。

【功效】　调气养血。

【处方】　枳实(生)　槟榔　黄连　黄柏　黄芩　当归　阿胶(灰炒,研)　木香各半两

【用法】　上八味为末,水和丸,如小豆大,温米饮下三十丸,不拘时。

枳实槟榔丸　《宣明论》

【主治】　妇人癥瘕痞块,有似妊孕。

【功效】　破气利水,消积除胀。

【处方】　枳实(生)　槟榔　黄连　黄药　黄芩　当归　阿胶(灰,炒,别研)　木香半两

【用法】　上八味为末,水和丸,如小豆大,温米饮下三十丸,不拘时,日进三服。

枳实槟榔丸　《经验良方》

【主治】　妇人癥癖,癖块有似怀孕。

【功效】　养阴清热,理气化瘀。

【处方】　枳壳(炒)　槟榔　黄连　黄柏(去粗皮)　黄芩　当归　阿胶(蛤粉炒,别研)　木香各半两

【用法】　上八味为末,水丸小豆大,温米饮下三十丸,日三服。

枳实饮子　《宣明论》

【主治】　妇人手足烦热,夜卧多汗,肌肉黄瘁,经候不调,四肢烦倦,心胸满闷,状似劳气。

【功效】　养阴清热,理气调经。

【处方】　枳壳二两　吴半夏一两(汤洗七次,以生姜汁浸三日,麸炒黄色)　红芍药　柴胡各一两　黄芩一两半

【用法】　上五味为末,每服二钱,水一盏,入生姜三片,枣二枚,同煎至八分,去滓,温服。直候五心烦热,及身体壮热,潮热,续服桃仁煎丸。

枳壳散　《袖珍方》

【主治】　妇人手足烦热,夜多盗汗,肌肉黄瘁,经候不调,四肢烦倦,胸满闷,伏如劳气。

【功效】　行气宽中,和解退热。

【处方】　枳壳二两(麸炒)　半曲　赤芍药各一两　柴胡　黄芩各一两半

【用法】　上五味㕮咀,每服一两,水二盏,生姜三片,枣子一枚,煎至一盏,去滓,通口服,食前服。

枳壳散　《胎产救急方》

【主治】　妇人怀胎,胀满下血。

【功效】　养阴清热,行气宽中。

【处方】　枳壳三两(炒,去瓤)　黄芩一两　白术一两

【用法】　上三味为末,每服半两,水一中盏,同煎,去滓,温服。

枳壳散　《妇人大全良方》

【主治】　妇人手足烦热,夜卧多汗,肌肉黄瘁,经候不调,四肢烦倦,心胸满闷,状如劳气。

【功效】　养阴清热,理气调经。

【处方】　枳壳(去瓤,麸炒)二两　半夏曲(铃方半夏)　赤芍药各一两　柴胡　黄芩各一两半

【用法】　上五味为细末,每服二钱,水一盏,生姜一块,枣二枚,擘破,煎至八分,去滓,温服,候五心烦热,及身体壮热潮热退方续服。

枳壳丸　《圣惠方》

【主治】　妇人心腹气滞,两胁胀痛,不能饮食。

【功效】　行气消积,健脾温中。

【处方】　枳壳三分(麸炒微黄,去瓤)　槟榔一两　桂心三分　鳖甲一两(涂醋炙令黄,去裙襕)　吴茱萸半两(汤浸七遍,焙干,微炒)　当归半两(剉,微炒)　诃黎勒皮三分　川大黄一两(剉碎,微炒)　陈橘皮三分(汤浸,去白瓤)　芎𧄍半两　木香半两

【用法】　上一十一味,捣罗为末,炼蜜和捣三二百杵,丸如梧桐子大,每服以暖酒下三十丸。

枳壳丸 《圣惠方》二

【主治】 妊娠阻病，心中烦闷，头眩，闻食气即呕逆，四肢无力，不自胜举。

【功效】 降逆温中止呕。

【处方】 枳壳一两（麸炒微黄，去瓤）人参一两（去芦头） 肉桂一两（去皱皮）干姜半两（炮裂，到） 麦门冬一两半（去心，焙） 半夏一两（汤洗七遍，去滑） 陈橘皮一两（汤浸，去白瓤，焙） 白术一两葛根一两（到） 白茯苓一两 甘草半两（炙微赤，到）

【用法】 上一十一味，捣罗为末，炼蜜和捣三二百杵，丸如梧桐子大，每服不拘时，以生姜粥饮下三十丸。

枳壳丸 《卫生宝鉴》

【主治】 产后大小便涩滞。

【功效】 行气通便。

【处方】 木香三钱 枳壳（麸炒） 麻仁（炒黄） 大黄各一两

【用法】 上四味为末，炼蜜丸如梧桐子大，每服三十丸，温水送下，食后服。如饭食不化，亦宜服之。

枳壳丸 《圣济总录》二

【主治】 妊娠腹痛一切气疾。

【功效】 行气止痛。

【处方】 枳壳二两（浆水浸一日，去瓤，煮令烂，研作糊） 木香（炒）一两

【用法】 上二味，将木香捣罗为末，入枳壳糊内和丸，如梧桐子大，每服二十丸，温酒下，不拘时。

枳壳丸 《圣济总录》二

【主治】 妊娠痰盛，呕逆恶心，头目旋运。

【功效】 理气化痰，降逆止呕。

【处方】 枳壳（去瓤，麸炒黄）四两干姜（炮裂）二两 白术（到，炒）三两 半夏二两（汤洗去滑，焙干）

【用法】 上四味，捣罗为末，生姜汁煮面糊和丸，如梧桐子大，每服十五丸，温米饮下，食前服，渐加至二十九。

枳壳丸 《圣济总录》二

【主治】 妊娠大便结塞不通，脐腹硬胀，不能安卧，气上喘逆。

【功效】 行气通便泄热。

【处方】 枳壳（去瓤，麸炒）一两半大黄（微炒）二两半

【用法】 上二味，捣罗为末，炼蜜和丸，如梧桐子大，每服二十丸，空心米饮下，未通再服，以通为度。

枳壳煎丸 《圣惠方》

【主治】 妇人痃癖气，呕吐酸水，腹胁胀痛，面色姜黄，不能饮食。

【功效】 理气活血，温中和胃。

【处方】 枳壳三两（麸炒微黄，去瓤，捣罗为末，以米醋二升，慢火熬如饧） 五灵脂一两 川大黄一两半（到碎，微炒） 蓬莪术一两 桂心一两 川乌头一两（炮裂，去皮脐） 诃黎勒皮一两 当归一两（到，微炒） 木香一两

【用法】 上九味，捣细罗为末，入前煎中，和溲为丸，如梧桐子大，每于食前服，生姜汤下十五丸，渐加至二十丸。

枳壳羌活丸 《圣济总录》二

【主治】 妇人血风攻疰，四肢麻木瘙痒，有如虫行，或肌生赤肿疼痛，肩背拘急，神情倦怠。

【功效】 行气祛风，养血润燥。

【处方】 枳壳（去瓤，麸炒）二两 羌活（去芦头） 牡荆实 人参各一两半 防风（去叉） 芍药 白茯苓（去黑皮） 白芷各二两 细辛（去苗叶） 当归（切，焙）甘草（生用）各一两 牡丹皮二两半 芎䓖三两

【用法】 上一十三味，捣罗为末，炼蜜丸如大弹子大，每服一丸，水一盏，煎八分，食后细呷。

枳壳汤 《拔萃方》

【主治】　妇人胎漏下血，及因事下血。

【功效】　理气清热安胎。

【处方】　枳壳（麸炒，去瓤）　黄芩各半两　白术一两

【用法】　上三味为末，水煎，食前温服。

枳壳汤 《圣济总录》二

【主治】　产后霍乱吐利，厥逆不食。

【功效】　破气消积，益气温中。

【处方】　枳壳（去瓤，麸炒）　甘草（炙）三分　胡椒一分　人参一两

【用法】　上四味，粗捣筛，每服五钱匕，水一盏，煎至七分，去滓，温服，不拘时。

枳术丸 《胎产救急方》

【主治】　胸膈痞闷有水饮。

【功效】　行气宽中。

【处方】　枳壳　白术一两

【用法】　上二味为末，糊丸梧桐子大，每三十丸至五十丸，温汤下。

枳术汤 《三因方》一

【主治】　产后心下坚大如盘，边如旋盘，水饮所作。

【功效】　破气除痞，健脾利水。

【处方】　枳实（麸炒，去瓤）一两半　白术三两

【用法】　上二味，剉散，每服四钱，水盏半，煎七分，去滓，温服。

栀子汤 《千金方》

【主治】　产后流血不尽，小腹绞痛。

【功效】　凉血止痛。

【处方】　栀子三十枚

【用法】　以水一斗，煮取六升，内当归、芍药各二两，蜜五合，生姜五两，羊脂一两，于栀子汁中煎取二升，分三服，日三服。

栀子汤 《圣济总录》二

【主治】　妊娠大小便不通，脐腹胀痛。

【功效】　养阴清热。

【处方】　栀子仁一两半　石膏四两　黄芩（去黑心）一两半　泽泻二两　柴胡（去苗）一两半　赤芍药二两　葳蕤一两半　车前草（切）半两

【用法】　上八味，粗捣筛，每服四钱匕，水一盏半，淡竹叶十片，同煎至八分，去滓，食前服。

栀子仁散 《圣惠方》一

【主治】　产后伤寒，烦热不解，大小便涩。

【功效】　凉血除烦，利尿通便。

【处方】　栀子仁两半　犀角屑三分　赤芍药三分　黄芩半两　柴胡一两（去苗）　川大黄一两半（剉碎，微炒）　甘草半两（炙微赤，剉）　木通一两（剉）

【用法】　上八味，捣粗罗为散，每服四钱，以水一中盏，入生姜半分，煎至六分，去滓，温服，不拘时。

栀子仁饮子 《袖珍方》

【主治】　妊娠热病，斑出黑色，小便如血，气欲绝，胎欲落。

【功效】　清热安胎。

【处方】　栀子仁　升麻　石膏　地黄各二两　黄芩　大青各一两　豆豉四十九粒（救急有杏仁无地黄、石膏）　葱白七寸

【用法】　上八味，㕮咀，每服半两，水一盏，煎至五分，去滓，温服，不拘时。一方加青黛，无大青。又方以陈艾如鸡子大，酒煮服，救妊妇危困。

栀子仁饮子 《妇人大全良方》二

【主治】　妊娠热病，斑出黑色，小便如血，气急欲绝，胎欲落。

【功效】　清热安胎。

【处方】　栀子仁　升麻　石膏　生干地黄各二两　黄芩　大青各一两（永类钤方

或远志苗亦可)

【用法】　上六味,㕮咀,每服半两,葱白七寸,豉四十九粒,水一盏,煎至五分,去滓,温服,不拘时。救急有杏仁,无地黄、石膏。

栀子大青汤　《无求子活人书》

【主治】　妊妇发斑,变为黑色。

【功效】　清热安胎。

【处方】　大青　杏仁(去皮尖)　黄芩各一两半(南阳活人书各半两)　升麻　栀子仁各二两

【用法】　上五味,到如麻豆大,每服五钱匕,以水一盏半,细切,葱白三寸,煎至一盏,去滓,温服。

栀子五物散　《无求子活人书》

【主治】　妊娠伤寒,头痛壮热。

【功效】　解表清里。

【处方】　栀子　前胡　知母各二两黄芩一两　白石膏四两

【用法】　上五味,到如麻豆大,每服五钱,水一小盏半,煎至一盏,去滓服。

胡椒丸　《圣惠方》

【主治】　妇人脾胃久冷,心腹虚胀,面无颜色,四肢羸瘦,不思饮食。

【功效】　温中健脾,行气活血。

【处方】　胡椒一两　桂心三分　芎劳三分　当归三分(到,微炒)　高良姜一两(到)　附子一两(炮裂,去皮脐)　木香半两　草豆蔻一两(去皮)　白术三分

【用法】　上九味,捣罗为末,炼蜜和捣三五百杵,丸如梧桐子大,不拘时,以热酒下三十丸。

胡椒汤　《圣济总录》二

【主治】　产后霍乱,吐利不止,腹痛。

【功效】　温中止泻。

【处方】　胡椒一分　干姜半两(炮)诃黎勒皮一两(炒)　甘草三分(炙)

【用法】　上四味,粗捣筛,每服三钱匕,水一盏,煎七分,去滓,温服,空腹食前。

胡黄连散　《圣惠方》二

【主治】　妇人热劳体瘦,经脉不通,四肢疼痛,口干烦渴不得眠卧,饮食全少。

【功效】　凉血清热,活血通经。

【处方】　胡黄连三分　天灵盖一两(涂酥炙令黄)　鳖甲一两半(涂醋炙令黄,去裙襕)　柴胡一两(去苗)　赤芍药三分生干地黄一两　当归三分　地骨皮一两黄芪一两(到)　麝香一分(细研入)　川大黄一两(到碎,微炒)　木香半两　青蒿三分　黄芩三分　犀角屑一两

【用法】　上一十五味,捣粗罗为散,每服四钱,以水一中盏,入生姜半分,桃柳心各七茎,煎至六分,去滓,温服,不拘时。

胡黄连丸　《圣惠方》二

【主治】　妇人热劳烦闷,四肢黄瘦疼痛,时有咳嗽,不欲饮食。

【功效】　凉血退热,养阴止咳。

【处方】　胡黄连半两　柴胡一两(去苗)　赤芍药三分　鳖甲二两(涂醋炙令黄,去裙襕)　知母半两　犀角屑三分　川升麻半两　玄参半两　人参半两(去芦头)地骨皮三分　当归半两　杏仁三分(汤浸,去皮尖双仁,麸炒微黄)　茯神三分(麸炒微黄,去瓤)　麦门冬一两半(去心,焙)　紫菀三分(洗去苗土)　川大黄三分(到碎,微炒)　甘草半两(炙微赤,到)　秦艽三分(去苗)　槟榔半两　桔梗半两(去芦头)

【用法】　上二十一味,捣罗为末,炼蜜和捣三二百杵,丸如梧桐子大,不拘时,以粥饮下三十丸。

牵牛子散　《圣惠方》

【主治】　妇人大便不通。

【功效】　行气去积,通便润肠。

【处方】　牵牛子五两(半生半炒熟妇人大全良方、袖珍方三两半)　桂心一两(袖珍方官桂)　枳壳(麸炒微黄,去瓤　良方、袖珍方一两)　郁李仁一两(汤浸去皮,

微炒）　木香半两　木通一两（剉）　青橘皮一两（汤浸，去白瓤，焙）

【用法】　上七味，捣细罗为散，空心服，以热水调下一钱，如茶煎一沸，放温，搅起服之亦佳。

牵牛子散　《圣惠方》

【主治】　妇人大便不通，心腹虚胀。

【功效】　泻下逐水，行气去积。

【处方】　牵牛子四两（生用　良方二两，袖珍方二两半）　青橘皮二两（汤浸，去白瓤，焙　良方、袖珍方一两）　木香一两（良方、袖珍方五钱）

【用法】　上三味，捣罗为末，炼蜜和丸，如梧桐子大，空心服，以温水下二十丸。

牵牛子丸　《圣惠方》二

【主治】　产后大小便秘涩，腹胀疼痛。

【功效】　行气润肠通便。

【处方】　牵牛子一两　大麻仁一两　当归一两（剉，微炒）　川大黄一两（剉碎，微炒）　木通一两（剉）　桃仁一两（汤浸，去皮尖双仁，麸炒微黄）

【用法】　上六味，捣罗为末，炼蜜和捣三二百杵，丸如梧桐子大，不拘时，以粥饮下三十丸，以利为度。

茜根散　《圣惠方》

【主治】　妇人小便出血，心神烦闷。

【功效】　凉血止血，清热除烦。

【处方】　茜根　当归（剉，微妙）　甘草（炙微赤，剉）　贝母（煨，微黄）　牡丹皮　瓜蒂　羚羊角屑　柏叶（微炙）各一两　红蓝花二两　生干地黄三两

【用法】　上一十味，捣粗罗为散，每服三钱，以水一中盏，煎至五分，去滓，食前温服。

茜根散　《圣惠方》二

【主治】　产后小便出血。

【功效】　清热凉血止淋。

【处方】　茜根一两　石韦二两（去毛）

木通二两（剉）　子芩一两　滑石二两　生干地黄一两

【用法】　上六味，捣筛为散，每服三钱，以水一中盏，煎至六分，去滓，每于食前温服。

茱萸酒　《产宝》一

【主治】　产后心腹内外痛。

【功效】　温中止痛。

【处方】　吴茱萸十二分（妇人大全良方，永类钤方一升）

【用法】　上一味，以酒二大升，煎取一大升，空腹，分为二服。

茱萸鹿茸丸　《是斋医方》

【主治】　妇人因虚生寒，月经行多，或来不及期，腹痛怯风，脏腑不和。

【功效】　补肾温阳，收敛止血。

【处方】　吴茱萸半两（汤洗三次）　鹿茸一两（削去茸毛，劈开，涂酥炙）　熟干地黄一两半　五味子一两　肉苁蓉一两（酒浸一宿）　杜仲一两（剉碎，洒酒，炒丝断）　附子半两（炮裂，去皮脐）　干姜半两（炮）　肉豆蔻半两（面裹炮）　白茯苓半两　赤石脂一两（州土粘舌者）　黑龙骨半两　炭火三斤（烧通赤，经宿，研，水飞过）

【用法】　上一十三味为细末，酒煮面糊丸，如梧桐子大，空心食前服，热米饮服五十丸至七十丸，一两月后，血气已安，去龙骨，加沉香半两，可以常服。

茱萸虻虫汤　《千金方》

【主治】　妇人久寒，月经不利，或多或少。

【功效】　温中散寒，化瘀通经。

【处方】　吴茱萸三升　虻虫（千金翼方去翅足，熬）　水蛭（翼方熬）　䗪虫（翼方熬）　牡丹皮各一两（翼方四两）　生姜一斤　小麦　半夏各一升（翼方洗）　大枣二十枚（翼方擘）　桃仁五十枚（翼方，去皮尖）　人参　牛膝各三两（翼方二两）　桂心六两（翼方一尺）　甘草一两半（翼方炙，一

两）　芍药二两(翼方三两)

【用法】　上十五味,㕮咀,以酒一斗,水二斗,煮取一斗,去滓,适寒温,一服一升,日三。不能饮酒人,以水代之。汤欲成,乃内诸虫。不耐药者,饮七合。

砒黄丸　《圣惠方》一

【主治】　产后血瘕,结块攻刺,心腹疼痛。

【功效】　活血散结止痛。

【处方】　砒黄半两　芫花一两(醋拌炒令干)　硇砂半两(细研)　香墨一两　釜煤半两　当归半两(剉,微炒)　干漆半两(捣碎,炒令烟出)

【用法】　上七味,捣罗为末,以醋煮黑豆一两,取汁面糊和丸,如梧桐子大,每日空腹,以醋汤下七丸,有恶血下,瘥即住服。

砒霜丸　《圣惠方》一

【主治】　妇人月水不通,结为癥块,腹内疞痛,面色萎黄。

【功效】　破瘀通经。

【处方】　砒霜半两　硇砂一分　腻粉半两　巴豆二七枚(去皮心,麸炒出油)　斑蝥二七枚(糯米拌炒令黄,去翅足)　芫花一分(醋拌炒令干,别杵为末)　狗胆一枚

【用法】　上七味,研为末,以醋一大盏,熬芫花、狗胆为膏,和丸如黄米大,每日空心服,以温当归酒下五丸。

玳瑁丸　《圣惠方》

【主治】　妇人血风,心神烦热,恍惚多惊,不得睡卧。

【功效】　清心安神。

【处方】　生玳瑁屑一两　生金屑半两(细研)　自然铜半两(细研)　不灰木一两(用半粪火烧通赤)　珍珠末一两　琥珀一两(细研)　犀角屑一两　铁粉三分(细研)　牛黄一两(细研)　朱研三分(细研,水飞过)　龙脑一分(细研)　麝香一分(细研)

【用法】　上一十二味,捣罗为末,入

研,重研令匀,以炼蜜和,捣五七百杵,丸如鸡头实大,每服不拘时,煎麦门冬汤嚼下五丸。

玳瑁丸　《圣惠方》二

【主治】　妇人赤带下不止。

【功效】　清热化瘀止血。

【处方】　玳瑁一两　麒麟竭半两　乳香半两　没药半两　故锦灰三分　续断一两　安息香半两

【用法】　上七味,捣罗为末,以蜜及安息香熬炼,和诸药末,丸如绿豆大,每于食前服,以温酒下二十丸。

玳瑁散　《圣惠方》二

【主治】　产后败血冲心,运绝。

【功效】　行气祛瘀。

【处方】　玳瑁屑　延胡索　当归(剉,微炒)　赤鲤鱼鳞(烧灰)　麝香(细研)各三分　琥珀　水蛭(炒令黄)　牡丹　蒲黄　益母草子　香墨各半两

【用法】　上一十一味,捣细罗为散,入研,药令匀,每服,不拘时,以温酒调下一钱。

珍珠散　《圣惠方》二

【主治】　妇人风邪,神识不安,癫狂,言语失次,如见鬼神。

【功效】　安神定惊,益气养心。

【处方】　珍珠三分(细研,水飞过)　水精三分(细研,水飞过)　铅霜三分(细研)　人参一两(去芦头)　茯神一两　朱砂一两(细研,水飞过)　雄黄半两(细研)　金箔五十片(细研)　银箔五十片(细研)　琥珀三分(细研)

【用法】　上一十味,捣细罗为散,入研,药令匀,每服不拘时,用薄荷汁调下半钱。

珍珠汤　《千金方》

【主治】　胎死腹中。

【功效】　祛瘀下胎。

【处方】　熟珍珠一两　榆白皮(切)

一升

【用法】 上二味,以苦酒三升,煮取一升,顿服之,死胎立出。

春雪膏 《得效方》

【主治】 妇人烦闷,热极壅盛。

【功效】 清热泻火。

【处方】 寒水石　石膏　滑石　赭石　朴硝各五钱　甘草三钱

【用法】 上六味为末,每服二钱,井水调下。

柑皮汤 《朱氏集验方》

【主治】 产后发渴,经血过多,或发渴者。

【功效】 养阴生津止渴。

【处方】 柑子皮(焙干)

【用法】 上一味为末,白汤调三钱许服。

枸杞子丸 《圣惠方》三

【主治】 产后风虚劳损,四肢疼痛,心神虚烦,不欲饮食。

【功效】 滋阴养血,益气除烦。

【处方】 枸杞子一两　牛膝一两(去苗)　熟干地黄二两　漏芦三分(神巧万全方甘菊花二分)　当归三分(剉,微炒　万全方二分)　酸枣仁三分(微炒　万全方二分)　人参一两(去芦头)　防风三分(去芦头　万全方二分)　羚羊角屑三分(万全方二分)　桂心三分(万全方二分)　白茯苓一两　黄芪一两(剉)　羌活三分(万全方二分)　麦门冬一两半(去心,焙)　五加皮三分(万全方二分)　白术三分(万全方二分)　芎䓖三分(万全方二分)　甘草半两(炙微赤,剉)

【用法】 上一十八味,捣罗为末,炼蜜和捣三二百杵,丸如梧桐子大,每服不拘时,以温酒下三十丸,荆芥汤下亦得。

药叶散 《妇人大全良方》

【主治】 妇人脬转,小便不通。

【功效】 利尿通淋。

【处方】 裹茶荈叶(烧灰)一两　滑石(研细)半两

【用法】 上二味研停,沸汤调二钱服。

柞木叶汤 《妇人大全良方》

【主治】 催生。

【功效】 助产。

【处方】 木叶连(茎梗)　甘草各一握

【用法】 上二味加水三升,煮一半,坐草时,就房内暖温,通口服一二盏。

茵陈散 《圣济总录》一

【主治】 妇人血风劳,四肢疼痛,心腹胀满,吐逆,面无颜色,经脉不调。

【功效】 清热祛湿。

【处方】 茵陈蒿　犀角屑　石斛(去根)　人参　芍药　桔梗(炒)　防风(去叉)　柴胡(去苗)　细辛(去苗叶)　白术　肉桂(去粗皮)　吴茱萸(汤洗,焙干炒)　当归(切,焙)各一两

【用法】 上一十三味,捣罗为散,每服五钱匕,用猪肝一具,切作五段,每服用一段,薄切作小片子,入药末拌令匀,以湿纸裹,慢火煨熟,取出细嚼,以米饮下。

威灵仙散 《圣惠方》

【主治】 妇人久冷气滞,血刺小腹疼痛。

【功效】 温经行气,活血止痛。

【处方】 威灵仙一两　当归半两(剉,微炒)　没药半两　木香半两　桂心半两

【用法】 上五味,捣细罗为散,每服不拘时,以热酒调下一钱。

【 I 】

虻虫散 《圣惠方》

【主治】 妇人脏腑宿冷,经脉不利,腹中有瘀血,攻刺疼痛。

【功效】 活血化瘀,温通经脉。

【处方】　虻虫半两(炒令微黄,去翅足)　水蛭半两(炒令微黄)　桃仁三分(汤浸,去皮尖双仁,麸炒微黄)　海螵蛸半两　牛膝半两(去苗)　鲤鱼鳞半两(烧灰)　芫花半两(醋拌炒令干)　枳壳半两(麸炒微黄,去瓤)　当归半两(剉,微炒)　赤芍药半两　硇砂半两　桂心半两

【用法】　上一十二味,捣细罗为散,每于食前服,以暖酒调下一钱。

虻虫散　《圣惠方》一

【主治】　妇人月水不通,血气攻刺,腹胁疼痛,四肢干瘦,不欲饮食。

【功效】　活血行气,通经止痛。

【处方】　虻虫半两(炒令微黄,去翅足)　水蛭半分(炒令微黄)　当归半两(剉,微炒)　人参三分(去芦头)　木香一分　红蓝花半两　童子头发三分(烧灰)　井内倒悬草三分　干姜一分(炮裂,剉)　赤芍药三分　姜黄三分　荷叶一两

【用法】　上一十二味,捣细罗为散,每于食前服,以温酒调下一钱。

虻虫散　《圣惠方》二

【主治】　产后日久,月水不通。

【功效】　破瘀下血,行气活血。

【处方】　虻虫半两(去翅足,微炒)　川大黄三分(剉,微炒)　乱发灰半两　蒲黄半两　麒麟竭半两　延胡索三分　伏龙肝半两(细研)　当归半两(剉,微炒)　赤芍药半两　狗胆二枚(干者)　䗪虫半两(微炒)　水蛭半两(炒令黄)　麝香一分(研入)　朱砂半两(细研,水飞过)

【用法】　上一十四味,捣细罗为散,入研了药令匀,每服令前,以温酒下二钱。

虻虫散　《圣惠方》二

【主治】　产后恶露不下,腹中疼痛不止。

【功效】　活血祛瘀,行气止痛。

【处方】　虻虫一百枚　水蛭一百枚　延胡索一两　赤鲤鱼鳞二两　棕榈皮一两　干荷叶五片　干藕节一两

【用法】　上七味,捣碎,一同入瓷瓶子内,固济,候干,烧令通赤,冷了,细研为散,每服不拘时,温酒调下一钱。

虻虫丸　《圣惠方》一

【主治】　妇人月水久不通,洒洒往来寒热。

【功效】　化瘀通经。

【处方】　虻虫半两(炒微黄,去翅足)　桃仁二两(汤浸,去皮尖双仁,麸炒微黄)　桑螵蛸半两(微炒)　蛴螬一两(微炒)　代赭石一两　水蛭半两(炒令微黄)　川大黄一两(剉,微黄)

【用法】　上七味,捣罗为末,炼蜜和丸,如梧桐子,每于食前服,以温酒下十丸。

胃苓散　《妇人大全良方》

【主治】　妇人夏秋之间脾胃伤冷,水谷不分,泄泻不止。

【功效】　消胀行水,健脾止泻。

【处方】　五苓散(方见大方科伤寒门)　平胃散(方见大方科脾胃门)

【用法】　上二药合和,姜枣煎,空心服妙。

【丿】

保生丸　《圣惠方》

【主治】　养胎益气。

【功效】　益气养胎。

【处方】　石斛三分(去根,剉)　贝母三分(煨微黄)　石膏三分(细研)　黄芩三分　肉桂三分(去皱皮)　甘草三分(炙微赤,剉)　大麻仁一两　川椒一两(去目及闭口者,微炒去汗)　干姜一两(炮裂,剉)　蒲黄一两　大豆黄卷三分(炒熟)　当归一两(剉,微炒)　糯米半两

【用法】　上一十三味,捣罗为末,炼蜜和捣五七百杵,丸如梧桐子大,每服食前服,煎枣汤下二十丸,研破服之亦得。

保生丸 《御医撮要》

【主治】 产前产后,血气风冷,及妇人所患一切疾病。

【功效】 调补气血,温补冲任。

【处方】 金钗石斛(别杵) 官桂(去皮) 干地黄 贝母 防风 糯米 甘草(炮) 干姜(炮) 细辛 秦艽各一分 当归 蜀椒(去黑子,只取皮) 大麻仁 大豆卷(黑豆皮是) 黄芩各二分 石膏(明净者) 没药 血竭 龙脑各一钱半

【用法】 上一十九味罗末,炼蜜六两熟,须入水一分,同炼令水尽,和药为丸,先杵五百下,后丸如弹子大,匀可成七十二丸。

保生丸 《施圆端效方》

【主治】 妇人虚,带下赤白,绝孕。滏阳张政之方。

【功效】 温补收涩。

【处方】 川乌(炮,去皮脐) 白矾(枯)各一两

【用法】 上二味,为细末,炼蜜为丸,如弹子大,绵裹,坐温下部。

保生汤 《圣济总录》二

【主治】 妊娠心腹痛。

【功效】 调和寒热。

【处方】 紫菀(去苗土) 柴胡(去苗) 龙骨 赤石脂各一两半 艾叶(炒) 白术各三分 黄连(去须) 厚朴(去粗皮,生姜汁炙) 阿胶(炒令燥) 枳壳(去瓤,麸炒)各一两 地榆一两一分 肉豆蔻(去壳)一枚 益智(去皮) 干姜(炮) 旋覆花(炒) 黄芩(去黑心)各半两

【用法】 上一十六味,粗捣筛,每服五钱匕,水一盏半,煎至八分,去滓,温服。

保生汤 《圣济总录》二

【主治】 妊娠呕逆不下食饮。

【功效】 降逆止呕。

【处方】 陈橘皮二两(汤浸,去白瓤,焙) 人参一两(去芦头) 白术半两 麦门冬一两(去心) 厚朴一两(去粗皮,涂生姜汁,炙令香熟) 白茯苓一两

【用法】 上六味,捣筛为末,每服四钱匕,水一中盏,入生姜三片,淡竹叶二十片,煎至六分,去滓,温服,不拘时。

保生汤 《妇人大全良方》一

【主治】 妇人经候不行,身无病而似病,脉滑大而六部俱匀。

【功效】 益气调中。

【处方】 人参一分 甘草一分(袖珍方各一钱) 白术 香附子 乌药 橘红各半两

【用法】 上六味,㕮咀,每服三大钱,水一盏半,姜五片,煎至七分,去滓,温服,不拘时,或作末子调。

保命丸 《产宝》二

【主治】 妊娠十个月内不安,至临分娩。

【功效】 清热养阴,活血润下。

【处方】 石斛 贝母(煨,去心) 石膏(研如粉) 黄芩 桂心 秦椒(去目,熬用) 蜀椒(准前法用) 甘草(炙) 糯米(熬) 乌豆卷各二两 大麻仁 干姜(炮) 蒲黄 当归各四两

【用法】 上一十四味,并须州土,如法修合,捣筛为末,炼蜜为丸,如弹子大,如有妊娠诸疾,吃食减少,及气喘气痛,面目痿黄,身体羸瘦,四肢无力,手脚浮肿,胎脏不安,并以枣汤研一丸服。气痛,酒研一丸,空肚服。忌腥腻、果子、粘食、杂肉等。

保安丸 《御药院方》

【主治】 妇人产前产后三十六种冷血风,半身不遂,手脚疼痛诸疾。

【功效】 调和阴阳,除湿止痛。

【处方】 赤茯苓(去粗皮) 牡丹皮 白芍药各三分 石苓黄 沉香各一分 人参(去芦头) 肉桂(去粗分) 当归(洗去土,切,焙) 牛膝(酒浸) 吴白芷 木香 藁本(去芦头) 麻黄(去根节) 川芎

细辛(择净)　黑附子(炮,去皮脐)　兰香叶　甘草(炙,剉)　寒水石(烧)　防风(去芦头又叉口者)　桔梗(去芦头)　蝉壳(去足翅)各半两　马鸣蜕(炙)　生干地黄各一两

【用法】　上二十四味,杵罗为细末,炼蜜和丸,如小弹子大,每日空心服,用温酒化下一丸。

保安散　《拔萃方》

【主治】　妊娠因有所伤,胎动,疼不可忍,及血崩不止。

【功效】　理气化湿安胎。

【处方】　连皮缩砂(不拘多少,炒黑,去皮)

【用法】　上一味为细末,温酒调下,觉腹中热,则胎已安也。

保气散　《管见大全良方》

【主治】　安胎宽气进食,瘦胎易产。

【功效】　理气安胎。

【处方】　香附子(炒去毛)四两　山药二两　缩砂仁(炒)一两　木香四两　益智仁　紫苏叶各半两　粉甘草(炙)一两一分

【用法】　上七味为细末,每服二钱,白汤点服。

独活散　《圣惠方》

【主治】　妇人中风偏枯,言语謇涩,肢节无力。

【功效】　祛风除湿,活血通络。

【处方】　独活一两　桂心一两　防风一两(去芦头)　当归一两(剉,微炒)　赤芍药半两　附子半两(炮裂,去皮脐)　麻黄一两(去根节)　羚角屑半两　甘草半两(炙,微赤,剉)

【用法】　上一十味,捣筛为散,每服四钱,入生姜半分,煎至六分,去滓,温服,不拘时。

独活散　《圣惠方》

【主治】　妇人风痹,手足不随,身体疼痛,言语謇涩,筋脉挛急。

【功效】　祛风,活血,止痛。

【处方】　独活一两　桑寄生一两　杜仲三分(去粗皮,炙微黄,剉)　牛膝一两(去苗)　细辛三分　秦艽一两(去苗)　赤茯苓一两　桂心一两　防风一两(去芦头)　芎䓖三分　附子一两(炮裂,去皮脐)　当归一两(剉,微炒)　甘草半两(炙微赤,剉)　赤芍药三分　生干地黄一两

【用法】　上一十五味,捣粗罗为散,每服四钱,以水一中盏,煎至六分,去滓,温服,不拘时。

独活散　《圣惠方》

【主治】　妇人中风,筋脉拘急,腰背反张,状如角弓,言语謇涩。

【功效】　祛风除湿,温经通络。

【处方】　独活一两　羚羊角屑三分　桂心三分　当归三分(剉,微炒)　黄芩三分　附子一两(炮制,去皮脐)　麻黄一两(去根节)　防风三分(去芦头)　细辛三分

【用法】　上九味,捣粗罗为散,每服四钱,以水一中盏,煎至六分,去滓,温服,不拘时。

独活散　《圣惠方》

【主治】　妇人中风,口噤不识人。

【功效】　散寒祛风止痉。

【处方】　独活半两　防风半两(去芦头)　干姜一分(炮裂,剉)　桂心半两　当归半两(剉,微炒)　甘草半两(炙微赤,剉)

【用法】　上六味,捣筛为散,每服四钱,用酒一中盏,煎至六分,去滓,不拘时,拗开口灌之。

独活散　《圣惠方》一

【主治】　产后中风,苦背项强,四肢拘急,不得转动。

【功效】　散寒祛风,养血舒筋。

【处方】　独活一两半　麻黄二两(去根节)　甘草半两(炙微赤,剉)　芎䓖　桂心　天麻　当归(剉,微炒)　生干地黄　五加皮　防风(去芦头)　侧子(炮裂,去皮

脐)各一两

【用法】 上十一味,捣粗罗为散,每服三钱,以水一中盏,煎至六分,去滓,温服,不拘时。

独活散 《圣惠方》一

【主治】 产后中风,口噤,肩项强直,四肢拘急。

【功效】 散寒祛风止痉。

【处方】 独活二两 防风二两(去芦头) 附子半两(炮裂,去皮脐) 桂心一两 甘草一两(炙微赤,剉) 当归一两(剉,微炒) 麻黄一两(去根节) 细辛半两

【用法】 上八味,捣粗罗为散,每服四钱,以水酒各半中盏,煎至六分,去滓,不拘时,拗开口灌之。

独活散 《圣惠方》一

【主治】 产后中风,角弓反张,手足硬强,顽痹不仁。

【功效】 散寒祛风,养血舒筋。

【处方】 独活一两 白术三分 防风一两(去芦头) 葛根三分(剉) 秦艽(去苗) 桂心 当归(剉,微炒) 附子(炮裂,去皮脐) 汉防己 甘草(炙微赤,剉)各半两

【用法】 上一十味,捣粗罗为散,每服四钱,以水一中盏,入生姜半分,煎至六分,去滓,温服,不拘时。

独活散 《圣惠方》一

【主治】 产后中风,恍惚语涩,心胸不利,头目疼痛,四肢壮热。

【功效】 散寒祛风,活血止痛。

【处方】 独活一两 麻黄一两(去根节) 防风一两(去芦头) 石膏二两 芎䓖 蔓荆子 桂心 赤芍药 犀角屑 茯神 甘草(炙微赤,剉) 甘菊花 人参(去芦头) 羚羊角屑 枳壳(麸炒微黄,去瓤)各半两

【用法】 上一十五味,捣粗罗为散,每服四钱,以水一中盏,入生姜半分,煎至六

分,去滓,温服,不拘时。

独活散 《圣惠方》一

【主治】 产后中风,睡卧不安,筋脉四肢挛急,或强直。

【功效】 散寒祛风,舒筋通络。

【处方】 独活一两 天麻一两 防风一两(去芦头) 桂心半两 麻黄三分(去根节) 附子三分(炮裂,去皮脐) 当归半两(剉,微炒) 芎䓖半两 赤芍药二分(一方,钓分三分) 荆芥半两 羚羊角屑三分 蔓荆子半两

【用法】 上一十二味,捣粗罗为散,每服四钱,以水酒各半中盏,煎至六分,去滓,温服,不拘时。

独活散 《圣惠方》一

【主治】 妊娠,因洗头中风,身体强硬,牙关紧急,失音不语。

【功效】 散寒祛风止痉。

【处方】 独活一两 赤箭一两 麻黄一两(去根节) 乌犀角屑三分 羌活三分 防风三分(去芦头) 天蓼木三分 白附子三分 汉防己半两 桂心半两 芎䓖半两 白僵蚕半两 阿胶一两(捣碎,炒令黄燥) 龙脑一分(研入)

【用法】 上一十四味,捣细罗为散,入研,药令匀,每服不拘时,以薄荷汤调下二钱。

独活散 《圣惠方》一

【主治】 妊娠中风,腰背强直,或时反张。

【功效】 祛风除湿止痉。

【处方】 独活一两 防风一两(去芦头) 葛根半两(剉) 羚羊角屑三分 赤箭一两 当归三分 酸枣仁三分(微炒) 芎䓖半两 秦艽半两(去苗) 麻黄一两(去根节) 五加皮半两 甘草半两(炙微赤,剉)

【用法】 上一十二味,捣筛为散,每服四钱,水一中盏,入生姜半分,煎至六分,去

滓,温服,不拘时。

独活散　《圣惠方》二

【主治】　妇人风眩头疼,呕逆,身体时痛,情思昏闷。

【功效】　祛风,除湿,止痛。

【处方】　独活一两　白术三分　防风三分(去芦头)　细辛三分　人参三分(去芦头)　石膏二两　半夏半两(汤洗七遍,去滑)　赤芍药半两　甘草半两(炙微赤,剉)　芎䓖三分　荆芥三分

【用法】　上一十一味,捣粗罗为散,每服三钱,以水一中盏,入生姜半分,薄荷七叶,煎至六分,去滓,温服,不拘时。

独活汤　《千金方》

【主治】　产后中风,口噤不能言。

【功效】　散寒祛风止痉。

【处方】　独活　生姜各五两　防风秦艽　桂心　白术　甘草　当归　附子各二两　葛根三两　防己一两

【用法】　上十一味,㕮咀,以水一斗二升,煮取三升,去滓,分三服。

独活汤　《千金方》

【主治】　产后腹痛引腰,背拘急痛。

【功效】　温阳散寒,养血止痉。

【处方】　独活　当归　桂心　芍药生姜各三两　甘草二两　大枣二十枚

【用法】　上七味,㕮咀,以水八升,煮取三升,去滓,分三服,服后相去如人行十里久,再进。

独活汤　《圣济总录》二

【主治】　产后中风或虚汗,多困乏,体热头痛。

【功效】　祛风除湿,益气固表。

【处方】　独活(去芦头)一两半　白鲜皮半两　羌活(去芦头)　人参各一两,

【用法】　上四味,粗捣筛,每服三钱匕,水七分,酒三分,同煎七分,去滓,温服,不拘时。

独活汤　《圣济总录》二

【主治】　产后中风,口面㖞斜,语涩,筋脉拘急。

【功效】　祛风散寒,养血止痉。

【处方】　独活(去芦头)一两　枳壳(去瓤,麸炒)　芎䓖　当归(切,焙)各一两　竹沥半碗　细辛(去苗叶)　桂(去粗皮)半两　防风(去叉)　蔓荆实各一两半

【用法】　上九味,将八味粗捣筛,每服三钱匕,水一盏半,煎至一盏,入竹沥一合,再煎至七分,去滓,温服,不拘时。

独活汤　《圣济总录》二

【主治】　产后中风偏枯,手足不遂,痿弱无力,或痈或痛。

【功效】　补肾养血,祛风通络。

【处方】　独活(去芦头)二两　桑寄生一两一分　杜仲(去粗皮,切,炒)　牛膝(酒浸,切,焙)　细辛(去苗叶)　秦艽(去苗土)　白茯苓(去黑皮)　桂(去粗皮)防风(去叉)　甘草(炙,剉)　芎䓖　人参各一两半　当归(切,焙)一两三分　芍药熟干地黄(焙)各二两

【用法】　上一十五味,粗捣筛,每服三钱匕,水一盏,生姜三片,枣一枚,擘,同煎七分,去滓,温服,不拘时。

独活汤　《圣济总录》二

【主治】　产后中风,角弓反张,口噤发痉。

【功效】　散寒祛风止痉。

【处方】　独活(去芦头)一两半　当归(剉,炒)　防风(去叉)各三分　麻黄(去根节,煎,掠去沫,焙)一两　附子(炮裂,去皮脐)一枚　细辛(去苗叶)半两

【用法】　上六味,剉如麻豆,每服五钱匕,水酒共一盏半,同煎一盏,去滓,温服,不拘时。

独活汤　《圣济总录》二

【主治】　妇人血风攻疰,脚膝虚肿,或

上焦不利。

【功效】　祛风除湿。

【处方】　独活(去芦头)　肉桂(去粗皮)　芎䓖　白术　防风(去叉)　茵芋　人参　枳壳(去瓤,麸炒)　海桐皮(剉)　甘草(炙)各半两　薏苡仁一两　附子(炮裂,去皮脐)　麻黄(去根节,煎,掠去沫,焙)　赤茯苓(去黑皮)　牛膝(去苗,酒浸,切,焙)各三分

【用法】　上一十五味,剉如麻豆,每服三钱匕,水一盏,入生姜半分,拍碎,煎至七分,去滓,温服,不拘时。

独活汤　《妇人大全良方》

【主治】　妇人风虚昏愦,不自觉知,手足弃纵,坐卧不能,或发寒热,血虚不能服发汗药,及中风自汗。

【功效】　散寒祛风,除湿安神。

【处方】　川独活　羌活　人参　防风　当归　北细辛　茯神(去木)　半夏　桂心　白薇　远志(心去)　石菖蒲(毛去)　川芎各半两　甘草三分

【用法】　上一十四味㕮咀,每服五钱,水盏半,姜五片,煎七分,去滓,温服,不拘时。

独活酒　《千金方》

【主治】　产后中风。

【功效】　祛风湿,舒筋络。

【处方】　独活一斤　桂心三两　秦艽五两

【用法】　上三味,㕮咀,以酒一斗半,渍三日,饮五合,稍加至一升,不能多饮,随性服。

独活浸酒　《圣惠方》一

【主治】　产后中风,言语謇涩,腰背强直。

【功效】　散寒祛风止痉。

【处方】　独活一斤　桂心　秦艽五两(去苗)

【用法】　上三味,细剉,用生绢袋盛,以酒二斗,浸六日,每服不拘时,暖一小盏服之。

独活饮　《圣济总录》二

【主治】　产后中风偏枯,半身不收,麻痹不仁。

【功效】　散寒祛风,补肾养血。

【处方】　独活(去芦头)　杜仲(去粗皮,切,炒)　牛膝(去苗,酒浸,焙)　桂(去粗皮)　细辛(去苗叶)　芎䓖　附子(炮裂,去皮脐)　芍药　当归(切,焙)　秦艽(去苗土)　麻黄(去根节)各一两

【用法】　上一十一味,剉如麻豆,每服三钱匕,水一盏,煎至七分,去滓,温服,不拘时。

独活饮子　《圣惠方》一

【主治】　妊娠中风,口面㖞斜,语涩舌不转。

【功效】　养阴清热,祛风止痉。

【处方】　独活一两(剉)　竹沥二合　生地黄汁二合

【用法】　上三味,先以水一大盏,煎活至六分,去滓,下竹沥、地黄汁,搅匀,更煎一沸,分温二服。

独活紫汤　《千金方》

【主治】　产后百日,中风痉口噤不开。

【功效】　祛风止痉。

【处方】　独活一斤　大豆五升　旧酒一斗三升

【用法】　上三味,先以酒渍独活再宿,若急须,微火煮之,令减三升,去滓,别熬大豆极焦,使烟出,以独活酒沃之,去豆服一升,日三夜二。

独活煮散　《圣济总录》二

【主治】　产后中风。

【功效】　散寒祛风,养血温经。

【处方】　独活(去芦头)一两　当归(切,焙)三分　赤芍药(炒)半两　芎䓖　秦艽(去苗土)　桂(去粗皮)　生干地黄

（焙）各三分　黑豆二合

【用法】　上八味，叹咀如麻豆，每服五钱匕，水一盏半，入生姜三片，同煎至八分，去滓，温服，日二服。

独活防风散　《圣济总录》二

【主治】　产后柔风。

【功效】　散寒祛风养血。

【处方】　独活（去芦头）　防风（去叉）各二两　牛膝（去苗）一两半　当归（切，焙）　芍药　秦艽（去苗土）　白术各一两

【用法】　上七味，捣罗为散，每服三钱匕，空心，豆淋酒调下，日三服。

独胜散　《直指方》

【主治】　妇人血崩。

【功效】　祛风止崩。

【处方】　防风（去芦，不以多少，炙焦黄色）

【用法】　上一味，为末，酒糊丸，空心，日二服。

独胜散　《圣济总录》

【主治】　妇人吹乳。

【功效】　消痈除积。

【处方】　白丁香半两

【用法】　上一味，捣罗为细散，每服一钱匕，温酒调下，不拘时。

独胜汤　《圣济总录》二

【主治】　产后气虚，头痛不可忍。

【功效】　温阳止痛。

【处方】　附子大者一枚（炮裂，去皮脐）

【用法】　上一味，剉如麻豆，每服三钱匕，水一盏，入生姜三片，枣一枚，擘，同煎至七分，去滓，温服，不拘时。

独圣汤　《妇人大全良方》一

【主治】　产后亡血过多，心腹彻痛，后血下久而不止，赤白带下年深。

【功效】　止血活血止痛。

【处方】　贯众（状如刺猬者，一个，全用，不剉断，只揉去毛花萼用之）

【用法】　上一味，用好醋蘸湿，慢火炙令香熟，候冷为细末，用米饮调下二钱，空腹食前服。

独圣散　《妇人大全良方》一

【主治】　产后腹痛。

【功效】　活血补血止痛。

【处方】　当归（为末）

【用法】　每服二钱，水一盏，煎至七分，温服。

胜金丸　《圣惠方》

【主治】　妇人久积瘀血在腹内，疼痛不可忍。

【功效】　调和气血，化瘀止痛。

【处方】　水银二两　硫黄一两（以上二味同焙作砂子，细研）　棕榈皮一两（烧灰）　干漆一两（捣碎，炒令烟出）　鲤鱼鳞一两（烧灰）　自然铜一两（细研）　麒麟竭一两　狗胆一枚（干者）　当归一两（剉，微炒）　延胡索半两　虻虫一分（微炒令黄，去翅足）　水蛭一分（炒令微黄）　乌蛇一两（酒浸，去皮骨，炙微黄）　桂心半两　乱发一两（烧灰）　没药半两

【用法】　上一十五味，捣罗为末，研令匀，以酒煮面糊和丸，如梧桐子大，不拘时，以热酒下十丸。

胜金丸　《产宝》二

【主治】　产后血晕血气，并及滞血不散，癥瘕兼泻，面色黄肿，呕逆恶心，头痛目眩，口吐清水，四肢萎弱，五脏虚怯，常日睡多，吃食减少，渐觉偷瘦，年久变为劳疾。

【功效】　活血养血，温中行气。

【处方】　泽兰四分　当归　芍药　芜荑　甘草　芎劳各三分　石膏　桔梗　细辛　茱萸　柏子仁　防风　厚朴各二分　干姜　桂心各二分半　乌头　白薇　枳壳　南椒各二分　白术　白芷　人参　藁本　青木香各一分半　金钗　石斛　石额

蒲黄　茯苓各二分

【用法】　上二十八味,并州土分两无差,捣末,炼蜜丸如弹子丸,有所患,热酒研一丸,入口便愈。大忌腥腻、热面、豉汁、生葱、冷水、果子等。死胎不下,胎衣在腹,并已炒盐酒研服,如未退,更进一丸,神效。

胜金丸　《妇人大全良方》一

【主治】　产后血晕血气,及滞血不散,癥瘕,兼泻,面色黄肿,呕吐恶心,头痛目眩,口吐清水,四肢萎弱,五脏虚怯,常日睡多,吃食减少,渐觉羸瘦,年久变为劳疾

【功效】　活血行滞,温中行气。

【处方】　泽兰叶四两　芍药　芜荑仁　甘草　当归　芎藭各六分　干姜　桂心各三分半　石膏　桔梗　细辛　厚朴　吴茱萸　柏子仁　防风　乌头(炮)　白薇　枳壳　南椒　石颔　蒲黄　石斛　茯苓各三分　白术　白芷　人参　青木香　藁本各一两

【用法】　上二十八味,拣择上等州土,如法修制为末,炼蜜丸如弹子大,有所患,熟酒研一丸,入口便愈。大忌腥腻、热面、豉汁、生葱、冷水、果子等。若死胎不下,胎衣在腹,并以炒盐酒研服,未效再服。

胜金丹　《是斋医方》

【主治】　妇人月水湛浊不通,久无嗣息,血癖气痛,四肢浮肿,呕逆心疼,虚烦劳闷,面色痿黄,崩漏带下,寒热蒸劳,头疼齿痛,血下无度,淋漓诸疾,产前安胎,临产催生。产后胎结疼痛,伤寒烦渴泻痢,血晕血劳筋挛,痰盛头疼,败血上冲,血刺泄泻,咳嗽喘急,咯血,血块伏生,气痞气膈,血作腰痛,小便不禁,子死腹中,失盖汗不出,血风,脚手瘫顽。

【功效】　养血活血,行气止痛。

【处方】　牡丹皮　川藁本　人参(得效方去芦)　川当归(得效方去尾)　白茯苓　赤石脂(别研)　香白芷　官桂(得效方去粗皮)　白薇(得效方去土)　京芎　延胡索　白芍药　白术(米泔浸一宿)各一

两　甘草半两(炙)　沉香(不见火)　没药(别研)各半两(得效方无)

【用法】　上一十六味药材,皆用温水洗净,捣罗为末,炼蜜丸如弹子大,每服一粒,空心温酒送下。凡妊娠临月,服此五六粒,即易产;如久无子息,服二十粒,当月有子。

胜金散　《得效方》

【主治】　难产。

【功效】　行气活血助产。

【处方】　王不留行　酸浆(死胎倍用)芫蔚子　白蒺藜(去刺)　五灵脂(行血,宜生用)

【用法】　上五味各等分为散,每服三钱,取利方水一盏半,入白花刘寄奴子一撮,同煎温服,大效。

钟乳汤　《千金方》

【主治】　妇人乳无汁。

【功效】　通络下乳。

【处方】　石钟乳　消石(一方用滑石)白石脂各六铢　通草十二铢　桔梗半两(切)

【用法】　上五味,㕮咀,以水五升,煮三沸,三上三下,去滓,内消石令烊,分服。

钟乳丸　《圣惠方》一

【主治】　妇人风虚劳冷,羸瘦,四肢烦疼,脐下时痛,不能饮食,面目黄黑,忧恚不乐。

【功效】　益气活血,温中养血。

【处方】　钟乳粉三两　泽兰二两　防风一两(去芦头)　人参一两(去芦头)　柏子仁一两(微炒)　石膏一两半(细研,水飞过)　芎藭一两　附子一两(炮裂,去皮脐)　续断一两　白芷一两　牛膝一两(去苗)　当归一两(剉碎,微炒)　木香一两　干姜一两(炮裂,剉)　藁本一两　细辛一两　桂心一两　艾叶三分(微炒)　麦门冬一两半(去心,焙)　白芜荑一两　熟干地黄一两

【用法】　上二十一味,捣罗为末,炼蜜和捣五七百杵,丸如梧桐子大,每于食前服,以温酒下三十丸。

钟乳泽兰丸　《千金方》

【主治】　妇人久虚羸瘦,四肢百体烦疼,脐下结冷,不能食,面目瘀黑,忧患不乐。

【功效】　活血祛瘀,散寒益气。

【处方】　钟乳三两　泽兰三两六铢　防风四十二铢　人参　柏子仁　麦门冬　干地黄　石膏　石斛各一两半　芎劳　甘草　白芷　牛膝　山茱萸　薯蓣　当归　藁本各三十铢　细辛　桂心各一两　芜荑半两　艾叶十八铢

【用法】　上二十一味为末,蜜和丸如梧桐子,酒服二十丸,加至四十丸,日二服。

钟乳泽兰丸　《简易方》

【主治】　妇人冲任虚损,月水不调,脐腹疙痛,腰腿沉重,四肢倦怠,百节酸疼,心松恍惚,爱患不乐,面少光泽,饮食无味,带下三十六疾,崩中漏下五色,子宫久冷无子,及屡堕胎,或因产劳损,冲任血气虚羸,肌瘦嗜卧。

【功效】　调补冲任。

【处方】　钟乳粉三两　泽兰(去大梗)一两二钱半(管见大全　良方二两二钱半)　柏子仁(微炒,别捣)　门冬子(去心　良方焙)　防风(去芦叉)一两七钱半　人参(去芦)　石斛(去根,酒浸)　熟干地黄(酒浸　良方一宿)　石膏(细研,水飞)各一两半(良方煅)　芎劳　甘草(炙小赤)　白芷　牛膝(去芦,酒浸一宿,剉)　山茱萸(去核取肉)　干山药　当归(去芦,剉炒　良方酒浸一宿,剉,炒)　藁本(去芦,土)各一两二钱半　桂心(去粗皮　良方不见火)　细辛(去苗,良方不见火)各一两　艾叶七两半(良方七钱半)　芜荑(炒)半两

【用法】　上二十一味,为末,炼蜜丸如梧桐子大,每五十丸至七十丸,温酒或米饮下,食前服,日二服。

钟乳泽兰丸　《和剂局方》一

【主治】　妇人冲任虚损,月水不调,脐腹疙痛,腰腿沉重,四肢倦怠,百节酸疼,心悸恍惚,忧患不乐,面少光泽,饮食无味,崩中漏下五色,子宫久冷无子,及数堕胎,或因产劳损,冲任血气虚羸,肌瘦嗜卧。

【功效】　温补冲任。

【处方】　麦门冬(去心,焙)　人参(去芦)　石膏(研飞)　熟地黄(酒洒,蒸,焙)　柏子仁(微炒,别捣)　石斛(去根)各一两半　芜荑(炒)半两　艾叶(炒)七钱半　钟乳粉三两　肉桂(去粗皮)　细辛(去苗,一本不见火)　山药(一本一两二钱半)　川当归(去芦,炒　一本一两二钱半)　牛膝(去芦,酒浸一宿　一本一两二钱半)　藁本　甘草(炙微赤,一本一两二钱半)　川芎劳(一本一两二钱半)　白芷(一本一两二钱半　管见大全良方以上七味一两二钱半)各一两　防风(去芦及叉)一两七钱半　山茱萸一两二钱半　泽兰(去大梗)二两二钱半

【用法】　上二十一味为末,炼蜜和圆,如梧桐子大,每服三十圆至五十圆,温酒或米饮下,空心食前服,日二服。

鬼箭羽散　《圣惠方》

【主治】　妇人积聚气,心腹胀痛,经络滞涩,四肢疼闷,坐卧不安。

【功效】　破血通经。

【处方】　鬼箭羽一两　琥珀一两　牛李子一两　穿山甲一两(涂醋炙令黄)　当归一两(剉碎,微炒)　桂心一两　川大黄一两(剉碎,微炒)　桃仁一两(汤浸,去皮尖双仁,麸炒微黄)

【用法】　上八味,捣细罗为散,每服二钱,以温酒调下,食前服。

鬼箭羽散　《圣惠方》一

【主治】　妇人月水久不通,经数年已来,羸瘦食少,诸方不效。

【功效】　破血通经。

【处方】　鬼箭羽半两　赤芍药半两　川大黄半两(微炒)　桂心半两　鳖甲半两(涂醋炙令黄,去裙襕)　当归半两(剉,微炒)　牛膝半两(去苗)　土瓜根半两　水蛭一分(炒微黄)　琥珀一两(细研)　川朴硝一两　虎杖三分　桃仁三分(汤浸,去皮尖双仁,麸炒微黄)　虻虫一分(炒微黄)

【用法】　上一十四味,捣粗罗为散,每服三钱,以水一中盏,入生姜半分,煎至五分,去滓,每于食前温服。

鬼箭羽散　《圣惠方》二

【主治】　妇人血游风,遍身瘙痒不止。

【功效】　祛风止痒。

【处方】　鬼箭羽一两　白蒺藜一两(微炒,去刺)　桂心半两　麻黄一两(去根节)　赤箭三分　独活三分　芎䓖三分　薏苡仁三分　蛇床子半两　枳壳三分(麸炒微黄,去瓤)　甘草半两(炙微赤,剉)

【用法】　上一十一味,捣筛为散,每服三钱,以水一中盏,煎至六分,去滓,温服,不拘时。

鬼箭羽散　《圣惠方》二

【主治】　产后月水不通,脐腹时痛,四肢烦疼,不欲饮食,渐加瘦弱。

【功效】　行气活血,祛瘀止痛。

【处方】　鬼箭羽一两　川大黄一两(剉碎,微炒)　木香半两　当归三分(剉,微炒)　桃仁三分(汤浸,去皮尖双仁,麸炒微黄)　桂心三分　赤芍药三分　牛膝一两(去苗)　鳖甲一两(涂醋炙令黄,去裙襕)　延胡索三分　益母草半两

【用法】　上一十一味,捣筛为散,每服三钱,以水一中盏,入生姜半分,煎至六分,去滓,每于食前温服。

鬼箭羽散　《圣惠方》二

【主治】　产后血运,闷绝欲死。

【功效】　活血祛瘀。

【处方】　鬼箭羽一两半　当归一两(剉,微炒)　益母草一两

【用法】　上三味,捣细罗为散,每服不拘时,以童子小便半盏,酒半盏相和,暖过,调下二钱。

鬼箭羽散　《圣惠方》二

【主治】　产后恶露不下。

【功效】　活血祛瘀。

【处方】　鬼箭羽一两　当归一两(剉,微炒)　益母草半两

【用法】　上三味,捣细罗为散,每服以温酒调下二钱。

鬼箭羽汤　《圣济总录》一

【主治】　产后血气不散,攻心腹刺痛,胀满气喘。

【功效】　活血祛瘀,散寒行气。

【处方】　鬼箭羽　当归(切,炒)　白术(剉,炒)　桂(去粗皮)各二两　细辛(去苗叶)一两半　生干地黄(焙)一两

【用法】　上六味,粗捣筛,每服三钱七,水酒各半盏,煎七分,去滓,温服,不拘时。

鬼箭羽丸　《圣惠方》一

【主治】　妇人月水不通,手足心热,腹满喘急,不欲睡卧,心神烦闷。

【功效】　破血通经。

【处方】　鬼箭羽一两　川芒硝一两　柴胡一两(去苗)　水蛭一分(炒微黄)　虻虫一分(炒令微黄,去翅足)　川大黄三分(剉,微炒)　赤茯苓三分　干漆半两(捣碎,炒令烟出)　川椒一分(去目及闭口者,微炒去汗)　杏仁三分(汤浸,去皮尖双仁,麸炒微黄)　桃仁三分(汤浸,去皮尖双仁,麸炒微黄)　牡丹皮三分　甜葶苈一两(隔纸炒令紫色)

【用法】　上一十三味,捣罗为末,炼蜜和捣三二百杵,丸如梧桐子大,每于食前服,以温酒下二十九。

鬼箭羽汤　《千金方》

【主治】　妇人乳无汁。

【功效】　通络下乳。

【处方】　鬼箭羽五两

【用法】　上一味,以水六升,煮取四升,每服八合,日三服。亦可烧作灰,水服方寸匕,日三服。

禹余粮丸　《千金方》

【主治】　妇人产后,积冷坚癖。

【功效】　温阳散寒消积。

【处方】　禹余粮　乌贼骨　吴茱萸桂心　蜀椒各二两半　当归　白术　细辛干地黄　人参　芍药　芎䓖　前胡各一两六铢　干姜三两　矾石六铢　白薇　紫菀　黄芩各十八铢　䗪虫一两

【用法】　上一十九味,为末,蜜和丸,如梧桐子,空心酒若饮下二十九,日二,不知则加之。

禹余粮丸　《千金方》

【主治】　崩中赤白不绝,困笃。

【功效】　温补冲任,收敛固涩。

【处方】　禹余粮五两　白马蹄十两(千金翼方炙令黄)　龙骨三两　鹿茸二两(翼方炙)　乌贼鱼骨一两(翼方三两)

【用法】　上五味,为末,蜜丸梧桐子大,以酒服二十九,日再,以知为度。

禹余粮丸　《圣惠方》一

【主治】　妇人久冷,月水不断,面色萎黄,四肢瘦弱,心神虚烦,不多饮食。

【功效】　温补冲任,补虚和中。

【处方】　禹余粮二两(烧醋淬七遍)鹿角胶三分(捣碎,炒令黄燥)　紫石英一两(细研)　续断一两　熟干地黄一两　赤石脂一两　芎䓖一两　干姜(炮裂,剉)　黄芪(剉)　艾叶(微炒)　柏叶(微炒)　当归(剉,微炒)　人参(去芦头)　白茯苓各半两

【用法】　上一十四味,捣罗为末,炼蜜和捣三五百杵,丸如梧桐子大,每于食前服,以粥饮下三十丸。

禹余粮丸　《圣惠方》二

【主治】　妇人带下五色,脐腹疗痛,渐加黄瘦,不能饮食,四肢少力。

【功效】　调补冲任。

【处方】　禹余粮二两(烧醋淬七遍)白芍药一两　桑螵蛸一两半(微炙)　黄连一两(去须)　艾叶一两(微炒)　芎䓖三分当归二两(剉,微炒)　川大黄二两(剉碎,微炒)　生干地黄二两　白龙骨二两　阿胶一两(捣碎,炒令黄燥)

【用法】　上一十一味,捣罗为末,炼蜜和捣三五百杵,丸如梧桐子大,不拘时,以温酒下三十丸。

禹余粮丸　《圣惠方》二

【主治】　妇人久赤白带下,脐腹冷连腰痛,面色黄瘦,不思饮食。

【功效】　补益冲任,散寒止痛。

【处方】　禹余粮二两(烧醋淬七遍)白石脂二两　鳖甲一两(涂醋炙微黄,去裙襕)　当归一两(剉,微炒)　狗脊三分(去毛)　白芍药三分　白术一两　附子一两(炮裂,去皮脐)　桑寄生一两　柏叶一两(微炒)　厚朴一两(去粗皮,涂生姜汁,炙令香熟)　干姜一两(炮裂,剉)　吴茱萸半两(汤浸七遍,焙干微炒)

【用法】　上一十三味,捣罗为末,炼蜜和捣三二百杵,丸如梧桐子大,每于食前服,以热酒下三十丸。

禹余粮丸　《圣惠方》二

【主治】　妇人崩中下五色不止,令人黄瘦,心烦不食。

【功效】　温中收敛止血。

【处方】　禹余粮一两(烧醋淬七遍)白石脂一两　龙骨一两　当归三分(剉,微炒)　芎䓖三分　桂心半两　附子三分(炮裂,去皮脐)　黄芪一两(剉)　白芷半两熟干地黄一两

【用法】　上一十味,捣罗为末,炼蜜和捣三二百杵,丸如梧桐子大,每于食前服,以

粥饮下三十丸。

禹余粮丸　《圣惠方》二

【主治】　妇人劳损,因成崩中,不可禁止,积日不断,故成漏下,致五脏空虚,肉色黄瘦。

【功效】　温中补虚,收敛止血。

【处方】　禹余粮二两(烧醋淬七遍)　龙骨一两　紫石英一两(细研,水飞过)　人参半两(去芦头)　桂心半两　川乌头半两(炮裂,去皮脐)　桑寄生一两　川椒一两(去目及闭口者,微炒去汗)　石斛一两(去根,剉)　泽泻一两　当归一两(剉,微炒)　杜仲一两(去皱皮,炙微黄,剉)　肉苁蓉一两(酒浸一宿,刮去皱皮,炙干)　远志半两(去心)　五味子半两　牡蛎一两(烧为粉)　甘草半两(炙微赤,剉)

【用法】　上一十八味,捣罗为末,炼蜜和捣三五百杵,丸如梧桐子大,每于食前服,以热酒下三十丸。

禹余粮丸　《圣济总录》一

【主治】　妊娠胎动腹痛,下血不止。

【功效】　调气和血,止血安胎。

【处方】　禹余粮(煅醋淬七遍)二两　木贼(剉,炒)半两　干姜(炮)　龙骨　附子(炮裂,去皮脐)各一两　白芷　当归(切,焙)　芎劳各半两

【用法】　上八味,捣罗为末,煮面糊和丸,如梧桐子大,每服三十丸,温酒下,食前服。

禹余粮散　《圣惠方》一

【主治】　妇人漏下久不止,使人无子。

【功效】　收涩止血。

【处方】　禹余粮(烧醋碎七遍)　赤石脂　牡蛎(烧为粉)　桂心　乌贼鱼骨(烧灰)　伏龙肝各一两

【用法】　上六味,捣细罗为散,每于食前服,以温酒调下二钱。

禹余粮散　《圣惠方》二

【主治】　妇人白崩久不止。

【功效】　温胞止崩。

【处方】　禹余粮二两(烧醋淬七遍)　桂心三两　芎劳一两　当归一两(剉,微炒)　乌贼鱼骨一两(烧灰)　附子半两(炮裂,去皮脐)　白矾二两(烧令汁尽)

【用法】　上七味,捣细罗为散,每于食前服,以热酒调下二钱。

禹余粮散　《圣惠方》二

【主治】　妇人崩中漏下不止,渐加羸瘦,四肢烦痛。

【功效】　温经养血止血。

【处方】　禹余粮一两(烧醋淬七遍)　甘草三分(炙微赤,剉)　赤石脂二两　龙骨二两　附子一两(炮裂,去皮脐)　芎劳三分　熟干地黄一两　白芍药三分　干姜半两(炮裂,剉)　当归一两(剉,微炒)　桂心半两

【用法】　上一十一味,捣细罗为散,每于食前服,以粥饮调下二钱。

香墨丸　《圣惠方》

【主治】　妇人积年食症及血气。

【功效】　行气消积。

【处方】　香墨半两　芫花一两(醋拌炒令干)　川大黄半两(剉碎,微炒)　青礞石半两　巴豆一分(去皮心,研,纸裹压去油)　硇砂半两(细研)

【用法】　上六味,捣罗为末,同研令匀,用醋煮面糊和丸,如小豆大,每服空心,暖干姜酒下五丸。

香墨丸　《圣惠方》一

【主治】　产后血症,腹胁疼痛,经脉不利。

【功效】　活血散结,消癥止痛。

【处方】　香墨半两　芫花半两(醋拌炒令干)　京三棱一两(微煨,剉)　巴豆一分(去皮心,研,纸裹压去油)　桃仁半两(汤浸,去皮尖双仁,麸炒微黄)　硇砂半两(细研)　狗胆二枚(干者)

【用法】　上七味,捣罗为末,以醋一大

碗,熬上件药末,候可丸即丸,如绿豆大,每于食前服,温酒下三丸。

香墨散　《圣惠方》二

【主治】　产后崩中,下血不止。

【功效】　祛瘀止血。

【处方】　香墨半两　露蜂房半两(微炒)　龙骨半两

【用法】　上三味,捣细罗为散,每服食前服,用水煎干地黄汤调下二钱。

香桂丸　《圣济总录》二

【主治】　妇人血风,荣卫气涩,经脉不调,皮肤不泽,肢体烦热,头目昏眩,骨节酸疼。

【功效】　温中行气,活血祛瘀。

【处方】　肉桂(去粗皮)　芎䓖　肉豆蔻(去壳)　人参　赤茯苓(去黑皮)　附子(炮裂,去皮脐)　木香　白芷　当归(切,焙)　槟榔(剉)　黄芪(剉)　山芋　泽泻　京三棱(煨,剉)　枳壳(去瓤,麸炒)　干漆(炒烟出楮实炒)　牛膝(去苗,酒浸,切,焙)　牡丹皮　陈橘皮(汤浸,去白,炒)　独活(去芦头)各半两　防风(去叉)　芍药　吴茱萸(汤浸,焙干炒)各三分

【用法】　上二十三味,捣罗为末,炼蜜和捣千百杵,丸如梧桐子大,每服二十丸,温酒下,空心晚食前服。

香桂散　《朱氏集验方》

【主治】　妇人血刺心腹疼痛。

【功效】　温经活血止痛。

【处方】　当归　肉桂各等分

【用法】　上二味为末,每服二钱,水一盏,入醋少许,煎七分,空心热服。

香桂散　《妇人大全良方》一

【主治】　产后脐下疼痛不止。

【功效】　温中活血止痛。

【处方】　川芎　当归各一分　桂心半两

【用法】　上三味为细末,分为三服,每

服酒一盏,煎三五沸,更入小便少许,煎至七分,温服。甚者不过再服即瘥。

香薷散　《圣惠方》一

【主治】　产后霍乱,吐利烦渴,心胸满闷。

【功效】　化湿和中,降气止呕。

【处方】　香薷　前胡(去芦头)　麦门冬(去心)各三分　人参(去芦头)　白术　甘草(炙微赤,剉)　半夏(汤洗七遍,去滑)　陈橘皮(汤浸,去白瓤,焙)　诃黎勒皮各半两

【用法】　上九味,捣粗罗为散,每服四钱,以水一中盏,入生姜半分,煎至六分,去滓,温服,不拘时。

香薷汤　《圣济总录》二

【主治】　产后呕逆不止。

【功效】　化湿和中,健脾止呕。

【处方】　香薷　藿香叶　白豆蔻(去皮)　甘草(炙,剉)　白术　麦门冬(去心,炒)　陈橘皮(去白,焙)各一两

【用法】　上七味,粗捣筛,每服三钱匕,水一盏,煎至七分,去滓,温服,不拘时。

香豉汤　《千金方》

【主治】　半产下血不尽,苦来去烦满欲死。

【功效】　温阳止痛。

【处方】　香豉一升半

【用法】　上一味,以水三升,煮三沸,漉去滓,内成末鹿角一方寸匕,顿服之,须臾,血自下,鹿角烧亦得。

香豉汤　《圣济总录》二

【主治】　产后虚羸,肌肉枯瘁,肢体虚热。

【功效】　补肾养血,益气除烦。

【处方】　豉半合　猪肾一双(去脂膜,作四片)　当归(切,焙)半两　葱白三茎(切)　人参　桂(去粗皮)各半两　白粳米(淘)一合

【用法】　上七味,将当归、人参、桂,粗捣筛,每服三钱匕,水三盏,入猪肾、葱白、豉、米,煎取一盏半,去滓,空腹、日午、临卧温服。

香甲汤　《圣济总录》二

【主治】　妇人血风,身体百节疼痛,四肢少力,肌肉黄瘁多困,遍身酸疼,心腹撮痛。

【功效】　行气活血,祛瘀止痛。

【处方】　木香三分　鳖甲(去裙襕,醋浸炙)二两　牡丹皮　赤芍药　陈橘皮(汤浸,去白,焙)　肉桂(去粗皮)　人参　白茯苓(去黑皮)　熟干地黄(焙)　秦艽(去苗土)　柴胡(去苗)　白术(炒)　甘草(炙,剉)　当归(切,焙)　附子(炮制,去皮脐)各一两　干姜(炮)三分

【用法】　上一十六味,剉如麻豆,每服三钱匕,水一盏,生姜三片,枣二枚,擘破,同煎至七分,去滓,热服。如心烦躁,更入乌梅一两,去核。

香甲散　《妇人大全良方》

【主治】　妇人血气虚劳,四肢少力,肌肉黄瘁,多困减食,遍身酸疼,真邪相击,心腹撮疼。

【功效】　温中行气,养血滋阴。

【处方】　木香　干姜各三分　鳖甲(醋炙)二两　牡丹皮　赤芍药　橘红(铃方净)　桂心　人参　茯苓　熟地黄　秦艽　柴胡　白术(炒)　当归(炒)　附子(炮去皮)各一两　甘草半两

【用法】　上一十六味为粗末,每服二钱,水一盏,生姜三片,枣二枚,煎至七分,去滓,稍热服。如烦渴心躁,入乌梅一两,同杵为末。

香甲散　《妇人大全良方》

【主治】　妇人热病后,虚劳,或四肢倦怠,脚手疼痛,饮食无味,肌肤黄瘦,或热痃盗汗,头晕虚烦。

【功效】　滋阴养血,温中健脾。

【处方】　鳖甲三两(醋浸,去裙炙黄,又入醋蘸炙七次)　当归　木香　人参　羌活　川芎　沉香　肉豆蔻　酸枣仁　附子　槟榔　大腹子各半两　北柴胡半两　厚朴　川牛膝　白茯苓　秦艽各一两　桂心半两

【用法】　上一十八味㕮咀,每服五钱,水一盏,生姜三片,乌梅一个,煎至八分,去滓,温服,日三服,空心。忌生冷面食、鸡肉鲊酱之类。

香朴丸　《妇人大全良方》

【主治】　妇人肠胃虚冷,泄泻注下无度,脾虚气闭,不进饮食。

【功效】　下气除满,温脾止泻。

【处方】　大厚朴五两　北茴香　白术　陈皮各三两　诃子　赤石脂各一两半

【用法】　上六味为细末,面糊圆,如梧桐子大,空心米饮下五十圆,如常服,暖脾胃。

香茸丸　《妇人大全良方》

【主治】　妇人下痢危困。

【功效】　温肾通经。

【处方】　麝香半钱(别研,临时入)　鹿茸一两(火燎去毛,酥炙黄为末,入麝香令停)

【用法】　上二味以灯心煮枣肉为圆,如梧桐子大,每服五十圆,空心服。

香附子饮　《朱氏集验方》

【主治】　妇人真心痛。

【功效】　疏肝理气,温中止痛。

【处方】　高良姜(麻油炒)　苍术(盐炒)　香附子(石灰炒)各等分

【用法】　上三味为末,用灯心煎汤,空心调下。

香薷粥　《圣惠方》二

【主治】　妊娠霍乱吐泻,心烦多渴。

【功效】　调气和胃。

【处方】　香薷叶一握(切)　生姜半两(切)　人参半两(去芦头,剉)

【用法】　上三味,以水二大盏,煎取一盏三分,去滓,入白米一合,煮稀粥食之。

香术散　《管见大全良方》

【主治】　妊娠五个月以后,常胸腹间气刺满痛,或肠鸣,以至呕逆减食,此由喜怒忧虑过度,饮食失节之所致。

【功效】　调气和中。

【处方】　广中莪术(煨)一两　丁香半两　粉甘草(炙)一分

【用法】　上三味为细末,空心,盐汤点服一大钱,觉胸中如物按下之状。

顺气散　《产宝》

【主治】　妊娠胎动不安,及伤胎不转动,腹痛腰重,或胎已死,服之立下,甚者不过三服。

【功效】　行气活血。

【处方】　川芎(一味为末)

【用法】　上一味,每服一钱,温酒调服。

顺气饮子　《妇人大全良方》一

【主治】　安胎。

【功效】　调气健中。

【处方】　紫苏叶　木香(炮)　人参　草豆蔻　茯苓各一两　甘草半两　大腹子一两(如气弱者不用)

【用法】　上七味,㕮咀,每服三钱,水一盏,苎根三寸,糯米少许,煎至七分,去滓,温服。

钩藤汤　《圣济总录》一

【主治】　妊娠八九个月,或胎动不安,因用力劳乏,心腹痛,卒然下血,面目青冷汗出,气息欲绝。

【功效】　益气养血,祛风安胎。

【处方】　钩藤　茯神(去木)　人参　当归(微炙)各一两　桔梗二两(炒)　桑上寄生一两

【用法】　上六味,粗捣筛,每服三钱匕,水一盏,煎至七分,去滓,温服。

钩藤散　《妇人大全良方》

【主治】　妇人肝厥头晕,头目不清。

【功效】　平肝熄风。

【处方】　钩藤　陈皮　半夏　麦门冬(去心)　茯苓　茯神　人参(去芦)　甘菊花　防风各半两　甘草一分　石膏一两

【用法】　上一十一味㕮咀,每服四钱,水一盏半,生姜七片,煎至八分,去滓,热服。

胎落方　《产宝》

【主治】　妊娠伤寒,百节疼痛,壮热,不急治,则胎落。

【功效】　表里双解。

【处方】　葱白　前胡　葛根　知母　石膏各一分　大青　栀子　升麻十二分

【用法】　上八味,以水七升,煎取二升半,作三服。

追气丸　《妇人大全良方》

【主治】　妇人血刺小腹,疼痛不可忍。

【功效】　温中活血止痛。

【处方】　芸薹子(微炒)　桂心各一两　良姜半两

【用法】　上三味为细末,醋糊丸如梧桐子大,每服五丸,不拘时,淡醋汤下。常服补血虚,破气块,甚有效。

复元通气散　《秘传外科方》

【主治】　妇人乳痈疽,及一切肿毒。

【功效】　消痈透脓。

【处方】　木香　茴香　青皮　穿山甲(炙酥)　陈皮　白芷　甘草各等分　加漏芦　贝母(去心姜制)各适量

【用法】　上九味为末,南酒调服。㕮咀,水煎,入酒服亦可。

【丶】

神应散　《吴氏集验方》

【主治】　妇人春夏间脚趾叉湿烂。

【功效】　敛疮。

【处方】　明矾三钱（火飞）　黄丹半钱

【用法】　上二味，研细，每以少许掺之。

神应散　《朱氏集验方》

【主治】　妊娠临产，腹痛成阵，眼中见火。

【功效】　理气活血。

【处方】　香白芷　百草霜等分

【用法】　上二味为细末，研匀，每服三大钱，以童子小便、米醋各少许，指研成膏，热汤调服，连进二服即下。

神应黑散　《三因方》

【主治】　横生、逆生、难产。

【功效】　助产。

【处方】　百草霜（堂方、卫生易简方一两）　香白芷各等分（堂方、易简方半两）

【用法】　上二味为细末，每服二钱，童子小便、好醋各一茶脚许，调匀，更以沸，汤浸四五分服。

神授散　《和剂局方》

【主治】　产后一切疾病，不问大小，以至危笃者。

【功效】　行气活血。

【处方】　青皮（去白）　牡丹皮　白芍药　陈皮（去白）　桂心各五两（三因方各半两）　神曲（炒）　人参（去芦）　麦蘖（炒）各三两（三因方各三钱）　百合水（浸洗）　干姜（炮）　甘草（炙）　当归　川芎各二两半（三因方各一两）　红花一两半（三因方一钱半）

【用法】　上一十四味为末，每服二钱，水一盏，姜三片，枣一个，煎至七分，空腹服。孕妇不可服。

神授汤　《妇人大全良方》

【主治】　妇人上气喘急，不得卧。

【功效】　降气平喘。

【处方】　橘红　苦桔梗　紫苏　人参北五味子等分

【用法】　上五味㕮咀，每服四钱，水一盏，煎至六分，去滓，食后服。

神授乌金散　《王岳产书》

【主治】　产后一切诸疾。

【功效】　祛瘀止血，祛风止痉。

【处方】　远取仙人骑（鲤鱼皮也）　志搜公子魂（猪肝衣）　陶家亲客至（头发）（三件煅过）　元乔茧中存（白僵蚕）　附桂心虽切（桂、白附子）　当香墨自论（当归、香墨）　突然烟尽出（灶突土膜）　樵父屋无门（灶门膜）

【用法】　上八味各等分，前三件煅过，出火毒了，细研，七味剉，熬，捣筛成散，却同三味滚合，每服二钱目，有药使。难产，榆皮汤下；儿枕，小便下；恶露不下，酒下；血运，小便下；血风抽掣，人参汤下；伤寒，热水下；产后乍见鬼神，桃仁汤下；血风不识人，米囊花煎汤下；产后四肢浮肿，马粪汁下；一切疾并用酒下。

神寝丸　《胎产救急方》

【主治】　瘦胎滑利易产。

【功效】　行气活血。

【处方】　枳壳（炒）一两　乳香半两（陆氏瘈生丸只用二钱半　妇人大全良方别研）

【用法】　上二味为末，蜜丸梧桐子大，空心，日一服，入月服之神妙。

神寝丸　《管见大全良方》

【主治】　瘦胎滑利易产，人月服之，极有神效。

【功效】　理气活血。

【处方】　通明乳香（研细）半两　枳壳（去瓤，麸炒为末）一两

【用法】　上二味，研令停，炼蜜丸如梧桐子大，空心，温酒吞下二十丸。日一服。怀孕九个月以后，方可服。

神秘汤　《袖珍方》

【主治】　妇人水气乘肺而喘,兼支饮而喘。

【功效】　降气利水平喘。

【处方】　橘皮　紫苏　人参　桑白皮　生姜各等分

【用法】　上五味㕮咀,每服一两,水二盏,煎至一盏,去滓,温服食前。

神秘汤　《妇人大全良方》

【主治】　妇人水气乘肺而喘,支饮而喘。

【功效】　宣肺利水,平喘。

【处方】　陈橘皮(洗,去白)　紫苏叶　人参　桑白皮　生姜等分

【用法】　上五味㕮咀,每服半两,水煎,去滓,温服。

神曲丸　《圣惠方》二

【主治】　妇人血风,气攻脾胃,腹胁气满,不思饮食。

【功效】　益气温阳,健脾除湿。

【处方】　神曲二两　白术一两　附子一两(炮裂,去皮脐)　枳实一两(麸炒微黄妇人大全良方枳壳)　诃黎勒一两　桂心一两　食茱萸一两　木香一两　人参一两(去芦头)　陈橘皮一两(汤浸,去白瓤,焙)　桔梗半两(去芦头)　干姜半两(炮裂,剉)

【用法】　上一十二味,捣细罗为末,以酒煮面糊和丸,如梧桐子大,每于食前服,生姜汤下二十丸。

神曲散　《圣惠方》二

【主治】　产后冷痢,脐下疗痛。

【功效】　健脾养血,和中止泻。

【处方】　神曲三两(微炒令黄)　熟干地黄二两　白术一两半

【用法】　上三味,捣细罗为散,每服以粥饮调下二钱,日三四服。

神仙索金散　《南北经验方》

【主治】　妇人产后,血晕血虚,积血不散,寒热往来,膈不快,气喘不进饮食,骨节疼痛,生血肌疮。

【功效】　活血行气,养血生肌。

【处方】　金滕　川牛膝　当归　川芎　麻黄　延胡索(炒)　官桂　神曲　荆芥　粉甘草　赤芍药　熟地黄　雄墨豆各二两

【用法】　上一十三味为末,温酒调,或当归童子小便任下。

神仙活血丹　《施圆端效方》

【主治】　妇人血气凝滞,月信不来,日渐羸瘦。

【功效】　活血行气,破瘀通经。

【处方】　当归(焙)　肉桂　荆三棱　木香　穿山甲(炮焦)　鲤鱼鳞　蒲黄　芍药各一两　水蛭(剉,石灰炒)　虻虫(去头翅足,炒)各半钱

【用法】　上一十味,为细末,糯米粥为丸,如梧桐子大,朱砂为衣,每服十丸,温酒送下,食前。

神仙解语丹　《妇人大全良方》

【主治】　妇人心脾经受风,言语謇涩,舌强不转,涎唾溢盛,及疗淫邪搏阴,神内郁塞,心脉闭滞,暴不能言。

【功效】　益气健脾,化痰祛湿。

【处方】　白附子(炮)　石菖蒲(去毛)　远志(去心,甘草水煮十沸)　天麻　全蝎(酒炒)　羌活　白僵蚕(炒)　天南星(牛胆酿,如无只炮)各一两　木香半两

【用法】　上九味为细末,煮面糊为丸,如梧桐子大,量入朱砂为衣,每服二十丸至三十丸,生薄荷汤吞下,不拘时。

神仙聚宝丹　《和剂局方》二

【主治】　妇人血海虚寒,外乘风冷,搏结不散,积聚成块,或成坚瘕,及血气攻注,腹胁疼痛,小腹急胀,或时虚鸣,面色痿黄,肢体浮肿,经候欲行,先若重病,或多或少,

带下赤白,崩漏不止,惊悸健忘,小便频数,或下白水,时发虚热,盗汗羸瘦。

【功效】 活血理气,通经止痛。

【处方】 没药(别研) 当归(洗,焙令取末) 木香(煨,取末) 琥珀(别研)各一两 麝香(别研) 朱砂(别研)各一钱 滴乳香(别研)一分

【用法】 上七味研令细,和停,滴冷熟水捣为丸,每一两做一十五丸,每服一丸,温酒磨下。胎息不顺,腹内疼痛,一切难产,温酒和童子小便磨下;产后血晕,败血奔心,口噤舌强,或恶露未尽,发渴面浮,煎乌梅汤和童子小便磨下;产后气力虚羸,诸药不能速效,用童子小便磨下;室女经候不调,每服半丸,温酒磨下,不拘时。

神效白散子 《得效方》

【主治】 产后痰血结滞;发为潮热,心胸如火,烦躁口干。

【功效】 化痰散结,兼有清热。

【处方】 大川乌(去皮脐) 天南星半夏 白附子各一两 羌活(去芦) 黄芩各五钱

【用法】 上生用,剉散,每服三钱,生姜五片,水一盏半,煎服效。

神效凌霄花丸 《圣惠方》一

【主治】 妇人积年血块,兼月水不通。

【功效】 凉血化瘀,消癥通经。

【处方】 凌霄花半两 芫花一分(醋拌炒令干) 京三棱半两(微) 木香半两姜黄半两 水蛭一分(炒令微黄) 硇砂半两 斑蝥十枚(糯米拌炒令黄,去翅足)雄雀粪一分(微炒)

【用法】 上九味,捣罗为末,用糯米饭和丸,如梧桐子大,空心服,以温酒下七丸。服药后觉虚热,小腹内及连腰疼痛,当下恶物即瘥。如未应,即次日再服。

神捷散 《圣济总录》二

【主治】 妊娠下痢,及水泻不止,米谷不消化者。

【功效】 调中止泻。

【处方】 石菖蒲(切作片子,于面内炒) 赤石脂各一两(大火内煅通赤) 干生姜半两

【用法】 上三味,捣罗为散,空心,米饮调下二钱匕,日三服。

神术散 《妇人大全良方》

【主治】 妇人春伤于风,夏生飧泄,伤风头痛,项背拘急,鼻流清涕。

【功效】 发汗解表,化浊辟秽。

【处方】 苍术一斤 藁本 川芎各六两 羌活四两 粉甘草二两六钱 细辛一两六钱

【用法】 上六味为粗末,每服三钱,水一盏,姜三片,煎七分,要出汗加葱,去滓稍热服,不拘时。永类钤方同。

前胡散 《圣惠》一

【主治】 产后伤寒,头目疼痛,四肢烦热,心胸满闷,不欲饮食。

【功效】 散寒解表,降气除烦。

【处方】 前胡三分(去芦头) 石膏二两 麻黄一两(去根节) 葛根(剉) 人参(去芦头) 黄芩 芍药 枳实(麸炒微黄) 赤芍药 甘草(炙微赤,剉) 半夏(汤洗七遍,去滑) 桂心各半两

【用法】 上一十二味,捣粗罗为散,每服四钱,以水一中盏,入生姜半分,豉五十粒,葱白五寸,煎至六分,去滓,稍热频服,以微汗为效。

前胡散 《圣惠方》一

【主治】 产后伤寒咳嗽,心胸不利,背膊烦疼。

【功效】 降气化痰,散寒止咳。

【处方】 前胡三分(去芦头) 杏仁半两(汤浸,去皮尖双仁,麸炒微黄) 桂心半两 人参三分(去芦头) 麻黄三分(去根节) 赤茯苓三分 白术三分 细辛半两甘草一分(炙微赤,剉) 赤芍药半两

【用法】 上一十味,捣粗罗为散,每服

四钱,以水一中盏,入生姜半分,枣三枚,煎至六分,去滓,温服,不拘时。

前胡散　《圣惠方》一

【主治】　产后痰壅头痛,心胸不利,少思饮食。

【功效】　降气化痰。

【处方】　前胡(去芦头)　半夏(汤洗七遍,去滑)　旋覆花　当归(剉,微炒)　甘菊花　甘草(炙微赤,剉)　赤茯苓各半两　石膏二两　枳壳一两(炒微黄,去瓤)

【用法】　上九味,捣粗罗为散,每服四钱,以水一中盏,入生姜半分,煎至六分,去滓,温服,不拘时。

前胡散　《圣惠方》一

【主治】　妊娠三两月,伤寒头痛,烦热呕哕,胎气不安。

【功效】　解表清热,养血安胎。

【处方】　前胡一两(去芦头)　赤茯苓一两半　阿胶一两(捣碎,炒令黄燥)　当归三分(剉,微炒)　芎䓖三分　白术一两半　麦门冬一两(去心)　甘草半两(炙微赤,剉)　人参一两(去芦头)

【用法】　上九味,捣筛为散,每服三钱,以水一中盏,入生姜半分,枣三枚,煎至六分,去滓,温服,不拘时。

前胡散　《圣惠方》一

【主治】　妊娠伤寒,头目旋疼,壮热心躁。

【功效】　解表清热,降逆除烦。

【处方】　前胡一两(去芦头)　旋覆花半两　白术三分　人参三分(去芦头)　麻黄三分(去根节)　黄芩三分　赤芍药半两　石膏一两　甘草半两(炙微赤,剉)

【用法】　上九味,捣筛为散,每服四钱,用水一中盏,入生姜半分,煎至六分,去滓,温服,不拘时。

前胡散　《圣惠方》一

【主治】　妊娠伤寒,头痛,身体烦热,

胸胁气滞,呕逆不止。

【功效】　降逆止呕,清热除烦。

【处方】　前胡一两(去芦头)　子芩一两　贝母一两(煨令微黄)　麦门冬一两(去心)　半夏半两(汤洗七遍,去滑)　人参一两(去芦头)　赤茯苓一两　木香半两　陈橘皮一两(汤浸去白瓤,焙)　甘草半两(炙微赤,剉)

【用法】　上一十味,捣筛为散,每服三钱,以水一中盏,入生姜半分,煎至六分,去滓,温服,不拘时。

前胡汤　《圣济总录》一

【主治】　妊娠恶阻,见食吐逆,头痛。

【功效】　降逆止呕。

【处方】　前胡(去芦头)　细辛(去苗叶)　白茯苓(去黑皮)　人参　厚朴(去粗皮,生姜汁炙)　甘草(炙,剉)各一两

【用法】　上六味,粗捣筛,每服五钱匕,水一盏半,入生姜五片,煎至八分,去滓,温服,不拘时。

前胡汤　《圣济总录》二

【主治】　妊娠痰饮留滞,不思饮食。

【功效】　降逆止呕,健脾化痰。

【处方】　前胡(去芦头,剉)一两　半夏二两(以生姜自然汁一升半,浆水一升,同于银器内慢火煮,令水与姜汁尽,薄切,焙干)　人参　木香各一两(剉)　厚朴(涂生姜汁,炙令香熟,细剉)　枳壳(去瓤,麸炒)　旋覆花　陈橘皮(汤浸,去白,焙干)　桔梗(炒)各半两　赤茯苓(去黑皮,剉)　白术各一两　甘草三分(炙微令黄,剉)

【用法】　上一十二味,粗捣筛,每服三钱匕,水一盏,入生姜五片,同煎至七分,去滓,温服,不拘时。

前胡汤　《圣济总录》二

【主治】　妊娠咳嗽,胸膈不利,痰涎壅闷。

【功效】　化痰解表,宽中行气。

【处方】　前胡(去苗)　和皮大腹(剉)

半夏(为末,生姜汁和作饼子) 陈橘皮(去白,炒) 甘草(炙)各一两

【用法】 上五味,粗捣筛,每服三钱匕,水一盏,生姜三片,同煎至六分,去滓,食后临卧温服。

前胡汤 《圣济总录》二

【主治】 妊娠伤寒,头痛恶寒,浑身壮热。

【功效】 散寒解表。

【处方】 前胡(去芦头) 细辛(去苗叶) 芎䓖 麻黄(去根节,先煎,掠去沫,焙) 杏仁(去皮尖双仁,炒黄色) 枳壳(去瓤,麸炒) 防风(去叉) 泽泻 芍药各三两 茯神(去木)四两 白术 旋覆花各二两 甘草(劈破,炙) 干姜(炮裂)各二两半 半夏三两(水煮三五十沸,薄切,放干,入生姜汁拌炒黄色)

【用法】 上一十五味,粗捣筛,每服三钱匕,水一盏,入葱白一寸,同煎至六分,去滓,稍热服,不拘时。

前胡汤 《圣济总录》二

【主治】 妊娠伤寒,憎寒发热,头痛体疼。

【功效】 解表退热。

【处方】 前胡(去芦头) 升麻 麻黄(先煎,掠去沫,焙) 人参 羚羊角(镑) 白术各一两 陈橘皮(去白,炒)三分 甘草(炙)一分

【用法】 上八味,粗捣筛,每服三钱匕,水一盏,入葱白一寸,生姜三片,煎至七分,去滓,稍热服,不拘时。

前胡汤 《圣济总录》二

【主治】 妊娠伤寒,头疼壮热。

【功效】 解表清热。

【处方】 前胡(去芦头) 白术 人参 石膏(碎) 黄芩(去黑心)各二两

【用法】 上五味,粗捣筛,每服三钱匕,水一盏,入葱白一寸,同煎至六分,去滓,温服,空腹食前服。

前胡汤 《圣济总录》二

【主治】 妊娠伤寒,头痛壮热。

【功效】 散寒清热,养血。

【处方】 前胡(去芦头) 黄芩(去黑心) 石膏(碎) 阿胶(炙燥)各一两

【用法】 上四味,粗捣筛,每服三钱匕,水一盏,煎七分,去滓,不拘时温服。

前胡汤 《圣济总录》二

【主治】 产后伤寒,发热,头疼体痛,咳嗽痰壅。

【功效】 降气化痰,解表散寒。

【处方】 前胡(去芦头) 麻黄(去根节,煎,掠去沫,焙) 柴胡(去苗) 人参 桔梗 芎䓖 细辛(去苗叶) 枳壳(去瓤,麸炒) 甘草(炙)各一两 半夏半两(洗七遍,去滑,姜汁炒)

【用法】 上一十味,粗捣筛,每服三钱匕,水一盏,入生姜一枣大,切,煎至七分,去滓,温服,不拘时。

前胡汤 《圣济总录》二

【主治】 产后肺气不足,短气虚乏。

【功效】 清肺化痰,益气补肺。

【处方】 前胡(去芦头) 半夏(为末,生芦汁制作饼,焙) 白术 人参 甘草(炙,剉) 桔梗(炒)各一两 诃子(炮,去核)半两 麦门冬(去心,焙)三分

【用法】 上八味,粗捣筛,每服三钱匕,水一盏,生姜三片,枣一枚,擘,同煎至七分,去滓,温服,日三服。

前胡汤 《圣济总录》二

【主治】 产后肺寒咳嗽。

【功效】 温肺止咳。

【处方】 前胡(去芦头) 升麻 桂(去粗皮) 紫菀(去苗土) 白茯苓(去黑皮) 五味子 麦门冬(去心,炒) 杏仁(去皮尖双仁,炒)各一两半

【用法】 上八味,粗捣筛,每服三钱匕,水一盏,煎七分,去滓,温服,不拘时。

前胡汤　《妇人大全良方》

【主治】　妊妇伤寒，头痛壮热，肢节烦疼。

【功效】　清热除烦。

【处方】　石膏十二分　前胡六分　甜竹茹三分(外台无)　黄芩　大青五分(南阳活人书四分)　知母　栀子仁各四分

【用法】　上七味，叹咀，每服五钱，水一盏半，葱白三寸，煎至八分，去滓，温服。

前胡牡丹汤　《千金方》

【主治】　妇人盛实，有热在腹，月经瘀闭不通，及劳热、热病后，或因月经来得热不通。

【功效】　养阴清热，活血通经。

【处方】　前胡　牡丹皮　玄参　桃仁黄芩　射干　旋覆花　瓜蒌根　甘草各二两　芍药　茯苓　大黄　枳实各三两

【用法】　上一十三味，叹咀，以水一斗，煮取三升，分为三服。

前胡七物汤　《无求子活人书》

【主治】　妊娠伤寒头痛，肢节痛，壮热。

【功效】　清泄里热除烦。

【处方】　前胡　知母　栀子仁各二两石膏四两　大青　黄芩各一两半

【用法】　上六味，剉如麻豆大，每服五钱，水一盏半，入葱白三茎，煎至一盏，去滓，温服。

前胡饮　《圣济总录》一

【主治】　初妊娠恶阻，食即吐逆，头痛颠倒，寒热。

【功效】　降气止呕。

【处方】　前胡(去芦头)　细辛(去苗叶)　白茯苓(去黑皮)　甘草(炙)　厚朴(去粗皮，涂生姜汁，炙烟出七遍)各半两

【用法】　上五味，捣罗为粗末，每服二钱匕，水一盏，生姜一分，切，同煎至六分，去滓，温服，不拘时，日二服。

姜黄丸　《圣惠方》

【主治】　妇人虚冷，血气积聚，心腹妨闷，月候久不通，少思饮食，四肢羸瘦。

【功效】　散寒化瘀通经。

【处方】　姜黄三分　牡丹半两　赤芍药半两　桂心三分　芫花一分(醋拌炒干)　当归半两(剉，微炒)　鳖甲一两(涂醋炙令黄，去裙襕)　琥珀半两　延胡索半两　鬼箭羽半两　木香半两　硇砂半两　凌霄花半两　京三棱三分(微炮，剉)　虻虫一分(炒令微黄，去翅足)　水蛭一分(炒令微黄)　川大黄三分(剉碎，微炒)　干漆三分(捣碎，炒令烟出)

【用法】　上一十八味，捣罗为末，炼蜜和捣三五百杵，丸如梧桐子大，每于食前服，以温酒下七丸。

姜黄丸　《圣惠方》二

【主治】　产后虚羸不足，胸中气短，腹内紧急，腰背疼痛，月水不调，食少烦渴，四肢无力。

【功效】　养血行气，活血止痛。

【处方】　姜黄一两　当归一两(剉，微炒)　熟干地黄一两　牡丹一两　厚朴一两(半去粗皮，涂生姜汁，炙令香熟　妇人大全良方、永类钤方一两)　肉桂一两(去皱皮良方、钤方桂心)　芎藭一两　续断一两　木香三分　桃仁一两(汤浸，去皮尖双仁，麸炒微黄)　白术一两　羚羊角屑三分(良方、钤方一分)　赤芍药三分

【用法】　上一十三味，捣罗为末，炼蜜和捣三二百杵，丸如梧桐子大，每于食前服，以温酒下三十丸。

姜黄散　《圣惠方》二

【主治】　妊娠胎漏，下血不止，腹痛。

【功效】　温阳养血，止血安胎。

【处方】　姜黄一两　当归一两(剉，微炒)　熟干地黄一两　艾叶一两(微炒)　鹿角胶一两(捣碎，炒令黄燥)

【用法】　上五味，捣筛为散，每服四

钱,以水一中盏,入生姜半分,枣三枚,煎至六分,去滓,每于食前温服。

姜黄散 《圣惠方》二

【主治】 产后恶血不尽,攻心腹疼痛。

【功效】 活血祛瘀止痛。

【处方】 姜黄三分 牡丹三分 当归三分(剉,微炒) 虻虫一分(炒微黄,去翅足) 没药一分 水蛭一两(炒令微黄) 刘寄奴三分 桂心三分 牛膝一两(去苗)

【用法】 上九味,捣细罗为散,每于食前服,以温酒调下一钱。

姜黄散 《圣济总录》一

【主治】 产后血气血块刺痛。

【功效】 活血散结止痛。

【处方】 姜黄 当归(切,焙) 蒲黄桂(去粗皮) 生干地黄(焙)各一两

【用法】 上五味,捣罗为散,空腹,温酒调下二钱匕,日再服。

姜黄散 《圣济总录》一

【主治】 产后血气血块,攻筑疼痛。

【功效】 活血行气止痛。

【处方】 姜黄 牡丹皮 牛膝(去苗,酒浸,切,焙) 乌药(剉) 生干地黄(焙)各一两

【用法】 上五味,捣罗为散,每服三钱匕,温酒调下。

姜黄散 《圣济总录》一

【主治】 产后血块攻冲心腹痛。

【功效】 活血祛瘀,通经止痛。

【处方】 姜黄(切碎,炒干) 蒲黄(微炒) 桂(去粗皮)各一两

【用法】 上二味,捣罗为散,每服二钱匕,生地黄自然汁调下,日三夜一。

姜黄散 《永类钤方》

【主治】 产后腹痛。

【功效】 活血行气止痛。

【处方】 没药一分 姜黄末三分

【用法】 上二味入水同童便各半煎,通口服,立止。

姜黄散 《妇人大全良方》一

【主治】 妇人血脏久冷,月水不调,脐腹刺痛。

【功效】 温经活血,行气止痛。

【处方】 川姜黄(成片子者)四两 蓬莪术 红花 桂心(袖珍官桂) 川芎各一两 延胡索 牡丹皮 当归各二两 白芍药三两

【用法】 上九味,为细末,每服一钱,水半盏,酒半盏,煎至七分,热服。

姜黄散 《妇人大全良方》一

【主治】 产后腹疼。

【功效】 活血行气止痛。

【处方】 没药一分 川姜黄(末)二分

【用法】 上三味,以水、童子小便各一盏,入药煎至一盏半,分作三服,通口服,约行五七里,再进一服,即止。不过三服便安。

姜黄汤 《圣济总录》一

【主治】 妊娠胎漏,下血不止,腹痛。

【功效】 温阳养血,止血安胎。

【处方】 姜黄 当归(切,焙) 熟干地黄(焙) 艾叶(焙干) 鹿角胶(炒燥)各一两

【用法】 上五味,粗捣筛,每服五钱匕,水一盏半,入生姜半分,切,枣三枚,擘破;煎至八分,去滓,食前温服。

姜粉散 《妇人大全良方》一

【主治】 产后儿枕痛。

【功效】 益气活血,祛瘀止血。

【处方】 当归 人参 木香 黄芪 川芎 甘草 茯苓 芍药 桂心 知母 大黄(炒) 草豆蔻 白术 诃子 良姜 青皮 熟地黄(少许) 附子半两一个

【用法】 上一十八味除地黄、附子外,各等分,焙干,生姜一斤,研取自然汁,于碗中停留食久,倾去清汁,取下面粉脚,摊在翡

叶上,入焙笼焙干,捣罗为末,才产后用药三钱,水一盏,姜三片,枣一个,煎至七分,热服。服后,产母自然睡着,半日以来,睡觉再服,全除腹痛。每日只三服,至九日不可服,肚中冷也。

姜米汤　《圣济总录》二

【主治】　产后虚乏,津液衰耗,烦渴不止。

【功效】　温中益胃生津。

【处方】　干姜(炮)一两　陈粟米(炒)二两　甘草(炙)一两

【用法】　上三味,粗捣筛,每服三钱匕,水一盏,煎至六分,滤去滓,食前稍热服,日三服。

姜橘汤　《圣济总录》一

【主治】　妊娠恶阻,呕吐涎痰,不能食。

【功效】　降气化痰。

【处方】　生姜母一两一分　陈橘皮(去白,焙)　青竹茹各半两　前胡(去苗)三分　槟榔(剉)二枚

【用法】　上五味,剉如麻豆,每服三钱匕,水一盏,煎至七分,去滓,温服,不拘时。

姜莪汤　《圣济总录》二

【主治】　妊娠腹痛,和气思食,治中满。

【功效】　调和气血,健脾除湿。

【处方】　姜黄　蓬莪茂(煨)　藿香叶各一两　甘草(炙)半两

【用法】　上四味,粗捣筛,每服二钱匕,水一盏,煎至六分,去滓,温服,不拘时。

穿山甲散　《儋寮方》

【主治】　妇人血积血块,往来刺痛,或经脉欲行之时,腹胁疗痛,或作寒热,肌肉消瘦。

【功效】　温经养血,破瘀通经。

【处方】　当归(洗,焙)　干漆(米醋炒令出)　穿山甲(石灰炒如田螺)　干姜

(炮)各等分

【用法】　上四味等分,为细末,每服二钱,温酒调下,食前服。

穿山甲散　《圣惠方》

【主治】　妇人瘕痞,及血气凝滞,心腹妨痛,四肢羸瘦,时吐清水,不欲饮食。

【功效】　活血散结,行气通经。

【处方】　穿山甲二两(炙令黄色)　京三棱二两(微炮,剉)　木香一两　槟榔一两　桂心一两　白术三分　鬼箭羽半两　桃仁三分(汤浸,去皮尖双仁,麸炒微黄)　川大黄一两(剉碎,微炒)　鳖甲一两半(涂醋炙令黄,去裙襕)　当归三分(剉,微炒)　防葵三分

【用法】　上一十二味,捣粗罗为散,每服四钱,以水一中盏,入生姜半分,煎至六分,去滓,食前稍热服。

穿山甲散　《圣惠方》

【主治】　妇人瘕痞,及恶血气攻刺,心腹疼痛,面无颜色,四肢瘦弱。

【功效】　活血散结,化瘀通经。

【处方】　穿山甲一两(炙令黄色)　鳖甲一两(涂醋炙令黄,去裙襕)　赤芍药一两　芎䓖半两　当归半两(剉,微炒)　麝香一分(细研)　川大黄一两(剉碎,微炒)　干漆一两(捣碎,炒令烟出)　桂心一两　莞花半两(醋拌炒令干)

【用法】　上一十味,捣细罗为散,入麝香同研令匀,每服不拘时,以热酒调下一钱。

穿山甲散　《圣惠方》二

【主治】　产后恶血在腹中,疗痛不可忍。

【功效】　破血祛瘀止痛。

【处方】　穿山甲一两　孩子头发一两(十岁以下者佳)　干漆一两　红蓝花子一两　赤鲤鱼鳞二两　灶突墨二两

【用法】　上六味,都入于瓷瓶子内,以瓦子盖瓶口,用盐泥固济,于盖上开一窍,以大火烧令烟白色,住火,候冷取出,细研为

散,不拘时,以热酒调下一钱。

穿山甲散 《圣惠方》二

【主治】 妇人经脉不通,一月至三个月,腹内有气块发来,从胁下起冲心,此是鬼胎。

【功效】 通经行滞。

【处方】 穿山甲三分(炙令黄色) 牡丹半两 肉桂半两(去皱皮) 鬼臼一两(去毛) 驴护干一两 蒲黄一两 当归三分 莲子一两 川大黄半两(剉碎,微炒) 桃胶二分 槟榔一分

【用法】 上一十一味,捣筛为散,每服三钱,以水酒各半中盏,煎至六分,去滓,每于食前温服。

穿山甲丸 《圣惠方》一

【主治】 妇人月水不通,腹胁疼痛。

【功效】 活血通经止痛。

【处方】 穿山甲 没药 延胡索 当归(剉,微炒) 硇砂各半两 狗胆二枚(干者)

【用法】 上六味,捣罗为末,以竹筒内盛,饭甑中蒸三溜,入炼蜜和丸,如绿豆大,每于食前服,以温酒下十丸。

穿山甲丸 《圣惠方》三

【主治】 产后吹奶,肿硬疼痛,日夜不歇。

【功效】 散结消肿,通络止痛。

【处方】 穿山甲(烧灰) 猪牙皂荚(烧灰) 王不留行(皂荚汁炙微黄) 自然铜(细研) 蝉壳 蛤粉 胡桃瓤(烧灰)各半两

【用法】 上七味,捣罗为末,以车脂和丸,如梧桐子大,不拘时,以热酒下二十丸。

济阴丹 《得效方》

【主治】 产后百病。

【功效】 活血祛瘀,益气养血。

【处方】 木香(炮) 茯苓 京墨(烧) 桃仁(去皮尖,炒)各一两 秦艽 甘草(炙) 人参 桔梗(炒) 石斛(酒浸) 蚕

布(烧) 藁本各二两 当归 桂心 干姜(炮) 细辛 牡丹皮 川芎各半两 川椒(炒) 山药各三两 泽兰 熟地黄 香附子各四两(炒) 苍术八两 大豆卷(炒)半升 糯米(炒)一升

【用法】 上二十五味为末,炼蜜丸,每两作六丸,嚼细,食前温酒、醋汤任下。

济阴丹 《急救仙方》

【主治】 妇人万病。

【功效】 疏肝解郁,调经止痛。

【处方】 香附子 乌豆 干姜 苍术各四两

【用法】 上四味用黄子醋浸二七,苍术止浸一七,后切作片子,再浸一七,取出乌豆,再炒过,香附子捣碎,加当归一两,茱萸半两重,醋煮过,同焙干为末,糯米糊为丸,如梧桐子大,空心温酒或醋汤吞下,每服二三十丸。

养正丹 《妇人大全良方》

【主治】 妇人虚风头旋,吐涎不已。

【功效】 化痰安神。

【处方】 黑讼 水银 硫黄(研) 朱砂各一两(研)

【用法】 用建盏一只,火上熔铅成汁,次下水银,用柳杖子打停取下,歇少时人二味,打停,候冷取下,研为粉,以糯米软饭丸如绿豆大,每服三十丸,枣汤吞下,空心食前服,日二服。

养胎饮 《吴氏集验方》

【主治】 漏胎。

【功效】 养阴固冲安胎。

【处方】 熟地黄。

【用法】 上一味为末,温酒调下二钱,食后服。

举卿举败散 《玉机微义》

【主治】 新产血虚痉者,汗后中风发搐。

【功效】 散寒祛风,养血止痉。

【处方】 荆芥穗(不以多少,微炒为末) 大豆黄卷(熟以酒沃之,去黄卷,取汁调细末三五钱)

【用法】 上二味,滓饮之,其效如神。一方只以好酒调服。

炮猪肝 《食医心鉴》

【主治】 产后赤白痢,腰脐肚绞痛不下食。

【功效】 补肾养血止痢。

【处方】 猪肝四两(圣惠方去筋膜)芜荑一两末(寿亲养老书一钱)

【用法】 薄起猪肝,掺芜荑末于肝叶中,溲面裹,更以湿纸重裹,于塘灰中炮令熟,去纸及面,空心食之。

活血饮子 《朱氏集验方》

【主治】 妇人血气冲心。

【功效】 活血行气。

【处方】 当归 石菖蒲各等分

【用法】 上二味等分,为细末,酒调下一钱。

室女万瘕丸 《大全本草》

【主治】 女人经血不行,诸癥瘕等病。

【功效】 破瘀养血通经。

【处方】 干漆一两(为粗末,炒令烟尽) 牛膝(末)一两 生地黄汁一升

【用法】 上三味入银器中熬,候可丸,丸如梧桐子大,每服一丸,加至三五丸,酒饮下,以通利为度。

【一】

骨碎补散 《拔萃方》

【主治】 妇人血风,气攻腰脚疼痛,腹胁拘急,肢节不持。

【功效】 补肾温经,祛湿止痛。

【处方】 骨碎补(炒) 草薢 牛膝 桃仁 海桐皮 当归 桂心 槟榔各一两 赤芍药 附子 川芎各七钱半 枳壳半两

【用法】 上一十二味为粗末,每服三钱,水一大盏,姜三片,枣一个煎,去滓,食前热服。

骨碎补散 《圣惠方》二

【主治】 妇人血风,身体骨节疼痛,腰脚无力。

【功效】 祛风,活血,止痛。

【处方】 骨碎补一两 当归三分(剉,微炒) 白蒺藜三分(微炒,去刺) 羌活三分 海桐皮一两 芎䓖一两 桂心三分 仙灵脾一两 侧子一两(炮裂,去皮脐) 木香三分 桃仁三分(汤浸,去皮尖双仁,微炒) 枳壳三分(麸炒微黄,去瓤)

【用法】 上一十二味,捣细罗为散,每服不拘时,以豆淋酒调下一钱。

骨碎补丸 《圣济总录》二

【主治】 妇人血风,攻身体疼痛,手足痛痹,筋脉拘急,或时寒热,经脉不调。

【功效】 祛风除湿,活血止痛。

【处方】 骨碎补一两 木鳖子(去壳)一两半 乳香(研)一两 青橘皮(汤浸,去白,焙) 陈橘皮(汤浸,去白,焙)各一两半 木香一两 没药(研)一两半 甜瓜子(炒)一两一分 自然铜(煅,醋淬七遍)一两 干漆(炒烟出) 苍术米(泔浸,剉,炒)各一两半 芫花(醋半升,浸一日,炒令焦) 干姜(炮) 血竭(研)各一两

【用法】 上一十四味,捣罗为末,醋煮面糊丸,如梧桐子大,每服七丸至十丸,空心温酒下,醋汤亦得,日三服。

陟厘丸 《圣惠方》二

【主治】 妊娠胎动,腹痛下血。

【功效】 益气养血,止血安胎。

【处方】 陟厘三分 熟干地黄一两 人参三分(去芦头) 当归三分(剉,微炒) 白龙骨三分 赤石脂三分 禹余粮三分(烧醋淬三遍) 厚朴一两(去粗皮,涂生姜汁,炙令香熟) 赤芍药半两 吴茱萸半两(汤浸七遍,微炒)

【用法】 上一十味,捣罗为末,炼蜜和捣三二百杵,丸如梧桐子大,每服不拘时,以粥饮下三十丸。

退热汤 《圣济总录》二

【主治】 妊娠虚烦懊热。

【功效】 养阴除烦。

【处方】 人参 甘草(炙) 黄芩(去黑心)各二两 当归(切,焙) 芍药 栀子仁 防风(去叉) 柴胡(去苗)各一两

【用法】 上八味,粗捣筛,每服五钱匕,水一盏,煎取七分,去滓,温服,食后。

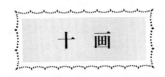

十 画

【一】

柏子仁散 《圣惠方》一

【主治】 妇人风虚劳冷,气血不调,手脚挛急,头目旋眩,肢节烦疼。

【功效】 养血祛风,散寒除湿。

【处方】 柏子仁三分 羌活半两 当归三分(剉碎,微炒) 防风半两(去芦头) 赤箭三分 桂心半两 芎䓖三分 白附子半两(炮裂) 牛膝三分(去苗) 桑寄生三分 藿香三分 仙灵脾三分 麝香一分(研入)

【用法】 上一十三味,捣细罗为散,研入麝香令匀,每于食前服,以温酒调下二钱。

柏子仁散 《圣惠方》二

【主治】 产后荒言乱语。

【功效】 益气养心,安神定志。

【处方】 柏子仁 远志(去心) 人参(去芦头) 桑寄生 防风(去芦头) 琥珀(细研) 当归(剉,微炒) 熟干地黄 甘草(炙微赤,剉)各半两

【用法】 上九味,捣筛为散,每服,以水一大盏,入白羊心一枚,切,先煎至七分,去羊心,下药五钱,更煎至四分,去滓,温服,不拘时。

柏子仁散 《永类钤方》

【主治】 产后血虚,挟邪攻心,狂言乱语。

【功效】 养血益气,安神定志。

【处方】 柏子仁 远志(去心) 人参 桑寄生 防风 琥珀(别研) 当归(炒) 生地黄(焙) 甘草等分

【用法】 上九味为粗末,先用白羊心一个,切片,水一盏,煮九分,去羊心,入药末五钱,温服,不拘时。

柏子仁散 《妇人大全良方》一

【主治】 产后狂言乱语。

【功效】 益气养血,安神定志。

【处方】 柏子仁 远志(去心) 人参 桑寄生 防风 琥珀(别研) 当归(炒) 生地黄(焙) 甘草等分

【用法】 上九味,为粗末,先用白羊心一个,切片,以水一大盏半,先煮至九分,去羊心,入药末五钱,煎至六分,去滓,温服,不拘时。

柏子仁丸 《圣惠方》一

【主治】 妇人风虚劳冷,脾胃乏弱,四肢羸困,不欲食。

【功效】 养阴活血,温肾健脾。

【处方】 柏子仁一两 泽兰半两 芎䓖半两 桂心半两 黄芪半两(剉) 禹余

粮一两(烧醋淬三遍)　人参半两(去芦头)
熟干地黄一两　五味子半两　白术半两
木香半两　厚朴三分(去粗皮,涂生姜
汁,炙令香熟)　当归三分(剉碎,微炒)
续断三分　白茯苓三分　紫石英一两(细
研,水飞过)　附子三分(炮裂,去皮脐)
白微三分　牛膝三分(去苗)　干姜三分
(炮裂,剉)　干漆半两(捣碎,炒令烟出)
防风半两(去芦头)　牡丹皮半两　细辛半
两　赤石脂一两

【用法】　上二十五味,捣罗为末,炼蜜
和捣五七百杵,丸如梧桐子大,每于食前服,
以温酒下三十丸。

柏子仁丸　《圣惠方》二

【主治】　妇人冷劳气,腹胁疼痛,不思
饮食,四肢少力,渐加羸瘦。

【功效】　温阳活血,散结止痛。

【处方】　柏子仁三分　干漆三分(捣
碎,炒令烟出)　鳖甲一两半(涂醋炙令黄,
去裙襕)　当归三分(剉碎,微炒)　紫石英
三分(细研,水飞过)　白术三分　肉苁蓉
三分(酒浸一宿,刮去皱皮,炙干)　干姜三
分(炮裂,剉)　桂心三分　牛膝三分(去
苗)　赤芍药三分　附子三分(炮裂,去皮
脐)　芎䓖三分　木香三分　熟干地黄三分
桃仁三分(汤浸,去皮尖双仁,麸炒微黄)
琥珀三分　麝香半两(细研)

【用法】　上一十八味,捣罗为末,入麝
香令匀,炼蜜和捣三二百杵,丸如梧桐子大,
空心及晚食前服,以温酒下三十丸。

柏子仁丸　《圣惠方》三

【主治】　产后风虚劳损,四肢羸弱,心
神虚烦,不能饮食,少得眠卧。

【功效】　养血祛风,益气补肾。

【处方】　柏子仁一两　熟干地黄一两
半　防风三分(去芦头)　人参三分(去芦
头)　麦门冬一两半(去心,焙)　黄芪三分
(剉)　当归半两(剉,微炒)　续断三分
羚羊角屑半两　白茯苓三分　泽兰一两
桂心半两　芎䓖半两　白术半两　酸枣仁

三分(微炒)　紫石英一两(细研,水飞过)
附子三分(炮裂,去皮脐)　甘草一分(炙
微赤,剉)

【用法】　上一十八味,捣罗为末,入
研,药令匀,炼蜜和捣三二百杵,丸如梧桐子
大,每于空腹及晚食前服,以温酒下三十丸。

柏子仁丸　《圣济总录》二

【主治】　产后虚热,羸瘦困倦。

【功效】　滋阴养血,益气温中。

【处方】　柏子仁(炒)　泽兰叶　甘草
(炙,剉)　当归(切)　焙　芎䓖各一两　白
术　白芷　桂(去粗皮)　细辛(去苗叶)各
半两　防风(去叉)　人参　牛漆(去苗,酒
浸,切)　焙　麦门冬(去心,焙)各一两半
生干地黄(焙)　石斛(去根)各一两　厚朴
(去粗皮,生姜汁炙,剉)　藁本(去苗土)
芜黄各半两　附子(炮裂,去皮脐)　干姜
(炮)各一两

【用法】　上二十味,捣罗为末,炼蜜和
丸,如梧桐子大,每服三十丸,温酒或米饮
下,不拘时。

柏子仁丸　《永类钤方》

【主治】　妇人臂痛,筋脉拘急,遇寒
则剧。

【功效】　养阴行气,温通经脉。

【处方】　柏子仁　干地黄各二两　茯
苓　枳实(制,麸炒)　覆盆子(炒)　北五
味　附子(炮)　石斛(酒蒸,炒)　鹿茸(酥
炙)　酸枣仁(炒)　沉香　黄芪(蜜炙)
桂心各一两

【用法】　上一十三味细末,蜜丸梧桐
子大,空心酒下三十丸。

柏子仁丸　《千金方》

【主治】　妇人五劳七伤,羸冷瘦削,面
无颜色,饮食减少,貌失光泽,及产后断绪
无子。

【功效】　养血益气,调补冲任。

【处方】　柏子仁　黄芪　干姜　紫石
英各二两　蜀椒一两半　杜仲　当归　甘

草　芎劳各四十二铢　厚朴　桂心　桔梗
赤石脂　肉苁蓉　五味子　白术　细辛
独活　人参　石斛　白芷　芍药各一两
泽兰二两六铢　藁本　芜荑各十八铢
干地黄　乌头（一方作牛膝）　防风各三十
铢　钟乳　白石英各二两

【用法】　上三十味为末，蜜和，酒服二
十丸如梧子，不知加至三十丸。

柏子仁汤　《严氏济生方》

【主治】　妇女忧思过度，劳伤心经，心
主于血，心虚不能维持诸经之血，亦能致崩
中下血之患。

【功效】　补益心血，补肾固冲。

【处方】　当归（去芦，酒浸）　芎劳
茯苓（去木）　远志　阿胶（剉，蛤粉炒成珠
子）　鹿茸（燎去毛，酒蒸，焙）　柏子仁
（炒）各一两　香附子（炒去毛）二两　川续
断（酒浸）一两半　甘草（炙）半两

【用法】　上一十味，㕮咀，每服四钱，水
一盏半，姜五片，煎至七分，去滓，空心食前
温服。

柏叶散　《圣惠方》二

【主治】　妇人带下五色，四肢黄瘦，心
烦食少。

【功效】　益气养阴，收敛止带。

【处方】　柏叶一两（微炙）　牛角䚡二
两（烧灰）　芎劳三分　禹余粮二两（烧醋
淬七遍）　黄芪一两（剉）　白芍药三分
龙骨一两　白术三分　丹参三两　枳壳一
两（麸炒微黄，去瓤）

【用法】　上一十味，捣细罗为散，每于
食前服，以温酒调下二钱。

柏叶散　《圣惠方》二

【主治】　妇人崩中漏下，不同年月
远近。

【功效】　调补冲任，收敛止血。

【处方】　柏叶一两半（微炙）　续断一
两半　芎劳一两半　禹余粮二两半（烧醋淬
七遍）　艾叶一两（微炒）　阿胶一两（捣

碎，炒令黄燥）　赤石脂一两　牡蛎一两
（烧为粉）　地榆一两（剉）　生干地黄一两
半　当归一两半（剉，微炒）　鹿茸一两（去
毛，涂酥炙微黄）　龟甲一两半（涂酥炙令
黄）　鳖甲一两半（涂醋炙令黄）

【用法】　上一十四味，捣细罗为散，每
于食前服，以粥饮调下二钱。

柏叶丸　《圣惠方》二

【主治】　妇人崩中漏下不止，渐加黄
瘦，四肢无力，腹内疼痛，不思饮食。

【功效】　调冲止血。

【处方】　柏叶一两（微炒）　续断三分
芎劳三分　禹余粮二两（烧醋淬七遍）
艾叶三分（微炒）　阿胶一两（捣碎，炒令黄
燥）　牡蛎一两（烧为粉）　地榆一两（剉）
熟干地黄一两　当归三分（剉，微炒）
丹参三分　鹿茸一两（去毛，涂酥炙微黄）
鮀甲一两（炙微黄）　鳖甲一两（涂醋炙
微黄）　赤石脂一两

【用法】　上一十五味，捣罗为末，炼蜜
和捣三五百杵，丸如梧桐子大，每于食前服，
以温酒下三十丸。

柏叶汤　《圣济总录》一

【主治】　产后血不止，兼漏下。

【功效】　凉血活血止血。

【处方】　柏叶（炙干）二两　当归（切，
焙）　禹余粮（烧，醋淬七遍）各一两半

【用法】　上三味，粗捣筛，每服三钱
匕，水一盏，入葱白二寸，细切，同煎至七分，
去滓，食前温服，日三服。

桃仁散　《圣惠方》

【主治】　妇人疝瘕，腹中拘急，心胁
胀满。

【功效】　理气化瘀，化癥止痛。

【处方】　桃仁一两（汤浸，去皮尖双
仁，麸炒微黄）　鳖甲一两（涂醋炙令黄，去
裙襕）　枳壳一两（麸炒微黄，去瓤）　桂心
一两　桑寄生一两　芎劳一两　槟榔一两
郁李仁一两（汤浸，去皮，微炒）

【用法】　上八味,捣筛为散,每服四钱,以水一中盏,入生姜半分,煎至六分,去滓,食前温服。

桃仁散　《圣惠方》

【主治】　妇人癥痞,心腹胀满,不能饮食,体瘦无力。

【功效】　健脾行气,化癥止痛。

【处方】　桃仁一两(汤浸,去皮尖双仁,麸炒微黄)　诃黎勒皮三分　白术三分　当归三分　京三棱一两(微炮,剉)　赤芍药三分　鳖甲一两半(涂醋炙令黄,去裙襕)　陈橘皮三分(汤浸,去白瓤,焙)

【用法】　上八味,捣筛为散,每服三钱,水一中盏,入生姜半分,煎至六分,去滓,食前稍热服。

桃仁散　《圣惠方》

【主治】　妇人疢癖气,羸瘦,寒热食少。

【功效】　行气活血,散结消癥。

【处方】　桃仁半两(汤浸,去皮尖双仁,麸炒微黄)　柴胡一两(去苗)　厚朴三分(去粗皮,涂生姜汁,炙令香熟)　槟榔三分　鳖甲一两(涂醋炙令黄,去裙襕)　枳壳三分(麸炒微黄,去瓤)　乌梅肉三分(微炒)　赤芍药三分　白术三分　甘草半两(炙微赤,剉)　川大黄一两(剉碎,微炒)

【用法】　上一十一味,捣粗罗为散,每服四钱,以水一中盏,入生姜半分,煎至六分,去滓,每于食前服,稍热服。

桃仁散　《圣惠方》一

【主治】　产后咳嗽,时寒热,四肢乏力疼痛,不思饮食。

【功效】　止咳平喘,益气健脾。

【处方】　桃仁(汤浸,去皮尖双仁,麸炒微黄)　桑根白皮(剉)　当归(剉,微炒)　白茯苓　白术　人参(去芦头)　甘草(炙微赤,剉)各三分　鳖甲(涂醋炙微黄,去裙襕)　紫菀(洗去苗土)　木香　桂心　白芍药　子芩　陈橘皮(汤浸,去白瓤,

焙)　熟干地黄各半两　柴胡一两(去苗)

【用法】　上一十六味,捣粗罗为散,每服四钱,以水一中盏,入生姜半分,枣三枚,煎至六分,去滓,温服,不拘时。

桃仁散　《圣惠方》一

【主治】　产后余血不散,结成癥块,疼痛。

【功效】　活血祛瘀散结。

【处方】　桃仁一两(汤浸,去皮尖双仁,麸炒微黄)　当归一两(剉,微炒)　赤芍药三分　鳖甲一两(涂醋炙令黄,去裙襕)　琥珀三分　延胡索三分　芎藭半两　鬼箭羽一两　川大黄一两(剉碎,微炒)　桂心半两

【用法】　上一十味,捣筛为散,每服三钱,以水一中盏,入生姜半分,煎至六分,去滓,温服,不拘时。

桃仁散　《圣惠方》一

【主治】　妇人血风劳气,经脉久滞,或时寒热,四肢疼痛,不思饮食。

【功效】　行气活血通经。

【处方】　桃仁三分(汤浸,去皮尖双仁,麸炒微黄)　桂心半两　柴胡一两(去苗)　鳖甲一两半(涂醋炙令黄,去裙襕)　琥珀三分(细研)　延胡索三分　牛膝一两(去苗)　紫菀半两(洗去苗土)　细辛半两　羌活半两　芎藭半两　木香半两　川大黄半两(剉碎,微炒)　羚羊角屑一两　当归半两(剉碎,微炒)　虎杖半两(剉)　白术半两　赤芍药半两

【用法】　上一十八味,捣粗罗为散,每服四钱,以水一中盏,入生姜半分,煎至六分,去滓,每于食前温服。

桃仁散　《圣惠方》一

【主治】　妇人月水不调,或淋漓不断,断后复来,状如泻水,四体虚羸,不能饮食,腹中坚痛,举体沉重,惟欲眠。

【功效】　活血养血,固冲调经。

【处方】　桃仁一两(汤浸,去皮尖双

仁,麸炒微黄) 泽兰二两 牛膝二两(去苗) 当归二两(剉,微炒) 桂心二两 牡丹皮二两 赤芍药二两 生干地黄三两 甘草一两(炙微赤,剉) 半夏一两(汤洗七遍,去滑) 人参二两(去芦头) 蒲黄二两 芎䓖二两

【用法】 上一十三味,捣筛为散,每服五钱,以水一大盏,入生姜半分,煎至五分,去滓,温服,日三服。

桃仁散 《圣惠方》一

【主治】 妇人月水不通,年月深远,面上黯暗,黑如喂墨,每思咸酸之物,食之不已,意无足时,此由凝血在脏,热入血室,即歌咏言笑,悲泣不止,便将是鬼魅魍魉。

【功效】 化瘀通经。

【处方】 桃仁一两(汤浸,去皮尖双仁,麸炒微黄) 茜根一两半 虻虫二七枚(微炒,去翅足) 水蛭二七枚(炒令微黄) 赤芍药一两 琥珀一两(细研) 木通一两(剉) 川大黄一两半(剉碎,微炒) 川芒硝一两

【用法】 上九味,捣筛为散,每服三钱,以水一中盏,煎至六分,去滓,空腹温服,如人行十里再服。

桃仁散 《圣惠方》一

【主治】 妇人月水每来,绕脐疼痛,上抢心胸,往来寒热。

【功效】 化瘀利湿止痛。

【处方】 桃仁(汤浸,去皮尖双仁,麸炒微黄) 薏苡仁 代赭石 赤茯苓 牛膝(去苗) 川大黄(剉,微炒)各一两 桂心一两 䗪虫一两(微炒)

【用法】 上八味,捣细罗为散,每于食前服,以温酒调下一钱。

桃仁散 《圣惠方》二

【主治】 妇人冷劳气滞,经脉不通,腹胁妨闷,四肢羸瘦,不思饮食。

【功效】 活血祛瘀,温阳通经。

【处方】 桃仁半两(汤浸,去皮尖双

仁,麸炒微黄) 鳖甲二两(涂醋炙微黄,去裙襕 妇人大全良方、永类钤方无) 琥珀一两(细研) 肉桂一两(去粗皮 钤方、良方桂心) 赤芍药三分(钤方二分) 当归三分(剉碎,微炒 钤方二分) 白术三分(钤方二分) 木香半两 诃黎勒半两 干姜半两(炮裂,剉) 人参半两(去芦头) 延胡索三分(钤方二分) 赤茯苓三分(钤方二分) 陈橘皮一两(汤浸去白瓤,焙) 牛膝三分(去苗 钤方二分)

【用法】 上一十五味,捣粗罗为散,每服四钱,以水一中盏,入生姜半分,煎至六分,去滓,每于食前温服。

桃仁散 《圣惠方》二

【主治】 产后大小便秘涩,心腹胀满,时时搓撮疼痛。

【功效】 行气祛瘀通便。

【处方】 桃仁一两(汤浸,去皮尖双仁,麸炒微黄) 葵子一两 川大黄一两(剉碎,微炒) 甜瓜子一两 青橘皮一两(汤浸,去白瓤,焙) 槟榔一两 当归一两(剉,微炒) 甘草半两(炙微赤,剉)

【用法】 上八味,捣筛为散,每服三钱,以水一中盏,煎至六分,去滓,温服,不拘时。

桃仁散 《圣惠方》二

【主治】 产后恶露不下,脐腹气滞,时攻胁肋疼痛。

【功效】 行气活血,祛瘀止痛。

【处方】 桃仁一两(汤浸,去皮尖双仁,麸炒微黄) 生干地黄一两 蓬莪术一两 槟榔一两 牛膝三分(去苗) 桂心三分 牡丹三分 当归一两(剉,微炒)

【用法】 上八味,捣粗罗为散,每服三钱,以水一中盏,入生姜半分,煎至六分,去滓,稍热服,不拘时。

桃仁散 《圣惠方》二

【主治】 产后恶露不尽,腹胁疼痛。

【功效】 活血祛瘀止痛。

【处方】　桃仁一两(汤浸,去皮尖双仁,麸炒微黄)　赤芍药　芎䓖　当归(剉,微炒)　庵䕡子　桂心　琥珀　鬼箭羽各三分　甘草半两(炙微赤,剉)

【用法】　上九味,捣粗罗为散,每服三钱,以水一中盏,入生姜半分,煎至六分,去滓,稍热服,不拘时。

桃仁散　《圣惠方》二

【主治】　产后恶露不尽,腹胁疼痛。

【功效】　行气活血止痛。

【处方】　桃仁三分(汤浸,去皮尖双仁,麸炒微黄)　当归半两(剉,微炒)　木香半两　芎䓖半两　干姜一分(炮裂,剉)

【用法】　上五味,捣细罗为散,每服不拘时,以热酒调下二钱。

桃仁散　《圣惠方》三

【主治】　产后败血不散,上冲心腹,痛不可忍。

【功效】　活血破瘀止痛。

【处方】　桃仁半两(汤浸,去皮尖双仁,麸炒微黄)　蓬莪术三分　桂心半两　当归一两(剉,微炒)

【用法】　上四味,捣细罗为散,不拘时,以热酒调下一钱。

桃仁散　《圣惠方》三

【主治】　产后恶血未尽,攻心腹痛。

【功效】　活血祛瘀止痛。

【处方】　桃仁一两(汤浸,去皮尖双仁,麸炒微黄)　赤芍药一两　芎䓖一两　当归一两(剉,微炒)　干漆二两(捣碎,炒令烟出)　桂心一两　甘草半两(炙微赤,剉)　干姜三分(炮裂,剉)

【用法】　上八味,捣粗罗为散,每服三钱,以水一中盏,煎至六分,去滓,稍热服,不拘时。

桃仁散　《千金方》

【主治】　月经来绕脐痛,上冲心胸,往来寒热如疟痎状。

【功效】　活血祛瘀,下气止痛。

【处方】　桃仁五十枚(千金翼方,去皮尖双仁,熬)　䗪虫二十枚(翼方熬)　桂心五寸　茯苓一两　薏苡仁　牛膝　代赭石各一两　大黄八两

【用法】　上八味,治下筛,宿勿食,温酒服一钱匕,日三。

桃仁丸　《圣惠方》

【主治】　妇人腹内有瘀血,月水不利,或断或来,心腹满急。

【功效】　活血化瘀,通经止痛。

【处方】　桃仁三两(汤浸,去皮尖双仁,麸炒微黄)　虻虫四十枚(炒微黄,去翅足)　川大黄三两(剉碎,微炒)　水蛭四十枚(炒微黄)

【用法】　上四味,捣罗为末,炼蜜和捣百余杵,丸如梧桐子大,每服空心,以热酒下十五丸。

桃仁丸　《圣惠方》一

【主治】　妇人头目昏重,心神烦乱,或时寒热,肢节疼痛,不欲饮食。

【功效】　活血行气,养阴退热。

【处方】　桃仁一两(汤浸,去皮尖双仁,麸炒微黄)　芎䓖半两　白术半两　赤茯苓三分　枳壳半两(麸炒微黄,去瓤)　赤芍药半两　诃黎勒皮三分　槟榔半两　鳖甲一两半(涂醋炙令黄,去裙襕)　羚羊角屑一两　柴胡一两(去苗)　人参一两(去芦头)　酸枣仁一两(微炒)　生干地黄一两

【用法】　上一十四味,捣罗为末,炼蜜和捣三二百杵,丸如梧桐子大,每服不拘时,以生姜荆芥薄荷汤下三十丸。

桃仁丸　《圣惠方》一

【主治】　妇人月水不利,脐下结痛。

【功效】　活血祛瘀,通经止痛。

【处方】　桃仁三分(汤浸,去皮尖双仁,麸炒微黄)　牛膝一两(去苗)　当归一两(剉,微炒)　桂心半两　瞿麦半两　川

大黄一两(到,微炒)

【用法】 上六味,捣罗为末,炼蜜和丸,如梧桐子大,每于食前服,以温酒下二十丸。

桃仁丸　《圣惠方》一

【主治】 室女月水不通。

【功效】 破瘀通经。

【处方】 桃仁二两(汤浸,去皮尖双仁,麸炒微黄)　川大黄半两(到,微炒)　虻虫半两(炒微黄)　朴硝半两

【用法】 上四味,捣罗为末,铜器内先煎米醋一升如膏,后相以下药末,以慢火熬,候可丸即丸,如梧桐子大,五更初,以当归末一钱,酒一小盏,煎三两,放温,下五丸,却卧良久,泻下恶物,如赤小豆汁,经脉立通。

桃仁丸　《圣惠方》二

【主治】 妇人与鬼气交通。

【功效】 活血祛瘀,镇静安神。

【处方】 桃仁二分(汤浸,去皮尖双仁,麸炒微黄)　麝香半两(细研)　朱砂三分(细研)　水银一分(用枣内研令星尽)　槟榔三分　阿魏半两(面裹煨,以面熟为度)　沉香半两　当归三分

【用法】 上七味,捣罗为末,入研,药令匀,炼蜜和丸,如梧桐子大,每日空心服,桃仁汤下十丸。

桃仁汤　《千金方》

【主治】 产后往来寒热,恶露不尽。

【功效】 益气活血。

【处方】 桃仁五两　吴茱萸二升　黄芪　当归　芍药各三两　生姜　醍醐(百炼酥)　柴胡各八两

【用法】 上八味,㕮咀,以酒一斗,水二升,合煮取三升,去滓,适寒温,先食服一升,日三服。

桃仁汤　《千金方》

【主治】 妇人月水不通。

【功效】 化瘀通经。

【处方】 桃仁　朴硝　牡丹皮　射干　土瓜根　黄芩各二两　芍药　大黄　柴胡各四两　牛膝　桂心各二两　水蛭　虻虫各七十枚

【用法】 上一十三味,㕮咀,以水九升,煮取二升半,去滓,分二服。

桃仁汤　《千金方》

【主治】 妇人月经不通。

【功效】 活血祛瘀,通经。

【处方】 桃仁一升　当归　土瓜根　大黄　水蛭　虻虫　芒硝各二两　牛膝　麻子仁　桂心各三两

【用法】 上一十味,㕮咀,以水九升,煎取三升半,去滓,内硝令烊,分为三服。

桃仁汤　《千金方》

【主治】 妇人产后及堕身,月水不调,或淋漓不断,断后复来,状如泻水,四体噓吸不能食,腹中坚痛,不可行动,月水或前或后,或经月不来,举体沉重,惟欲眠卧,多思酸物。

【功效】 活血养血通经。

【处方】 桃仁五十枚　泽兰　甘草　芎䓖　人参各二两　牛膝　桂心　牡丹皮　当归各三两　芍药　生姜　半夏各四两　地黄八两　蒲黄七合

【用法】 上一十四味,㕮咀,以水二斗,煮取六升半,分六服。

桃仁芍药汤　《千金方》

【主治】 产后腹中疼痛。

【功效】 活血祛瘀止痛。

【处方】 桃仁半两　芍药　芎䓖　当归　干漆(妇人大全良方碎,熬)　桂心　甘草各二两

【用法】 上七味,㕮咀,以水八升,煮取三升,分三服。

桃仁粥　《食医心鉴》

【主治】 产后血瘕痛,恶露不多下。

【功效】 活血止痛。

【处方】 上桃仁一两(去尖皮,研)

【用法】 上一味,以水滤取汁,煮米作粥食之。

桃仁煎丸 《圣惠方》一

【主治】 妇人气滞,月水久不通。

【功效】 破瘀通经。

【处方】 桃仁二两(汤浸,去皮尖双仁,麸炒微黄) 川大黄二两(微炒) 川朴硝二两 虻虫一两(炒微黄,去翅足)

【用法】 上四味,捣罗为末,用酽醋五升,于铜铛内,以慢火熬,候可丸,丸如鸡头实大,当晚不食,五更初,以温酒下一丸,至明朝巳际,下如豆汁,或如鸡肝,虾血虾蟆衣,其病下即瘥。

桃花丸 《圣惠方》一

【主治】 妇人月水不通无子,由子宫风冷,积血滞于膀胱,故致腰胯疼痛,手脚心热,背膊妨闷,经络不调,腹内多气,四肢乏力,面无血色,及多皯𪑆。

【功效】 活血祛瘀通经。

【处方】 桃花 苏合香 安息香 木香 槟榔 川芒硝各三分 水蛭半两(炒令微黄) 虻虫半两(炒令微黄,去翅足) 鳖甲(涂醋炙令黄,去裙襕) 麒麟竭 附子(炮裂,去皮脐) 柴胡(去苗) 卷柏 当归(剉,微炒) 辛夷 白芷 紫石英(细研,水飞过) 禹余粮(炒,醋淬七遍) 芎䓖 牡丹皮 细辛 麦门冬(去心,焙) 羌活 桂心 肉豆蔻(去壳)各一两

【用法】 上二十五味,捣罗为末,炼蜜和捣三二百杵,丸如梧桐子大,每日空心及晚食前服,煎茅香汤下三十丸。

桃花散 《圣惠方》二

【主治】 产后大小便秘涩。

【功效】 活血通淋,行气通便。

【处方】 桃花一两 葵子一两 滑石一两 槟榔一两

【用法】 上四味,捣细罗为散,每于食前服,以葱白汤调下二钱。

桃胶散 《圣惠方》

【主治】 妇人气淋劳淋。

【功效】 行气活血,利湿通淋。

【处方】 桃胶二两 榆白皮二两(妇人大全良方各一两) 车前子 冬瓜子 鲤鱼齿 葵子 瞿麦 木通各一两(良方各半两) 枳实半两(麸炒微黄 良方枳壳一分)

【用法】 上九味,捣筛为散,每服五钱,水一大盏,入生姜半分,葱白二茎,煎至七分,去滓,食前分温二服。 良方上㕮咀,每服三钱重,水一盏,煎至七分,去滓,温服。

桃根煎 《圣惠方》一

【主治】 妇人数年月水不通,面色萎黄,唇口青白,腹内成块,肚上筋脉,腿胫或肿。

【功效】 活血散结通经。

【处方】 桃树根一斤 牛蒡子根一斤 马鞭草根一斤 牛膝一斤(去苗) 蓬藟根一斤

【用法】 上五味,都剉,以水三斗,煎取一斗,去滓,更于净锅中,以慢火煎如饧,盛于瓷器中,每于食前服,以热酒调下半大匙。

桂心散 《圣惠方》

【主治】 妇人中风,咽中气塞壅闷,口噤不语,肝厥不识人,或加针灸不知痛处。

【功效】 散寒祛风。

【处方】 桂心二两 防风一两(去芦头) 汉防己一两 麻黄一两(去根节) 白术一两 人参一两(去芦头) 黄芩一两 细辛一两 茵芋一两 秦艽一两(去苗) 附子一两(炮裂,去皮脐) 甘草一两(炙微赤,剉)

【用法】 上一十二味,捣粗罗为散,每服四钱,以水一中盏,入生姜半分,煎至五分,去滓,入淡竹沥一合,更煎一两沸,不拘时,拗开口,温灌之。

桂心散 《圣惠方》一

【主治】 产后伤寒,头目四肢俱疼,心胸烦热。

【功效】 散寒祛风,清热除烦。

【处方】 桂心一两 麻黄三分(去根节) 荆芥三分 石膏二两 赤芍药二分 柴胡一分(去苗) 葛根三分(剉) 芎藭半两 人参半两(去芦头) 细辛半两(去苗土) 甘草一分(炙微赤,剉)

【用法】 上一十一味,捣粗罗为散,每服四钱,以水一中盏,入生姜半分,枣三枚,煎至六分,去滓,温服,如人行五七里再服,以得汗出为效。

桂心散 《圣惠方》一

【主治】 产后血气上攻于肺,虚喘。

【功效】 益气平喘。

【处方】 桂心 陈橘皮(汤浸,去白瓤,焙) 人参(去芦头) 当归(剉,微炒)各一两 紫苏子半两(微炒) 五味子半两

【用法】 上六味,捣细罗为散,不拘时,以粥饮调下一钱。

桂心散 《圣惠方》二

【主治】 妊娠母因疾病,胎不能安,可下之。

【功效】 活血通经下胎。

【处方】 桂心二两 瓜蒌二两 牛膝二两(去苗) 瞿麦一两(妇人大全良方二两) 当归一两(良一两)

【用法】 上件药,捣筛为散,每服四钱,以水一中盏,煎至六分,去滓,每于食前温服。

桂心散 《圣惠方》三

【主治】 产后儿枕攻刺,腹肚疼痛不止。

【功效】 活血祛瘀止痛。

【处方】 桂心三分 赤芍药一两 琥珀半两(细研) 白芷半两 当归三分(剉,微炒)

【用法】 上五味,捣筛为散,每服三钱,以水一中盏,入生姜半分,枣二枚,煎至六分,去滓,温服,不拘时。

桂心散 《圣惠方》三

【主治】 产后恶血未尽,心腹疼痛。

【功效】 行气活血止痛。

【处方】 桂心一两 水蛭半两(微炒) 牡丹半两 延胡索半两 硫黄半两(细研)

【用法】 上五味,捣细罗为散,不拘时,以温酒调下一钱。

桂心散 《圣济总录》二

【主治】 产后蓐劳,日渐枯瘁,寒热往来,头疼体痛,口苦舌燥。

【功效】 温中健脾行气。

【处方】 桂(去粗皮) 厚朴(去粗皮,涂生姜汁炙) 柴胡(去苗) 桔梗(剉炒) 紫菀(去土,焙干) 芍药(剉) 高良姜 干姜(炮裂) 白芜荑(炒) 陈橘皮(汤浸,去白,焙) 鳖甲(去裙襕,醋浸炙)各半两 草豆蔻三枚(去皮)

【用法】 上一十二味,捣罗为散,每服二钱匕,用獖猪肝十片,炙熟,乘热拌和药末,旋旋嚼,温酒下,日三服。

桂心丸 《圣惠方》一

【主治】 妇人月水久不通,四肢状如枯木,上气咳嗽,背膊烦闷,涕唾稠粘,少食多睡。

【功效】 通阳破瘀,降气化痰。

【处方】 桂心三分 夜明砂三分(微炒) 砒霜一分 斑蝥一分(糯米拌炒令黄,去翅足) 硇砂三分(细研) 甘草三分(炙微赤,剉) 皂荚一分(去黑皮,涂酥炙令黄,去子)

【用法】 上七味,捣罗为末,用软饭和丸,如梧桐子大,每于食前服,以温酒下三丸。

桂心丸 《圣惠方》一

【主治】 妇人月水不利,忧恚,心下支

满,血气上攻,心腹疼痛,不得睡卧。

【功效】　通阳活血,降气化瘀。

【处方】　桂心半两　赤芍药半两　土瓜根半两　花椒一分(去目及闭口者,微炒去汗)　黄芩半两　干漆半两(捣碎,炒令烟出)　当归半两(剉,微炒)　川大黄一两(剉碎,微炒)

【用法】　上八味,捣罗为末,炼蜜和丸,如梧桐子大,每于食前服,以温酒下二十丸。

桂心丸　《圣惠方》一

【主治】　产后血气不散,积聚成块,上攻心腹,或时寒热,四肢羸瘦烦疼,不思饮食。

【功效】　行气活血,消癥散结。

【处方】　桂心半两　没药半两　槟榔半两　干漆三分(捣碎,炒令烟出)　当归半两(剉,微炒)　赤芍药半两　川大黄一两(剉碎,微炒)　桃仁一两(汤浸,去皮尖双仁,麸炒微黄)　鳖甲一两(涂醋尖令黄,去裙襕　拔萃酥炙)　厚朴一两(去粗皮,涂生姜汁,炙令香熟)　延胡索一两　京三棱一两(微煨,剉)　牡丹半两　青橘皮三分(汤浸,去白瓤,焙)

【用法】　上一十四味,捣罗为末,炼蜜和捣五七百杵,丸如桐子大,每服以温酒下三十丸,日三四服。

桂心丸　《圣惠方》三

【主治】　产后血气冲心疼痛。

【功效】　温阳行气,活血止痛。

【处方】　桂心一两(为末)　芫花一两(为末)　香墨二挺(为末)　木香一两(为末)

【用法】　上四味,以酽醋二升,先煎芫花为膏,次入木香并墨、桂和丸,如梧桐子大,每服以热酒下十丸。

桂心丸　《拔萃方》

【主治】　产后血气不散,积聚成块,上攻心腹或成寒热,四肢羸瘦,烦疼。

【功效】　行气活血,软坚消癥。

【处方】　青皮　干柒(炒烟尽)各七钱半　没药　槟榔　当归　桂心　赤芍药　牡丹皮各半两　大黄(炒)　桃仁(去皮尖)　鳖甲(酥炙)　厚朴(制)　三棱(煨)　延胡索各一两

【用法】　上一十四味为细末,炼蜜丸梧桐子大,每服三四十丸,温酒下。

桂心丸　《妇人大全良方》二

【主治】　产后血气不散,积聚成块,上攻心腹,或成寒热,四肢羸瘦烦疼,不思饮食。

【功效】　行气消积,活血散结。

【处方】　青皮　干漆(炒烟尽)各三分　没药　槟榔　当归　桂心　赤芍药　牡丹皮各半两　大黄(炒)　桃仁　鳖甲　厚朴　三棱　延胡索各一两

【用法】　上一十四味为细末,炼蜜丸如梧桐子大,温酒下三十丸。

桂心汤　《圣济总录》二

【主治】　产后中风,口㖞,言语不利,筋脉拘急。

【功效】　散寒祛风止痉。

【处方】　桂(去粗皮)三分　升麻　防风(去叉)　麻黄(去根节,煎,掠去沫,焙)各一两　芎䓖　羚羊角镑各一两半

【用法】　上六味,粗捣筛,每服三钱匕,水一盏,煎至七分,去滓,入竹沥半合,再煎三两沸,温服,不拘时。

桂心汤　《圣济总录》二

【主治】　产后虚热,状似劳气,瘦瘁无力。

【功效】　温阳益气养血。

【处方】　桂(去粗皮)一两　黄芪(剉)一两半　芎䓖一两　当归(切,焙)二两　赤芍药(剉)一两半　甘草(炙)　人参各一两　附子(炮裂,去皮脐)半两

【用法】　上八味,粗捣筛,每服二钱匕,水一盏,入生姜三片,枣一枚,擘破,同煎

至七分,去滓,温服,不拘时。

桂心白术汤 《妇人大全良方》

【主治】 妇人伤寒阴痉,手足厥冷,筋脉拘急,汗出不止。

【功效】 温阳祛风,养血柔筋。

【处方】 白术 桂心 附子(炮) 防风 川芎 甘草各半两

【用法】 上六味㕮咀,每服五钱,水二盏,姜四片,枣三枚,煎八分,去滓,温服。

桂心牡蛎汤 《无求子活人书》

【主治】 妇人产后头疼,身体发热,兼治腹内拘急疼痛。

【功效】 温中散寒,养血止痛。

【处方】 桂心三两 黄芩二两 白芍药 干地黄 牡蛎(煅)各五两

【用法】 上五味,剉如麻豆大,每服五钱匕,以水一盏半,煎至一盏,去滓,温服。

桂心加葛根汤 《妇人大全良方》

【主治】 妇人柔痉有汗,不恶寒。

【功效】 解肌发表,调和营卫。

【处方】 桂枝 芍药 甘草各六钱三分 干葛一两三钱 生姜一两 枣四枚

【用法】 上六味㕮咀,每服三钱,水一盏,煎七分,去滓,温服,取汗为度。

桂心酒 《千金方》

【主治】 月经不通,结成癥瘕。

【功效】 化瘀消癥。

【处方】 桂心 牡丹皮 芍药 牛膝 干漆 土瓜根 牡蒙各四两 吴茱萸一升 大黄三两 黄芩 干姜各二两 虻虫二百枚 蟅虫 蛴螬 水蛭各七十枚 乱发灰 细辛各一两 僵蚕五十枚 大麻仁 灶突墨三升 干地黄六两 虎杖根 鳖甲各五两 庵䕡子二升

【用法】 上二十四味,㕮咀,以酒四斗,分两瓮,浸之七日,并一瓮盛,搅令调,还分作两瓮,初服二合,日二,加三四合。

桂心酒 《千金方》

【主治】 产后疹痛,及卒心腹痛。

【功效】 散寒止痛。

【处方】 桂心三两

【用法】 以酒三升,煮取二升,去滓,分三服,日三服。

桂香散 《得效方》

【主治】 妇人脾胃虚弱,并脾血久冷。

【功效】 温中健脾。

【处方】 草豆蔻(去壳,炒用) 甘草 高良姜(剉,炒香熟) 白术 缩砂仁各一两 青皮(去瓤,炒黄) 诃子肉各半两 肉桂一分 生姜(切,炒干) 厚朴(去粗皮,姜汁炒) 枣肉三味各一两(切,水一碗,煮令干,同杵为团,焙干)

【用法】 上一十一味为末,每服二钱,入盐少许,沸汤点,空心服,及疗腹痛,又治冷泻尤妙,腹痛最难得药,此方只是温补药耳! 特工止痛,理不可知。

桂香散 《医方集成》

【主治】 妇人脾血久冷,时作腹痛泄泻。

【功效】 散寒化湿,补虚止泻。

【处方】 草豆蔻(去壳,炒) 甘草 白术 高良姜(剉,炒) 缩砂仁各一两 青皮(去白,炒) 诃子肉各半两 肉桂一分 生姜 厚朴(去皮) 枣肉各一两(以水一碗,烂煮令干,同研为饼,焙)

【用法】 上一十一味为末,每服二钱,入盐少许,空心沸汤点服。

桂香散 《永类钤方》

【主治】 妇人脾血久冷,时作腹痛泄泻。

【功效】 温中健脾止泻。

【处方】 草豆蔻(去壳,炒) 甘草 白术 高良姜(炒香) 砂仁各一两 青皮(净,炒) 诃子肉各半两 肉桂 生姜 厚朴(制) 枣肉各一两(水一碗,烂煮令

干,同研,作饼,焙)

【用法】 上一十一味为末,每三钱,入盐少许,空心,沸汤点服。

桂香散 《是斋医方》

【主治】 妇人脾胃虚弱,妇人脾血久冷。

【功效】 健脾和胃,兼以散寒。

【处方】 草豆蔻(去壳,炒) 甘草 高良姜(剉,炒香熟) 白术 缩砂仁各一两 青皮(去瓤,炒黄) 诃子肉各半两 肉桂一分 生姜(切) 厚朴(去皮) 枣肉(切。水一碗,煮令干,同杵为团,焙干)三味各一两

【用法】 上一十一味同为细末,每服二钱,入盐少许,沸汤点,空心服。此药又疗腹痛,又治冷泻尤妙。腹痛最难得药,此方只是温脾药耳! 特工止痛,理不可知。

桂香散 《胎产救急方》

【主治】 催生兼下死胎。

【功效】 祛瘀下胎。

【处方】 上等肉桂一钱末(集验方一两,妇人大全良方、澹轩方、卫生宝鉴、拔萃方、经验良方、胎产方、简奇方桂心二钱) 麝香当门子一个(集验方二钱)

【用法】 上二味同研,温酒调服,须臾,如手推下。

桂香丸 《直指方》

【主治】 月事不调,心腹刺痛,寒热间作。

【功效】 养血活血,理气止痛。

【处方】 当归须 川芎 赤芍药 牡丹皮 南木香 细辛 辣桂(并日干) 延胡索(略炒) 乳香 没药等分

【用法】 上一十味,煮米醋,将乳香、没药为膏,余药末之,揉为丸,梧桐子大,每服七十丸,续断煎汤送下。有热多加生槐花煎汤。

桂香丸 《妇人大全良方》

【主治】 妇人脏腑处为风湿寒所搏,冷滑注下不禁。

【功效】 温经散寒,理气除湿。

【处方】 附子 肉豆蔻(并炮) 白茯苓各一两 桂心 木香(炮) 白姜(炮)各半两 丁香一分

【用法】 上七味为细末,米糊圆,如梧桐子大,空心米饮下五十圆。

桂枝汤 《圣济总录》二

【主治】 产后伤寒,头目昏痛,体热烦闷。

【功效】 散寒祛风,益气养血。

【处方】 桂枝(去粗皮) 麻黄(去根节,煎,掠去沫,焙) 前胡(去芦头) 芍药 柴胡(去苗) 人参 当归(切,炒) 甘草(炙) 芎䓖 石膏各一分

【用法】 上一十味,粗捣筛,每服三钱匕,水一盏,生姜三片,枣二枚,擘,煎七分,去滓,温服,不拘时。

桂枝附子汤 《千金方》

【主治】 产后风虚,汗出不止,小便难,四肢微急,难以屈伸者。

【功效】 散寒和营,养阴舒筋。

【处方】 桂心 芍药 生姜各三两 甘草一两半 附子一枚 大枣二十枚

【用法】 上六味,㕮咀,以水七升,煎取三升,分为三服。

桂枝红花汤 《无求子活人书》

【主治】 妇人伤寒,发热恶寒,四肢拘急,口燥舌干,经脉凝滞,不时往来。

【功效】 解表和营,养阴活血。

【处方】 桂心(妇人大全良方、得效方桂枝) 芍药(得效方赤芍药) 甘草(炙)各三两(南阳活人书各一两) 红花二两

【用法】 上四味剉如麻豆大,每服五钱匕,水一盏半,生姜四片,枣子二个,煎至七分,去滓,良久再服,汗出而解。

桂枝加芍药汤 《拔萃方》

【主治】 妇人伤寒中风,自汗头痛,项背强,发热恶寒,脉浮而缓。

【功效】 解肌祛风。

【处方】 桂枝一两半　赤芍药三两半　生姜一两半　大枣六枚

【用法】 上四味剉细,每服五钱,水煎。

桂枝加芍药当归汤 《拔萃方》

【主治】 妇人伤寒,脉浮,头肿,自利,腹中切痛。

【功效】 解肌祛风。

【处方】 桂枝　芍药　当归各一两

【用法】 上三味,剉细,每服一两,水煎。

桂枝加附子红花汤 《拔萃方》

【主治】 妇人伤寒,表虚自汗,身凉,四肢拘急,脉沉而迟,太阳标与少阴本病,经水适断。

【功效】 解肌祛风,温经活血。

【处方】 桂枝二两半　芍药　生姜各一两半　甘草一两(炙)　附子(炮)　红花各五钱

【用法】 上六味剉细,每服一两,水三盏,煎服。

桂枝茯苓丸 《金匮方》

【主治】 妇人宿有癥病,经断未及三月,而得漏下不止,胎动在脐上者,为癥痼害。

【功效】 活血化瘀消癥。

【处方】 桂枝(三因方桂心,不焙)　茯苓　牡丹(去心)　桃仁(去皮尖,熬　三因方麸炒)　芍药各等分

【用法】 上五味,末之,炼蜜和丸如兔屎大,每日食前服一丸,不知,加至三丸。

桂蜜汤 《千金方》

【主治】 产后余寒,下痢便脓血赤白,日数十行,腹痛时时下血。

【功效】 温中健脾,收涩止痢。

【处方】 桂心　甘草各二两　干姜二两　附子一两(良方炮)　蜜一升　当归三两　赤石脂十两

【用法】 上七味,㕮咀,以水六升,煮取三升,去滓,内蜜,煎一二沸,分三服,日三服。

桂附汤 《圣济总录》二

【主治】 妇人中风偏枯,手足不遂,或冷或痹。

【功效】 散寒祛风,温经止痛。

【处方】 肉桂(去粗皮)　附子(炮裂,去皮脐)　当归(切,焙)　人参　茯神(去木)　防风(去叉)　细辛(去苗叶)　草薢　牛膝(酒浸,切,焙)　赤芍药　麻黄(去根节,煎,掠去沫,焙)　羌活(去芦头)各一两

【用法】 上一十二味,剉如麻豆,每服三钱匕,水一盏,入生姜三片,大枣二枚,擘破,同煎七分,去滓,温服,空腹食前各一。

栝楼汤 《千金方》

【主治】 产后小便数兼渴。

【功效】 清热生津,益气缩尿。

【处方】 栝楼根　麦门冬　甘草　黄连各二两　人参　生姜各三两　大枣十五枚　桑螵蛸二十枚

【用法】 上八味,㕮咀,以水七升,煮取二升半,分三服。

栝楼汤 《妇人大全良方》二

【主治】 产后小便数兼渴。

【功效】 清热生津,益气缩尿。

【处方】 桑螵蛸　甘草(并炙)　黄连　生姜各二两　栝楼根　人参各三两　大枣五十个

【用法】 上七味细切,以水七升,煮取二升半,分三服。忌猪肉、冷水。

栝楼散 《徐氏胎产方》

【主治】 产后乳汁少。

【功效】　清热生津下乳。

【处方】　栝楼根　薄荷斡等分为末（酒调服）

【用法】　先吃羊骨汁一碗,次服药,后再吃葱丝羊羹,少时微汗出,效。

栝楼散　《妇人大全良方》二

【主治】　产后吹奶,肿硬疼痛,欲结痈。轻则为吹奶、妒乳。重则乳痈。

【功效】　活血消肿,解毒消痈。

【处方】　乳香一钱（研）　栝楼根末一两

【用法】　上二味,研令匀,温酒调二钱服。

栝楼子散　《圣惠方》二

【主治】　妊娠心烦躁热,口干,头目不利。

【功效】　清热宽胸,补气调中。

【处方】　栝楼子一枚（干者）　黄芪一两（剉）　枳壳一两（麸炒微黄,去瓤）　人参半两（去芦头）　甘草半两（炙微赤,剉）　石膏二两

【用法】　上六味,捣筛为散,每服三钱,以水一中盏,入竹叶二七片,同煎至六分,去滓,温服,不拘时。

栝楼散　《圣惠方》三

【主治】　产后乳无汁。

【功效】　清热生津,通络下乳。

【处方】　栝楼根一两　漏芦一两　枳壳三分（麸炒微黄,去瓤）　赤芍药三分　甘草二分（炙微赤,剉　神巧万全方三分）　桑根白皮三分（剉）　黄芩三分　木通一两（剉）

【用法】　上八味,捣粗罗为散,每服四钱,以水一中盏,煎至六分,去滓,温服,不拘时。

栝楼根散　《圣惠方》一

【主治】　产后烦渴,体热食少。

【功效】　清热养阴,益气除烦。

【处方】　栝楼根一两　甘草一分（炙微赤,剉）　人参一两（去芦头）　麦门冬一两（去心）　生干地黄一两　芦根二两（剉）　赤茯苓一两　益母草一两

【用法】　上八味,捣筛为散,每服三钱,以水一中盏,入生姜半分,枣三枚,煎至六分,去滓,温服,不拘时。

桔梗散　《圣惠方》二

【主治】　妊娠肺壅,徐氏胎产方妊娠肺壅,及外伤风寒;咳嗽喘急,不食。

【功效】　益气化痰,宣肺平喘。

【处方】　桔梗（去芦头）　桑根白皮（剉）　贝母（煨微黄）　紫苏叶　人参（去芦头）　甘草（炙微赤,剉）各半两　天门冬一两（去心）　赤茯苓一两　麻黄三分（去根节　拔萃方七钱半,胎产方七钱）

【用法】　上九味,捣筛为散,每服四钱,以水一中盏,入生姜半分,煎至六分,去滓,温服,不拘时。

桔梗散　《圣惠方》三

【主治】　产后两胁胀满,小腹疼痛,不思饮食。

【功效】　行气活血止痛。

【处方】　桔梗半两（去芦头）　当归半两（剉,微炒）　芎䓖半两　大腹皮三分（剉）　桂心半两　陈橘皮半两（汤浸,去白瓤,焙）　赤芍药半两　赤茯苓半两　延胡索半两

【用法】　上九味,捣粗罗为散,每服四钱,以水一中盏,入生姜半分,煎至六分,去滓,稍热服,不拘时。

桔梗汤　《圣济总录》一

【主治】　产后血气攻冲,心腹冷痛,烦满不食。

【功效】　行气活血止痛。

【处方】　桔梗（炒）　当归（切,炒）　刘寄奴（去根,剉碎）各一两半　桂（去粗皮）　延胡索　陈橘皮（汤浸,去白,炒）各一两　芍药　白茯苓（去黑皮）各二两

【用法】　上八味,粗捣筛,每服三钱匕,水一盏,煎七分,去滓,温服,不拘时。

桔梗汤　《圣济总录》一

【主治】　妊娠阻病,心中愦闷,虚烦吐逆,恶闻食气,头眩体重,四肢疼痛、烦热,多卧少起,恶寒汗出,羸瘦。

【功效】　温肺化痰。

【处方】　桔梗(炒,到)　半夏(汤洗七遍,去滑)　白茯苓(去黑皮)　细辛(去苗叶)　芎䓖　人参　甘草(炙,到)各二两　芍药一两　熟干地黄(微炒)三两

【用法】　上九味,粗捣筛,每服五钱匕,水一盏半,生姜五片,同煎至六分,去滓,温服,食后服,日二服。

桔梗汤　《圣济总录》一

【主治】　妊娠惊胎,劳伤,心腹急痛,卒下血,胎动不安。

【功效】　宣肺解表,补虚除烦。

【处方】　桔梗一两(炒)　茯神(去木)一两　人参半两　当归(炙,到)半两　钩藤皮一分　桂(去粗皮)半两　独活(去芦头)半两　芍药(到,炒)半两　生干地黄(焙)一两　桑上寄生(微炒,到)半两　石膏一两　甘草(炙黄)半两

【用法】　上一十二味,粗捣筛,每服三钱匕,水一盏,煎至七分,去滓,空心温服,日三服。

桔梗丸　《圣济总录》二

【主治】　妊娠心腹疼痛,思进饮食。

【功效】　降气温中止痛。

【处方】　桔梗一两　诃黎勒(煨,去核)　木香各半两　白术　厚朴(去粗皮,生姜汁炙)各二两　细辛(去苗叶)半两

【用法】　上六味,捣罗为末,炼蜜和丸,如梧桐子大,每服三十丸,温米饮下,食前服。

桔梗饮子　《妇人大全良方》

【主治】　妇人心气不足。

【功效】　益气养心。

【处方】　桔梗　甘草　黄芪　人参(去芦)　麦门冬各一两　青皮半两

【用法】　上六味为末,每服二钱,水一盏,煎至七分,温服。

秦艽　《妇人大全良方》一

【主治】　胎动不安。

【功效】　温经养血,止痛安胎。

【处方】　秦艽　阿胶(炒)　艾叶

【用法】　上三味等分,为粗末,每服五钱,水二盏,糯米百粒,煎至一盏,去滓,温服。

秦艽散　《圣惠方》一

【主治】　产后中风,口噤不开,神思昏迷,肩背急强。

【功效】　散寒祛风。

【处方】　秦艽(去苗)　防风(去芦头)　葛根(到)各三分　独活一两半　附子(炮裂,去皮脐)　当归(到,微炒)　桂心各半两

【用法】　上七味,捣粗罗为散,每服四钱,以水一中盏,入生姜半分,煎至六分,去滓,温服,不拘时。

秦艽散　《圣惠方》二

【主治】　妊娠时气,至五六日不得汗,口干,多吃冷水,狂语逆食。

【功效】　清热解表,生津除烦。

【处方】　秦艽一两(去苗)　柴胡一两(去苗)　石膏二两　赤茯苓　人参(去芦头　妇人大全良方、拔萃方、徐氏胎产方无)　前胡(去芦头)　甘草(炙微赤,到)　犀角屑　葛根(到　良方家葛根)　川升麻　黄芩各半两

【用法】　上一十一味,捣筛为散,每服四钱,以水一中盏,入生姜半分,淡竹茹一分,煎至六分,去滓,温服,不拘时。

秦艽散　《圣惠方》二

【主治】　妊娠胎动,烦热不安。

【功效】　清热养血安胎。

【处方】　秦艽半两（去苗）　甘草半两（炙微赤，剉）　鹿角胶半两（捣碎，炒令黄燥）

【用法】　上三味，捣筛为散，每服三钱，以水一大盏，入糯米五十粒，煎米熟为度，去滓，温服，不拘时。

秦艽散　《拔萃方》

【主治】　妊娠时气五六日不得汗，口干，多吃冷水，狂语呕逆。

【功效】　清热除烦，养阴解表。

【处方】　秦艽　柴胡各一两　石膏二两　前胡　赤茯苓　甘草　葛根　升麻　犀角屑　黄芩各半两

【用法】　上一十味，吹咀，每服四钱，姜四片，竹茹三钱，水煎。败毒散、升麻葛根汤皆可用之。

秦艽散　《胎产救急方》

【主治】　胎动腰痛。

【功效】　温经养血，祛湿止痛。

【处方】　秦艽　阿胶（炒）　艾叶

【用法】　上三味，剉，每五钱，水大盏，秫米炒百粒，煎服。

秦艽散　《妇人大全良方》

【主治】　妇人血经有热，月脉凝滞，五心烦倦。

【功效】　养阴退热，行气通经。

【处方】　麦门冬　秦艽各一两　生地黄　当归各半两　地骨皮　郁金　苏木各一分

【用法】　上七味为细末，每服一钱半，水一盏，红花少许，同煎至七分，温服。若经脉调，不用红花，忌酒与热物。此方可服一年。

秦艽汤　《圣济总录》一

【主治】　产后恶露不断。

【功效】　清热养阴，固冲止血。

【处方】　秦艽（去苗土）　玄参　芍药各一两　艾叶（炙）　白芷　续断　当归（切，焙）各一两半

【用法】　上七味，粗捣筛，每服二钱匕，水一盏，生姜三片，煎七分，去滓，温服，不拘时。

秦艽汤　《圣济总录》一

【主治】　妊娠胎动下血，身体烦热，倦怠。

【功效】　清热补虚，止血安胎。

【处方】　秦艽（去苗土）　鹿角（胶炙燥）　地榆（剉）　甘草（炙，剉）　白芷　人参　芎劳各半两

【用法】　上七味，粗捣筛，每服五钱匕，水一盏半，糯米五十粒，煎至一盏，去滓，不拘时温服。

秦艽汤　《圣济总录》二

【主治】　产后疟，先寒后热，头疼发渴，骨节痛。

【功效】　散寒祛风，清热活血。

【处方】　秦艽（去苗土）　麻黄（去根节，煎，掠去沫，焙）　乌梅（去核，炒）　甘草（炙）　麦门冬（去心，炒）　青蒿子　常山　柴胡（去苗）　鳖甲（醋炙，去裙襴）　大黄（炮，剉）　当归（切，焙）　赤茯苓（去黑皮）各一两

【用法】　上一十二味，粗捣筛，每服五钱匕，水一盏半，生姜三片，煎至八分，去滓，当未发前服，欲发时再服。

秦椒丸　《圣济总录》二

【主治】　妊娠小便利。

【功效】　利水通便。

【处方】　秦椒（去目及闭口，炒出汗）六两　茺蔚子（炒）一两　黄蜡四两（熬化，入地黄汁少许搅匀）

【用法】　上三味，捣罗二味为末，熔蜡和丸，如梧桐子大，每服二十丸，空心温酒下。

真气汤　《圣济总录》二

【主治】　初产后,血气烦闷。

【功效】　滋阴养血。

【处方】　童子小便三合　生地黄汁一合

【用法】　上二味相和,微煎三四沸,分温二服。

真白汤　《圣济总录》二

【主治】　妊娠腹痛,不思饮食。

【功效】　降气止呕。

【处方】　木香　沉香　丁香各一分　芎䓖　蓬莪术(煨)　当归(切,焙)　芍药(到)　楝实(炒,去核)　荞香子(炒)各半两　甘草(炙)一两　益智(去皮)　陈橘皮(汤浸,去白,焙)各半两

【用法】　上一十二味,粗捣筛,每服二钱匕,水一盏,枣一枚,擘破,煎至六分,去滓,食前温服。

真料济阴丹　《仙传济阴方》

【主治】　胎前产后百疾。

【功效】　理气活血。

【处方】　净香附子八两(二两㕮咀,好醋浸,二两无灰酒浸,二两盐汤浸,二两用二三岁童便浸一日夕,长流水洗,如无童便,用姜汁、艾煎汁浸亦可,以上共炒干)　乌药　当归　泽兰　赤芍　百草霜　五灵脂　陈皮　熟苍术　川芎半两

【用法】　上一十一味为末,醋煮面糊为丸,每服三十丸,诸疾各汤使:无孕加三棱、莪术、白芷各一两,桂半两,四味为末,醋糊丸服;产后加百草霜或益母草,蜜浸炒干为末,入前药内用。

破癥丸　《圣惠方》

【主治】　妇人食癥块,攻心腹疼痛。

【功效】　破积化瘀止痛。

【处方】　巴豆十枚(去心皮,研,纸裹压去油)　川乌头一分(炮裂,去皮脐)　胆子矾一分　五灵脂一分　芫花一分(醋拌炒令干)　百草霜一分

【用法】　上六味,捣罗为末,煮枣肉和丸,如绿豆大,每服以生姜醋汤下五丸。

破癥丸　《圣惠方》一

【主治】　产后积聚癥块,疼痛。

【功效】　化瘀散结止痛。

【处方】　硇砂一两半　硫黄一两　水银一钱

【用法】　上三味,以不著油铫子,先下硫黄,次下硇砂,以火箸搅令匀,次入水银,又搅炒令稍黑,不绝烟便倾出,候冷细研,以醋浸蒸饼和丸,如绿豆大,每于食前服,以当归酒下三丸。

破气汤　《居家必用》

【主治】　妇人气上逆作痛,胸膈满闷。

【功效】　温中降气,行气止痛。

【处方】　乌药　香附子各一两　紫苏叶　橘红　檀香　片子姜黄　缩砂仁　甘草各半两

【用法】　上八味为粗末,每服半两,生姜三片,葱白二枚,水二盏,煎至一大盏,滤去滓,入磨化沉香汁、木香汁各一呷服之。

破血下癥方　《千金方》

【主治】　月经不通,结成癥瘕如石,腹大骨立。

【功效】　破血消癥。

【处方】　大黄　硝石各六两(千金翼方熬令沸定)　巴豆(翼方二十枚,去皮心,熬)　蜀椒各一两(翼方去目闭口,汗)　代赭石(翼方二两)　柴胡(熬变色)　水蛭　丹参(熬令紫色)　土瓜根各三两　干漆(翼方熬)　芎䓖　干姜　虻虫(翼方去翅足,熬)　茯苓各二两

【用法】　上一十四味,为末,巴豆别研,蜜和丸如梧桐子,空心酒服二丸,未知加至五丸,日再服。

破血下瘕物方　《千金翼方》

【主治】　月水不通,结成癥坚如石,腹

大骨立。

【功效】　破血化瘀,温通经脉。

【处方】　大黄　硝石(熬令沸定)各六两　蜀椒(去目闭口,汗)一两　代赭石　干漆(熬)　芎䓖　茯苓　干姜　虻虫(去翅足,熬)各二两　巴豆二十枚(去皮心,熬)

【用法】　上一十味,捣筛为末,别治巴豆令如脂,炼蜜丸如梧桐子大,酒服三丸,渐加至五丸,空腹为始,日二服。

荷叶散　《圣惠方》二

【主治】　产后血运,烦闷不识人,或狂言乱语,气欲绝。

【功效】　活血祛瘀止血。

【处方】　荷叶三片　蒲黄二两　甘草二两(炙微赤,剉　神巧万全方一两,又有当归一两半)

【用法】　上三味,捣筛为散,每服三钱,以水一中盏,煎至五分,入生地黄汁一合,蜜半匙,更煎三五沸,去滓,温服,不拘时。

荷叶散　《圣惠方》二

【主治】　产后七日内,恶血不散,时时冲心,闷绝不识人。

【功效】　行气活血止血。

【处方】　荷叶二分　延胡索三分

【用法】　上二味,捣筛为散,水一大盏,煎至六分,去滓,入地黄汁二合,更煎三两沸,不拘时,分温二服。

荷叶散　《圣惠方》二

【主治】　产后恶露不下,腹中疼痛,心神烦闷。

【功效】　活血祛瘀止血。

【处方】　干荷叶二两　鬼箭羽一两　桃仁半两(汤浸,去皮尖双仁,麸炒微黄)　蒲黄一两　刘寄奴一两

【用法】　上五味,捣筛为散,每服三钱,以童子小便一中盏,生姜半分,生地黄一分,拍碎,同煎至六分,去滓,稍热服,不拘时。

荷叶散　《袖珍方》

【主治】　产后恶露不下,腹中疼痛,心神烦闷。

【功效】　活血祛瘀止血。

【处方】　干荷叶二两　鬼箭羽一两　桃仁半两　刘寄奴　蒲黄各一两

【用法】　上五味,叹咀,每服三钱,童子小便一大盏,生姜三片,生地黄一分同煎。

荷叶散　《妇人大全良方》一

【主治】　产后恶露不下,腹中疼痛,心神烦闷。

【功效】　活血祛瘀止血。

【处方】　干荷叶二两　鬼箭羽　桃仁　刘寄奴　蒲黄各一两

【用法】　上五味,为粗末,每服三大钱,以童子小便一大盏,姜钱三片,生地黄一分,槌碎,同煎至六分,去滓,热服,不拘时。

莽草散　《圣惠方》二

【主治】　妇人血风,皮肤瘙痒,心胸烦闷。

【功效】　祛风止痒,活血行气。

【处方】　莽草一两　羌活三分　羚羊角屑三分　景天三分　白蒺藜三分(微炒,去刺)　茺蔚子三分　凌霄花三分　鬼箭羽三分　丹参三分　防风三分(去芦头)　细辛三分　枳壳三分(麸炒微黄,去瓤)

【用法】　上一十二味,捣筛为散,每服三钱,以水一中盏,煎至六分,去滓,温服,不拘时。

莽草散　《圣惠方》二

【主治】　妇人风瘙瘾疹,遍身瘙痒,状若虫行,或发或歇。

【功效】　祛风止痒。

【处方】　莽草一两　麻黄三分(去根节)　沙参三分(去芦头)　独活半两　黄芪半两(剉)　白蒺藜三分(微炒,去刺)　防风半两(去芦头)　芎䓖半两　犀角屑半

两 天门冬三分(去心) 凌霄花半两 甘草半两(炙微赤,剉)

【用法】 上一十二味,捣筛为散,每服三钱,水一中盏,煎至六分,去滓,温服,不拘时。

莽草膏 《圣惠方》二

【主治】 妇人风瘙,遍身生瘾疹,痒搔之,随手肿起。

【功效】 祛风止痒,活血消肿。

【处方】 莽草三分 当归一两 芎劳一两 大戟一两 细辛一两 苦参二两 芫花一两 川椒一两 附子一两 踯躅花一两 景天一两 蒴藋根一两

【用法】 上一十二味,细剉,用炼成猪膏二斤,入药煎,候附子黄赤色,膏成去滓,倾入瓷合中盛,涂于病上,日三用之。

蚕蛾散 《圣济总录》二

【主治】 产后中风,偏风,声音不利,或只发热,昏冒,筋脉挛急。

【功效】 祛风止痉,补肾利咽。

【处方】 原蚕蛾(炒) 陈曲各一两 桂(去粗皮)一分 麝香(别研)一钱 肉苁蓉(酒浸,切,焙) 防风(去叉) 巴戟天(去心) 白芍药各二两 丹砂(别研) 生干地黄(焙) 白芷 白芷各半两

【用法】 上一十二味,捣研为散,每服一钱匕,生姜、薄荷酒调下,不拘时。

桦皮散 《永类钤方》

【主治】 产后妇人吹奶,肿痛不可忍。

【功效】 消肿止痛。

【处方】 桦皮(烧存性)

【用法】 上一味,研为细末,每服二钱,热酒调下,一日三服,不拘时。

莲子房散 《圣惠方》一

【主治】 产后烦渴不止。

【功效】 清热生津除烦。

【处方】 莲子房二两(秋前者) 甘草一分(炙微赤,剉) 人参一两(去芦头)

麦门冬三分(去心) 芦根一两(剉)

【用法】 上五味,捣筛为散,每服三钱,以水一中盏,入生姜半分,枣三枚,煎至六分,去滓,温服,不拘时。

【 丨 】

柴胡散 《圣惠方》

【主治】 妇人骨蒸劳热,咳嗽,胸膈痰壅,腹胁妨闷,不欲饮食。

【功效】 清热除蒸,化痰止咳。

【处方】 柴胡一两(去苗) 半夏半两(汤洗七遍,去滑) 川大黄三分(剉碎,微炒) 枳壳三分(麸炒微黄,去瓤) 百合三分 桑根白皮一两(剉) 紫菀三分(洗去苗土) 黄芩三分 赤芍药三分 甘草半两(炙微炒,剉) 鳖甲一两(涂醋炙令黄,去裙襕) 知母三分 木通三分(剉) 麦门冬一两(去心) 赤茯苓一两 秦艽三分(去苗)

【用法】 上一十六味,捣筛罗为散,每服三钱,以水一中盏,入生姜半分,煎至六分,去滓,温服,不拘时。

柴胡散 《圣惠方》一

【主治】 妇人寒热,体瘦,肢节疼痛,口干心烦,不欲饮食。

【功效】 疏散退热,益气养阴。

【处方】 柴胡一两(去苗) 人参三分(去芦头) 黄芪一两(剉) 赤茯苓一两 地骨皮三分 鳖甲二两(涂醋炙令黄,去裙襕) 麦门冬三两(去心) 白术一两 枳壳三分(麸炒微黄,去瓤) 生干地黄三分 桔梗三分(去芦头) 桑根白皮三分(剉) 赤芍药三分 甘草半两(炙微赤,剉)

【用法】 上一十四味,捣筛为散,每服四钱,以水一中盏,入生姜半分,煎至六分,去滓,温服,不拘时。

柴胡散 《圣惠方》一

【主治】 妊娠伤寒,身体重,发热恶

寒,肢节烦疼,微呕,心下支满,外证未去。

【功效】　和解少阳。

【处方】　柴胡一两(去苗)　黄芩半两　人参半两(去芦头)　赤芍药半两　甘草半两(炙微赤,剉)　犀角屑半两　半夏半两(汤洗七遍,去滑)　麦门冬半两(去心)

【用法】　上八味,捣筛为散,每服四钱,以水一中盏,入生姜半分,枣三枚,煎至六分,去滓,温服,不拘时。

柴胡散　《圣惠方》一

【主治】　妊娠七八月伤寒,头痛壮热,心腹虚胀,四肢少力。

【功效】　解表散寒,行气养血。

【处方】　柴胡一两(去苗)　续断一两　芎䓖三分　当归半两(剉,微炒)　白术一两　赤芍药一两　厚朴一两(去粗皮,涂生姜汁,炙令香熟)　枳壳三分(麸炒微黄,去瓤)　甘草半两(炙微赤,剉)

【用法】　上九味,捣筛为散,每服三钱,以水一中盏,入生姜半分,煎至六分,去滓,温服,不拘时。

柴胡散　《圣惠方》一

【主治】　妊娠伤寒,壮热心烦,头痛。

【功效】　清热解表,兼以补虚。

【处方】　柴胡二两(去芦头)　黄芩二两　石膏二两　阿胶二两(捣碎,炒令黄燥)　麦门冬三两(去心)　甘草半两(炙微赤,剉)

【用法】　上六味,捣筛为散,每服四钱,以水一中盏,入生姜半分,枣三枚,煎至六分,去滓,温服,不拘时。

柴胡散　《圣惠方》二

【主治】　妊娠热病,百骨节皆酸疼,头痛壮热,若不急疗,热势不止,多致损落。

【功效】　清热解表,除烦。

【处方】　柴胡半两(去芦头)　大青三分　葛根半两(剉)　石膏一两　知母半两　栀子仁半两　川升麻三分　黄芩三分　甘草半两(炙微赤,剉)

【用法】　上九味,捣筛为散,每服四钱,以水一中盏,入葱白三茎,煎至六分,去滓,温服,不拘时。

柴胡散　《圣惠方》二

【主治】　妊娠心烦,头昏躁闷,不思饮食,或时呕吐。

【功效】　养阴清热除烦。

【处方】　柴胡一两半(去苗)　赤茯苓一两　麦门冬一两(去心)　人参半两(去芦头)　枇杷叶半两(拭去毛,炙微黄)　陈橘皮半两(汤浸,去白瓤,焙)　甘草半两(炙微赤,剉)

【用法】　上七味,捣筛为散,每服四钱,以水一中盏,入生姜半分,煎至六分,去滓,温服。

柴胡散　《圣惠方》二

【主治】　妊娠阻病,头疼,四肢少力,不思饮食,多睡少起。

【功效】　益气养阴,健脾和胃。

【处方】　柴胡一两半(去苗)　赤芍药一两　麦门冬一两(去心)　人参一两(去芦头)　黄芪一两(剉)　甘草半两(炙微赤,剉)

【用法】　上六味,捣筛为散,每服四钱,以水一中盏,入生姜半分,煎至六分,去滓,温服,不拘时。

柴胡散　《圣惠方》二

【主治】　妊娠三四月,气壅,恶食呕哕,肢节烦疼,或膝虚肿。

【功效】　行气健脾,和胃止呕。

【处方】　柴胡一两(去苗)　人参一两(去芦头)　甘草半两(炙微赤,剉)　陈橘皮半两(汤浸,去白瓤,微炒)　木通三分(剉)　紫苏茎叶半两　大腹皮半两

【用法】　上七味,捣筛为散,每服四钱,以水一大盏,煎至六分,去滓,食前温服。

柴胡散　《圣惠方》二

【主治】　曾伤六月胎。

【功效】　调和气血。

【处方】　柴胡一两（去苗）　紫葳一两　白术一两　甘草半两（炙微赤）　肉苁蓉一两（酒浸一宿,刮去皱皮,炙令干）　芎藭一两　麦门冬一两（去心）　熟干地黄一两

【用法】　上八味,捣筛为散,每服四钱,以水一大盏,入枣三枚,煎至五分,去滓,每于食前温服。

柴胡散　《袖珍方》

【主治】　妇人寒热体瘦,肢节疼痛,口干心烦,不欲饮食。

【功效】　解表散寒,养阴退热。

【处方】　柴胡　黄芪　赤茯苓　白术各一两　人参　地骨皮　枳壳　生地黄　桔梗　桑白皮　赤芍药各三分　鳖甲（炙）二两　麦门冬三两　甘草五钱

【用法】　上一十四味㕮咀,每服一两,水二盏,生姜三片,煎至七分,去滓,温服。

柴胡散　《拔萃方》

【主治】　妇人寒热体瘦,肢节疼痛,口干心烦。

【功效】　退热,止痛,除烦。

【处方】　柴胡　黄芪　赤茯苓　白术各一两　人参　地骨皮　枳壳（制）　桔梗　桑白皮　赤芍药　生干地黄各七钱半　麦门冬三两　甘草半两

【用法】　上一十三味㕮咀,每服四钱,姜三片,水煎。

柴胡散　《拔萃方》

【主治】　孕妇伤寒。

【功效】　解表和里。

【处方】　柴胡　前胡　川芎　当归　人参　芍药　粉甘草　生地黄各等分

【用法】　上八味为细末,每服三钱,姜三片,枣三枚,水煎。要出汗加葱。

柴胡散　《徐氏胎产方》

【主治】　妊娠伤寒,头痛项强,身热口干,胸胁疼。

【功效】　解表和里。

【处方】　柴胡　前胡　川芎　当归　人参　芍药　甘草　生地黄各等分

【用法】　上八味为细末,每服四钱,姜三片,枣三枚,葱白三根,水煎。出汗。

柴胡散　《徐氏胎产方》

【主治】　妊娠疟疾。

【功效】　退热截疟。

【处方】　柴胡二钱　生大黄二钱　黄芩一钱半　甘草一钱

【用法】　上四味,㕮咀,作一服,水煎,临发日,五更温服,必取利为愈,如胎上逼心,可服枳壳散。忌油面辛热等物。

柴胡散　《妇人大全良方》二

【主治】　妊娠热病,骨节烦痛,头疼壮热。

【功效】　解表清热除烦。

【处方】　柴胡　家葛根　知母　栀子仁　甘草各半两　石膏一两　大青　黄芩（袖珍方茯苓）　升麻各三分

【用法】　上九味,㕮咀,每服四钱,水一盏,葱白三寸,煎至六分,去滓,热服,不拘时。

柴胡散　《修月鲁般经后录》

【主治】　妇人寒热体瘦,肢节疼痛,口干心烦,不欲饮食。

【功效】　健脾益气,养阴退热。

【处方】　柴胡　黄芪　赤茯苓　白术各一两　人参　地骨皮　枳壳　生干地黄　苦桔梗　桑白皮　白芍药各三分　鳖甲（炙）二两　麦门冬三两　甘草半两

【用法】　上一十四味㕮咀,每服四钱,水一盏半,姜三片,煎七分,去滓,温服,不拘时。

柴胡汤　《千金方》

【主治】　产后往来寒热,恶露不尽。

【功效】　和解少阳,活血祛瘀。

【处方】　柴胡　生姜各八两　桃仁五

十枚(经验良方,去皮尖)　当归　黄芪
芍药各三两　吴茱萸二升(良方四两,加牡
丹皮三两)

【用法】　上七味,㕮咀,以水一斗三升,
煮取三升,去滓,先食服一升,日三服。

柴胡汤　《圣济总录》二

【主治】　产后伤寒,呕逆烦躁,热盛
头疼。

【功效】　和解少阳,清热行气。

【处方】　柴胡(去苗)　芍药　黄芩
(去黑心)　枳壳(去瓤,麸炒)　人参　当
归(切,炒)各一两　半夏半两(汤洗去滑,
姜汁炒)

【用法】　上七味,粗捣筛,每服三钱
匕,水一盏,生姜三片,枣二枚,擘破,同煎七
分,去滓,温服,不拘时。

柴胡汤　《圣济总录》二

【主治】　产后诸疟,寒热往来,烦渴。

【功效】　和解少阳,益气生津。

【处方】　柴胡(去苗)　黄芩(去黑心)
人参　当归(切,焙)　生干地黄(焙)
甘草(炙)　猪苓(去黑皮)各一两

【用法】　上七味,粗捣筛,每服五钱
匕,水一盏半,煎八分,去滓,当未发前及空
腹、日午、临卧服。

柴胡汤　《圣济总录》二

【主治】　产后虚热,久不解,渐成
劳气。

【功效】　和解退热,养血益气。

【处方】　柴胡(去苗)　生干地黄(焙)
附子(炮裂,去皮脐)　当归(切,焙)　人
参　白茯苓(去黑皮)　芎䓖　黄芪　芍药
肉苁蓉(去皱皮,切,酒浸,焙)　石斛(去
根)各一两

【用法】　上一十一味,剉如麻豆,每服
二钱匕,水一盏,入生姜三片,枣一枚,擘,同
煎至七分,去滓,温服,不拘时。

柴胡汤　《圣济总录》二

【主治】　产后咳嗽,喘急烦闷。

【功效】　解表祛风,止咳平喘。

【处方】　柴胡(去苗)　麻黄(去根节,
煎,掠去沫,焙)　紫苏茎叶　陈橘皮(去
白,焙)　杏仁(去皮尖双仁,麸炒)

【用法】　上五味等分,粗捣筛,每服三
钱匕,水一盏,煎七分,去滓,温服,不拘时。

柴胡汤　《圣济总录》二

【主治】　产后虚羸寒热,骨节疼痛,四
肢无力。

【功效】　疏散退热,益气养血。

【处方】　柴胡(去苗)　附子(炮裂,去
皮脐)　黄芪　秦艽(去苗土)　鳖甲(醋
炙,去裙襕)各一两　芎䓖　桂(去粗皮)
牡丹皮　白茯苓(去黑皮)　知母(焙)　当
归(切,焙)　桃仁(去皮尖双仁,炒)　芍药
(炒)各三分

【用法】　上一十三味,剉如麻豆,每服
三钱匕,水一盏,入生姜五片,同煎至七分,
去滓,温服,不拘时。

柴胡汤　《圣济总录》二

【主治】　产后蓐劳,寒热,日渐瘦损。

【功效】　疏散退热,养血益气。

【处方】　柴胡(去苗,剉)一两　甘草
(炙,剉)　人参　白茯苓(去黑皮)　当归
(切,炒)　赤芍药(剉)　枳壳(去瓤,麸炒)
厚朴(去粗皮,涂生姜汁炙)　黄芪(剉)
各三分

【用法】　上九味,粗捣筛,每服三钱
匕,水一盏半,先煮猪肾一双,取汁一盏,去
肾入药,并生姜三片,葱白三寸,同煎七分,
去滓,温服,不拘时。

柴胡汤　《圣济总录》二

【主治】　妊娠咳嗽,胸满气急,减食。

【功效】　益气止咳。

【处方】　柴胡(去苗)一两　桃仁(去
皮尖双仁,炒)半两　天门冬(去心)三分

麦门冬(去心,焙) 甘草(炙) 白茯苓(去黑皮) 山芋 黄芪(剉) 阿胶(炙令燥) 人参各一两

【用法】 上一十味,粗捣筛,每服三钱匕,水一盏,煎至六分,去滓,温服,不拘时。

柴胡汤 《圣济总录》二

【主治】 妊娠伤寒,憎寒壮热,头痛体疼。

【功效】 和解退热。

【处方】 柴胡(去苗) 白术各一两(米泔浸半日,炒) 芎䓖 当归(焙干) 芍药 防风(去叉) 赤茯苓(去黑皮)各一分 黄芪(细剉) 生干地黄(焙)各半两

【用法】 上九味,粗捣筛,每服三钱匕,水一盏,枣二枚,擘破,生姜三片,煎六分,去滓,温服,不拘时。

柴胡汤 《妇人大全良方》一

【主治】 妊娠不欲食或吐。

【功效】 散寒温中止呕。

【处方】 甘草 柴胡各二两 麻黄一两 食茱萸半两 大枣十二枚

【用法】 上五味,细切,以水六升,煮取三升,适寒温,服一升,日三服。

柴胡当归汤 《施圆端效方》

【主治】 产后伤寒,寒喘急烦躁,或战而作寒,阴阳俱虚。

【功效】 解表散寒,益气养血。

【处方】 柴胡(茸)三两 白术二两 人参 甘草(炒) 川当归 芍药 五味子 木通各一两

【用法】 上八味,为剉散,每服四钱,水一盏半,生姜四片,枣二枚,同煎至七分,去滓,温服,不拘时。

柴胡当归汤 《南阳活人书》

【主治】 妇人伤寒,喘急烦躁,或战而作寒。

【功效】 和解表里,养阴除烦。

【处方】 柴胡三两 白术一两 人参 甘草 当归 赤芍药各一两 五味子 木通各半两

【用法】 上八味剉如麻豆大,每服五钱,水一盏半,生姜二片,枣子二枚,煎至七分,去滓,温服。

柴胡当归汤 《无求子活人书》

【主治】 妇人伤寒,喘急烦躁,或战而作寒。

【功效】 和解表里,养阴除烦。

【处方】 柴胡三两 白术二两 人参 甘草(炙) 当归 赤芍药各一两(妇人大全良方以上四味各二两) 五味子 木通各半两

【用法】 上八味剉如麻豆大,每服五钱匕,水一盏半,生姜四片,枣子二枚,煎至七分,去滓,温服。

柴胡地黄汤 《得效方》

【主治】 产后恶露方下,忽然断绝,昼日明了,暮则谵语,寒热往来,如见鬼状。

【功效】 和解少阳,益气养阴。

【处方】 北柴胡(去芦)二两 半夏(汤洗) 条参(去芦) 黄芩各一两 粉甘草五钱 生干地黄二两

【用法】 上六味剉散,每服四钱,水一盏半,生姜三片,红枣一枚,煎服。

柴胡人参汤 《圣济总录》二

【主治】 产后失于将理,血气虚损,日渐困瘁,少寒多热,烦渴嗽逆,痰壅减食。

【功效】 益气退热,行气化痰。

【处方】 柴胡(去苗) 人参 生干地黄(焙)各三分 桔梗(剉,炒) 知母 紫菀(去苗土) 桑根白皮 枳壳(去瓤,麸炒令黄) 赤芍药 桂(去粗皮) 当归(微炙)各半两 附子(大者一枚,炮裂,去皮脐)

【用法】 上一十二味,剉如麻豆,每服三钱匕,水一盏,生姜三片,枣一枚,擘破,同煎七分,去滓,温服,不拘时。

柴胡半夏汤 《妇人大全良方》

【主治】 妇人痰热头痛,手足烦热,荣卫不调,肢节拘倦,身体疼痛,嗜卧少力,饮食无味。

【功效】 清热化痰,健脾益气。

【处方】 柴胡八两 半夏三两半 人参(去芦) 甘草 黄芩 麦门冬各二两(永类钤方以上四味各三两) 白术二两

【用法】 上七味叹咀,每服五钱,水盏半,姜五片,枣一枚,煎至八分,去滓服。

柴胡石膏汤 《无求子活人书》

【主治】 妊妇伤暑,头痛恶寒,身热躁闷,四肢疼痛,背项拘急,唇口干燥。

【功效】 解表清热。

【处方】 柴胡四两 甘草二两(炙南阳活人书、胎产救急方一两) 石膏八两

【用法】 上三味,为粗末,每服抄三钱匕,以水一盏,生姜五片,煎至六分,去滓,温服,不拘时。若气虚体冷,加人参四两。

柴胡通塞汤 《圣济总录》二

【主治】 妊娠大小便不通,下焦热结。

【功效】 清泄通利。

【处方】 柴胡(去苗) 黄芩(去黑心) 陈橘皮(汤浸,去白,微炒) 泽泻 羚羊角(镑)各三分 栀子仁一两 石膏一两 大黄(锉炒)一两

【用法】 上八味,粗捣筛,每服四钱匕,水一盏,入生地黄一分,拍破,豉半分,微炒,同煎至七分,去滓,食前服。

柴胡丸 《圣济总录》一

【主治】 妇人血风劳气,头目昏眩,胸背拘急,四肢酸痛,心躁烦热,气满腹胀,腰膝无力,经候不调。

【功效】 养阴清热,行气通经。

【处方】 柴胡(去苗) 黄连(去须) 知母(焙) 赤芍药 龙胆 黄芩(去黑心) 地骨皮 麦门冬(去心,焙) 茯神(去木) 甘草(炙)各一两 槟榔(锉)三分

【用法】 上一十一味,捣罗为末,炼蜜和丸,梧桐子大,每服二十丸,温酒下,不拘时。

柴胡饮 《圣济总录》一

【主治】 妊娠阻病,头痛,四肢羸弱,不思饮食,唯思眠睡。

【功效】 益气健脾。

【处方】 柴胡(去苗) 赤芍药 麦门冬(去心,焙) 人参 黄芪(微炒,锉) 甘草(炙)各半两 生地黄一两半(研绞取汁)

【用法】 上七味,捣罗六味为粗末,每服三钱匕,以水一盏,入地黄汁一分,同煎至六分,去滓,温服,日再。

柴胡饮 《圣济总录》二

【主治】 妊娠虚烦懊热,胎气不宁,手足烦倦。

【功效】 养阴清热,益气安胎。

【处方】 柴胡(去苗) 桑上寄生 知母(切,焙) 百合(洗) 麦门冬(去心,焙) 升麻各一两 甜竹茹(新竹刮用)三两

【用法】 上七味,粗捣筛,每服五钱匕,水一盏半,生姜三片,同煎至一盏,去滓,食后温服。

逍遥饮 《圣济总录》二

【主治】 妇人血风血气,烦躁口干,咳嗽,四肢无力,多卧少起,肌骨蒸热。

【功效】 健脾疏肝,养血除烦。

【处方】 柴胡(去苗) 白茯苓(去黑皮) 赤芍药 白术(锉,麸炒) 当归(切,焙)各二两

【用法】 上五味,粗捣筛,每服二钱匕,水一盏,入生姜一枣大,甘草一寸,同煎至七分,去滓,温服,不拘时。

逍遥饮 《圣济总录》二

【主治】 妇人血风,百节疼痛,心烦热躁,恍惚忧惧,头目昏重,夜多虚汗。

【功效】 健脾疏肝,活血除烦。

【处方】 白茯苓(去黑皮) 柴胡(去

苗）白术（炒）当归（切,焙）赤芍药各二两　甘草（炙）半两

【用法】　上六味,粗捣筛,每服二钱匕,水一盏,煎至七分,去滓,温服,不拘时。

逍遥散　《和剂局方》

【主治】　妇女血虚劳倦,五心烦热,肢体疼痛,头目昏重,心忪颊赤,口燥咽干,发热盗汗,减食嗜卧,及血热相搏,月水不调,脐腹胀痛,寒热如疟。室女血弱阴虚,荣卫不和,痰嗽潮热,肌体羸瘦,渐成骨蒸。

【功效】　疏肝健脾,养血调经。

【处方】　甘草（炙微赤）半两（易简方三钱）芍药（一本及管见大全良方、妇人大全良方、卫生宝鉴、必用全书、之书、玉机微义白芍药）当归（去苗,剉,微炒　妇人大全良方去芦,酒浸半日。澹寮方酒浸一宿）茯苓（去皮　一本及良方、妇人大全良方、澹寮方、宝鉴白茯苓）白术　柴胡（去苗）各一两

【用法】　上六味,为粗末,每服二钱,水一大盏,煨生姜一块,切破,薄荷少许,同煎至七分,去滓,热服,不拘时。

逍遥汤　《圣济总录》二

【主治】　产后亡阴血虚,心烦自汗,精神昏冒,心忪颊赤,口燥咽干,发热头痛,或寒热如疟。

【功效】　健脾养血,疏散退热。

【处方】　白茯苓（去黑皮）白术　当归（切,焙）芍药　柴胡（去苗）各一两甘草（炙）半两

【用法】　上六味,粗捣筛,每服二钱匕,水一大盏,入烧生姜一块,切破,薄荷五叶,同煎至七分,去滓,热服,不拘时。

唏露丸　《得效方》

【主治】　妇人寒伤于内,气凝不流,结于肠外,久为癥瘕,时作疼痛,腰不得伸。

【功效】　温中活血,散结通经。

【处方】　广术一两（剉）京三棱一两（剉,并酒浸）干漆五钱（洗去腥,炒烟

尽）川乌五钱（拔萃方炮,去皮脐）硇砂四钱（拔萃方另研）青皮三钱（拔萃方去白）雄黄三钱（另研）茴香三钱（盐炒）穿山甲三钱（炮）轻粉一钱（另研）麝香半钱（另研）巴豆三十个（去皮,切开）

【用法】　上一十二味,将巴豆炒三棱、广莪术二味深黄色,去巴豆不用,共为末,入研药匀,生姜汁打糊,丸如桐子大,每服二十丸至三十丸,姜汤送下,酒亦得,空心食前服。

【八】

胶艾汤　《千金方》

【主治】　妊娠二三月,上至七八月,其人顿仆失踞,胎动不下,伤损,腰腹痛欲死,若有所见,及胎奔上抢心,短气。

【功效】　温经养血止痛。

【处方】　艾叶三两　阿胶　芎䓖　芍药　甘草　当归各二两　干地黄四两

【用法】　上七味,㕮咀,以水五升,好酒三升,合煮取三升,去滓,内胶,更上火令尽消,分三服,日三服,不瘥更作。

胶艾汤　《直指方》

【主治】　妇人劳伤血气,月水过多,淋漓漏下,连日不断,脐腹疼痛,经血淋漓不断。

【功效】　温经养血止血。

【处方】　熟干地黄　白芍药各四两当归（去芦头）艾叶（微炒）各三两　阿胶（捣碎,炒令黄燥）芎䓖　甘草（炙）各二两

【用法】　上七味,为粗末,每服三钱,水一盏,酒六分,煎至八分,去滓,热服,空心食前,日三服。病甚者,连夜并服。

胶艾汤　《玉机微义》

【主治】　妊娠或因顿仆,胎动不安,腰腹疼痛,或胎上抢心,或去血腹痛。

【功效】　温经养血。

【处方】 胶一斤(炙) 艾叶数茎(指迷方加秦艽)

【用法】 上二味,以水五升,煮取二升,分三服。

胶艾汤 《理伤续断方》

【主治】 妇人寻常经脉不通。

【功效】 温经养血,调经止痛。

处方 干地黄三钱 阿胶二钱 川芎 艾叶各二钱

【用法】 上四味,㕮咀,每服二钱,水一大盏,酒半盏,同煎至八分,温服,不拘时。

胶艾汤 《胎产救急方》

【主治】 妊娠顿仆伤胎,腰腹疼痛,或胎上抢心,或下血不止,或短气欲死。

【功效】 温经养血,止血安胎。

【处方】 川当归 熟地黄 艾叶各二两 阿胶(炒) 川芎各三两

【用法】 上五味,到,每五钱,水煎服。一方无地黄,加甘草。一方加人参、白茯苓。一方腹痛甚者,加杜仲、地骨皮。

胶艾汤 《和剂局方》二

【主治】 妇人劳伤血气,冲任虚损,月水过多,淋漓漏下,连日不断,脐腹疼痛,及妊娠将摄失宜,胎动不安,腹痛下坠,或劳伤胞络,胞阻漏血,腰痛闷乱,或因损动,胎上抢心,奔冲短气,及因产乳,冲任气虚,不能约制,经血淋漓不断,延引日月,渐成羸瘦。

【功效】 温经养血止血。

【处方】 阿胶(碎,炒燥) 甘草(炙,到) 芎䓖各二两 当归(去芦) 艾叶(微炒)各二两(医方大成、集成各二两) 芍药(白者) 地黄熟(干者)各四两

【用法】 上七味为粗末,每服三钱,水一盏,酒六分,煎至八分,去滓,热服,空心,日三服。病甚者,连夜并服。

胶艾汤 《圣济总录》一

【主治】 妊娠卒下血,胎动腹痛。

【功效】 养血止血,止痛安胎。

【处方】 阿胶(炙,令燥) 芎䓖 甘草(炙)各二两 艾叶(炒) 当归(切,焙)各三两 芍药 生干地黄(焙)各四两

【用法】 上七味,捣罗为粗散,每服五钱匕,水一盏半,煎至一盏,去滓,稍热服。

胶艾汤 《妇人大全良方》一

【主治】 损动母,去血腹痛。

【功效】 温经养血。

【处方】 胶一斤(炙) 艾叶一莒

【用法】 上二味,以水五升,煮取二升半,分三服。

胶蜡汤 《千金方》

【主治】 产后三日内下,诸杂五色痢。

【功效】 清热除湿,和血止痢。

【处方】 阿胶 黄柏各一两 蜡(如棋子三个) 当归一两半 黄连二两 陈廪米一升

【用法】 上六味,㕮咀,以水八升,煮米蟹目沸,去米,内药,煮取二升,去滓,内胶蜡令烊,分四服,一日令尽。

胶蜡汤 《妇人大全良方》二

【主治】 产后下痢。

【功效】 养血温中,除湿止痢。

【处方】 阿胶 当归各六分 蜡一个(如鸡子大) 粳米一合 黄连十分

【用法】 细切,以水六十,先煮米令蟹目沸,去米,内药,煮取二升,入阿胶、蜡煮令烊,分温三服。

胶豉汤 《圣惠方》二

【主治】 产后虚冷下痢,腹痛。

【功效】 养血温中止痢。

【处方】 阿胶一两(捣碎,炒令黄燥) 豉一合 薤白十茎(切) 生姜一两(切)

【用法】 上四味,以水二大盏,煎至一盏一分,去滓,食前分温三服。

胶酒方 《王岳产书》

【主治】 难产,经六七日,母困甚。

【功效】　助产。

【处方】　好胶二两（炙令得所）　酒一升半　白盐一钱匕

【用法】　上三味，以微火同酒炼胶令化，后打鸡子一枚相和，服一盏，未产再服，立产。

铁粉丸　《圣惠方》二

【主治】　产后体虚，血邪攻心，狂语，或见鬼神。

【功效】　活血祛瘀，重镇安神。

【处方】　铁粉一两　天竺黄半两　珍珠末半两　蛇黄半两　牛黄一分　朱砂一分　麝香一分　琥珀半两　金薄三十片　银薄二十片

【用法】　上一十味，都研如面，以粟米饭和丸，如梧桐子大，不拘时，以竹叶汤下五丸。

铁粉丸　《圣惠方》二

【主治】　妇人风邪癫狂，每发狂乱妄语，倒错不识人。

【功效】　镇静安神，清热祛风。

【处方】　铁粉二两（细研）　蛇蜕皮半两（烧灰）　鬼督邮三分　龙齿二两　寒水石二两　败天公一两（烧灰）　防风一两（去芦头）　沙参半两（去芦头）　羖羊角屑一两半　龙胆二两（去芦头）　羚羊角屑一两　蚱蝉一两（微炙）　地骨皮二两　商陆一两　牛黄一分（细研）　石膏二两（细研，水飞过）　黄连半两（去须）

【用法】　上一十七味，捣罗为末，入研了药，同研令匀，炼蜜和捣一千杵，丸如梧桐子大，每服不拘时，煎地骨皮汤下二十丸。

铁精丸　《圣惠方》一

【主治】　妊娠中风，心神恍惚，狂言妄语，惊悸烦乱，不得睡卧。

【功效】　宁神定志。

【处方】　铁精一两（细研）　龙齿一两（细研）　犀角屑一两　茯神一两　天竺黄三分　人参三分（去芦头）　远志三分　防

风三分（去芦头）　麦门冬一两半（去心，焙）　石菖蒲三分　白鲜皮三分　生干地黄一两　金箔二十一片（研入）　银箔二十一片（研入）　龙脑半分（研入）

【用法】　上一十五味，捣细罗为散，入研，药令匀，炼蜜和捣三二百杵，丸如梧桐子大，每服不拘时，以竹叶汤放冷，下二十丸。

铁柱杖丸　《烟霞圣效方》

【主治】　产后中风，腰腿疼痛。

【功效】　散寒祛风止痛。

【处方】　草乌头一两（生，为细末）

【用法】　用葱白二根，烧熟，去粗皮，将药末同溲得所，于臼内捣极烂，丸如桐子大，每服七丸，温酒送下，食前服，日进二服，妇人产后用温醋汤下。

铁精散　《圣惠方》

【主治】　妇人血风，心气虚，惊悸喜忘，不能进食。

【功效】　养血祛风，益气安神。

【处方】　铁精一两　生干地黄一两　远志一两（去心）　桂心三分　黄芪一两（剉）　紫石英一两（细研）　防风三分（去芦头）　当归三分（剉，微炒）　人参一两（去芦头）　白茯苓一两　甘草一两（炙微赤，剉）　白术半两　羌活半两　茯神一两　麦门冬三分（去心）

【用法】　上一十五味，捣筛为散，每服四钱，以水一中盏，入生姜半分，枣三枚，煎至六分，去滓，温服，不拘时。

铁罩散　《朱氏集验方》

【主治】　安胎孕。

【功效】　理气安胎。

【处方】　缩砂一斤（和壳炒六七分焦，去壳用仁）　香附子二两（炒）

【用法】　上二味为细末，食后白汤点服。如胎动出血，用阿胶艾叶汤调服。

射干散　《圣惠方》一

【主治】　产后伤寒，经数日后，胸中妨

闷,喉咽噎塞,不能饮食。

【功效】　清热利咽,益气健脾。

【处方】　射干半两　川升麻三分　人参三分(去芦头)　甘草半两(炙微赤,到)　陈橘皮三分(汤浸去白瓤,焙)

【用法】　上五味,捣粗罗为散,每服五钱,以水一大盏,入生姜半分,煎至五分,去滓,温服,不拘时。

射香散　《追痨方》

【主治】　妇人室女,一切蓄热,腹内闷著,骨蒸,室女经脉不行,瘦劳肌热。

【功效】　清热除蒸,活血通经。

【处方】　威灵仙四两(细末)　干漆一两(碎,炒令烟尽)　雄黄一分　射一分(二末另研)

【用法】　上四味为末,再研,每服一大钱,水八分盏,煎至六分,空心和渣温服,当有恶秽毒物下,并是病根,此药颇难服,可以蒸饼糊为丸,如梧桐子大,每服十五丸至二十丸,茶汤任下,次服桃仁散。

铅丹　《三因方》

【主治】　催生,及难产横逆。

【功效】　助产。

【处方】　水银二钱(医方集成、南北经验方、袖珍方、卫生易简方一钱)　黑铅一钱(铫内熔,投水银,结成沙子)

【用法】　用熟绢巾纽出水银,细研,以汗衫角细做丸子,绿豆大,临坐草时,香水吞一二丸,立效,仍须敬仰。

秘金丹　《吴氏集验方》

【主治】　妇人带下,宫寒。

【功效】　温补冲任,调经止带。

【处方】　生地黄半斤(洗净,薄切,日晒干,入新砂盆内,慢火炒黄黑色)　官桂半两(去皮)　蒲黄三钱(以纸衬砂盆内,炒赤黄色)　白芍药半两　川芎三钱(炒)　芡实粉半两　莲花蕊二钱(焙)　白龙骨三钱　熟地黄一两　肉苁蓉三钱(酒浸一宿,焙干)　北五味三钱　菟丝子三钱　远志

三钱(去心)　鹿茸半两(酥炙)　川当归半两(去芦)　木香三钱　丁香三钱　附子一对(去皮,炮,切)

【用法】　上一十八味,为极细末,炼蜜为圆,梧桐子大,空心酒醋汤下六十圆。

狼牙散　《圣惠方》二

【主治】　妇人崩中下血不止,心胸虚闷。

【功效】　益气养阴,清热止血。

【处方】　狼牙草二两　诃黎勒皮三分　白芍药三分　白术三分　黄芪三分(到)

【用法】　上五味,捣粗罗为散,每服三钱,以水一中盏,煎至六分,去滓,温服,不拘时。

秤锤酒　《食医心鉴》

【主治】　产后血瘕儿枕痛。

【功效】　活血消瘕止痛。

【处方】　铁秤锤一枚(斧头铁杵亦得)　酒一升

【用法】　烧秤锤令赤,投酒中良久,去锤,量力服。

健脾汤　《圣济总录》二

【主治】　妊娠下痢,脐腹撮痛。

【功效】　健脾益气,除湿止痢。

【处方】　厚朴(去粗皮,到)　苍术(水浸去皮,到)各四两　大枣一升(煮熟,剥去皮核,研取枣汁约五升以来,同煮厚朴、苍术候水尽为度,漉出,焙干)　陈橘皮(去白,麸炒)三两　白茯苓(去黑皮)二两半　人参二两　甘草(炒)三两

【用法】　上七味,粗捣筛,每服三钱匕,水一盏,入生姜三片,枣一枚,擘破,同煎至六分,去滓,温服。

【丶】

益母散　《胎产救急方》

【主治】　坠堕伤胎下血,腹痛烦闷。

【功效】　行气活血。

【处方】　益母草　生地黄各一两　川当归　黄芪各半两

【用法】　上四味,剉,每四钱,水大盏,姜四片,煎服。

益母草散　《圣惠方》一

【主治】　产后血虚,烦渴口干,心躁。

【功效】　益气养血,活血调经。

【处方】　益母草一两　人参半两(去芦头)　黄芪半两(剉)　葛根半两(剉)　生干地黄半两　甘草一分(炙微赤,剉)

【用法】　上六味,捣筛为散,每服三钱,以水一中盏,入生姜半分,煎至六分,去滓,温服,不拘时。

益母草散　《圣惠方》二

【主治】　产后恶血冲心,烦闷多渴。

【功效】　活血祛瘀,清热除烦。

【处方】　益母草　干藕节　红花子各一两

【用法】　上三味,捣细罗为散,每服三钱,以水一中盏,入生姜半分,煎至六分,去滓,温服,不拘时。

益母草散　《圣惠方》二

【主治】　产后恶露不下,在于腹中不散,身体烦闷,及腹内疗刺,疼痛不可忍。

【功效】　活血祛瘀止痛。

【处方】　益母草一两　赤芍药　桂心　当归(剉,微炒)　川大黄(剉碎,微炒)　桃仁(汤浸,去皮尖双仁,麸炒微黄)各三分　牛膝(去苗)　蒲黄　苏枋木(剉)各半两

【用法】　上九味,捣筛为散,每服三钱,以水一中盏,入生姜半分,煎至六分,去滓,稍热服,不拘时。

益母草子散　《圣惠方》二

【主治】　产后恶血,腹内疗痛,口干心烦。

【功效】　活血祛瘀,温中止痛。

【处方】　益母草子半两　刘寄奴半两　芸薹子三分(微炒)　肉桂三分(去皱皮)　没药半两　当归半两(剉,微炒)

【用法】　上六味,捣细罗为散,每服二钱,以水酒各半中盏,煎至五分,不拘时,和滓热服。

益母草子散　《圣惠方》二

【主治】　产后恶血稽留,经久未消,致月水不通,面色萎黄,脐腹疼痛,肌瘦无力。

【功效】　祛瘀下血,活血通经。

【处方】　益母草子一两　桂心半两　当归三分(剉,微炒)　熟干地黄半两　大麦蘗半两(微炒)　赤芍药半两　鬼箭羽半两　红蓝花半两　川大黄三分(剉,微炒)　赤鲤鱼皮灰半两　乱发灰半两　密陀僧半两(烧,醋淬过)　虻虫一两(去翅足,微炒)　水蛭一两(炒令黄)　麝香一分(研)

【用法】　上一十五味,捣细罗为散,以赤马尿半中盏,酒半中盏,拌和前药令匀,直候干,研入麝香,每于食前服,以温酒调下二钱。

益母草饮子　《圣惠方》二

【主治】　产后血运,烦闷气欲绝。

【功效】　活血祛瘀养阴。

【处方】　益母草汁二合　地黄汁二合　淡竹沥一合　童子小便一合　红蓝花半两　紫葛半两(剉)

【用法】　上六味,先以水一大盏,煎后二味至五分,去滓,入诸药汁,更煎三两沸,不拘时,分温四服。

益母草汁粥　《圣惠方》

【主治】　产后虚劳,血气不调,腹肚结痛,血运昏愦,心热烦躁,不多食。

【功效】　活血调经,凉血除烦。

【处方】　益母草汁二合　生地黄汁二合　藕汁二合　生姜汁半合　蜜二合　白粱米一合(水淘,研令细)

【用法】　先以水一大盏,煮米作粥,次入诸药汁,更煎三两沸,每服吃二合,日三服。

益气滑胎丸　《圣惠方》

【主治】　妊娠令易产。

【功效】　行气助产。

【处方】　赤茯苓一两　赤芍药一两　枳壳半两（麸炒微黄，去瓤）　河黎勒皮三分　厚朴一两（去粗皮，涂生姜汁，炙令香熟）　川大黄一两（剉，微炒）　槟榔二两　苎蓉半两　麦门冬一两半（去心，焙）

【用法】　上九味，捣罗为末，炼蜜和捣三五百杵，丸如梧桐子大，每于食前服，以温酒下二十丸。

调经散　《和剂局方》

【主治】　产后败血，身体面目浮肿，败血上干于心，不受触，心烦躁，卧起不安，如见鬼神，言语颠倒。

【功效】　活血祛瘀，镇惊安神。

【处方】　芍药（赤者）　没药（别研）　肉桂（去粗皮）　琥珀（别研）　当归（去苗）各一两　麝香（别研）　细辛（去苗）各半两

【用法】　上七味为末，入研药匀，每服一钱，温酒入生姜汁少许，调匀服。

调荣汤　《直指方》

【主治】　妇人瘀血不消，脐腹引腰背俱痛。

【功效】　理气活血，化瘀止痛。

【处方】　川芎　当归　芍药　生干地黄　三棱　莪术　白芷　延胡索　蒲黄　香附子　泽兰　细辛　川白姜　厚朴（制）　桃仁（浸，去皮，焙）各二分　辣桂　半夏（制）　甘草（炙）各三分

【用法】　上一十八味剉散，每服三钱，姜枣煎，食前服。

调导饮　《直指方》

【主治】　妇人产前产后大便不通。

【功效】　养血行气通便。

【处方】　当归　川芎　防风　枳壳（制）各四钱　甘草（炙）二钱

【用法】　上五味细剉，每服三钱，食前服，姜枣煎服。

调气丸　《圣惠方》

【主治】　妇人大便不通。

【功效】　行气去积，泻下通便。

【处方】　槟榔　羌活　桂心　苎蓉　木香各一两　郁李仁（汤浸去皮，微炒）　川大黄（剉，微炒）　牵牛子（半生半炒熟）　青橘皮（汤浸，去白瓤，焙）各二两

【用法】　上九味，捣罗为末，炼蜜和捣五七百杵，丸如梧桐子大，空心服，以温生姜汤下三十丸。

凌霄花散　《袖珍方》

【主治】　妇人血瘕血块，及产后秽露不尽，儿枕急痛，积聚疼痛，渐成劳疾。

【功效】　清热养阴，活血行滞。

【处方】　凌霄花二钱半　牡丹皮　山栀子　赤芍药　紫河车　血竭　没药　硇砂　地骨皮　五加皮　甘草各二两　红娘子十个　桃仁　红花　官桂　延胡索　当归各一两

【用法】　上一十七味为细末，每服一钱，食前温酒调下。

凌霄花散　《圣惠方》

【主治】　妇人久积风冷，气血不调，小腹疞刺疼痛。

【功效】　活血行气，温经止痛。

【处方】　凌霄花半两　当归一两（剉，微炒）　木香一两　没药一两　桂心半两　赤芍药半两

【用法】　上六味，捣细罗为散，每服不拘时，以热酒调下一钱。

凌霄花散　《妇人大全良方》二

【主治】　产后血瘕血块，及产后秽露不尽，儿枕急痛，积聚疼痛，渐成劳瘦。

【功效】　活血祛瘀，行气止痛。

【处方】　凌霄花一分　牡丹皮　山栀子仁　赤芍药　紫河车　血竭　没药　硇砂　地骨皮　五加皮　甘草各二两　红娘

子十个 桃仁 红花 桂心 延胡索 当归各一两

【用法】 上一十七味为细末,温酒调一钱服。

凌霄花丸 《圣惠方》一

【主治】 室女月事过期不通,诸药无效。

【功效】 化瘀散结通经。

【处方】 凌霄花三分 没药三分 水蛭三分(微炒) 桃仁半两(汤浸,去皮尖双仁,麸炒微黄) 滑石半两 硇砂半两 斑蝥一分(糯米拌炒令黄,去翅足) 狗胆半两干者

【用法】 上八味,捣罗为末,用软饭和丸,如梧桐子大,每于食前服,以温酒下五丸。

海桐皮散 《圣惠方》二

【主治】 妇人血风,身体骨节发歇疼痛不止。

【功效】 祛风通络,行气止痛。

【处方】 海桐皮一两(剉) 桂心一两 白芷一两 当归一两(剉,微炒) 漏芦一两 芎劳一两 羚羊角屑一两 赤芍药半两 没药半两 川大黄半两(剉碎,微炒) 木香半两 槟榔半两

【用法】 上一十二味,捣细罗为散,每服不拘时,以温酒调下二钱。

海桐皮煎 《圣济总录》二

【主治】 妇人血风走疰,皮肤瘙痒,或瘾疹丹起,筋脉肌肉疼痛。

【功效】 祛风止痒,温经除湿。

【处方】 海桐皮(酒浸半日,炙)一两 肉桂(去粗皮)半两 附子(炮裂,去皮脐)一两 牛膝(酒浸,切,焙)二两 甘草(炙)一两 大黄(剉炒) 羌活(去芦头) 独活(去芦头)各半两

【用法】 上八味,捣罗为末,每次秤三两,先用黑豆一盏,生姜半两,切碎,水五升,同煎至三升,绞去滓,入前竹药末,煎如稀

饧,以瓷合盛,每服一匙头,煎当归酒调下。

海桐皮汤 《圣济总录》二

【主治】 妇人血风攻注,四肢无力,劳倦,头目昏眩,背项拘急,骨节酸痛。

【功效】 祛风除湿,益气温经。

【处方】 海桐皮(剉) 肉桂(去粗皮) 木香 天麻 人参 羌活(去芦头) 独活(去芦头) 牛膝(酒浸,切,焙) 金毛狗脊(煨,去毛) 石斛(去根) 黄芪(剉) 防风(去叉) 鳖甲(去裙襕,醋浸炙) 草薢 麻黄(去根节)各三分

【用法】 上一十五味,粗捣筛,每服二钱匕,水一盏,生姜二片,煎至七分,去滓,稍热服。如伤风冷,头疼壮热,入葱白煎,并两服,出汗愈。

海蛤散 《南阳活人书》

【主治】 妇人伤寒,血结胸膈,揉而痛,不可抚近。

【功效】 清热利水。

【处方】 海蛤 滑石 甘草各一两(妇人大全良方、得效方、卫生宝鉴各二两) 芒硝半两(诸方一两)

【用法】 上四味捣罗为末,每服二钱,鸡子清调下。小肠通利,则胸膈血散,膻中血聚,则小腹壅,小肠既壅,膻中血不流行,宜此方。小便利,血数行,更宜桂枝红花汤,发其汗则愈。

海蛤丸 《宣明论》

【主治】 妇人小便浊败,赤白带下五淋,脐腹疼痛,寒热,口干舌涩,不思饮食。

【功效】 清热活血,行气利水。

【处方】 海蛤 半夏 芫花(醋炒) 红娘子(去翅足) 诃子(炒) 延胡索 川楝子(面裹煨,去皮) 茴香(炒)各一两 乳香三钱 硇砂半两 朱砂(半入药,半为衣) 没药各一两(研) 当归一两半

【用法】 上一十三味,为末,醋煮面糊为丸,如小豆大,每服五丸至十丸,醋汤下,量人病虚实加减。

海蛤汤　《圣济总录》二

【主治】　妊娠子淋。

【功效】　清热利湿通淋。

【处方】　海蛤　木通(剉)　猪苓(去黑皮)各半两　滑石(碎)　冬葵子(微炒)各一分

【用法】　上五味,粗捣筛,每服三钱匕,水一盏,入灯心十茎,同煎至六分,去滓,食前温服。

浴汤　《千金方》

【主治】　产后中风流肿。

【功效】　祛风消肿。

【处方】　盐五升(熬令赤)　鸡毛一把(烧作灰)

【用法】　上二味,以水一石,煮盐作汤,内鸡毛灰著汤中,适冷暖以浴,大良,又浴妇人阴冷肿痛。凡风肿面欲裂破者,以紫汤一服瘥,神效。紫汤是炒黑豆作者。

浴体法　《施圆端效方》

【主治】　妇人下元虚冷,腰腹冷痛,崩带一切冷病。

【功效】　温经散寒止痛。

【处方】　椒目　肉桂　川乌　细辛干姜

【用法】　上五味,为粗末,水煮,沐浴下部,妙。

涌泉散　《卫生宝鉴》

【主治】　产后妇人因气,奶汁绝少。

【功效】　养血通络下乳。

【处方】　瞿麦穗　麦门冬(去心)　王不留行　紧龙骨　穿山甲(炮黄)等分

【用法】　上五味为末,每服一钱,热酒调下。后食猪蹄羹少许,投药,用木梳左右乳上梳三十来梳。一日三服,食前服,服三次羹汤,投三次梳乳。

涌泉散　《妇人大全良方》二

【主治】　产后乳无汁,乳结痈肿。

【功效】　通络下乳。

【处方】　穿山甲(洗,一两,灰炒令燥)

【用法】　上一味为细末,酒调服方寸匕。

润气煎　《圣济总录》二

【主治】　产后上气喘急,咽嗌不利。

【功效】　理气止咳,润肺化痰。

【处方】　橘皮(汤去白,焙)　紫菀(去土)　人参　紫苏叶　甘草(炙,剉)　杏仁(汤,去皮尖双仁,炒)　五味子(去梗)各一两

【用法】　上七味,捣罗为细末,蜜半盏,生姜自然汁三分,同药和匀,置瓷器中,甑上炊熟,每服半匙许,热汤化下,不拘时。

润肠丸　《圣济总录》二

【主治】　妊娠大便不通,肠胁坚胀。

【功效】　润肠理气通便。

【处方】　枳壳(去瓤,麸炒,为末)　大麻仁(别研)各一两

【用法】　上二味,再研匀,炼蜜和丸,如梧桐子大,每服三十丸,食前温水下,生姜汤亦得。

烧盐酒　《直指方》

【主治】　妇人血闭腹痛,产后瘀血腹痛。

【功效】　逐瘀止痛。

【处方】　新布数重包裹白盐一合(炭火烧存性)

【用法】　上一味,研细,温酒调下。新布即青麻也,能逐瘀血。

烧裈散　《无求子活人书》

【主治】　妇人伤寒未平复,因交合,里急腰胯连腹内痛。

【功效】　调和阴阳。

【处方】　男子裈裆烧灰

【用法】　上一味,以水和,服方寸匕。男子用妇人裈裆烧灰,小便利,阴头肿即愈。

消石汤 《千金方》

【主治】 妇人血瘕,月水不通,瘀血大不通。

【功效】 化瘀通经。

【处方】 消石　附子　虻虫各三两　大黄　细辛　干姜　黄芩各一两　芍药　土瓜根　丹参　代赭石　蛴螬各二两　大枣十枚　桃仁二升　牛膝一斤　芒硝四两

【用法】 上一十六味㕮咀,以酒五升,水九升,渍药一宿,明旦煎取四升,去滓,下芒消烊尽,分四服,相去如炊顷。去病后,食黄鸭羹,勿见风。

消热饮子 《袖珍方》

【主治】 妊妇六七月热甚,大小便不利,最宜服。

【功效】 通利二便。

【处方】 茫硝一两半　葵子三两

【用法】 上二味为末,每服五钱,温水调下,不拘时。

高良姜散 《圣惠方》一

【主治】 产后霍乱、吐利,腹内疗痛。

【功效】 温中健脾。

【处方】 高良姜（剉）　当归（剉,微炒）　草豆蔻（去皮）各一两

【用法】 上三味,捣细罗为散,不拘时,以粥饮调下二钱。

瓷药散 《圣惠方》二

【主治】 妇人崩中下血不止。

【功效】 凉血止血。

【处方】 白瓷药一两（细研）　柏叶一两（微炙）　柏树细枝一两（剉炒黄）　茜根一两（剉）

【用法】 上四味,捣细罗为散,不拘时,以热酒调下二钱。

流气饮子 《永类钤方》

【主治】 肝郁气滞,血虚气弱,虚热内阻,致发眩晕,脘腹痞满,呕恶,气逆者。

【功效】 疏肝行气,活血益气。

【处方】 紫苏叶　青皮　苦桔梗　大黄（煨）　当归　芍药　乌药　茯苓　川芎　黄芪　枳壳（制）　防风各半两　甘草　陈皮各三分　木香　连皮　大腹（姜制,炒）各二两

【用法】 上一十七味㕮咀,每半两,姜三片,枣一个,水煎。

【一】

桑耳散 《圣惠方》

【主治】 妇人大便下血,小腹中切痛不止。

【功效】 收涩止血,清热止痛。

【处方】 桑耳（微炒）　牡蛎粉　龙骨　当归（剉,微炒）　白芍药各一两　黄芩半两　甘草半两（炙微赤,剉）

【用法】 上七味,捣细罗为散,食前服,以粥饮调下二钱。

桑耳散 《圣惠方》一

【主治】 妇人月水不调,脐下疗痛,不多嗜食。

【功效】 化瘀止痛。

【处方】 桑耳一两　庵䕡一两　牛膝一两半（去苗）　赤芍药一两　土瓜根一两　赤茯苓一两　牡丹皮一两半　桂心一两半　芎藭一两　川大黄一两半（剉,微炒）　生干地黄一两　甘草半两（炙微赤,剉）

【用法】 上一十二味,捣细罗为散,每日空腹及晚食前服,以温酒调下二钱。

桑耳散 《圣惠方》二

【主治】 妇人带下赤白,无问远近。

【功效】 补肾活血,收涩止带。

【处方】 桑耳一两（微炒）　丹参一两　续断三分　芎藭三分　柏叶三分（炙微黄）　熟艾三分（炒微黄）　鹿茸一两（去毛,涂酥炙微黄）　牡蛎一两（烧为粉）　地榆三分（剉）　阿胶一两（炙令黄燥）　小蓟

根三分　龟甲一两(涂醋炙令黄)　赤石脂一两　当归三分(剉,微炒)　熟干地黄一两　槲叶一两　牛角䚡一两(炙令微黄)

【用法】　上一十七味,捣细罗为散,每于食前服,以温酒调下二钱。

桑耳散　《圣惠方》二

【主治】　妇人赤白带下。

【功效】　活血益气止带。

【处方】　桑耳一两(微炒)　白芍药三分　黄芪三分(剉)　肉豆蔻一两(去壳)　阿胶一两(捣碎,炒令黄燥)　熟干地黄　当归一两(剉,微炒)　蒲黄半两　桔梗一两(去芦头)

【用法】　上九味,捣细罗为散,每于食前服,以粥饮调下二钱。

桑耳散　《圣惠方》二

【主治】　妇人带下五色,无问新旧。

【功效】　清热活血,收涩止带。

【处方】　桑耳一两(微炒)　丹参三分　续断三分　芎藭三分　柏叶三分(微炙)　艾叶三分(微炒)　阿胶二分(捣碎,炒令黄燥)　牡蛎一两(烧为粉)　鹿茸一两(去毛,涂酥炙微黄)　地榆一两(剉)　刺蓟一两　龟甲一两(涂醋炙微黄)　赤石脂一两　当归一两(剉,微炒)　熟干地黄一两　牛角䚡二两(烧灰)　槲叶一两

【用法】　上一十七味,捣细罗为散,每于食前服,以粥饮调下二钱。

桑耳散　《圣惠方》二

【主治】　妇人崩中下血不止,渐加虚困黄瘦。

【功效】　养血活血止血。

【处方】　桑耳二两(微炙)　茜根一两(剉)　阿胶一两(捣碎,炒令黄燥)　熟干地黄二两

【用法】　上四味,捣细罗为散,不拘时,以粥饮调下二钱。

桑耳散　《圣惠方》二

【主治】　产后经络不调,脐下疼痛。

【功效】　行气活血,通经止痛。

【处方】　桑耳三分　庵茴子一两　牛膝一两(去苗赤)　芍药三分　赤茯苓一两　延胡索一两　桂心三分　芎藭一两　泽兰二分　生干地黄一两

【用法】　上一十味,捣细罗为散,每于食前服,以温酒调下二钱。

桑耳饮　《圣济总录》一

【主治】　产后下血不止。

【功效】　凉血止血。

【处方】　桑耳(微炙)　芍药　地榆　茜根　牛角䚡(烧灰)　阿胶(炙令燥)各一两　艾叶　鸡苏各三分　白龙骨二两

【用法】　上九味,粗捣筛,每服二钱匕,水一盏,煎至七分,去滓,温服,早晨、日午、夜卧各一。

桑寄生散　《圣惠方》二

【主治】　妊娠阻病,气攻肩背,两胁肋腰脐下痛,胎动不安。

【功效】　养阴清热,固冲安胎。

【处方】　桑寄生一两　阿胶一两(捣碎,炒令黄燥)　麦门冬一两(去心)　人参一两(去芦头)　刺蓟一两　郁李仁半两(汤浸,去皮尖,微炒)

【用法】　上六味,捣筛为散,每服四钱,以水一中盏,入生姜半分,煎至六分,去滓,温服,不拘时。

桑寄生散　《圣惠方》二

【主治】　妊娠损动,腹内结痛,血下晕闷。

【功效】　温经养血,固冲安胎。

【处方】　桑寄生一两　当归一两(剉,微炒)　阿胶一两(捣碎,炒令黄燥)　续断一两　艾叶半两(微炒)　芎藭一两

【用法】　上六味,捣筛为散,每服五钱,先以水一大盏半,入银三两,煎至一盏,

次入药,并竹茹一分,糯米一百粒,煎至六分,去滓,食前分温二服。

桑寄生散　《圣惠方》二

【主治】　妊娠漏胎,心腹疼痛。

【功效】　益气养血安胎。

【处方】　桑寄生一两　阿胶一两(捣碎,炒令黄燥)　艾叶一两(微炒)　白芍药一两　白术一两

【用法】　上五味,捣筛为散,每服四钱,以水一中盏,入淡竹茹一分,煎至六分,去滓,每于食前温服。

桑寄生散　《圣惠方》二

【主治】　妊娠胎动,腹痛闷乱。

【功效】　养血固冲。

【处方】　桑寄生一两　当归一两(剉,微炒)　芎藭三分　阿胶三分(捣碎,炒令黄燥)

【用法】　上四味,捣筛为散,每服四钱,以水一中盏,入豉五十粒,葱白七寸,煎至六分,去滓,稍热服,不拘时。

桑寄生散　《圣惠方》二

【主治】　妊娠五个月,胎不安,腹内疼刺痛,日夜不止,不欲言语,四肢昏沉。

【功效】　补肾和血,宁心安胎。

【处方】　桑寄生一两　熟干地黄二两　木通一两(剉)　赤茯苓一两　甘草半两(炙微赤)　当归一两(剉,微炒)　陈橘皮半两(汤浸,去白瓤,焙)　白芷半两　知母一两　远志半两(去心)

【用法】　上一十味,捣筛为散,每服四钱,以水一大盏,煎至六分,去滓,温服,不拘时。

桑寄生散　《圣惠方》二

【主治】　妊娠端然有所见,惊胎,流下不安,若跳动,心中痛。

【功效】　补肾活血,健脾安神。

【处方】　桑寄生　芎藭　白术　当归(剉,微炒)各一两　白茯苓三分　甘草半

两(炙微赤,剉)

【用法】　上六味,捣粗罗为散,每服三钱,以水一中盏,入生姜半分,枣三枚,煎至六分,去滓,温服,不拘时。

桑寄生散　《圣惠方》二

【主治】　胎动逼心,烦闷欲绝,安胎止痛。

【功效】　补气养阴,固冲安胎。

【处方】　桑寄生　当归(剉,微炒)　芎藭　人参(去芦头)　甘草(炙微赤,剉)各一两

【用法】　上五味,捣筛为散,每服四钱,以水一中盏,入葱白七寸,煎至六分,去滓,温服,不拘时。

桑寄生散　《得效方》

【主治】　妊娠或因房室惊触,劳力过度,伤动胞胎,或食毒物,致令子宫虚滑,经血淋漓,若不急治,败血凑心,子母难保,日渐胎干,危亡不久。

【功效】　补益肝肾,固冲止血。

【处方】　桑寄生　当归(去芦,酒浸)　川续断(酒浸)　川芎　香附子(炒去毛)　茯神(去木)　阿胶(剉,蚌粉炒成珠子)　白术各一两　人参　甘草(炙)各半两　陈艾叶一两　乌梅(去核)半两

【用法】　上一十二味,剉散,每服四钱,水一盏半,生姜五片煎。

桑寄生散　《永类钤方》

【主治】　胎满经血妄行,淋漓不已,胶艾汤亦可选用。

【功效】　益气养血,补肾安胎。

【处方】　桑寄生　当归(酒浸)　续断(酒浸)　川芎　香附子(炒)　阿胶(炒)　茯神　白术各一两　人参半两　甘草(炙)半两

【用法】　上一十味,㕮咀,每服四钱,姜五片,水煎温服,不拘时。

桑寄生散　《圣济总录》一

【主治】　妊娠恶阻,头旋呕吐,腰腹疗痛,胎动不安。

【功效】　养阴清热安胎。

【处方】　桑寄生　阿胶(炒燥)　柴胡(去苗)　麦门冬(去心,焙)　人参　大蓟各一两　郁李仁(去皮,炒)半两

【用法】　上七味,粗捣筛,每服三钱匕,水一盏,煎至七分,去滓,温服,不拘时。

桑寄生散　《严氏济生方》

【主治】　妊娠胎动不安,下血不止。

【功效】　益气养血,滋肾安胎。

【处方】　桑寄生　当归(去芦,酒浸)　川续断(酒浸)　芎䓖　香附子(炒去毛)　阿胶(剉,蛤粉炒如珠子大)　茯神(去木)　白术各一两(澹寮方炒)　人参半两　甘草(炙)半两

【用法】　上一十味,㕮咀,每服四钱,水一盏半,姜五片,煎至七分,去滓,温服,不拘时。

桑寄生饮子　《圣惠方》二

【主治】　妊娠五六月,患心腹胀满,口干,腹中疗刺疼痛不止。

【功效】　清热养阴,固冲安胎。

【处方】　桑寄生三分　木通三分　生干地黄三分　诃黎勒皮三分　白术三分　赤茯苓三分　当归三分(剉,微炒)　芎䓖三分

【用法】　上八味,细剉和匀,每服半两,以水一大盏,入葱白七寸,豉五十粒,煎至五分,去滓,温服,不拘时。

桑寄生汤　《圣济总录》一

【主治】　妊娠漏胎,淋漓下血,脐腹疼痛。

【功效】　补肾养血,止血安胎。

【处方】　桑上寄生(炙令黄,剉碎)半两　当归(炙,剉)一两半　芎䓖(剉)一两

【用法】　上三味,粗捣筛,每服三钱匕,以水半盏,酒半盏,同煎取六分,去滓,温服,早晨、午时、晚间各一。

桑寄生汤　《圣济总录》一

【主治】　妊娠胎动不安。

【功效】　清热养阴,理气安胎。

【处方】　桑上寄生(剉)　当归(切,焙)　赤茯苓(去黑皮)　木通(剉)　生干地黄(焙)　诃黎勒(炮,取皮)　陈橘皮(去白,炒)各一两　白术　芎䓖各一两半　莎草根(去毛,炒)半两　木香一分

【用法】　上一十一味,粗捣筛,每服三钱匕,水一盏,入生姜二片,同煎至六分,去滓,温服,日三服。

桑寄生汤　《圣济总录》一

【主治】　妊娠胎动,血下不止,或胎漏腹痛。

【功效】　养阴滋肾,止血安胎。

【处方】　桑寄生一两半　阿胶(炙燥)　当归(切,焙)　白茯苓(去黑皮)　芎䓖　白术　熟干地黄(焙)　甘草(炙)各一两　龙骨(烧)　干姜(炮)各一分

【用法】　上一十味,粗捣筛,每服三钱匕,水一盏,枣二枚擘,煎至七分,去滓,不拘时温服。

桑寄生汤　《圣济总录》一

【主治】　妊娠胎萎燥,不能转动,心中急痛。

【功效】　补肾益气养阴。

【处方】　桑寄生(剉)　白茯苓(去黑皮)　人参　葳蕤各一两　白术二两

【用法】　上五味,粗捣筛,每服三钱匕,以水一盏,入粳米半合,生姜一分,切,同煎至七分,去滓,温服,日三服。

桑寄生汤　《圣济总录》二

【主治】　妊娠胎动,数损堕。

【功效】　滋肾养胎。

【处方】　桑寄生　当归(切,焙)　芎䓖　人参　甘草(炙)等分

【用法】 上五味,粗捣筛,每服四钱匕,水一盏,入葱白七寸,同煎至六分,去滓,温服。

桑白皮散 《圣惠方》二

【主治】 妊娠四肢肿满,小便不利,时时喘促。

【功效】 清热养阴,理气利水。

【处方】 桑根白皮一两(剉) 枳壳半两(麸炒微黄,去瓤) 商陆半两 泽泻三分 冬葵根一两 赤茯苓一两 木通一两(剉)

【用法】 上七味,捣粗罗为散,每服四钱,以水一中盏,入生姜半分,煎至六分,去滓,每于食前温服,以利为效。

桑白皮饮 《圣济总录》二

【主治】 妊娠四肢肿,皮肉拘急。

【功效】 宣肺利水。

【处方】 桑根白皮(剉,炒)一两 商陆根一两半 赤小豆三合 羌活(去芦头)半两

【用法】 上四味,咬咀如小豆大,拌匀,用水五盏,入生姜七片同煮,候豆熟,滤去滓,渴即饮汁并食豆,小便利瘥。

桑白皮丸 《圣济总录》二

【主治】 妊娠咳嗽,痰盛喘逆。

【功效】 泻肺平喘。

【处方】 桑根白皮二两(剉) 半夏(生姜汁浸一宿,焙) 阿胶(炒令燥) 人参各一两 丹砂(研)一分 甘草(炙)半两

【用法】 上六味,捣罗为末,糯米粥为丸,如鸡头实大,每服一丸,食后临卧,含化咽津。

桑白皮汤 《圣济总录》二

【主治】 产后上气虚喘,咳逆。

【功效】 降气平喘,止咳化痰。

【处方】 桑根白皮(剉,炒) 款冬花(去梗) 五味子(炒) 杏仁(去皮尖双仁,炒,研如膏) 当归(切,焙) 人参 甜葶

苈(纸上炒) 防己(剉)各一两

【用法】 上八味,粗捣筛,每服二钱匕,水一盏,煎至七分,去滓,温服,不拘时。

桑黄散 《圣惠方》二

【主治】 妇人风冷伤于冲任之脉,经络虚损,致成白带下。

【功效】 温经补血,收敛固涩。

【处方】 桑黄一两(微炙) 蛇甲一两(炙微焦黄) 当归三分(剉,微炒) 乌贼鱼骨一两(烧灰) 白芍药一两 禹余粮二两(烧醋淬七遍) 干姜三分(炮裂,剉) 吴茱萸三分(汤浸七遍,焙干微炒) 白石脂一两

【用法】 上九味,捣细罗为散,每于食前服,以粥饮调下二钱。

桑螵蛸散 《圣惠方》

【主治】 妇人虚冷,小便数。

【功效】 益气温肾,固精缩尿。

【处方】 桑螵蛸三十枚(微炙) 鹿茸二两(去毛,涂酥炙令微黄) 黄芪三两(剉妇人大全良方、永类钤方半两) 牡蛎粉二两 甘草二两(炙微赤,剉)

【用法】 上五味,捣细罗为散,食前服,以生姜汤调下一钱。钤方二钱。

桑螵蛸散 《圣惠方》二

【主治】 产后小便数。

【功效】 补肾益气,固精缩尿。

【处方】 桑螵蛸一两(微炒) 鹿茸二两(去毛,涂酥炙微黄) 黄芪二两(剉) 牡蛎一两半(烧为粉) 甘草半两(炙微赤,剉) 人参一两(去芦头)

【用法】 上六味,捣筛为散,每服三钱,以水一中盏,入生姜半分,枣三枚,煎至六分,去滓,食前温服。

桑螵蛸汤 《圣济总录》二

【主治】 妊娠小便滑数。

【功效】 温肾涩遗。

【处方】 桑螵蛸(炒) 人参各一两

鹿茸(去毛,酥炙)　黄芪(剉)各二两　牡
蛎粉一两半　甘草(炙,剉)半两

【用法】　上六味,粗捣筛,每服三钱
匕,水一盏,生姜一枣大,切,枣二枚,擘,煎
至七分,去滓,食前温服。

通神散　《圣惠方》

【主治】　妇人大便不通。

【功效】　泻下通便,软坚润肠。

【处方】　川大黄(剉,微炒)　川芒硝
槟榔　桃花　郁李仁(汤浸去皮,微炒)
各一两　木香半两

【用法】　上六味,捣细罗为散,空心
服,以粥饮调下二钱。

通神散　《圣惠方》二

【主治】　产后败血冲心。

【功效】　温中行气,活血止血。

【处方】　蒲黄一两　肉桂一两(去皱
皮)　当归半两(剉,微炒)　延胡索半两
硇砂一分　琥珀半两

【用法】　上六味,捣细罗为散,不拘
时,以温酒调下二钱。

通神散　《圣惠方》二

【主治】　妇人崩中下血不止。

【功效】　收敛止血。

【处方】　菝瓜一两(剉)　蛇床子一两
木贼一两　桑鹅一两(微炙)

【用法】　上四味,捣细罗为散,每服不
拘时,以粥饮调下二钱。

通表散　《圣惠方》一

【主治】　妊娠五月六月或七月,卒患
伤寒,烦热,四肢疼痛,不得安卧。

【功效】　解表散寒。

【处方】　麻黄一两半(去根节)　赤芍
药一两　甘草半两(炙微赤,剉)

【用法】　上三味,捣筛为散,每服四
钱,以水一中盏,入生姜半分,枣三枚,煎至
六分,去滓,温服,不拘时。

通膈散　《朱氏集验方》

【主治】　妇人心腹刺痛,寒热往来。

【功效】　行气活血止痛。

【处方】　蓬莪术　延胡索　北芍药
当归　川芎　甘草　牡丹皮各等分

【用法】　上七味,细末,每服二钱,姜
酒调服。

通气散　《妇人大全良方》一

【主治】　妊娠腰痛,状不可忍。

【功效】　补肾强腰。

【处方】　破故纸(不以多少,瓦上炒令
香熟)

【用法】　上一味为末,嚼核桃肉半个,
空心,温酒调下二钱。

通和汤　《卫生宝鉴》

【主治】　妇人乳痈,疼痛不可忍。

【功效】　消痈溃坚,解毒止痛。

【处方】　穿山甲(炮黄)　川木通各一
两(剉)　自然铜半两(醋淬七次　总录
半钱)

【用法】　上三味为末,每服二钱,热酒
调下,食远服之。

通灵丸　《妇人大全良方》

【主治】　妇人手足痛风不可忍。

【功效】　祛风散寒,通络止痛。

【处方】　白附子　僵蚕各一两(炒去
丝)　全蝎半两(炒)　麝香一字

【用法】　上四味为末,炼蜜丸如梧桐
子大,每服七丸,温酒下,一日三服。

通经丸　《简易方》

【主治】　妇人室女,月候不通,疼痛,
或成血瘕。

【功效】　化瘀通经,散结止痛。

【处方】　桂心(澹寮方去粗皮)　青皮
(去白)　大黄(炮)　干姜(炮)　川椒(炒
出汗　澹寮方去子)　蓬莪术(炮)　干漆
(炒出烟,妇人大全良方碎之,炒令烟尽)

川乌(炮　良方去皮)　当归(去芦　澹寮方酒洗)　桃仁各等分(炒　良方,去皮尖双仁,麸炒。澹寮方云:一方无川乌,有红花,恐并当用之。)

【用法】　上一十味,为细末,将四钱用米醋熬成膏,和余六钱末成剂,曰中治之,丸如梧桐子大,晾干,每二十丸至三十丸,用淡醋汤温酒空心下。

通经丸　《医林方》

【主治】　妇人经血凝滞不行,脐腹腰背疼痛,渐成血瘕。

【功效】　行气活血,化瘀止痛。

【处方】　木香半两　当归半两　芍药一两　干漆半两(炒令烟尽为度)　五灵脂半两　肉桂半两　广莪术一两　水蛭二钱半(微炒)　大黄半两　蟅虫三十个(去头足翅,微炒)　桃仁二十七枚(浸,去皮尖)

【用法】　上一十一味,为细末,醋面糊为丸,如梧桐子大,每服二十丸,食前温醋汤下,或温酒下,日进一服。

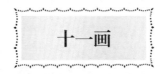

十一画

【一】

黄散　《千金方》

【主治】　产后下痢。

【功效】　清热除湿,活血止痢。

【处方】　黄连二两　黄芩　蜚虫　干地黄各一两

【用法】　上四味,治下筛,酒服方寸匕,日三服,十日愈。

黄芪散　《圣惠方》一

【主治】　产后乍寒乍热,骨节疼痛,四肢无力,面色萎黄。

【功效】　补气温阳,活血止痛。

【处方】　黄芪一两(剉)　附子三分(炮裂,去皮脐)　鬼箭羽半两　当归三分(剉,微炒)　芎䓖半两　桂心半两　牡丹半两　赤芍药三分　牛膝三分(去苗)　桃仁三分(汤浸,去皮尖双仁,麸炒微黄)　赤茯苓三分　鳖甲一两(涂醋炙微黄,去裙襕)

【用法】　上一十二味,捣粗罗为散,每服四钱,以水一中盏,入生姜半分,煎至六分,去滓,温服,不拘时。

黄芪散　《圣惠方》一

【主治】　产后虚热头痛,四肢烦疼,不思饮食。

【功效】　补气养血,养阴除烦。

【处方】　黄芪一两(剉)　赤芍药半两　生干地黄一两　桂心半两　麦门冬一两(去心,焙)　牡蛎粉一两　黄芩半两　甘草半两(炙微赤,剉)　石膏二两

【用法】　上九味,捣粗罗为散,每服四钱,以水一中盏,入生姜半分,煎至六分,去滓,温服,不拘时。

黄芪散　《圣惠方》一

【主治】　产后虚损,喘促,气力乏少,食饮不进。

【功效】　补气健脾,润肺止喘。

【处方】　黄芪一两(剉)　人参二分(去芦头)　甘草(炙微赤,剉)　桂心　熟干地黄　当归(剉,微炒)　麦门冬(去心,焙)　白茯苓　白术各半两

【用法】　上九味,捣粗罗为散,每服一钱,以水一中盏,入生姜半分,枣三枚,煎至

六分,去滓,温服,不拘时。

黄芪散 《圣惠方》一

【主治】 产后口干烦闷心躁。

【功效】 补气养阴除烦。

【处方】 黄芪一两(剉) 麦门冬一两(去心) 赤茯苓一两 当归半两 甘草半两(炙微赤,剉) 生干地黄一两

【用法】 上六味,捣筛为散,每服四钱,以水一中盏,入生姜半分,煎至六分,去滓,温服,不拘时。

黄芪散 《圣惠方》一

【主治】 产后体虚烦渴,吃食减少,乏力。

【功效】 补气健脾,养阴除烦。

【处方】 黄芪一两(剉) 麦门冬半两(去心) 生干地黄一两 甘草一分(炙微赤,剉) 人参三分(去芦头) 陈橘皮三分(汤浸,去白瓤,焙) 白茯苓一两 桑寄生半两

【用法】 上八味,捣筛为散,每服三钱,以水一中盏,入生姜半分,枣三枚,竹叶二七片,煎至六分,去滓,温服,不拘时。

黄芪散 《圣惠方》一

【主治】 妇人客热,心胸壅闷,肢节烦疼,少思饮食。

【功效】 益气养阴,清热凉血。

【处方】 黄芪一两(剉) 麦门冬一两半(去心,焙 妇人大全良方、永类钤方无) 生干地黄一两 犀角屑半两 人参三分(去芦头) 茯神三分 瓜蒌子仁半两 黄芩半两 甘草半两

【用法】 上九味,捣细罗为散,每服不拘时,以竹叶汤调下二钱。

黄芪散 《圣惠方》一

【主治】 妇人气血不调,发歇寒热,胸膈烦躁,不思饮食,四肢疼痛。

【功效】 补气活血,凉血退热。

【处方】 黄芪一两(剉) 人参半两

(去芦头) 赤芍药半两 麦门冬三分(去心) 白术三分 赤茯苓三分 羚羊角屑半两 半夏半两(汤洗七遍,去滑) 前胡三分(去芦头) 当归半两 枳壳一两(麸炒微黄,去瓤) 甘草半两(炙微赤,剉)

【用法】 上一十二味,捣筛为散,每服三钱,以水一中盏,入生姜半分,煎至六分,去滓,温服,不拘时。

黄芪散 《圣惠方》二

【主治】 妇人热劳羸瘦,四肢烦疼,口干心躁,不欲饮食。

【功效】 补气养阴除烦。

【处方】 黄芪一两(剉 得效方、经验良方七钱半) 地骨皮一两 赤茯苓一两 麦门冬一两(去心) 人参三分(去芦头) 赤芍药一两(得效方、良方五钱) 生干地黄一两(得效方、良方五钱) 柴胡一两半(去苗 得效方、良方一两) 黄芩三分 当归三分 甘草一分(炙微赤,剉 得效方、良方五钱)

【用法】 上一十一味,捣粗罗为散,每服四钱,用水一中盏,入生姜半分,煎至六分,去滓,温服,不拘时。

黄芪散 《圣惠方》二

【主治】 妊娠五月六月,血不止。

【功效】 固冲止血。

【处方】 黄芪一两半(剉) 桑寄生一两 地榆一两(剉) 艾叶三分(微炒) 龙骨三分 熟干地黄一两

【用法】 上六味,捣筛为散,每服四钱,以水一中盏,入生姜半分,枣三枚,煎至六分,去滓,每于食前温服。

黄芪散 《圣惠方》二

【主治】 妊娠胎不长。

【功效】 理气安胎,健脾益气。

【处方】 黄芪三分(剉) 白术三分 人参三分(去芦头) 麦门冬三分(去心) 陈橘皮三分(汤浸,去白瓤,焙) 芎劳半两 白茯苓三分(圣济总录去黑皮,一分)

前胡三分(去芦头)　甘草半两(炙微赤,
到)

【用法】　上九味,捣筛为散,每服三
钱,以水一中盏,入生姜半分,枣三枚,煎至
六分,去滓,每于食前温服。

黄芪散　《圣惠方》二

【主治】　产后赤白痢,日夜数十行,腹
内疗痛。

【功效】　清热除湿止痢。

【处方】　黄芪三两(到)　地榆二两
(到)　紫参三两　黄柏二两(涂蜜微炙,
到)　厚朴三两(去粗皮,涂生姜汁,炙令香
熟)　黄连一两(去须,微炒)

【用法】　上七味,捣筛为散,每服三
钱,以水一中盏,入薤白三茎,煎至六分,去
滓,每于食前温服。

黄芪散　《圣惠方》二

【主治】　产后蓐劳,或憎寒壮热,四肢
疼,头痛心烦。

【功效】　补气养血,活血消癥。

【处方】　黄芪一两(到)　桂心半两
(总录桂去粗皮)　当归半两(到,微炒)
桑寄生半两(神巧万全方白术)　白茯苓半
两　白芍药半两　人参半两(去芦头)　熟
干地黄半两(总录焙)　麦门冬半两(去心,
焙)　牛膝三分(去苗　总录酒浸,切,焙,
半两)　鳖甲一两(涂醋炙令黄,去裙襕)
甘草半两(炙微赤,到)

【用法】　上十二味,捣粗罗为散,每
服,用獖猪肾一对,切去脂膜,先以水一大
盏,入生姜半分,枣三枚,煎至七分,去滓,下
散五钱,更煎至四分,去滓,每日空腹及晚食
前,温服。

黄芪散　《圣惠方》三

【主治】　产后体虚乏力,四肢羸瘦,不
思饮食。

【功效】　补气健脾,养血安神。

【处方】　黄芪一两(到)　白术半两
续断半两　人参半两(去芦头)　熟干地黄

一两　茯神半两　附子三分(炮裂,去皮
脐)　当归半两(到,微炒)　肉桂三分(去
皱皮)　五味子半两　白芍药半两　赤石脂
半两　陈橘皮半两(汤浸,去白瓤,焙)　麦
门冬一两(去心,焙)　甘草一分(炙微赤,
到)　干姜半两(炮裂,到)

【用法】　上一十六味,捣粗罗为散,每
服三钱,以水一中盏,入生姜半分,枣三枚,
煎至六分,去滓,温服,不拘时。

黄芪散　《圣惠方》三

【主治】　产后风虚劳损,羸瘦,不思饮
食,四肢疼痛。

【功效】　补气健脾养血。

【处方】　黄芪一两(到　妇人大全良
方半两)　白术半两　羚羊角屑半两　木香
半两　人参半两(去芦头)　当归半两(到,
微炒)　桂心半两　白芍药半两　芎劳半两
白茯苓半两　甘草一分(炙微赤,到)

【用法】　上一十一味,捣筛为散,每服
四钱,以水一中盏,入生姜半分,枣三枚,煎
至六分,去滓,温服,日三服。

黄芪散　《袖珍方》

【主治】　妇人客热,心胸壅闷,肢节烦
疼,不思饮食。

【功效】　养阴益气,清热除烦。

【处方】　生地黄　黄芪各一两　犀角
屑　甘草　瓜蒌仁　黄芩各五钱　人参
茯神各三分

【用法】　上八味㕮咀,每服八钱,淡竹
叶五片,水一盏半,煎至八分,去滓,温服。

黄芪散　《袖珍方》

【主治】　妊娠胎不长。

【功效】　益气健脾。

【处方】　川芎　甘草各五钱　黄芪
白术　陈皮　麦门冬　白茯苓　前胡　人
参各三钱(永类钤方三分)

【用法】　上九味,㕮咀,每服八钱,生姜
三片,枣一枚,水一盏半,煎至八分,去滓,食
前温服。

黄芪散 《得效方》

【主治】 产后风虚,劳后羸瘦,不思饮食,四肢疼痛。

【功效】 补气健脾。

【处方】 黄芪 白术 木香 羚羊角屑 人参 当归(去尾) 桂心 白芍药 川芎 白茯苓各半两 甘草一分

【用法】 上一十一味,剉散,每服三钱,生姜三片,红枣二枚煎,温服,不拘时。

黄芪散 《拔萃方》

【主治】 妇人客热,心胸壅闷,肢节烦疼。

【功效】 清热益气除烦。

【处方】 生干地黄一两 黄芪一两 犀角屑(代) 甘草 瓜蒌仁 黄芩各半两 人参 茯神各七钱半

【用法】 上八味为末,每服三钱,淡竹叶五片,水煎。

黄芪散 《妇人大全良方》

【主治】 妇人虚中有热,咳嗽脓血,口苦咽干。

【功效】 补脾益气,清热祛痰。

【处方】 黄芪四两 甘草二两

【用法】 上二味为细末,汤点一二钱(永类钤方三钱)。服,日三服。一方甘草一两 黄芪六两(名黄芪六一汤)只咬咀,水煎服。

黄芪汤 《圣济总录》一

【主治】 产后血气不利,心腹急痛,上下攻冲,气逆烦闷。

【功效】 补气养血,温中止痛。

【处方】 黄芪(剉碎) 白术(剉炮) 当归(切,炒) 甘草(炙,剉) 人参各一两 白羊肉一斤(去脂膜,切碎,每服用三两)

【用法】 上六味,除羊肉外,捣为粗末,每服三钱匕,先以羊肉三两,切,用水三盏,煮取一盏,澄清去滓沫,入前药,并生姜三片,同煎七分,去滓,通口服,不拘时。

黄芪汤 《圣济总录》一

【主治】 妊娠五月六月,血不止。

【功效】 补肾固经止血。

【处方】 黄芪炙(剉)一两半 桑寄生(炙,剉) 地榆(剉) 熟干地黄(焙)各一两 艾叶(焙干) 龙骨(研)各三分

【用法】 上六味,粗捣筛,每服五钱匕,水一盏半,生姜半分,切,枣三枚,擘破,同煎至六分,去滓,食前温服。

黄芪汤 《圣济总录》二

【主治】 妊娠痰逆。

【功效】 健脾和胃,降逆化痰。

【处方】 黄芪剉一两 半夏半两(汤洗七遍,焙) 芎䓖半两 甘草(炙)一分 人参 白术 陈橘皮(去白,焙) 赤茯苓(去黑皮) 枳壳(去瓤,麸炒) 诃黎勒皮各三分

【用法】 上一十味,粗捣筛,每服二钱匕,水一盏,入生姜三片,枣一枚,擘,同煎取六分,去滓,温服,不拘时。

黄芪汤 《圣济总录》二

【主治】 产后气血虚乏,内燥引饮,心下烦闷。

【功效】 补气养血除烦。

【处方】 黄芪(微炙,剉)三分 白茯苓(去黑皮) 当归(切,微炒) 桑寄生(微炙)各半两 桃仁(汤浸,去皮尖双仁,麸炒黄)三分 陈曲(微炒) 干姜(炮裂) 桔梗(炒)各半两

【用法】 上八味,捣为粗末,每服三钱匕,水一盏,煎至七分,去滓,温服,不拘时。

黄芪汤 《圣济总录》二

【主治】 产后肺气虚寒,咳嗽喘闷。

【功效】 补肺气,止咳喘。

【处方】 黄芪(剉) 桔梗(炒) 人参 白茯苓(去黑皮) 山芋各半两

【用法】 上五味,粗捣筛,每服三钱匕,水一盏,煎七分,去滓,温服,不拘时。

黄芪汤 《圣济总录》二

【主治】 产后咳嗽。

【功效】 补气健脾，润肺止咳。

【处方】 黄芪(剉)二两 人参 茯神
(去木) 麦门冬(去心，焙) 桂(去粗皮)
陈橘皮(去白，焙) 当归(切，焙) 天门
冬(去心，焙) 甘草(炙) 生干地黄(焙)
五味子各一两

【用法】 上一十一味，粗捣筛，每服三
钱匕，水一盏半，生姜二片，枣一枚，擘，同煎
一盏，去滓，温服，不拘时。

黄芪汤 《圣济总录》二

【主治】 产后体虚力乏，四肢羸瘦，不
思饮食。

【功效】 补气养血，温中健脾。

【处方】 黄芪 熟干地黄(焙) 麦门
冬(去心，焙)各一两 白术 续断 人参
茯神(去木) 当归(剉，炒) 五味子
白芍药 赤石脂 陈橘皮(去白，焙) 干
姜(炮)各半两 附子(炮裂，去皮脐) 桂
(去粗皮)各三分 甘草一分(炙)

【用法】 上一十六味剉如麻豆，每服
三盏匕，水一盏，入生姜半分，枣三枚，擘破，
同煎六分，去滓，温服，不拘时。

黄芪汤 《圣济总录》二

【主治】 产后荣血虚损，汗出不止。

【功效】 益气固表，滋阴养血。

【处方】 黄芪(剉) 白术(剉，炒)
牡蛎(熬为粉) 白茯苓(去黑皮) 防风
(去叉) 生干地黄(焙) 麦门冬(去心，
焙)各一两

【用法】 上七味，粗捣筛，每服三钱
匕，水一盏，煎至七分，去滓，温服，不拘时。

黄芪汤 《圣济总录》二

【主治】 产后蓐劳肌瘦，烦闷喘急，多
汗，倦怠少力。

【功效】 益气固表止汗。

【处方】 黄芪(剉，碎) 芍药(剉，碎)

枳壳(去瓤，麸炒) 牡蛎粉各一两 羚
羊角屑半两

【用法】 上五味，粗捣筛，每服三钱
匕，水一盏半，猪肾一枚，切去筋膜，生姜五
片，同煎至七分，去滓，温服，不拘时。

黄芪汤 《玉机微义》

【主治】 产后阴虚汗不止。

【功效】 益气养血，敛阴止汗。

【处方】 黄芪三钱 白术 防风 熟
地黄 牡蛎(煨) 白茯苓 麦门冬 甘草
(炙)各半钱

【用法】 上八味，咬咀，每半两，入
枣煎。

黄芪汤 《妇人大全良方》一

【主治】 胎动不安，腹痛下黄汁。

【功效】 调和气血安胎。

【处方】 糯米一合 黄芪 川芎各
一两

【用法】 上三味，细剉，水二大盏，煎
至一盏三分，温服。

黄芪丸 《圣惠方》

【主治】 妇人骨蒸烦热，四肢羸瘦疼
痛，口干心躁，不得睡卧。

【功效】 益气养阴，清热除烦。

【处方】 黄芪一两(剉) 麦门冬一两
(去心，焙) 人参三分(去芦头) 黄芩三
分 枸杞子三分 茯神一两 百合半两
枳壳半两(麸炒微黄，去瓤) 秦艽半两(去
苗 妇人大全良方无) 酸枣仁三分(微
炒) 柴胡一两(去苗) 赤芍药半两 知
母半两 鳖甲三两(涂醋炙令黄，去裙襕)
杏仁三分(汤浸，去皮尖双仁，麸炒微黄)
甘草半两(炙微赤，剉 良方一两) 生
干地黄一两 郁李仁三分(汤浸去皮，
微炒)

【用法】 上一十八味，捣罗为末，炼蜜
和捣三二百杵，丸如梧桐子大，每服不拘时，
以清粥饮下三十丸。

黄芪丸 《圣惠方》二

【主治】 妇人腹脏冷热相攻,心腹绞疗痛,腰间时疼,赤白带下,面色萎黄,四肢羸乏。

【功效】 调补冲任,收涩止带。

【处方】 黄芪一两半(剉) 龙骨一两 当归一两(剉,微炒) 桑寄生一两 鹿茸二两(去毛,涂酥炙令黄) 地榆一两(剉) 干姜三分(炮裂,剉) 木香一两 代赭石一两 白石脂一两 赤石脂一两 人参一两(去芦头) 艾叶一两(微炒) 芎䓖一两 卷柏一两半(微炙) 诃黎勒皮一两 熟干地黄一两半

【用法】 上一十七味,捣罗为末,炼蜜和捣三二百杵,丸如梧桐子大,每于食前服,以暖酒下三十丸。

黄芪丸 《圣惠方》二

【主治】 产后蓐劳,寒热进退,头痛目眩,百骨节酸痛,气力羸乏。

【功效】 补气养血,行气活血。

【处方】 黄芪一两(剉) 白芍药三分 当归一两(剉,微炒) 桂心三分 柏子仁三分 续断三分 芎䓖三分 五味子半两 熟干地黄半两 牛膝三分(去苗) 肉苁蓉三分(酒洗,去皱皮,炙干) 鳖甲一两(涂醋炙令黄,去裙襕) 白术半两 沉香三两 枳壳三两(麸炒微黄,去瓤)

【用法】 上一十五味,捣细罗为散,炼蜜和捣三五百杵,丸如梧桐子大,食前服,以粥饮下三十丸。

黄芪丸 《圣惠方》三

【主治】 产后风虚劳损,体瘦乏弱,肢节疼痛,不欲饮食。

【功效】 补气养血,散寒止痛。

【处方】 黄芪一两(剉) 赤箭三分 熟干地黄一两 羌活三分 人参一两(去芦头) 羚羊角屑三分 五加皮三分 白茯苓一两 防风半两(去芦头) 当归半两(剉,微炒) 白术三分 桂心半两 附子

一两(炮裂,去皮脐) 酸枣仁半两(微炒) 白鲜皮半两

【用法】 上一十五味,捣罗为末,炼蜜和捣三五百杵,丸如梧桐子大,不拘时,以温酒下三十丸。

黄芪丸 《拔萃方》

【主治】 产后蓐劳,寒热进退,头目眩痛,百骨节酸痛,气力羸乏。

【功效】 补气养血,行气止痛。

【处方】 黄芪 鳖甲 当归(炒)各一两 桂心 白芍药 续断 川芎 牛膝 苁蓉 沉香 柏子仁 枳壳各七钱半 五味子 熟地黄各半两

【用法】 上一十四味,为细末,炼蜜丸桐子大,每服四五十丸,粥饮下,食后服。

黄芪丸 《妇人大全良方》二

【主治】 产后蓐劳,寒热进退,头目眩痛,百骨节酸痛,气力羸乏。

【功效】 补气养血,行气止痛。

【处方】 黄芪 鳖甲 当归(炒)各一两 桂心 续断 白芍药 川芎 牛膝 苁蓉 沉香 柏子仁 枳壳各三分 北五味 熟地黄各半两

【用法】 上一十四味,为细末,炼蜜丸如梧桐子大,食后粥饮吞下四十丸。

黄芪酒 《圣济总录》二

【主治】 产后中风偏枯,半身不遂,言语不利,疼痛无力。

【功效】 补气散寒,祛风通络。

【处方】 黄芪 蜀椒(去目并闭口者,炒出汗) 独活(去芦头) 桂(去粗皮) 白术 牛膝(去苗,剉) 葛根各三两 防风(去叉)四两 芎䓖 甘草(炙,剉) 细辛(去苗叶) 山茱萸 附子(炮裂,去皮脐) 秦艽(去苗土) 干姜(炮) 当归(切,焙) 乌头(炮裂,去皮脐) 人参各二两

【用法】 上一十八味剉如麻豆,用生绢袋盛,于四斗醇酒内浸三日,每温服一盏,

不拘时。

黄芪饮 《圣济总录》一

【主治】　妊娠胞漏,月水时下。

【功效】　补肾固经止血。

【处方】　黄芪(剉)　地榆　桑寄生各一两半　艾叶半两　白龙骨(研)二两　生地黄二两　生姜半两

【用法】　上七味,剉如麻豆大,每服五钱匕,水一盏半,煎取八分,去滓,食前温服,如人行三五里再服。

黄芪饮子 《圣惠方》一

【主治】　产后体虚羸瘦,四肢少力,不思饮食,心神虚烦,汗出口干。

【功效】　补气养血,敛阴止汗。

【处方】　黄芪(剉)　人参(去芦头)　生干地黄　五味子　麦门冬(去心)　当归各一两　牡蛎一两半(烧为粉)

【用法】　上七味,细剉,和匀,每服半两,以水一大盏,入薤白五茎,豉五十粒,煎至五分,去滓,不拘时,分温二服。

黄芪解肌散 《拔萃方》

【主治】　妇人妊娠,伤风自汗。

【功效】　调和营卫。

【处方】　人参　黄芪(袖珍方用茯苓)　当归　川芎(炙)　甘草各五钱(袖珍各六钱)　芍药六钱(加苍术、生地黄亦可)

【用法】　上六味,为粗末,每服五钱,水煎,温服,不拘时。

黄芪白术汤 《东垣试效方》

【主治】　妇人四肢沉重,自汗上至头,际颈而远,恶风头躁热。

【功效】　益气固表。

【处方】　黄芪一两　白术半两　黄柏(酒制)二钱　细辛三分　川芎半钱　吴茱萸半钱(卫生宝鉴各五分)　羌活二钱　五味子三钱(宝鉴三十个)　人参半两　炙甘草二钱　当归身一钱半　柴胡　升麻各一钱

【用法】　上一十三味叹咀,每服半两,水二大盏,入生姜五片,煎至一盏,去滓,稍热服,食前。腹中不快,加炙甘草一钱　汗出不止,加黄柏一钱(宝鉴半钱)。

黄芩散 《圣惠方》一

【主治】　女子年长,月水未来,颜色萎黄,气色渐少,饮食无味。

【功效】　养阴清热,化瘀消积。

【处方】　黄芩　牡丹皮　瞿麦　赤芍药　桃仁(汤浸,去皮尖双仁)　枳实(麸炒微黄)　芎䓖　射干　海藻(洗去咸味)各二两　虻虫一两(炒令微黄,去翅足)　水蛭一两(微黄)　蟅蟢三十枚(微炒)　川大黄三两(剉,微炒)

【用法】　上一十三味,捣筛为散,每服三钱,以水一中盏,煎至六分,去滓,每于食前温服。

黄芩散 《圣惠方》二

【主治】　产后小肠结热,淋涩,心神烦躁,口舌干焦,不思食饮。

【功效】　清热利湿通淋。

【处方】　黄芩半两　瞿麦半两　甘草半两(炙微赤,剉)　麦门冬半两(去心)　滑石一两　木通一两(剉)　车前子一两　葵子一两

【用法】　上八味,捣筛为散,每服三钱,以水一中盏,煎至六分,去滓,温服,日三四服。

黄芩散 《永类钤方》

【主治】　产后血渴,饮水不止。

【功效】　清热养阴。

【处方】　黄芩　麦门冬等分

【用法】　上二味,水煎,温服,不拘时。

黄芩散 《妇人大全良方》二

【主治】　产后血渴,饮水不止。

【功效】　清热养阴。

【处方】　黄芩　麦门冬等分

【用法】　上二味,叹咀,每服三钱,水盏

半,煎至八分,去滓,温服,不拘时。

黄芩芍药散　《医林方》

【主治】　妇人诸热。
【功效】　养阴清热。
【处方】　芍药八钱　黄芩三钱　茯苓三钱
【用法】　上三味为末,每服四钱,水一中盏,同煎,去滓,温服。

黄芩芍药散　《医林方》

【主治】　妇人诸热。
【功效】　养阴清热。
【处方】　芍药八钱　黄芩三钱　茯苓三钱
【用法】　上三味为末,每服四钱,水一中盏,同煎,去滓,温服。

黄芩汤　《简易方》

【主治】　妇人崩中下血。
【功效】　清热止血。
【处方】　黄芩
【用法】　上一味,适量为末,烧秤锤,酒调下。

黄芩汤　《宣明论》

【主治】　妇人孕胎不安。
【功效】　健脾清热安胎。
【处方】　白术　黄芩各等分
【用法】　上二味为末,每服三二钱,水二盏,入当归一根,同煎至一盏,温服。

黄芩汤　《得效方》

【主治】　胎孕不安。
【功效】　健脾清热安胎。
【处方】　黄芩　白术　缩砂　当归各等分
【用法】　上四味,剉散,每服三钱,水一盏半煎,温服。

黄芩汤　《南北经验方》

【主治】　妇人孕胎不安。

【功效】　健脾清热安胎。
【处方】　白术　黄芩各等分
【用法】　上二味为末,每服三二钱,水二盏,入当归一根,同煎至一盏,温服。

黄芩汤　《圣济总录》一

【主治】　妊娠惊胎,胎动不安,时时转移。
【功效】　清热健脾,益气安胎。
【处方】　黄芩(去黑心)　白术(剉)白芍药(剉,炒)各半两　黄芪(剉)　人参　山芋各一两
【用法】　上六味,粗捣筛,每服五钱匕,水一盏,糯米半合,葱白三寸,细切,煎至八分,去滓,温服,食前。

黄芩牡丹汤　《千金方》

【主治】　女人从小至大,月经未尝来,颜色萎黄,气力衰少,饮食无味。
【功效】　养阴清热,化瘀调经。
【处方】　黄芩　牡丹皮　桃仁　瞿麦　芎䓖各二两　芍药　枳实　射干　海藻　大黄各三两　虻虫七十枚　水蛭五十枚　蛴螬十枚
【用法】　上一十三味,㕮咀,以水一斗,煮取三升,分三服。服两剂后,灸乳下一寸,黑员际各五十壮。

黄芩芍药汤　《无求子活人书》

【主治】　妇人伤寒,口燥咽干,腹满,不思饮食。
【功效】　清热养阴。
【处方】　黄芩　白芍药　白术　干地黄各一两
【用法】　上四味剉如麻豆大,每服五钱匕,以水一盏,煎至七分,去滓,温服,寒则加生姜同煎。

黄连丸　《圣惠方》二

【主治】　产后赤白痢,日夜数十行,腹中疼痛。
【功效】　清热燥湿,涩肠止泻。

【处方】　黄连一两(去须,微炒)　乌梅肉三分(微炒)　败龟三分(涂酥炙令黄)　鹿角屑半两(炒微黄)　干姜半两(炮裂,剉)　当归一两(剉,微炒)　阿胶半两(捣碎,炒令黄)　椰子皮一两

【用法】　上八味,捣罗为末,炼蜜和捣三二百杵,丸如梧桐子大,不拘时,以粥饮下三十丸。

黄连丸　《圣惠方》二

【主治】　产后冷热不调,下痢。

【功效】　清热燥湿,温中止泻。

【处方】　黄连二两(去须,微炒)　乌梅三两(去核,微炒)　干姜二两(炮裂,剉)

【用法】　上三味,捣罗为末,炼蜜和丸,如梧桐子大,每服以粥饮下二十丸,日三服。

黄连丸　《拔萃方》

【主治】　产后赤白痢,腹中绞痛不可忍。

【功效】　清热燥湿,活血止痢。

【处方】　黄连四两　阿胶　蒲黄　栀子仁各一两　当归一两半　黄芩二两　黄柏三两

【用法】　上七味为细末,炼蜜为丸,桐子大,每服六十丸,米饮下,日三夜一。

黄连丸　《徐氏胎产方》

【主治】　产后赤白痢,腹中绞痛不可忍。

【功效】　清热燥湿,调和气血。

【处方】　阿胶　蒲黄　栀子仁各一两　黄连四两　当归两半　黄芩二两　黄柏三两　芍药二两

【用法】　上八味为细末,炼蜜为丸,桐子大,每服六十丸,米饮下,日三夜一。

黄连丸　《妇人大全良方》二

【主治】　产后冷热痢。

【功效】　清热燥湿,温中止泻。

【处方】　黄连六两　乌梅三两　干姜二两

【用法】　上三味为细末,炼蜜丸如梧桐子大,空心米饮下三十丸。忌猪肉。

黄连猪肚丸　《圣惠方》二

【主治】　妇人热劳羸瘦。

【功效】　清热益气,活血散结。

【处方】　黄连三两(去须)　人参一两(去芦头)　赤茯苓一两　黄芪一两(剉)　木香半两　鳖甲一两半(涂醋炙令黄,去裙襕)　柴胡一两(去苗)　地骨皮半两　桃仁一两半(汤浸,去皮尖双仁,麸炒微黄)

【用法】　上九味,捣细罗为散,用好嫩猪肚一枚,净洗后,将前药末安猪肚内,以线子缝合,蒸令烂熟,砂盆内研令如膏,为丸如梧桐子大,食前服,以粥饮下三十丸。

黄连散　《圣惠方》二

【主治】　妊娠疟疾,寒热腹痛。

【功效】　养阴清热,退热止疟。

【处方】　黄连一两(去须)　当归一两(剉,微炒)

【用法】　上二味,捣筛为散,每服三钱,以水一中盏,煎至六分,去滓,温服,不拘时。

黄连散　《圣惠方》二

【主治】　妊娠心热烦躁,口干舌涩,多渴。

【功效】　养阴清热,生津除烦。

【处方】　黄连一两(去须)　瓜蒌根(剉)　地骨皮　葳蕤　犀角屑　黄芩　川升麻　甘草(炙微赤,剉)各半两

【用法】　上八味,捣筛为散,每服三钱,以水一中盏,煎至六分,去滓,温服,不拘时。

黄连散　《圣惠方》二

【主治】　妊娠热痢,腹痛烦闷。

【功效】　清泄肠热。

【处方】　黄连半两(去须)　栀子仁半两　当归半两(剉,微炒)

【用法】　上三味,细剉,分为三服,每服以水一大盏,煎至六分,去滓,不拘时,分温二服。

黄连散　《圣惠方》二

【主治】　产后三日内,患脓血痢,腹中痛不止。

【功效】　清热燥湿,涩肠止泻。

【处方】　黄连一两(去须,微炒)　黄柏一两(涂蜜微炙,剉)　阿胶一两(捣碎,炒令黄燥)　当归一两(剉,微炒)　龙骨一两　木香三分

【用法】　上六味,捣筛为散,每服三钱,以水一大盏,入陈粟米半合,煎至五分,去滓,温服,日三四服。

黄连汤　《圣济总录》二

【主治】　妊娠下痢频并,后重里急。

【功效】　清热利湿,健脾止泻。

【处方】　黄连(去须,捣碎,炒)　黄柏(去粗皮)各三两　白术四两

【用法】　上三味,粗捣筛,每服五钱匕,水一盏半,生姜三片,同煎至八分,去滓,温服,日三服。

黄连汤　《徐氏胎产方》

【主治】　妊娠儿在腹中啼。

【功效】　清热益气。

【处方】　黄连二钱　生甘草一钱

【用法】　上二味,浓煎汁,令母呷之。

黄雌鸡汤　《圣惠方》三

【主治】　产后虚羸腹痛。

【功效】　养血益气止痛。

【处方】　小黄雌鸡一只(去头足翅羽肠胃,洗,剉)　当归半两(剉,微炒)　白术半两　桂心半两　黄芪半两(剉)　熟干地黄半两

【用法】　上六味,捣筛为散,先以水七升,煮鸡至三升,每服四钱,以鸡汁一中盏,煎至六分,去滓,温服,日三服。

黄雌鸡汤　《圣惠方》三

【主治】　产后虚羸,四肢无力,不思饮食。

【功效】　养血益气补虚。

【处方】　肥黄雌鸡一只(去头足翅羽及肠,洗)　当归一两(剉,微炒)　人参三分(去芦头)　桂心半两　甘草一分(炙微赤,剉)　熟干地黄一两半　芎藭三分　白芍药三分　麦门冬一两半(去心,焙)　黄芪一两半(剉)

【用法】　上一十味,捣粗罗为散,先以水七升,煮鸡取汁三升,每服用汁一中盏,入药四钱,煎至六分,去滓,温服,日三服。

黄雌鸡汤　《妇人大全良方》二

【主治】　产后虚羸腹痛。

【功效】　养血益气补虚。

【处方】　小黄雌鸡一只(去头、足、翅、羽、肠肚,细切)　当归　白术　熟地黄　桂心　黄芪各半两

【用法】　上六味,㕮咀,先以水七升,煮鸡至三升,每服药四钱,以鸡汁一盏,煎至六分,去滓,温服,日三服。

黄雌鸡粥　《食医心鉴》

【主治】　产后伤中消渴,小便数,肠游下痢。

【功效】　养血补虚,厚肠止痢。

【处方】　黄雌鸡一只(治如常)　红米三合

【用法】　切取肉,和米煮粥,著盐姜葱酱食之。

黄雌鸡饭　《寿亲养老书》

【主治】　产后虚羸补益。

【功效】　养血滋阴。

【处方】　黄雌鸡一只(去毛及肠肚)　生百合(净洗,择一果)　白粳米饭一盏

【用法】　将粳米饭百合,入在鸡腹内,以线缝定,用五味汁煮鸡令熟,开肚,取百合粳米饭,和鸡汁调和食之,食鸡肉亦妙。

黄雌鸡羹　《寿亲养老书》

【主治】　产后虚损。

【功效】　养血温中。

【处方】　黄雌鸡一只(肥者,理如食法)　葱白五茎(切)　粳米半升

【用法】　上三味,依常法,以五味调和为羹,任意食之。

黄柏散　《圣惠方》二

【主治】　妊娠下痢赤白,腹中疙痛,腰疼或如欲产。

【功效】　温经养血,清热止痢。

【处方】　黄柏(微炙,剉)　桑寄生当归(剉,微炒)　赤芍药　阿胶(杵碎,炒令黄燥)　艾叶(炒令微黄)　芎藭各一两　干姜三分(炮裂,剉)　甘草一分(炙微赤,剉)

【用法】　上九味,捣筛为散,每服四钱,以水一中盏,煎至六分,去滓,稍热服,不拘时。

黄柏散　《圣济总录》二

【主治】　妊娠下痢赤白,腹中疙痛,腰疼,或如欲产。

【功效】　温经养血,清热止痢。

【处方】　黄柏(微炙,剉)　桑寄生当归(微炒,剉)　赤芍药　阿胶(杵碎,炒令黄燥)　艾叶(炒令微黄)　芎藭各一两　干姜三分(炮裂,剉)　甘草一分(炙微赤,剉)

【用法】　上九味,捣罗为散,每服四钱匕,以水一中盏,煎至六分,去滓,不拘时,稍热服。

黄柏汤　《简易方》

【主治】　妇人崩中下血。

【功效】　清热止血。

【处方】　黄芩　黄柏各一钱　黄连三钱(去毛)

【用法】　上三味,用水四盏,煎取一半,去滓,入炒阿胶末五钱匕,滓再煎,温温

分三服,空心。腹痛加栀子三钱。

黄药子散　《宣明论》

【主治】　妇人月事不止,烦渴闷乱,心腹急痛,肢体困倦,不美饮食。

【功效】　养阴凉血,止血。

【处方】　黄药子　当归　芍药　生地黄　黄芩　人参　白术　知母　石膏各一两　川芎　桔梗各一分　甘草一两　紫菀　槐花子　柴胡各一两

【用法】　上一十五味,为粗末,抄三钱,水一盏,煎至七分,滤汁温服,食前,但一服。

黄药子散　《经验良方》

【主治】　妇人奶癣疮,经年不瘥。

【功效】　清热燥湿,敛疮生肌。

【处方】　黄连　玄参　赤芍药各半两

【用法】　上三味为末,每用,随多少,入轻粉少许,嚼芝麻揉汁调,先煎韭菜汤,温洗令净,以药敷之。

黄土酒　《圣济总录》二

【主治】　产后风痉。

【功效】　温阳祛风止痉。

【处方】　灶中黄土　干姜(炮)

【用法】　上二味等分,捣罗为散,以温酒调一指撮服。

黄鸡腥　《寿亲养老书》

【主治】　妊娠四肢虚肿,喘急,兼呕逆不下。

【功效】　宣肺降气消肿。

【处方】　黄雄鸡一只(去头足及皮毛肠胃等,洗净,去血脉,于沸汤中掠过,去腥水)　良姜一两　桑白皮(刮净,剉)一两半　黄芪(拣,剉)一两

【用法】　上四味,剉后三味,与鸡同煮,候鸡熟,去药,取鸡留汁,将鸡细擘,去骨,将汁入五味调和,入鸡肉,再煮,令滋味相入了,随性食之,不计早晚,不妨别服药饵。

黄龙汤 《无求子活人书》

【主治】 妊妇寒热头痛,嘿嘿不欲饮食,胁下痛,呕逆痰气,及产后伤风,热入胞宫,寒热如疟,并经水适来适断,病后劳腹,余热不解。

【功效】 和解少阳,调和寒热。

【处方】 柴胡(管见大全良方、妇人大全良方去芦) 黄芩 人参 甘草(炙)各一两

【用法】 上四味,剉如麻豆大,每服五钱,以水一盏半,煎一中盏,去滓,温服。

硇砂散 《圣惠方》一

【主治】 产后恶血不散,结成瘕块,脐腹疼痛。

【功效】 活血祛瘀,消癥散结。

【处方】 硇砂一两(细研) 芫花半两(醋拌炒干) 虻虫半两(去翅足,微炒)水蛭半两(微炒) 琥珀三分 干漆半两(捣碎,炒令烟出) 没药三分 桂心半两 麝香一分(研入)

【用法】 上九味,捣细罗为散,入研,药令匀,每于食前服,以温酒调下一钱。

硇砂散 《圣惠方》一

【主治】 妇人月水不通,久成癥块,时攻心腹疼痛。

【功效】 破瘀散结,通经止痛。

【处方】 硇砂一两(细研) 没药一两 麒麟竭一两 虻虫半两(炒微黄,去翅足) 水蛭半两(炒微黄) 鲤鱼鳞灰二两 干漆一两(捣碎,炒令黄烟出) 灶突墨一两 延胡索一两 麝香一分(细研)

【用法】 上一十味,捣细罗为散,入麝香等,研令匀,每于食前服,以温酒调下一钱。

硇砂散 《圣济总录》一

【主治】 产后余血不尽,结成瘕块,脐腹疗刺疼痛。

【功效】 活血祛瘀,消癥散结。

【处方】 硇砂一两(微炒) 芫花半两(醋拌炒干) 虻虫半两(去翅足,微炒)水蛭半两(微炒) 琥珀三分 干漆半两(捣碎,炒令烟出) 没药三分 桂心半两 麝香一分(研入)

【用法】 上九味,捣研罗为细散,拌和令匀,每服一钱匕,温酒调下,食前服。

硇砂丸 《圣惠方》

【主治】 妇人虚冷,血气积聚疼痛。

【功效】 散寒消积止痛。

【处方】 硇砂三分(细研) 百草霜半两 川乌头半两(炮裂,去皮脐) 砒黄一分 凌霄花半两 香墨一分 巴豆一分(去皮心,研,纸裹压去油)

【用法】 上七味,捣罗为末,入巴豆霜同研令匀,同软饭和丸,如绿豆大,每于食前服,以温酒下三丸。

硇砂丸 《圣惠方》

【主治】 妇人疝瘕,及积瘀血在脏,时攻腹胁疼痛。

【功效】 散结活血破瘀。

【处方】 硇砂一两(细研) 当归半两(剉,微炒) 雄黄半两(细研) 桂心半两 川芒硝一两 京三棱一两(微炮,剉 妇人大全良方、永类钤方二两) 川大黄二两(剉,微炮)

【用法】 上七味,捣罗为末,用米醋一大碗,熬大黄末为膏,次入余药末和丸,如梧桐子大,每于空心服,以暖酒下三十丸,以利下恶物为度。

硇砂丸 《圣惠方》

【主治】 妇人积年血癥块不消。

【功效】 散结破瘀。

【处方】 硇砂一分 干漆一分(捣碎,炒令烟出) 水银一分(以少肥枣肉,研令星尽) 雄黄一分 雄雀粪一分(炒黄)巴豆十枚(去皮心,研,纸裹压去油)

【用法】 上六味,都细研令匀,用枣肉和丸,如绿豆大,每服以当归酒下三丸,空心

一服,临卧一服,取下恶物为效。妇人大全良方同。

硇砂丸　《圣惠方》

【主治】　妇人食癥久不消,瘦弱食少。

【功效】　散结破瘀。

【处方】　硇砂半两(细研)　青礞石半两　硫黄半两(细研)　京三棱半两(微炮,剉)　干漆半两(捣碎,炒令烟出)　穿山甲半两(炙令黄焦)　巴豆三十枚(去皮,炒令黄色,不出油)

【用法】　上七味,捣罗为末,用软饮和丸,如小豆大,每服空心,以生姜橘皮汤下五丸。

硇砂丸　《圣惠方》

【主治】　妇人血气攻心腹疼痛。

【功效】　活血行气,祛瘀止痛。

【处方】　硇砂一两　水银一两　琥珀一两　朱砂一分　麝香一分　硫黄一分

【用法】　上六味,以硫黄、水银结成砂子,都研令极细,用酒煎狗胆一枚为膏,和丸如梧桐子大,每服以温酒下五丸。

硇砂丸　《圣惠方》

【主治】　妇人瘀血在脏,攻心腹时痛,四肢黄瘦,夜卧心烦。

【功效】　散结化瘀。

【处方】　硇砂半两　硫黄半两(与硇砂同结为砂子,细研)　芫花半两(醋拌炒令干)　没药半两　水蛭半两(炒令黄)　当归半两(剉,微炒)　川大黄半两(剉碎,微炒)　牡丹半两　虻虫半两(炒令黄,去翅足)

【用法】　上九味,捣罗为末,入砂子研令匀,炼蜜和捣三二百杵,丸如绿豆大,每服空心,以热酒下五丸。

硇砂丸　《圣惠方》一

【主治】　产后积聚瘕块,疼痛。

【功效】　祛瘀消癥,散结止痛。

【处方】　硇砂五两(莹净颗块者,以固济了瓷瓶一所,用独扫灰内瓶中,可一半,安硇砂在中心上,又以灰盖之,后盖瓶口,以武火断令通赤,待冷取出,细研如粉)　川大黄半两(剉碎,微炒)　干姜一分(炮裂,剉)　当归半两(剉,微炒)　芫花半两(醋拌炒干)　桂心半两　麝香一分(细研)

【用法】　上七味,除硇砂外,捣罗为末,入研,药令匀,以酒煮蒸饼和丸,如绿豆大,每日空腹服,以温酒下五丸。不饮酒,荆芥汤下亦得。

硇砂丸　《圣惠方》一

【主治】　产后腹中有血瘕疼痛。

【功效】　祛瘀下血,消癥散结。

【处方】　硇砂半两　干漆半两(捣碎,炒令烟出)　巴豆十枚(去皮心,麸炒断烟)　芫花半两(醋拌炒令黑)　当归半两(剉,微炒)　庵䕡子半两　虻虫十四枚(去翅足,微炒)　䗪虫十四枚(微炒)

【用法】　上八味,捣罗为末。用醋煮面糊,和捣三二百杵,丸如梧桐子大,每服以小便一小盏,酒半盏相和,煎至五分,不拘时,下药三丸。

硇砂丸　《圣惠方》一

【主治】　妇人月水久不通,心腹多痛。

【功效】　破瘀散结止痛。

【处方】　硇砂一两　斑螫一分(糯米拌炒令黄,去翅足)　桂心半两　当归半两(剉,微炒)

【用法】　上四味,捣罗为末,用软饭和丸,如绿豆大,每于食前服,以温酒下五丸。服此药后,如小便涩,宜服后方。

硇砂丸　《圣惠方》一

【主治】　妇人月水不通,脐腹积聚,或时疼痛,不思饮食。

【功效】　破瘀通经。

【处方】　硇砂二两(于净生铁器内,用酸浆水两碗,旋旋添,以慢火熬尽浆水为度)　干漆一两(捣碎,炒令烟出)　桂心一两　没药一两　琥珀一两

【用法】 上五味,捣罗为末,入硇砂都研令匀,用糯米软饭和丸,如梧桐子大,每于食前服,以温酒下二十丸。

硇砂丸 《圣惠方》一

【主治】 妇人久积虚冷,四肢羸瘦,饮食微少,月水来时,脐腹疼痛不可忍。

【功效】 温经养血,破瘀散结。

【处方】 硇砂二两(以浆水一升熬如膏) 当归(剉,微炒) 琥珀 附子(炮裂,去皮脐) 没药 桂心 木香各一两

【用法】 上七味,捣罗为末,以枣肉并硇砂膏,同和捣三五百杵,丸如梧桐子大,每于食前服,以温酒下十五丸。

硇砂丸 《圣惠方》二

【主治】 妇人白带下,脐腹冷痛,面色萎黄,日渐虚困。

【功效】 温经散寒,破瘀散结。

【处方】 硇砂一两(细研) 白矾灰半两 干姜半两(炮裂,剉) 川乌头一两(生,去皮脐)

【用法】 上四味,捣罗为末,醋煎为膏,丸如绿豆大,每于食前服,以温酒下十丸。

硇砂丸 《圣惠方》二

【主治】 产后月水经久不通。

【功效】 活血祛瘀通经。

【处方】 硇砂半两(细研) 桂心半两 胭脂一钱(研入) 斑蝥半两(去翅足,以糯米拌炒,以米黄为度)

【用法】 上四味,捣细罗为末,入研了药令匀,以狗胆和丸,如绿豆大,每服空心,以红花酒下三丸,加至五丸,觉脐腹痛,即频服桃仁汤即通。

硇砂丸 《圣惠方》二

【主治】 产后恶血凝结不散,攻刺腹胁疼痛。

【功效】 活血祛瘀,散结止痛。

【处方】 硇砂(细研) 当归(剉,微炒) 干姜(炮裂,剉) 神巧万全方京三棱) 没药 芫花(醋拌,微炒) 蓬莪术各一钱(万全方各半两)

【用法】 上六味,捣罗为末,研入硇砂令匀,内在狗胆中,以线子系悬在灶后,令干,取出更研,以醋煮面糊和丸,如绿豆大,不拘时,以热当归酒下五丸。

硇砂丸 《圣惠方》二

【主治】 产后恶血气,腹中疗刺疼痛。

【功效】 祛瘀行气止痛。

【处方】 硇砂半两(细研) 没药一分 木香一两 桂心半两 当归半两(剉,微炒) 干漆一两(剉碎,炒令烟出)

【用法】 上六味,捣罗为末,研入硇砂令匀,以醋煮面糊和丸,如梧桐子大,不拘时,以温生姜酒下十丸。

硇砂丸 《圣惠方》三

【主治】 产后腹中有余血不散,心腹疗痛。

【功效】 祛瘀下血,活血止痛。

【处方】 硇砂一两(细研) 芫花一两(醋拌炒令干) 当归半两(剉,微炒) 赤芍药半两 木香半两 没药半两 狗脊一分(去毛) 白芷一分 蓬莪术半两

【用法】 上九味,捣罗为末,用酽醋一升,同熬成膏,候可丸即丸如豌豆大,不拘时,以当归酒下五丸。

硇砂煎丸 《圣惠方》

【主治】 妇人积年气,癥瘕不消,四肢黄瘦,腹胁妨痛,经络不通。

【功效】 散结破瘀通经。

【处方】 硇砂一两(细研) 干漆一两 川大黄一两

【用法】 上三味,并捣罗为末,以无灰酒一升,以慢火熬成膏。次入后药。

硇砂煎丸 《圣惠方》二

【主治】 妇人冷劳气,心腹积聚,攻腹胁疼痛,四肢羸瘦,不欲饮食。

【功效】　活血散结,止痛。

【处方】　硇砂二两(以醋一升,熬成膏)　鳖甲一两(涂醋炙令黄,去裙襕)　桃仁一两(汤浸,去皮尖双仁,麸炒微黄)　木香一两　当归一两(剉碎,微炒)　五灵脂一两(妇人大全良方去砂石,炒)

【用法】　上六味,捣罗为末,用硇砂膏和捣百余杵,丸如梧桐子大,空心及晚食前服,以暖酒下二十丸。

硇砂煎丸　《妇人大全良方》二

【主治】　产后一切积滞。

【功效】　活血祛瘀,行气消积。

【处方】　硇砂(拣通明无石者,别研如粉)　金铃子(去皮核)　天雄(用无灰酒煮五七百沸,候软,刮去皮)　当归(各净秤二两)　巴戟　槟榔　舶茴香(炒)　木香　附子(炮)　沉香各一两　阿魏半两(米醋磨成膏,入诸药)　肉苁蓉一两

【用法】　上一十二味为细末,以无灰酒煮,白面糊丸,如梧桐子大,每服三十丸,空腹、日午温酒下。

菖蒲丸　《妇人大全良方》

【主治】　妇人脾血积气,及心脾疼。

【功效】　温中行气,化湿和胃。

【处方】　石菖蒲(九节者)六两　吴茱萸(炮)　香附子(炒,去毛)各四两

【用法】　上三味,并剉细,以酽醋五升,煮干为度,焙干为细末,以好神曲打糊为丸,如梧桐子大,空心食前服,以淡姜汤吞下四五十丸,日三服,橘皮汤亦好。

菖蒲汤　《千金翼方》

【主治】　妇人月水不通,阴中肿痛。

【功效】　除湿消肿,养血通经。

【处方】　石菖蒲　当归各二两　葱白(切小)一升　吴茱萸　阿胶(熬)各一两

【用法】　上五味,㕮咀,以水九升,煮取三升,内胶烊令尽,分为三服。

菖蒲汤　《圣济总录》二

【主治】　产后中风偏枯,手足不仁,或筋脉无力,不能自举,心下多惊。

【功效】　化痰祛风,养心通络。

【处方】　石菖蒲(洗,剉)　远志(去心)　木通(剉)　白茯苓(去黑皮)　人参　石决明　当归(切,焙)　防风(去叉)　桂(去粗皮)各一两

【用法】　上九味,粗捣筛,每服三钱匕,水一盏,生姜三片,枣一枚,擘,同煎七分,去滓,温服,不拘时。

菖蒲酒　《圣惠方》二

【主治】　产后崩中,下血不止。

【功效】　凉血止血。

【处方】　刺蓟半斤(净洗,曝干)

【用法】　上一味,以酒五升,浸经三宿,每日随意多少暖服之。

菖蒲散　《圣济总录》二

【主治】　产后津液减耗,虚渴引饮。

【功效】　清热养阴,除湿化痰。

【处方】　石菖蒲　瓜蒌根各一两　黄连(去须)半两

【用法】　上三味,捣罗为散,每服二钱匕,新汲水调下,日三服。

救苦散　《烟霞圣效方》

【主治】　妇人产后,一切血气不调,癥块疼痛不忍。

【功效】　活血行气止痛。

【处方】　腊月貒猪儿粪(不以多少)

【用法】　先地上撅窑相似,留烟出处,宽窄可盛一斗五升,里头先著熟火,上放药在内,门口大煅火一时辰,封闭不透风,来日早晨取出,研为细末,每服三五钱,热酒空腹调服,忌湿面冷硬之物,勿轻药寡,累经神验。

救生散　《严氏济生方》

【主治】　安胎益气易产。

【功效】　补气健脾安胎。

【处方】　人参　呵子(煨,去核)　麦蘖(炒)　白术(剉,炒)　神曲(炒)　橘红(炒)

【用法】　上六味等分,为细末,每服三钱,水一盏,煎至七分,空腹食前温服。

排脓散　《千金方》

【主治】　妇人乳痈。

【功效】　养血益精,温经排脓。

【处方】　肉苁蓉　铁精　桂心　细辛　黄芩　芍药　人参　防己(一作防风)　干姜　芎䓖　当归各三分　甘草五分

【用法】　上一十二味,治下筛,酒服方寸匕,日三夜一,服药十日,脓血出多勿怪。

排风汤　《妇人大全良方》

【主治】　妇人,风虚湿冷,邪气入脏,狂言妄语,精神错乱,及风入五脏等。

【功效】　燥湿祛风。

【处方】　白鲜皮　白术　白芍药　桂心　川芎　当归　防风　杏仁(去皮炙,麸炒)　甘草各二两　白茯苓　麻黄(去节)　独活各三两

【用法】　上一十三味㕮咀,每服三钱,水一盏半,生姜四片,煎至八分,去滓,温服,不拘时。

豉汤　《圣惠方》

【主治】　妊娠,伤寒头痛。

【功效】　除烦解表。

【处方】　豉一合　葱白一握(去须,切)　生姜一两(切　寿亲养老书一两半)

【用法】　上三味,以水一大盏,煮至六分,去滓,分温二服。

豉心粥　《寿亲养老书》

【主治】　疟疾,寒热往来。

【功效】　调和气血。

【处方】　豆豉心二合(以百沸汤泡,细研)　柴胡(去苗,三钱,末)　桃仁(汤浸,去皮尖,研)三十个

【用法】　上三味,先将豆豉心、桃仁,以白米三合,水半升,同煎为粥,临熟,入柴

胡末搅匀食之。

菝瓜散　《圣惠方》

【主治】　妇人虚冷,小便滑数。

【功效】　温肾助阳,固精缩尿。

【处方】　菝瓜(剉)　桑螵蛸(微炒)　附子(炮裂,去皮脐)　龙骨各一两　韭子半两(微炒)　桂心半两

【用法】　上六味,捣细罗为散,每于食前服,以温酒调下二钱。

萝卜子丸　《圣惠方》

【主治】　妇人肺虚,上气咳嗽,胸膈痰滞。

【功效】　降气化痰,温肺止咳。

【处方】　萝卜子一两(微炒)　冬瓜子仁半两(微炒)　瓜蒌子仁半两　诃黎勒皮半两　麦门冬一两(去心,焙)　五味子半两　皂荚子仁半两(微炒)　桂心半两　甘草半两(炙微赤,剉)

【用法】　上九味,捣细罗为末,炼蜜和丸,如弹子大,不拘时,常含一丸,咽津。

菟丝子丸　《圣济总录》二

【主治】　妊娠小便利,日夜无度。

【功效】　温肾止遗。

【处方】　菟丝子(酒浸,焙干,别捣)二两　石菖蒲　肉苁蓉(酒浸,切,焙)各一两　蛇床子(酒浸三日,河水淘,焙干)　五味子(洗,焙)各半两　防风(去叉)　远志(去心)各一分

【用法】　上七味,捣罗为末,炼蜜和捣三百杵,丸如梧桐子大,每服十丸,空心温酒下。

【丨】

蛇黄散　《圣济总录》一

【主治】　产后血伤不止,或下血痢。

【功效】　清热止血。

【处方】　蛇黄二枚(火煅醋淬七遍)

【用法】　上一味,捣罗为细散,每服三钱匕,以米饮调下,甚者不过再服。

蛇蜕皮散　《圣惠方》三

【主治】　产后吹奶,痈肿疼痛,寒热发歇,昼夜呻唤。

【功效】　清热消痈,消肿止痛。

【处方】　蛇蜕皮(烧灰)半两　麝香一钱

【用法】　上二味,同研令细,每服以热酒调下一钱,并进三四服,神效。

蛇蜕皮散　《圣济总录》

【主治】　妇人吹乳痈肿疼痛,寒热发歇,昼夜不可忍。

【功效】　祛风解毒,消痈止痛。

【处方】　蛇蜕皮(烧灰)半两　麝香二钱

【用法】　上二味,研令匀细,每服一钱,热酒调下,并三服,不拘时。

蛇床子汤洗　《圣惠方》二

【主治】　妇人血风,举体痒如虫行皮肤上,搔之皮起欲成疮。

【功效】　祛风止痒杀虫。

【处方】　蛇床子三合　蒺藜子三合防风三两　川大黄一两　大戟三两　芫蔚子三合　白矾三两

【用法】　上七味,捣筛,以水一斗,煎至五升,次入酒二升,更煎十余沸,去滓,看冷暖,于避风处洗之。

常山饮　《圣济总录》二

【主治】　产后寒热疟。

【功效】　清热燥湿截疟。

【处方】　常山　甘草(炙)各一两　黄芩(去黑心)　石膏(碎)各二两　乌梅(去核,熬)十四枚　当归(切,焙)二两　芍药一两半

【用法】　上七分,粗捣筛,每服五钱匕,水一盏半,生姜三片,枣二枚,擘,同煎至八分,去滓,当未发前温服。

野鸡肉馄饨　《食医心鉴》

【主治】　产后痢,腰腹肚痛。

【功效】　养血止痢。

【处方】　野鸡一只(治如常)

【用法】　作馅,溲面皮作馄饨,熟煮空心食之。

晚蚕沙浸酒　《圣惠方》

【主治】　妇人中风偏枯,手足挛急,顽痹不遂。

【功效】　祛风止痉,祛湿通络。

【处方】　晚蚕沙一升　茄子根一两牛膝二两(去苗)　大麻子半卉　牛蒡子二两(微炒)　防风一两(去芦头)　羌活一两　秦艽一两　枸杞子一两　当归一两(剉,微炒)　桂心一两　虎胫骨二两(涂酥炙令黄)　海桐皮一两　鼠粘子二两

【用法】　上一十四味,细剉,以生绢袋盛,用好酒二斗,浸经七日,每日不拘时,温饮一小盏,常令酒气相接为佳。

【丿】

猪肾汤　《千金方》

【主治】　产后虚羸喘乏,乍寒乍热,病如疟状。

【功效】　补肾疗虚,解表除烦。

【处方】　猪肾一具(去脂四破,若无用羊肾代)　香豉(绵裹)　白粳米　葱白各一升

【用法】　上四味,以水三斗,煮取五升,肘后方水五升,煮取三升,去滓,任情服之,不瘥更作。

猪肾汤　《产宝》二

【主治】　产后肾劳,寒热如疟,四肢疼痛,面色萎黄。

【功效】　补肾疗虚,养血和血。

【处方】　猪肾一具(去脂膜)　糯米一合(淘)　当归四分　知母八分　葱白和根

七茎　芍药八分

【用法】　上以水二升,煮猪肾,取八合,去肾,下诸药,取五合,空腹顿服,服讫,即卧良久。

猪肾汤　《圣惠方》一

【主治】　产后体虚,寒热发歇,四肢少力,心神烦闷,不思饮食。

【功效】　补肾疗虚,益气解表。

【处方】　猪肾一对(去脂膜,切作四斤)　豉半两　生姜半两(拍碎)　白粳米一合　人参半两(去芦头)　当归一两　黄芪半两(剉)　葱白三茎(切)　桂心半两

【用法】　上九味,细剉,都以水二大盏,煎至一盏,去滓,食前服,分为三服。

猪肾汤　《圣惠方》二

【主治】　产后体虚,乍寒乍热,其状如疟。

【功效】　补肾温中,散寒解表。

【处方】　獖猪肾一两(切去脂膜)　香豉半两　白粳米半两　葱白七寸(切)　薤白三茎(切)　生姜一分(切)　白芍药一两　人参一两(去芦头)　当归一两(剉,微炒)　桂心半两　黄芪三分(去芦头)　白术二分(神巧万全方三分)　大枣四枚(擘破)

【用法】　已前六味,都以水二大盏,煎至一盏,去滓,用煎后药。上一十三味,捣粗罗为散,每服半两,入前竹药汁中煎至七分,去滓,食前服,分温二服。

猪肾汤　《圣济总录》二

【主治】　产后蓐劳,寒热体痛,力乏瘦黑。

【功效】　补肾益气,养血止痛。

【处方】　猪肾一双(切)　黄芪(剉碎)　人参　芍药(剉碎,炒)各一两半　桂(去粗皮)三分　芎䓖当归(剉,炒令香)各一两　熟干地黄(焙)二两

【用法】　上八味,除肾外,捣为粗末,每服二钱匕,水二盏,先煮猪肾取一盏,去

肾,入药末,生姜三片,枣一枚,擘,同煎七分,去滓,温服,不拘时。

猪肾汤　《圣济总录》二

【主治】　产后蓐劳似疟,寒热不能食。

【功效】　补肾滋阴除疟。

【处方】　猪肾一枚(去脂膜,切)　粳米(淘)二合　知母(焙)三分　当归(剉,焙)一分半　葱白五茎　芍药三分

【用法】　上六味,除猪肾并米外,剉如麻豆大,以水六盏,先煎猪肾七八沸,内诸药,煎取四盏,去滓,下粳米煮熟,去米,空腹分温三服,如人行五六里一服,服讫,卧良久。

猪肾羹　《食医心鉴》

【主治】　产后蓐劳,乍寒乍热。

【功效】　补肾疗虚。

【处方】　猪肾一双(去脂膜)　红米一合(圣惠方粟米三合)

【用法】　上二味,著葱白姜盐酱,煮作羹吃之。

猪肾粥　《寿亲养老书》

【主治】　产后寒热,状如疟。

【功效】　补肾解表。

【处方】　猪肾(去脂膜,细切)一对香豉一合　白粳米三合　葱三茎(细切)

【用法】　上四味,以水三升,煮猪肾豉葱,至二升,去滓下米,煮如常法,以五味调和,作粥食之,未瘥更作。

猪肾臛　《寿亲养老书》

【主治】　产后风虚劳冷,百骨节疼,身体烦热。

【功效】　补肾散寒止痛。

【处方】　猪肾一对(去脂膜,薄切)羊肾一对(去脂膜,薄切)

【用法】　上二味以五味,并葱白豉为臛,如常食之,不拘时。

猪肾棋子　《寿亲养老书》

【主治】　妇人血积久瘀冷气,心腹

常疼。

【功效】　温中祛寒,和胃止痛。

【处方】　小麦面四两　良姜末　茴香末　肉苁蓉(去皮,炙为末)　蜀椒各一钱(末)　猥猪肾一对(去脂膜,切如绿豆大)

【用法】　上六味,除肾外,以水切作棋子,先将肾以水五碗煮,次入葱、薤白各少许,候肾熟,以五味调和,如常法,入药棋子,再煮令熟,分三次,空腹食之。

猪苓散　《圣惠方》二

【主治】　妊娠身体浮肿,腹胀,小便不利,微渴引饮,气急。

【功效】　养阴利水消肿。

【处方】　猪苓二两(去黑皮)　紫苏茎叶一两　木通一两(剉)

【用法】　上三味,捣细罗为散,每于食前服,以温水调下二钱。

猪苓散　《妇人大全良方》二

【主治】　妊娠小便涩痛。

【功效】　利水通淋。

【处方】　猪苓五两(去皮)

【用法】　上一味为末,白汤调方寸匕,加至二匕,日三夜二,不瘥,宜转下之,服前药。

猪苓汤　《圣济总录》二

【主治】　妊娠小便不通,脐下硬痛。

【功效】　宣肺利水。

【处方】　猪苓(去黑皮)　木通(剉)　桑根白皮(剉)各一两

【用法】　上三味,粗捣筛,每服三钱匕,水一盏,入灯心同煎至七分,去滓,食前温服。

猪苓汤　《妇人大全良方》

【主治】　妇人咳而呕渴,心烦不得眠。

【功效】　利水养阴除烦。

【处方】　猪苓　赤茯苓　泽泻　阿胶(炒)　滑石各半两

【用法】　上五味㕮咀,每服三钱,水一

盏煎,候胶消尽服。

猪蹄粥　《食医心鉴》

【主治】　产后虚损,乳汁不下。

【功效】　养血补虚通乳。

【处方】　猪蹄一只(治如常　圣惠方一具)　白米半升(圣惠方粟米三合)

【用法】　煮肉令烂,取肉切,投米煮粥,著盐、酱、葱白、椒、姜和食之。

猪蹄粥　《寿亲养老书》

【主治】　产后乳汁不下。

【功效】　养血补虚,通络下乳。

【处方】　母猪蹄一只(治如食法,以水三盏,煮取二盏,去蹄)　王瓜根(洗,切)　木通(剉碎)　漏芦(去芦头)各一两

【用法】　上四味,除猪蹄汁外,粗捣筛,每服三钱匕,以煮猪蹄汁二盏,先煎药至一盏半,去滓,入葱豉五味等,并白米半合,煮作粥,仟息食之。

猪肝羹　《圣惠方》

【主治】　产后乳不下,闭闷妨痛。

【功效】　养血和胃下乳。

【处方】　猪肝一具　粟米一合

【用法】　上二味,一如常法,作羹粥,空腹食之。

猪肝羹　《食医心鉴》

【主治】　产后乳汁不下,闭妨痛。

【功效】　养血和胃,通络下乳。

【处方】　猪肝一具切　红米一合　葱白　盐豉等

【用法】　上四味,以肝如常法作羹食,作粥亦得。

猪肚羹　《寿亲养老书》

【主治】　产后积热劳极,四肢干瘦,饮食不生肌肉。

【功效】　益气健脾养血。

【处方】　猥猪肚一件(净洗,先以小麦煮令半熟,取出肚,煮切令安一处)　黄芪

(剉碎)半两　人参三分　粳米三合　莲实(剉碎)一两

【用法】　以水五升，煮猪肚，入人参、黄芪、莲实，候烂，滤去药并肚，澄其汁令清，方入米煮，临熟入葱白五味，调和作粥，任意食。

猪肚粥　《寿亲养老书》

【主治】　妇人腹胁血癖气痛，冲头面熻熻，呕吐酸水，四肢烦热，腹胀。

【功效】　健脾消积。

【处方】　白术二两　槟榔一枚　生姜一两半(切，炒)

【用法】　上三味，粗捣筛，以猪肚一枚，治如食法，去涎滑，纳药于肚中，缝口，以水七升，煮肚令熟取汁，入搜米及五味同煮粥，空腹食之。

猪肚丸　《妇人大全良方》

【主治】　妇人骨蒸劳，辰颊赤，气粗口干，遍身壮热，或多虚汗，大肠涩秘，小便赤黄，饮食全少。

【功效】　除骨蒸，清虚热。

【处方】　青蒿　鳖甲(醋炙)　北柴胡　木香　生干地黄各一两　青皮半两　宣黄连二两

【用法】　上七味为末，以猪肚一个，洗净，入药在内，系定，蒸令极软，研如泥，为丸如绿豆大，汤下十五丸，空心，日三服，忌湿面毒物。

猪膏煎　《千金方》

【主治】　产后体虚，寒热自汗出。

【功效】　补肾温中。

【处方】　猪膏　生姜汁　白蜜各一升　清酒五合

【用法】　上四味，煎令调和，五上五下，膏成，随意以酒服方寸匕，当炭火上熬。

猪心羹　《食医心鉴》

【主治】　产后中风，血惊邪，忧悸气逆。

【功效】　祛风活血，养心安神。

【处方】　上猪心一枚(煮熟，切)

【用法】　上一味，以葱盐调和作羹食之，入少胡椒末，亦佳。

猪胆汤　《圣济总录》二

【主治】　产后霍乱四逆，汗出肢冷。

【功效】　温中散寒。

【处方】　猪胆一枚(阴干)　干姜三两(炮)　附子(炮裂，去皮脐)　甘草(炙)各一两

【用法】　上四味，剉如麻豆大，每服三钱匕，水一盏，煎七分，去滓，食前温服。

猪腰子粥　《朱氏集验方》

【主治】　产后蓐劳发热。

【功效】　补肾疗虚。

【处方】　猪腰子一只

【用法】　上一味，去白膜，切作柳叶片，少盐酒拌之，先用粳米一合，入葱椒煮粥，盐醋调和，将腰子铺碗底，用热粥盖之，如作盒生粥状吃之，每日空腹作粥极妙。

得圣丸　《施圆端效方》

【主治】　妇人产后，血气虚冷，腰腹大痛，便痢脓血。

【功效】　散寒活血祛瘀。

【处方】　川乌(炮，去皮)一两　五灵脂二两　没药二钱

【用法】　上三味为细末，醋糊为丸，如豆大，每服二三十丸，食前酒下。

铜镜鼻汤　《千金方》

【主治】　产后余疾，恶露不除，积聚作病，血气结搏，心腹疼痛。

【功效】　活血祛瘀，散结止痛。

【处方】　铜镜鼻十八铢(烧末)　大黄二两半　芍药　干地黄　芎䓖　干漆　芒硝各二两　乱发(鸡子大，烧)　大枣三十枚

【用法】　上九味，㕮咀，以水七升，煮取二升二合，去滓，内发灰、镜鼻末，分三服。

脯鸡糁　《寿亲养老书》

【主治】　产后心虚怔悸,遍身痛。

【功效】　养血温中止痛。

【处方】　黄雌鸡一只(去毛头足肠胃,净洗,以小麦二合,水五升,煮鸡半熟,即取出鸡,去骨)　蜀椒(去目,并闭口,炒汗出,取末一钱)　柴胡(去苗)二钱　干姜末(半)钱　粳米三合

【用法】　先取水,煮鸡及米令烂,入葱、薤、椒、姜、柴胡末等,次又入五味盐酱,取熟,任意食之。

银苎酒　《妇人大全良方》

【主治】　妊娠胎动欲坠,腹痛不可忍。

【功效】　固冲安胎。

【处方】　苎根二两(剉)　银五两　清酒一盏

【用法】　上三味,以水一大盏,煎至一大盏,去滓分温二服。

梨汁饮子　《圣惠方》一

【主治】　妊娠中风,失音不语,心神冒闷。

【功效】　清热化痰。

【处方】　梨汁二合　竹沥二合　生地黄汁二合　牛乳一合　白蜜半合

【用法】　上五味,相和令匀,每服温饮一小盏。

【丶】

鹿角末　《圣惠方》

【主治】　妊娠损动下血,苦烦满。

【功效】　除烦止血。

【处方】　豉一合　鹿角一分(末)

【用法】　上二味,以水一大盏,煮豉取汁六分,内鹿角末搅匀,分为二服。

鹿角散　《千金方》

【主治】　妇人乳生疮,头汗出,疼痛欲死,不可忍。

【功效】　活血敛疮。

【处方】　鹿角三分　甘草一分

【用法】　上二味,治下筛,和以鸡子黄于铜器中,置温处炙,上傅之,日再即愈,神验不传。

鹿角散　《圣惠方》

【主治】　妇人乳痈成疮,久不瘥,脓汁出,疼痛欲死,不可忍。

【功效】　活血敛疮。

【处方】　鹿角二两　甘草半两

【用法】　上二味,捣细罗为散,用鸡子白和,于铜器中暖令温,敷患处,五七易即愈。

鹿角散　《玉机微义》

【主治】　热病胎死腹中。

【功效】　活血下胎。

【处方】　鹿角屑一两

【用法】　上一味,水煎,入葱白五茎,豉半合。

鹿角胶散　《圣惠方》二

【主治】　妊娠心胸妨闷,两胁微疼,烦渴咳嗽。

【功效】　养血滋阴,化痰除烦。

【处方】　鹿角胶一两(杵碎,炒令黄燥)　麦门冬三分(去心)　陈橘皮一两(汤浸,去白瓤,焙)　贝母三分(煨令微黄)　细辛三分　前胡一两(去芦头)　甘草半两(炙微赤,剉)　赤茯苓一两　芎藭半两

【用法】　上九味,捣筛为散,每服四钱,以水一中盏,煎至六分,去滓,稍热服,不拘时。

鹿角胶散　《圣惠方》二

【主治】　妊娠胎动,腹痛闷绝。

【功效】　养血益气,和血安胎。

【处方】　鹿角胶半两(捣碎,炒令黄燥)　人参半两(去芦头)　芎藭一两　当归三分(剉,微炒)　甘草半两(炙微赤,剉)

【用法】　上五味,捣筛为散,每服四钱,以水一中盏,入葱白七寸,煎至六分,去滓,温服,不拘时。

鹿角胶散　《圣惠方》二

【主治】　妇人白崩不止。

【功效】　温补冲任,收敛止血。

【处方】　鹿角胶一两(捣碎,炒令黄燥)　鹿茸一两(去毛,涂酥炙微黄)　乌贼鱼骨一两(烧灰)　当归一两(剉,微炒)　龙骨一两　白术一两

【用法】　上六味,捣细罗为散,每于食前服,以热酒调下二钱。

鹿角胶散　《圣惠方》二

【主治】　妇人白带下不止,面色萎黄,绕脐冷痛。

【功效】　温经止带。

【处方】　鹿角胶一两(捣碎,炒令黄燥)　白龙骨一两　桂心一两　当归一两(剉,微炒)　附子二两(炮裂,去皮脐)　白术一两

【用法】　上六味,捣细罗为散,每于食前服,以粥饮调下二钱。

鹿角胶汤　《圣济总录》一

【主治】　妊娠胎动,漏血不止。

【功效】　温肾止血安胎。

【处方】　鹿角胶(炙燥)一两　人参　白茯苓(去黑皮)各半两

【用法】　上三味,粗捣筛,每服三钱匕,水一盏,煎至七分,去滓,温服。

鹿肉汤　《千金方》

【主治】　产后虚劳羸损。

【功效】　温肾益气养血。

【处方】　鹿肉四斤　干地黄　甘草　芎䓖　黄芪　芍药　麦门冬　茯苓各三两　人参　当归　生姜各二两　半夏一升　大枣二十枚

【用法】　上十三味,㕮咀,以水二斗五升,煮肉,取一斗三升,去肉,内药,煎取五升,去滓,分四服,日三夜一。

鹿肉汤　《千金方》

【主治】　产后风虚,头痛壮热,言□邪僻。

【功效】　温肾散寒,养血祛风。

【处方】　鹿肉三斤　芍药　独活□芄　黄芩　黄芪各三两　半夏一升　干□黄　桂心　芎䓖各二两　生姜六两　甘□阿胶各一两　人参　茯苓各四两(千金□作茯神)

【用法】　上十五味,㕮咀,以水二斗,煮肉得一斗二升,去肉,内药煎取三升,去滓,内胶令烊,分四服,日三夜一。

鹿肉腥　《寿亲养老书》

【主治】　产后乳无汁。

【功效】　活血通乳。

【处方】　鹿肉四两(洗,切)

【用法】　上用水三碗,煮入五味作腥,任意食之。

鹿茸散　《圣惠方》

【主治】　妇人劳损虚羸,尿血。

【功效】　温肾养血,通淋止血。

【处方】　鹿茸一两(去毛,涂酥炙□黄)　当归一两(剉,微炒)　熟干地黄一□　葵子一两　蒲黄一两　续断一两

【用法】　上六味,捣细罗为散,每服□温酒调下二钱,日三四服。

鹿茸散　《圣惠方》

【主治】　妇人久虚冷,小便日夜□十行。

【功效】　温肾助阳,固精缩尿。

【处方】　鹿茸一两(去毛,涂酥□黄)　龙骨一两　桑寄生一两　当□(剉,微炒)　附子三分(炮裂,去皮脐□芍药三分　乌贼鱼骨一两　桑螵蛸□(微炒)

【用法】　上八味,捣细罗为散□服,以温酒调下二钱。

鹿茸散 《圣惠方》一

【主治】 妇人漏下不断。

【功效】 补虚化瘀止血。

【处方】 鹿茸二两（去毛，涂酥炙微黄） 当归二两（剉，微炒） 蒲黄半两

【用法】 上三味，捣细罗为散，每于食前服，以温酒调下二钱。

鹿茸散 《圣惠方》二

【主治】 妇人崩中漏下不止，虚损羸瘦。

【功效】 调补冲任，收敛止血。

【处方】 鹿茸二两（去毛，涂酥炙微黄） 鳖甲一两（涂醋炙令黄，去裙襕） 乌贼鱼骨一两（炙黄） 白龙骨一两 续断一两 熟干地黄一两 白芍药一两 白石脂一两 肉苁蓉一两半（酒浸一宿，刮去皱皮，炙干）

【用法】 上九味，捣细罗为散，每于食前服，以粥饮调下二钱。

鹿茸散 《圣惠方》二

【主治】 产后脏虚，小便数多。

【功效】 温肾养血，益气缩尿。

【处方】 鹿茸一两（去毛，涂酥炙令黄） 黄芪一两半（剉） 牡蛎一两半（烧为粉） 人参一两（去芦头） 熟干地黄二两 当归一两（剉，微炒） 五味子一两 甘草半两（炙微赤，剉） 鸡膍胵一两半（微炙）

【用法】 上九味，捣细罗为散，每于食前服，以粥饮调下二钱。

鹿茸散 《圣惠方》二

【主治】 产后脏虚冷，致恶露淋漓不绝，腹中时痛，面色萎黄，羸瘦无力。

【功效】 温肾养血止血。

【处方】 鹿茸一两（去毛，涂酥炙令黄） 卷柏半两 桑寄生半两 当归半两（剉，微炒） 附子半两（炮裂，去皮脐） 龟甲一两（涂醋炙令黄） 续断半两 白芍药半两 阿胶半两（捣碎，炒令黄燥） 地榆半两（剉） 熟干地黄半两

【用法】 上一十一味，捣细罗为散，每于食前服，以生姜温酒调下二钱。

鹿茸丸 《圣惠方》

【主治】 妇人久积虚冷，小便白浊，滑数不禁。

【功效】 温肾助阳，固精缩尿。

【处方】 鹿茸一两（去毛，涂酥炙微黄） 椒红一两（微炒） 桂心一两 附子一两（炮裂，去皮脐） 牡蛎一两（烧为粉永类钤方五味各二两） 桑螵蛸三分（微炒） 补骨脂一两 石斛一两（去根，剉） 沉香一两 肉苁蓉一两（酒洗，去皱皮，微炙） 鸡膍胵一两（微炒 钤方五味各二两）

【用法】 上一十一味，捣细罗为末，酒煮面糊和丸，如梧桐子大，每于食前服，以温酒下二十丸。

鹿茸丸 《圣惠方》二

【主治】 妇人赤白带下不止。

【功效】 温肾止带。

【处方】 鹿茸一两半（涂酥炙令黄） 桑耳一两半（微炒） 鹿角胶一两半（捣碎，炒令黄燥） 干姜一两半（炮裂，剉） 牛角䚡一两半（炙令黄） 赤石脂一两 白龙骨一两 艾叶半两（微炒） 附子一两（炮裂，去皮脐）

【用法】 上九味，捣罗为末，炼蜜和丸，如梧桐子大，每于食前服，以黄芪汤下三十丸。

鹿茸丸 《圣惠方》二

【主治】 妇人带下五色久不瘥，渐加黄瘦。

【功效】 补虚止带。

【处方】 鹿茸一两（去毛，涂酥炙令黄） 白芍药三分 桑鹅一两（微炙） 黄连一两（去须） 艾叶一两（微炒） 芎䓖一两 当归一两（剉，微炒） 阿胶二两（捣碎，炒令黄燥） 禹余粮一两（烧醋淬七遍）

【用法】 上九味,捣罗为末,炼蜜和捣三五百杵,丸如梧桐子大,每于食前服,以温酒下三十丸。

鹿茸丸 《圣济总录》二

【主治】 妊娠下焦冷气,少腹疼痛,小便利多。

【功效】 温补冲任。

【处方】 鹿茸(去毛,酥炙)一两 白龙骨(烧过)三分 桑螵蛸(炒)半两 牡蛎粉二两

【用法】 上四味,捣罗为末,酒煮面糊和丸,如梧桐子大,每服二十丸,空腹食前温汤下。

鹿茸丸 《管见大全良方》

【主治】 妇人经候过多,其色瘀黑,甚者崩下,吸吸少气,脐腹冷极,则汗出如雨,尺脉微少。由冲任虚衰,为风冷客乘胞中,气不能固。

【功效】 温肾固冲。

【处方】 鹿茸(燎去毛,酥炙 医方集成、南北经验方、袖珍方醋炙) 赤石脂 禹余粮(制)各一两 艾叶 柏叶 附子(炮)各半两(集成炮,去皮脐,各二两) 熟地黄(洗,焙) 当归(诸方酒浸) 续断各二两

【用法】 上九味,为细末,酒糊丸,如梧桐子大,空心服,温酒下三十丸。

鹿头肉粥 《寿亲养老书》

【主治】 妊娠四肢虚肿,喘急胀满。

【功效】 温中散寒除满。

【处方】 鹿头肉半斤 蔓荆子(去土)一两 良姜 茴香(炒令香)各半两

【用法】 上四味,除鹿肉外,捣罗为末,每服四钱匕,先将水五盏,煮鹿肉候水至三盏,去肉,下白米一合,同药末,候米熟,下五味,调和得所,分作三服,一日食尽。

麻黄散 《圣惠方》

【主治】 妇人中风,身体缓急,口眼不正,舌强不能语,奄奄惚惚,神情闷乱。

【功效】 散寒祛风止痉。

【处方】 麻黄一两(去根节) 防风一两(去芦头) 人参一两(去芦头) 黄芩一两 赤芍药一两 附子一两(炮裂,去皮脐) 芎䓖一两 甘草一两(炙微赤,剉) 独活一两 赤茯苓一两 杏仁一两(汤浸,去皮尖双仁,麸炒微黄) 羚羊角屑三分

【用法】 上一十二味,捣粗罗为散,每服四钱,以水一中盏,入生姜半分,煎至六分,去滓,温服,不拘时。

麻黄散 《圣惠方》

【主治】 妇人中风,身如角弓反张,咽喉胸膈痰壅不利。

【功效】 散寒祛风,化痰止痉。

【处方】 麻黄一两(去根节) 羚羊角屑一两 羌活一两 桂心半两 防风三分(去芦头) 细辛三分 枳壳一两(麸炒微黄,去瓤) 川升麻三分 甘草半两(炙微赤,剉)

【用法】 上九味,捣粗罗为散,每服三钱,以水一中盏,入生姜半分,薄荷三七叶,煎至六分,去滓,温服,不拘时。

麻黄散 《圣惠方》一

【主治】 产后中风痉,通身拘急,口噤,不知人事。

【功效】 解表散寒,祛风止痉。

【处方】 麻黄(去根节) 白术 独活各一两

【用法】 上三味,捣筛为散,每服四钱,以水酒各半盏,煎至六分,去滓,温服,不拘时。

麻黄散 《圣惠方》一

【主治】 产后伤寒,三日已前,头项腰脊俱痛,发汗不出,烦躁。

【功效】 发汗解表,温经止痛。

【处方】 麻黄一两(去根节) 桂心三分 杏仁半两(汤浸,去皮尖双仁,麸炒微黄) 人参三分(去芦头) 白术三分 干

姜半两(炮裂,剉)　芎䓖三分　附子三分(炮裂,去皮脐)　甘草半两(炙微赤,剉)　厚朴三分(去粗皮,涂生姜汁,炙令香熟)

【用法】　上一十味,捣粗罗为散,每服四钱,以水一中盏,入生姜半分,枣三枚,煎至五分,去滓,稍热服,以衣覆取微汗,如人行五七里未汗,即再服。

麻黄散　《圣惠方》一

【主治】　妊娠中风,身如角弓反张,口噤语涩。

【功效】　熄风止痉。

【处方】　麻黄一两(去根节)　独活一两　防风一两(去芦头)　桂心半两　芎䓖三分　当归三分(剉,微炒　拔萃方二味七钱)　羚羊角屑半两　酸枣仁一两(妇人大全良方、拔萃方、钤方炒,半两)　川升麻半两　秦艽半两(去苗)　杏仁三分(汤浸,去皮尖双仁,麸炒微黄　拔萃方制七钱)　甘草半两(炙微赤,剉)

【用法】　上一十二味,捣筛为散,每服四钱,水一中盏,入生姜半分,煎至六分,去滓,入竹沥半合,温服,不拘时。

麻黄散　《圣惠方》一

【主治】　妊娠五月六月伤寒,头疼壮热,四肢烦疼。

【功效】　解表散寒,兼清里热。

【处方】　麻黄一两(去根节)　桂心一两　甘草半两(炙微赤,剉)　赤芍药一两　石膏二两　柴胡一两(去苗)

【用法】　上六味,捣筛为散,每服三钱,水一中盏,入生姜半分,煎至六分,去滓,温服,不拘时。

麻黄散　《圣惠方》一

【主治】　妊娠伤寒,头痛壮热,肢节烦疼。

【功效】　解表散寒,兼清里热。

【处方】　麻黄一两(去根节)　前胡一两(去芦头)　人参一两(去芦头)　赤芍药一两　知母一两　石膏二两　黄芩一两　桔梗一两(去芦头)

【用法】　上八味,捣筛为散,每服四钱,以水一中盏,入葱白五寸,生姜半分,枣三枚,煎至六分,去滓,温服,不拘时。

麻黄散　《圣惠方》二

【主治】　妊娠五月或七八月,卒患时气,烦热口干,心躁头痛,四体烦疼,不得安卧。

【功效】　解表散寒,兼清里热。

【处方】　麻黄二两(去节根)　赤芍药一两　甘草一两(炙微赤,剉)　葛根一两(剉)　柴胡半两(去苗)　黄芩一两　石膏二两　麦门冬一两(去心)

【用法】　上八味,捣筛为散,每服四钱,以水一中盏,入生姜半分,煎至六分,去滓,温服,不拘时。

麻黄散　《圣惠方》二

【主治】　妊娠外伤风冷,痰逆咳嗽,不思饮食。

【功效】　散寒化痰止咳。

【处方】　麻黄(去根节)　陈橘皮(汤浸,去白瓤,焙)　前胡(去芦头)各一两　半夏(汤洗七遍,去滑　拔萃方半夏炒)　人参(去芦头)　白术　枳壳(麸炒微黄,去瓤)　贝母(煨微黄)　甘草(炙微赤,剉)各半两

【用法】　上九味,捣筛为散,每服四钱,以水一中盏,入葱白五寸,生姜半分,枣三枚,煎至六分,去滓,温服,不拘时。

麻黄散　《袖珍方》

【主治】　妊娠五六月,伤寒头痛,壮热,四肢烦疼。

【功效】　解表散寒。

【处方】　升麻(钤方麻黄)　桂心　柴胡　赤芍药各一两　甘草半两

【用法】　上五味,㕮咀,每服八钱,钤方三钱。生姜三片,水一盏半,煎至八分,去滓,通口,不拘时。

麻黄散　《妇人大全良方》二

【主治】　妊娠五六个月伤寒,头疼壮热,四肢烦疼。

【功效】　解表散寒。

【处方】　麻黄　桂心　柴胡　赤芍药各一两　甘草半两

【用法】　上五味,㕮咀,每服三钱,水一盏,姜三片,煎至六分,去滓,温服,不拘时。

麻黄根散　《得效方》

【主治】　产后虚汗不止。

【功效】　益气固表,敛阴止汗。

【处方】　当归　黄芪　麻黄根　牡蛎(煅为粉)　人参　粉甘草各等分　小麦二合(钤方无)

【用法】　上七味剉散,每服四钱,水一盏煎,温服,不拘时。

麻黄根散　《圣惠方》一

【主治】　产后虚汗不止。

【功效】　益气固表,敛阴止汗。

【处方】　麻黄根　当归(剉,微炒)黄芪(剉)　人参(去芦头)　甘草(炙,微赤,剉)　牡蛎粉各半两

【用法】　上六味,捣粗罗为散,每服四钱,以水一中盏,煎至六分,去滓,温服,不拘时。

麻黄根散　《妇人大全良方》一

【主治】　产后虚汗不止。

【功效】　益气固表,敛阴止汗。

【处方】　当归　黄芪　麻黄根　牡蛎(煅为粉)　人参　粉甘草各等分

【用法】　上六味,㕮咀,每服四钱,水一盏,煎至七分,去滓,温服。

麻黄汤　《圣济总录》二

【主治】　产后中风,四肢拘急,筋节掣疼。

【功效】　散寒祛风,养血舒筋。

【处方】　麻黄(去根节)　桂(去粗皮)

各一两　防风(去叉)　芍药各三分　芎䓖二分半　白术半两　甜竹沥二合

【用法】　上七味,除竹沥,并细剉,分作二剂,每剂用水五盏,入生姜一分,切,煎至二盏,去滓,下竹沥,更煎三沸,分温三服,取微汗为度。

麻黄汤　《圣济总录》二

【主治】　产后中风,腰背反折,强急疼痛。

【功效】　解表散寒,祛风止痛。

【处方】　麻黄(去根节,煎,掠去沫,焙)　防风(去叉)　桂(去粗皮)　白术(剉,炒)　人参　芎䓖　当归(剉,炒)　甘草(炙)各一两　杏仁(去皮尖双仁,炒)四十枚　附子(炮裂,去皮脐)　干姜(炮)各半两

【用法】　上一十一味,剉如麻豆,每服五钱匕,水二盏,煎至一盏,去滓,温服,不拘时。

麻黄汤　《圣济总录》二

【主治】　产后中风,四肢拘急,筋节挛痛,不得转侧,角弓反张。

【功效】　散寒祛风止痉。

【处方】　麻黄(去根节)三分　桂(去粗皮)　白术　防己各半两　防风(去叉)芎䓖　芍药各二分半

【用法】　上七味,剉如豆大,每服五钱匕,水二盏,入生姜半分,切,煎至一盏,下竹沥半合和,煎三二沸,去滓,食后良久温服,服讫,衣覆取汗为度。

麻黄汤　《圣济总录》二

【主治】　产后伤寒,咳嗽痰壅,气短。

【功效】　散寒解表,止咳化痰。

【处方】　麻黄(去根节,煎,掠去沫,焙)　前胡(去芦头)　白前　桑根白皮(剉)　杏仁(去皮尖双仁,炒)　甘草(炙)贝母(去心)　当归(切,炒)各一两

【用法】　上八味,粗捣筛,每服三钱匕,水一盏,生姜三片,葱白三寸,同煎七分,

去滓,温服,不拘时。

麻黄汤 《圣济总录》二

【主治】 产后伤寒,烦热头痛。

【功效】 散寒解表,解肌散热。

【处方】 麻黄(去根节,煎,掠去沫,焙)半两 桂(去粗皮) 芍药 葛根(细剉) 甘草(炙) 石膏(碎)各一两

【用法】 上六味,粗捣筛,每服三钱匕,水一盏,生姜三片,枣二枚,擘破,同煎七分,去滓,温服,得汗解为效。

麻黄汤 《圣济总录》二

【主治】 产后伤风,头痛目眩。

【功效】 散寒解表,祛风止痛。

【处方】 麻黄(去根节,汤煮,掠去沫) 葛根 石膏(火煅) 桂(去粗皮) 附子(炮裂,去皮脐) 芍药 甘草(炙,剉) 秦艽(去土) 防风(去叉) 当归(切,焙)各一两

【用法】 上一十味,剉如麻豆,每服三钱匕,水一盏,煎至七分,去滓,温服,不拘时。

麻黄汤 《圣济总录》二

【主治】 妇人中风,一切风证。

【功效】 散寒祛风。

【处方】 麻黄(去根节,煎,掠去沫,焙干) 防风(去叉) 人参 黄芩(去黑心) 赤芍药 杏仁(去皮尖双仁,炒) 芎䓖 甘草(炙)各一两 附子一枚(炮裂,去皮脐)

【用法】 上九味,剉如麻豆,每服五钱匕,以水一盏半,入生姜半分,切,煎取七分,去滓,温服,日三服。

麻黄汤 《圣济总录》二

【主治】 妇人中风,头目昏疼,失音不语,烦躁喘粗,汗出恶风,口吐涎沫,四肢不遂。

【功效】 解表祛风,清热平喘。

【处方】 麻黄(去节,先煮,掠去沫,焙)二两 羌活(去芦头)一两 防风(去叉)一两半 赤芍药一两半 肉桂(去粗皮)一两 石膏(碎)三两 杏仁(去皮尖双仁,炒)一两 甘草(炙,剉)一两

【用法】 上八味,粗捣筛,每服五钱匕,水一盏半,煎取一盏,去滓,温服,日二。牙颔冷痹,舌强,加附子一枚,炮制,去皮脐,竹沥五合;若渴,加麦门冬一两半,去心,焙,生犀角一两,镑,同煎。

麻黄汤 《圣济总录》二

【主治】 妇人中风,口面㖞斜。

【功效】 散寒祛风止痉。

【处方】 麻黄(去根节,煎,掠去沫,焙) 芎䓖各一两半 升麻 防风(去叉) 防己 肉桂(去粗皮) 羚羊角(镑)各一两

【用法】 上七味,粗捣筛,每用五钱匕,水一盏半,煎取一盏,去滓,入竹沥半合,再煎三四沸,去滓,分温二服。

麻黄汤 《圣济总录》二

【主治】 妊娠伤寒,发热恶寒,身体疼痛。

【功效】 散寒除湿。

【处方】 麻黄(去节,先煎,掠去沫,焙) 苍术各三两 白术一两 陈橘皮(去白,炒)二两 甘草(炙)一两

【用法】 上五味,粗捣筛,每服三钱匕,水一盏,入葱白一寸,盐豉七枚,煎至七分,去滓,温服,不拘时。

麻黄汤 《得效方》

【主治】 妇人四时伤寒,潮热,头痛,时疫。

【功效】 解表退热。

【处方】 前胡 柴胡(各去毛) 石膏 苍术(剉,炒藁本) 赤芍药 白芷 土芎 干姜 升麻各五钱 麻黄三钱

【用法】 上一十味剉散,每服四钱,生姜三片,连须葱二根,煎,不拘时。春加黄芩,夏用正方,秋加麻黄,冬加豆豉。

麻黄根汤 《圣济总录》二

【主治】 产后虚汗不止。

【功效】 益气固表,养阴止汗。

【处方】 麻黄根二两 牡蛎(烧赤)一两半 黄芪(剉)一两 人参一两 龙骨一两 枸杞根皮二两

【用法】 上六味,粗捣筛,每服三钱匕,水一盏半,枣二枚,擘破,同煎至一盏,去滓,温服,不拘时。

麻黄雌鸡汤 《圣惠方》二

【主治】 妊娠四月,有寒,心中欲呕,胸膈满不食,有热即小便难,数如淋状,脐下苦急,卒风寒,颈项强痛,或热或惊,腰背及腹痛往来,有时胎上迫心,烦闷不安,卒有所下,并宜服此。

【功效】 解表散寒,补中固表。

【处方】 麻黄一两(去根节) 阿胶二两(捣碎,炒令黄燥) 甘草一两(炙微赤) 当归一两(剉,微炒) 人参二两(去芦头) 生姜一两 半夏一两(汤洗七遍,去滑) 甘菊花半两 麦门冬一两(去心) 大枣七枚

【用法】 上一十味,细剉,先取肥乌雌鸡一只,理如食法,以水一斗,煮鸡取汁五升,去鸡入药,煎至三升,入酒二升,又煎至四升,去滓,空腹温服一小盏,卧当汗出,以粉傅之,避风,日晚再一服。

麻黄加生地黄汤 《拔萃方》

【主治】 妇人伤寒,脉浮而紧,头痛身热,恶寒无汗。

【功效】 发汗解表,兼养阴血。

【处方】 麻黄二两半 桂枝二两 甘草半两 杏仁二十五个(去皮尖) 生地黄五两

【用法】 上五味剉细,每服五钱,水煎。

麻黄桂枝升麻汤 《兰室秘藏》

【主治】 妇人先患浑身麻木,睡觉则少减,开目则已而痓愈;又证已痓,又因心中烦恼,遍身骨节疼,身体沉重,饮食减少,腹中气不运转。

【功效】 调和营卫,祛湿除烦。

【处方】 木香 生姜各一分 桂枝 半夏 陈皮 草豆蔻仁 厚朴 黑附子 黄柏各二分 炙甘草 升麻 白术 茯苓 泽泻各三分 黄芪 麻黄(不去节) 人参各五分

【用法】 上一十七味都作一服,水二盏,煎至一盏,去粗,食远服之。

麻仁丸 《圣济总录》二

【主治】 妊娠大便不通,腹满不能食。

【功效】 养阴润肠。

【处方】 大麻仁(别研如膏)四两 人参 诃黎勒(煨,去核)各二两 大黄(剉,炒)半两

【用法】 上四味,先捣后三味为末,次入麻仁炼蜜和剂,更于臼内涂酥杵匀,丸如梧桐子大,每服三十丸,空腹温水下,大便通即止。

麻子酒 《千金方》

【主治】 产后血不去。

【功效】 活血祛瘀。

【处方】 麻子五升(捣)

【用法】 以酒一斗渍一宿,明旦去滓,温服一升,先食服。不瘥,夜服一后,不吐下。忌房事一月,将养如初产法。

庵䕡子散 《圣惠方》

【主治】 妇人脏腑虚冷、宿血,气攻两胁胀痛,坐卧不安。

【功效】 行气活血止痛。

【处方】 庵䕡子一两 延胡索一两 桂心一两 琥珀一两 桃仁一两(汤浸,去皮尖双仁,麸炒微黄) 当归一两 赤芍药半两 木香半两 没药半两

【用法】 上九味,捣细罗为散,每服不拘时,以温酒调下二钱。

庵萳子散 《圣惠方》一

【主治】 妇人月水不通,脐腹刺疼痛。

【功效】 逐瘀通经。

【处方】 庵萳子三分　川大黄半两(剉碎,微炒)　当归三分(剉,微炒)　肉桂半两　牛膝三分(去苗)　桃仁三分(汤浸,去皮尖双仁,麸炒微黄)　川芒硝三分

【用法】 上七味,捣筛为散,每服四钱,以水一中盏,煎至五分,去滓,食前温服。

庵萳子散 《圣惠方》二

【主治】 产后恶血,腹内疼痛不止。

【功效】 活血祛瘀止血。

【处方】 庵萳子三分　赤芍药半两　桃仁三分(汤浸,去皮尖双仁,麸炒微黄)　桂心半两　刘寄奴半两　当归一两(剉,微炒)　蒲黄三分　芎藭半两

【用法】 上八味,捣粗罗为散,每服三钱,以水一中盏,入生地黄一分,煎至六分,去滓,稍热服,不拘时。

庵萳子丸 《圣惠方》一

【主治】 产后余血不尽,腹内结成血瘕,月水不利,四肢羸瘦,不欲饮食。

【功效】 散寒活血,祛瘀通经。

【处方】 庵萳子一两　川乌头三分(炮裂,去皮脐)　桂心三分　防葵半两　桃仁一两(汤浸,去皮尖双仁,麸炒微黄)　吴茱萸半两(汤浸七遍,焙干微炒)　牛膝一两(去苗)　当归一两(剉,微炒)　生干地黄　芎藭一两　鳖甲一两(涂醋炙微黄,去裙襕)　干姜半两(炮裂,剉)　赤芍药半两　芫花二分(醋拌炒令干)　川大黄一两(剉碎,微炒)

【用法】 上一十五味,捣罗为末,炼蜜和捣三五百杵,丸如梧桐子大,每于食前服,以温酒下二十丸。

庵萳子丸 《圣惠方》二

【主治】 产后月候不调,或生寒热,羸瘦,饮食无味,渐成劳证。

【功效】 活血祛瘀,清热养血。

【处方】 庵萳子半两　白薇半两　桂心三分　防葵半两　桃仁半两(汤浸,去皮尖双仁,麸炒微黄)　牛膝一两(去苗)　当归半两(剉,微炒)　熟干地黄三分　芎藭半两　鬼箭羽三分　鳖甲一两(涂醋炙令黄,去裙襕)　干姜半两(炮裂,剉)

【用法】 上一十二味,捣罗为末,炼蜜和捣三二百杵,丸如梧桐子大,每于食前服,温酒下二十丸。

庵萳子丸 《圣惠方》二

【主治】 产后积聚,恶血攻刺,心腹及两胁疼痛。

【功效】 活血行气,散结止痛。

【处方】 庵萳子　延胡索　肉桂(去皱皮)　当归(剉,微炒)各一两　干漆(捣碎,炒令烟出)　五灵脂　没药　牡丹　神曲(微炒)各半两

【用法】 上九味,捣罗为末,以醋煮面糊和丸,如梧桐子大,不拘时,煎生姜醋汤下二十丸,温酒下亦得。

庵萳子酒 《圣惠方》一

【主治】 妇人夙有风冷,留血结聚,月水不通。

【功效】 活血逐瘀通经。

【处方】 庵萳子一升　桃仁二两(汤浸,去皮尖双仁)　大麻仁二升

【用法】 上三味,都捣令碎,于瓷瓶内,以酒二斗浸,密封头,五日后,每服暖饮三合,渐加至五合,日三服。

庵萳子酒 《圣惠方》二

【主治】 产后脏腑风虚,恶血凝滞,月水不通。

【功效】 活血祛瘀通经。

【处方】 庵萳子一斤　桃仁二斤(汤浸,去皮尖双仁)　大麻仁一斤

【用法】 上三味,用好酒三斗,同入黄瓷瓮中,密封泥,以糠火养半日久,每日空腹服,温饮一中盏,午食前再服。

旋覆花散 《圣惠方》二

【主治】 妇人风眩头疼,痰壅烦闷,不下饮食。

【功效】 降气化瘀,祛风止痛。

【处方】 旋覆花半两 白芷半两 芎劳半两 藁本半两 蔓荆子半两 赤茯苓一两 防风半两(去芦头) 枳壳半两(麸炒微黄,去瓤) 独活半两 细辛半两 羌活半两 石膏二两 半夏半两(汤洗七遍,去滑) 前胡一两(去芦头) 羚羊角屑三分 杜若三分 甘草半两(炙微赤,到) 甘菊花半两

【用法】 上一十八味,捣粗罗为散,每服三钱,以水一中盏,入生姜半分,薄荷七叶,煎至六分,去滓,温服,不拘时。

旋覆花散 《圣惠方》二

【主治】 妇人风痰呕逆,不下饮食,头目昏闷。

【功效】 降气化痰,降逆止呕。

【处方】 旋覆花半两 枇杷叶半两(拭去毛,炙微黄) 芎劳半两 细辛半两 枳壳半两(麸炒微黄,去瓤) 前胡半两(去芦头) 半夏半两(汤洗七遍,去滑) 羌活半两 人参半两(去芦头) 桂心半两 赤茯苓三分 藿香半两 甘草三分(炙微赤,到) 羚羊角屑三分

【用法】 上一十四味,捣粗罗为散,每服三钱,以水一中盏,入生姜半分,煎至六分,去滓,温服,不拘时。

旋覆花汤 《袖珍方》

【主治】 妇人心胸嘈杂,由疾所致者。

【功效】 降气止呕。

【处方】 旋覆花 细辛 橘皮 官桂 人参 甘草 桔梗 白芍药 半夏各五钱 赤茯苓二分

【用法】 上一十味㕮咀,每服五钱,水二盏,生姜七片,煎至八分,去滓,通口服,食前。

旋覆花汤 《千金方》

【主治】 妊娠六七月,胎不安。

【功效】 降气和中安胎。

【处方】 旋覆花一两 半夏 芍药 生姜各二两 枳实 厚朴 白术 黄芩 茯苓各三两

【用法】 上九味,㕮咀,以水一斗,煮取二升半,分五服,日三夜二,先食服。

旋覆花汤 《圣惠方》二

【主治】 妊娠五月,有热,头眩心乱,欲吐,有寒,腹满小便数,卒恐悸,四肢疼痛,寒热,胎动无常,腹痛顿仆,有所不安。

【功效】 降气止呕,养血安胎。

【处方】 旋覆花一两 当归一两(到,微炒) 赤芍药一两 甘草半两(炙微赤) 黄芩一两 人参一两(去芦头) 麦门冬一两(去心) 生姜一两 阿胶二两(捣碎,炒令黄燥) 吴茱萸一两(汤浸七遍,焙干微炒)

【用法】 上一十味,细到,先取肥乌雌鸡一只,理如食法,以水一斗,煮鸡取汁五升,去鸡纳药,煎取三升,入酒二升,又煎取四升,每于食前服,温服一小盏。

旋覆花汤 《和剂局方》

【主治】 产后伤风,感寒暑湿,咳嗽喘满,痰涎壅塞,坐卧不宁。

【功效】 降气化痰,祛风止咳。

【处方】 半夏曲 芍药(赤者) 麻黄(去节) 甘草(炙) 五味子(净楝) 茯苓(去皮) 荆芥(去梗) 前胡 旋覆花 杏仁(去皮尖,麸炒)各等分

【用法】 上一十味为粗末,每服四大钱,水一盏半,姜五片,枣一个,煎七分,去滓,食前服。

旋覆花汤 《圣济总录》二

【主治】 妊娠痰饮,胸膈不利。

【功效】 理气宽胸化痰。

【处方】 旋覆花(去萼) 枳壳(去瓤,

麸炒)各半两　半夏(汤洗七遍,姜汁浸,焙干)　木通各一两(剉)　前胡(去芦头)二两　白术　赤茯苓(去黑皮)　陈橘皮(汤浸,去白,焙)　槟榔各六两

【用法】　上九味,粗捣筛,每服五钱匕,水一盏半,入生姜五片,煎至八分,去滓,空心服,午前再服。此药利胸膈,行滞气,消痰饮,疗痕满极效,有风痰人常服。一方有甘草,炙三钱。

旋覆花汤　《无求子活人书》

【主治】　妊妇伤寒,头目旋疼,壮热心躁。

【功效】　降气清热。

【处方】　旋覆花半两　白术三分　前胡一两(去芦头)　赤芍药半两　黄芩三分　麻黄三分(去节根)　人参三分(去芦头)　石膏一两　甘草半两(炙微赤,剉)

【用法】　上九味,捣为粗末,每服四钱,水一盏半,生姜半分,煎至六分,去滓服。

旋覆花汤　《妇人大全良方》

【主治】　妇人风痰,呕逆不下饮食,头目昏闷。

【功效】　祛风降逆,化痰止呕。

【处方】　旋覆花(去蒂)　枇杷叶(去毛,炙)　川芎　北细辛　藿香　桂心　枳壳(去瓤,麸炒)　前胡　人参(去芦)　羌活　半夏　甘草　羚羊角屑　赤茯苓各三分

【用法】　上一十四味为粗末,每服三钱,水一盏,姜三片,煎至七分,温服。

旋覆花汤　《妇人大全良方》二

【主治】　妊妇伤寒,头目旋疼,壮热心躁。

【功效】　降气化痰,清热除烦。

【处方】　全覆花　赤芍药　甘草各半两　前胡　石膏各一两　白术　人参　麻黄(去根节)　黄芩各三分

【用法】　上九味,㕮咀,每服四钱,水一盏半,姜半分,煎至六分,去滓,温服。

旋覆半夏汤　《严氏济生方》

【主治】　妊娠阻病,心下愦闷,吐逆不食,恶闻食气,头晕,四肢百节烦痛,多卧少起。

【功效】　降逆湿中止呕。

【处方】　旋覆花(去枝萼)　芎劳　细辛(洗去土　南北经验方一两)　人参(经验方一两)　甘草(炙)各半两　半夏(汤泡七次　经验方半两)　赤茯苓(去皮)　当归(去芦,酒浸)　干生姜　陈皮(去白)各一两

【用法】　上一十味,㕮咀,每服四钱,水一盏半,姜五片,煎至七分,去滓,温服,不拘时。

旋覆花丸　《御药院方》

【主治】　妇人停痰积饮在胁下,久而不愈,渐成大癖,心腹胀满,羸瘦,不能食,虽食不消化,喜唾,干呕,大小便或涩或利,在肠中动摇有水声,或口干好饮水浆,两胁痁痛。

【功效】　降气化痰,温肺化饮。

【处方】　旋覆花(去梗)　肉桂(去皮)　枳实(麸炒,去瓤)　人参各一两　干姜(炮)　芍药　白术各一两二钱半　赤茯苓　狼毒　川乌头(炮,去皮脐)各一两七钱半　芫花(醋浸半日,炒干)　吴茱萸(汤浸,去滑,炒黄色)　橘皮(去瓤)　细辛(去苗叶)　大黄(微炒)　黄芩(去黑心)　厚朴(去粗皮,生姜制)　葶苈(隔纸炒)各七钱半　甘遂(炒)半两　矾石(火烧赤)一两七钱半

【用法】　上二十味,为细末,炼蜜为丸,如梧桐子大,每服一十丸,渐加至二十丸,温酒下,不拘时,日进二服。

羚羊角散　《圣惠方》

【主治】　妇人中风,心胸痰壅,口噤不能语,肝气厥不识人。

【功效】　凉肝熄风,祛痰通络。

【处方】　羚羊角屑一两　细辛三分　枳壳一两(麸炒微黄,去瓤)　白术一两

当归一两(剉,微炒)　桂心一两　木通一两(剉)　汉防己一两　附子一两(炮裂,去皮脐)　赤茯苓一两　甘菊花一两　防风一两(去芦头)　葛根二两(剉)　秦艽二两(去苗)　枫树寄生三两

【用法】　上一十五味,捣粗罗为散,每服四钱,以水一中盏,入生姜半分,煎至六分,去滓,入淡竹沥一合,更煎一两沸,不拘时,拗开口,温灌之。

羚羊角散　《圣惠方》

【主治】　妇人血风,气壅多发,心神惊悸。

【功效】　凉血养阴,益气安神。

【处方】　羚羊角屑一两　茯神二分　麦门冬三分(去心)　生干地黄一两　黄芪半两　人参三分(去芦头)　甘草半两(炙微赤,剉)　防风三分(去芦头)　桑根白皮半两(剉)

【用法】　上九味,捣筛为散,每服四钱,以水一中盏,入生姜半分,淡竹叶二七片,煎至六分,去滓,温服,不拘时。

羚羊角散　《圣惠方》一

【主治】　妇人血风劳气盛,上攻心膈烦满,不下饮食,四肢疼痛,眼涩头昏。

【功效】　凉血祛风,行气活血。

【处方】　羚羊角屑三分　细辛半两　前胡一两(去芦头)　桂心半两　防风半两(去芦头)　天麻三分　牡丹半两　槟榔半两　当归半两(剉碎,微炒)　桑寄生半两　赤茯苓三分　枳壳半两(麸炒微黄,去瓤)　赤芍药半两　川大黄一两(剉碎,微炒)　羌活半两

【用法】　上一十五味,捣粗罗为散,每服三钱,以水一中盏,入生姜半分,薄荷三七叶,煎至六分,去滓,温服,不拘时。

羚羊角散　《圣惠方》一

【主治】　妇人客热,心神烦躁,体热,四肢疼痛,不思饮食。

【功效】　清热活血,益气除烦。

【处方】　羚羊角屑三分　红花子半两　赤芍药半两　当归半两(剉碎,微炒)　枳壳半两(麸炒微黄,去瓤)　赤茯苓一两　犀角屑半两　生干地黄一两　人参三分(去芦头)　麦门冬三分(去心)　槟榔半两　甘草半两(炙微赤,剉)

【用法】　上一十二味,捣筛为散,每服三钱,以水一中盏,入生姜半分,煎至六分,去滓,温服,不拘时。

羚羊角散　《圣惠方》一

【主治】　产后中风发热,面赤气喘,头痛。

【功效】　凉肝熄风,清热滋阴。

【处方】　羚羊角屑　生干地黄　汉防己　当归(剉,微炒)　赤芍药　桂心各一两　石膏二两　麻黄二两(去根节)　甘草半两(炙微赤,剉)

【用法】　上九味,捣筛为散,每服四钱,以水一中盏,入竹叶二七片,生姜半分,煎至六分,去滓,温服,不拘时。

羚羊角散　《圣惠方》一

【主治】　产后中风,眼张口噤,筋骨强直,腰背反偃,心中惊悸。

【功效】　凉肝熄风,养血滋阴。

【处方】　羚羊角屑　防风(去芦头)　芎劳　天麻　当归(剉,微炒)　秦艽(去苗)　麻黄(去根节)　赤芍药　生干地黄各一两　桂心半两　黑豆二合(炒熟)

【用法】　上一十一味,捣粗罗为散,每服四钱,以水一中盏,入生姜半分,煎至五分,去滓,入竹沥半合,不拘时,拗开口灌之。

羚羊角散　《圣惠方》一

【主治】　产后中风,身体反张如角弓。

【功效】　凉肝熄风止痉。

【处方】　羚羊角屑三分　独活一两　当归三分(剉,微炒)　防风一两(去芦头)　人参半两(去芦头)　赤芍药半两　细辛半两　桂心半两　麻黄一两(去根节)

【用法】　上九味,捣粗罗为散,每服四

钱,以水一中盏,入生姜半分,煎至六分,去
滓,温服,不拘时。

羚羊角散　《圣惠方》一

【主治】　产后中风,心神烦热,恍惚,
言语謇涩,四肢拘急。

【功效】　凉肝熄风,增液舒筋。

【处方】　羚羊角屑　白茯苓　人参
(去芦头)　犀角屑　当归(剉,微炒)　桂
心　枳壳(麸炒微黄,去瓤)　甘草(炙微
赤,剉)各半两　独活　芎藭　防风(去芦
头)　酸枣仁(微炒)　远志(去心)　麦门
冬(去心,焙)各三分

【用法】　上一十四味,捣粗罗为散,每
服四钱,以水一中盏,入生姜半分,煎至六
分,去滓,温服,不拘时。

羚羊角散　《圣惠方》一

【主治】　产后风虚头痛,身体壮热,言
语时错,心神烦闷。

【功效】　凉肝熄风,养血滋阴。

【处方】　羚羊角屑三分　防风一两
(去芦头)　茯神三分　黄芪二分(剉)·生
干地黄一两　人参三分(去芦头)　麦门冬
一两半(去心,焙)　芎藭一两　赤芍药半两
　石膏一两　独活半两　秦艽半两(去苗)
　甘草一分(炙微赤,剉)

【用法】　上一十三味,捣粗罗为散,每
服四钱,以水一中盏,入生姜半分,煎至六
分,去滓,温服,不拘时。

羚羊角散　《圣惠方》一

【主治】　妊娠中风,头项强直,筋脉挛
急,手足不随,言语謇涩。

【功效】　清热祛风止痉。

【处方】　羚羊角屑一两　独活一两
薏苡仁二分　防风三分(去芦头)　酸枣仁
一两　五加皮三分　当归三分(剉,微炒)
　芎藭三分　蔓荆子半两　草薢三分　海
桐皮三分　甘草半两(炙微赤,剉)

【用法】　上一十二味,捣筛为散,每服
四钱,水一中盏,入生姜半分,煎至六分,去

滓,温服,不拘时。

羚羊角散　《圣惠方》二

【主治】　妊娠烦躁,体热口干,肢节疼
痛,少思饮食。

【功效】　清热养阴。

【处方】　羚羊角屑　黄芩　麦门冬
(去心)　人参(去芦头)　赤芍药　木通
(剉)各三分　柴胡一两(去苗)　黄芪半两
(剉)　甘草半两(炙微赤,剉)

【用法】　上九味,捣筛为散,每服四
钱,以水一中盏,煎至六分,去滓,温服,不
拘时。

羚羊角散　《圣惠方》二

【主治】　妇人风眩头疼,四肢烦热疼
痛,痰逆,不思饮食。

【功效】　清热凉血,降气化痰。

【处方】　羚羊角屑半两　人参三分
(去芦头)　茯神三分　半夏半两(汤洗七
遍,去滑)　防风半两(去芦头)　犀角屑半
两　赤箭一两　枳壳半两(麸炒微黄,去
瓤)　蔓荆子半两　石膏二两　芎藭三分
杜若三分　细辛半两　前胡一两(去芦头)
　甘草半两(炙微赤,剉)

【用法】　上一十五味,捣粗罗为散,每
服三钱,以水一中盏,入生姜半分,煎至六
分,去滓,温服,不拘时。

羚羊角散　《圣惠方》二

【主治】　妇人风邪癫狂,乱语不识人。

【功效】　清热祛风,益气安神。

【处方】　羚羊角散三分　独活半两
远志半两(去心)　茯神一两　石菖蒲半两
防风半两(去芦头)　人参三分(去芦头)
　生干地黄三分　石膏一两　麦门冬一两
(去心)　龙齿一两　白鲜皮一两

【用法】　上一十二味,捣筛为散,每服
三钱,以水一中盏,前至六分,去滓,温服,不
拘时。

羚羊角散 《圣惠方》二

【主治】 妇人血风,气攻心烦闷,头目昏重。

【功效】 清热凉血,祛瘀除烦。

【处方】 羚羊角一两(烧灰) 鲤鱼鳞一两(烧灰) 蒲黄一两 荷叶一两 桂心半两 木香半两 红蓝花半两 乱发一两(烧灰) 麝香一钱(细研)

【用法】 上九味,捣细罗为散,入诸灰,更同研令细,每服不拘时,以生姜童子小便调下一钱。

羚羊角散 《圣惠方》二

【主治】 妇人血风上攻,心神烦闷。

【功效】 凉血安神,活血通络。

【处方】 羚羊角屑二两(烧灰) 乱发半两(烧灰) 朱砂半两(细研) 麝香一钱(细研)

【用法】 上四味,同研令匀细,每服不拘时,以苦竹沥调下一钱。

羚羊角散 《圣惠方》二

【主治】 妇人风痰气壅,心膈满闷,头目昏重,不下饮食。

【功效】 清热祛风,降气化痰。

【处方】 羚羊角屑三分 赤茯苓三分 防风半两(去芦头) 藿香半两 半夏半两(汤洗七遍,去滑) 赤箭半两 诃黎勒皮二分 旋覆花半两 前胡一分(去芦头) 芎䓖半两 甘草半两(炙微赤,剉) 枇杷叶斗两(拭去毛,炙微黄) 枳壳半两(麸炒微黄,去瓤)

【用法】 上一十三味,捣粗罗为散,每服三钱,以水一中盏,入生姜半分,煎至六分,去滓,温服,不拘时。

羚羊角散 《圣惠方》二

【主治】 妇人血风,身体疼痛,手足无力,心神壅闷。

【功效】 凉血安神,活血止痛。

【处方】 羚羊角屑一两 酸枣仁一两

（妇人大全良方、得效方、永类钤方炒） 五加皮三分 生干地黄一两 赤芍药三分 防风三分(去芦头) 当归三分(剉,微炒) 骨碎补三分(良方、得效方、钤方炒去毛) 海桐皮三分 槟榔一两 芎䓖三分 甘草半两(炙微赤,剉)

【用法】 上一十二味,捣筛为散,每服三钱,水一盏,入生姜半分,煎至六分,去滓,稍热服,不拘时。

羚羊角散 《圣惠方》三

【主治】 产后虚羸乏弱,头目昏闷,不思饮食。

【功效】 凉肝熄风,健脾养血。

【处方】 羚羊角屑三分 防风半两(去芦头) 附子三分(炮裂,去皮脐) 人参三分(去芦头) 白术三分 石斛三分(去根,剉) 熟干地黄一两 白茯苓三分 陈橘皮三分(汤浸,去白瓤,焙) 芎䓖三分 桂心三分 黄芪一两(剉) 五味子三分 甘草一分(炙微赤,剉)

【用法】 上一十四味,捣粗罗为散,每服四钱,以水一中盏,入生姜半分,枣三枚,煎至六分,去滓,温服,日三服。

羚羊角散 《圣济总录》二

【主治】 产后血气,烦闷腹痛。

【功效】 凉肝熄风,益气活血。

【处方】 羚羊角(烧灰) 延胡索 黄芪(剉) 枳壳(烧灰) 芍药 白茯苓(去黑皮) 刘寄奴各半两

【用法】 上七味,捣研为散,每服二钱匕,煎人参汤调下,空心,日午、临卧服。

羚羊角散 《圣济总录》二

【主治】 妇人中风偏枯,手足无力,皮肤冷痹。

【功效】 散寒祛风止痉

【处方】 羚羊角屑 麻黄(去根节) 肉桂(去粗皮) 赤芍药 附子(炮裂,去皮脐) 白僵蚕(炒)各一两 干蝎(去土,炒) 丹砂(研)各半两

【用法】　上八味,捣罗为散,每服二钱匕,生姜薄荷汁化开,温酒调下,日二服。

羚羊角散　《严氏济生方》

【主治】　妊娠中风,头项强直,筋脉挛急,言语謇涩,痰涎不消,或发搐不省人事。

【功效】　熄风止痉。

【处方】　羚羊角(镑)　川独活(去芦)　酸枣仁(炒,去壳)　五加皮(去木)各半钱　薏苡仁(炒　袖珍方四两)　防风(去芦)　当归(去芦,酒浸)　川芎　茯神(去木)　杏仁(去皮尖)各四分　木香(不见火)　甘草(炙)各二分半(得效方、医方集成各二钱半)

【用法】　上一十二味,㕮咀,每服四钱,水一盏,生姜五片,煎至七分,去滓,温服,不拘时。

羚羊犀角散　《圣惠方》

【主治】　妇人中风,身如角弓反张,筋脉拘急,言语謇涩,心神烦闷。

【功效】　凉肝熄风,益气清心。

【处方】　羚羊角屑一两　赤箭一两　酸枣仁一两　薏苡仁一两　白附子三分(炮裂)　羌活半两　芎䓖二分　犀角屑半两　当归三分(剉,微炒)　白鲜皮半两　地骨皮半两　人参三分(去芦头)　柏子仁半两　鹿角胶一两(捣碎,炒令黄燥)　蔓荆子半两　牛黄一分(细研)　麝香一分(细研)

【用法】　上一十七味,捣细罗为散,入研,药令匀,每服不拘时,以薄荷汤调下一钱。

羚羊角丸　《圣惠方》一

【主治】　产后中风,四肢筋脉挛急疼痛,心神烦闷,背项强直。

【功效】　凉肝熄风,养血益气。

【处方】　羚羊角屑一两　生干地黄三分　羌活一两　防风一两(去芦头)　附子一两(炮裂,去皮脐)　桂心三分　黄芪半两(剉)　麻黄一两(去根节)　当归三分

(微炒)　酸枣仁半两(微炒)　牛膝半两(去苗)　芎䓖半两　萆薢三分(剉)

【用法】　上一十三味,捣罗为末,炼蜜和捣三五百杵,丸如梧桐子大,不拘时,以温酒下三十丸。

羚羊角丸　《圣济总录》一

【主治】　妇人血风劳气,头痛,胸背气注拘急,筋脉骨节痛,心烦惊悸,腰腿无力,肌肉瘦悴。

【功效】　清肝熄风,养血止痛。

【处方】　羚羊角(镑)三分　茯神(去木)　肉苁蓉(酒浸,切,焙)　防风(去叉)　赤芍药　人参　柴胡(去苗)　旋覆花　桃仁(汤浸,去皮尖双仁,炒)　独活(去芦头)　郁李仁(汤去皮,炒)　熟干地黄(焙)各一两　生干地黄(焙)一两半

【用法】　上一十三味,捣罗为末,炼蜜和丸,梧桐子大,每服三十丸,煎黄芪汤下。

羚羊角饮　《圣济总录》二

【主治】　产后伤寒,壮热,胸膈烦闷,渴躁。

【功效】　凉肝熄风,益气养阴。

【处方】　羚羊角屑　前胡(去芦头)　人参　桂(去粗皮)　芍药　大腹皮(剉)　芦根(洗,剉)　甘草(炙)　当归(切,炒)各一两

【用法】　上九味,粗捣筛,每服三钱匕,水一盏,生姜三片,枣二枚,擘破,同煎七分,去滓,温服,不拘时。

羚羊角饮　《圣济总录》二

【主治】　半产后,心烦闷倦。

【功效】　补气养阴,熄风清热。

【处方】　羚羊角屑半两　芍药一两　枳实(去瓤,麸炒)三分　人参一两　麦门冬(去心,焙)半两

【用法】　上五味,粗捣筛,每服三钱匕,水一盏,煎至七分,去滓,温服,不拘时。

羚羊角饮 《圣济总录》二

【主治】 产后腰痛,举动不得。

【功效】 清热凉血,补肾养血。

【处方】 羚羊角(镑) 红蓝花 牛膝(汤浸,切,焙)各二两 桂(去粗皮) 芍药各一两 生干地黄(焙)四两

【用法】 上六味,粗捣筛,每服三钱匕,水一盏,煎至七分,去滓,温服,不拘时。

羚羊角饮子 《圣惠方》一

【主治】 产后心胸烦渴不解。

【功效】 凉肝熄风,养阴止渴。

【处方】 羚羊角屑一分 竹叶三七片 小麦半合 麦门冬半两(去心) 枣五枚 生姜一分 赤茯苓半两

【用法】 上七味,细剉和匀,分为五服,每服以水一中盏,煎至六分,去滓,温服,不拘时。

羚羊角汤 《圣济总录》一

【主治】 妇人血风劳气,每至晚即壮热憎寒,肢节酸痛,腹胀,饮食无味,日渐羸瘦。

【功效】 养阴活血,健脾行气。

【处方】 羚羊角屑 鳖甲(去裙襕,醋炙) 当归(切,焙) 芍药 肉桂(去粗皮) 牡丹皮 陈橘皮(去白,焙) 芎䓖 防风(去叉) 白茯苓(去黑皮) 草豆蔻(去皮) 独活(去芦头) 甘草(炙) 白术 白芷 天麻 麻黄(去根节) 蒲黄 柴胡(去苗) 益智 厚朴(去粗皮,生姜汁炙) 干荷叶 延胡索 人参各一两

【用法】 上二十四味,粗捣筛,每服三钱匕,水一盏,生姜三片,同煎至七分,去滓,空心食前服,温服。

羚羊角汤 《圣济总录》二

【主治】 妇人中风,筋脉挛急,肢体疼痛,行履艰难,神思昏冒,语言不利。

【功效】 养阴祛风,温经止痛。

【处方】 羚羊角(镑)一分 芍药 枳壳(去瓤,麸炒) 生干地黄(焙) 当归(切,焙) 肉桂(去粗皮) 麻黄(煎,掠去沫,焙) 黄芪(剉) 五加皮(剉) 牛膝(酒浸,切,焙) 独活(去芦头) 羌活(去芦头) 附子(炮裂,去皮脐) 防风(去叉)各一两 酸枣仁 白僵蚕(炒) 白附子各半两

【用法】 上一十七味,剉如麻豆,每服三钱匕,水一盏,生姜三片,薄荷五叶,煎七分,去滓,温服。

羚羊角汤 《圣济总录》二

【主治】 产后头目热痛。

【功效】 清热凉肝,滋阴养血。

【处方】 羚羊角(镑) 石膏(火煅) 当归(切,焙) 芍药 生干地黄 白茯苓(去黑皮) 麦门冬(去心,焙) 前胡(去芦头) 甘草(炙)各一两

【用法】 上九味,粗捣筛,每服三钱匕,水一盏,煎至七分,去滓,温服,不拘时。

羚羊角汤 《圣济总录》二

【主治】 妇人中风不语,心闷恍惚,四肢不举,风热壅滞。

【功效】 清热熄风,祛风除湿。

【处方】 羚羊角(镑)一两 麻黄(去根节,煮,掠去沫,焙)三两 黄芩(去黑心)一两 赤芍药一两半 羌活(去芦头)一两 白鲜皮一两 防己一两 葛根(剉)一两 杏仁(去皮尖双仁,炒)一两半 石膏(碎)三两 马牙消(研)二两半 甘草(剉炙)一两

【用法】 上一十二味,粗捣筛,每服五钱匕,水一盏半,煎取一盏,去滓,温服,日二。

羚羊角汤 《圣济总录》二

【主治】 妇人中风,身如角弓,筋脉抽掣疼痛。

【功效】 祛风散寒,通络止痛。

【处方】 羚羊角屑 麻黄(去根节) 羌活(去芦头) 肉桂(去粗皮) 防风(去

叉) 升麻 细辛(去苗叶)各一两 干蝎
(炒,去土) 天麻(酒炙)各半两

【用法】 上九味,粗捣筛,每服三钱
匕,水一盏,生姜三片,大枣一枚,擘,煎七
分,去滓,温服,不拘时。

寄生饮 《圣济总录》二

【主治】 妊娠遍身虚肿。

【功效】 理气化水,固冲安胎。

【处方】 桑寄生一两 桑根白皮(剉,
炒)三分 木香半两 紫苏茎叶一两 大
腹二分半

【用法】 上五味,细剉如麻豆大,拌
匀,每服三钱匕,水一盏,煎至七分,去滓,
温服。

寄生丸 《圣济总录》一

【主治】 产后血露不断。

【功效】 补肾止血。

【处方】 桑寄生(剉,炒) 附子(炮
裂,去皮脐) 芍药各一两 地榆(剉,炒)
白龙骨各一两半 鸡苏三分

【用法】 上六味,捣罗为末,炼蜜和
丸,梧桐子大,每服三十丸,温酒或米饮下,
不拘时。

寄生汤 《妇人大全良方》一

【主治】 胎气常不安,治五个月以后
胎不安。

【功效】 养血固冲。

【处方】 桑寄生洗(剉) 秦艽 阿胶
各半两 糯米半两(作粉)

【用法】 上四味,以新汲水三升,先下
寄生、秦艽二味,煮至二升,去滓,次入阿胶
糯米,再煮约一升止,分作三服,空腹食前
服,日午服之,忌酒醋三五日。

寄生葱豉汤 《胎产救急方》

【主治】 胎动绞痛,烦闷。

【功效】 益肾养血,止痛安胎。

【处方】 桑寄生 川当归 川芎各一
两 阿胶半两(炒)

【用法】 上四味,剉,葱白十四茎,豉
八合,分八服煎,无寒热不用头。

商陆散 《圣惠方》二

【主治】 产后风虚气壅,通身浮肿,不
能饮食。

【功效】 消肿散结,行气祛风。

【处方】 商陆方一寸(白色者) 赤小
豆一分(生用) 大麻仁一合 附子半两
(炮裂,去皮脐) 甘草一分(炙微赤,剉)
防风一分(去芦头) 桑根白皮一分(剉)

【用法】 上七味,捣筛为散,分为五
服,每服以水一中盏,煎至六分,去滓,温服,
日三服。

商陆散 《圣济总录》一

【主治】 产后血气血块,时攻心腹,疼
痛不可忍。

【功效】 消肿散结,活血止痛。

【处方】 商陆(干者) 当归(切,炒)
各一分 紫葳(凌霄花是也) 蒲黄各一两

【用法】 上四味,捣罗为散,空腹服,
温酒调下二钱匕。

清金汤 《拔萃方》

【主治】 妇人,远年日近,肺气咳嗽,
上气喘急,喉中涎声,胸满气逆,坐卧不安,
饮食不下。

【功效】 温肺祛寒,止咳化痰。

【处方】 罂粟壳 人参 粉甘草各半
两 陈皮 茯苓 杏仁(制) 明阿胶(炒)
五味子 桑白皮 薏苡仁 紫苏各一两
加百合 贝母(去心) 半夏 曲款冬花
各一两

【用法】 上一十五味叹咀,每服五钱,
姜三片,枣二枚,乌梅半枚,水煎,临卧服。

清脾汤 《得效方》

【主治】 妊娠作疟,热多者。

【功效】 理气除湿,清肝截疟。

【处方】 青皮 厚朴(去粗皮,姜汁
炒) 白术 草果仁 柴胡(去芦) 茯苓

半夏(汤洗) 黄芩 甘草 人参各等分
常山一半

【用法】 上一十一味,到散,每服四钱,生姜五片,正地骨皮少许煎,不拘时温服。或加麦门冬,去心,二十粒,未效,服胜金丸。

淡竹茹汤 《千金方》

【主治】 产后虚烦,头痛,短气欲绝,心中闷乱。

【功效】 清热除烦。

【处方】 生淡竹茹一升 麦门冬 小麦各五合 甘草一两 生姜三两 大枣十四枚

【用法】 上六味,㕮咀,以水一斗,煮竹茹、小麦,取八升,去滓,乃内诸药,煮取二升,去滓,分二服。赢人分作三服。若有人参人一两,若无人参,内茯苓一两半亦佳。人参、茯苓,皆治心烦闷,及心虚惊悸,安定精神,有则为良,无自依方服一剂,不瘥更作。若气逆者,加半夏二两。

淡竹叶汤 《圣济总录》二

【主治】 产后血不快利,心烦喘闷。

【功效】 清热生津,益气除烦。

【处方】 淡竹叶 麦门冬(去心,焙) 小麦 白茯苓(去黑皮)各一两 甘草(炙,到) 人参各半两

【用法】 上六味,粗捣筛,每服二钱匕,水一盏,生姜三片,煎至七分,去滓,温服,空腹、日午临卧各一。

淋蘸方 《圣惠方》二

【主治】 妇人风瘙瘾疹,身痒不止。

【功效】 祛风止痒。

【处方】 马蔺二两 蒴藋根二两 茺蔚子二两 白矾二两 白蒺藜一两 茵芋二两 羊桃根二两 蓖麻叶二两 凌霄花二两

【用法】 上九味,细到,以水二斗,煮取一斗,去滓,于避风处洗之。

密陀僧丸 《圣惠方》

【主治】 妇人中风,痰涎壅滞,吐涎。

【功效】 祛痰降气。

【处方】 密陀僧一两 藜芦半两(为末)

【用法】 上二味,以生续随子,捣绞取汁,和丸如梧桐子大,以腻粉滚过,每服以温酒研下一丸。

【乙】

续命汤 《产宝》一

【主治】 产后骤泻不止,骤血不止。

【功效】 温中止泻,温阳止血。

【处方】 白蜜(一匙头) 生姜一片

【用法】 上二味,同煎候蜜色赤,投童子小便一升,去姜,更煎三四沸,良方二沸。分为三服,顿服。

续命汤 《圣济总录》二

【主治】 妇人中风,角弓反张。

【功效】 散寒养血祛风。

【处方】 甘草(炙) 黄芩(去黑心)各一两 防风(去叉)三分 人参 芎劳 芍药 麻黄(去根节) 防己各半两 附子一枚(炮裂,去皮脐)

【用法】 上九味,到如麻豆,每服五钱匕,水一盏半,入生姜半分,切,煎取一盏,去滓,温服,并三服,取汗为效。

续命汤 《妇人大全良方》

【主治】 妇人中风口㖞噤诸疾,卒死不知人。

【功效】 益气散寒,祛风止痉。

【处方】 人参 防己 麻黄(去根节) 芍药 川芎 甘草 黄芩 白术各半两 桂心 附子(炮) 防风各一两 生姜五两

【用法】 上一十二味切,以水一斗二升,煮取三升,分为三服,不瘥复作。忌海藻、菘菜、桃李、生菜、葱、雀肉、猪肉。

续命煮散 《妇人大全良方》

【主治】 妇人风气留滞,心中昏愦,四肢无力,口眼瞤动,或时搐搦,亡失津液,渴欲引饮。

【功效】 祛风养血,生津止渴。

【处方】 防风 独活 当归 人参 细辛 葛根 芍药 川芎 甘草 熟地黄 半夏 远志(去心) 荆芥穗各半两 桂心七钱半

【用法】 上一十四味㕮咀,每服五钱,水一盏,生姜三大片,煎至七分,去滓,温服,不拘时。汗多不止者,加牡蛎粉一分半。

续断汤 《圣济总录》一

【主治】 妊娠胎动,腹痛腰痛。

【功效】 补肾养血安胎。

【处方】 续断 当归(切,焙) 芎䓖 桑上寄生(剉) 糯米各一两 阿胶(炒令燥) 艾叶(炒) 竹茹各半两

【用法】 上八味,粗捣筛,每服三钱匕,水一盏,煎至七分,去滓,温服,不拘时。

续断汤 《妇人大全良方》

【主治】 妇人偏枯少血。

【功效】 养血散寒。

【处方】 当归三两 陈皮 芍药 北细辛各一两 生干地黄二两

【用法】 上五味为粗末,每服五钱,水二盏,煎至八分,去滓,温服。脏寒多利者,入附子一两和前药。

续断葱白汤 《胎产救急方》

【主治】 胎动腰腹痛甚。

【功效】 补肾养血。

【处方】 续断 川芎各三分 川当归一两 阿胶半两

【用法】 上四味,剉,先以好银煎汤,后入葱一握,同药煎。

续断丸 《圣惠方》一

【主治】 妇人月水不断,口干心烦,四肢羸瘦,吃食少味,渐加之弱绝。

【功效】 温补冲任,固经止血。

【处方】 续断 当归(剉,微炒) 乌贼鱼骨 黄芪(剉) 牛角䚡(烧灰) 五味子 赤石脂 熟干地黄 甘草(炙微赤,剉) 龙骨各一两 地榆半两 艾叶三分(微炒) 芎䓖三分 干姜三分(炮裂,剉) 附子三分(炮裂,去皮脐)

【用法】 上一十五味,捣罗为末,炼蜜和捣三百杵,丸如梧桐子大,每于食前服,以温酒下三十丸。

续断丸 《圣惠方》二

【主治】 妇人带下五色久不止,脐腹下痛。

【功效】 补肾养血,温经止血。

【处方】 续断三分 丹参三分 当归三分(剉,微炒) 白芷半两 艾叶三分(微炒) 阿胶三分(捣碎,炒令黄燥) 桑寄生三分 马蔺花半两

【用法】 上八味,捣罗为末,以醋浸蒸饼和丸,如梧桐子大,每于食前服,以温酒下三十丸。

续断丸 《圣惠方》二

【主治】 产后恶露不绝,虚极少气,腹中疠痛,面无血色。

【功效】 养血温中,收涩止血。

【处方】 续断一两 桂心三分 熟干地黄一两半 赤石脂三分 艾叶三分(微炒) 白术三分 卷柏 当归(剉,微炒) 附子(炮裂,去皮脐) 阿胶(捣碎,炒令黄燥) 芎䓖 干姜(炮裂,剉)各半两

【用法】 上一十二味,捣罗为散末,炼蜜和捣三二百杵,丸如梧桐子大,每于食前服,以温酒下三十丸。

续断丸 《圣济总录》一

【主治】 妊娠漏胎,下血不止,腹内疼痛。

【功效】 固冲止血安胎。

【处方】 续断 附子(炮裂,去皮脐)

蒲黄 干姜(炮) 芍药 芎藭 山茱萸
各一两半 白术 肉苁蓉(酒浸,切,焙)
菟丝子(酒浸,别捣) 黄芪(炙,剉) 山芋
熟干地黄(焙)各二两

【用法】 上一十三味,捣罗为末,炼蜜
和丸,如梧桐子大,每服二十丸,空腹,日晚
温酒下。

续断饮 《产宝》

【主治】 圣济总录治妊娠漏胎,下血
不止,脐腹疼痛。

【功效】 温肾养血,固冲止血。

【处方】 续断(剉)二两 艾叶(去梗,
焙干) 熟干地黄(焙) 当归(切,焙)各一
两 竹茹(新者) 阿胶(炙燥) 鸡苏(去
根茎)各半两

【用法】 上七味,捣为粗末,每服三钱
匕,用水一盏,煎至七分,去滓,空心温服,早
晚各一。

续断饮 《圣济总录》二

【主治】 产后腰重痛,不可转侧。

【功效】 补肾温阳,益气养血。

【处方】 续断 芍药 桂(去粗皮)
生干地黄(焙) 黄芪(细剉) 芎藭 黄芩
(去黑心) 当归(切,炒)各一两

【用法】 上八味,粗捣筛,每服三钱
匕,水一盏,煎至七分,去滓,温服,不拘时。

续断散 《圣惠方》三

【主治】 产后虚羸,不思饮食,多卧少
起,精神昏闷。

【功效】 益气祛风,养血安神。

【处方】 续断一两 芎藭半两 防风
半两(去芦头) 人参半两(去芦头) 黄
芪半两(剉) 羌活半两(圣济总录,去芦
头) 白茯苓三分 熟干地黄一两(总录
焙) 五味子半两 当归半两(剉,微炒)
酸枣仁半两(微炒) 甘草一分(炙微
赤,剉)

【用法】 上一十二味,捣粗罗为散,每
服四钱,以水一中盏,入生姜半分,枣三枚,
煎至六分,去滓,温服,日三服。

续随子丸 《圣惠方》

【主治】 妇人食癥,积年不差。

【功效】 行气破积,化癥止痛。

【处方】 续随子一两(微炒) 雄黄一
分(细研) 木香一分 燕脂一分 麝香一
钱(研入) 干姜一分(炮裂,剉) 朱砂一
分(细研) 硇砂(不夹石者一分,细研)

【用法】 上八味,捣细罗为末,入研,
药令匀,以酒煮面糊和丸,如绿豆大,每服以
生姜汤下三丸。

绿矾丸 《圣惠方》二

【主治】 妇人赤白带下,连年不瘥。

【功效】 收敛止带。

【处方】 绿矾一两(烧赤) 釜底墨一
两 乌贼鱼骨一两(炙黄)

【用法】 上三味,同研为末,以粟米饭
和丸,如梧桐子大,每于食前服,以暖酒下十
五丸。

绿云散 《圣惠方》二

【主治】 妇人崩中下血不止。

【功效】 温中止血。

【处方】 晚蚕沙一两(微炒) 伏龙肝
半两

【用法】 上二味,捣细罗为散,研令极
细,不拘时,以温酒调下一钱。

绵煎散 《医林方》

【主治】 妇人胎前产后,吐血血运,发
虚热,小便不通,脐腹疼痛。

【功效】 清热利水,通便止痛。

【处方】 瞿麦 石膏(乱纹者) 赤石
脂各等分

【用法】 上三味为细末,每服五钱者,
水一中盏,绵裹同煎服。

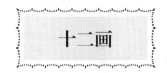

十二画

【一】

葵子散 《圣惠方》

【主治】 妇人五淋,小便涩,腹痛气闷。

【功效】 清热利水,通淋止痛。

【处方】 葵子 石韦(去毛) 王不留行 滑石 当归(剉,微炒) 瞿麦 赤芍药 琥珀 甘草(炙微赤,剉)各一两

【用法】 上九味,捣细罗为散,食前服,以大麦粥饮调下二钱。

葵子散 《圣惠方》

【主治】 妇人小便不通,及大便难。

【功效】 利尿通淋,泻下通便。

【处方】 葵子 车前子 川大黄(剉,微炒) 冬瓜仁 当归各三分 木通半两(剉) 滑石一两 甘草半两(炙微赤,剉)

【用法】 上八味,捣筛为散,每服三钱,以水一中盏,煎至六分,去滓,食前温服。

葵子散 《圣惠方》

【主治】 难产胎不转动者。

【功效】 利下助产。

【处方】 葵子一合 桂心一两半 甘草半两(炙微赤,剉) 滑石三分 榆白皮一两(剉)

【用法】 上五味,捣粗罗为散,每服四钱,以水一中盏,煎至六分,去滓,温服。神巧万全方同。

葵子散 《圣惠方》二

【主治】 产后小肠风气隔闭,淋涩不通。

【功效】 利水通淋清热。

【处方】 葵子一两 滑石三分 黄芩三分 瞿麦半两 灯心一分 白石英粉一两 防葵半两 甘草一分(炙微赤,剉)

【用法】 上八味,捣筛为散,每服三钱,以水一中盏,煎至六分,去滓,温服,日三四服。

葵子散 《圣惠方》二

【主治】 妊娠身体浮肿,小便不利,洒淅恶寒。

【功效】 利水除湿。

【处方】 葵子二两 赤茯苓二两 汉防己二两

【用法】 上三味,捣细罗为散,每于食前服,以粥饮调下一钱。

葵子散 《三因方》

【主治】 妊娠小便不利,身重恶寒,起则眩晕,及水肿者。

【功效】 健脾利水。

【处方】 葵子五两 茯苓三两(良方、永类钤方赤茯苓)

【用法】 上二味为末,每服二钱匕,米饮调下,小水利则愈。

葵子散 《妇人大全良方》二

【主治】 妊娠小便不利,身重恶寒,起则眩晕,及水肿者。

【功效】 清热利水。

【处方】 葵子五两 赤茯苓三两

【用法】 上二味为末,每服二钱,米饮调下,小水利则愈。一方无茯苓,有榆白皮一两。

葵子茯苓散　《金匮方》

【主治】　妊娠有水气，身重，小便不利，洒淅恶寒，起即头眩。

【功效】　健脾利水。

【处方】　葵子一斤　茯苓三两

【用法】　上二味，杵为散，饮服方寸匕，日三服，小便利则愈。

葵子汤　《圣济总录》

【主治】　妊娠数日不产。

【功效】　利下助产。

【处方】　冬葵子(炒)一合　滑石(碎)瞿麦(去根，剉)各一两　丹参(剉)一两半

【用法】　上四味，粗捣筛，每服四钱匕，水一盏半，煎至八分，去滓，下牛酥、白蜜各半合，再煎至六分，食前温服，入月预服。

葵子汤　《妇人大全良方》二

【主治】　妊娠得病六七日以上，身热入脏，大小便不利。

【功效】　清热通淋安胎。

【处方】　葵子二升　滑石四两(碎)

【用法】　上二味，以水五升，煮取一升，去滓尽服，须臾当下，便愈。

葵根散　《圣惠方》

【主治】　妇人五淋涩痛。

【功效】　清热利尿，利湿通淋。

【处方】　葵子一两(剉)　车前子二两　乱发灰半两　川大黄一两(剉，微炒)桂心一两　滑石二两　冬瓜瓤二两(干者)　木通二两(剉)　甘草半两(炙微赤，剉)

【用法】　上九味，捣粗罗为散，每服五钱，以水一大盏，入生姜半分，煎至五分，去滓，食前温服。

葵根散　《圣惠方》二

【主治】　产后小便淋涩，脐下妨闷。

【功效】　利尿通淋，通下活血。

【处方】　冬葵根一两　车前子三分　滑石一两　冬瓜仁三分　木通一两(剉)

川大黄三分(剉碎，微炒)　桂心一分

【用法】　上七味，捣筛为散，每服三钱，以水一中盏，煎至六分，去滓，温服，日三四服。

葵根汤　《千金方》

【主治】　产后淋涩。

【功效】　利尿通淋。

【处方】　葵根二两　车前子一升　乱发(烧灰)　大黄　桂心　滑石各一两　通草三两　生姜六两　冬瓜练七合(一作汁)

【用法】　上九味，㕮咀，以水七升，煮取二升半，分三服。

葵根汤　《妇人大全良方》二

【主治】　产后淋漓。

【功效】　利尿通淋。

【处方】　葵根二两(干者)　通草二两　车前子一升　乱发灰　大黄　桂心各一两　冬瓜汁七合　生姜六两　滑石(末别研)一两

【用法】　上九味，切，以水七升，煮取二升半，去滓，下滑石末，分三服。

葵根饮子丸　《圣惠方》

【主治】　妇人小便不通。

【功效】　利尿通淋。

【处方】　葵根一两　滑石半两　紫葛半两(剉)　蘧麦半两　白茅根三分

【用法】　上五味，细剉和匀，每服半两，以水一大盏，入葱白五寸，煎至五分，去滓，每于食前温服。

葱白散　《拔萃方》

【主治】　妇人一切冷气不和，及本脏膀胱气攻冲疼痛，产前后腹痛，胎不安，或血刺痛，宿冷带癖。

【功效】　温经养血，理气止痛。

【处方】　川芎　当归　枳壳　厚朴　桂心　干姜　芍药　青皮　木香　麦芽　三棱　莪术　茯苓　神曲　人参　川楝子　熟地黄　舶上茴香各等分

【用法】 上一十八味为细末,每服三钱,水一盏,连根葱白二寸,拍破,盐半钱,煎至七分,温服。内大黄、诃子宜相度,病状如大便不利,入大黄同煎,却不入盐;如大便自利,入诃子煎。

葱白汤 《千金方》

【主治】 妊娠胎动不安,腹痛。

【功效】 养血固冲。

【处方】 葱白(切)一升 阿胶二两 当归 续断 芎劳各三两

【用法】 上五味,㕮咀,以水一斗,先煮银六七两,取七升,去银内药,煎取二升半,下胶令烊,分三服,不瘥重作。

葱白汤 《妇人大全良方》

【主治】 妇人卒暴不通,小腹膨急,气上冲心,闷绝欲死,此由暴气乘于膀胱,或从忧惊,气无所伸,郁闭而不流,气冲胯系不正,诊其脉,右手涩小,左手急大。

【功效】 行气通经,利尿通阳。

【处方】 橘皮三两 葵子一两 葱白一茎

【用法】 上三味㕮咀,水五升,煮取二升,分三服。

葱白雌鸡汤 《圣惠方》二

【主治】 妊娠七月,忽惊恐动摇,腹痛,卒有所下,手足厥冷,若伤寒烦热,腹满短气,常苦颈项及腰背强。

【功效】 补虚降气,解表除烦。

【处方】 葱白十四茎 半夏一两(汤浸七遍,去滑) 生姜二两 甘草半两(炙微赤) 黄芪一两 黄芩一两 旋覆花半两 阿胶二两(捣碎,炒令黄燥) 人参一两(去芦头)

【用法】 上九味,细剉,先取黄雌鸡一只,理如食法,先以水一斗,煮鸡取汁五升,去鸡内药,煎至三升,入酒二升,煎至四升,去滓,每于食前温服一小盏。

葱豉汤 《胎产救急方》

【主治】 胎动不安。

【功效】 养阴除烦。

【处方】 葱白一升 香豉一升 阿胶二两(炙)

【用法】 上三味,水三升,煮取升半,服。

葱胶汤 《圣济总录》二

【主治】 妊娠大便不通。

【功效】 通利二便。

【处方】 葱白一茎(切) 牛皮胶二片(大者,捶碎)

【用法】 上二味,以水一盏半,煎令胶烊尽,去滓顿服。

葱粥 《寿亲养老书》

【主治】 妊娠数月未满,损动。

【功效】 健脾安胎。

【处方】 葱三茎 糯米三合

【用法】 上二味,以葱煮糯米粥食之,如产后血运,用之亦效。

葛根散 《圣惠方》一

【主治】 产后伤寒,三日已前,头痛恶风烦热。

【功效】 解表发汗,疏散退热。

【处方】 葛根一两(剉) 麻黄一两(去根节) 桂心三分 甘草三分(炙微赤,剉) 赤芍药三分 柴胡一两(去苗) 细辛三分 厚朴一两(去粗皮,涂生姜汁,炙微香熟) 石膏二两

【用法】 上九味,捣粗罗为散,每服四钱,以水一盏,入生姜半分,煎至六分,去滓,稍热服之,如人行五七里再服,以微汗为度。

葛根散 《圣惠方》二

【主治】 妊娠烦躁口干,四肢热,食少。

【功效】 养阴益气,生津止渴。

【处方】 葛根 黄芩 人参(去芦头) 麦门冬(去心) 葳蕤 黄芪(剉) 甘草(炙微赤,剉)各半两

【用法】 上七味,捣筛为散,每服四钱,以水一中盏,入竹茹一分,煎至六分,去滓,温服,不拘时。

葛根散 《妇人大全良方》二

【主治】 妇人妊娠数月,胸膈烦躁,唇口干渴,四肢壮热,少食。

【功效】 养阴益气,生津止渴。

【处方】 葛根(不用野葛) 黄芩 人参 葳蕤 黄芪 麦门冬 甘草等分

【用法】 上七味,㕮咀,每服四钱,水一盏,竹茹一块,如钱大,煎至七分,去滓,温服,不拘时。

葛根汤 《千金方》

【主治】 产后中风,口噤痉痹,气息迫急,眩冒困顿,并产后诸疾。

【功效】 解肌祛风,益气养阴。

【处方】 葛根 生姜各六两 独活四两 当归三两 甘草 桂心 茯苓 石膏 人参 白术 芍药 防风各二两

【用法】 上十二味,㕮咀,以水一斗二升,煮取三升,去滓,分三服,日三服。

葛根汤 《圣济总录》二

【主治】 产后中风,口面㖞僻。

【功效】 解肌祛风止痉。

【处方】 葛根(剉) 防风(去叉)各一两 枳实(去瓤,麸炒)一两半 附子(炮裂,去皮脐)一两 独活(去芦头)半两 杏仁(去皮尖双仁,炒)四十枚 麻黄(去根节,煎,掠去沫,焙)一两

【用法】 上七味,剉如麻豆,每服五钱匕,水一盏半,入生姜半分,切,煎七分,去滓,温服,不拘时。

葛根汤 《圣济总录》二

【主治】 产后霍乱吐利,烦渴不食。

【功效】 益气升阳止泻。

【处方】 葛根(剉) 人参 白术(剉,炒) 桔梗(炒) 白茯苓(去黑皮)各半两

【用法】 上五味,粗捣筛,每服三钱匕,水一盏半,煎至八分,去滓,温服,不拘时。

葛根汤 《妇人大全良方》

【主治】 妇人刚痉无汗恶风。

【功效】 发汗解表,解肌祛风。

【处方】 葛根一两 麻黄(去根节,炮) 姜各三分 桂枝 粉甘草 芍药各半两 大枣三个

【用法】 上七味㕮咀,每服三钱,水一盏,煎七分,去滓,温服,取汗为度。

葛根汤 《妇人大全良方》二

【主治】 妊娠临月因发风痉,忽闷愦不识人,吐逆眩倒,小醒复发。

【功效】 祛风解表,补虚止痉。

【处方】 葛根 贝母(去心) 牡丹皮(去心) 木防己 防风 当归 川芎 白茯苓 桂心(熬 袖珍方官桂) 泽泻 甘草各二两 独活 石膏(碎) 人参各三两

【用法】 上一十四味,细切,以水九升,煮取三升,分二服。贝母令人易产,若未临月者,升麻代之。忌海藻、菘菜、酢物。

葛根饮 《圣济总录》二

【主治】 产后虚烦热渴。

【功效】 益气生津止渴。

【处方】 葛根(剉) 人参各一两 白茯苓(去黑皮)半两 桂(去粗皮)一两 甘草(炙)半两 槟榔一枚(剉) 芎䓖 赤芍药 麦门冬(去心,焙)各半两

【用法】 上九味,捣为粗末,每服三钱匕,水一盏,煎至七分,去滓,温服,不拘时。

葛根饮子 《圣惠方》二

【主治】 妊娠时气,烦热口干,头痛。

【功效】 解表清热除烦。

【处方】 葛根半两(剉 妇人大全良方家干葛) 石膏一两 栀子仁二七枚 白

米半合　麻黄半两(去根节)　豉一合　葱白二茎(并发)

【用法】　上七味,细剉,以水二大盏,煎至一盏三分,去滓,不拘时,分温为三服,以汗出为效。

琥珀散　《圣惠方》

【主治】　妇人血气,上攻心腹疼痛,经络不利,黄瘦虚羸。

【功效】　活血祛瘀,行气止痛。

【处方】　琥珀一两(细研)　麒麟竭半两　没药半两　木香半两　桂心半两　延胡索一两　当归一两(剉,微炒)　牡丹一两　芸薹子半两　麝香一钱(细研)　吴茱萸半两(汤浸七遍,焙干,微炒)　青橘皮半两(汤浸,去白瓤,焙)

【用法】　上一十二味,捣细罗为散,入麝香研令匀,每于食前服,以热酒调下二钱。

琥珀散　《圣惠方》

【主治】　妇人血气攻心腹,烦躁闷乱,疼痛不止。

【功效】　活血祛瘀,行气止痛。

【处方】　琥珀一两(细研)　没药一两　当归一两(剉,微炒)　赤芍药一两　牡丹皮一两　延胡索一两　蒲黄一两　蓬莪术一两　桂心一两

【用法】　上九味,捣细为散,不拘时,以温酒调下一钱。

琥珀散　《圣惠方》

【主治】　妇人劳淋气淋,小便涩,小腹痛。

【功效】　利尿通淋,活血止痛。

【处方】　琥珀　石韦(去毛)　滑石　葵子　瞿麦各一两　当归(剉,微妙)　赤芍药　木香各半两

【用法】　上八味,捣细罗为散,食前服,以葱白汤调下二钱。

琥珀散　《圣惠方》一

【主治】　妇人月水不通,脐下疗痛,腹

胁妨闷。

【功效】　活血化瘀,行气止痛。

【处方】　琥珀三分(细研)　牛膝一两(去苗)　当归一两(剉,微炒)　桃仁三分(汤浸,去皮尖双仁,麸炒微黄)　延胡索三分　芎藭半两　赤芍药半两　桂心半两　川大黄三分(剉,微炒)　牡丹皮半两　水蛭一分(炒微黄)

【用法】　上一十一味,捣粗罗为散,每服三钱,以水一中盏,入生姜半分,煎至五分,去滓,食前温服。

琥珀散　《圣惠方》一

【主治】　妇人月水不利,攻脐腹疼痛,口干不食。

【功效】　活血化瘀,通经止痛。

【处方】　琥珀一两　土瓜根一两　当归一两(剉,微炒)　藕根一两　姜黄一两　白术半两　桂心半两　生干地黄三分　赤芍药三分　牛膝三分(去苗)　凌霄花三分　庵䕡子三分　川大黄一两(剉,微炒)

【用法】　上一十三味,捣筛为散,每服三钱,以水一中盏,煎至五分,去滓,每于食前温服。

琥珀散　《圣惠方》一

【主治】　妇人月水每来,心间刺痛,腹内疗结。

【功效】　活血化瘀止痛。

【处方】　琥珀三分　芫花一分(醋浸,炒令干)　牛膝三分(去苗)　当归三分(剉,微炒)　赤芍药三分　没药半两

【用法】　上六味,捣细罗为散,每服于食前,以温酒调下一钱。

琥珀散　《圣惠方》一

【主治】　妇人月水不通,积成癥块,四肢羸瘦。

【功效】　化瘀消癥。

【处方】　琥珀一两(细研)　芫花三分(醋拌炒令干)　黄柏三分(剉,微炙)　干漆一两(捣碎,炒令烟出)　当归三分(剉,

微炒) 桂心三分 川大黄一两(剉,微炒)

【用法】 上七味,捣细罗为散,每于食前服,以热酒调下一钱。

琥珀散 《圣惠方》一

【主治】 妇人血风劳气,少腹疼痛,经脉不调,渐加羸瘦。

【功效】 行气活血调经。

【处方】 琥珀三分(细研) 白术三分 当归三分(剉碎,微炒) 柴胡一两(去苗) 延胡索半两 红花子半两 牡丹皮半两 木香半两 桂心半两 桃仁三分(汤浸,去皮尖双仁,麸炒微黄) 鳖甲一两(涂醋炙令黄,去裙襕) 赤芍药三分

【用法】 上一十二味,捣粗罗为散,每服四钱,以水一中盏,入生姜半分,煎至六分,去滓,每于食前稍热服。

琥珀散 《圣惠方》一

【主治】 产后心虚不足,惊悸,言语不定,错乱,眠卧不安。

【功效】 益气养血,镇静安神。

【处方】 琥珀一两 茯神一两 远志三分(去心) 人参一两(去芦头) 熟干地黄一两 甘草三分(炙微赤,剉) 铁粉二两

【用法】 上七味,捣细罗为散,不拘时,煎金银汤调下一钱。

琥珀散 《圣惠方》一

【主治】 产后中风恍惚语涩,心神烦闷,四肢不利。

【功效】 镇静安神,益气祛风。

【处方】 琥珀一两(细研) 茯神一两 远志(去心) 石菖蒲 黄芪(剉) 羚羊角屑 防风(去芦头) 麦门冬(去心,焙) 芎䓖 独活 人参(去芦头) 桑寄生 赤芍药各半两 甘草一分(炙微赤,剉)

【用法】 上一十四味,捣粗罗为散,每服三钱,以水一中盏,煎至六分,去滓,温服,不拘时。

琥珀散 《圣惠方》一

【主治】 产后,脏腑夙有风冷,恶血下少,结积成血瘕,致月水不利。

【功效】 活血祛瘀散结。

【处方】 琥珀半两(细研) 硫黄半两(细研) 硇砂一两 没药半两 麒麟竭半两 斑蝥一分(炒熟,去翅足) 水蛭半两(炒令黄) 干漆半两(捣碎,炒令烟出) 海马子九枚 桂心一两 当归一两(剉,微炒) 虻虫一分(去翅足,微炒) 芫花半两(以醋拌过,炒令干) 麝香一分(研入)

【用法】 上一十四味,捣细罗为散,入研,药令匀,每服一钱,以酒半盏,童子小便半盏,桃仁七枚,去皮尖双仁,同煎一两沸,每日空心服,当下恶滞物,以瘥为度。

琥珀散 《圣惠方》一

【主治】 产后恶血不下,心膈烦闷。

【功效】 活血祛瘀,养心除烦。

【处方】 琥珀一两 蒲黄一两 刘寄奴一两 赤芍药一两 莲子心半两 鬼箭羽半两

【用法】 上六味,捣细罗为散,每服不拘时,以豆淋酒调下二钱。

琥珀散 《圣惠方》二

【主治】 产后月水不通,腹胁妨闷,四体烦疼,吃食减少,渐觉虚困。

【功效】 活血行气祛瘀。

【处方】 琥珀一两 虎杖三分 牛膝一两(去苗) 木香半两 鳖甲一两(涂醋炙令微黄,去裙襕) 赤芍药一两 柴胡一两(去苗) 赤茯苓三分 桂心半两 桃仁三分(汤浸,去皮尖双仁,麸炒微黄) 川大黄一两(剉碎,微黄) 当归三分(剉,微黄) 枳壳三分(麸炒微黄,去瓤)

【用法】 上一十三味,捣筛为散,每服三钱,以水一中盏,入生姜半分,煎至六分,去滓,每于食前温服,忌生冷、油腻、苋菜。

琥珀散　《圣惠方》二

【主治】　产后经络不调,四肢烦疼,饮食全少,日渐羸瘦。

【功效】　活血祛瘀通络。

【处方】　琥珀一两　桂心半两(良方、袖珍方、永类钤方无)　牛膝一两(去苗)　赤芍药半两　桃仁半两(汤浸,去皮尖双仁,麸炒微黄)　当归一两(剉,微炒)　生干地黄一两

【用法】　上七味,捣筛为散,每服三钱,以水一中盏,入生姜半分,煎至六分,去滓,温服,不拘时。

琥珀散　《圣惠方》二

【主治】　产后恶血不散,腹胁疼痛,心膈烦躁,虚气上冲,眼见黑花。

【功效】　活血祛瘀,行气止痛。

【处方】　琥珀　没药　当归(剉,微炒)　红蓝花　牛李子　蒲黄　姜黄　赤芍药　芫花(醋拌,炒令干)　桂心各半两　益母草三分　延胡索三分

【用法】　上一十二味,捣细罗为散,每服不拘时,以热酒调下一钱。

琥珀散　《圣惠方》二

【主治】　产后血邪攻心,迷闷,言语错乱。

【功效】　活血祛瘀,安神定志。

【处方】　琥珀一两(细研)　人参三分(去芦头)　远志三分(去心)　茯神三分　生干地黄三分　阿胶三分(捣碎,炒令黄燥)　铁粉一两　朱砂半两(细研)　甘草一分(炙微赤,剉)　麝香一分(细研)

【用法】　上一十味,捣细罗为散,入研,药令匀,不拘时,以金银汤调下一钱。

琥珀散　《圣惠方》二

【主治】　产后恶血不下,疼痛。

【功效】　活血祛瘀止痛。

【处方】　琥珀半两　芫花一两(醋拌,炒令干)　虻虫半两(微炒,去翅足)　水蛭半两(微炒)　麒麟竭半两　没药一两　干姜半两(炮裂,剉)

【用法】　上七味,捣细罗为撒,每服以酒一小盏,醋半盏相和,煎一二沸,不拘时调下二钱。

琥珀散　《圣惠方》二

【主治】　产后恶露不尽,心神烦热,四肢疼痛。

【功效】　活血祛瘀止痛。

【处方】　琥珀三两　虎杖一两　赤芍药一两　桂心半两　土瓜根一两　川大黄一两　当归半两(剉,微炒)　红蓝花二分

【用法】　上八味,捣粗罗为散,每服三钱,以水一中盏,入生姜半分,煎至六分,去滓,温服,不拘时。

琥珀散　《圣惠方》二

【主治】　妇人血风走疰疼痛,来往发歇。

【功效】　行气活血,祛风止痛。

【处方】　琥珀三分(细研)　桂心一两　当归三分(剉,微炒)　牛膝三分(去苗)　没药半两　麒麟竭半两　干漆半两(捣碎,炒令烟出)　延胡索半两　防风半两(去芦头)　羌活三分　羚羊角屑半两　川大黄三分(剉碎,微炒)

【用法】　上一十二味,捣细罗为散,每服不拘时,以温酒调下一钱。

琥珀散　《圣惠方》三

【主治】　产后恶血不尽,结聚小腹,疼痛。

【功效】　活血祛瘀,行气止痛。

【处方】　琥珀半两　当归三分(剉,微炒)　没药半两　青橘皮半两(汤浸,去白瓤,焙)　赤芍药半两　木香半两　桂心半两　香附子一两

【用法】　上八味,捣细罗为散,不拘时,以豆淋酒调下一钱。

琥珀散 《医林方》

【主治】 妇人月水壅滞,每发心腹连脐疼痛不可忍,及产后恶物积血冲心,迷闷不省人事,气绝欲死者。

【功效】 化瘀止痛。

【处方】 京三棱 蓬莪术 赤芍药 刘寄奴 牡丹皮(五味判碎) 官桂 熟地黄 菊花 蒲黄 当归 乌药 延胡索(七味末)等分半两

【用法】 上一十二味等分半两,前五味判碎,用黑豆半升,生姜半斤,米醋一升,同煮黑豆烂,水尽为度,再焙干,与后七味药末,同极细,每服三钱,空心温酒调下。若寻常血气痛,只一服愈;产后血气冲心,二服。

琥珀散 《永类钤方》

【主治】 产后一切危急之疾。

【功效】 活血散瘀,祛风止痉。

【处方】 琥珀 朱砂 麝香 香墨(醋炙) 僵蚕 当归各一分 鲤鱼鳞(炒焦) 桂心 百草霜 白附子 梁上尘(炒令烟出,筛净)各半两

【用法】 上一十一味为细末,炒生姜热酒调二钱,奇效。

琥珀散 《施圆端效方》

【主治】 产后血气不和,脐腹块硬疼痛。

【功效】 活血行气散结。

【处方】 当归(焙) 川芎 广莪(煨)各一两 赤芍药二两 陈皮半两 干姜(炮)

【用法】 上六味为细末,每服二钱,酒水各半盏,同煎至六分,和滓食前日进二服。

琥珀散 《严氏济生方》

【主治】 妇人室女,月水凝滞,胁肋胀刺,脐腹疠痛不可忍,及恶露不下,血上攻心,迷闷不省。

【功效】 活血行气,温经止痛。

【处方】 牡丹皮(去木) 赤芍药 蓬莪术(判) 京三棱(判 得效方各用煨) 刘寄奴(去梗) 熟地黄(酒蒸 得效方酒炒 医方集成、南北经验方、袖珍方酒浸) 延胡索(炒,去皮) 当归(去芦,酒浸) 乌药 官桂(不见火)各一两(袖珍方一方用菊花、蒲黄炒各一两)

【用法】 上一十味用前五味,用乌豆一升,生姜半斤,切片,米醋四升,同煮豆烂为度,焙干,入后五味,同为细末,每服二钱,用温酒调服,空心食前服。

琥珀散 《圣济总录》一

【主治】 产后血块攻刺,腹胁疼痛,或冲心烦闷。

【功效】 活血散结,祛瘀止痛。

【处方】 琥珀(细研,如粉) 鲤鱼皮(烧灰) 赤芍药 姜黄 蒲黄 牡丹(去心) 当归(微炙) 大黄(判碎,微炒) 桂(去粗皮) 蓬莪术(煨熟) 牛膝(去苗,酒浸,切,焙)各半两

【用法】 上一十一味,捣罗为散,每服一钱匕,温酒调下,空心夜卧各一服。

琥珀散 《圣济总录》二

【主治】 产后心气不足,惊悸不安。

【功效】 镇惊安神,益气养心。

【处方】 琥珀(研)一两 人参半两 白茯苓(去黑皮)一两 远志(去心) 熟干地黄(焙)各半两 甘草(炙)一分 铁粉(研)半两

【用法】 上七味,先以五味捣罗为散,再入研令药研匀,每服二钱匕,煎金银汤调,放温服,空腹、日午、临卧各一服。

琥珀散 《妇人大全良方》

【主治】 治妇人血风。

【功效】 活血行气祛风。

【处方】 琥珀(研) 没药(研) 木香 当归(总录切,焙) 芍药 白芷 羌活(总录去芦头) 干地黄 延胡索 川芎各半两 土瓜根 牡丹皮(去心) 白术 桂心各一两

【用法】 上一十四味为末,每服一钱,水一盏,煎至七分,益酒三分,再煎少时,热服。重者数服效。

琥珀散 《妇人大全良方》

【主治】 产前产后,血气不和,及一切疾。

【功效】 养血活血。

【处方】 当归(微炒) 川芎各一两 赤芍药二两 莪术一两(煨)

【用法】 上四味为末,每服二钱,空心温酒调下。如腰腹痛,加陈皮去白半两,干姜半两炮,为末,同和停,如不吃酒,以水一盏,煎至七分,温服。

琥珀散 《妇人大全良方》一

【主治】 产后一切危困之疾。

【功效】 活血祛瘀,祛风止痉。

【处方】 琥珀 朱砂 麝香 香墨(醋炙) 白僵蚕 当归各一分 鲤鱼鳞(炒焦) 桂心 百草霜 白附子 梁上尘(炒令烟出,筛过,秤)各半两

【用法】 上一十一味为细末,炒生姜热酒调下二钱,产后一切病,服之奇效。

琥珀散 《妇人大全良方》一

【主治】 妇人心膈迷闷,腹脏撮痛,气急气闷,月信不通等疾。

【功效】 行气散寒,活血止痛。

【处方】 天台乌药二两 当归 莪术各一两

【用法】 上三味,为细末,每服二钱,温酒调下,服后以食压之。大忌生冷油腻等物。若产后诸疾,用炒姜酒调下。

琥珀黑散 《和剂局方》二

【主治】 产妇一切疾病,产前胎死,产难、横生、逆生,产后胞衣不下,衣带先断,遍身疼痛,口干心闷,非时不语,如血晕眼花,误以为暗风;乍寒乍热,误以为疟疾;四肢浮肿,误以为水气;言语颠狂,乍见鬼神,误为邪祟;腹胁胀满,呕逆不定,误以为反胃;

大便秘涩,小便出血,误以为五淋;及恶露未尽,经候未还,起居饮食,便不戒忌,血气之疾,聚即成块,散即上冲,气急心痛,咳嗽多唾,四肢虚热,睡惊盗汗,崩中败证,绕脐刺痛,或即面赤,因变骨蒸,皆宜多服。产后鼻衄,口鼻黑色,气起喉中喘急,中风口噤。

【功效】 祛痰止血,镇惊开窍。

【处方】 白附子(新罗者,炮) 黑衣(灶屋尘是也) 琥珀(别研) 百草霜(别研) 血猫灰(鲤鱼鳞是也,烧为细末) 朱砂(别研) 松墨(烧)各半两 白僵蚕(炒去丝嘴) 麝香(研) 当归(去芦)各一分

【用法】 上一十味为末,每服二钱,炒姜,温酒和童子小便调下,食前服。

琥珀丸 《圣惠方》

【主治】 妇人疝瘕兼血气,脐腹疼痛,不欲饮食,四肢羸瘦。

【功效】 活血化瘀,消癥止痛。

【处方】 琥珀半两(细研) 当归半两(剉,微炒) 芎䓖半两 牛膝一两(去苗) 京三棱一两(煨微,剉) 桂心半两 川大黄一两(剉碎,微炒) 川乌头半两(炮裂,去皮脐) 干漆半两(捣碎,炒令烟出) 桃仁三分(汤浸,去皮尖双仁,麸炒微黄) 鳖甲一两(涂醋炙令黄,去裙襕)

【用法】 上一十一味,捣罗为末,炼蜜和捣三二百杵,丸如梧桐子大,每服不拘时,以暖酒下二十丸。

琥珀丸 《圣惠方》

【主治】 妇人积年血瘕块不消,状若鬼胎。

【功效】 活血散瘀,消癥止痛。

【处方】 琥珀三分(细研) 生干地黄半两 桂心三分 牛膝三分(去苗) 鳖甲二两(涂醋炙令黄,去裙襕 妇人大全良方、永类钤方一两) 当归半两(剉,微炒) 京三棱一两(微炮,剉) 延胡索半两 干漆一两(捣碎,炒令烟出) 芫花三分(醋拌炒令干) 水蛭四十九枚(炒令黄) 虻虫四十九枚(炒令黄,去翅足) 槟榔三分 硇

砂一两(研) 川大黄二两(剉碎,微炒)
桃仁三分(汤浸,去皮尖双仁,麸炒微黄)

【用法】 上一十六味,捣罗为末,醋煮
硇砂为膏,入药末和捣三二百杵,丸如梧桐
子大,每于空心服,以温酒下十丸。

琥珀丸 《圣惠方》一

【主治】 产后恶血不散,积聚成块。

【功效】 活血散瘀,消癥散结。

【处方】 琥珀一两 赤芍药一两 桂
心一两 当归一两(剉,微炒) 川大黄
一两半(剉碎,微炒) 干漆二两(捣碎,炒令
烟出) 虻虫三分(去翅足,微炒) 水蛭三
分(炒令黄) 鳖甲一两(涂醋炙令黄,去裙
襕) 硇砂一两(细研) 桃仁二两(汤浸,
去皮尖双仁,麸炒微黄)

【用法】 上一十一味,捣罗为末,炼蜜
和捣三二百杵,丸如梧桐子大,每日空腹及
晚食前服,以温酒下二十丸。

琥珀丸 《圣惠方》一

【主治】 产后积聚成血瘕,月水不通,
小腹疼痛。

【功效】 活血散瘀,散结止痛。

【处方】 琥珀一两(细研) 没药一两
当归一两(剉,微炒) 赤芍药一两 京
三棱一两 鳖甲一两(涂醋炙微黄) 虻虫
一两(去翅足,微炒) 水蛭一两(炒令黄)

【用法】 上八味,捣罗为末,炼蜜和捣
三二百杵,丸如绿豆大,每日空腹服,以温酒
下十九。

琥珀丸 《圣惠方》一

【主治】 妇人血风劳气,四肢羸瘦,骨
节疼痛,口干心烦,经脉不利,或时腹痛干
呕,不思饮食,日渐困乏。

【功效】 行气活血,养血调经。

【处方】 琥珀一两(细研) 当归一两
(剉碎,微炒) 芎䓖两半 木香半两 桂心
半两 羌活三分 槟榔三分 没药半两
牛膝一两(去苗) 朱砂三分(细研,水飞
过) 延胡索三分 桃仁三分(汤浸,去皮

尖双仁,麸炒微黄) 熟干地黄半两 硇砂
三分(不夹石者,细研) 鳖甲一两(涂醋炙
令黄,去裙襕) 姜黄半两 苏合香半两
柴胡一两(去苗) 赤芍药半两 牡丹半两
川大黄一两(剉碎,微炒) 麝香一分
(细研)

【用法】 上二十二味,捣罗为末,入
研,药令匀,炼蜜和捣五七百杵,丸如梧桐子
大,食前服,以温酒下三十丸。

琥珀丸 《圣惠方》二

【主治】 妇人风邪凌心,言语不定,精
神恍惚,乃成癫狂,发歇无时。

【功效】 镇惊安神,活血通窍。

【处方】 琥珀一两(细研) 珍珠一两
(细研,水飞过) 牛黄半两(细研) 天竺
黄一两(细研) 铁粉一两 光明砂三分
(细研,水飞过) 金箔五十片(细研) 银
箔五十片(细研) 龙齿一两(细研如粉)
腻粉半两(研入) 麝香一分(细研) 犀角
屑三分 露蜂房半两(微炙) 龙胆半两
川升麻半两 天门冬三分(去心,焙) 钩
藤三分 茯神三分 石菖蒲三分 远志三
分(去心) 麦门冬二分(去心,焙) 人参
三分(去芦头) 白鲜皮三分 黄芩半两
蚱蝉半两(微炒) 干蝎半两(微炒) 甘草
半两(炙微赤,剉)

【用法】 上二十七味,捣细罗为末,入
研,药令匀,炼蜜和捣三五百杵,丸如梧桐子
大,每服以竹叶汤下十五丸。

琥珀丸 《圣惠方》二

【主治】 妇人血风,身体骨节疼痛。

【功效】 活血祛风止痛。

【处方】 琥珀一两 安息香三分 朱
砂三分(细研,水飞过) 木香三分 麒麟
竭一两 败龟一两(涂醋炙令黄) 没药三
分 地龙一两(微炒) 雄黄半两(细研,水
飞过) 当归一两(剉,微炒) 槟榔一两
麝香一分(细研)

【用法】 上一十一味,捣罗为末,入
研,药令匀,炼蜜和捣三二百杵,丸如绿豆

大,每日空心服,以温酒下二十丸,晚食前再服。

琥珀丸 《王岳产书》

【主治】 产前后三十六种冷气血风,手足疼痛,一切诸疾。

【功效】 温补冲任,通经止痛。

【处方】 马鸣蜕(生了早蚕纸,隔纸炙令黄,刮取壳半两用) 寒水石(太山者半两,煅过,出火毒了研) 人参半两 赤茯苓三分(去皮) 当归半两(洗) 菌桂半两(生用) 牡丹皮三分 牛膝半两(酒浸一夕) 芍药三分 香白芷半两 木香半两 芎䓖半两 山茱萸半两 藁本半两 麻黄半两 黑附子半两(炮,去皮) 细辛半两 泽兰半两 甘草半两(炮) 防风半两 桔梗(去头,取半两) 丹参半两 蝉壳半两 沉香一分(生用)

【用法】 上二十四味,细剉,焙令干,捣罗,炼白蜜合和,却入臼内,捣千余杵,丸如弹子大,每空心烂嚼,温酒下一粒。凡妊妇人所投之月,每日进一丸,至产日不觉分娩。产前伤寒中风,体如板者,热煎麻黄汤研下一粒。产后腹内搅痛,进脐下如刀刺者,可服一粒。胎前产后,患赤白痢,并冷痰虚气,攻冲呕逆,饮食减少,宜进一粒。经信不通,忽又频来,赤白带下,饮食无味,黄瘦,遍身生血斑黑点,急宜饵此药。应胎前产后,如中诸般急危之疾,速宜以无灰酒下一粒。

琥珀丸 《严氏济生方》

【主治】 妇人血瘕,腹中有块,攻刺小腹痛重,或腰背相引而痛,久而不治,黄瘦羸乏。

【功效】 活血散瘀,理气通经。

【处方】 琥珀(别研) 白芍药 川乌(炮,去皮) 川牛膝(去芦,酒浸) 鳖甲(醋炙) 蓬莪术(炮) 当归(去芦,酒浸) 梓厚朴(姜制炒)各一两 木香(不见火) 泽兰叶 官桂(不见火)各半两 麝香(别研)半钱

【用法】 上一十二味为细末,酒糊为丸,如梧桐子大,每服七十丸,空心,温酒米饮下。

琥珀丸 《和剂局方》二

【主治】 妇人或老或少,产前产后百病,及疗三十六种血冷,七疝八瘕,心腹刺痛,卒中瘫痪,半身不遂,八风十二痹等,手足酸疼,乳中毒结瘀血,怀胎惊动,伤犯不安,死胎不出,并衣不下。

【功效】 温补冲任,化瘀止痛。

【处方】 肉苁蓉(酒浸一宿,焙) 牛膝(去苗,酒浸一宿) 当归(去苗,炒) 人参(去苗) 续断 没药(别研)各三分 琥珀(别研) 朱砂(别研) 沉香 阿胶(碎,炒) 肉桂(去粗皮) 石斛(去根 良方酒蒸炒) 五味子(拣净) 附子(炮,去皮脐) 川芎各半两 地黄熟干者 木香各一两

【用法】 上一十七味为细末,炼蜜为丸,如弹子大,每服一丸,空心暖酒调下,午晚食前再服。能生精血,去恶血。若人腹胁疼痛,绕脐如刀刺,及呕逆上气筑心,痰毒不思饮食,用姜汁少许和酒服;诸痢及赤白带,血冷崩中下血,漏胎下血,用生姜与艾剉炒令赤色,入酒同煎数沸,去滓调服;泄泻不止,陈米饮服;涩尿诸淋,煎通草灯心汤服;血运不知人,煎当归酒调服;上焦下冷,浓煎人参汤服;遍身虚肿水气,煎赤小豆汤服;产内二毒伤寒,及中风角弓反张,身如板硬,煎麻黄汤服,使被盖出汗;月经不通,或间杂五色,频并而下,断续不止,饮食无味,肌肤瘦劣,面赤唇焦,乍寒乍热,四肢烦疼,五心燥热,黑肝,遍身血斑,赤肿走痓,及血风劳伤无力,用童子小便人姜汁少许调服,常服以小便为妙,若恐恶心,和以半酒。如怀胎人,于难月日一服,至产不觉疼痛;或病人服至五服十服,日倍饮食,是药功成矣其功不能尽载,略述急用汤使于前。

琥珀丸 《妇人大全良方》

【主治】 妇人血风虚劳,上热下冷,或发动即心中烦躁,困乏无力,不思饮食,醋

心,口疮,月水不调,肌肉黄瘁,腹痛肠鸣。或有气块攻冲,或时作寒热,头旋痰逆,手足麻痹。

【功效】　行气活血,祛风消积。

【处方】　琥珀　当归　木香　川芎　防风　槟榔各四两　三棱(炮)　干姜(炮)

桂心各五两　吴白术(洗)　柴胡　人参各二分　青皮　吴茱萸(洗,炮炒黑)　全蝎(炒)　附子(炮)　草豆蔻　赤芍药　柏叶　白芷各三分　桃仁(去皮尖,炒)　败龟(醋炙)　鳖甲各六两　天麻三分

【用法】　上二十四味为细末,炼蜜丸,如梧桐子大,每日空心服,酒下二十丸,午前近晚更进一服,如觉暖,近晚不须服,如腹内块状攻筑,于鳖甲、桃仁、槟榔、三棱各加一倍为妙。忌生冷、葱、苋菜、毒鱼等物。

琥珀煎丸　《圣惠方》一

【主治】　妇人月候不通。

【功效】　化瘀通经。

【处方】　琥珀一两(细研,以醋三升熬如膏)　虻虫半两(去翅足,炒黄)　水蛭半两(炒黄)　肉桂三两(去皱皮)　桃仁一两(去皮尖双仁,别研,生用)　川大黄三两(生用)

【用法】　上六味,捣罗为末,以琥珀膏和丸,如梧桐子大,每服空心,以温酒下三十丸。

琥珀地黄丸　《永类钤方》

【主治】　产后恶露不行,憎寒发热如疟,昼日明了,暮则谵言。

【功效】　活血行气祛瘀。

【处方】　琥珀(别研)　延胡索(糯米炒,去米)　当归各一两　蒲黄四两(炒香)　生地黄(裂汁,留滓)　生姜各二斤(研汁,留滓,以姜汁石器内炒地黄滓,以地黄汁炒姜滓,各令汁干)

【用法】　上六味为末,蜜丸弹大,空心服,当归汤化下,兼服四物汤,只用生地黄加北柴胡煎,未退,小柴胡加生地黄、黄芩。

琥珀膏　《圣惠方》一

【主治】　产后血气上攻,呕逆烦闷。

【功效】　活血散瘀,养阴除烦。

【处方】　琥珀一两(细研)　生地黄汁一中盏　生姜汁半合

【用法】　上三味,慢火熬成膏,不拘时,以温酒调下半大匙。

琥珀煎　《圣济总录》一

【主治】　产后虚羸,面色萎黄,恶血不尽,脐腹冷痛。

【功效】　活血散瘀,温中止痛。

【处方】　琥珀(研)　牛膝(酒浸,切,焙)　当归(切,焙)　防风(去叉)　桃仁(去皮尖双仁,炒,研)　荜拨　芎劳各六两　桂(去粗皮)四两　干姜(炮)二两　清酒一升　生地黄(汁)三升　酥六两　蜜三合

【用法】　上一十三味,以前九味捣罗为散,先将地黄汁煎熟,即下蜜酒酥,搅候熔,入众药末,以柳篦搅,不住手,候似膏倾出,瓷器盛,每服一匙,温酒调下,不拘时。

琥珀泽兰煎　《和剂局方》二

【主治】　妇人三十八种气病,八风五痹,七癥八瘕,心腹刺痛,中风瘫痪,手足酸痛,乳中结瘀,妊娠胎动,死胎不出,产衣不下,败血凑心,头旋眼花,血注四肢,浑身浮肿,冲任久疼,绝产无嗣,或因有子,经脉不调,赤白带下,恶心呕逆,身体瘦倦。

【功效】　温补冲任,活血通经。

【处方】　金钗石斛(去根,剉,酒浸,炒)　牡丹皮(去心)　白术　熟干地黄洗(一本去土)　白芍药　泽兰叶(去枝)　人参(去芦)　生干地黄(去芦)　五味子(去梗)　川当归(酒浸一宿)　川芎(净洗)　刘寄奴草(去皮一本去枝)　赤芍药　五加皮(去心)　白芷　紫巴戟(去心,糯米炒)　附子(炮,去皮脐)　茴香(炒)　艾叶(醋炒,糯米糊调成饼,焙干为末)各一两

【用法】　上一十九味为细末,炼蜜为丸,如弹子大,每服一丸,温酒磨下。漏胎刺

痛,煮糯米饮下;寒热往来,四肢烦疼,煎青蒿酒下;妇人室女,经血不通,煎红花酒下;血晕不省人事,童子小便和暖酒下;催生,鸡子清和酒下;血气血块,攻刺心腹,烧秤锤淬酒下;伤寒及中风口噤,煎麻黄汤下,用被盖出汗,即愈;心惊悸及头疼,薄荷酒下;咳嗽,煎桑白皮汤下;血风攻疰,浑身瘙痒,头面麻痹,炒黑豆浸酒下。产前产后常服,不生诸疾,神效。

雄黄丸 《圣惠方》二

【主治】 妊娠鬼胎,致腹中黑血数下,腹痛。

【功效】 化瘀止痛。

【处方】 雄黄(细研) 鬼臼(去毛) 莽草 丹砂(细研) 巴豆(去皮心,研,纸裹压去油) 獭肝(炙令黄)各半两 蜈蚣一枚(炙黄) 蝎蛴一枚(炙黄)

【用法】 上八味,捣罗为末,炼蜜和捣三二百杵,丸如梧桐子大,空腹温酒下二丸,日再。服后当下利,如不利,加至三丸。

雄黄丸 《妇人大全良方》二

【主治】 妊娠鬼胎,致腹中黑血散,下腹痛。

【功效】 化瘀止痛。

【处方】 雄黄(细研) 鬼臼(去毛) 莽草 丹砂(细研) 巴豆(去皮心油) 獭肝(炙令黄)各半两 蛴蝎一枚(炙黄) 蜈蚣一条(炙令黄)

【用法】 上八味为细末,蜜丸如梧桐子大,空腹温酒下二丸,日二,服后当利,如不利,加之三丸,初下清水,次下虫如马尾状无数,病极者,下蛇虫或如段卵鸡子,或如白膏,或如豆汁,其病即除。

雄黄散 《圣惠方》二

【主治】 妇人血风走疰疼痛。

【功效】 散寒祛风,活血止痛。

【处方】 雄黄半两(细研) 乌蛇二两(酒浸,去皮骨,炒微黄) 地龙半两(微炒) 蚺螂半两(生用) 麒麟竭半两 赤箭半

两 侧子半两(炮裂,去皮脐) 桂心半两 没药半两 木香半两 麝香一分(细研) 白芥子半两

【用法】 上一十二味,捣细罗为散,入研了药,更研令匀,每服不拘时,以热酒调下一钱。

雄黄散 《圣惠方》三

【主治】 产后余血不散,小腹疼痛不可忍。

【功效】 活血祛瘀止痛。

【处方】 雄黄一两 硇砂半两(细研) 麝香一分 熊胆一分 石炭二两(末) 水蛭一两(微炒)

【用法】 上六味,都细研为散,不拘时,以热酒调下半钱。

雄朱散 《妇人大全良方》

【主治】 妇人因丧惊忧,悲哀烦恼,感尸气而成,变动不已,似冷似热,风气触则发。

【功效】 定惊安神。

【处方】 雄黄(研) 朱砂(研) 苦桔梗 羌活 当归 升麻 川乌(炮) 龙齿(别研) 犀角屑 白术 芍药 鬼箭羽 白僵蚕(炒) 木香 虎头骨(酥炙) 紫苏子(炒) 川芎 天南星(炮) 山栀子 陈皮 莽草 枳壳(去瓤,麸炒) 黄芩各一分 麻黄半两(去根节) 蜈蚣二条(炙,去头足) 槟榔二个 全蝎一分(炒)

【用法】 上二十七味为细末,每服二钱,温酒调下,一日三服。

雄黑豆酒 《圣惠方》

【主治】 妇人中风,口噤迷闷。

【功效】 祛风开窍。

【处方】 雄黑豆三合(小紧者是) 鸡粪白二合

【用法】 上二味,先炒豆声欲绝,入鸡粪白同炒令黄,投入酒五升,后去滓,每服一小盏,拗开口灌之。

椒菊丸　《圣济总录》二

【主治】　妊娠小便日夜频数。

【功效】　温肾固冲,宁心止遗。

【处方】　蜀椒(去目及合口,炒取红)二两　甘菊花　肉苁蓉(酒浸一宿,切,焙)　石菖蒲各一两　巴戟天(去心)　远志(去心)　黄芪(剉)　附子(炮裂,去皮脐)各半两

【用法】　上八味,为细末,酒煮面糊和丸,如梧桐子大,每服二十丸,空腹食前温酒下。

椒红丸　《圣惠方》二

【主治】　妇人血风,气攻脾胃,脏腑虚冷,全不思食,脐腹多痛,体瘦无力。

【功效】　温中健脾,行气止痛。

【处方】　椒红一两(微炒)　沉香一两　附子一两(炮裂,去皮脐)　蓬莪术一两　诃黎勒皮一两　当归一两(剉碎,微炒)　高良姜半两(剉)　肉豆蔻半两(去壳妇人大全良方、永类钤方白豆蔻仁)　丁香半两　白术一两　麝香一分(研入)

【用法】　上一十一味,捣细罗为末,以酒煮面糊和丸,如梧桐子大,食前服,以温酒下二十丸。

椒红丸　《永类钤方》

【主治】　妇人血气不调,脏腑积冷,脐腹疗痛,肌体日瘦。

【功效】　温经养血,行气止痛。

【处方】　沉香　莪术　诃子(煨肉)各一两　麝香一分(别研)　肉豆蔻　丁香　高良姜各半两　椒红　当归　白术　附子(炮)各一两

【用法】　上一十一味,为末,入麝酒糊丸,梧子大,每三十丸,温酒下。

椒红丸　《和剂局方》一

【主治】　妇人血气不调,腑脏怯弱,风冷邪气乘虚客搏,脐腹冷疼,胁肋时胀,面色萎黄,肌体羸瘦,怠惰嗜卧,不思饮食。

【功效】　温经祛寒,补虚止痛。

【处方】　蓬莪术　诃黎勒(煨,去核)　椒红(微炒出汗)　当归(去芦,微炒。一本酒浸)　附子(炮,去皮脐)　沉香　白术各一两　高良姜(去芦,一本麻油炒)　肉豆蔻仁(一本炮)　丁香各半两　麝香一分(别研)

【用法】　上一十一味为末,入麝香匀,酒煮面糊圆,如梧桐子大,每服三十圆,用温酒下,空心食前服。

椒朴丸　《施圆端效方》

【主治】　产后血海虚冷,脐腹疗痛,崩漏赤白,男子肾虚,下元久弱。

【功效】　温中行气止痛。

【处方】　川椒(去目,炒出汗)二两　苍术(去皮,酒浸杀干)四两　干姜四两(切)　厚朴二两(细切,与姜同和炒)

【用法】　上四味为细末,酒糊为丸,如梧子大,每服三十丸,温酒送下,食前服。

椒朴丸　《施圆端效方》

【主治】　妇人血海虚冷,脐腹疗痛,崩漏赤白。

【功效】　散寒除温,行气止痛。

【处方】　川椒(去目,炒出汗)二两　苍术(去皮,酒浸晒干)四两　干姜四两(切)　厚朴二两(细切,与姜同和炒)

【用法】　上四味,为细末,酒糊为丸,如梧子大,每服三十丸,温酒送下,食前服。

椒附酒　《圣济总录》二

【主治】　妇人半身不遂,肌肉偏枯,或言语微涩,或口眼微㖞,举动艰辛。

【功效】　温阳养血,散寒通络。

【处方】　蜀椒(去目并闭口者)　附子(去皮脐)　生干地黄(焙)　当归　牛膝(去苗)　细辛(去苗叶)　薏苡仁　酸枣仁　麻黄(去根节)　杜仲(去粗皮)　萆薢　五加皮　原蚕沙　羌活(去芦头)各一两

【用法】　上一十四味,并生用,㕮咀,用好酒二斗,浸五日后,不拘时,温饮一盏,常

觉醺醺为妙。或病势急,其药即将酒煎沸,乘热投之,候冷,即旋饮之亦得。

椒附汤 《圣济总录》二

【主治】 产后中风,手足偏枯,筋脉弛缓,疼痛无力。

【功效】 散寒祛风,益气活血。

【处方】 蜀椒(去目并闭口者,炒出汗)半两 附子(炮裂,去皮脐) 防风(去叉) 桂(去粗皮) 白茯苓(去黑皮) 甘草(炙,剉) 麻黄(去节,煎,去沫,焙) 杏仁(去皮尖双仁,炒) 石膏(碎)各一两 人参 芍药各一两半 当归(切,焙) 芎藭各二两 干姜(炮) 黄芩(去黑心)各半两

【用法】 上一十五味,剉如麻豆,每服三钱匕,水一盏,入生姜三片,枣一枚,擘,煎至七分,去滓,温服,不拘时。

硫黄丸 《圣惠方》

【主治】 妇人食瘕久不消散。

【功效】 补火助阳,通经消积。

【处方】 硫黄半两(细研) 朱砂半两(细研) 青礞石半两(细研) 芫花一分(醋拌炒令干,细末) 麝香一钱(细研) 巴豆半两(去心皮,纸裹压去油)

【用法】 上六味,都研令匀,以酒煮面糊和丸,如绿豆大,每服空腹,以生姜酒下三丸。

硫黄丸 《妇人大全良方》

【主治】 妇人头痛不可忍,或头风年深暴患。

【功效】 辟秽除浊,温阳止痛。

【处方】 硝石一两 硫黄二两

【用法】 上二味研令极细,滴水丸如指头大,空心蜡茶清吞下。

硫黄散 《三因方》二

【主治】 产后劳,阴脱。

【功效】 温中收敛固脱。

【处方】 硫黄 乌贼鱼骨各半两 五味子一分

【用法】 上三味为末,糁患处。

葶苈散 《圣惠方》

【主治】 妇人乳痈疮肿,焮热疼痛。

【功效】 下气行水,透脓消痈。

【处方】 甜葶苈一两 赤芍药三分 白芷一两 丁香三分 黄芪一两(剉) 羊桃皮一两(剉) 硝石三分 半夏一两(汤洗七遍,去滑) 白蔹一两 莽草半两 木香一两 木鳖子一两(去壳)

【用法】 上一十一味,捣细罗为散,用酸浆水调和令匀,摊于故帛上贴之。

葶苈散 《圣惠方》二

【主治】 产后风虚气壅,通身浮肿,腹胁妨闷,上气促,不欲食。

【功效】 泻肺平喘,行气消肿。

【处方】 甜葶苈一两(隔纸炒令紫色) 枳壳一两(麸炒微黄,去瓤) 桑根白皮一两半(剉) 当归三分(剉,微炒) 大腹皮一两(剉) 木香半两 紫苏叶一两 陈橘皮一两(汤浸,去白瓤,焙) 郁李仁一两(汤浸,去皮)

【用法】 上九味,捣筛为散,每服四钱,以水一中盏,入生姜半分,煎至六分,去滓,温服,不拘时。

款冬花散 《圣惠方》一

【主治】 产后咳嗽,涕唾稠粘,胸膈壅闷,喘息不调,四肢无力。

【功效】 止咳化痰,降气平喘。

【处方】 款冬花 贝母(煨微黄) 桔梗(去芦头) 紫菀(洗去苗土) 旋覆花 五味子 海蛤 天门冬(去心,焙) 赤茯苓各半两 汉防己一分 甘草一分(炙微赤,剉)

【用法】 上一十一味,捣粗罗为散,每服三钱,以水一盏,煎至六分,去滓,温服,不拘时。

款冬花散 《圣惠方》二

【主治】 妊娠心膈痰毒壅滞,肺气不

顺,咳嗽头疼。

【功效】 宣肺化痰,降气除烦。

【处方】 款冬花 麻黄(去根节) 贝母(煨微黄) 前胡(去芦头) 桑根白皮(剉) 紫菀(去苗土)各半两 旋覆花一分 石膏一两 白前一分(妇人大全良方,永类钤方白术) 甘草一分(炙微赤,剉)

【用法】 上一十味,捣筛为散,每服四钱,以水一中盏,入生姜半分,煎至六分,去滓,温服,不拘时。

棕榈散 《圣惠方》二

【主治】 妇人崩中下血数升,气欲绝。

【功效】 止血定痛。

【处方】 棕榈三两(烧灰) 紫参一两 麝香二钱(细研) 伏龙肝二两(细研)

【用法】 上四味,捣细罗为散,入麝香研令匀,不拘时,以热酒调下二钱。

棕灰散 《圣济总录》一

【主治】 妊娠胎动下血不止,脐腹疼痛。

【功效】 养血止血安胎。

【处方】 棕榈皮(烧灰) 原蚕沙(炒)各一两 阿胶(炙燥)三分

【用法】 上三味,捣罗为散,每服二钱匕,温酒调下,不拘时。

斑蝥散 《圣惠方》一

【主治】 妇人月水不通,时作寒热,食少体瘦。

【功效】 化瘀通经。

【处方】 斑蝥一分(糯米中同炒令黄,去翅足) 川大黄三分(剉,微炒) 水蛭一分(炒黄炒) 当归三分(剉,微炒) 虻虫一分(炒剉黄,去翅足)

【用法】 上五味,捣细罗为散,每于食前服,以温酒调下一钱。

斑蝥丸 《圣惠方》一

【主治】 妇人月水不通,脐腹积聚疼痛。

【功效】 化瘀通经。

【处方】 斑蝥一两(糯米拌炒令黄,去翅足) 干漆一分(捣碎,炒令烟出) 硇砂一分 麒麟竭一分 没药一分 凌霄花一分 胎发一两(烧灰) 狗胆二枚(干者)

【用法】 上八味,捣罗为末,熬醋如饧和丸,如绿豆大,每日空心服,以桃仁汤下五丸。

煮肝散 《圣惠方》二

【主治】 妇人冷劳气,脾胃虚乏,大肠转泄,水谷不化。四肢羸瘦,口内生疮,不思饮食,渐加无力。

【功效】 温中健脾。

【处方】 缩砂仁三分(去皮) 莳萝三分 荜茇三分 柴胡三分(去苗) 白术半两 白芷半两 胡椒半两 干姜半两(炮裂,剉,瓤) 芜荑半两 陈橘皮半两(汤浸,去白瓤,焙) 茵陈半两 细辛半两 人参半两(去芦头) 木香半两 桂心半两 紫菀半两(洗去苗土) 白芍药半两

【用法】 上一十七味,捣罗为散,以猪肝一具,去脂膜,柳叶片切,以新汲水洗过,入葱白三茎,细切,入药末半两,于铛锅内,以新汲水二大盏,入盐醋少许,以瓷碗合,煮令水尽,空心,以意食之,吃暖饮下,食后良久,饮暖酒一盏为妙,晚食前再服亦佳。

煮肝散 《圣惠方》二

【主治】 妇人冷劳,面色萎黄,不多思食,或时下痛,四肢少力,渐羸瘦。

【功效】 温中健脾养血。

【处方】 白芍药一两(妇人大全良方三分) 芎䓖三分 桔梗三分(去芦头) 陈橘皮一两半(汤浸,去白瓤,焙) 厚朴三分(去粗皮,涂生姜汁,炙令香熟) 桂心三分 干姜(炮裂,剉) 当归(剉碎,微炒) 柴胡(去芦头) 荆芥 莳萝 胡椒 芜荑 藁本 紫菀(去苗土)各半两

【用法】 上一十五味,捣细罗为散,每服,以猪肝一具入药末半两,用盐醋并葱白各少许相和,如寻常煮熟,空腹以意服之,后

吃温酒一盏。

粟米粥　《圣惠方》

【主治】　产后血气虚弱,不能下食。

【功效】　益气养血。

【处方】　粟米三合　羊肉半斤(去脂膜,拣取四两,细切)

【用法】　以水五大盏,下米、羊肉同煮,欲熟,入盐、酱、椒、葱,更煮粥令熟,空心食之。

楮实丸　《圣济总录》二

【主治】　产后一切风劳冷气,女人冷血气,产后腰痛。

【功效】　补肾散寒祛风。

【处方】　楮实二升(炒)　牛膝(酒浸,切,焙)　当归(切,焙)　干姜(炮)各一两

【用法】　上四味,捣罗为末,炼蜜和丸,如梧桐子大,食前服,空心酒下二十丸。

揩齿散　《王岳产书》

【主治】　产后齿脚虚。

【功效】　消胃火,祛风痰。

【处方】　猪牙皂荚半两(烧过)　夜合枝　槐枝　皂荚枝各一尺(烧成灰)　寒水石半两　石膏一两(二味煅过,亦研)　升麻半两　芎劳　甘松　藿香各一分　丁香十个

【用法】　上一十一味等剉,熬,捣细罗相滚合,每依常揩齿,后用盐汤漱口。

葫芦根散　《圣惠方》三

【主治】　产后上焦壅热,乳脉不通。

【功效】　清热养阴,通络下乳。

【处方】　葫芦根(剉)　白药　漏芦　麦门冬(去心,焙)各半两

【用法】　上四味,捣细罗为散,不拘时,以葱汤调下二钱。

葡萄酒　《圣济总录》

【主治】　妇人吹乳。

【功效】　生津消痈。

【处方】　葡萄一枚

【用法】　上一味,于灯焰上燎过,研细,热酒调服。

【Ｊ】

黑神散　《永类钤方》

【主治】　胎死腹中,妊妇舌唇青黑,舌冷沫出。

【功效】　温中活血下胎。

【处方】　干姜(炮)　桂心　当归　芍药　甘草(炙)　生干地黄　黑豆(炒去皮)各一钱

【用法】　上七味为细末,作四服,温酒调,空腹服。

黑神散　《和剂局方》

【主治】　产后恶露不尽,胞衣不下,攻冲心胸痞满,或脐腹坚胀撮疼,及血晕神昏,眼黑口噤,产后瘀血诸疾。

【功效】　活血祛瘀。

【处方】　黑豆(炒)半斤(卫生宝鉴去皮)　甘草(三因方、医方集成、南北经验方、袖珍方炙)　地黄熟干者(一本酒浸,微义生地黄,局方、良方俱无此味,便产须知有之干姜炮)　肉桂(去粗皮　三因方、妇人大全良方桂心芍药三因方白芍药)　当归(去芦,酒制)　蒲黄(炒)各四两(三因方等分)

【用法】　上五味为细末,每服二钱,酒半盏,童子小便半盏,同煎调下。

黑神散　《圣济总录》二

【主治】　妊娠内夹寒冷,腹中疗痛。

【功效】　温经止痛安胎。

【处方】　杉木节半斤(烧留性)　干姜一两(烧留性)

【用法】　上二味,捣罗为散,温酒调下一大钱匕,不拘时。

黑神散　《妇人大全良方》一

【主治】　产后血块痛,经脉行后腹疼,

并经脉不调。

【功效】　养血温经止痛。

【处方】　熟地黄一斤　陈生姜半斤

【用法】　上二味拌,同炒干为末,每服二钱,产前乌梅汤调下,常服酒调。经脉不通,乌梅荆芥酒调下。

黑神散　《妇人大全良方》一

【主治】　新产后腹痛,恶血不尽行,新产后七八日,腹痛,两胁痛。

【功效】　活血行气祛瘀。

【处方】　当归　刘寄奴　桔梗各十二分　延胡索(别为末)　桂心　陈皮各四分　茯苓　芍药各八分

【用法】　上八味,㕮咀,以水一升,煮取八合,调延胡索末,空心服。

黑豆酒　《圣济总录》二

【主治】　产后中风,腰背反折,筋急口噤。

【功效】　补肾活血,祛风止痉。

【处方】　黑豆二升(小者,打碎)　酒四升

【用法】　将黑豆,铛中慢火炒令香熟,即以酒投之,取出,以绢滤去豆,将酒瓷器盛,每服一盏,温服,不拘时。

黑豆酒　《圣济总录》二

【主治】　产后中风,腰背反折,筋急口噤。

【功效】　补肾活血,祛风止痉。

【处方】　黑豆二升(小者,折碎)　酒四升

【用法】　上将黑豆铛中慢火炒令香熟,即以酒投之,取出,以绢滤去豆,将酒瓷器盛,每服一盏,温服,不拘时。

黑圣散　《圣惠方》

【主治】　妇人积年血气癥块,攻心腹疼痛,闷乱。

【功效】　破瘀消积。

【处方】　白马护干一两(烧灰)　赤骡

护干(烧灰)一两　麝香一分(细研)　紫驴护干(烧灰)一两　干漆一两(捣碎,炒令烟出)

【用法】　上五味,捣细罗为散,入麝香更研令匀,每服不拘时,用热酒调下一钱。

黑圣散　《圣惠方》二

【主治】　产后一切恶血气,腹内疼痛,及发渴烦热。

【功效】　养阴除烦,活血祛瘀。

【处方】　生干地黄　鸟巢子　槲叶各半斤　棕榈皮一斤　好墨挺　童子头发四两

【用法】　上六味,都入罐子中,以泥封裹,令干了,以炭火烧令通赤,慢去火,候冷取出,捣细罗为散,不拘时,以热酒调下二钱。

黑圣丸　《圣惠方》一

【主治】　妇人月水久不通,恶血攻刺,腹内疼痛,四肢干瘦。

【功效】　化瘀消积通经。

【处方】　胎发一两(烧灰)　赤鲤鱼皮三两(烧灰)　虻虫一分(炒微黄,去翅足)　水蛭一分(炒微黄)　黑豆一合(醋拌炒令黑烟尽)　羚羊角屑半两　麒麟竭半两　巴豆七牧(去皮心,研,纸裹压去油)

【用法】　上八味,捣罗为末,以软饭和丸,如梧桐子大,不拘时,以热酒下十丸。

黑散　《千金方》

【主治】　产后下痢。

【功效】　散寒祛瘀止痢。

【处方】　麻黄　贯众　桂心各一两　甘草　干漆各三两　细辛二两

【用法】　上六味,治下筛,酒服五撮,日再,五日愈,麦粥下尤佳。

黑散子　《产宝》二

【主治】　产后一切疾。

【功效】　活血祛瘀止血。

【处方】　鲤鱼皮三两(烧灰)　万全方

三两半）　当归　没药各一两　好墨　丈
夫发灰各半两　芍药二两　桂心　金生墨
卷柏　青木香　麝香各一两　蒲黄二两

【用法】　上以一十二味，并依分两捣
为末，以干坩器盛，密封勿失气，每产后以好
酒调一钱匕，顿吃。如血晕冲心，下血不尽，
脐下搅刺，疼痛不可忍，血块血瘕疾甚，日加
两服，无效，更服。切忌冷物、果子、粘食。

黑散子　《妇人大全良方》一

【主治】　产后一切疾。

【功效】　活血祛瘀止血。

【处方】　鲤鱼皮三两（烧灰）　芍药
蒲黄各二两　当归　没药　桂心　好墨
卷柏　青木香　麝香各一两　丈夫发灰
铛墨各半两

【用法】　上一十二味为细末，以新瓷
器盛，密封，勿令走气，每产后以好酒调下一
钱匕，知血量冲心，下血不尽，脐下搅刺疼痛
不可忍，块血瘕疾，甚者日加二服，不拘时。
忌冷物果子粘食。

黑金散　《圣济总录》二

【主治】　产后血气冲心，烦闷，腹痛
胀满。

【功效】　活血祛瘀，行气止痛。

【处方】　赤龙鳞（烧灰，研）　乱发（烧
灰，研）　当归（切，焙）　人参　白茯苓（去
黑皮）各二分　硇砂（去砂石，研）一分　麝
香（别研）一钱　犀角镑　芍药　枳壳（去
瓤，麸炒）　大黄（剉炒）各一分

【用法】　上一十一味，除发灰、麝香
外，捣罗为细散，合研匀，每服一钱匕，温熟
水调下，空腹、日午、临卧服。

黑附散　《直指方》

【主治】　血海虚损，淋漓不断，心腹疼
痛，或产内用力过度，或产内使性气，或食
生冷。

【功效】　温经止血。

【处方】　干姜　乌梅各一两　棕榈二
两（烧存性）

【用法】　上三味，为细末，每服三钱，
陈米饮调下，煎乌梅汤下亦得。如血过多，
阿胶艾一块，水一盏，煎至七分，空心服。

黑白散　《医林方》

【主治】　产后儿枕大痛者。

【功效】　活血祛瘀止痛

【处方】　乌金石（用醋烧蘸七遍）　寒
水石（烧红存性）各等分

【用法】　上二味为细末，每服钱半，米
饮调下，和滓服。

黑神丹　《御药院方》

【主治】　妇人产后大发热，消渴不止，
烦躁不休，或汗病后，胃脘硬，爱水者。

【功效】　散寒祛风。

【处方】　黑附子（炮制，去皮脐）一两
天麻（去芦头）　天南星（炮制）　桂（去
粗皮）　半夏（浆水煮，焙干）　麻黄（去根
节）　干姜（炮）各一两半　草乌头二两（炮
制，去皮脐）　白附子（炮黄色）半两　麝香
（去毛，细研）一两　天雄二两（慢火上炙
热，好酒内蘸，如此七遍，无令折药力，更用
童子小便内蘸七遍，撅一坑子，约深五寸，先
用热火坑内炙干，去火，坑内洒酒约半升，天
雄在内，用瓷碗盖定，周回泥了，不教漏气，
冷定，取出用之）

【用法】　上一十一味，各修制讫，一处
碾为细末，炼蜜和搜成剂，约捣千余杵，丸如
弹子大，发热竭，用蜜水化服，欲出汗，热酒
化服。汗病后，胃脘硬，爱水，依前用蜜水化
服一丸。

紫菀散　《圣惠方》一

【主治】　产后咳嗽，四肢无力，吃食
减少。

【功效】　止咳化痰，益气健脾。

【处方】　紫菀半两（洗去苗土）　人参
三分（去芦头）　半夏半两（汤洗七遍，去
滑）　白茯苓一两　陈橘皮三分（汤浸，去
白瓤，焙）　麦门冬一两（去心，焙）　当归
半两（剉，微炒）　黄芪一两（剉）　白芍药

半两　桂心半两　熟干地黄一两　甘草一分(炙微赤,剉)　杏仁半两(汤浸,去皮尖双仁,麸炒微黄)　五味子三分

【用法】　上一十四味,捣粗罗为散,每服四钱,以水一中盏,入生姜半分,枣三枚,煎至六分,去滓,温服,不拘时。

紫菀散　《圣惠方》二

【主治】　产后风虚,遍身浮肿,上气喘咳,腹胁妨闷,不思饮食,四肢少力。

【功效】　润肺止咳,降气化痰。

【处方】　紫菀一两(去苗土)　汉防己半两　桂心半两　细辛半两　槟榔三分　赤茯苓半两　桑根白皮半两(剉)　枳壳半两(麸炒微黄,去瓤)　大腹皮半两(剉)　甜葶苈半两(微炒)　木香半两　甘草半两(炙微赤,剉)

【用法】　上一十二味,捣筛为散,每服三钱,以水一中盏,入生姜半分,煎至六分,去滓,温服,不拘时。

紫菀散　《圣惠方》二

【主治】　妊娠咳嗽气急,心烦不食。

【功效】　理气化痰止咳。

【处方】　紫菀(去苗土)　桑根白皮(剉)　贝母(煨令黄)　陈橘皮(汤浸,去白瓤,焙)各一两　灯心三小束　甘草半两(炙微赤,剉)

【用法】　上六味,捣筛为散,每服四钱,以水一中盏,入生姜半分,枣三枚,煎至六分,去滓,温服,不拘时。

紫菀汤　《圣济总录》二

【主治】　产后上气咳逆,烦闷。

【功效】　润肺下气,健脾化痰。

【处方】　紫菀(去土)　人参　陈橘皮(汤去白,焙)　紫苏茎叶　诃黎勒(炮,去核)　枳壳(去瓤,麸炒)　细辛(去苗叶)　郁李仁(去皮尖,研如膏)　杏仁(汤,去尖双仁,炒,研如膏)　桂(去粗皮)　赤茯苓(去黑皮)　甘草(炙,剉)　当归(切)各一两　大黄(剉,炒)半两

【用法】　上一十四味,粗捣筛,每服二钱匕,水一盏,煎至七分,去滓,温服,不拘时。

紫菀汤　《圣济总录》二

【主治】　产后咳嗽,痰涎壅闷。

【功效】　润肺下气,止咳化痰。

【处方】　紫菀(去苗土)一两半　贝母(去心)一两　白茯苓(去黑皮)二两　人参一两　陈橘皮(去白,焙)半两　杏仁(去皮尖双仁,炒)一两半

【用法】　上六味,粗捣筛,每服三钱匕,水一盏,煎七分,去滓,温服,不拘时。

紫菀汤　《妇人大全良方》二

【主治】　妊娠咳嗽不止,胎不安。

【功效】　理气润肺止咳。

【处方】　甘草　杏仁各一分　紫菀一两　桑白皮一分　桔梗三分(拔萃方、徐氏胎产方半两)　天门冬一两(永类钤方去心,胎产方加防风半两)

【用法】　上六味,咬咀,每服三钱,水一盏,竹茹一块,煎至七分,去滓,入蜜半匙,又煎二沸,温服。

紫菀饮子　《圣惠方》二

【主治】　妊娠六七月,伤寒咳嗽气急。

【功效】　解表理气,化痰止咳。

【处方】　紫菀半两(洗去苗土)　桑根白皮半两　干枣七枚　陈橘皮一两(汤浸,去白瓤,焙)　灯心一束　生姜一分

【用法】　上六味,细剉和匀,以水三大盏,煎至一盏半,去滓,食后分为四服,日三服,夜一服。

紫石英散　《圣惠方》

【主治】　妇人血风,心神惊悸,恍惚失常,或嗔恚悲愁,意志不乐。

【功效】　养血祛风,镇惊安神。

【处方】　紫石英三分(细研)　白石英三分(细研)　朱砂三分(细研,水飞过)　龙齿一两　人参一两(去芦头)　琥珀半两

天雄半两(炮裂,去皮脐) 犀角屑半两
远志三分(去心) 生干地黄半两 沙参
半两(去芦头) 茯神一两 桂心半两 防
风三分(去芦头) 麦门冬一两半(焙)

【用法】 上一十五味,捣细罗为散,不
拘时,以温酒调下一钱。

紫石英散 《圣惠方》一

【主治】 妇人月水不通,三年内者。

【功效】 调补冲任,化瘀通经。

【处方】 紫石英(细研,水飞过) 朱
砂(细研,水飞过) 虎杖(剉) 细瓷末
滑石各半两 斑蝥十枚(糯米同炒令黄,去
翅足)

【用法】 上六味,捣细罗为散,都研令
匀,空心服,以温酒调下一钱,至巳时,小便
先涩痛,即恶物下如鸡肝。

紫石英散 《圣惠方》一

【主治】 产后中风,口噤,手足搐搦,
晕闷不知人事,及缓急诸风毒痹,身体强硬。

【功效】 温肾散寒祛风。

【处方】 紫石英(细研) 白石英(细
研) 石膏 赤石脂 芎藭 独活 葛根
(剉) 桂心各一两 麻黄二两(去根节)
赤芍药三分 甘草三分(炙微赤,剉) 黄
芩三分

【用法】 上一十二味,捣粗罗为散,入
研了药令匀,每服四钱,以水一中盏,入生姜
半分,煎至六分,去滓,不拘时,拗开口灌之。

紫石英散 《圣惠方》二

【主治】 妇人血风烦闷,心神恍惚,眠
卧不安。

【功效】 益气养血,镇惊安神。

【处方】 紫石英一两 茯神三分 麦
门冬三分(去心) 人参三分(去芦头) 羚
羊角屑半两 当归半两(去芦头) 黄芪半
两(剉) 远志三分(去心) 酸枣仁三分
(微炒) 当归三分(剉,微炒) 黄芩三分
甘草一分(炙微赤,剉)

【用法】 上一十二味,捣粗罗为散,每

服三钱,以水一中盏,入生姜半分,枣二枚,
煎至六分,去滓,温服,不拘时。

紫石英丸 《圣惠方》一

【主治】 妇人虚损,血海风冷气,腰脚
骨节疼痛,吃食减少,心神虚烦,气血不调,
体瘦无力。

【功效】 补肾养血,散寒祛风。

【处方】 紫石英一两(细研,水飞过)
牛膝一两(去苗) 柏子仁半两 阿胶半
两(捣研,炒令黄燥) 附子三分(炮裂,去
皮脐) 防风半两(去芦头) 细辛半两
黄芪半分(剉) 芎藭三分 杜仲一两(去
粗皮,炙令黄,剉) 熟干地黄一两 羌活三
分 草薢三分(剉) 丹参一两 木香半两
人参半两(去芦头) 麦门冬一两半(去
心,焙) 续断三分 泽兰三分 禹余粮三
分(烧,醋淬七遍,细研) 当归三分(剉碎,
微炒) 白芍药半两 桂心半两 石斛一两
(去根,剉) 鹿角胶一两(炙黄燥) 甘草
半两(炙微赤,剉)

【用法】 上二十六味,捣罗为末,入
研,都研令匀,炼蜜和捣五七百杵,丸如梧桐
子大,每于食前服,以暖酒下三十丸。

紫石英丸 《圣惠方》一

【主治】 妇人风虚劳冷,经候不调,四
肢羸弱,不能饮食。

【功效】 补肾养血,益气调经。

【处方】 紫石英二两(细研,水飞过)
续断半两 熟干地黄二两 木香半两
牛膝三分(去苗) 白石英二两(细研,水飞
过) 桂心半两 当归半两(剉,微炒) 黄
芪一两(剉) 白术半两 白芍药半两 芎
藭三分 五味子三分 附子一两(炮裂,去
皮脐) 人参三分(去芦头) 干姜半两(炮
裂,剉) 续断三分 椒红一两(微炒
妇人大全良方出汗) 白薇半两

【用法】 上一十九味,捣罗为末,炼蜜
和捣五七百杵,丸如梧桐子大,每于食前服,
以温酒下三十丸。

紫石英丸 《圣惠方》二

【主治】 妇人风冷在子宫，致有子恒落。

【功效】 温补冲任。

【处方】 紫石英(细研，水飞过) 天门冬(去心，焙) 五味子 禹余粮(烧，醋淬七遍) 川椒(去目及闭口者，微炒去汗) 卷柏 乌贼鱼骨 桑寄生 石南 杜仲(去粗皮，炙微黄，剉) 当归(剉，微炒) 泽泻 肉苁蓉(酒浸一宿，刮去皱皮，炙干) 桂心 石斛(去根，剉) 柏子仁 人参(去芦头) 辛夷 云母粉各一两 川乌头半两(炮裂，去皮脐) 远志半两(去心) 甘草半两(炙微赤，剉)

【用法】 上二十二味，捣罗为末，入研，药令匀，炼蜜和捣三百杵，丸如梧桐子大，每于食前服，以温酒下三十丸。

紫石英丸 《圣惠方》三

【主治】 产后虚羸乏弱。

【功效】 温肾益气养血。

【处方】 紫石英一两(细研，水飞过) 白石英一两(细研，水飞过) 泽兰三分 木香半两 附子一两(炮裂，去皮脐) 熟干地黄一两 芎䓖三分 柏子仁三分 桂心三分 防风半两(去芦头) 牛膝三分(去苗) 续断三分 人参三分(去芦头) 白茯苓三分 羌活半两 黄芪三分(剉) 白术三分 当归三分(剉，微炒) 甘草一分(炙微赤，剉) 白薇三分 杜仲三分(去皱皮，炙微黄，剉) 干姜半两(炮裂，剉) 川椒半两(去目及闭口者，微炒去汗)

【用法】 上二十三味，捣罗为末，入研，都研令匀，炼蜜和捣五七百杵，丸如梧桐子大，每于空腹及晚食前服，以温酒下三十丸。

紫石英丸 《简易方》

【主治】 妇人病，多是月经乍多乍少，或后或前，时发疼痛，医者一例呼为经病，不曾说得是阴胜阳，阳胜阴，服药以少效。

盖阴气乘阳，则胞寒气冷，血不运行，经所谓天寒地冻，水凝成冰，故令乍少，而在月后。若阳乘阴，则血流散溢，经所谓天暑地热，经水沸溢，故令乍多，而在月前。当知其阴阳，调其血气，使不相乘，以平为福。

【功效】 温补冲任，调理气血。

【处方】 紫石英(细研，水飞) 人参(澹寮方煅) 龙骨(澹寮方煅) 川乌头(炮) 桂心(妇人大全良方官桂。澹寮方去粗皮) 禹余粮(煅，醋碎) 杜仲(炒去丝 澹寮方姜汁炒) 远志(去心 澹寮方汤浸。永类钤方远志肉) 泽泻 当归(澹寮方酒浸) 桑寄生 肉苁蓉(酒浸 澹寮方熬) 干姜(炮) 五味子 石斛各一两(得效方去根。澹寮方酒浸，炒) 牡蛎(煅) 甘草(炙) 川椒(去目合口，微炒出汗)各半两(澹寮方各一两)

【用法】 上一十八味，为末，炼蜜丸，梧桐子大，空心饮下三十丸、五十丸。

紫石英丸 《医方大成》

【主治】 妇人诸病，阴气乘阳，胞寒气冷，血不运行，经所谓天寒地冻，水凝成冰，故令乍少，而在月后；阳乘阴，则血流散溢。

【功效】 温补冲任。

【处方】 紫石英(细研，水飞) 人参 龙骨 川乌头(炮) 桂心 禹余粮(煅，醋淬) 杜仲(炒，去丝) 远志(去心) 泽泻 当归 桑寄生 肉苁蓉(酒浸) 干姜(炮) 五味子 石斛各二两 牡蛎(煅) 甘草(炙 南北经验方、袖珍方一两) 川椒(去子并合口者，炒出汗)各半两

【用法】 上一十八味为末，炼蜜丸如梧桐子，每服五十丸，空心米饮下。

紫石英丸 《圣济总录》二

【主治】 血气不足，子脏挟寒，妊娠数堕。

【功效】 温补气血，固冲助孕。

【处方】 紫石英(锥作小块，以葵菜叶煮半日，碾细水飞鹿茸切片，酒浸一宿，去毛炙) 禹余粮(火煅，醋淬七遍，水飞) 当

归(切,焙)　枳壳(去瓤,麸炒)　芎䓖各一
两　侧柏(微炙)　艾(细剉,醋拌炒黄)
阿胶(蛤粉炒黄,去粉)　赤芍药　桂(去粗
皮)　白芷各三分　乌贼鱼骨(去甲,微炙)
木香各半两

【用法】　上一十四味,捣罗为末,炼蜜
和丸,如梧桐子大,每服三十丸,温酒下,空
腹晚食前各一服。

紫石英柏子仁丸　《千金方》

【主治】　女子遇冬天时行温风,至春夏
病热头痛,热毒风虚,百脉沉重,下赤白,不思
饮食,而头眩心悸,酸惭恍惚,不能起居。

【功效】　温肾散寒,养心安神。

【处方】　紫石英　柏子仁各三两　乌
头　桂心　当归　山茱萸　泽泻　芎䓖
石斛　远志　寄生　苁蓉　干姜　甘草各
二两　蜀椒　杜蘅(一作杜仲)　辛夷各一
两半　细辛一两半

【用法】　上一十八味为末,蜜和丸如
梧子大,酒服二十丸,渐加至三十丸,日三服。
一方用牡蛎一两。

紫石英天门冬丸　《千金方》

【主治】　妇人风冷在子宫,有子常堕
落,或始为妇便患心痛,仍成心疾,月水都未
曾来。

【功效】　温肾暖宫。

【处方】　紫石英　天门冬　禹余粮各
三两　芜黄　乌头　肉苁蓉　桂心　甘草
五味子　柏子仁　石斛　人参　泽泻
(一作泽兰)　远志　杜仲各二两　蜀椒
卷柏　寄生　石南　云母　当归(一作辛
夷)　乌贼骨各一两

【用法】　上二十二味为末,蜜和为丸,
梧桐子大,酒服二十丸,日二服,加至四
十丸。

紫石英饮　《圣济总录》二

【主治】　产后中风,口呙舌强,牵掣反
张,及风寒湿痹,身体强痛。

【功效】　温肾散寒,祛风止痉。

【处方】　紫石英(碎)　白石英(碎)
赤石英(碎)　桂(去粗皮)　石膏(碎)　葛
根　芎䓖　赤石脂(碎)　黄芩(去黑心)
甘草(炙)各一两　独活(去声头)三两

【用法】　上一十一味,粗捣筛,每服五
钱匕,水一盏半,生姜三片,煎至一盏,去滓,
温服,不拘时。

紫石英饮　《圣济总录》二

【主治】　妇人风邪惊悸不定。

【功效】　益气祛风,镇惊安神。

【处方】　紫石英(研)　防风(去叉)
白茯苓(去黑皮)　人参　麦门冬(去心,略
炒)　当归(切,焙)　远志(去心)　赤芍药
细辛(去苗叶)　羌活(去芦头)　黑豆
(炒去皮)各一两

【用法】　上一十一味,粗捣筛,每服三
钱匕,水一盏,煎至七分,去滓,温服。

紫石英汤　《圣济总录》二

【主治】　产后蓐劳虚衰,寒热羸瘦。

【功效】　补肾温阳,养血健脾。

【处方】　紫石英(别研如粉)　钟乳粉
白石英(研)　熟干地黄(焙)　当归(切,
炒)　半夏(生姜自然汁制)各半两　桂(去
粗皮)　白茯苓(去黑皮)各一两　人参
甘草(炙)各三分

【用法】　上一十味,粗捣筛,每服三钱
匕,水一盏,生姜三片,枣一枚,擘,同煎七
分,去滓,温服,不拘时。

紫苏饮　《是斋医方》

【主治】　妊娠胎气不和,怀胎近上,胀
满疼痛,谓之子悬,兼治临产惊恐气结,连日
不下。

【功效】　宽中行气止痛。

【处方】　大腹皮　人参　真陈皮　白
芍药各半两　紫苏茎叶一两　当归二分
粉甘草一分

【用法】　上七味细剉,分作三服,每服
用水一大盏半,生姜四片,葱白七寸,煎至七
分,去滓,空腹服。

紫苏饮 《胎产救急方》

【主治】 坐草太早,心怀忧惧,上焦气闭,下焦胀,累日产不下,六七个月子悬。

【功效】 行气宽中,益气养血。

【处方】 紫苏叶一两 人参 川芎 陈皮(去白) 白芍药 大腹皮各半两 川当归三钱 甘草(炙)一分

【用法】 上八味剉,每四钱,姜三片,葱白七寸,水煎,空腹服。

紫苏子饮 《圣济总录》二

【主治】 产后肺气上喘,烦闷。

【功效】 宽中益气,降气平喘。

【处方】 紫苏子(纸上炒) 人参 陈橘皮(去白,焙) 大腹皮(剉) 桑根白皮(剉) 甜葶苈(纸上炒) 甘草(炙,剉) 当归(切,焙)各一两

【用法】 上八味,粗捣筛,每服二钱匕,水一盏,煎至七分,去滓,温服,不拘时。

紫葛饮子 《圣惠方》一

【主治】 产后心中烦闷不解。

【功效】 养阴除烦。

【处方】 紫葛半两 麦门冬半两(去心) 生地黄半两 小麦半合 甘草一分(炙微赤,剉) 生姜一分

【用法】 上六味,细剉和匀,分为三服,以水一大盏,煎至五分,去滓,温服,不拘时。

紫桂丸 《圣惠方》

【主治】 妇人心腹虚冷,积聚,宿食不消,冷气时攻,心腹胀满,绕脐疗痛。

【功效】 散寒温经,活血定痛。

【处方】 桂心一两 吴茱萸半两(汤浸七遍,焙干,微炒) 石菖蒲半两 猪牙皂荚半两(去皮,涂酥炙黄,去子) 紫菀半两(洗去苗土) 干姜半两(炮裂,剉) 川乌头一两(炮裂,去皮脐) 当归三分(剉,微炒) 川椒半两(去目及闭口者,微炒去汗) 蓬莪术三分 桃仁半两(汤浸,去皮尖双仁,麸炒微黄) 附子半两(炮裂,去皮脐) 木香半两 牛膝半两(去苗) 琥珀三分

【用法】 上一十五味,捣罗为末,炼蜜和捣五七百杵,丸如梧桐子大,每日空心及病发时服,以热酒下二十丸。

紫桂丸 《圣惠方》

【主治】 妇人血刺,小腹疼痛不止。

【功效】 温中活血止痛。

【处方】 紫桂心一两 芸薹子一两(微炒) 干姜一两(炮裂,剉)

【用法】 上三味,捣罗为末,用醋煮面糊和丸,如梧桐子大,每服不拘时,以醋汤下五丸子。

紫桂丸 《圣惠方》一

【主治】 妇人风虚劳冷,四肢羸瘦,脾胃气弱,不思饮食。

【功效】 温中行气,养血健脾。

【处方】 桂心三分 木香半两 当归三分(剉碎,微炒) 芎藭三分 人参三分(去芦头) 熟干地黄一两 白术三分 附子一两(炮裂,去皮脐) 白茯苓一两 牛膝一两(去苗) 肉豆蔻半两(去壳) 诃黎勒皮三分 干姜三分(炮裂,剉) 延胡索三分 琥珀三分 椒红半两(微炒) 桃仁一两(汤浸,去皮尖,麸炒微黄)

【用法】 上一十七味,捣罗为末,炼蜜和捣三二百杵,丸如梧桐子大,食前服,以温酒下三十丸。

紫桂丸 《圣惠方》二

【主治】 妇人血风,气攻脾胃,腹胁疼痛,不能下食。

【功效】 健脾行气,温阳止痛。

【处方】 桂心一两半 当归一两(剉,微炒) 白术一两 诃黎勒皮一两 木香一两 山茱萸一两 芎藭一两 枳实一两(麸炒微黄) 椒红一两(微炒)

【用法】 上九味,捣细罗为末,以酒煮面糊和丸,如梧桐子大,每服食前服,生姜汤

下二十丸。

紫桂丸 《圣惠方》三

【主治】 产后风虚劳损,气攻,脐腹疼痛。

【功效】 温中养血,益气止痛。

【处方】 紫桂一两半(去皱皮) 当归二分(剉,微炒) 人参三分(去芦头) 白术三分 木香半两 羌活半两 酸枣仁三分(微炒) 熟干地黄一两 柏子仁一两 干姜半两(炮裂,剉) 牡丹一两 羚羊角屑半两 白芍药半两 白薇半两 细辛半两

【用法】 上一十五味,捣罗为末,炼蜜和捣三五百杵,丸如梧桐子大,不拘时,以温酒下三十丸。

紫桂汤 《圣济总录》一

【主治】 妇人血风劳,寒热进退,百骨节痛,食少力劣,月事不时下。

【功效】 温中活血,行气祛风。

【处方】 肉桂(去粗皮) 当归(剉焙) 枳壳(去瓤,麸炒) 赤芍药 芎劳 白芷各一两 荆芥穗 马鞭草(剉焙)各二两

【用法】 上八味,粗捣筛,每服三钱匕,水一盏,煎至七分,去滓,空心温服。泄痢即加生姜三片,同煎服。

紫桂散 《圣惠方》二

【主治】 产后虽久,体力尚虚,月候不调,或多或少,脐腹疼痛,面色萎黄。

【功效】 温中行气,活血祛瘀。

【处方】 肉桂一两半(去皱皮) 延胡索三分 熟干地黄三分 当归半两(剉,微炒) 没药半两 庵䕡子三分 牛膝半两(去苗) 干漆半两(捣碎,炒令烟出) 琥珀半两 麒麟竭半两

【用法】 上一十味,捣细罗为散,每于食前服,以温酒调下二钱。

紫金丹 《医林方》

【主治】 产后败血冲心,胁肋痛。

【功效】 降气化瘀。

【处方】 代赭石一两(烧红醋蘸七遍,研细) 桃仁(去皮尖,炒)三钱 大黄五钱

【用法】 上三味为细末,薄荷水打面糊为丸,每服三十丸,加至五十丸,脐腹痛,煎四物汤送下。血癖,酒煎四物汤加延胡索。

紫金丹 《医林方》

【主治】 产后冲胀,胸中如有物者,噎气不除。

【功效】 降气散结。

【处方】 代赭石 礌砺石各等分

【用法】 上二味为细末,醋糊为丸,如桐子大,每服三五十丸,温酒下,如胸腹疼痛,当归汤下,久服治血癖。

紫金丸 《妇人大全良方》一

【主治】 产后恶露不快,腰痛小腹如刺,时作寒热,头痛,不思饮食,久有瘀血,月水不调,黄瘦不思饮食,心痛。

【功效】 活血祛瘀止痛。

【处方】 五灵脂(水淘去石,焙干,醋炒为末) 真蒲黄(拔粹)等分

【用法】 以好米醋调五灵脂末,慢火熬成膏子,次以蒲黄末搜和丸,如樱桃大,每服一丸,水与童子小便各半盏,煎至七分,令药化,温服之,少顷再一服,恶露即下。久有瘀血成块,月信不利者,并用酒磨下。

紫金散 《经验良方》

【主治】 妇人血气刺心痛。

【功效】 行气活血。

【处方】 紫金藤一两(米泔浸一宿,焙干,末)

【用法】 上一味每服二钱,用铁秤锤烧红淬酒温下。

紫葛散 《圣惠方》一

【主治】 妇人月水不通,腹内有癥块,发来攻心腹,疗刺疼痛,吃食全少,四肢羸瘦。

【功效】 养阴退热,化瘀通经。

【处方】 紫葛三分(剉) 鳖甲一两(涂醋炙令黄,去裙襕) 桂心半两 牛膝三分(去苗) 京三棱三分(微煨,剉) 桃仁半两(汤浸,去皮尖双仁,麸炒微黄) 虻虫一分(炒微黄,去翅足) 蒲黄半两 当归三分(剉,微炒) 赤芍药三分 木香半两 牡丹皮三分 芎䓖三分 川大黄一两(剉,微炒)

【用法】 上一十四味,捣粗罗为散,每服三钱,以水一中盏,入生姜半分,煎至五分,去滓,每于食前服,稍热服之。

紫葛散 《圣济总录》二

【主治】 产后柔风。

【功效】 解肌祛风。

【处方】 紫葛(去心)四两 甘草(炙)半两 羌活(去芦头)一两

【用法】 上三味,捣罗为散,每服三钱匕,空心热酒调下,日再服。

紫葛饮 《圣济总录》二

【主治】 产后心中烦闷不解。

【功效】 益气生津,凉血除烦。

【处方】 紫葛(剉) 麦门冬(去心,焙) 人参 羚羊角(镑) 小麦 甘草(炙,剉)各半两

【用法】 上六味,粗捣筛,每服三钱匕,水一盏,入生姜三片,枣一枚,擘,煎至七分,去滓,温服,不拘时。

紫苏散 《圣惠方》二

【主治】 妊娠气壅咳嗽,胸膈不利,吃食减少。

【功效】 宣肺化痰。

【处方】 紫苏叶 赤茯苓 陈橘皮(汤浸,去白瓤,焙) 前胡(占芦头) 贝母(煨微黄)各一两 甘草串弓(炙微赤,剉)

【用法】 上六味,捣细罗为散,每服不拘时,以糯米粥饮调下二钱。

紫汤 《圣惠方》二

【主治】 产后血运。

【功效】 逐瘀活血。

【处方】 黑豆三合(炒令烟绝 神巧万全方加生姜二两,烂研)

【用法】 上一味,以清酒二升沃之,盛取汁,不拘时,温一小盏服。

紫葳汤 《圣济总录》一

【主治】 产后血气血块,攻脐腹痛。

【功效】 行气活血止痛。

【处方】 紫葳 当归(切,炒) 木香(炮)各半两 没药一分 牛膝(去苗,酒浸,切,焙)三分

【用法】 上五味,粗捣筛,每服二钱匕,水酒共一盏,同煎七分,去滓,温服,未瘥再服。

紫苋粥 《寿亲养老书》

【主治】 产后前赤白痢。

【功效】 凉血解毒止痢。

【处方】 紫苋叶(细剉)一握 粳米三合

【用法】 先以水煎苋叶,取汁去滓,下米煮粥,空腹食之,立瘥。

蛤蚧丸 《圣惠方》

【主治】 妇人咳嗽不止,渐成劳气。

【功效】 补肺益肾,化痰止咳。

【处方】 蛤蚧一对(涂酥炙令黄) 紫菀一两(洗去苗土) 款冬花一两 鳖甲一两(涂醋炙令黄,去裙襕) 贝母一两(妇人大全良方去心) 皂荚子仁一两(微炒) 杏仁一两半(汤浸,去皮尖双仁,麸炒微黄)

【用法】 上七味,捣细罗为末,炼蜜和丸,如梧桐子大,每服以生姜汤下(良方淡姜汤下),二十丸。

蛤粉丸 《圣惠方》三

【主治】 产后吹奶,不痒不痛,肿硬如石。

【功效】　消肿散结。

【处方】　蛤粉半两

【用法】　上一味,用车脂和丸,如小豆大,每服以温酒下二十丸,不过三服瘥。

蛴螬丸　《圣惠方》一

【主治】　妇人月水久不通,或成肿满,气逆咳嗽,羸瘦食少。

【功效】　化瘀行气,利水通经。

【处方】　蛴螬三分(微炒)　生干地黄一两　牡丹皮三分　干漆半两(捣碎,炒令烟出)　赤芍药三分　牛膝三分(去苗)　土瓜根三分　桂心半两　桃仁三分(汤浸,去皮尖双仁,麸炒微黄)　黄芩半两　琥珀半两　虻虫一分(炒微黄,去翅足)　水蛭一分(炒微黄)　甜葶苈三分(隔纸炒令紫色)　赤茯苓一两　海藻三分(洗去咸味)　桑根白皮三分(剉)

【用法】　上一十六味,捣罗为末,炼蜜和捣三二百杵,丸如梧桐子大,每于食前服,以温酒下二十丸。

蛴螬丸　《圣惠方》二

【主治】　产后月水不通。

【功效】　祛瘀下血,活血通经。

【处方】　蛴螬半两(微炒)　虻虫半两(去翅足,微炒)　水蛭半两(炒令黄)　桑螵蛸半两(微炒)　狗胆二枚(干者)　代赭半两　川大黄一两(剉,微炒)　桃仁一两(汤浸,去皮尖双仁,麸炒微黄)

【用法】　上八味,捣细罗为末,炼蜜和捣三二百杵,丸如梧桐子大,每服空腹,温酒下十丸。

掌中金丸　《拔萃方》

【主治】　妇人干血气。

【功效】　温经活血,散结通经。

【处方】　穿山甲(炮)　甘草　苦丁香川椒　苦葶苈　白附子　草乌头　猪牙皂角各二钱　巴豆一钱(全用,研)

【用法】　上九味通为细末,生葱绞汁和丸,弹子大,每用一丸,新绵包定,内阴中,

一日即白,二日即赤,三日即血,神效。

【丿】

简骨煎　《妇人大全良方》

【主治】　妇人诸虚劳疾,羸瘦乏力,腰背引痛,心烦喘嗽,唾脓呕血,顽涎壅盛,睡卧有妨,胸满气促,夜多盗汗,发焦耳鸣,皮寒骨热,一切五劳七伤、骨蒸等。

【功效】　清退虚热,补气止咳。

【处方】　地骨皮　粉甘草　北柴胡前胡　乌药　麻黄(不去节)　干葛　青蒿苦桔梗　知母　天仙藤　北黄芩各一两(炒)　人参　生干地黄　秦艽　鳖甲　黄芪各半两

【用法】　上一十七味㕮咀,每服三钱,水一盏,酒一分,猪筒骨一茎,炙焦,分为四服,桃柳枝各七寸,杏仁五粒,去皮尖,捶碎,煎至七分,去滓,温服,加乌梅半个尤妙。一方加当归、白芍药。

舒经汤　《永类钤方》

【主治】　妇人臂痛,腰以上痛。

【功效】　通经活血止痛。

【处方】　姜黄(片子者)四两　甘草羌活各一两　海桐皮　当归　赤芍药　白术各二两

【用法】　上七味为粗末,每服三钱,水煎,温服。

猬皮丸　《圣惠方》二

【主治】　妇人劳伤,气血虚损,白崩发歇不止。

【功效】　收敛止血,温经养血。

【处方】　猬皮一两(炙微焦黄)　槐耳三分　白蔹半两　黄芪三分(剉)　艾叶三分(微炒)　桂心半两　蒲黄半两　当归半两(剉,微炒)　干姜三分(炮裂,剉)　白马蹄一两(烧灰)　牛角䚡一两(烧灰)　禹余粮二两(烧醋淬七遍)　猪悬蹄甲七枚(烧灰)　续断一分

【用法】 上一十四味,捣罗为末,炼蜜和捣三二百杵,丸如梧桐子大,每于食前服,以温酒下三十丸。

【丶】

滑石散 《千金方》

【主治】 产后淋。

【功效】 利水通淋。

【处方】 滑石五两　通草　车前子　葵子各四两

【用法】 上四味,治下筛,酢浆水服方寸匕,稍加至二匕。

滑石散 《圣惠方》

【主治】 妇人胞转,小便数日不通。

【功效】 清热利尿。

【处方】 滑石二两(良方、永类钤方一两)　寒水石二两　葵子一合

【用法】 上三味,捣碎,以水三中盏,煎至一盏半,去滓,食前分温三服。

滑石散 《圣惠方》

【主治】 妇人热淋。

【功效】 利水清热通淋。

【处方】 滑石一两　车前子三分　瞿麦三分　海蛤一两(细研)　茅根三分　葵子三分

【用法】 上六味,捣细罗为散,入研了药令匀,每于食前服,以灯心葱白汤调下二钱。

滑石散 《圣惠方》二

【主治】 产后小便淋涩,心神烦闷。

【功效】 利水通淋,清热养心。

【处方】 滑石一两　木通一两(剉)　车前子一两　葵子三分　黄芩三分　麦门冬三分(去心)

【用法】 上六味,捣筛为散,每服三钱,以水一中盏,煎至六分,去滓,温服,日三四服。

滑石散 《妇人大全良方》二

【主治】 产后淋。

【功效】 利水通淋。

【处方】 滑石五分(研)　通草　车前子　葵子各四分

【用法】 上四味为末,以浆水调服方寸匕,至二匕,为妙。

滑石汤 《圣惠方》

【主治】 产后胞衣不出,腹内疼痛不可忍,心头妨闷,四肢昏沉,不欲言语。

【功效】 活血通利,化瘀止痛。

【处方】 滑石　瞿麦　桂心　赤芍药　石韦　甘草(炙微赤,剉)　槟榔　赤茯苓　葵子　地榆(剉)各一分

【用法】 上一十味,都剉,以水一大盏半,煎至一盏,入酒一小盏,更煎三五沸,去滓,分温三服。

滑石汤 《圣济总录》二

【主治】 妊娠子淋。

【功效】 清热通淋。

【处方】 滑石二两(研)　赤柳根(剉,半两,焙)

【用法】 上二味,粗捣筛,每服五钱匕,水一盏半,煎至八分,食前服,去滓,温服。

滑石粥 《寿亲养老书》

【主治】 产后小便不利,淋涩。

【功效】 利尿通淋。

【处方】 滑石半两(别研)　瞿麦穗一两　粳米三合

【用法】 以水三升,先煎瞿麦取二升半,滤去滓,将汁入米,煮如常,粥将熟,入盐少许,葱白三寸,方入滑石末,煮令稀稠得所,分作三度食之。

滑胎散 《圣惠方》

【主治】 难产。

【功效】 助产。

【处方】 榆白皮(切)一升　瞿麦三分
木通三分(剉)　牛膝一两(去苗)　大麻
仁一两

【用法】 上五味,捣粗罗为散,每服四
钱,以水一中盏,煎至六分,去滓,温服,频
服效。

滑胎散 《圣惠方》

【主治】 难产。

【功效】 助产。

【处方】 榆白皮一两(剉)　冬葵子一
合　甘草半两(炙微赤,剉)　桂心一分
黄芩半两

【用法】 上五味,捣粗罗为散,每服三
钱,以水一中盏,煎至六分,去滓,温服,不
拘时。

滑胎当归散 《圣济总录》

【主治】 数日不产。

【功效】 助产。

【处方】 当归(切,焙)一两　麻子仁
一合　吴茱萸(汤洗去涎,焙干,再与大豆
同炒香)　干姜(炮)　知母(剉)　桂(去粗
皮)　黄芩(去黑心)　甘草(炙)各半两
大豆(炒,去皮)　糯米各一合

【用法】 上一十味,捣罗为散,研细,
每服二钱匕,空腹温酒调下,渐加至三钱匕,
欲作丸,即炼蜜和丸,梧桐子大,温酒下二
十丸。

温经汤 《千金方》

【主治】 妇人小腹痛。

【功效】 活血散瘀,温经止痛。

【处方】 茯苓六两　土瓜根　芍药各
三两　薏苡仁半升

【用法】 上四味㕮咀,以酒三升,渍一
宿,旦加水七升,煎取二升,分再服。

温经汤 《和剂局方》

【主治】 妇人冲任虚损,月候不调,或
来多不断,或过期不来,或崩中去血过多不
止。曾经损娠,瘀血停留,少腹急痛,发热下

利,手掌烦热,唇干口燥,及少腹有寒,久不
受胎。

【功效】 温经散寒,养血祛瘀。

【处方】 牡丹皮　阿胶(碎炒　一本
及简易方蛤粉)　当归(去芦　三因方酒浸
一宿)　人参(去芦)　川芎藭　甘草(剉,
炒)　肉桂(去粗皮　三因方桂心)　芍药
各二两(简易方白芍药)　吴茱萸三两(三
因及简易方、大成汤洗七次,焙炒)　半夏二
两半(汤洗七次　三因方二两)　麦门冬
(去心)五两半(简易方一两半。三因方
五两)

【用法】 上一十一味,为粗末,每服三
钱,水一盏半,生姜五片,煎八分,去滓,空心
食前热服。

温经除湿汤 《兰室秘藏》

【主治】 妇人十月霜冷后,四肢无力;
醋心;合眼麻木;恶风寒;开目不麻;头旋
眩运。

【功效】 温经除湿。

【处方】 黄连一分　柴胡　草豆蔻
神曲(炒)　木香各二分　麻黄(不去节)
独活　当归身　黄柏各一分　升麻五分
羌活七分　炙甘草　人参　白术　猪苓
泽泻各一钱　黄芪　橘皮　苍术各二钱
白芍药三钱

【用法】 上二十味剉如麻豆大,分作
二服,水二盏,煎至一盏,食远服。治肢节沉
重,疼痛无力之圣药也。

温经丸 《千金翼方》

【主治】 妇人胸胁满,月水不利,时绕
脐苦痛,手足烦热,两脚酸。

【功效】 温经散寒,清热活血。

【处方】 干姜　吴茱萸　附子(炮,去
皮)　大黄　芍药各三两　黄芩　干地黄
当归　桂心　白术各二两　人参　石韦各
一两(去毛)　蜀椒一合(去目及闭口,汗)
桃仁七十枚(去皮尖及双仁,熬)　薏苡
仁一升

【用法】 上一十五味,捣筛为末,炼蜜

和丸,如梧桐子,先食,酒服一丸,日三服,不知稍加之,以知为度。

温中散 《圣惠方》一

【主治】 产后霍乱,吐泻不止。

【功效】 益气健脾,温中止泻。

【处方】 人参(去芦头) 白术 干姜(炮裂,剉) 当归(剉,微炒) 草豆蔻(去皮)各一两 厚朴二两(去粗皮,涂生姜汁,炙令香熟)

【用法】 上六味,捣粗罗为散,每服三钱,以水一中盏,煎至六分,去滓,温服,不拘时。

温中散 《圣济总录》二

【主治】 产后胃冷呕逆。

【功效】 温中健脾止呕。

【处方】 陈橘皮(去白,焙)一两半 干姜(炮)半两 白术 麦门冬(去心,炒) 甘草(炙,剉) 人参各一两 诃黎勒(炮,去核)半两

【用法】 上七味,捣罗为散,每服二钱匕,沸汤调下,不拘时。

温金散 《妇人大全良方》

【主治】 妇人劳嗽。

【功效】 温肺止咳。

【处方】 甘草 黄芩 桑白皮 防风各一两 杏仁二十七粒(制) 人参(去芦) 茯神各半两 麦门冬一分

【用法】 以前五味,用米泔浸一宿,晒干,次入人参、茯神、麦门冬三味,同为细末,每服二钱,水一盏,蜡一豆大,煎至八分,食后温服。

温白丸 《得效方》

【主治】 妇人诸疾继续而生,带下淋沥,五邪失心,忧愁思虑,意思不乐,饮食无味,月水不调,及腹中一切疾病,有似怀孕,连年累月,羸瘦困弊,或歌或哭,或如鬼所使。

【功效】 温肺祛风,行气消积。

【处方】 吴茱萸(汤洗七次,焙炒)半两 桔梗半两 柴胡 石菖蒲 紫菀(去苗叶) 黄连(去须) 肉桂(去粗皮) 茯苓 蜀椒(去目及闭口者,炒去汗) 人参(去芦) 厚朴(去粗皮,姜汁炒) 巴豆(去皮心膜,出油,炒,研) 皂荚(去皮子)各半两 川乌(炮,去皮脐)二两半

【用法】 上一十四味为末,入巴豆和匀,炼蜜丸梧桐子大,每服三丸,生姜汤下,食后临卧,渐加至五七丸。

温卫补血汤 《兰室秘藏》

【主治】 妇人耳鸣,鼻不闻香臭,口不知谷味,气不快,四肢困倦,行步欹侧,发脱落,食不下,膝冷阴汗,带下,喉中介介,不得卧,口舌嗌干,大息,头不可以回顾,项筋紧,脊强痛,头旋眼黑,头痛欠嚏。

【功效】 补气养血,除湿行气。

【处方】 生地黄 白术 藿香 黄柏各一分 牡丹皮 苍术 王瓜根 橘皮 吴茱萸二分 当归身二分半 柴胡 人参 熟甘草 地骨皮各三分 升麻四分 生甘草五分 黄芪一钱二分 丁香一个 桃仁三个 葵花七朵

【用法】 上二十味㕮咀,作一服,用水二大盏,煎至一盏,去粗,食前热服。

滋血汤 《御药院方》

【主治】 妇人皮聚毛落,心肺俱损,血脉虚弱,月水愆期。

【功效】 益气养血。

【处方】 人参 白茯苓(去皮) 熟干地黄 川芎 当归 白芍药 干山药 黄芪各一两

【用法】 上八味为粗末,用马尾罗子罗,每服五钱,水一盏半,煎至一盏,去滓,温服。

滋血汤 《和剂局方》

【主治】 妇人劳伤过度,致伤脏腑,冲任气虚,不能约制其经血,或暴下,谓之崩中,或下鲜血,或下瘀血,连日不止,淋沥不

断,形羸气劣,倦怠困乏。

【功效】　清热收敛止血。

【处方】　赤石脂(火煅红)　海螵蛸(去壳)　侧柏(去枝)各五两

【用法】　上三味,为细末,每服二钱,用热饭饮调下,一日连进三服即愈,不拘时。

滋血汤　《和剂局方》

【主治】　妇人血热气虚,经候涩滞不通,致使血聚,肢体麻木,肌热生疮,浑身疼倦,热身重,倦怠少力。

【功效】　活血凉血,理气通经。

【处方】　马鞭草　荆芥穗各四两　牡丹皮一两(得效方去骨)　枳壳(去瓤,麸炒院方三两)　赤芍药(院方白芍药)　肉桂(去粗皮)　当归(去苗,炒　得效方去尾)　川芎各二两(得效方各等分)

【用法】　上八味,为粗末,每服四钱,乌梅一介,水二盏,煎至一盏,去滓,食前空心,日四五服。

滋血汤　《妇人大全良方》

【主治】　妇人诸虚,血海久冷。

【功效】　养血活血,散寒化瘀。

【处方】　当归　川芎　芍药　人参　麦门冬　牡丹皮　阿胶各二两(袖珍方各三两)　琥珀三分(别研　袖珍方二分)　酸枣仁(炒)　粉甘草　桂心各一两　半夏曲一两半

【用法】　上一十二味为粗末,每服三大钱,水一盏,姜三片,煎七分,去滓,温服,一日三服。

滋阴丹　《御药院方》

【主治】　妇人荣卫不和,肌肤不华,月水不调。

【功效】　滋阴养荣。

【处方】　熟干地黄　生干地黄　白茯苓　人参各二两　黄芪　甘菊花　枸杞子　丹参　柏子参(炒)　白芍药各一两

【用法】　上一十味为细末,炼蜜和丸,如梧桐子大,每服五十丸至六十丸,米饮下,

空心食前服,日进二三服。

【一】

犀角散　《圣惠方》一

【主治】　产后咳嗽,吐血不止,心中烦闷,头目旋闷。

【功效】　凉血养阴,止咳化痰。

【处方】　犀角屑三分　麦门冬一两半(去心,焙)　生干地黄一两　赤茯苓一两　羚羊角屑三分　马兜铃三分　紫菀三分(洗去苗土)　甘草半两(炙微赤,剉)　鸡苏一两

【用法】　上九味,捣粗罗为散,每服四钱,以水一中盏,入生姜半分,竹茹一分,煎至六分,去滓,温服,不拘时。

犀角散　《圣惠方》一

【主治】　妇人热劳,四肢烦疼,不思饮食。

【功效】　凉血退热,益气活血。

【处方】　犀角屑半两　黄芪一两半(剉)　地骨皮半两　柴胡一两(去苗)　麦门冬三分(去心)　人参三分(去芦头)　枳壳三分(麸炒微黄,去瓤)　赤茯苓三分　红蓝花半两　赤芍药半两　甘草半两(炙微赤,剉)

【用法】　上一十一味,捣粗罗为散,每服四钱,以水一中盏,入生姜半分,去滓,温服,不拘时。

犀角散　《圣惠方》一

【主治】　产后热毒痢。

【功效】　凉血解毒,清热燥湿。

【处方】　犀角屑一两　苦参一两(剉)　黄连一两(去须,微炒)　黄柏一两(涂蜜微炙,剉)

【用法】　上四味,捣细罗为散,每服以粥饮调下二钱,日三四服。

犀角散 《圣惠方》二

【主治】 妇人热劳,心胸烦热,不思饮食,四肢多疼,经脉滞涩。

【功效】 清热活血,行气通经。

【处方】 犀角屑半两 柴胡一两(去苗) 赤芍药三分 虎杖三分 红蓝花一两 黄芩半两 鳖甲一两(涂醋炙令黄,去裙襴) 甘草半两(炙微赤,剉) 茯神三分 地骨皮三分 麦门冬三分(去心) 当归三分 枳壳三分(麸炒微黄,去瓤)

【用法】 上一十三味,捣粗罗为散,每服二钱,以水一中盏,入生姜半分,煎至六分,去滓,温服,不拘时。

犀角散 《圣惠方》二

【主治】 妊娠伤寒,壮热头疼,躁闷。

【功效】 清热解表除烦。

【处方】 犀角屑半两 柴胡一两(去苗) 栀子仁半两 茺蔚一两 石膏二两 甘草半两(炙微赤,剉)

【用法】 上六味,捣筛为散,每服四钱,以水一中盏,入淡竹茹一分,煎至六分,去滓,温服,不拘时。

犀角散 《圣惠方》二

【主治】 妊娠心烦热闷。

【功效】 清热养阴,除烦定惊。

【处方】 犀角屑 地骨皮 黄芩 麦门冬(去心) 赤茯苓各一两 甘草半两(炙微赤,剉)

【用法】 上六味,捣筛为散,每服四钱,以水一中盏,煎至六分,去滓,入竹沥一合,更煎一二沸,温服,不拘时。

犀角散 《圣惠方》二

【主治】 妊娠中恶,腹痛心闷。

【功效】 清热定惊。

【处方】 犀角屑一两 川升麻三分 木香三分

【用法】 上三味,捣筛为散,每服三钱,以水一中盏,煎至六分,去滓,温服,不拘时。

犀角散 《圣惠方》二

【主治】 妇人血风,心神烦闷,坐卧不安。

【功效】 凉血活血祛风。

【处方】 犀角屑一两 白僵蚕半两(微炒) 地龙半两(炒令微黄) 人中白一分 麝香一钱(细研) 天竺黄半两(细研)

【用法】 上六味,捣细罗为散,同研令匀,每服不拘时,用生地黄汁二合,蜜一茶匙,调下一钱。

犀角散 《袖珍方》

【主治】 妇人客热,四肢烦闷疼痛,不下饮食。

【功效】 清热养阴,凉血化瘀。

【处方】 犀角屑 赤芍药 地骨皮红花 甘草各五钱 柴胡一两 黄芪一两半 麦门冬 人参 枳壳 赤茯苓各三分

【用法】 上一十一味㕮咀,每服四钱,水二盏,生姜三片,煎至一盏,去滓,通口服,不拘时。

犀角散 《拔萃方》

【主治】 妇人客热,四肢烦闷疼痛。

【功效】 凉血退热,除烦止痛。

【处方】 犀角屑 赤芍药 地骨皮红花 甘草各半两 柴胡一两 黄芪一两半 麦门冬 人参 枳壳 赤茯苓 生地黄各七钱半

【用法】 上一十二味㕮咀,每服四钱,姜三片,水煎。

犀角散 《卫生宝鉴》

【主治】 妊娠妇人,产前诸风热,困倦,时发昏眩。

【功效】 清热补虚祛风。

【处方】 楝参 犀角 川羌活 山栀 黄连 青黛 川芎 甘草(炙) 吴白芷 茯苓(去皮)各等分

【用法】 上一十味,为粗末,每服五

钱,水一盏半,生姜三片,竹叶五七片,煎至八分,去粗温服,食远。

犀角散　《圣济总录》二

【主治】　产后中风,如角弓反张,筋急口噤。

【功效】　凉血行气,散寒祛风。

【处方】　犀角屑　乌蛇(酒浸,去皮骨,炙)　细辛(去苗叶)　芎䓖　独活(去芦头)　黄芪(剉)　蜀椒(去目并闭口,炒汗出)　升麻　天麻(酒浸,焙)　羌活(去芦头)　苦参各一两　龙骨火(烧)　酸枣仁(炒)　蔓荆实各三分　枳壳(去瓤,麸炒)半两

【用法】　上一十五味,捣罗为散,每服三钱匕,温酒调下,或二三服后,于温暖浴室内澡浴一次,令身内外和暖,浴后再服,每日一次佳,不可大汗出,慎风冷。

犀角散　《圣济总录》二

【主治】　妇人中风,角弓反张,腰背反折,筋脉挛急,心神烦闷,言语不利。

【功效】　凉血止痉,养心安神。

【处方】　犀角镑　羌活(去芦头)　桑螵蛸(炒)　白鲜皮　地骨皮　蔓荆实(去皮)　丹砂(研)　酸枣仁各半两　乌头(炮裂,去皮脐)　白僵蚕(炒)　鹿角胶(炒令燥)　薏苡仁　白附子(炮)　当归(切,焙)　芎䓖　人参各一两　牛黄(研)一分　麝香(研)一钱

【用法】　上一十八味,捣罗为散,每服一钱匕,生姜薄荷酒调下。

犀角煮散　《川玉集》

【主治】　小肠风冷气。

【功效】　温中化湿,涩肠止泻。

【处方】　犀角　豆蔻　干姜各一分甘草　附子(炮)各一两　木香　橘皮　肉

桂各二分　人参　茯苓各三分　诃子五个

【用法】　上一十一味,捣罗为散,每服三钱,水二盏,煎至一盏,去滓,入牛黄一字,同服。

犀角饮　《圣济总录》二

【主治】　产后寒热疟,往来不歇。

【功效】　凉血解毒,养阴退热。

【处方】　犀角屑　麦门冬(去心,焙)升麻(洗,焙)　知母(切)　当归(切,焙)甘草(炙)　生干地黄(焙)　鳖甲(醋炙,去裙襕)　石膏(打碎)　柴胡(去苗)各一两

【用法】　上一十味,粗捣筛,每服五钱匕,水一盏半,煎至一盏,去滓,当未发前服,欲发时再服。

犀角饮子　《卫生宝鉴》

【主治】　产后亡津液,虚损,时自汗出,发热困倦,唇口干燥。

【功效】　清热凉血,养阴退热。

【处方】　犀角　麦门冬(去心)　白术各半两　柴胡一两　地骨皮　枳壳(麸炒拔萃方去瓤)　甘草(炒)　生地黄　当归拣参　茯苓(去皮)　黄芩　黄芪各七钱

【用法】　上一十三味,为粗末,每服三钱,水一盏半,浮小麦七十粒,姜三片,煎至七分,去粗,食后温服。

疏气黄芪丸　《圣济总录》二

【主治】　妊娠大便不通。

【功效】　理气通便。

【处方】　黄芪(剉)　枳壳(去瓤,麸炒)各一两　威灵仙二两

【用法】　上三味,捣罗为末,用面糊和丸,如小豆大,每服三十丸,温水下,不拘时,未通,稍加之。

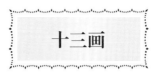

【一】

榆白皮散 《圣惠方》

【主治】 难产。

【功效】 活血通利助产。

【处方】 榆白皮一两　葵根一两(剉)
牛膝三分(去苗)　瞿麦一两　木通半两
(剉)　大麻仁三分

【用法】 上六味,捣粗罗为散,每服四
钱,以水一中盏,煎至六分,去滓,温服,不
拘时。

榆白皮散 《圣惠方》二

【主治】 产后大小便秘涩,小腹疼痛。

【功效】 利尿通淋,活血通便。

【处方】 榆白皮三分(剉)　木通一两
(剉)　黄芩半两　当归三分(剉,微炒)
葵子半两　赤芍药半两　滑石一两　蒲黄
半两　川大黄一两(剉碎,微炒)

【用法】 上九味,捣筛为散,每服三
钱,以水一中盏,入生姜半分,煎至六分,去
滓,温服,不拘时。

榆白皮散 《得效方》

【主治】 妊娠漏胎去血,及临产惊动
太早,产时未至,秽露先下,致使胞胎干燥,
临产艰难。

【功效】 清热润燥止血。

【处方】 榆白皮　葵根　瞿麦各一两
大麻仁(去壳)　木通半两　川牛膝三分
(去苗,酒浸,切,焙)

【用法】 上六味,剉散,每服三钱,水
一盏半煎,温服。

榆白皮散 《圣济总录》二

【主治】 妊娠小便不通,心神闷乱,少
腹急痛。

【功效】 养阴清热利尿。

【处方】 榆白皮(剉)　王不留行　滑
石各一两

【用法】 上三味,捣研为细散,每服二
钱匕,煎灯心汤调下。

榆白皮散 《妇人大全良方》

【主治】 妊娠滑胎易生。

【功效】 通利助产。

【处方】 榆白皮　甘草各二两　葵子
一两

【用法】 上三味为粗末,每服二钱,水
一盏,煎至七分,去滓,温服。一方无榆白
皮,名葵子散。

榆皮散 《圣惠方》

【主治】 妇人小便不通,小腹疼痛。

【功效】 清热利尿。

【处方】 榆白皮(剉)　木通(剉)　赤
芍药　猪苓(去黑皮)　滑石各三分　葵子
半两　黄芩半两

【用法】 上七味,捣细罗为散,食前
服,以木通汤调下二钱。

榆皮汤 《肘后方》

【主治】 妊娠忽暴血数升,胎燥㗫不
动摇。

【功效】 养阴清热止血。

【处方】 榆白皮三两　当归　生姜各
二两　干地黄四两

【用法】 上四味,以水五升,煮取二

升，分为再服，不差更作。

榆白皮汤　《王岳产书》

【主治】　难产及胎不转动。
【功效】　通利助产。
【处方】　榆白皮一两　葵子两合　甘草八铢(炮)　桂心一分
【用法】　上四味，剉作煮散，分为二剂，每剂以水一升，煎取一大盏，顿服，须臾即生。

榆白皮汤　《圣济总录》二

【主治】　妊娠大小便不通。
【功效】　养阴清热，通脬利水。
【处方】　榆白皮(细剉)一两半　桂(去粗皮，一两，剉碎)　甘草一两半(炙)　滑石三两
【用法】　上四味，粗捣筛，每服四钱匕，水一盏半，煎至八分，去滓，食前温服。

蒲黄散　《千金方》

【主治】　妇人漏下不止。
【功效】　补虚止血。
【处方】　蒲黄半升　鹿茸(千金翼方炙)　当归各二两
【用法】　上三味，治下筛，酒服五分匕，日三，不知，稍加至方寸匕。

蒲黄散　《圣惠方》

【主治】　堕胎，胞衣不出，腹中疞痛，牵引腰脊。
【功效】　活血祛瘀。
【处方】　蒲黄三分　桂心一两　赤芍药一两　牛膝二两(去苗)
【用法】　上四味，捣粗罗为散，每服四钱，以水酒各半盏，煎至六分，去滓，温服。

蒲黄散　《圣惠方》一

【主治】　妇人漏下五色。
【功效】　补虚收敛止血。
【处方】　蒲黄一两　鹿茸一两(炙去毛，涂酥炙令黄)　当归一两半(剉，微炒)　阿胶一两(炙令黄燥)　乌贼鱼骨一两(炙黄)　生干地黄一两
【用法】　上六味，捣细罗为散，每于食前服，以温酒调下二钱。

蒲黄散　《圣惠方》一

【主治】　产后血气上攻胸膈，烦闷不安。
【功效】　活血祛瘀，养阴除烦。
【处方】　蒲黄一两　当归一两　赤芍药一两　麦门冬一两(去心)　生干地黄一两　鬼箭羽半两
【用法】　上六味，捣筛为散，每服三钱，以水一中盏，入竹叶二七片，粳米五十粒，煎至六分，去滓，温服，不拘时。

蒲黄散　《圣惠方》二

【主治】　产后血运，烦闷不识人，或狂言荒语，气喘欲绝。
【功效】　活血行气。
【处方】　蒲黄二两　荷叶三片(干者)　牡丹三分　延胡索二分　甘草三分(炙微赤，剉)
【用法】　上五味，捣筛为散，每服四钱，以水一中盏，煎至五分，次入蜜一匙，生地黄汁一小盏，再煎五七沸，去滓，不拘时，分温二服。

蒲黄散　《圣惠方》二

【主治】　产后恶露不下，心腹疼痛。
【功效】　活血祛瘀止痛。
【处方】　蒲黄一两　牛膝一两(去苗)　庵蔄子半两　桂心三分(去皴皮)　鬼箭羽半两　川大黄半两(剉，微炒)
【用法】　上六味，捣筛为散，每服三钱，以水一中盏，入生姜半分，煎至六分，去滓，稍热服，不拘时。

蒲黄散　《得效方》

【主治】　产后大小便不利，下血。
【功效】　清热通淋，活血止血。
【处方】　车前子　黄芩　蒲黄　生地

黄　牡蛎　芍药各等分

【用法】　上六味为末,空腹,米饮服方寸匕。忌面蒜。

蒲黄散　《圣济总录》一

【主治】　妊娠卒下血,令胎不安,脐腹撮痛。

【功效】　养阴清热,止血安胎。

【处方】　蒲黄(微炒)　当归(焙令香,剉)　龙骨　阿胶(炙令燥)　生干地黄(焙)各半两　牛角䚡(黄牛角上者,炙令焦)一两　芎劳半两

【用法】　上七味,捣罗为散,研匀细,每服二钱匕,用煎艾煮米饮调下,食前服。

蒲黄散　《圣济总录》二

【主治】　产后血气痛,烦闷渴躁。

【功效】　活血温中,益气除烦。

【处方】　蒲黄一两　干姜(炮)半两　姜黄(切)　当归(切,焙)　桂(去粗皮)人参各一两

【用法】　上六味,捣罗为散,每服一钱匕,煎人参汤调下,空腹、日午、临卧服。

蒲黄散　《妇人大全良方》一

【主治】　产后腹中有块,上下时动,痛发不可忍,此由妊娠聚血,产后气羸,恶露未尽,新血与故血相搏而成,俗谓之儿枕也,乃血瘕也。

【功效】　活血祛瘀止痛。

【处方】　真蒲黄(研饮)

【用法】　调服二钱。如燥渴者,新水调。

蒲黄黑神散　《仙传济阴方》

【主治】　妇人,风虚劳冷,一切血气之疾,及胎前产后,血滞血晕,恶露不快,败血为疾。

【功效】　祛瘀行气。

【处方】　黑豆一升(炒熟,去皮)　香附子末四两半　干姜(炮)　生干地黄各一两

【用法】　上四味为末,每服二钱,食前温酒调下,或以酒煮面糊为丸,如梧桐子大,每服三十丸,温酒米汤任下。

蒲黄汤　《千金方》

【主治】　产后余疾,胸中少气,腹痛,头疼,余血未尽,腹中胀满欲死。

【功效】　活血祛瘀止痛。

【处方】　蒲黄　生地黄　生姜各五两　芎劳　桂心各一两　芒硝二两　桃仁二十枚　大枣十五枚

【用法】　上八味,㕮咀,以水九升,煮取二升半,去滓,内芒硝,分三服,日三良验。

蒲黄汤　《千金方》

【主治】　产后余疾,有积血不去,腹大短气,不得饮食,上冲胸胁,时时烦愦逆满,手足惝疼,胃中结热。

【功效】　活血祛瘀,清热消积。

【处方】　蒲黄半两　大黄　芒硝　甘草　黄芩各一两　大枣三十枚

【用法】　上六味,㕮咀,以水五升,煮取一升,清朝服至日中下。若不止,进冷粥半盏即止;若不下,与少热饮自下,人羸者半之。

蒲黄汤　《圣济总录》二

【主治】　半产后,胸中气短,腹胁疗痛,余血不尽,烦满闷乱。

【功效】　益气养阴,化瘀止血。

【处方】　蒲黄一两　芒硝半两　芎劳一两　桂(去粗皮)三分　桃仁半两(去皮尖双仁,炒)　生干地黄(焙)二两　人参一两

【用法】　上七味,粗捣筛,每服三钱匕,水一盏半,煎至八分,去滓,温服,不拘时。

蓬莪术散　《圣惠方》一

【主治】　产后恶血滞留,憎寒壮热,心腹疗痛。

【功效】　消癥散结,祛瘀止痛。

【处方】　蓬莪术一两　当归一两(剉,微炒)　蒲黄三分　桂心三分　川大黄一两(剉碎,微炒)　桃仁一两(汤浸,去皮尖双仁,麸炒微黄)

【用法】　上六味,捣细罗为散,不拘时,以暖酒调下二钱。

蓬莪术散　《圣济总录》一

【主治】　产后血块攻筑疼痛。

【功效】　散结祛瘀止痛。

【处方】　蓬莪术(煨熟)　桂(去粗皮)　干漆(捣碎,炒烟出)各半两　吴茱萸(汤洗,微炒)一分

【用法】　上四味,捣罗为散,每服二钱匕,温酒调服。

蓬莪术散　《圣济总录》一

【主治】　产后血气血块,血露不快,攻筑疼痛。

【功效】　活血散结,行气止痛。

【处方】　蓬莪术(炮,剉)　紫葳(微炒)　木香(炮)　羌活(去芦头)　细辛(去苗叶)　当归(切,炒)　芎䓖各一两

【用法】　上七味,捣罗为散,每服三钱匕,用温酒调下,日再服。

蓬莪术散　《妇人大全良方》二

【主治】　产后血海气虚,腹脏疼痛,心胸注闷,每遇经行,或多或少,及有块积者。

【功效】　祛瘀散结,行气活血。

【处方】　莪术　桃仁(去皮尖,麸炒)　大黄(湿纸煨)　当归(炒)各一两　桂心　川芎　木香　牡丹皮　延胡索(炒)　赤芍药各半两

【用法】　上一十味为细末,温酒调一钱,空腹临卧服。

蓬莪术丸　《圣惠方》

【主治】　妇人瘕癖,腹胁妨痛,令人体瘦,不思饮食。

【功效】　理气活血,消癥散结。

【处方】　蓬莪术三分　桂心半两(袖珍方官桂)　当归半两(剉,微炒)　赤芍药半两　槟榔半两　鳖甲一两(涂醋炙令黄,去裙襴)　川大黄二两(剉碎,微炒　妇人大全良方、永类钤方一两)　枳壳半两(麸炒微黄,去瓤)　木香半两　昆布半两(洗去咸味)　琥珀半两　桃仁一两(汤浸,去皮尖双仁,麸炒微黄　袖珍方以上十一味各一两)

【用法】　上一十二味,捣罗为末,炼蜜和捣三五百杵,丸如梧桐子,每于食前服,以粥饮下三十丸。

蓬莪术丸　《圣惠方》

【主治】　妇人久积血风冷气,经候不调,心腹疼痛。

【功效】　活血祛瘀,行气止痛。

【处方】　蓬莪术一两　牛膝三分(去苗)　没药三分　当归三分(剉,微炒)　木香三分　桂心三分　硇砂一两(别研)

【用法】　上七味,捣罗为末,用醋醋煎硇砂成膏,入药末和丸,如梧桐子大,每于食前服,以热酒下十丸。

蓬莪术丸　《圣惠方》三

【主治】　产后心腹有宿冷疼痛。

【功效】　活血散结。

【处方】　蓬莪术一两　五灵脂三两　醋醋一升

【用法】　上前二味,捣罗为末,以醋熬为膏,候可丸即丸如梧桐子大,不拘时,以雁香汤下十丸,热酒下亦得。

蓬香散　《圣济总录》二

【主治】　妇人血风,每至天阴即先头旋,眼睛青,头目昏,躁闷怔忪,手足热疼,吃食减少,经候不匀,有时腹痛,或多便利。

【功效】　活血祛风,温中行气。

【处方】　蓬莪术(煨,剉)　京三棱(煨,剉)　荆芥穗　沉香(剉)　厚朴(去粗皮,生姜汁炙)　肉桂(去粗皮)　乌药　当归(切,焙)　延胡索　天麻　附子(炮裂,去皮脐)各一两

【用法】 上一十一味,捣罗为末,每服二钱匕,生姜自然汁少许,和温酒调下,日三服。

蓬莪茂丸 《圣惠方》

【主治】 妇人疝癖气,两胁妨胀,或时疼痛,不欲饮食。

【功效】 理气活血,通经止痛。

【处方】 蓬莪术三分 草薢半两(剉) 芫花一两(醋拌炒令干) 京三棱三分(微炮,剉) 神曲一两(炒令微黄) 木香半两 麦蘖一两(炒令微黄) 鳖甲一两(涂醋炙令黄,去裙襕) 麝香一分(细研)

【用法】 上九味,捣罗为末,用醋煮面糊和丸,如梧桐子大,每服不拘时,以热酒下二十丸。

蓬莪茂散 《圣惠方》一

【主治】 妇人胞络夙夹风冷,每至月事来时,脐腹多痛。

【功效】 活血止痛。

【处方】 蓬莪术一两 当归一两(剉,微炒) 桂心半两 芎劳半两 川大黄一两(剉,微炒) 牡丹皮半两 木香半两 延胡索半两 赤芍药半两 桃仁三分(汤浸,去皮尖双仁,麸炒微黄)

【用法】 上一十味,捣细罗为散,每于食前服,以温酒调下一钱。

瑞金散 《妇人大全良方》

【主治】 妇人血气撮痛,月经不行,预先呕吐疼痛,及月信不通。

【功效】 活血行气通经。

【处方】 片姜黄四两 牡丹皮 莪术红花 当归 赤芍药 川芎 桂心 延胡索各两半(永类钤方以上八味各半两)

【用法】 上九味为末,每服二钱,水一盏,酒三分,煎七分,温服,日三次。

瑞莲散 《妇人大全良方》二

【主治】 产后恶血崩漏,状如泉水。

【功效】 收涩止血,佐以活血。

【处方】 瑞莲百枚(烧存性) 棕榈(烧存性) 当归 桂心各一两(袖珍方官桂) 鲤鱼鳞(烧) 川芎各三分(袖珍方无) 槟榔二枚

【用法】 上七味为细末,每服三钱,煨姜酒调下,如未止,更进二服。或非时血崩,无药可治,但进三服即止。

榉叶散 《圣惠方》二

【主治】 妇人崩中下五色,或赤白不止。

【功效】 养阴止血。

【处方】 榉树叶三两 甘草一两(炙微赤,剉) 麦门冬二两半(去心,焙) 干姜一两(炮裂,剉)

【用法】 上四味,捣粗罗为散,每服四钱,以水一中盏,入枣三枚,煎至六分,去滓,温服,不拘时。

榉柳叶汤 《千金翼方》

【主治】 妇人崩中下血。

【功效】 养阴止血。

【处方】 榉柳叶三斤 麦门冬(去心) 干姜各二两 大枣十枚(擘) 甘草(炙)

【用法】 上五味,哎咀,以水一斗,煮榉柳叶,取八升,去滓,内诸药,又煮取三升,分三服。

槐子丸 《圣惠方》二

【主治】 妊娠月数未至,而似欲产腹痛者。

【功效】 清热凉血,止痛安胎。

【处方】 槐子一两 蒲黄一合(妇人大全良方、袖珍方等分)

【用法】 上二味,捣罗为末,炼蜜和丸,如梧桐子大,不拘时,以温酒下二十丸,以痛止为度。

槐豆散 《圣济总录》二

【主治】 妊娠咳嗽,及安胎气。

【功效】 清热化痰止嗽。

【处方】 槐豆(炒)　当归(酒浸,切,焙)　贝母(去心)　芎䓖　人参各一两

【用法】 上五味,捣罗为散,每用二钱匕,温酒调下,日三服。

蒺藜丸 《千金方》

【主治】 妇人乳肿痛。

【功效】 活血消肿。

【处方】 蒺藜子　大黄各一两　败酱一分　桂心　人参　薏苡仁　附子　黄连　黄芪　鸡骨　当归　枳实　芍药　通草各三分

【用法】 上一十四味为末,蜜丸,如梧子大,未食饮服三丸,不知益至五丸。日三服,无所忌。一方无大黄、败酱、黄连、通草,为散,酒服方寸匕。

蒺藜散 《圣惠方》二

【主治】 妇人风瘙,皮肤中如虫行,及生瘾疹,搔之作疮,面肿心烦。

【功效】 祛风止痒,清心除烦。

【处方】 白蒺藜三分(微炒,去刺)羚羊角屑三分　黄芩半两　细辛半两　人参半两(去芦头)　苦参半两(剉)　蛇床子半两　秦艽半两(去苗)　防风半两(去芦头)　麻黄半两(去根节)　当归半两(剉,微炒)　甘草半两(炙微赤,剉)　莽草三分(微炙)　枳壳半两(麸炒微黄,去瓤)

【用法】 上一十四味,捣筛为散,每服三钱,水一中盏,煎至六分,去滓,温服,不拘时。

蓟根酒 《千金翼方》

【主治】 妇人暴崩中,去血不止。

【功效】 清热止血。

【处方】 大小蓟根各一斤(切)

【用法】 上二味,以酒一斗,渍五宿,服之随意多少。

蒴藋膏 《圣惠方》二

【主治】 妇人风瘙,身痒生瘾疹,久不瘥。

【功效】 燥湿祛风止痒。

【处方】 蒴藋根二两(剉)　白蒺藜一两　独活一两　附子一两(去皮脐,生)川椒半两　防风一两　犀角屑一两　漏芦一两　白芷一两　苦参一两　川升麻一两　白及一两　汉防己一两　木香半两　枳实一两　芫蔚子一两　莽草一两　蛇衔草一两

【用法】 上一十八味,细剉,以醋浸一宿,明旦用铛中,入炼成猪膏三斤,内药于炭火上慢熬,候白芷色黄赤,膏成去滓,入瓷器中盛,取涂摩之,日可三五上瘥。

蒜连丸 《直指方》

【主治】 妇人诸血妄行。

【功效】 养阴清热止血。

【处方】 黄连(日干,为末)　独头蒜一颗(煨熟,取肉研细)

【用法】 上二味,入米醋些子,捣和为丸,桐子大,日干,每三四十丸,陈米饮下。

蓝青丸 《千金方》

【主治】 产后下痢。

【功效】 温中行气,燥湿止痢。

【处方】 蓝青(熬)　附子　鬼白　蜀椒各一两半　厚朴　阿胶　甘草各二两　艾叶　龙骨　黄连　当归各三两　黄柏　茯苓　人参各一两

【用法】 上十四味为末,蜜和丸如梧子,每服二十丸,空腹饮下。一方用赤石脂四两。

蒸大黄丸 《千金方》

【主治】 妊娠养胎,令易产。

【功效】 调和气血。

【处方】 大黄三十铢(蒸)　枳实　芎䓖　白术　杏仁各十八铢　芍药　干姜　厚朴各十二铢　吴茱萸一两

【用法】 上九味,为末,蜜丸,如梧桐大,空腹酒下二丸,日三服,不知,稍加之。

粳米粉散 《产宝》一

【主治】 产后汗不止。

【功效】 益气敛汗。

【处方】 牡蛎三两 附子一两(炮)白粳米粉身三升

【用法】 上三味为散,搅令匀,汗出傅之。

【丨】

蜀榛汤 《千金方》

【主治】 产后虚热往来,心胸烦满,骨节疼痛,及头痛壮热,晡时辄甚。

【功效】 温中除湿,益气养阴。

【处方】 蜀榛叶 桂心 甘草 黄芩各一两 黄芪五两 知母 芍药各二两生地黄一斤

【用法】 上八味,咬咀,以水一斗,煮取三升,分三服。治寒热,不伤人。

蜀椒汤 《千金方》

【主治】 产后大寒冷所致心痛。

【功效】 温阳活血止痛。

【处方】 蜀椒二合 芍药(妇人大全良方、永类钤方三两) 当归 半夏 甘草 桂心 人参 茯苓各二两 蜜一升 生姜汁五合

【用法】 上一十味,咬咀,以水九升,煮椒令沸,然后内诸药,煮取二升半,去滓,内姜汁及蜜,煎取三升,一服五合,渐加至六合,禁勿冷食。

暖宫丸 《和剂局方》

【主治】 妇人冲任虚损,下焦久冷,脐腹疗痛,月事不调,或来多不断,或过期不至,成崩中漏血,赤白带下,或月内再行,淋沥不止,带下五色,经脉将至,腰腿沉重,痛连脐腹,小便白浊,面色萎黄,肢体倦怠,饮食不进,渐至羸弱。子宫久寒,不成胎孕。

【功效】 温补冲任,调经种子。

【处方】 赤石脂(姗红) 海螵蛸(去壳) 附子(炮,去皮脐)各二两 生硫黄六两 禹余粮九两(醋淬手捻为度)

【用法】 上五味,为细末,以醋糊和丸,如梧桐子大,每服十五丸至二十丸,空心食前温酒下,或淡醋汤亦得。

暖宫丸 《和剂局方》

【主治】 妇人冲任虚损,下焦久冷,脐腹疗痛,月事不调,或来多不断,或过期不至,成崩中漏血,赤白带下,或月内再行,淋沥不止,带下五色,经脉将至,腰腿沉重,痛连脐腹,小便白浊,面色萎黄,肢体倦怠,饮食不进,渐至羸弱。子宫久寒,不成胎孕。

【功效】 养阴止血,暖宫助孕。

【处方】 沙参(净洗) 白薇 地榆 厚朴(去粗皮,姜汁炒) 牛膝(酒浸一宿) 白芷 桔梗 杜仲(去粗皮,姜汁炙) 黄芪各一两 干姜(炮) 蜀椒(去目及闭口者,微炒出汗) 细辛(去苗,洗)各一分 附子(炮,去皮脐,大者一介)

【用法】 上一十三味,为细末,炼蜜丸如梧桐子大,每服二十、三十丸,空心温酒或枣汤吞下。

蜂房散 《圣惠方》

【主治】 妇人五淋,小便涩痛不通。

【功效】 清热利尿止淋。

【处方】 露蜂房(灰) 白茅根 葵子 乱发灰 车前子 滑石各一两

【用法】 上六味,捣细罗为散,食前服,以灯心汤调下一钱,

罩胎散 《三因方》

【主治】 妊娠伤寒,大热,闷乱燥渴,恐伤胎脏。

【功效】 清热除烦。

【处方】 卷荷叶(嫩者,焙干)一两蚌粉花半两

【用法】 上二味为末,每服二钱,入蜜少许,新汲水调下,食前服。

【八】

催生散　《圣惠方》

【主治】　难产。

【功效】　通利助产。

【处方】　牵牛子一两(微炒)　禹余粮一分(烧醋淬三遍)

【用法】　上二味,捣细罗为散,每服,煎榆白皮汤调下二钱,宜频服。

催生防葵散　《圣惠方》

【主治】　难产,三二日产不得,喘息不调,腹内疗痛。

【功效】　通利助产。

【处方】　防葵一两　滑石三分　朱砂一分(细研)　冬葵子三分　木通三分(剉)　瞿麦三分　榆白皮三分(剉)　飞生毛一分(烧灰)

【用法】　上八味,捣粗罗为散,每服四钱,以水一中盏,煎至六分,去滓,温服。

催生如意散　《妇人大全良方》

【主治】　临产腰疼。

【功效】　补气活血助产。

【处方】　人参(为末)　乳香各一钱　朱砂半钱(得效方二钱)

【用法】　上三味,一处研,临产之时,急用鸡子清一个,调药末,再用生姜自然汁调开,冷服,如横生倒生,即时端顺,子母平善。

催生神效七圣散　《妇人大全良方》

【主治】　临产腰疼,方可服之。

【功效】　行气活血助产。

【处方】　延胡索　没药　白矾　白芷　姜黄　当归　桂心等分

【用法】　上七味为细末,临产阵痛时,烧铧刃铁令通赤,淬酒,调药三钱,服一二杯立产。

催生汤　《三因方》

【主治】　产妇阵疏难产,经三二日不生,或胎死腹中,或产母气乏委顿,产道干涩,阵痛破水。

【功效】　行气下胎。

【处方】　苍术二两(米泔浸洗)　桔梗一两　陈皮六钱　白芷　桂心　甘草(炙)各三钱　当归　川乌头(炮,去皮尖)　干姜(炮)　厚朴(制)　芍药　半夏(汤洗七次)　茯苓　附子(炮,去皮脐)　天南星(炮)各二钱　川芎一钱半　枳壳(麸炒)四钱　南木香一钱　杏仁(炒,去皮尖)　阿胶(麸炒)各二钱

【用法】　上二十味为末,每一大钱,温酒下,觉热闷,用新汲水调白蜜服。

催生汤　《得效方》

【主治】　妊娠欲产,痛阵尚疏,难产,经三二日不生,胎死腹中。

【功效】　行气下胎。

【处方】　苍术二两(米泔浸洗,切,炒黄色)　小厚枳壳(去瓤,切,麸炒)　白桔梗　薄陈皮(去白)　杨芍药　川白芷　大川芎各一两　大当归(去尾)一两　交趾桂(去粗皮,不见火)　半夏(汤洗)　粉甘草　麻黄(去节)　军姜(去皮)　厚朴(去粗皮,姜汁炒)　南木香(不见火)　杏仁(去皮尖,别研)　白茯苓各五钱

【用法】　上一十七味为末,每服二钱,顺流水温暖调下。若觉热闷,白蜜汤下。或剉散,入真米醋一合煎。方内用杨芍药、肉桂,能开通子宫,其余药味,皆助气之盛,关窍自通。麻黄内通阳气,阳气盛则血行,即产矣,外却寒邪,去积聚,皆得其宜,寒月用之,甚为的当,隆暑之时,恐难轻服,但以五苓散,用葵子灯心煎汤调下,却暑清魂,滑胎易产。胞浆先破,则胎干难产,用白蜜清油浸以热酒令得所,顿服,胎气既润,即分娩矣。

催生汤　《妇人大全良方》二

【主治】　胎死腹中,或产母气乏委顿,

产道干涩。

【功效】 益气养血，通经助产。

【处方】 苍术（泔浸洗，沙二两） 桔梗一两 陈皮六钱 白芷 桂心 甘草各三钱 川芎钱半 川乌 当归 干姜（炮） 厚朴（制） 芍药 茯苓（半夏汤炮） 附子（炮去皮） 天南星（炮）各二钱 枳壳四钱（制） 木香一钱 杏仁（去皮尖，炒） 阿胶（炒）各一分

【用法】 上一十九味，为细末，每服一大盏，温酒调下。觉热闷，加白蜜新汲水调服。只是五积散无麻黄，有川乌、附子、南星、阿胶、木香、杏仁六味。

催生丹 《和剂局方》

【主治】 产妇生理不顺，产育艰难，或逆或横。

【功效】 助产。

【处方】 母丁香（取末）一钱（拔萃方、玉机微义二钱半） 麝香（别研，一字拔萃方、微义五分半） 兔脑髓（腊月者，去皮膜，研如泥） 乳香（别研极细）一分（拔萃方、撖义五分）

【用法】 上四味拌匀，以兔脑和丸，如鸡头瓣大，阴干，用油纸密封贴，每服一丸，温水下，即时产下。

催经散 《徐氏胎产方》

【主治】 妇人经脉不行。

【功效】 活血通经。

【处方】 凌霄花（不以多少，捣罗为末）

【用法】 上一味，每服二钱，温酒调下，食前服。

鲍鱼汤 《千金翼方》

【主治】 妇人漏血崩中。

【功效】 滋阴养血止血。

【处方】 鲍鱼 当归各三两（切） 阿胶（炙）四两 艾（如鸡子大）三枚

【用法】 上四味，以酒三升，水二升合煮，取二升五合，去滓，内胶烊令尽，一服八合，日三服。

鲍鱼羹 《寿亲养老书》

【主治】 产后乳汁不下。

【功效】 养血通络下乳。

【处方】 鲍鱼肉半斤（细切） 麻子仁一两半（别研） 葱白三茎（切碎） 香豉半合（别研）

【用法】 先将水三升，煮鱼肉熟，后入后三味，煮作羹，任意食之。

煞鬼丸 《圣惠方》

【主治】 妇人骨蒸，传尸劳瘦，鬼气伏连。

【功效】 除骨蒸。

【处方】 麝香三分（细研） 犀角屑（代）一两 木香一两 白术一两 虎头骨（代）一两半（涂酥炙微黄） 光明砂一两半（细研） 雄黄一两半（细研） 天灵盖一两半（涂醋炙微黄 妇人大全良方涂酥） 鬼箭羽一两（良方一两半） 桃仁一两半（汤浸，去皮尖双仁，麸炒微黄）

【用法】 上一十味，捣罗为末，入研药令匀，炼蜜和捣三五百杵，丸如梧桐子大，食前服，以温水下二十丸，此药辟温疫，亦可带之。

腻粉丸 《圣惠方》

【主治】 妇人食癥，黄瘦不欲饮食。

【功效】 散结破瘀。

【处方】 腻粉一钱 硇砂一分 青黛一钱 悉怵脂一钱 巴豆十枚（去皮心，研，纸裹压去油）

【用法】 上五味，都研令极细，以蒸饼和丸，如绿豆大，每日五更初，以温酒下三丸，如下得恶物，看多少，次日更加减服之。

雏血丸 《和剂局方》二

【主治】 妇人血海虚冷，时发寒热，或下血过多，或久闭不通，崩中不止，带下赤白，癥瘕癖块，攻刺疼痛，小腹紧满，胁肋胀痛，腰重脚弱，面黄体虚，饮食减少，渐成劳状，及经

脉不调,胎气多损,产前产后,一切病患。

【功效】 温经活血。

【处方】 熟干地黄 菊花(去梗) 茴香 当归 延胡索(炒) 芍药 肉桂(去粗皮 三因方桂心) 蒲黄(炒 三因方纸炒) 蓬莪术(三因方煨) 牛膝(三因方酒浸) 香附子(炒,去毛,酒浸宿,焙)各三两(医方大成、南北经验方、袖珍方汤浸、三因方各二两)

【用法】 上一十一味为细末,用乌头一升,醋煮候干,焙为末,再入醋二碗,煮至一碗,留为糊,丸如梧桐子大,每服二十丸,温酒或醋汤下。血气攻刺,炒姜酒下;瘕块绞痛,当归酒下。忌鸭肉羊血。

锡粉丸 《妇人大全良方》

【主治】 妊娠胎死腹中,其母面赤舌青。

【功效】 祛瘀下胎。

【处方】 锡粉 水银各一钱

【用法】 上二味同研,不见水银为度,以枣肉和丸,如豌豆大,煎瞿麦汤吞下。

解肌汤 《得效方》

【主治】 妇人劳伤体热,鼻血。

【功效】 养阴清热。

【处方】 柴胡 麻黄 木通 茯苓犀角 蒲黄 黄芩 赤芍药 葛粉 生地黄 甘草各等分

【用法】 上一十一味剉散,每服四钱,水一盏半,生姜三片,红枣二枚,煎,不拘时。

【丶】

慎火草散 《千金方》

【主治】 妇人崩中漏下,赤白青黑,腐臭不可近,令人面黑无颜色,皮骨相连,月经失度,往来无常,小腹弦急,或苦绞痛,上至心,两胁肿胀,食不生肌肤,令人偏枯,千金翼方令人倚坐。气息乏少,腰背痛连胁,翼方痛连两脚。不能久立,每嗜卧困懒。

【功效】 收涩止血。

【处方】 慎火草 白石脂 禹余粮鳖甲(翼方炙) 干姜 细辛 当归 芎藭石斛 芍药 牡蛎各二两(翼方熬) 黄连(翼方二两) 蔷薇根皮 干地黄各四两熟艾(翼方二两) 桂心各一两

【用法】 上一十六味,治下筛,空腹酒服方寸匕,日三,稍加至二匕。若寒多者,加附子、椒;热多者,加知母、黄芩各一两;白多者、加干姜、白石脂;赤多者,加肉桂、代赭石各二两。

慎火草散 《千金方》

【主治】 妇人漏下。

【功效】 固冲止血。

【处方】 慎火草十两(熬令黄) 当归鹿茸(千金翼方一作鹿角) 阿胶各四两(翼方炙) 龙骨半两(翼方二分)

【用法】 上五味,治下筛,先食酒服方寸匕,日三。

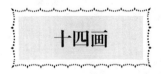

十四画

【一】

槟榔散 《圣惠方》

【主治】 妇人心胸气壅,两胁胀满,不欲饮食。

【功效】 降气消积,疏肝行气。

【处方】 槟榔三分 前胡三分(去芦头) 赤芍药半两 芎藭三分 青橘皮三分(汤浸,去白瓤,焙) 桂心半两 桔梗半两

（去芦头） 木香半两 川大黄一两(剉碎,
微炒) 甘草一分(炙微赤,剉) 枳壳半两
(麸炒微黄,去瓤)

【用法】 上十一味,捣筛为散,每服
四钱,以水一中盏,入生姜半分,煎至六分,
去滓,温服,不拘时。

槟榔散 《圣惠方》

【主治】 妇人血气攻心胸,气滞,腹胁
虚胀。

【功效】 疏肝行气,降气消痞。

【处方】 槟榔半两 当归一两(剉,微
炒) 桂心半两 木香半两 吴茱萸一分
(汤浸七遍,焙干,微炒) 赤芍药一两 青
橘皮一两(汤浸,去白瓤,焙)

【用法】 上七味,捣细罗为散,不拘
时,以热酒调下一钱。

槟榔散 《圣惠方》

【主治】 妇人脏腑气滞,心腹胀满,不
能饮食。

【功效】 行气消积,活血散结。

【处方】 槟榔一两 桔梗三分(去芦
头) 桂心一两 陈橘皮三分(汤浸,去白
瓤,焙) 鳖甲一两(涂醋炙令黄,去裙襕)
枳壳三分(麸炒微黄,去瓤) 川大黄一
两(剉碎,微炒) 当归半两(剉,微炒) 桃
仁一两(汤浸,去皮尖双仁,微炒)

【用法】 上九味,捣粗罗为散,每服三
钱,以水一中盏,入生姜半分,煎至六分,去
滓,温服,不拘时。

槟榔散 《圣惠方》二

【主治】 产后大小便秘,心腹胀满,
气促。

【功效】 行气利水,软坚通便。

【处方】 槟榔一两 车前子三分 冬
瓜仁三分 川大黄一两(剉碎,微炒) 木
通一两(剉) 桂心半两 甘草半两(炙微
赤,剉) 当归半两(剉,微炒) 滑石一两
川朴硝一两

【用法】 上十味,捣筛为散,每服三

钱,以水一中盏,煎至六分,去滓,温服,不
拘时。

槟榔散 《圣惠方》二

【主治】 妊娠大小便不通,心腹妨闷,
不欲饮食。

【功效】 行气利水。

【处方】 槟榔一两 赤茯苓一两 桔
梗半两(去芦头) 大腹皮一两(剉) 木
通一两(剉) 甘草半两(炙微赤,剉) 桑
寄生半两 郁李仁一两(汤浸,去皮尖,
微炒)

【用法】 上八味,捣筛为散,每服四
钱,以水一中盏,煎至六分,去滓,温服,不
拘时。

槟榔散 《圣惠方》二

【主治】 妊娠心腹胀满,两胁妨闷,不
下饮食,四肢少力。

【功效】 行气利水,健脾益气。

【处方】 槟榔一两 人参半两(去芦
头) 陈橘皮三分(汤浸,去白瓤,焙) 前
胡一两(去芦头) 枳壳三分(麸炒微黄,去
瓤) 赤茯苓一两 白术半两 芎藭半两
甘草一分(炙微赤,剉)

【用法】 上九味,捣筛为散,每服四
钱,以水一中盏,入生姜半分,枣三枚,煎至
六分,去滓,每于食前温服。

槟榔散 《妇人大全良方》

【主治】 妇人禀赋实热,心腹胀满,不
欲饮食。

【功效】 行气消积。

【处方】 槟榔 前胡 川芎 青皮三
分 赤芍药 桂心(袖珍方官桂) 大黄
苦桔梗 木香 枳壳各半两 甘草一分

【用法】 上一十一味为㕮咀,每服四
钱,姜三片,煎至七分,去滓,温服,不
拘时。

槟榔丸 《圣惠方》二

【主治】 产后风虚,头面浮肿,两胁刺

痛,四肢烦疼,不欲饮食。

【功效】　益气养血,行气祛风。

【处方】　槟榔一两　枳壳三分(麸炒微黄,去瓤)　诃黎勒皮一两　当归半两(剉,微炒)　陈橘皮一两(汤浸,去白瓤,焙)　川大黄一两(剉,微炒)　郁李仁三分(汤浸去皮,微炒)　木香半两　桑根白皮一两(剉)　赤芍药半两　牵牛子二两(微炒)

【用法】　上一十一味,捣罗为末,炼蜜和捣三二百杵,丸如梧桐子大,每于食前服,以生姜橘皮汤下二十丸。

槟榔丸　《圣惠方》二

【主治】　妊娠身体浮肿,心腹胀满,小便涩,喘息促。

【功效】　宣肺利水,平喘。

【处方】　槟榔半两　赤茯苓一两　白术三分　郁李仁一两(汤浸,去皮尖,微炒)　桑根白皮一两(剉)　枳壳三分(麸炒微黄,去瓤)　甜葶苈一两(隔纸炒令紫色)

【用法】　上七味,捣罗为末,炼蜜和捣三二百杵,丸如梧桐子大,每于食前服,以粥饮下二十丸。

槟榔丸　《圣济总录》二

【主治】　妊娠大便热结,旬日不通。

【功效】　清热泄下。

【处方】　槟榔碎(剉)一两　木香半两　大黄(剉,炒)二两　青橘皮(汤浸,去白,焙)半两　牵牛子二两(一半生用,一半炒)

【用法】　上五味,捣罗为末,炼蜜和剂,更于臼内涂酥杵匀,丸如梧桐子大,每服二十丸,温水下,空腹服。

槟榔汤　《圣济总录》二

【主治】　妊娠大小便不通,心腹妨闷,不欲饮食。

【功效】　行气通便。

【处方】　槟榔(剉)　赤茯苓(去黑皮)　大腹皮(剉)　木通(剉)　郁李仁(汤浸,去皮尖,微炒)各一两　甘草(炙)　桔梗(炒)　桑上寄生各半两

【用法】　上八味,粗捣筛,每服四钱匕,水一盏,煎取七分,去滓,温服,不拘时。

槟榔汤　《圣济总录》二

【主治】　产后胃气虚,呕逆不止,或吐食不纳。

【功效】　健脾行气止呕。

【处方】　槟榔(剉)　白术切(切,焙)　当归(切,焙)　桂(去粗皮)　京三棱煨(剉)　蓬莪术(煨,剉)　厚朴(去粗皮,生姜汁炙)　陈橘皮(去白,焙)各一两

【用法】　上八味,粗捣筛,每服三钱匕,水一盏,煎至七分,去滓,温服,不拘时。

酸枣仁散　《圣惠方》

【主治】　妇人血气,心神惊悸,头痛,眠卧不安,四肢烦疼,不思饮食。

【功效】　养血安神,益气除烦。

【处方】　酸枣仁二分(微炒)　犀角屑半两　黄芪三分(剉)　赤芍药三分　枳壳半两(麸炒微黄,去瓤)　防风半两(去芦头)　细辛半两　茯神一两　当归三分(剉,微炒)　龙齿三分　枣根白皮一两　独活半两　子芩三分　麦门冬三分(去心)　石膏二两　人参一两(去芦头)　羚羊角屑三分　甘草半两(炙微赤,剉)

【用法】　上一十八味,捣粗罗为散,每服四钱,以水一中盏,入生姜半分,枣二枚,煎至六分,去滓,温服,不拘时。

酸枣仁散　《圣惠方》二

【主治】　妇人血风烦闷,四肢疼痛,心神多躁,吃食减少。

【功效】　养血祛风,养阴安神。

【处方】　酸枣仁三分(微炒)　防风半两(去芦头)　羚羊角屑三分　羌活半两　牛膝半两(去苗)　芎䓖半两　桂心半两　赤芍药三分　赤茯苓三分　当归三分(剉,微炒)　红花子三分　生干地黄三分　地骨

皮半两　麦门冬半两(去心)　甘草半两(炙微赤,剉)

【用法】　上一十五味,捣粗罗为散,每服四钱,以水一中盏,入生姜半分,薄荷七叶,煎至六分,去滓,温服,不拘时。

酸枣仁散　《妇人大全良方》

【主治】　妇人血风烦闷,四肢疼痛,心神多躁,吃食减少。

【功效】　养血安神,活血祛风。

【处方】　酸枣仁　赤芍药　当归　羚羊角屑　赤茯苓　红花　生地黄各三分　防风　羌活　川牛膝　麦门冬　桂心　川芎　地骨皮　甘草各半两

【用法】　上一十五味㕮咀,每服四钱,水盏半,姜三片,薄荷少许,煎七分,温服。

酸枣仁汤　《圣济总录》二

【主治】　妊娠烦懊虚闷,四肢疼痛,不睡。

【功效】　养阴清心除烦。

【处方】　酸枣仁(炒)二两　芍药　防风(去叉)　赤茯苓(去黑皮)　柴胡(去苗)　犀角(镑)　五味子　甘草(炙)　人参　槟榔(剉)各一两

【用法】　上一十味,粗捣筛,每服五钱匕,水一盏半,煎至一盏,去滓,不拘时温服。

蔓荆子散　《圣惠方》二

【主治】　妇人风眩,头目昏闷烦疼,言语謇涩,痰逆,不下饮食。

【功效】　清热祛风,降气化痰。

【处方】　蔓荆子三分　防风三分(去芦头)　羌活三分　芎䓖三分　羚羊角屑三分　细辛半两　枳壳三分(麸炒微黄,去瓤)　甘菊花半两　前胡三分(去芦头)　白芷半两　藁本半两　石膏二两(妇人大全良方、永类钤方三分)　赤茯苓三分　旋覆花半两　麻黄三分(去根节)　荆芥三分　甘草半两(炙微赤,剉)

【用法】　上一十六味,捣筛为散,每服四钱,以水一中盏,入生姜半分,煎至六分,去滓,温服,不拘时。

蔓荆实散　《卫生宝鉴》

【主治】　妊娠小便涩,不通利。

【功效】　疏散风热,通利小便。

【处方】　蔓荆实二两

【用法】　上一味,捣罗为散,每服二钱匕,温水调服,空腹午前各一。

蔷薇根煎　《千金翼方》

【主治】　妇人崩中及痢,一日夜数十起,大命欲死,多取诸根煎丸得入腹即活。若诸根难悉得者,第一取蔷薇根,令多多乃合之,遇有酒以酒服,无酒以饮服。其种种根,当得二斛为佳。

【功效】　清热活血止痢。

【处方】　蔷薇根　柿根　菝葜　悬钩根各一斛

【用法】　上四味,皆剉,合著釜中,以水淹使上余四寸,水煮使三分减一,去滓,无大釜,稍煮如初法,都毕去汁煎如饴,可为丸,如梧桐子大,服十丸,日三服。

蔷薇根皮散　《圣惠方》二

【主治】　妇人崩中漏下赤白青黑,腐臭不可近,令人面黑,皮骨相连,月经失度,往来无常,小腹弦急,或时腹内疞痛,不欲饮食。

【功效】　清热利湿,调经止血。

【处方】　蔷薇根皮一两(剉)　慎火草半两　白薇一分　龟甲一两(涂酥炙令黄)　黄连一两(去须,微炒)　干姜半两(炮裂,剉)　桂心半两　细辛半两　当归一两(剉,微炒)　熟干地黄一两　芎䓖半两　石斛一两(去根,剉)　白芍药半两　禹余粮二两(烧醋淬七遍)　牡蛎二两(烧为粉)　艾叶一两(微炒)

【用法】　上一十六味,捣细罗为散,每于食前服,以温酒调下二钱。

聚珍丸 《直指方》

【主治】 妇人小产后,虚赢,百节疼痛,不进饮食,百药不效者。

【功效】 调和气血阴阳。

【处方】 艾煎丸 卷柏丸 茴香丸 乌鸡煎丸 巴戟丸

【用法】 上五药,合作一药,盐汤温酒任下,兼服沉香荆芥散。

聚宝丹 《永类钤方》

【主治】 妇人血海虚寒,外乘风冷,搏结不散,积聚成块,血气攻痒疼痛,崩中带下。

【功效】 破瘀散寒,通经散结。

【处方】 没药 琥珀各一两(别研) 朱砂一钱(别研) 木香(煨,取末一两) 滴乳(别研)一分 当归(洗,焙,取末一两) 麝香(别研)一钱

【用法】 上七味,研细合匀,滴水为圆,每一两作十五丸,每一圆温酒磨下。一切难产,及产后败血冲心,恶露未尽,并入童子小便。

榴附饮 《朱氏集验方》

【主治】 产后泻。

【功效】 收涩止泻。

【处方】 酸石榴皮(米醋炒) 香附子

【用法】 上二味为末,每服二钱,米饮下。

【丨】

罂粟汤 《朱氏集验方》

【主治】 妇人妊娠痢疾,里急后重,百药不效。

【功效】 温肠止痢。

【处方】 罂粟壳 甘草 乌梅

【用法】 上三味等分,叹咀,白水煎服,立效。

【八】

獐骨汤 《千金方》

【主治】 产后虚乏,五劳七伤,虚损不足,脏腑冷热不调。

【功效】 益气养血,行气祛风。

【处方】 獐骨一具 远志 黄芪 芍药 干姜 防风 茯苓(一作茯神) 厚朴各三两 当归 橘皮 甘草 独活 芎劳各二两 桂心 生姜各四两

【用法】 上一十五味,叹咀,以水三斗,煮獐骨取二斗,去骨,内药,煎取五升,去滓,分五服。

【丶】

漏芦汤 《千金方》

【主治】 妇人乳无汁。

【功效】 通络下乳。

【处方】 漏芦 通草各二两 石钟乳一两 黍米一升(永类钤方粥)

【用法】 上四味,叹咀,米宿渍搰拙,取汁三升,煮药三沸,去滓作饮,日三服。

漏芦散 《千金方》

【主治】 妇人乳无汁。

【功效】 养阴下乳。

【处方】 漏芦半两 石钟乳 瓜蒌根各一两 蛴螬三合

【用法】 上四味,治下筛,先食糖水服方寸匕,日三服。

漏芦散 《圣惠方》二

【主治】 妇人血风走痒,疼痛无有常处。

【功效】 祛风通络,活血止痛。

【处方】 漏芦三分 当归三分(剉,微炒) 地龙半两(微炒 妇人大全良方去土) 防风半两(去芦头) 羌活半两 白

芷半两　没药半两　甜瓜子半两　败龟一两(涂醋炙令黄)　虎胫骨一两(涂酥炙)黄桂心半两　牛膝二分(去苗)

【用法】　上一十二味,捣细罗为散,每服不拘时,以热酒调下一钱。

漏芦散　《圣惠方》三

【主治】　产后乳汁不下,心胸妨满。

【功效】　养阴通络下乳。

【处方】　漏芦一两　木通一两半(剉)土瓜根二两　滑石一两半

【用法】　上四味,捣筛为散,每服四钱,以水一中盏,入葱白五寸,煎至六分,去滓,温服,不拘时。

漏芦散　《和剂局方》

【主治】　乳妇气脉壅塞,乳汁不行,及经络凝滞,乳内胀痛,留蓄邪毒,或作痈肿。

【功效】　通络下乳,散结消痈。

【处方】　漏芦二两半(医方集成一两半,卫生易简方半两)　蛇蜕十条(炙　易简方三条,经验良方一条)　瓜蒌十个(急火烧令焦存性　易简方三个,良方一个)

【用法】　上三味为细散,每服二钱,温酒调服,不拘时,良久吃热羹汤投之。

漏芦散　《永类钤方》

【主治】　乳妇气脉壅盛,乳脉不行,及经络凝滞,邪毒胀痛作痈。

【功效】　通络下乳,散结消痈。

【处方】　漏芦二两半　蛇蜕十条(炙)瓜蒌十个(急火烧令焦,存性)

【用法】　上三味为末,酒调二钱。一方有牡蛎,并烧存性。一方只用牡蛎,煅为末,酒调。

漏芦散　《圣济总录》一

【主治】　乳汁不时泄,蓄积于内,逐成痈。

【功效】　通络下乳,清热消痈。

【处方】　漏芦一两　黄芩一两(去黑心)　米粉半两

【用法】　上三味,捣为细散,水调如膏,涂于乳上。

膏蜜汤　《肘后方》

【主治】　产后余血冲心,痛烦急欲死。

【功效】　活血下瘀止痛。

【处方】　猪膏二升　白蜜　生地黄(切)各一升

【用法】　膏煎地黄赤色出之,内蜜和之令稠,分五服,日三服。

瘦胎饮子　《朱氏集验方》

【主治】　自九月十月服此,永无惊恐。

【功效】　理气化湿,健脾安胎。

【处方】　香附子(炒)四两　缩砂(炒)三两　甘草(炙)一两

【用法】　上三味,为细末,米饮调二钱。

【乙】

缩砂散　《严氏济生方》

【主治】　妊娠胃虚气逆,呕吐不食。

【功效】　理气安胎。

【处方】　缩砂仁(不拘多少)

【用法】　上一味,为细末,每服二钱,入生姜自然汁少许,沸汤点服,不拘时。

缩脾饮　《妇人大全良方》二

【主治】　解伏热,除烦渴,消暑毒,止吐痢,霍乱之后,服热药太多,致烦躁者,宜沉令水冷,顿服。

【功效】　理气化湿。

【处方】　草果仁四两　乌梅肉三两甘草二两半

【用法】　上三味,㕮咀,每服半两,水一碗,生姜十片,煎至八分,侵以熟水温冷任意

十五画

【一】

增减泽兰丸 《产宝》一

【主治】 产后百病。

【功效】 活血行气,散寒祛风。

【处方】 泽兰 防风 甘草各七分 附子 白术 白芷 桂心 细辛各四分 干姜 麦门冬各八分 柏子仁 干地黄 石斛各六分 人参 牛膝各五分 厚朴 藁本各三两 当归 芎劳各七分

【用法】 上一十九味为散,蜜丸,空腹酒下二十丸。

增损泽兰丸 《千金方》

【主治】 产后百病。

【功效】 养血活血,散寒祛风。

【处方】 泽兰 甘草 当归 芎劳各四十二铢 附子(妇人大全良方炮) 干姜 白术 白芷 桂心 细辛各一两 防风 人参 牛膝各三十铢 柏子仁 干地黄(良方熟地黄) 石斛各三十六铢 厚朴 藁本 芜荑各半两 麦门冬二两

【用法】 上二十味为末,蜜和丸如梧子,空腹酒下十五丸至二十丸。

增损禹余粮丸 《千金方》

【主治】 女人劳损,因成崩中,状如月经,来去多不可禁止,积日不断,五脏空虚,失色黄瘦,崩竭暂止,少日复发,不耐动摇,小劳辄剧。

【功效】 养血止血。

【处方】 禹余粮 龙骨 人参 桂心 紫石英 乌头 寄生 杜仲 五味子

远志各二两 泽泻 当归 石斛 肉苁蓉 干姜各三两 蜀椒 牡蛎 甘草各一两

【用法】 上一十八味,为末,蜜丸梧子大,空心酒下十丸,渐加至二十丸,日三服。

增损柴胡汤 《拔萃方》

【主治】 产后经水适断,感于异证,手足掣搐,咬牙昏冒。

【功效】 清热养阴退热。

【处方】 柴胡八钱(袖珍方一钱) 黄芩四钱半 人参三钱 甘草四钱(炒) 石膏四钱 知母三钱 黄芪五钱 半夏三钱

【用法】 上八味为粗末,每服半两,生姜枣同煎。

增损柴胡汤 《玉机微义》

【主治】 产后经水适断,感于异证,手足掣搐,咬牙昏冒。

【功效】 疏散退热,益气养阴。

【处方】 柴胡八钱 黄芩四钱半 人参三钱 甘草(炒)四钱 石膏四钱 知母三钱 黄芪五钱 半夏三钱

【用法】 上八味为粗末,每半两人姜、枣煎。

增损柴胡汤 《无求子活人书》

【主治】 妇人产后虚羸,发寒热,饮食少,腹胀。

【功效】 疏散退热,益气健脾。

【处方】 柴胡三钱 人参 白芍药 半夏(汤泡) 甘草(炙) 陈橘皮 川芎各三分

【用法】 上七味,到如麻豆大,每服四钱,水一大盏,生姜三片,枣子一个,煎至七分,去滓,食后温服,日三服。

增损柴胡汤 《妇人大全良方》二

【主治】 产后虚羸,发寒热,饮食少,腹胀。

【功效】 疏散退热,益气健脾。

【处方】 北柴胡 人参 甘草 半夏 陈皮 川芎 白芍药各等分

【用法】 上七味,㕮咀,每服三钱,水一大盏,姜五片,枣二枚,煎七分,去滓,食前后温服,日二服。

增损四物汤 《宣明论》

【主治】 妇人月经不调,心腹疼痛。

【功效】 养阴清热,活血调经。

【处方】 川芎 当归 芍药 熟地黄 白术 牡丹皮各半两 地骨皮一两

【用法】 上七味,为末,每服五钱,水一盏,煎至六分,去滓,温服,食前。

增损四物汤 《东垣试效方》

【主治】 妇人血积。

【功效】 养血活血,破瘀消积。

【处方】 当归 川芎 芍药(袖珍方无) 熟地黄 广荗术 京三棱 桂兰(室秘藏去皮) 干漆(炒烟尽)各等分

【用法】 上八味等分为粗末,每服三钱,水二大盏,煎至一盏,去滓,稍热,食前服。

增损柴胡散 《徐氏胎产方》

【主治】 产后虚羸,发寒热,饮食少,腹胀。

【功效】 疏散退热,益气健脾。

【处方】 柴胡 人参 甘草 半夏(汤洗) 陈皮 川芎 白芍药各等分

【用法】 上七味,㕮咀,每服五钱,姜五片,枣二枚,水煎,食后服。咳嗽加桑白皮、地骨皮。

增损茵芋酒 《妇人大全良方》

【主治】 妇人半身不遂,肌肉干燥,渐渐细瘦,或时病痛。

【功效】 散寒祛风,养血滋阴。

【处方】 茵芋叶 川乌(炮,去皮尖) 石南叶 防风 川椒(炒出汗) 女萎 附子炮 北细辛 独活 卷柏 肉桂 天雄(炮,去皮) 秦艽 防己各一两 躅躅花(炒) 当归 生干地黄各二两 芍药一两

【用法】 上一十八味㕮咀,酒二斗渍之,冬七日,夏三日,春秋各五日,初服一合,渐增之,以知为度,令酒气相续。

镇心丸 《圣惠方》

【主治】 妇人血风气壅,多惊悸,烦躁。

【功效】 镇惊安神,养心除烦。

【处方】 铁精三分 人参一两(去芦头) 茯神一两 龙齿一分 金箔一分 铅霜一分(与金银箔同细研) 银箔一分 紫菀三分(洗去苗土) 麦门冬一两半(去心,焙) 甘草半两(炙微赤,剉) 黄芩半两 生干地黄一两

【用法】 上一十一味,捣罗为末,入研,同研令匀,以炼蜜和,捣三五百杵,丸如梧桐子大,每于食后服,煎淡竹叶汤嚼下十丸。

镇心朱砂丸 《圣惠方》

【主治】 妇人血风,气壅多惊悸,头目旋痛,烦热恍惚。

【功效】 镇惊安神。

【处方】 朱砂一两半(细研,水飞过) 龙脑一分(细研) 牛黄半两(细研) 龙齿一两 天竺黄一两(细研) 虎睛二对(酒浸一宿,微炙) 地骨皮三分 紫石英一两(细研,水飞过) 白僵蚕三分(微炒) 马牙消一两(细研) 金箔一百片(细研) 银薄一百片(细研) 赤箭一两 当归三分(剉,微炒) 蔓荆子半两 麝香半两(细研) 犀角屑一两 远志一两(去心) 铅霜一两(细研) 人参一两(去芦头) 茯神一两半 麦门冬一两半(去心,焙) 独活一两 甘菊花一两 防风一两(去芦头) 子芩一两 甘草半两(炙微赤,剉)

【用法】 上二十七味,捣罗为末,入

研,更研令匀,炼蜜和,捣五七百杵,丸如梧桐子大,每于食后及夜临卧时,以荆芥薄荷汤内,入淡竹沥半合,嚼下十丸。

镇宫丸　《严氏济生方》

【主治】　妇人崩漏不止,或下五色,或赤白不定,或如豆汁,或状若豚肝,或下瘀血,脐腹胀痛,头晕眼花,久久不止,令人黄瘦,口干胸烦,不食。

【功效】　活血化瘀止血。

【处方】　代赭石(火煅,醋淬七次)　紫石英(火煅,醋淬七次)　禹余粮(火煅,醋淬七次)　香附子(醋煮)各二两(得效方去毛,醋煮)　阳起石(煅红,细研)　芎䓖　鹿茸(燎去毛,醋蒸,焙)　茯神(去木)　阿胶(剉,蛤粉炒成珠子)　蒲黄(炒)　当归(去芦,酒浸)各一两　血竭(别研)半两

【用法】　上一十二味,为细末,用艾煎醋汁,打糯米糊为丸,如梧桐子大,每服七十丸,空心,用米饮下。

樗枝散　《妇人大全良方》二

【主治】　产后子肠下出,不能收拾。

【功效】　收涩固脱。

【处方】　樗枝(取皮,焙干)一握

【用法】　用水五升,连根葱五茎,汉椒一撮,同煎至三升,去滓,倾在盆内,乘热熏,候通手淋洗,如冷,倾入五升瓶内,再煎一沸,依前用,一服可作五度用。洗了睡少时,忌盐藏蚱酱湿面发风毒物,及用心力房劳等事。

橡斗子散　《圣惠方》二

【主治】　产后休息痢。

【功效】　涩肠止痢。

【处方】　橡斗子灰二钱　白矾灰二钱　密陀僧半钱　自然铜半钱　龙骨半钱　乱发灰二钱　麝香半钱(细研)

【用法】　上七味,捣细罗为散,每于食前服,以粥饮调下半钱。

蕊珠丸　《圣济总录》二

【主治】　妇人血攻,寒热惊忧成病。

【功效】　清心安神,活血行气。

【处方】　丹砂一两一分(凤尾草一握,水研汁同煮一食久,水洗,干研)　桃仁(去皮尖双仁,四十九枚,生研)　附子一分半(纸裹煨,捣)　安息香一分(蜜一分,酒少许,同煮成膏)　麝香(研)二钱　阿魏(研)　木香(捣)各半两　牛黄(研)一钱

【用法】　上八味,和丸如大豆,每服五七丸至十丸,妇人桃心醋汤下,丈夫桃心盐汤下。有人因悲忧,病腹中有块如拳,每相冲击则闷绝,服此药即愈。

橄榄丸　《得效方》

【主治】　妇人渴润咽干。

【功效】　清热生津。

【处方】　川百药(煎)　乌梅　甘草　石膏各等分

【用法】　上四味为末,炼蜜丸如弹子大,每服一丸,噙。

【丨】

蹢躅丸　《圣济总录》二

【主治】　妇人血风走注,随所留止疼痛。

【功效】　祛风通络止痛。

【处方】　蹢躅花　干蝎(全者,炒)　乌头(炮炙,去皮脐)各半两　地龙(阴干)二十条

【用法】　上四味,捣罗为末,炼蜜丸如小豆大,每服五丸至七丸,煎荆芥酒下,日二服。

【丿】

鲫鱼汤　《千金方》

【主治】　产后乳汁不下。

【功效】　养血通络下乳。

【处方】　鲫鱼长七寸　猪肪半斤　漏

芦　石钟乳各八两

【用法】　上四味,切猪肪、鱼,不须洗治,清酒一斗二升,合煮,鱼熟药成,绞去滓,适寒温,分五服,其间相去须臾,一饮令药力相为及为佳,乳即下。

鲫鱼酒　《圣惠方》三

【主治】　产后乳汁不下。

【功效】　养血通络下乳。

【处方】　鲫鱼一枚(长五寸,治如食法)　猪脂二两　漏芦一两　钟乳粉一两

【用法】　上四味,以酒三大盏,煮取一盏半,去滓,不拘时,分为三服。

鲫鱼粥　《食医心鉴》

【主治】　产后赤白痢,脐肚痛不可忍,不可下食。

【功效】　养血健脾止痢。

【处方】　鲫鱼一斤半(圣惠方一斤)　红米三合(圣惠方粟米三合,别煮粥)

【用法】　以纸自裹鱼于塘灰中,炮令熟,去骨研,煮粥熟,下鲫鱼,搅令匀,空腹食,盐葱酱如常。

鲫鱼绘　《食医心鉴》

【主治】　产后赤白痢,脐肚痛,不下食。

【功效】　养血健脾,温中止痢。

【处方】　鲫鱼一斤(作鲙　圣惠方二斤)　莳萝　橘皮(圣惠方去瓤,焙)　芜荑　干姜(圣惠方炮)　胡椒各一分(作末)

【用法】　以鲙投热豉汁中良久,下诸末,调和食之。

鲫鱼羹　《寿亲养老书》

【主治】　产后乳无汁。

【功效】　养血通乳。

【处方】　鲫鱼一斤　蟰蟷五个

【用法】　以常法,煮羹食后之。

鲤鱼汤　《千金方》

【主治】　妇人体虚,流汗不止,或时盗汗。

【功效】　养血温阳止汗。

【处方】　鲤鱼二斤　豉　葱白(切)各一升　干姜　桂心各二两

【用法】　上五味,㕮咀,三物以水一斗,煮鱼取六升,去鱼,内诸药,微火煮取二升,去滓,分二服,取微汗即愈,勿用生鱼。

鲤鱼汤　《千金方》

【主治】　妊娠腹大,胎间有水气。

【功效】　健脾燥湿利水。

【处方】　鲤鱼一头二斤　白术　生姜各五两　芍药　当归各三两　茯苓四两

【用法】　上六味,㕮咀,以水一斗二升,先煮鱼熟,澄清,取八升,内药,煎取三升,分五服。

鲤鱼汤　《三因方》

【主治】　妊娠腹大,胎间有水气。

【功效】　健脾利水。

【处方】　白术五两　芍药(严氏济生方白芍药)　当归各三两(济生方去芦,酒浸)　茯苓四两(济生方白茯苓,去皮。集成、南北经验方、袖珍方各等分)

【用法】　上四味,剉散,以鲤鱼一头,修事如食法,煮取汁,去鱼不用,每服药四钱,入鱼汁一盏半,姜七片,陈皮少许,煎七分,去滓,空心服。

鲤鱼汤　《圣惠方》

【主治】　妊娠,胎脏壅热,不能下食,心神躁闷。

【功效】　健脾利水安胎。

【处方】　鲤鱼一头(长一尺者,治如食法)　生姜一两(切)　豆豉一合　葱白一握(去须,切)

【用法】　上四味,以水五升,煮鱼等令熟,空腹和汁食之。

鲤鱼汤　《食医心鉴》

【主治】　妊娠胎动,脏腑壅热,呕吐不下食,心烦躁闷。

【功效】 健脾利水安胎。

【处方】 鲤鱼一头(治如食) 葱白一握(切)

【用法】 上二味,以水三升,煮鱼及葱令熟,空心食之。

鲤鱼腥 《圣惠方》

【主治】 妊娠胎不长,兼数伤胎。

【功效】 健脾安胎。

【处方】 鲤鱼二斤(产宝一斤) 糯米一升(妇人大全良方粳米)

【用法】 上二味,如法作腥,入葱豉,少着盐醋食之。一月中三五遍作食之极效。

鲤鱼腥方 《圣惠方》二

【主治】 妊娠胎动不安,心腹刺痛。

【功效】 养血温中。

【处方】 鲤鱼一斤(修事净,切) 阿胶一两(捣碎,炒令黄燥) 糯米二合

【用法】 上三味,以水二升,入鱼、胶、米煮令熟,入葱白、生姜、橘皮、盐各少多,更煮五七沸,食前吃。如有所伤,且吃五七日,效。

鲤鱼散 《圣惠方》二

【主治】 产后恶血不散,冲心痛闷。

【功效】 养血活血,通络止痛。

【处方】 鲤鱼二两 乱发一两 皂荚一挺(长七八寸者) 硇砂一两 穿山甲一两半 香墨半两

【用法】 上六味,同入于瓷瓶内,泥封泥,候干,用炭火烧令通赤,待冷取出,入麝香一分,同研令极细,每服不拘时,红蓝花酒调下一钱。

鲤鱼粥 《寿亲养老书》

【主治】 妊娠安胎。

【功效】 温中安胎。

【处方】 鲤鱼一尾(治如食法) 糯米一合 葱二七茎(细切) 豉半合

【用法】 上四味,以水三升,煮鱼至一半,去鱼入糯米、葱、豉,煮粥食之。

鲤鱼羹 《寿亲养老书》

【主治】 妊娠伤动,胎气不安。

【功效】 益气养血,温中安胎。

【处方】 鲜鲤鱼一头(理如食法) 黄芪(剉,炒) 当归(切,焙) 人参 生地黄各半两 蜀椒十粒(炒) 生姜一分 陈橘皮(汤浸,去白)一分 糯米一合

【用法】 上九味,剉八味令匀细,纳鱼腹中,用绵裹合,以水三升,煮鱼熟,将出,去骨取肉,及取鱼腹中药,同为羹,下少盐醋,热啜汁吃,极效。

【、】

熟干地黄散 《圣惠方》一

【主治】 妇人风虚劳冷,头目昏重,四肢烦疼,吃食减少,渐加羸瘦。

【功效】 养血益气,散寒祛风。

【处方】 熟干地黄一两 人参一两(去芦头) 芎䓖半两 防风半两(去芦头) 附子三分(炮裂,去皮脐) 黄芪三分(剉) 续断三分 当归半两(去芦头炒) 丹参半两 细辛半两 白术一两 桂心一两 白茯苓一两 藁本半两

【用法】 上一十四味,捣粗罗为散,每服四钱,以水一中盏,入生姜半分,枣三枚,煎至六分,去滓,每于食前温服。

熟干地黄散 《圣惠方》一

【主治】 妇人血风劳冷,气攻心腹疼痛,四肢不和,吃食减少,日渐羸瘦。

【功效】 养血行气,温中健脾。

【处方】 熟干地黄一两 白芍药三分 柴胡一两 鳖甲二两(涂酥炙令黄,去裙襕) 当归三分(剉碎,微炒) 苍术一两(剉,炒令黄) 姜黄三分 琥珀三分(细研) 羌活半两 芎䓖三分 木香半两 厚朴三分(去粗皮,涂生姜汁,炙令香熟) 桂心半两 陈橘皮三分(汤浸,去白瓤,焙) 牛膝一两(去苗)

【用法】 上一十五味,捣罗为散,每服四钱,以水一中盏,入生姜半分,煎至六分,去滓,稍热服,不拘时。

熟干地黄散 《圣惠方》一

【主治】 产后心虚惊悸,神思不安。

【功效】 益气养血安神。

【处方】 熟干地黄一两 人参三分,(去芦头) 茯神三分 龙齿一两 羌活三分 桂心半两 黄芪一两 白薇一两 远志三分(去心) 防风半两(去芦头) 甘草半两(炙微赤,剉)

【用法】 上一十一味,捣粗罗为散,每服三钱,以水一中盏,入生姜半分,枣三枚,煎至六分,去滓,温服,不拘时。

熟干地黄散 《圣惠方》一

【主治】 产后虚羸,四肢无力,吃食减少,常多咳嗽。

【功效】 养血益气,健脾止咳。

【处方】 熟干地黄 桂心 细辛 杏仁(汤浸,去皮尖双仁,麸炒微黄)各半两 五味子 人参(去芦头) 白术 白茯苓 百合 陈橘皮(汤浸,去白瓤,焙) 当归(剉,微炒)各三分 甘草一分(炙微赤,剉)

【用法】 上一十二味,捣粗罗为散,每服四钱,以水一中盏,入生姜半分,枣三枚,煎至六分,去滓,温服,不拘时。

熟干地黄散 《圣惠方》一

【主治】 产后体虚,微喘,汗出乏力,腹内疞痛。

【功效】 养血益气,固表止汗。

【处方】 熟干地黄一两 牡蛎粉一两 白术三分 黄芪三分(剉) 当归(剉,微炒) 甘草(炙微赤,剉) 桂心 五味子 芎䓖 赤芍药各半两

【用法】 上一十味,捣粗罗为散,每服三钱,以水一中盏,入生姜半分,煎至六分,去滓,温服,不拘时。

熟干地黄散 《圣惠方》一

【主治】 妇人月水不断,口干烦热,吃食减少,四肢无力。

【功效】 清热活血养血。

【处方】 熟干地黄 黄芩 当归(剉,微炒) 地榆(剉) 伏龙肝 艾叶(微剉) 柏叶(微炒)各一两 芎䓖半两

【用法】 上八味,捣粗罗为散,每服三钱,以水一中盏,入生姜半分,枣二枚,煎至五分,去滓,每于食前温服。

熟干地黄散 《圣惠方》一

【主治】 妇人月水每来,不得快利,于脐下疼痛不可忍。

【功效】 活血止痛。

【处方】 熟干地黄三分 庵䕡子 延胡索 当归(剉,微炒) 木香 京三棱(微煨,剉) 蓬莪术 桂心 赤芍药各半两

【用法】 上九味,捣粗罗为散,每服三钱,以水一中盏,入生姜半分,煎至六分,次入酒二合,更煎三两沸,去滓,食前稍热服。

熟干地黄散 《圣惠方》二

【主治】 妇人赤白带下,经年不瘥,渐渐黄瘦。

【功效】 养血温中。

【处方】 熟干地黄一两半 白芍药一两 牡蛎一两(烧为粉) 干姜三分(炮裂,剉) 白芷三分 附子一两(炮制,去皮脐) 桂心一两 黄芪一两(剉) 龙骨一两 龟甲一两(涂醋炙令黄) 芎䓖一两

【用法】 上一十一味,捣细罗为散,每于食前服,以温酒调下二钱。

熟干地黄散 《圣惠方》二

【主治】 妇人崩中下血不止,心神烦闷,头目昏重。

【功效】 活血养血止血。

【处方】 熟干地黄一两半 甘草半两(炙微赤,剉) 蒲黄半两 蟹爪二合(微炒) 白茯苓三分 桂心三分 阿胶一两

（捣碎,炒令黄燥）　白芍药三分　当归三分（剉,微炒）　伏龙肝三分　熟布三两（烧灰）

【用法】　上一十一味,捣粗罗为散,每服四钱,以水一中盏,入竹茹一分,煎至六分,去滓,温服,不拘时。

熟干地黄散　《圣惠方》二

【主治】　妊娠胎漏,腹痛不止,心神虚烦。

【功效】　益气养阴,除烦安胎。

【处方】　熟干地黄二两　人参二两（去芦头）　芎䓖二两　阿胶三两（捣碎,炒令黄燥）　龙骨一两　当归三分（剉,微炒）　麦门冬三分（去心）

【用法】　上七味,捣筛为散,每服四钱,以水一中盏,入枣三枚,煎至六分,去滓,每于食前温服。

熟干地黄散　《圣惠方》二

【主治】　妊娠数月已来,举重惊胎,小腹疠痛不可忍。

【功效】　温肾养血安胎。

【处方】　熟干地黄　阿胶（捣碎,炒令黄燥）　艾叶（微炒）　芎䓖　杜仲（去皱皮,炙微黄,剉）　当归（剉,微炒）各一两

【用法】　上六味,捣粗罗为散,每服四钱,以水一中盏,入枣三枚,煎至六分,去滓,温服,不拘时。

熟干地黄散　《圣惠方》二

【主治】　怀胎数落而不结实者。

【功效】　温经养血。

【处方】　熟干地黄一两　吴茱萸半两（汤浸七遍,焙干微炒）　干姜半两（炮裂,剉）　甘草半两（炙微赤,剉）　芎䓖一两　人参一两（去芦头）　白术一两　当归一两（剉,微炒）　黄芪一两（剉）

【用法】　上九味,捣细罗为散,每于食前服,以温酒调下二钱。

熟干地黄散　《圣惠方》二

【主治】　产后崩中,头目旋运,神思昏迷,四肢烦乱,不知人事。

【功效】　养血温中止血。

【处方】　熟干地黄一两　伏龙肝一两　黄芪一两（剉）　赤石脂一两　阿胶半两（捣碎,炒令黄燥）　甘草半两（炙微赤,剉）　白术半两　当归三分（剉,微炒）　人参半两（去芦头）　芎䓖半两　艾叶半两（微炒）

【用法】　上一十一味,捣筛为散,每服三钱,以水一中盏,入生姜半分,煎至六分,去滓,温服,不拘时。

熟干地黄散　《圣惠方》二

【主治】　产后蓐劳,皆由体虚,气力未复,劳动所致,四肢烦疼,时有寒热,不思饮食。

【功效】　养血益气,健脾养阴。

【处方】　熟干地黄　人参（去芦头）　白术　白芍药　白茯苓各一两　续断（拔萃方一两）　黄芪（剉）　桂心　五味子　当归（剉,微炒）　麦门冬（去心）　芎䓖各三分

【用法】　上一十二味药,捣筛为散,每服四钱,以水一中盏,入生姜半分,枣三枚,煎至六分,去滓,温服,不拘时。

熟干地黄散　《圣惠方》三

【主治】　产后虚羸短气,不能饮食。

【功效】　养血益气,温阳健脾。

【处方】　熟干地黄二两　人参一两（去芦头）　芎䓖三分　泽兰三分　续断三分　黄芪三分（剉）　五味子一两　当归三分（剉,微炒）　白茯苓一两　鹿角胶一两（捣碎,炒令黄燥）　白术一两　石斛一两（去根,剉）　附子一两（炮裂,去皮脐）　桂心三分

【用法】　上一十四味,捣粗罗为散,每服三钱,以水一中盏,入生姜半分,枣三枚,煎至六分,去滓,温服,不拘时。

熟干地黄散 《圣惠方》三

【主治】 产后风虚劳损,四肢烦疼,夜卧不安,渐加羸瘦。

【功效】 养血清热,益气除烦。

【处方】 熟干地黄一两 羚羊角屑半两 羌活半两 酸枣仁半两(微炒) 黄芪一两(剉) 当归三分(剉,微炒) 人参三分(去芦头) 麦门冬三分(去心) 白芍药三分 防风半两(去芦头) 芎䓖三分 白茯苓三分 甘草半两(炙微赤,剉)

【用法】 上一十三味,捣筛为散,每服四钱,以水一中盏,入生姜半分,枣三枚,煎至六分,去滓,温服,日三服。

熟干地黄散 《圣惠方》三

【主治】 产后血气上攻心痛,四肢厥冷,不纳饮食。

【功效】 养血活血,健脾温中。

【处方】 熟干地黄一两 当归三分(剉,微炒) 白术半两 甘草一分(炙微赤,剉) 赤芍药半两 桂心半两 小草半两 细辛半两 芎䓖半两 吴茱萸一分(汤浸七遍,焙干微炒)

【用法】 上一十味,捣粗罗为散,每服三钱,以水一中盏,煎至六分,去滓,温服,不拘时。

熟干地黄散 《和剂局方》一

【主治】 妇人劳伤血气,脏腑虚损,风冷邪气乘虚客搏,肢体烦痛,头目昏重,心多惊悸,寒热盗汗,羸瘦少力,饮食不进。

【功效】 养血祛风,温经补虚。

【处方】 丹参(去芦) 防风(去芦叉) 当归(去芦,微炒) 藁本(去芦,洗) 细辛(去苗) 芎䓖各半两 附子(炮,去皮脐) 黄芪(去芦) 续断各三分 肉桂(去粗皮) 茯苓(白者,去皮) 人参(去芦) 白术 熟干地黄(酒洒蒸焙)各一两

【用法】 上一十四味为粗散,每服四钱,水一盏半,入生姜半分,枣三枚,擘破,煎至一盏,滤去滓,食前温服。

熟干地黄散 《圣济总录》二

【主治】 产后气血凝滞,腰痛。

【功效】 养血活血,散寒止痛。

【处方】 熟干地黄各二两 当归(切,炒)一两半 吴茱萸(汤洗,焙干炒)半两 细辛(去苗叶)三分 甘草(炙,剉) 芍药各一两

【用法】 上六味,捣罗为散,每服二钱匕,温酒调下,不拘时。

熟干地黄散 《圣济总录》二

【主治】 妊娠数堕胎,子宫虚冷。

【功效】 温经养血。

【处方】 熟干地黄 黄芪(剉) 芎䓖 白术 人参 当归(切,焙)各一两 干姜(炮) 甘草(炙) 吴茱萸(汤洗七遍,焙干微炒)各半两

【用法】 上九味,捣罗为散,每服二钱匕,食前温酒调下。

熟干地黄汤 《和剂局方》

【主治】 产后虚渴不止,少气脚弱,眼昏头眩,饮食无味。

【功效】 滋阴养血,益气健脾。

【处方】 麦门冬(去心)二两(得效方三两,医方集成一两) 人参(去芦)三两(澹寮方、南北经验方、袖珍方二两,集成一两) 熟干地黄(净洗,酒浸,蒸,焙)一两(永类钤方各二两) 瓜蒌根四两 甘草(炙)半两

【用法】 上四味为剉散,每服四钱,水二盏,糯米一撮,生姜三片,枣三枚,煎七分,去滓,食前服。

熟干地黄汤 《圣济总录》一

【主治】 妇人血风虚劳,邪气相乘,肢节疼倦,口苦舌干,不思饮食,寒热头痛,虚汗不止。

【功效】 益气养血,敛阴止汗。

【处方】 熟干地黄(焙) 黄芪(剉) 人参 麻黄(去根节) 当归(切,焙) 芎

劳　秦艽(去土苗)　鳖甲(去裙襕,醋炙)
各一两　延胡索　甘草(炙,剉)　赤芍药
肉桂(去粗皮)　前胡(去芦头)　地骨皮
柴胡(去苗)各三分

【用法】　上一十五味,粗捣筛,每服三
钱匕,水一盏,生姜三片,大枣、乌梅各一枚,
煎至六分,去滓,温服,日三服。

熟干地黄汤　《圣济总录》一

【主治】　妊娠胎萎燥,羸瘦不长。

【功效】　补气养血。

【处方】　熟干地黄(焙)　白术　甘草
(炙,剉)　白茯苓(去黑皮)各三分　阿胶
(炙燥)　木香各一两　细辛(去苗叶)　人
参　防风(去叉)　白芷各半两

【用法】　上一十味,粗捣筛,每服三钱
匕,以水一盏,煎至七分,去滓,温服,日
三服。

熟干地黄汤　《圣济总录》一

【主治】　妊娠胎萎燥,过时未产。

【功效】　养阴安胎。

【处方】　熟干地黄(炒)　当归(切,
焙)　熟艾(炒干)　芎䓖各一两　阿胶(炙
燥)　甘草(炙,剉)各半两

【用法】　上六味,粗捣筛,每服三钱
匕,以水一盏,煎至七分,去滓,温服,日
三服。

熟干地黄汤　《圣济总录》二

【主治】　产后蓐劳,寒热瘦瘁。

【功效】　养血益气。

【处方】　熟干地黄(焙)一两半　桂
(去粗皮)　白茯苓(去黑皮)　甘草(炙,
剉)　鳖甲(去裙襕,涂醋炙)　麦门冬(去
心,炒)　当归(切,焙)　人参　牛膝(去
苗,剉)　白术(剉,炒)各一两　淡竹叶一
两(切)

【用法】　上一十一味,粗捣筛,每服三
钱匕,水一盏,煎七分,去滓,温服,不拘时。

熟干地黄丸　《圣惠方》

【主治】　妇人中风偏枯,手足瘦细,顽
痹无力。

【功效】　养血祛风,温阳活血。

【处方】　熟干地黄一两　草薢一两
当归一两(剉,微炒)　防风一两(去芦头)
桂心一两　干漆一两(捣碎,炒令烟出)
附子一两(炮裂,去皮脐)　川椒半两(去
目及闭口者,炒去汗)　川乌头半两(炮裂,
去皮脐)

【用法】　上九味,捣细罗为末,炼蜜和
捣三百杵,丸如梧桐子大,每于食前服,以
温酒下十丸。

熟干地黄丸　《圣惠方》一

【主治】　妇人月水不利,四肢羸瘦,吃
食减少,渐觉虚乏,无子。

【功效】　养血活血,益气补肾。

【处方】　熟干地黄二两　牡丹皮一两
柏子仁一两(微炒)　白芍药半两　当
归半两(剉,微炒)　人参三分(去芦头)
紫石英一两(细研,水飞过)　白茯苓三分
桂心半两　附子半两(炮,去皮脐)　泽
兰三分　白薇半两　草薢半两(剉)　牛
膝三分(去苗)　石斛三分(去根,剉)　白
术半两　细辛半两　芎䓖半两　吴茱萸半
两(汤浸七遍,焙干微炒)　木香半两　槟
榔半两

【用法】　上二十一味,捣罗为末,炼蜜
和捣五七百杵,丸如梧桐子大,每于空心及
晚食前服,以温酒下之十丸。

熟干地黄丸　《圣惠方》二

【主治】　产后恶露不绝,或崩血,不可
禁止,腹中疠痛,喘息气急。

【功效】　滋阴养血,益气健脾。

【处方】　熟干地黄二两　乱发一两
(烧灰)　代赭一两(细研)　干姜半两(炮
裂,剉)　马蹄半两(烧令烟绝)　牛角䚡
二两半(烧灰)　阿胶一两(捣碎,炒令
黄燥)

【用法】 上七味，捣罗为末，炼蜜和丸，如梧桐子大，每于食前服，以粥饮下二十丸。

熟干地黄丸 《圣惠方》二

【主治】 妇人冷劳虚损，肌体消瘦，颜色萎黄，四肢无力，月候不调，少思饮食。

【功效】 养血益气健脾。

【处方】 熟干地黄一两 当归半两（剉碎，微炒） 芎䓖半两 鳖甲一两（涂醋炙令黄，去裙襕） 人参三分（去芦头） 白芍药三分 白术三分 桂心半两 五味子半两 黄芪三分（剉） 牛膝三分（去苗） 附子三分（炮裂，去皮脐） 陈橘皮一两（汤浸，去白瓤，焙） 白茯苓三分 甘草一分（炙微赤，剉）

【用法】 上一十五味，捣罗为末，炼蜜和捣三二百杵，丸如梧桐子大，空心及晚食前服，以温酒下三十丸。

熟干地黄丸 《圣惠方》二

【主治】 产后蓐劳，虚羸气短，胸胁满闷，不思饮食。

【功效】 滋阴养血，益气健脾。

【处方】 熟干地黄 石斛（去根，剉） 黄芪（剉） 白茯苓 麦门冬（去心，焙） 肉桂（去皱皮） 枸杞子 肉苁蓉（酒浸一宿，刮去皱皮，炙令干） 当归（剉，微炒） 白芍药 芎䓖 人参（去芦头） 续断 桑寄生各一两

【用法】 上一十四味，捣罗为末，炼蜜和捣五七百杵，丸如梧桐子大，每于食前服，以粥饮下三十丸。

熟干地黄丸 《圣惠方》三

【主治】 产后虚羸及一切余疾。

【功效】 养血益气，散寒祛风。

【处方】 熟干地黄一两 当归三分（剉，微炒） 防风半两（去芦头） 草薢一两（剉） 黄芪一两（剉） 续断一两 泽兰一两 芎䓖三分 五味子三分 白术三分 甘草半两（炙微赤，剉） 附子一两（炮裂，去皮脐） 白薇半两 细辛半两 桂心半两 人参半两（去芦头） 柏子仁三分 白茯苓三分

【用法】 上一十八味，捣罗为末，炼蜜和捣五七百杵，丸如梧桐子大，每服以温酒下三十丸，日三服。

熟干地黄丸 《圣惠方》三

【主治】 产后虚羸瘦弱，食少。

【功效】 养血温阳，益气健脾。

【处方】 熟干地黄一两 当归半两（剉，微炒） 附子一两（炮裂，去皮脐） 黄芪一两（剉） 续断半两 白术半两 桂心半两 肉苁蓉三分（酒浸一宿，刮去皱皮，炙令干） 人参三分（去芦头） 赤石脂一两 麦门冬一两半（去心，焙） 芎䓖三分 白茯苓三分 五味子三分 柏子仁一两

【用法】 上一十五味，捣罗为末，炼蜜和捣五七百杵，丸如梧桐子大，每于空腹及晚食前服，以温酒下三十丸。

熟干地黄丸 《和剂局方》一

【主治】 妇人风虚劳冷，一切诸疾，或风寒邪气，留滞经络，气血冷涩，不能温润肌肤，或寒客于腹内，则脾胃冷弱，不能克消水谷，或肠虚受冷，大便时泄，或子脏挟寒，久不成胎，月水不调，乍多乍少，或月前月后，或淋沥不止，或闭断不通，积结聚瘕癖，面体少色，饮食进退，肌肉消瘦，百节酸疼，时发寒热，渐至羸损，带漏五色，阴中冷痛，时发肿痒，月水将行，脐腹先痛，皮肤皱涩，瘾疹瘙痒，麻痹筋挛，面生䵟𪏪，发黄脱落，目泪自出，心忪目眩，及产后劳损未复，肌瘦寒热，颜色枯黑，饮食无味，渐成蓐劳。

【功效】 补虚祛风，补肾温阳。

【处方】 柏子仁（微炒，别研） 芎䓖 熟干地黄（酒浸一宿 南北经验方一两二钱半） 五味子各一两半（简易方一两一分） 石斛（去根） 肉桂（去粗皮 经验方二两一分） 白术各一两一分 肉苁蓉（酒浸一宿，焙 经验方三两） 山药（经验方

七钱半） 细辛（去苗 经验方一两二钱半） 卷柏（去根 经验方七钱半） 白茯苓（去皮 经验方三两） 干姜（炮 经验方一两二钱半） 厚朴（去粗皮,姜汁炒 经验方二两） 白芷（经验方一两二钱半）

禹余粮（火烧通赤,醋淬七遍,细研 经验方二两） 防风（去芦枝）各一两（经验方两半） 人参（去芦 经验方一两二钱半） 蛇床子（拣净微炒 经验方三两） 杜仲（去粗皮,炙令黄 经验方两半） 蜀椒（去目及闭口者,微炒出汗 经验方三两） 牛膝（去芦,酒浸一宿,焙 医方集成一两 经验方二两一分） 艾叶（炒 经验方三两） 芜荑（炒 经验方一两二钱半） 续断各三分 赤石脂（煅过 简易方一两） 石膏（煅,研飞）各二两（简易方集成三两 经验方一两二钱半 袖珍方一两） 藁本（去芦洗） 当归（去芦,酒浸一宿,剉炒 集成二两一分 袖珍方二味一两六分） 甘草（炙）各一两三分（简易方一两一分 袖珍方一两六分） 泽兰（去枝,二两一分 简易方一两一分） 紫石英（细研水飞）各三两（简易方一两）

【用法】 上三十二味为末,炼蜜和捣五七百杵,圆如梧桐子大,每服三十圆。温酒或米饮下,空心食前服。常服养血补气,和顺荣卫,充实肌肤,调匀月水,长发驻颜,除风去冷,令人有子,温平不热无毒,妊娠不宜服。

熟干地黄丸 《圣济总录》二

【主治】 妊娠小便不禁,脐腹疼痛。

【功效】 补肾化气。

【处方】 熟干地黄（焙） 巴戟天（去心） 肉苁蓉（酒浸一宿,切,焙） 五味子 山茱萸（醋浸一宿,炒） 蒺藜子（炒,去角） 草薢 山芋 蜀椒（去目及合口者,炒取红） 续断各一两 菟丝子（酒浸,别捣） 杜仲（去粗皮,蜜炙）各半两 沉香一分

【用法】 上一十三味,为细末,炼蜜和丸,如梧桐子大,每服十五丸,食前温酒下。

熟干地黄丸 《圣济总录》二

【主治】 妇人中风偏枯,肌肉枯瘦。

【功效】 养血祛风。

【处方】 熟干地黄（焙） 当归（切,焙） 草薢 防风（去叉） 肉桂（去粗皮） 干漆（捣碎,炒烟出） 附子（炮裂,去皮脐）各一两 蜀椒（去目并闭口,炒出汗） 乌头（炮裂,去皮脐）各半两

【用法】 上九味,捣罗为末,炼蜜和捣三二百杵,丸如梧桐子大,每服二十丸,食前温酒下。

熟艾丸 《圣济总录》二

【主治】 产后冷泻,日久不止。

【功效】 温中健脾止泻。

【处方】 熟艾（炒）四两 附子（炮裂,去皮脐） 陈橘皮（去白,切,炒） 干姜（炮）各一两

【用法】 上四味,捣罗为末,面糊和丸梧桐子大,每服三十丸,食前服,米饮下。

熟艾汤 《千金翼方》

【主治】 妇人崩中,血出不息,逆气虚烦。

【功效】 活血止血。

【处方】 熟艾一升 蟹爪一升 淡竹茹一把 伏龙肝半斤 蒲黄二两 当归一两 干地黄 芍药 桂心 阿胶 茯苓各二两 甘草五寸（炙）

【用法】 上一十二味,㕮咀,以水一斗九升,煮艾,取一斗,去滓内药,煮取四升,内胶令烊尽,一服一升,一日令尽。赢人以意消息之,可减五六合。

十六画

【一】

薤白汤 《千金方》

【主治】 产后胸中烦热逆气。

【功效】 通阳散结。

【处方】 薤白 半夏 甘草 人参 知母各二两（妇人大全良方、永类钤方无） 石膏四两（良方、钤方无） 瓜蒌根三两 麦门冬半升

【用法】 上八味，哎咀，以水一斗三升，煮取四升，去滓，分五服，日三夜二，热甚即加石膏、知母各一两。

薤白汤 《朱氏集验方》

【主治】 妇人血虚劳倦。

【功效】 补肾养血，益气疗虚。

【处方】 鹿角胶 当归（得效方去尾） 黄芪（得效方盐炙） 肉桂 干地黄（得效方酒炒） 石斛 木香 白术 白茯苓 鳖甲（醋炙） 秦艽 川巴戟 柑子皮各一两 牡丹皮 天仙藤 甘草各半两 人参二钱 枳壳三钱

【用法】 上一十八味哎咀，每服三钱，水一盏半，生姜九片，薤白三寸，煎七分，去滓，空心服。

薤白饮子 《圣惠方》二

【主治】 产后赤白痢，心腹疗痛，不能饮食。

【功效】 通阳行气，燥湿止痢。

【处方】 薤白（切）二合 甘草半两（炙微赤，剉） 黄连一两（去须，微炒） 当归一两（剉，微炒） 木香半两

【用法】 上五味，细剉和匀，分为六服，每服以水一中盏，煎至六分，去滓，温服，不拘时。

薤白饮子 《圣惠方》二

【主治】 妊娠下痢赤白，腹痛。

【功效】 温阳凉血止痢。

【处方】 薤白（切）一合 甘草半两（炙微赤，剉） 当归一两（剉，微炒） 地榆一两（剉） 糯米一合

【用法】 上五味，以水三大盏半，煎取二盏，去滓，不拘时，分温五服。

薤白粥 《食医心鉴》

【主治】 产后赤白痢，脐腰痛。

【功效】 通阳行气止痢。

【处方】 薤白切一升（圣惠方一握） 红米三合（圣惠方粟米二合）

【用法】 煮粥空腹食之。

橘皮汤 《千金方》

【主治】 妊娠呕吐，不下食。

【功效】 清肝和胃，降逆止呕。

【处方】 橘皮 竹茹 人参 白术各十八铢 生姜一两 厚朴十二铢

【用法】 上六味，哎咀，以水七升，煮取二升半，分三服，不瘥重作。

橘皮汤 《拔萃方》

【主治】 妇人春冬伤寒，秋夏冷湿，咳嗽喉中作声，上气不得下，头痛。

【功效】 散寒燥湿，化痰止咳。

【处方】 陈皮 紫菀 麻黄（去根） 杏仁 当归 桂心 甘草 黄芩各等分

【用法】 上八味哎咀，每服五钱，水煎。

橘皮汤 《圣济总录》一

【主治】 妊娠虚冷,胎萎燥不长。

【功效】 益气养血安胎。

【处方】 陈橘皮(汤浸去白,焙) 厚朴(去粗皮,生姜汁炙)各三分 当归(切,焙) 人参 阿胶(炙燥)各一两 白术二两

【用法】 上六味,粗捣筛,每服三钱匕,以水一盏,入生姜一分,切,枣三枚,擘破,同煎至七分,去滓,温服,日三服。

橘皮汤 《圣济总录》二

【主治】 妊娠心痛,不思饮食。

【功效】 温中行气,和胃止呕。

【处方】 陈橘皮(汤浸,去白,焙)四两甘草(剉炒)二两 厚朴(去粗皮,生姜汁炙,剉) 白术各四两 草豆蔻(去皮)二两

【用法】 上五味,将葱一握,细切,拌药罨一宿,炒令黄色,捣为粗末,每服二钱匕,水一盏,煎至七分,去滓,温服。

橘皮汤 《妇人大全良方》

【主治】 妇人春冬伤寒,秋夏冷湿咳嗽,喉中作声,上气不得下,头痛。

【功效】 祛风散寒,止咳。

【处方】 陈皮 紫菀 麻黄(去根永类钤方去节) 杏仁(制) 当归 桂心甘草 黄芩各等分

【用法】 上八味㕮咀,每服五钱,水盏半,煎至一盏,去滓,热服。

橘皮干姜汤 《妇人大全良方》

【主治】 妇人哕。

【功效】 温中理气止呕。

【处方】 橘皮 通草 干姜 桂心甘草各四两 人参二钱

【用法】 上六味㕮咀,每服四钱,水一盏,煎至七分,去滓,温服。

橘皮竹茹汤 《妇人大全良方》

【主治】 妇人哕逆。

【功效】 温中理气,降逆止呕。

【处方】 橘皮二两 竹茹一升 甘草二两 人参半两 半夏一两(汤洗)

【用法】 上五味㕮咀,每服四钱,水二盏,生姜六片,枣一枚,煎至七分,去滓,温服。

橘皮散 《圣济总录》二

【主治】 产后上气,胸膈不利。

【功效】 理气宽中止咳。

【处方】 青橘皮(汤去白,焙) 诃黎勒(炮,去核) 紫苏子(炒) 杏仁(汤,去皮尖双仁,研如膏) 甘草(炙,剉)各一两

【用法】 上五味,捣罗为散,每服二钱匕,煎桑根白皮汤调下,不拘时。

橘皮散 《徐氏胎产方》

【主治】 妇人乳痈初发。

【功效】 燥湿消痈止痛。

【处方】 橘皮(汤浸去白,晒干,面炒微黄)

【用法】 上一味为末,每服二钱,麝香研酒调服。

橘归丸 《朱氏集验方》

【主治】 妇人肌肤手足,俱有血丝露。

【功效】 理气养血。

【处方】 橘皮二两 当归一两

【用法】 上二味为细末,蜜丸,温酒下。

醒脾饮子 《妇人大全良方》一

【主治】 妊妇阻病,呕逆不食,甚者中满,口中无味,或作寒热。

【功效】 降气止呕。

【处方】 草豆蔻(以湿纸裹,灰火中煨令纸干,取出,去皮用) 厚朴(制)各半两干姜三分 甘草一两一分

【用法】 上四味,为细末,每服二大钱,水一大盏,枣二个,生姜三片,煎至八分,去滓呷服。

【丿】

獭肝丸 《圣惠方》

【主治】 妇人骨蒸劳热,体瘦烦疼,不欲饮食。

【功效】 清虚热,除骨蒸,除烦。

【处方】 獭肝一具(微炙) 柴胡一两半(去苗) 知母一两 地骨皮一两 栀子仁一两 犀角屑一两 天灵盖一两(涂酥炙微黄) 黄芪三分(剉) 鳖甲一两半(涂醋炙令黄,去裙襕) 川升麻一两 桃仁一两(汤浸,去皮尖双仁,麸炒微黄) 甘草半两(炙微赤,剉) 朱砂一两(细研,水飞过) 麝香一分(细研)

【用法】 上一十四味,捣罗为末,炼蜜和捣三二百杵,丸如梧桐子大,每服不拘时,以温水下三十丸。

【丶】

磨积丸 《简易方》

【主治】 女人三十六疾,积气内攻,经候不调,腹胁多胀,脐内时作刺痛,不进饮食。

【功效】 活血调经,清热止痛。

【处方】 三棱(煨香,切) 莪术(煨香,切)各二两 茴香(微炒) 防子(炮,去皮脐) 白芍药 干姜(炮)各一两半 当归(洗,焙)一两一分 巴戟(去心,微炒)一两 艾叶(醋炒)一两三分 川楝子(肉炒)一两

【用法】 上一十味,为末,酒糊丸,梧桐子大,每服五十丸,食前温酒服。

磨积丸 《医方集成》

【主治】 妇人积气内攻,经候不调,腹胁膨胀刺痛。

【功效】 活血消积,通经止痛。

【处方】 京三棱 莪术各二两(南北经验方一两) 茴香(炒) 附子(炮) 白芍药 干姜(炮)各一两半 当归(洗)一两七钱半 巴戟(去心,炒)一两 艾叶(醋炒)一两七钱半 川楝子(肉炒)一两(经验方一两半)

【用法】 上一十一味为末,酒糊丸,如梧桐子,每服五十丸,空心温酒下。

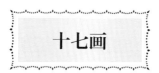

十七画

涂贴,立效。

【一】

薰陆香散 《圣惠方》

【主治】 妇人乳痈,肿未消,痛不可忍,及已成疮,久不瘥者。

【功效】 消痈止痛。

【处方】 薰陆香半两 百合半分 雄鼠粪半分 盐半钱

【用法】 上四味捣细罗为散,用酥调

【丶】

䗪虫散 《圣惠方》一

【主治】 妇人月水每来,腰腹疼痛。

【功效】 温经散寒,化瘀止痛。

【处方】 䗪虫四枚(微炒) 芍药半两 女青一分 川大黄一分(剉,微炒) 川椒一分(去目及闭口者,微炒去汗) 干姜

一分(炮裂,剉)　桂心半两

【用法】　上七味,捣细罗为散,每于食前服,以温酒调下一钱。

蟅虫散 《圣惠方》一

【主治】　妇人月水每来,脐腹疼痛,特发寒热,面色萎黄。

【功效】　温经散寒,化瘀止痛。

【处方】　蟅虫十枚(微炒)　芎䓖一两　当归一两(剉,微炒)　女青一两　赤芍药一两　川大黄半两(剉,微炒)　川椒一分(去目及闭口者,微炒去汗)　桂心半两

【用法】　上八味,捣细罗为散,每于食前服,以温酒调下一钱。

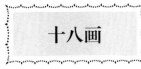

十八画

【一】

礞石丸 《圣惠方》

【主治】　妇人食癥块久不消,攻刺心腹疼痛。

【功效】　行气散瘀,消癥止痛。

【处方】　青礞石一分(末)　木香一两(末)　硇砂半两(不夹石者,研细)　朱砂一分(细研)　粉霜一分(研入)　巴豆一分(去皮心,研,纸裹压去油)

【用法】　上六味,都研令匀,以糯米饭和丸,如绿豆大,每服空腹,以温酒下二丸,取下恶物为效。妇人大全良方同。

【丨】

瞿麦散 《圣惠方》

【主治】　妊娠三五个月,胎死在腹内不出。

【功效】　通利下胎。

【处方】　瞿麦半两　滑石三分　当归一两(剉,微炒)　赤芍药三两　榆皮三两(剉)　大腹子三两　葵子半两(微炒)　甘草半两(炙微赤,剉)　子芩半两　赤茯苓半两

【用法】　上一十味,捣粗罗为散,每服四钱,以水一中盏,煎至六分,去滓,温服,不拘时。

瞿麦散 《圣惠方》

【主治】　难产烦闷不已。

【功效】　通利活血助产。

【处方】　瞿麦二两　榆白皮三两(剉)　甘草一两(炙微赤,剉)　桂心一两　木通一两(剉)　牛膝一两(去苗)　泽泻一两

【用法】　上七味,捣粗罗为散,每服四钱,以水一中盏,入生姜半分,煎至六分,去滓,温服,不拘时。

瞿麦散 《圣惠方》二

【主治】　妊娠数月,小便淋涩疼痛,心烦闷乱。

【功效】　清热理气通淋。

【处方】　瞿麦　赤茯苓　桑根白皮(剉)　木通(剉)　冬葵子各一两　黄芩　赤芍药　枳壳(麸炒微黄,去瓤)　车前子各半两

【用法】　上九味,捣筛为散,每服四钱,以水一中盏,煎至六分,去滓,温服,不拘时。

瞿麦汤 《圣济总录》

【主治】 妊娠数日不产。

【功效】 通利助产。

【处方】 瞿麦(去根,剉) 榆白皮

(剉) 木通(剉)各二两 冬葵子(拣净,微炒)一合 滑石一两

【用法】 上五味,粗捣筛,每服四钱匕,水一盏半,煎至七分,去滓,空腹温服。

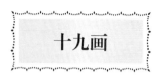

十九画

【一】

藿香散 《圣惠方》

【主治】 妇人中风,言语謇涩,心膈痰涎不利,四肢时有抽掣。

【功效】 祛风止痉,散寒化痰。

【处方】 藿香半两 白附子半两(炮裂) 白僵蚕半两(微炒) 天南星半两(炮裂) 干蝎半两(微炒) 桑螵蛸半两(微炒) 麻黄三分(去根节) 半夏半两(汤洗七遍,以生姜半两,去皮,同捣令烂,炒令干) 腻粉一分(研入) 麝香一分(研入)

【用法】 上一十味,捣细罗为散,入研,令匀,每服不拘时,以生姜酒调下一钱。

藿香散 《圣惠方》一

【主治】 产后霍乱吐利,烦渴不止。

【功效】 健脾化湿,生津止渴。

【处方】 藿香 香薷 白术 麦门冬(去心,焙) 厚朴(去粗皮,涂生姜汁,炙令香熟) 葛根(剉) 人参(去芦头)各三分 桂心半两 芦根一两(剉) 白豆蔻半两(去皮) 甘草一分(炙微赤,剉)

【用法】 上一十一味,捣粗罗为散,每服三钱,以水一中盏,入生姜半分,竹叶三七片,枣三枚,煎至六分,去滓,温服,不拘时。

藿香散 《圣惠方》二

【主治】 妊娠霍乱,吐利不止,腹痛转筋,闷绝。

【功效】 健脾燥湿止泻。

【处方】 藿香叶半两 白术半两 当归一两(剉,微炒) 木瓜一两 人参半两(去芦头) 赤茯苓半两 五味子半两 黄芪半两(剉)

【用法】 上八味,捣筛为散,每服四钱,以水一中盏,煎至六分,去滓,温服,不拘时。

藿香散 《圣惠方》二

【主治】 妊娠呕逆,食物不住。

【功效】 行气化湿,降逆止呕。

【处方】 藿香一两 芎䓖半两 半夏半两(汤洗七遍,去滑) 当归三分(剉,微炒) 茅香一握(圣济录三去土) 麦门冬三分(去心)

【用法】 上六味,捣筛为散,每服三钱,以水一中盏,入生姜半分,同煎至六分,去滓,温服,不拘时。

藿香散 《圣惠方》二

【主治】 妇人血风,气攻脾胃,不思饮食,若食即腹胀。

【功效】 化湿行气,温中健脾。

【处方】 藿香一两 桂心一两 厚朴一两半(去皱皮,涂生姜汁,炙令香熟) 白术一两 丁香半两 白豆蔻一两(去皮)

人参一两(去芦头)　神曲半两(微炒)　陈橘皮一两(汤浸,去白瓤,焙)　诃黎勒皮半两　香附子半两

【用法】　上一十一味,捣细罗为散,每服一钱,不拘时,以温酒调下。

藿香汤　《圣济总录》二

【主治】　产后霍乱吐利,腹痛转筋。

【功效】　健脾化湿,益气生津。

【处方】　藿香叶　当归(剉炒)　人参　五味子各一两　白术(剉,炒)　赤茯苓(去黑皮)　黄芪(剉)各一两半　木瓜二两

【用法】　上八味,粗捣筛,每服五钱匕,水一盏半,煎至八分,去滓,温服,不拘时。

藿香汤　《圣济总录》二

【主治】　产后呕逆不下食,心腹虚胀。

【功效】　健脾化湿,益气止呕。

【处方】　藿香(去梗)　诃黎勒(炮,去核)　甘草(炙)　陈橘皮(去白,焙)　人参　白术各一两　白豆蔻(去皮)　草蔻(去皮)　曲各半两

【用法】　上九味,粗捣筛,每服三钱匕,水一盏,生姜三片,枣二枚,擘破,煎至七分,去滓,温服,不拘时。

藿香丸　《圣济总录》二

【主治】　妊娠腹满。

【功效】　温胃化痰。

【处方】　藿香叶　木香各一两　肉豆蔻(去壳)　丁香各半两　半夏二两(生姜汁浸三宿透,切,焙干)

【用法】　上五味,捣罗为末,生姜汁煮,面糊和丸,如梧桐子大,每服二十丸,食前生姜汤下。

【丿】

鳖甲散　《圣惠方》

【主治】　妇人血气壅滞,心腹胀满,攻背膊疼闷。

【功效】　活血行气,祛瘀散结。

【处方】　鳖甲一两(涂醋炙令黄,去裙襕)　赤芍药半两　枳壳半两(麸炒微黄,去瓤)　芎䓖半两　赤茯苓三分　木香半两　京三棱三分(微炮,剉)　陈橘皮三分(汤浸,去白瓤,焙)　川大黄一两(剉,微炒)　甘草一分(炙微赤,剉)　桃仁半两(汤浸,去皮尖双仁,麸炒微黄)

【用法】　上一十一味,捣筛为散,每服三钱,以水一中盏,入生姜半分,煎至六分,去滓,每于食前温服。

鳖甲散　《圣惠方》

【主治】　妇人积聚气,心腹胀硬,或时疼痛,体瘦乏力,不能饮食。

【功效】　散结活血,宽中止痛。

【处方】　鳖甲二两(涂醋炙令黄,去裙襕)　当归一两(剉,微炒)　防葵一两　吴茱萸半两(汤浸七遍,焙干,微炒)　桂心一两　白术一两　青橘皮一两(汤浸,去白瓤,焙)　木香一两　赤芍药一两　甘草半两(剉,微赤炙)　桃仁一两(汤浸,去皮尖双仁,麸炒微黄)

【用法】　上一十一味,捣筛为散,每服三钱,水一中盏,入生姜半分,煎至六分,去滓,食前稍热服之。

鳖甲散　《圣惠方》

【主治】　妇人疝瘕及血气,心腹疼痛。

【功效】　破瘀散结止痛。

【处方】　鳖甲一枚(中者,以小便一中盏,涂炙令尽为度,去裙襕)　干漆一两(捣碎,炒令烟出)　当归一两(剉,微炒)　琥珀一两　桂心半两

【用法】　上五味,捣细罗为散,每服不拘时,以热酒调下二钱。

鳖甲散　《圣惠方》一

【主治】　产后小腹内恶血结聚成块,坚硬,疼痛胀满。

【功效】　软坚散结,活血止痛。

【处方】 鳖甲一两(涂醋炙令黄,去裙襕) 桃仁一两(汤浸,去皮尖双仁,麸炒微黄) 川大黄三分(剉碎,醋拌炒干) 吴茱萸一两(汤浸七遍,焙干微炒) 桂心一两 鬼箭羽一两 牛膝一两(去苗) 当归一两(剉,微炒) 庵䕡子一两

【用法】 上八味,捣筛为散,每服三钱,水酒各半中盏,入生姜半分,煎至六分,去滓,食前稍热服。

鳖甲散 《圣惠方》一

【主治】 妇人寒热,体瘦烦疼。

【功效】 软坚散结,健脾行气。

【处方】 鳖甲二两(涂醋炙令黄,去裙襕) 白茯苓一两 枳壳一两(麸炒微黄,去瓤) 白芍药一两 当归一两 五加皮一两 羌活一两 庵䕡子一两 桃仁一两(汤浸,去皮尖双仁,麸炒微黄) 白术一两 柴胡一两(去苗) 甘草半两(炙微赤,剉)

【用法】 上一十二味,捣筛为散,每服四钱,以水一中盏,入生姜半分,煎至六分,去滓,温服,不拘时。

鳖甲散 《圣惠方》二

【主治】 妊娠疟疾,寒热腹痛。

【功效】 散结温中,活血止痛。

【处方】 鳖甲一两(涂醋炙令黄,去裙襕) 干姜半两(炮裂) 当归一两(剉,微炒) 桃仁三分(浸汤,去皮尖双仁,麸炒微黄)

【用法】 上四味,捣细罗为散,每于发时,用煎水调下一钱。

鳖甲散 《圣惠方》二

【主治】 妇人热劳,发歇壮热,四肢烦疼,渐渐黄瘦,心胸躁闷。

【功效】 软坚散结,益气养阴。

【处方】 鳖甲一两半(涂醋炙令黄,去裙襕) 知母三分 川大黄三分(剉碎,微炒) 地骨皮三分 赤芍药三分 甘草半两(炙微赤,剉) 人参三分(去芦头) 麦门冬一两(去心) 黄芩三分 黄芪三分

(剉) 柴胡一两半(去芦头) 桑根白皮三分(剉)

【用法】 上一十二味,捣粗罗为散,每服四钱,以水一中盏,入生姜半分,葱白五寸,豉五十粒,煎至六分,去滓,温服,不拘时。

鳖甲散 《圣惠方》二

【主治】 产后早起,伤风冷,泄痢不止。

【功效】 软坚散结,清热燥湿。

【处方】 鳖甲一两(涂醋炙令微黄,去裙襕) 白头翁一两 当归一两(剉,微炒) 黄连一两(去须,微炒) 干姜一两(炮裂,剉) 黄柏一两(微炙,剉)

【用法】 上六味,捣筛为散,每服三钱,以水一中盏,煎至六分,去滓,温服,不拘时。

鳖甲散 《圣惠方》二

【主治】 妇人崩中下五色不止,诸药无效。

【功效】 养阴固冲,敛阴止血。

【处方】 鳖甲二两(涂醋炙微黄) 乌贼鱼骨一两(烧灰) 龙骨一两 云母粉二两 鲤鱼鳞二两(烧灰) 白术一两 肉桂一两(去皱皮) 白僵蚕三分(微炒) 代赭石二两 伏龙肝二两 干姜一两(炮裂,剉) 芎䓖二两 猬皮一两(炙微焦黄) 白垩一两

【用法】 上一十三味,捣细罗为散,每服不拘时,以热酒调下二钱。

鳖甲散 《千金翼方》

【主治】 妇人五崩,身体羸瘦,咳逆烦满,少气,心下痛,面上生疮,腰大痛不可俯仰,阴中肿,如有疮之状,毛中痒时痛,与子脏相通,小便不利,常头眩,颈项急痛,手足热,气逆冲急,心烦不得卧,腹中急痛,食不下,吞酢噫苦,肠鸣,漏下赤白黄黑汁,大臭,如胶污衣状,热即下赤,寒即下白,多饮即下黑,多食即下黄,多药即下青,喜怒心中常

恐,一身不可动摇,大恶风寒。

【功效】 养阴固冲,敛阴止血。

【处方】 鳖甲(炙) 干姜各三分 芎
藭 云母 代赭石各一两 乌贼鱼骨 龙
骨 伏龙肝 白垩 猬皮(炙)各一分 生
鲤鱼头 桂心 白术各半两 白僵蚕半分

【用法】 上一十四味,捣筛为散,以醇
酒内少蜜服方寸匕,日三夜二服。久病者十
日瘥,新病者五日瘥。若头风小腹急,加芎
藭、桂心各一两佳。忌生冷、猪、鸡、鱼肉。

鳖甲当归散 《圣济总录》一

【主治】 产后少腹结块,痛不可忍。

【功效】 软坚散结,活血止痛。

【处方】 鳖甲(醋炙,去裙祸)三两
当归(切,焙) 桃仁(去皮尖双仁,炒) 芍
药 京三棱(炮,剉) 桂(去粗皮)各一两

【用法】 上六味,捣罗为散,每服五钱
匕,空腹温酒调下,日再服。

鳖甲汤 《千金方》

【主治】 产后早起中风,冷泄痢及
带下。

【功效】 软坚散结,清热燥湿。

【处方】 鳖甲(如手大) 当归 黄连
干姜各二两 黄柏长一尺(广三寸)

【用法】 上五味,㕮咀,以水七升,煮取
三升,去滓,分三服,日三服。

鳖甲汤 《圣济总录》一

【主治】 妇人血风劳气。

【功效】 软坚散结,活血祛风。

【处方】 鳖甲(去裙襕,醋炙) 当归
(切,焙) 芍药各一两半 柴胡(去苗)
秦艽(去苗土) 桔梗(炒) 知母(切,焙)
枳壳(去瓤,麸炒) 黄芪(剉) 肉桂(去
粗皮) 芎藭 前胡(去芦头) 人参 白
茯苓(去黑皮) 荆芥穗 地骨皮 羌活
(去芦头)各一两

【用法】 上一十七味,粗捣筛,每服三
钱匕,水一盏,煎七分,去滓,温服。

鳖甲汤 《圣济总录》二

【主治】 妇人风虚劳冷,头目昏眩,肢
体酸痛,脐腹冷疼,饮食不化,经水不匀。

【功效】 软坚散结,养血祛风。

【处方】 鳖甲(去裙襕,醋炙) 羌活
(去芦头) 防风(去叉) 芎藭 熟干地黄
(焙) 人参 附子(炮裂,去皮脐) 白茯
苓(去黑皮) 芍药 柴胡(去苗)各一两
木香 肉桂(去粗皮)各半两

【用法】 上一十二味,剉如麻豆,每服
三钱匕,水一盏,生姜三片,枣一枚,擘破,煎
至七分,去滓,空心、日午、临卧温服。

鳖甲丸 《千金方》

【主治】 女人小腹中积聚,大如七八
寸盘面,上下周流,痛不可忍,手足苦冷,咳
噫腥臭,两胁热如火炙,玉门冷如风吹,经水
不通,或在月前,或在月后。

【功效】 破瘀消积。

【处方】 鳖甲 桂心各一两半 蜂房
半两 玄参 蜀椒 细辛 人参 苦参
丹参 沙参 吴茱萸各十八铢 䗪虫 水
蛭 干姜 牡丹皮 附子 皂荚 当归
芍药 甘草 防葵各一两 蛴螬二十枚
虻虫 大黄各一两六铢

【用法】 上二十四味,为末,蜜和丸如
梧桐子大,酒下七丸,日三,稍加之,以知
为度。

鳖甲丸 《千金方》

【主治】 妇人因产后虚冷,坚结积在
腹内,月经往来不时,苦腹胀满,绕脐下痛引
腰背,手足烦,或冷热,心闷不欲食。

【功效】 温经散寒,散结止痛。

【处方】 鳖甲一两半 干姜 赤石脂
丹参 禹余粮 当归 白芷(一方用术)
干地黄各一两六铢 代赭石 甘草 鹿
茸 乌贼骨 僵蚕各十八铢 桂心 细辛
蜀椒 附子各一两

【用法】 上一十七味,末,蜜和丸如梧
桐子大,空心酒下五丸,加至十丸。

鳖甲丸 《圣惠方》

【主治】 妇人腹中积聚大如杯,上下周流,痛不可忍,食噎腥臭,四肢寒热,经水不通,恶血停滞,体瘦无力,面色萎黄。

【功效】 温经散寒,破瘀消癥。

【处方】 鳖甲一两半(涂醋炙令黄,去裙襕) 露蜂房三分(微炙) 牡丹三分 川椒三分(去目及闭口者,微炒去汗) 川大黄一两(剉碎,微炒) 牛膝三分(去苗) 附子一两(炮裂,去皮脐) 吴茱萸三分(汤浸七遍,焙干,微炒) 干姜三分(微炒) 虻虫一两(微炒) 水蛭一两(微炒) 皂荚半两(去皮子,涂酥炙令黄) 当归一两(剉,微炒) 赤芍药一两 桂心一两 琥珀一两 防葵一两 蛴螬二十枚(微炒)

【用法】 上一十八味,捣罗为末,炼蜜和捣五七百杵,丸如梧桐子大,每日空心及晚食前服,以温酒下十丸。

鳖甲丸 《圣惠方》

【主治】 妇人癥痞冷气,或时攻心腹痛,不能食,四肢瘦弱。

【功效】 行气散寒,止痛化癥。

【处方】 鳖甲一两(涂醋炙令黄,去裙襕) 木香半两 川大黄一两半(剉碎,微炒) 当归三分(剉,微炒) 安息香半两 桂心半两 附子半两(炮裂,去皮脐) 阿魏半两(面裹煨,以面熟为度)

【用法】 上八味,捣罗为末,炼蜜和捣三五百杵,丸如梧桐子大,食前以暖酒下二十丸。

鳖甲丸 《圣惠方》

【主治】 妇人疙癖,及血气不调,或时脐腹撮痛。

【功效】 行气散寒,破瘀消癥。

【处方】 鳖甲二两(涂醋炙令微黄,去裙襕,为末) 川大黄二两(剉碎,微炒,别捣为末) 附子一两(炮裂,去皮脐) 京三棱一两(炮,剉) 木香一两 干漆一两(捣碎,炒令烟出) 枳壳一两(麸炒微黄,去

瓤) 当归一两(剉,微炒) 琥珀一两 没药一两

【用法】 上一十味,捣罗为末,以陈头醋二升,先煎鳖甲、大黄末成膏,入诸药末和捣三百杵,丸如梧桐子大,每服不拘时,以热酒下二十丸。

鳖甲丸 《圣惠方》

【主治】 妇人骨蒸劳,月水不通,胁下疼癖,往往腹通。

【功效】 软坚散结,化瘀通经。

【处方】 鳖甲二两(涂醋炙令黄,去裙襕) 土瓜根一两 桂心一两 京三棱一两 牡丹皮一两 牛膝一两(去苗) 川大黄一两(剉碎,微炒) 诃黎勒皮一两 琥珀一两(细研) 桃仁二两(汤浸,去皮尖双仁,麸炒微黄)

【用法】 上一十味,捣罗为末,炼蜜和捣三二百杵,丸如梧桐子大,不拘时,以桃仁汤下三十丸。

鳖甲丸 《圣惠方》一

【主治】 妇人月水不利,腹胁妨闷,背膊烦疼。

【功效】 软坚破瘀通经。

【处方】 鳖甲二两(涂醋炙令黄,去裙襕) 川大黄一两(剉,微炒) 琥珀一两半

【用法】 上三味,捣罗为末,炼蜜和丸,如梧桐子大,每于食前服,以温酒下二十丸。

鳖甲丸 《圣惠方》一

【主治】 妇人月水不通,渐为癥块,日渐羸瘦,面上斑点,不能饮食。

【功效】 破瘀理气,通经止痛。

【处方】 鳖甲二两(涂醋炙令黄,去裙襕) 川大黄二两(剉,微炒) 防葵一两 木香一两 干漆一两(捣碎,炒令烟出) 桃仁一两(汤浸,去皮尖双仁,麸炒微黄) 陈橘皮一两(汤浸,去白瓤,焙) 麝香一分(细研)

【用法】 上八味,捣罗为末,都研令

匀,用酽醋和如稀膏,入瓷器中,以重汤煮,看稀稠可丸即丸,如梧桐子大,每于食前服,以温酒下十五丸,渐加至二十丸为度。

鳖甲丸　《圣惠方》一

【主治】　妇人血风劳气,四肢羸瘦疼痛,经络不利,饮食无味,渐加虚困。

【功效】　活血散结,养血通经。

【处方】　鳖甲一两(涂醋炙令黄,去裙襕)　紫菀一两(洗去苗土)　熟干地黄一两半　桂心一两　芎䓖一两　羌活三分　防风一两(去芦头)　牛膝一两(去苗)　当归一两(剉)　秦艽一两(去芦头)　黄芪三分(剉)　赤芍药三分　人参一两(去芦头)　白术二分　桃仁一两(汤浸,去皮尖双仁,麸炒微黄)　琥珀一两　鬼箭羽三分　虻虫三分(去翅足,微炒)　水蛭三分(炒令黄)　麝香一分(研入)

【用法】　上二十味,捣细罗为末,炼蜜和捣三百杵,丸如梧桐子大,每于食前服,以温酒下三十丸。

鳖甲丸　《圣惠方》一

【主治】　产后积聚,按之跃手,食饮不为肌肤,萎黄不耐劳苦,呕逆上气,月水闭塞。

【功效】　软坚散结,祛瘀活血。

【处方】　鳖甲一两半(涂醋炙令黄,去裙襕)　川大黄一两(剉碎,微炒)　干漆半两(捣碎,炒令烟出)　熟干地黄一两　赤芍药半两　芎䓖半两　桂心半两　延胡索半两　牡丹半两　蛴螬十四枚(微炒)　蟅虫十四枚(微炒)　水蛭一分(炒令黄)　当归三分(剉,微炒)　干姜半两(炮裂,剉)　虻虫十四枚(去翅足,微炒)

【用法】　上一十五味,捣罗为末,炼蜜和捣三五百杵,丸如梧桐子大,每于食前服,以温酒下十丸。

鳖甲丸　《圣惠方》一

【主治】　产后恶血不尽,结成血瘕,乍寒乍热,心腹胀痛,不欲饮食,四肢羸瘦,或

时口干。

【功效】　软坚散结,行气活血。

【处方】　鳖甲一两(涂醋炙令微黄,去裙襕)　当归半两(剉,微炒)　木香半两　赤芍药半两　鬼箭羽半两　牛膝三分(去苗)　白术三分　牡丹三分　桂心三分　川大黄一两(剉,微炒)　虻虫一分(去翅足,微炒)　水蛭一分(炒令黄)

【用法】　上一十二味,捣罗为末,炼蜜和捣五七百杵,丸如梧桐子大,每于食前服,以桃仁汤下二十丸。

鳖甲丸　《圣惠方》一

【主治】　妇人风虚劳气,时发寒热,四肢羸瘦疼痛,不欲饮食。

【功效】　软坚散结,益气养血。

【处方】　鳖甲一两(涂醋炙令黄,去裙襕)　生干地黄一两　当归三分　人参三分(去芦头)　甘草半两(炙微赤,剉)　木香半两　白术一两　牛膝三分(去苗)　桂心三分　桃仁一两(汤浸,去皮尖双仁,麸炒微黄)　乌梅肉三分(炒干)

【用法】　上一十一味,捣罗为末,炼蜜和捣三五百杵,丸如梧桐子大,每于食前服,以温酒下三十丸。

鳖甲丸　《圣惠方》二

【主治】　妊娠咳嗽,羸瘦,不能下食。

【功效】　理气化痰止咳。

【处方】　鳖甲(涂醋炙令黄,去裙襕)　贝母(煨微炒)　人参(去芦头)　木香　柴胡(去苗)　桔梗(去芦头)　五味子各一两　甘草半两(炙微赤,剉)

【用法】　上七味,捣罗为末,炼蜜和捣三二百杵,丸如梧桐子大,每服不拘时,以糯米粥饮下三十丸。

鳖甲丸　《妇人大全良方》

【主治】　妇人血风劳气,四肢羸瘦,疼痛,经脉不利,饮食无味,渐加虚困。永类钤方载妇人血风劳气,身体疼痛,头昏目涩,心松烦倦,寒热盗汗,颊赤口干,痰嗽胸满,月

水不调,脐腹疠痛,痃癖块硬,呕逆阻食。或因产失理,淹延著床。

【功效】 活血祛风,软坚散结。

【处方】 鳖甲 紫菀 桂心 川芎 防风 川牛膝 当归 秦艽 人参 桃仁 琥珀各一两 麝香一两 黄芪 赤芍药 虻虫(制) 水蛭(制) 鬼箭羽 白术 羌活各三分 熟干地黄半两

【用法】 上二十味为细末,炼蜜丸,如梧桐子大,食前温酒吞下三十丸。

鳖甲丸 《妇人大全良方》一

【主治】 妇人月经不调,肌肉黄瘁,胁下积气结硬,时发刺痛,渐成劳状。

【功效】 软坚散结,活血通经。

【处方】 鳖甲(去裙,醋炙) 桂心 三棱(醋煮,急炒) 牡丹皮 牛膝(去苗) 诃子肉 琥珀 大黄(煨) 土瓜根 桃仁(去皮尖双仁,麸炒)

【用法】 上一十味,各等分,为细末,炼蜜丸如梧桐子大,煎桃仁汤送下十五丸,破血瘕气块尤妙。

鳖甲丸 《妇人大全良方》二

【主治】 产后恶露不尽,结成血瘕,乍寒乍热,心腹胀痛,不欲饮食,四肢羸瘦,或时口干。

【功效】 软坚散结,行气活血。

【处方】 当归 木香 赤芍药各半两 鳖甲一两 大黄一两(炒) 牛膝 白术 水蛭(制) 虻虫(制)各一分 牡丹皮 桂心各三分 鬼箭羽半两

【用法】 上一十二味为细末,炼蜜丸如梧桐子大,桃仁汤吞下二十丸,食前服,更宜加减,不可连并服。

鳖煎丸 《妇人大全良方》一

【主治】 妇人,室女,五劳七伤,传疰飞尸,尸注八极,骨蒸肺痿,黄瘦虚劳无力,肌肉不生,妇人血蒸,五心烦热,血风劳气,室女月闭,黄瘦,气块腹痛,经脉不调,干嗽,咽膈不利,癥瘕积块,脸赤口疮。

【功效】 滋阴清热,和血调血。

【处方】 黄芪 柴胡 枳壳 知母 白茯苓 沉香 人参 附子 木香 升麻 肉桂 胡黄连 杏仁 当归 常山 羌活 京三棱 乌梅肉 安息香(明者,同胡桃肉细研)

【用法】 上一十九味,各称一两为末,用活鳖一个,重十两或半斤重,以河水养七日,须逐日换新水,用童子小便五升,无灰酒五升,银石器内慢火熬百沸,先更入桃柳枝东南上者,各到三合,乌梅五十个,拍破,此三味,用绵裹同鳖煎煮至一半,去柳枝等三味,鳖烂研取去,将肉研如膏,骨并壳焙干为末,再从汁中熬如漆色,或更入酒少许,此在临时斟酌,盛放瓷器中,搜和前药,入臼中杵千下,丸如梧桐子大,丈夫妇人十五岁以上,二十丸至三十丸,温酒下,妇人荆芥酒下。所煮膏子既契勘多少,勿令剩却,但少些子不妨,却别熬酒,若膏剩,恐鳖不全故也。

【丶】

麒麟竭散 《圣惠方》一

【主治】 妇人月信来时,脐腹痛如锥刀所刺。

【功效】 活血定痛。

【处方】 麒麟竭 芫花(醋拌,炒令干) 芎藭 桂心 延胡索 当归(剉,微炒) 琥珀各半两 麝香一分(研入)

【用法】 上七味,捣细罗为散,每于食前服,以热酒调下一钱。

麒麟竭散 《圣惠方》二

【主治】 妇人崩中下血不绝,小腹疼痛。

【功效】 活血定痛,养阴止血。

【处方】 麒麟竭一两半 禹余粮一两半(烧醋淬七遍) 地榆一两(剉) 黄柏二分(微炙,剉) 赤芍药一两 生干地黄一两半

【用法】 上六味,捣细罗为散,每于食

前服,以粥饮调下二钱。

麒麟竭散 《圣惠方》二

【主治】　妇人崩中下五色恶物,去来不断。

【功效】　活血散瘀,收敛止血。

【处方】　麒麟竭一两　芎䓖一两　艾叶一两(微炒)　龙骨二两　乌贼鱼骨二两(烧灰)　禹余粮二两(烧醋淬七遍)　伏龙肝二两　阿胶一两半(捣碎,炒令黄燥)　熟干地黄一两半

【用法】　上九味,捣细罗为散,每服不拘时,以粥饮调下二钱。

麒麟竭散 《圣惠方》二

【主治】　产后血邪攻心,恍惚如狂。

【功效】　活血祛瘀。

【处方】　麒麟竭一分　蒲黄三分

【用法】　上二味相和,研令匀细,不拘时,以温酒调下二钱。

麒麟竭散 《圣惠方》二

【主治】　产后崩中,下血不绝,小腹痛。

【功效】　养血活血,祛瘀止血。

【处方】　麒麟竭一两　禹余粮一两(烧,醋焠三遍)　地榆一两(剉)　阿胶一两(捣碎,炒令黄燥)　赤芍药一两　熟干地黄一两

【用法】　上六味,捣细罗为散,每于食前服,以温酒调下一钱。

麒麟竭散 《圣惠方》二

【主治】　产后恶血冲心,气欲绝。

【功效】　祛瘀活血,降气止痛。

【处方】　麒麟竭二两　没药一两　木香一两　代赭半两　麝香半两(细研)

【用法】　上五味,捣细罗为散,每服,煎当归酒调下二钱,如人行五七里再服,当下恶血神效。

麒麟竭散 《圣惠方》二

【主治】　产后恶血,腹内疞痛。

【功效】　祛瘀活血,行气止痛。

【处方】　麒麟竭　肉桂(去皱皮)　当归(剉,微炒)　蒲黄　红蓝花　木香　没药　延胡索　干漆(捣碎,炒令烟出)　赤芍药各半两

【用法】　上一十味,捣细罗为散,不拘时,以热酒调下二钱。

麒麟竭散 《圣惠方》三

【主治】　产后腹中有凝血不散,疞刺疼痛。

【功效】　祛瘀活血止痛。

【处方】　麒麟竭半两　当归半两(剉,微炒)　桂心半两　荷叶半两　川大黄半两(剉碎,微炒)

【用法】　上五味,捣细罗为散,不拘时,以红蓝花汤调下一钱。

麒麟竭散 《圣惠方》三

【主治】　产后恶血攻刺,小腹疼痛。

【功效】　祛瘀活血,行气止痛。

【处方】　麒麟竭半两　芫花半两(醋拌炒令干)　延胡索半两　当归半两(剉,微炒)　硝石半两

【用法】　上五味,捣细罗为散,不拘时,以热酒调下一钱。

麒麟竭丸 《圣惠方》

【主治】　妇人经络痞涩,腹内有瘀血,疼痛不忍。

【功效】　化瘀通络止痛。

【处方】　麒麟竭半两　没药半两　硇砂一两(用狗胆内浸一十日)　干漆一两(捣碎,炒令烟出)　红蓝花一两　芫花一两(醋拌炒令干)　延胡索半两　白附子半两　川乌头半两(炮裂,去皮脐)　当归一两(剉,微炒)　砒霜半两　伏龙肝一两　虻虫一两(微炒,去翅)　水蛭一两(微炒)　巴豆一分(去皮心,研,

纸裹压去油）

【用法】　上一十五味,捣罗为末,用生
铁铫子,内醋一升,先下硇砂搅匀,然下药末
一半,用慢火熬如膏,后入余药末和丸,如小
豆大,每服不拘时,以热酒下五丸。

麒麟竭丸　《圣惠方》一

【主治】　产后恶血不散,结成血瘕,在
脐左上,攻刺疼痛,月候不通。

【功效】　活血祛瘀,通络止痛。

【处方】　麒麟竭一两　川大黄一两
（剉,微炒）　硇砂一两（细研）　干漆一两
（捣碎,炒令烟出）　桂心一两　没药一两
斑蝥一分（去翅足,炒令黄）　穿山甲一
两（炙黄）　芫花一两（醋拌炒令干）　益母
草半两

【用法】　上一十味,捣罗为末,以醋煮

面糊,和捣三五百杵,丸如豌豆大,空腹,以
当归酒下十丸,红蓝花酒下亦得,服后良久,
取下恶物立效。

麒麟竭丸　《圣惠方》二

【主治】　产后恶血攻刺,心腹疼痛,脐
下坚硬。

【功效】　活血祛瘀,行气止痛。

【处方】　麒麟竭一两　干漆一两（捣
碎,炒令烟出）　刘寄奴三分　延胡索三分
没药三分　当归三分（剉,微炒）　赤芍
药半两　乌药半两　桂心半两　川大黄一
两（剉碎,微炒）　桃仁三分（汤浸,去皮尖
双仁,麸炒微黄）

【用法】　上一十一味,捣罗为末,炼蜜
和捣三二百杵,丸如小豆大,不拘时,温酒下
二十丸。

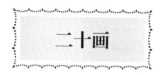

二十画

【一】

糯米阿胶粥　《食医心鉴》

【主治】　妊身胎动不安。

【功效】　养血安胎。

【处方】　糯米三合　阿胶四分（炙,捣
末　圣惠方、寿亲养老书一两）

【用法】　上二味,煮糯米粥,投阿胶末
调和,空腹食之。

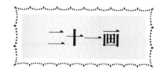

二十一画

【一】

露蜂房散　《圣惠方》三

【主治】　吹奶,疼痛不止,或时寒热。

【功效】　消肿散结止痛。

【处方】　露蜂房一两　鹿角一两

【用法】　上二味,并烧为灰,细研,不
拘时,以热酒调下二钱。

【、】

麝香散　《圣惠方》二

【主治】　产后恶血冲心,气痛欲绝。

【功效】　祛瘀活血止痛。

【处方】　麝香一分(细研)　朱砂一两(细研,水飞过)　乌鸦毛二两(烧灰)　香墨半挺　苏枋木一两半　猪胎衣一枚(烧灰)　鲤鱼鳞四两(烧灰)　乱发二两(烧灰)

【用法】　上八味,捣细罗为散,研入朱砂、麝香令匀,不拘时,以温酒调下二钱。

麝香散　《圣惠方》二

【主治】　产后血邪攻心,言语无度,烦闷不安。

【功效】　活血通经,开窍安神。

【处方】　麝香一分　牛黄一分　雄黄一分　朱砂三分　龙齿三分　麒麟竭半两

【用法】　上六味,都细研为散,不拘时,以豆淋酒调下一钱。

麝香散　《圣惠方》二

【主治】　产后血邪气攻心,如见鬼神状,候似风,乱语不定,腹中刺痛胀满。

【功效】　祛瘀通经,开窍醒神。

【处方】　麝香一钱(细研)　乌驴蹄护干一两(烧灰)　乱发二两(烧灰)　干漆一两(捣碎,炒令烟出)

【用法】　上四味,捣细罗为散,研入麝香令匀,不拘时,以温酒调下一钱。

麝香没药散　《圣济总录》二

【主治】　妇人血风毒气,攻注游走,肢体疼痛。

【功效】　活血止痛,祛瘀行气。

【处方】　麝香(别研)一分　没药(别研)半两　败龟酒(炙)二两　牡丹皮　芍药　骨碎补(去毛)各一两　麒麟竭(研)　枳壳(汤浸,去瓤,焙)各半两　当归(切,焙)　甜瓜子(炒)各一两　虎骨酒(炙)二两　自然铜(煅,醋淬七遍)半两

【用法】　上一十二味,除麝香、没药外,捣罗为散,和匀,每服一钱匕,豆淋酒调下,日三服。

麝香丸　《圣惠方》

【主治】　妇人积聚气,心腹疼痛,面色萎黄,不能饮食。

【功效】　温经散寒,活血通经。

【处方】　麝香半两(研入)　木香三分　当归三分(剉碎,微炒)　附子半两(炮裂,去皮脐)　香墨三分　防葵半两　硇砂三分(不夹石者,细研)　朱砂半两(细研)　巴豆半两(去皮心,纸裹压去油)　吴茱萸半两(汤浸七遍,焙干,微炒)

【用法】　上一十味,捣细罗为末,入研药令匀,以醋煮面糊和丸,如麻子大,每服空心,以橘皮汤下三丸,以利下恶滞物为度。

麝香丸　《圣惠方》

【主治】　妇人痃癖冷气,兼痊气,心腹痛不可忍。

【功效】　活血行气,散结止痛。

【处方】　麝香半两(细研入)　阿魏一分(面裹煨,以面熟为度)　五灵脂三分　蓬莪术半两(得效方煨)　芫花一两(醋拌炒令干)　京三棱三分(微炮,剉)　没药半两(得效方别研)　桂心半两　木香半两　当归半两(剉,微炒)　槟榔一两　桃仁三分(汤浸,去皮尖双仁,麸炒微黄)

【用法】　上一十二味,捣罗为末,研入麝香令匀,用粳米软饭和丸,如梧桐子大,每服不拘时,以醋汤下十丸。

麝香丸　《妇人大全良方》

【主治】　妇人白虎历节,诸风疼痛,游走不定,状如虫啮,昼静夜剧,及一切手足不测疼痛。

【功效】　散寒止痛。

【处方】　大八角　川乌头三个(去皮

尖,生　得效方二十)　生全蝎二十一个
生黑豆二十一粒　生地龙(去土净)半两
　　【用法】　上五味为细末,入麝香一字

同研停,糯米糊为丸,如绿豆大,每服七丸,
甚者十丸,夜卧令膈空,温酒吞下,微出冷汗
一身便效。

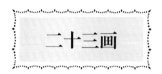

二十三画

【、】

蠲痛散　《妇人大全良方》

　　【主治】　妇人肚腹血气刺痛。

　　【功效】　行气活血散结。
　　【处方】　荔枝核(烧存性)半两　香附
子(去毛,炒)一两
　　【用法】　上二味为细末,盐汤米饮调
下二钱,温服,不拘时。

拼音索引